国家古籍整理出版专项经费资助项目

中原历代中医药名家文库

主编 许敬生

中医名家珍稀典籍校注丛书

植物名实图考校注

〔清〕吴其濬 著

侯士良 崔瑛 贾玉梅 冯志毅 校注

河南科学技术出版社
·郑州·

图书在版编目（CIP）数据

《植物名实图考》校注／（清）吴其濬著；侯士良等校注．—郑州：河南科学技术出版社，2015．3

（中医名家珍稀典籍校注丛书）

ISBN 978-7-5349-6145-8

Ⅰ．①植…　Ⅱ．①吴…　②侯…　Ⅲ．①药用植物-植物志-中国-清代　②《植物名实图考》-注释　Ⅳ．①R282．71

中国版本图书馆 CIP 数据核字（2014）第 044154 号

出版发行：河南科学技术出版社

地址：郑州市经五路 66 号　　邮编：450002

电话：（0371）65788613　65788870

网址：www. hnstp. cn

策划编辑：李喜婷　马艳茹

责任编辑：胡　静

责任校对：吴　沛

封面设计：张　伟

版式设计：若　溪

责任印制：朱　飞

印　　刷：河南省瑞光印务股份有限公司

经　　销：全国新华书店

幅面尺寸：185 mm×260 mm　　印张：63　　字数：1 000 千字

版　　次：2015 年 3 月第 1 版　　2015 年 3 月第 1 次印刷

定　　价：248. 00 元

如发现印、装质量问题，影响阅读，请与出版社联系并调换。

序

河南省地处中原，是中华民族优秀文化发祥地，从古及今，中原大地诞生了许多杰出之士，他们的文化精神和伟大著作，一直指引着中华民族科学文化的发展与进步。老子、庄子、张衡、许慎、杜甫、韩愈等伟大思想家、科学家、文字学家、诗人、文学家在中国文化史上，做出了伟大贡献。诞生于南阳的医圣张仲景一千多年来以其《伤寒论》《金匮要略》一直有效地指导着中医理论研究与临床实践。中原确为人杰地灵之区。

河南省诞生了许多著名中医学家，留下大量优秀中医著作。北宋淳化三年（992 年）编成之《太平圣惠方》卷八收录《伤寒论》，为孙思邈所称“江南诸师秘仲景要方不传”残卷秘本，可觇辗转传抄于六朝医师手中的《伤寒论》概貌。《伤寒补亡论》作者郭雍，从父兼山学《易》，事载《宋元学案·兼山学案》，以治《易》绪余，精究宋本《伤寒论》，其书可补宋本方剂之不足、条文之缺失，可纠正《伤寒卒病论》“卒”字之讹，谓“卒”是“杂”字俗写而讹者，郭书对研究考证宋本《伤寒论》甚为重要。丛书所收诸家之作，大多类此。

中医发展，今逢盛世。河南科学技术出版社高瞻远瞩，不失时机地对河南省历代中医药名家著作精选底本，聘请中医古代文献专家许敬生教授担任主编，组织一批专家教授进行校勘注释予以出版，这对于继承和发展中医药事业具有重大意义。本丛书汇集之作，皆为中医临床及理论研究必读之书。读者试展读之，必知吾言之不谬。

振兴中医，从读书始。

北京中医药大学

钱超尘

2014 年 1 月 1 日

前　言

中原是华夏文明的主要发祥地，光辉灿烂的中原古代文明造就了丰富多彩的中医药文化。

中州自古多名医。在这块土地上，除了伟大的医圣张仲景之外，还产生了许多杰出的医学家。早在商代初期，就有商汤的宰相伊尹著《汤液》发明了汤剂。伊尹是有莘国（今河南开封县，一说是嵩县、伊川一带）人。早期的医方大家、晋朝的范汪是颍阳（今河南许昌）人，一说南阳顺阳（今河南内乡）人，他著有《范汪方》。较早的中医基础理论著作《褚氏遗书》的作者、南朝的褚澄是阳翟（今河南禹州）人。唐代的针灸和中药名家甄权是许州扶沟（今河南扶沟）人，寿103岁。唐代名医张文仲为高宗时御医，是治疗风病专家，曾著《疗风气诸方》，为洛州洛阳（今河南洛阳）人。对痨病（结核病）提出独到见解、著有《骨蒸病灸方》一卷的崔知悌是许州鄢陵（今河南鄢陵）人。中国现存最早的食疗专著《食疗本草》的作者、唐代的孟诜是汝州（今河南汝州）人。北宋著名的医方类书《太平圣惠方》的作者之一王怀隐是宋州睢阳（今河南商丘）人。宋代著名的儿科专家阎孝忠是许昌（今河南许昌）人，他为恩师编写《小儿药证直诀》一书，使儿科大师钱乙的学说得以传世。北宋仁宗时，“校正医书局”中整理古医书的高手有好几位河南人。如撰《嘉祐本草》的掌禹锡为许州郾城（今河南漯河市郾城区）人，完成

《重广补注黄帝内经素问》的孙兆、孙奇，均为卫州（今河南卫辉）人。北宋医家王贶是考城（今属河南兰考）人，著有《全生指迷方》，《四库全书提要》评价说："此书于每证之前，非惟详其病状，且一一详其病源，无不辨其疑似，剖析微茫，亦可为诊家之枢要。"北宋末期的著名医家、《鸡峰备急方》（又称《鸡峰普济方》）的作者张锐是郑州（今河南郑州）人。南宋的伤寒大家、《伤寒补亡论》的作者郭雍是洛阳（今河南洛阳）人。南宋法医学家郑克是开封（今河南开封）人，他著的《折狱龟鉴》是与宋慈的《洗冤集录》齐名的一部法医著作。金元四大家之一、攻下派的代表金代张子和是睢州考城（今属河南兰考，一说民权县西南）人。元代名医滑寿祖籍是襄城（今河南襄城县），他著有《读素问钞》《难经本义》，对《黄帝内经》和《难经》的研究做出了巨大贡献；他著的《诊家枢要》和《十四经发挥》分别是诊断学专著和针灸专著，均在中医发展史上占有光辉的一页。明太祖朱元璋的五皇子朱橚，就藩开封，为周定王，他著的《救荒本草》，以河南的灾荒为背景写成，开创了对野生可食植物的研究，对后世产生了深远影响。著名的医史专家、明代的李濂是祥符（今河南开封）人，他的《医史》十卷，是我国首次以"医史"命名的医学史专著，书中为张仲景、王叔和、王冰等人补写了传记。清代名医、《嵩崖尊生全书》的作者景日昣是登封（今河南登封）人。清代温病学家的北方代表人物、《伤寒温疫条辨》的作者杨栗山是中州夏邑（今河南夏邑）人。清代著名的植物学家吴其濬是河南固始县人，他撰写的《植物名实图考》和《植物名实图考长编》，不仅是植物学的名著，也是继《本草纲目》后最重要的本草类著作，对世界医学曾产生过重要影响。还有很多很多，不再一一列举。据不完全统计，史传和地方志中有籍可考的河南古代医家多达1 000余人。《周易·系辞上》曰："子曰：'书不尽言，言不尽意'。"这些著名的医家，犹如璀璨的群星，照亮了中医学发展的历史道路。

粤稽往古，从火祖燧人氏点燃华夏文明之火，改变了先民的食性，到酒圣杜康发明酿酒，促进了医药的发展；从殷墟甲骨文到许慎的《说文解字》，作为中医药文化载体的汉字，其发展过程中的主要阶段得以确立和规范；从伏羲制九针、岐黄论医道，创立岐黄之学，到伊尹著《汤液》，创中医汤剂；从道圣老子尚修身养性、庄子倡导引养生，到医圣仲景论六经辨证而创经方，确立辨证论治法则，成为中医学术的核心思想和诊疗模式，中医的经典著作《黄帝内经》《伤寒杂病论》《神农本草经》等纷纷问世；从佛教于汉代传入中国，直到禅宗祖庭少林寺融禅、武、医于一体而形成的禅医文化，这一切均发生在中原大地。

寻根溯源，我们深深感到是光辉灿烂的中原文明，孕育了中华瑰宝——中医药文化。经过几千年的历史积淀，中医药文化在中原文明的沃土中生根开花、发展壮大，并从儒、道、释及华夏文明的多个领域中汲取精华和营养，逐渐在九州大地兴旺发达，一直传到五洲四海，为华夏文明增添了绚丽的色彩，为人类的健康做出了杰出的贡献。作为后人，作为中医药文化的传承者，不能忘记，这是我们的历史，这是我们的根脉。

中原古代医药名家留下的宝贵著作，积淀了数以千年的中医精华，养育了难以计数的杏林英才。实践证明，中医的成才之路，除了师承和临证以外，读书是最基本的路径。

为了保护和传承这笔宝贵的文化财富，让广大读者顺利阅读这些古籍，并进一步深入研究中原医学，我们组织了一批中医专家和从事中医文献研究的专家，整理编写了这套“中原历代中医药名家文库（典籍部分）”。计划出版40余部，首批校注出版19部，随后陆续整理出版。此套丛书，均采用校注的形式，用简化字和现代标点编排，每本书前都有对该书基本内容和学术思想的介绍及校注说明，在正文中随文出校语，做注释，注文力求简明扼要，以便读者阅读。

对中医古籍的整理研究，既是对中医学术的继承，又是对中医学术的发展；既是对前人经验的总结，又是对后人运用的启示；既可丰富基础理论，又可指导临床实践。其意义深远，不可等闲视之。为了“振兴中医”和实现“中原崛起”这伟大的历史使命，我们这些生于斯、长于斯的中原中医学子，愿意尽一点绵薄之力。当然，由于水平所限，难免会出现一些缺点和错误，恳请学界同道和广大读者批评，以便我们及时修正。

此套丛书得以付梓，要诚挚感谢河南科学技术出版社的汪林中社长、李喜婷总编、马艳茹副总编等领导和医药卫生分社的同志们，是他们的远见卓识和辛勤劳作玉成了此事。承蒙著名中医文献专家、北京中医药大学钱超尘教授在百忙中为本套丛书作序，深表谢意。时值辞旧迎新之际，祝愿我们的中医事业永远兴旺发达。

许敬生

2014 年 1 月 5 日

于河南中医学院金水河畔问学斋

吴其濬及其《植物名实图考》

一、 吴其濬生平简介

吴其濬（1789—1847），字瀹斋，自号雩娄农*，河南固始人。清乾隆五十四年（1789年）生于官宦之家。嘉庆二十二年（1817年）二十八岁时考中一甲一名进士，授官翰林院修撰。嘉庆二十四年（1819年），典试广东。道光十一年（1831年）入值南书房，后督湖北学政。历洗马、鸿胪寺卿、通政司副使，超迁内阁学士。道光十八年（1838年）擢升为兵部侍郎，督江西学政，调户部。道光二十年（1840年）以后，先后历任湖北、湖南、浙江、云南、贵州、福建、山西等省巡抚或总督。道光二十六年（1846年）乞病退归，次年（1847年）病死。因时称其"清勤"和"洁己奉公"而得到清廷的"照例赐恤"。吴其濬不仅是清代有较大影响的官吏，他对植物学与矿产学也有深厚的造诣，著有《植物名实图考》《植物名实图考长编》《滇南矿厂图略》和《滇行纪程集》等书，是我国清代著名的科学家。他在植物学、农学、医药学、矿

* 雩娄农，"雩娄"为吴氏家族迁徙固始安家之始地，为固始西南乡鄢店，其地理位置乃属春秋战国时的雩娄城郊，古城遗址至今尚存。吴其濬写文作赋开头用"雩娄农曰"，乃追思迁徙之始，缅怀耕读传家之意。所以他自称"雩娄农"。此乃谦恭之词，并非他的名号。可见"雩娄农"的称谓，不是别号名字，而是富有特殊含义的自谦称谓。

业、水利等方面，均做出了突出的贡献，在植物学方面的成就更是蜚声中外，享誉天下。应特别提出的是，吴其濬是我国清代著名的植物学家。

《植物名实图考》38卷、《植物名实图考长编》22卷是吴其濬的主要著作。他所一贯保持的学以致用、古为今用、不耻下问、勤于观察、注重实践、实事求是的科学方法与精神，至今仍值得我们学习和提倡。他将本草学与植物学结合起来，为我国药用植物学的建立和发展奠定了基础。

吴其濬在“宦迹半天下”的生涯中，充分利用去各地巡视的条件，深入实地观察各种植物，采集标本，并绘出图谱，描述其形态和生长情况。他研究植物，强调“目验”，反对“耳食”。例如，他在山西任职时，就注意到《山西通志》上所谓山西不产党参的说法与实际不符。他发现山西不仅野外盛产党参，而且还有人工栽培。他指出党参“蔓生，叶不对节，大如手指。野生者根有白汁，秋开花如沙参花，色青白。土人种之为利”。他还派人到深山掘得党参的幼苗，进行人工栽培和观察，发现“亦易繁衍。细察其状，颇似初生苜蓿，而气味则近黄耆”。有时因季节关系，某种标本未能采到，多年以后，他还耿耿于怀。例如，卷之六“油头菜”条下，他说：“余屡至，皆以深冬，山烧田莱，搜采少所得，至今耿耿。”卷之二十二“地不容”条记载吴其濬在湘中没采到它，后来到云南地区才找到。吴其濬还将一些野生草本植物移栽盆中，观察其形态和生活习性等。不仅如此，吴其濬还能放下身段，向底层如“牧竖”“老圃”“老农”“舆台”等人士请教。故在《植物名实图考》中记录了不少劳动人民的经验和丰富的植物知识。例如，他从“牧竖”那里了解到“薇”有结实和不结实两种。结实的豆可食，不结实的茎叶可食；同属十字花科的芜菁、萝卜在《名医别录》为一类，以后有人以根叶强别。吴其濬说，《兼明书》不知其错误，为何不请教“老圃”？他这种从实际出发的治学态度，是十分难得的。

同时，吴其濬也很重视前人经验，善于向前人书本学习。在《植物名实图考》中，就引用了从古代到当时的书中有关植物的文献800多种。另一方面，他在吸取前人知识时，态度又是审慎的。一是注意对文献的考订、辨伪，不轻信盲从。二是不局限于文献记载，而重视实地调查。他通过自己的调查研究，对古书中的不足之处，给予纠正和补充，使书本知识与实际联系起来。例如，在“甘草”条中，指出郭景纯在注《尔雅》时所记甘草蔓生、叶似荷、似地黄的错误。并说甘草不蔓生，不似荷，也与地黄不同类，有关错误都是传闻或传写的讹误。

吴其濬对于经过实地观察、访问，根据文献记载加以研究，仍然不清楚的问题，决不主观推测、妄下结论。所以《植物名实图考》中出现了有图无文或无名，或只有图既无名又无文，或一物数图未加订注释的情况。这也是他“存信存疑”不逞臆见的思想反映。另外，作者在转引文献时，不割裂原书文义，忠实于古文献原文，全部照录，注明出处。这些都反映了吴其濬治学态度的严谨。

统观吴其濬一生，虽“宦迹半天下”，但他为官清廉，洁己奉公，政绩昭著，不仅获得清王朝嘉奖，亦博得后人称赞。尤其他的名著《植物名实图考》造诣极深，自应流传百世，光耀千秋。

二、《植物名实图考》的价值

1. 丰富了中药学宝库

《植物名实图考》全书38卷，记载植物1 714种，所收录的植物遍及今中国19个省区。其所记植物地域范围之广和种类之多，都远远超过历代本草，是历史上收载植物药最多的著作，极大地丰富了祖国药学宝库。吴其濬参考了李时珍《本草纲目》中的植物分类方法，但又做了很大改进。《植物名实图考》分植物为谷、蔬、山草、隰草、石草、水草、蔓草、芳草、毒草、群芳、果、木等12类，比之前人更为简洁、合理。在每一类下，记述若干种植物，包括名称、形态、颜色、性味、产地及用途等，力求与实际情况一致。他通过亲身调查和对古籍的考证，纠正了前人文献中许多名不副实的错误记载。

吴其濬的主要成就在植物学方面。为了积累资料，他阅遍了《四库全书》及古代有关植物方面的著作，编纂了《植物名实图考长编》这部植物学资料汇编，并利用自己走遍大半个中国的有利条件，访樵问叟，竭力采集植物标本，观察和描绘植物的形态，研究其功用和性质，为《植物名实图考》的著述准备了丰富翔实的材料。与此同时，他还开辟植物园，亲身进行植物学的栽培试验活动，1821 年至 1829 年，吴其濬在其父母去世、在家丁忧期间，曾买田河东，创建“东墅”植物园。据他在《书宋牧仲先生西陂杂咏诗后》一文中写道：“余于道光壬午买田河东，距县五里而近，东瞻大山，西望城郭，史水自南逶迤而北，河干蒹葭，秋时如雪，时从芦花隙中，看风帆上下，两岸人家多以种桃为业，数十里如绛霞，横亘于绿麦黄菜间，红雨春霏，厚积畦垄，恐桃源洞未是也。余于堤上种桃八百株，栽柳三千树，以在余城居之东为小园曰‘东墅’”。在这长达九年的田园生活中，他不仅种桃栽柳，还编槿为篱，种菜数亩，名“观槿圃”。在植物园的躬耕栽培，使他对花卉草木的生长习性和特征有了切身的了解，有了充分的时间和精力对各种植物进行观察和研究，《植物名实图考》初稿的写作大致就是在这个时期进行的。吴其濬注重的是每种植物“名”“实”是否相符的考证，即重于同物异名和同名异物的考订。他发现“天下名实相副者甚少矣，或名同而实异，或实是而名非”。于是，他不厌其烦地逐种加以考订、甄别，重新绘出名实相符的图谱。对于有争议的问题，作者往往并存各家之说，有些可疑的植物，虽经比较研究仍不能完全肯定者，作者不轻易下结论。他把“身治目验”与文献考证结合起来，做出自己的判断。虽重考证，却不囿于考证；虽重身治目验，却不脱离文献印证，这正是吴其濬异于他人之处。《植物名实图考》采用图像直观法，每描述一种植物均附之以插图，计1 800多幅，无名之种也留有图谱，巧妙地把图与文字叙述有机结合起来，使之图文并茂，相互印证，相互补充，名实相符，相得益彰，收到直观鲜明的效果，更为后世保留了精美的植物图谱。

《植物名实图考》反映了本草学发展的一个新方向——开始专门研究药用植物学知识，为我国药用植物学的发展开创了新领域，并奠定了基础。在吴其濬以前，我国本草学著作中关于药性和功用的内容皆占绝对比重，吴其濬的著作不仅丰富了药物治疗的内容，而且丰富和发展了有关药物产地、形态、品种、鉴别等方面的知识。《植物名实图考 》在本草学向着药用植物学的发展分化中起了重要作用，也被现代中医药界视为“非本草类本草学著作”。

2. 具有丰富的文化内涵

吴其濬饱读诗书，知识渊博，文笔优美，尤其在描绘植物时往往妙笔生花，活灵活现。而且，吴氏在记述植物的同时，经常抒发情怀，表达自己对人生、社会、生活等诸方面的观点、感慨，其中不乏至理名言。因此，《植物名实图考》非常具有可读性。

如关于胡麻的描述：

“胡麻即巨胜，《本经》上品。今脂麻也。昔有黑白二种，今则有黄紫各色。宜高阜、沙壖，畏潦。油甘用广，其枯饼亦可粪田养鱼。叶曰青蘘，花与秸皆入用。

“雩娄农曰：一饭胡麻几度春，此道人服食耳，非朝饔而夕飧也。东坡《服胡麻赋序》谓：梦道士以茯苓燥，尚杂胡麻食之。且云世间人闻服脂麻以致神仙必大笑。然其性实热。宋人说部有谓久服巨胜，乃至发狂欲杀人，其烈同于丹石。则苏子之言亦未可尽信。独其功用至广，充腹耐饥；饴饵得之则生香，腥膻得之则解秽；以为油则性寒去毒，而药物恃以为调。其枯美田畴，亦可救荒。说者云：大宛之种，随张骞入中国，其语无所承。然宜暵而畏湿特甚。

元人赋云：六月亢旱，百稼槁干，有物沃然，秀于中田，是为胡麻，外白中元。又俗言芝麻有八拗，谓雨旸时薄收，大旱方大熟，开花向下，结子向上，炒焦压榨，才得生油，膏车则滑，钻针乃涩。观此数端，可知其性。”

短短300余字，将胡麻的历史、日用、药用、服食、种植等描述得清清楚楚，不仅展现了作者洗练的笔法，也反映出作者对胡麻知识的丰富程度。

又如对扁豆植物形态的描述：

“观其矮棚浮绿，纤蔓萦红，麂眼临溪，蛩声在户。新苞总角，弯荚学眉，万景澄清，一芳摇漾。”

读此文字，才知原来一棚扁豆可以如此赏心悦目。

又如对大豆的描述：

“大豆，《本经》中品。叶曰藿，茎曰萁，有黄、白、黑、褐、青斑数种。其嫩荚有毛，花亦有红白数色，豆皆视其色以供用。

“雩娄农曰：古语称菽，汉以后方呼豆。五谷中功兼羹饭者也。黑者服食，栈中上料；若青黄白，皆资世用。夫饭菽配盐，炊萁煎藿，食我农夫。独殷北地。而仓卒湿薪，饥寒俱解；咄嗟煮末，奢靡相高；沙瓶翠釜，同此酥腴耳。淮南制腐，理宜必祭。清吏所甘，同乎宰羊。若浸沐生蘖，未原其始，大豆黄卷，或权舆焉。明陈嶷《豆芽赋》曰：有彼物兮，冰肌玉质，子不入于污泥，根不资于扶植。金芽寸长，珠蕤双粒；匪绿匪青，不丹不赤；白龙之须，春蚕之蛰。信哉斯言，无惭其实。”

在不足300字的短文中，作者不仅清晰介绍了大豆的种类、植株花叶果实的形色，还简约写出其名称的历史演变及在人类生活中的基本用途，进一步列述豆腐、豆芽的制作历史及其作为食物的甘美，并信手拈来明代人的《豆芽赋》，以比拟之法赞美了大豆和豆芽。此种文笔，不仅可以增加读者阅读的兴味，激发读者的生活情趣，而且投射出作者作为一名身居高位的封建官吏所具有的洁身守廉的不俗志趣。短短两三百字，内容不可谓不广，思绪不可谓不远，但这些都被吴其濬驾轻就熟地体现在一篇短文之中，且始终紧扣着陈述的对象，而无冗杂之弊。这充分显示了作者高超的散文艺术才能。

当代学者汪曾祺曾多次引用吴其濬《植物名实图考》，并给予很高的评价。他在小说《星期天》中写道："《植物名实图考》——这是一本很有趣的著作，文笔极好。我对这本书一直很有感情。"在一篇文章中，他高度评价《植物名实图考》后说："吴其濬是个很值得叫人佩服的读书人。"汪曾祺还指出："中国的许多笔记是学者散文。"《植物名实图考》即属于以植物学内容为主体而构成的学者散文、笔记散文。其首要特点是触类旁通而不芜杂散漫、涉猎广泛而又精粹简练，显示了吴其濬广博的学识和卓越的熔裁技巧，从而集丰富的内容与精练的叙述于一体，很引人生趣。

3. 国内外影响广泛

《植物名实图考》的问世，推动了植物学、本草学的研究和发展。它不仅是记述植物中药的巨著，对现代采集药物和植物分类的鉴定工作亦大有帮助。其科学价值，一是纠正了一些本草学家的错误。二是附图特别精确。日本明治十七年（1884 年），日本初次重刻，伊藤圭介评论为"辩论精博，综古今众说，析异同，纠纰缪，皆凿凿有据。图写亦甚备，至其疑似难辨者，尤极详细精密"。三是很多植物后来的中文名定名以其为依据。《植物名实图考》的问世，受众多学者推崇。例如，德国人毕施奈德（Brelschneider）在所著《中国植物学评论》（1870 年）中说其附图"刻绘极为精审""其精确者往可以鉴定科和目"，有些还可以鉴定到"种"。"欧美植物学者研究中国植物学必须一读《植物名实图考》"。1919 年商务印书馆在铅印《植物名实图考》时，西欧学者竞相购买。美国劳弗（Laufer）、米瑞（Merrill）和沃克（Walker）等人的著作对《植物名实图考》也有所援用和推崇。世界上许多国家图书馆收藏此书。以上足以说明《植物名实图考》对世界学术界的影响。《植物名实图考》在我国不但为药用植物学、生药学研究打下了基础，对中国植物分类学的研究也有重要意义，许多现代植物分类学者考虑植物中文名时，往往要参考它。例如，植物学家裴鉴、周太炎编著《中国药用植物志》时，引用了《植物名实图考》中的植物 70 多种。除根据该书的附图鉴别一些植物的科属乃至种名外，不少植物的中文定名也是以此书为依据的。现在我国植物分类研究中，以《植物名实图考》中名称为科名、属名的很多，如八角枫科、水龙骨科、金莲花科、大血藤科及千张纸属、千日红属等。中国工程院院士王涛女士在谈到我国古代的树木分类学时也指出：清代吴其濬编著的《植物名实图考》收录植物 1 714 种，为我国树木分类学奠定了良好的基础。

三、《植物名实图考》校注说明

《植物名实图考》的初次刊刻是在吴其濬去世后的第二年，即清道光二十八年（1848 年）由山西巡抚陆应榖初刻于太原府署。吴其濬去世后，他的继任山西巡抚陆应榖承担起整理遗稿的重任。两年后，他终于实现了吴其濬的愿望，《植物名实图考》和《植物名实图考长编》问世了。初刊本《植物名实图考》几乎无存世本。

清光绪六年（1880 年）山西濬文书局利用初刻本原版重印，其时少数原版已经散失，又补充了一小部分新版，此本比原刻本多出“光绪庚冬十月湘乡曾国荃补序”，余皆同初刻本，也是最接近初版的版本。遂后有日本明治十六年（1883 年）奎文堂刻本、1915 年云南图书馆重印本、1919 年山西官书局重印本、1919 年商务印书馆铅印本、1957 年商务印书馆校勘本和 1963 年中华书局重印本等刊本。

《植物名实图考》的影响绝不仅在国内，在世界植物学界也颇具影响，受到国际学术界的高度评价。德国、日本、美国先后翻译此书，并在该国应用。

由于每次刊印数量有限，除少数图书馆藏之外，购求较难。现代版亦不常见，为适应读者需求，我们以河南中医学院馆藏山西濬文书局原版《植物名实图考》（简称河南藏本）作为底本，并参校商务印书馆 1957 年本（简称商务本）、中华书局 1963 年本（据商务印书馆 1957 年版本重印，简称中华本）及张瑞贤等《植物名实图考校释》（中医古籍出版社，2008 年），对《植物名实图考》进行校注出版，以飨读者。

本次校注方法如下：

（1）原书为繁体竖排，今用简体横排，并采用现代标点符号。但对改用简体字易混其义者，酌情简化。如“餘”字简作“余”，又简作“馀”，当用“余”字其义易混时，一般使用“馀”字。

（2）对文中一些疑难的字、词、句予以注释。校注文字列于每篇正文之后，以统一的序号顺序排列。生僻字采用汉语拼音和直音字相结合的方法注音。

（3）原书通假字、古字或前后用字不一者，一般予以训释，版蚀湮灭之处，据校本补出，并注出处。

（4）原书异体字一般径改为规范字，特殊语境下保留异体字并出校。

（5）原书避讳字一般改回原字，并在首见处出校。

（6）底本与校本不一致，而错讹、脱漏、衍文、倒文者，一般不在原文中改正，而出校记说明。无法确定者则存疑。

（7）原文中出现的诗词等引文与诗词原著有异时保留原貌，有必要时加注。

（8）文中标题出现的小字根据所提示信息选择性上目录。

在本书校注过程中，得到了药学院纪宝玉老师及中药学硕士研究生申玲玲、刘文娟、张廷、陈小菲、郭敏娟、孙婷婷、李乾胜、冯波、汪晶、杨晶晶、张月月等同学的帮助，在此深表感谢！

由于校注者水平有限，本书不可避免存在注释词不达意、漏注等问题。真诚希望读者不吝赐教，以便再版时修正。

校注者

2013 年 3 月

植物名实图考叙

《易》曰：天地变化，草木蕃。明乎刚交柔而生根荄[①]，柔交刚而生枝叶，其蔓衍而林立者，皆天地至仁之气所随时而发，不择地而形也。故先王物土之宜，务封殖以宏民用，岂徒入药而已哉！衣则麻桑，食则麦菽，茹则蔬果，材则竹木；安身利用之资，咸取给焉。群天下不可一日无，则植物较他物为特重；其名昉[②]于《周礼》，其实载在《本经》。采其实，斯著其名，三百六十品中，殆无虚列。嗣是《别录》《图经》，代有增益；《纲目》晚出，称引尤繁。顾其书，类皆旁及五材，兼收十剂，胎卵湿化，纷然并存；求其专状草木，成一家之言，如贾思勰之《要术》，周宪王[③]之《救荒》，殊不易得。岂其识有所短，而材力尤未逮欤？抑拘于其业，囿于其方，未尝游观于宇宙之赜[④]，品汇之庑，而知其切于民生日用者，至利且便也。瀹斋先生具希世之才，宦迹半天下，独有见于兹，而思以愈民之瘼[⑤]。所读四部书[⑥]，苟有涉于水陆草木者，靡不剬[⑦]而辑之，名曰《长编》，然后乃出其生平耳治目验者，以印证古今。辨其形色，别其性味，看详论定，摹绘成书。此《植物名实图考》所由包孕万有，独出冠时，为本草特开生面也。夫天下名实相副者鲜[⑧]矣，或名同而实异，或实是而名非。先生于是区区者，且决疑纠误，毫发不少假；等而上之，有关于人治之大，其综核当何如耶？读者由此以窥先生之学之全、与政之善，将所谓医国苏民者，莫不咸在；仅目为炎黄之功臣，则犹浅矣。若夫登草木，削昆虫，仿贞白[⑨]、《千金翼方》之作，为微生请命，则尤其发乎至仁，而以天地之心为心也。然则是书之益，又可量哉！余不敏，尝传言焉，颇识其用意所在，故序刻以广其传。

道光二十有八年岁次戊申三月清明后五日蒙自陆应穀题于太原府署之退思斋

【校注】

①荄（gāi 该）：草根。

②昉（fǎng 仿）：开始。

③周宪王：指明太祖第五子周定王朱橚，此处误将其作周宪王。

④赜（zé 责）：深奥。

⑤瘼（mò 莫）：疾苦。

⑥四部书：中国古代书籍统分为四大类，故称。晋荀勖将群书分为四部，六艺、小学为甲部；诸子、兵书、术数为乙部；历史记载和杂着为丙部；诗赋、图赞、汲冢书为丁部。东晋李充加以调整，以五经为甲部，历史记载为乙部，诸子为丙部，诗赋为丁部。隋唐以后沿用此种分法，称为经、史、子、集。后亦用以泛指群书。

⑦剬（tuán 团）：原意是切断使之整齐。这里有整理之意。

⑧鲜（xiǎn 显）：稀有的；罕见的。

⑨贞白：陶弘景自号华阳隐居，谥贞白先生，是南北朝时期的著名道教学者，道教茅山宗的开拓者，也是著名的药物学家，著有《本草经集注》。

目　录

卷之一　谷类

卷之二　谷类

卷之三　蔬类

卷之四　蔬类

卷之五　蔬类

卷之六 蔬类

卷之七　山草

卷之八　山草

卷之九　山草

卷之十　山草

卷之十一　隰草类

卷之十二　隰草类

卷之十三　隰草类

卷之十四　隰草类

卷之十五　隰草类

卷之十六　石草类

卷之十七　石草类　水草类

石草类

卷之二十　蔓草类

卷之二十一　蔓草类

卷之二十二　蔓草类

卷之二十三　蔓草类 芳草类　毒草类

蔓草类

芳草类

毒草类

卷之二十四　毒草类

卷之二十五　芳草类

卷之二十六　群芳类

卷之二十七　群芳类

卷之二十八　群芳类

卷之二十九　群芳类

卷之三十　群芳类

卷之三十一　果类

卷之三十二　果类

卷之三十三 木类

卷之三十四　木类

卷之三十五　木类

卷之三十六　木类

卷之三十七　木类

卷之三十八　木类

卷之一　谷类

1. 胡麻

胡麻即巨胜，《本经》[①]上品。今脂麻[②]也。昔有黑白二种，今则有黄紫各色。宜高阜[③]、沙壖[④]，畏潦[⑤]。油甘用广，其枯饼亦可粪田养鱼。叶曰青蘘，花与秸皆入用。

雩娄农[⑥]曰：一饭胡麻几度春，此道人服食耳，非朝饔[⑦]而夕飧[⑧]也。东坡[⑨]《服胡麻赋序》谓：梦道士以茯苓燥[⑩]，尚[⑪]杂胡麻食之。且云世间人闻服脂麻以致神仙必大笑。然其性实热。宋人说部[⑫]有谓久服巨胜，乃至发狂欲杀人，其烈同于丹石。则苏子之言亦未可尽信。独其功用至广，充腹耐饥；饴饵得之则生香，腥膻得之则解秽；以为油则性寒去毒，而药物恃以为调。其枯美田畴，亦可救荒。说者云：大宛[⑬]之种，随张骞[⑭]入中国，其语无所承。然宜暵[⑮]而畏湿特甚。元人赋云：六月亢旱，百稼槁干，有物沃然，秀于中田，是为胡麻，外白中元。又俗言芝麻有八拗，谓雨旸[⑯]时薄收，大旱方大熟，开花向下，结子向上，炒焦压榨，才得生油，膏车则滑，钻针乃涩。观此数端，可知其性。

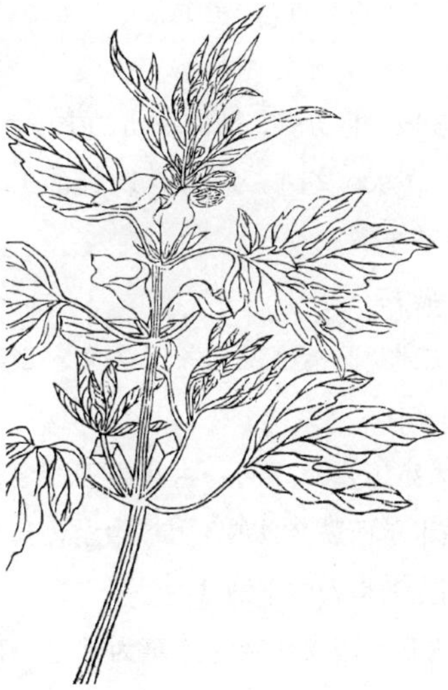

【校注】

① 《本经》:《神农本草经》的简称,也称《本草经》,成书于东汉。全书分 3 卷,按上、中、下三品分类,载药 365 种(植物药 252 种,动物药 67 种,矿物药 46 种)是对中国中草药的第一次系统总结。其中药物学理论和"七情"配伍原则在几千年的用药实践中发挥了巨大作用。《神农本草经》被誉为中药学经典著作,是中国现存最早的药物学专著。

② 脂麻:芝麻。

③ 高阜:高的土山。

④ 壖(ruán):古同"堧",河边的空地或田地。

⑤ 潦:同"涝"。

⑥ 雩娄农:本书作者吴其濬的自称。

⑦ 饔(yōng 佣):早饭。

⑧ 飧(sūn 孙):晚饭。

⑨ 东坡:指苏轼,北宋杰出的文学家。

⑩ 燥(sào 扫):原意为剁细的肉,此指茯苓末。

⑪ 尚:又;还。

⑫ 说部:旧指小说及关于逸闻、琐事之类的著作。

⑬ 大宛(yuān 冤):古代中亚国名,位于帕米尔西麓,锡尔河上、中游,当今乌兹别克斯坦费尔干纳盆地。

⑭ 张骞:西汉武帝时应募为使者,出使西域。

⑮ 暵(hàn 旱):干旱。

⑯ 雨旸(yáng 阳):《尚书·洪范》:"曰雨,曰旸。"谓雨天和晴天。此谓风调雨顺。

2. 大麻

大麻,《本经》上品。《救荒本草》谓之山丝,苗、叶可食。一名火麻。雄者为枲[①],又曰牡麻;雌者为苴麻[②]。花曰麻蕡[③],又曰麻勃、麻仁,为服食药。叶、根、油皆入用,滇黔大麻,经冬不摧,皆盈拱把[④]。

雩娄农曰:麻为谷属,旧说皆以为大麻。陶隐居[⑤]创为胡麻,而宋应星[⑥]遂谓诗书之麻,或其种已灭。火麻子粒压油无多,皮为粗恶布,无[⑦]当于谷。斯言过矣。《月令》[⑧]:以犬尝麻[⑨]。《周礼》:朝事之笾[⑩],其实麷[⑪]蕡。蕡为枲实,亦曰苴。《豳风》[⑫]:九月叔苴[⑬],以食农夫[⑭]。《说文》[⑮]作萉[⑯],或作䕡[⑰],其无子者为牡麻。大抵古人食贵滑,麻子甘润,《南齐书》纪陈皇后[⑱]生高帝乏乳,梦人以两瓯麻粥与之,觉而乳足。则齐时尚以为饭。《食医心镜》[⑲]亦云:麻子仁粥治风水腰重等疾,研汁入粳米煮粥,下葱椒盐豉食之。盖麻子不以入食,始于近代。若其衣被之功,则与苎并行，《周官》[20]专设典枲[21]以隶冢宰，绩麻、沤麻，妇子所事。三代以前，卉服未盛，蚕织外，舍麻固无以为布。圣人以纯为俭，盖纫丝之功，省于緶[22]缕。后世棉利兴，不复致精于麻，岂古之布必粗恶哉！今之治苎葛者，纤细乃能纳之筒中，纺麻者何独不能？夫一物之微，而衣人食人如此，何乃屏[23]之粒食之外？《诗》云：虽有丝麻，无弃菅蒯[24]。昔与丝伍，今乃芥视。又商麻利重，竞植于田，而斯麻播植益稀，物理盛衰，良可增慨[25]。古之粗不如今之细，古之拙不如今之巧，而天地之生物，亦日出不穷，移人情而省人功者，凡物皆然。执今人之所嗜，以订古人之所食，是犹以不火食之蛮貊[26]而较中国鼎火烹饪之剂也，岂有合欤？

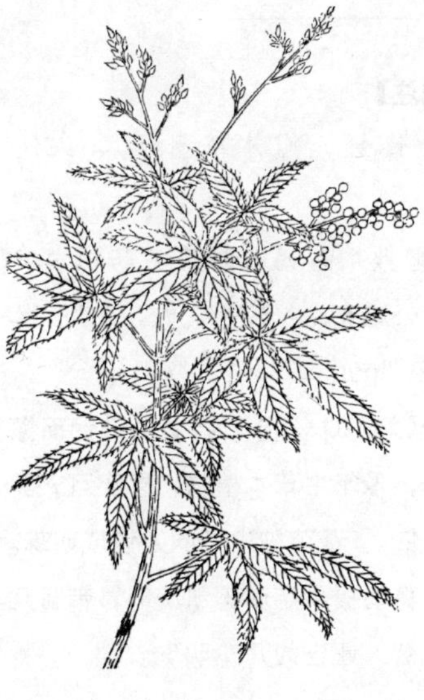

【校注】

① 枲（xǐ 洗）：大麻的雄株，只开雄花，不结果实，称“枲麻”。

② 苴（jū 居）麻：大麻的雌株，开花后能结果实。

③ 麻蕡（fén 坟）：作为中药使用，包括雌花序及幼嫩果序。

④ 拱把（gǒngbǎ 巩靶）：指径围大如两手合围。

⑤ 陶隐居：指陶弘景。其代表性药学著作为《本草经集注》。

⑥ 宋应星：中国明末科学家。著有《天工开物》《野议》《论气》《谈天》《思怜诗》《画音归正》等。

⑦ 无：不。

⑧ 《月令》：《礼记·月令》，是战国阴阳家的一篇重要著作。

⑨ 以犬尝麻：河南藏本为“以犬尝犬”，今据商务本改。

⑩ 笾（biān 编）：古代祭祀和宴会时盛果品等的竹器。

⑪ 麷（fēng 丰）：炒熟的麦子。

⑫ 《豳（bīn 宾）风》：《诗经》十五国风之一，共有诗七篇，其中多描写农家生活、辛勤劳作的情景，是我国最早的田园诗。

⑬ 叔苴：叔，拾也。苴，青麻的籽实。

⑭ 以食农夫：《诗经·国风·七月》：“食我农夫。”

⑮《说文》:《说文解字》，是我国第一部按部首编排的字典。作者是东汉的经学家、文字学家许慎。

⑯ 萉（fèi 费）：麻子。

⑰ 膹（fén 坟）：古书上指麻的籽实。

⑱ 陈皇后：名道止，南齐高皇帝萧道成的母亲。

⑲《食医心镜》：一名《食医心鉴》，唐代昝殷撰。集录食品治疗方，属食疗本草著作。

⑳《周官》:《周礼》亦称《周官》。

㉑ 典枲：先秦官职之一。掌布缌、缕、纻之麻草之物。

㉒ 縛（bó 伯）：织丝为带。

㉓ 屏（bǐng 丙）：排除。

㉔ 菅（jiān 兼）蒯：茅草之类。诗见《左传·成公九年》，为先秦逸诗。

㉕ 慨：叹息。

㉖ 貊（mò 莫）：中国古代东北方的民族，又为古书上说的一种野兽。

3. 薏苡

薏苡仁，《本经》上品。江西、湖南所产颇多。北地出一种草子，即《图经》①所云小儿以线穿如贯珠为戏者，盖雷敩②所谓糙③米也，与薏苡仁相似，不可食。

雩娄农曰：薏苡明珠④，去瘴疠而来萋斐⑤，然服食几何，乃以车载耶？五岭间种之为田，余擲之庑⑥砌，辄秀而实，非难植者。《帝王世纪》⑦载有莘氏吞薏苡而生禹，此与芣苢⑧宜男之说相类。《逸周书》⑨西戎⑩献桴苡，其实若李。今南方候暖，薏苡高如木，实形似李，但小耳。说《诗》者或以桴苡为芣苢，然二者今皆为孕妇禁方矣。

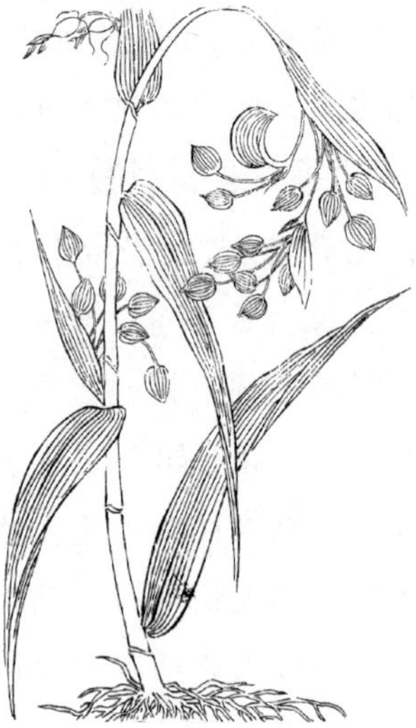

【校注】

① 《图经》:《本草图经》，宋代苏颂著。

② 雷敩：南朝宋时著名药物学家，著《雷公炮炙论》3卷。敩，应为“斅”。

③ 糙（gàn 赣）：同“赣”。

④ 薏苡明珠：指无端受人诽谤而蒙冤。薏苡，多年生草本植物，果实可入药，即薏苡仁。薏苡被进谗的人说成明珠。东汉名将马援平定南疆凯旋时，带回几车薏苡，被人诬告为几车明珠。

⑤ 萋斐：花纹错杂貌。喻谗言。
⑥ 庑（wǔ 五）：堂下周围的走廊、廊屋。
⑦《帝王世纪》：晋代皇甫谧（215—282）著，是专述帝王世系、年代及事迹的一部史书。所叙上起三皇，下迄汉魏，内容多采自经传图纬及诸子杂书。
⑧ 芣苢（fúyǐ 服以）：车前子。
⑨《逸周书》：原名《周书》，在性质上与《尚书》类似，是我国古代历史文献汇编。旧说《逸周书》是孔子删定《尚书》后所剩，是《周书》的逸篇，故得名。今人多以为此书主要篇章出自战国人之手。
⑩ 西戎：古代华夏人对西方少数民族的统称。

4. 赤小豆

赤小豆，《本经》中品。古以为辟瘟良药，俗亦为馄沙馅，色黯而紫。医肆[1]以相思子半红半黑者充之，殊误人病。

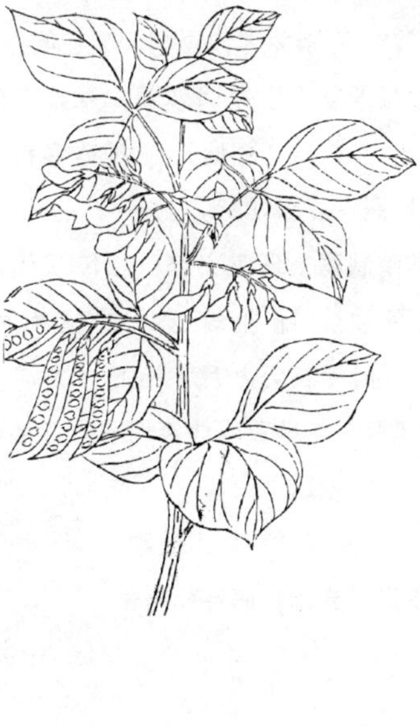

【校注】
① 肆：店铺，古时表示商店，此指药店。

5. 白绿小豆　花小豆

赤小豆以入药特著，其白、绿二种，亦可同米为饭。云南呼为饭豆，贫者煮食不糁[1]米也。其形微同绿豆，而齐近方，然唯赤者作饭，色、味、香皆佳。又有羊眼豆、荞科豆，色绿有黑晕；又彬豆色褐；蚂蚱眼，色黄白，皆小豆类。

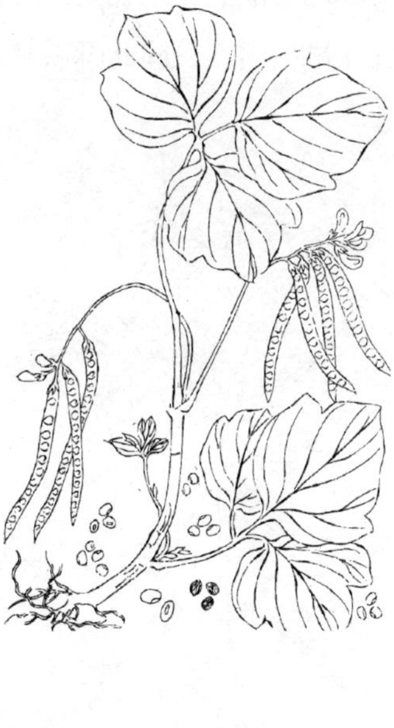

【校注】

① 糁（sǎn 散）：以米和羹。

6. 大豆

大豆，《本经》中品。叶曰藿[1]，茎曰萁[2]，有黄、白、黑、褐、青斑数种。其嫩荚有毛，花亦有红白数色，豆皆视其色以供用。

雩娄农曰：古语称菽，汉以后方呼豆。五谷中功兼羹饭者也。黑者服食，栈[3]中上料；若青黄白，皆资世用。夫饭菽配盐，炊萁煎藿，食我农夫。独殷[4]北地。而仓卒湿薪，饥寒俱解[5]；咄嗟煮末[6]，奢靡相高；沙瓶翠釜[7]，同此酥腴耳。淮南制腐，理宜必祭[8]。清吏所甘，同乎宰羊。若浸沐生蘖[9]，未原其始，大豆黄卷，或权舆[10]焉。明陈嶷《豆芽赋》[11]曰：有彼物兮，冰肌玉质，子不入于污泥，根不资于扶植[12]。金芽寸长，珠蕤双粒；匪绿匪青，不丹不赤；白龙之须，春蚕之蛰。信哉斯言，无惭其实。

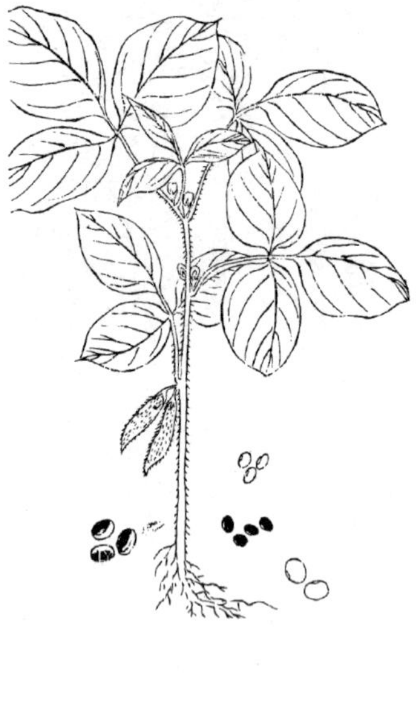

【校注】

① 藿（huò 霍）：豆叶。

② 萁（qí 其）：豆茎。

③ 栈（zhàn 占）：养牲畜的竹木棚或栅栏。

④ 殷（yīn 音）：盛，大；茂盛，繁盛。

⑤ 仓卒湿薪，饥寒俱解：取自冯异（字公孙）给刘秀（刘文叔）进豆粥，解其饥寒的典故。

⑥ 咄嗟（duōjiē 多接）煮末：咄嗟，霎时。咄嗟煮末的典故出自《世说新语·汰侈》：“石崇为客作豆粥，咄嗟便办。”

⑦ 沙瓶翠釜：沙瓶即沙罐，翠釜指精美的炊器。苏轼《豆粥》：“地碓舂秔光似玉，沙瓶煮豆软如酥。”

⑧ 淮南制腐，理宜必祭：相传汉代刘安发明豆腐。喻血轮《绮翁忆梅庵杂记》：“相传农历九月十五日，为淮南王刘安诞辰，内地豆腐业者均于本日举行公祭，祭毕聚餐。”

⑨ 蘖（niè 聂）：树木的嫩芽。

⑩ 权舆：起始；萌芽；新生。

⑪《豆芽赋》：相传，明宣德年间，陈嶷（nì 逆）曾以一篇《豆芽菜赋》中举。当时朝廷为选贤良，招天下士人考试应选，试题是《豆芽菜赋》。陈嶷善作诗赋，取为第一名。

⑫ 扶植：栽种；扶持；培植。

7. 大白豆[①]

大豆，昔人多以为即黄豆，然自是两种。大豆花如扁豆，有黄白各色，豆有白者、黄者、绿者、褐者、黑者。绿有透骨、鸭蛋等名，市中以为烘青豆者是。褐者俗曰茶豆，形长圆，大抵皆炒以为茶素。

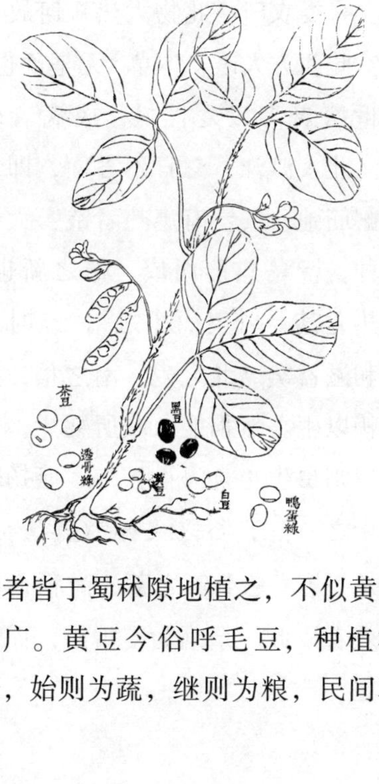

种者皆于蜀秫隙地植之，不似黄豆用广。黄豆今俗呼毛豆，种植极繁，始则为蔬，继则为粮，民间不可一日缺者。其花极小，豆色黄，或有黑脐，形微扁，亦有大小、早迟各种。聚而观之，乃能详辨。

【校注】

① 大白豆：商务本、中华本均作“白大豆”。

8. 粟

粟，《别录》[①]中品。诸说即粱[②]之细粒者一类，而种各异。固始[③]通呼寒粟。耐旱而迟收。凡畏水之地，伏潦后始种之，北地惟以粱与粟为粥饭，故独得谷名。《齐民要术》[④]谓今人专以稷[⑤]为谷，具载晚、早数十种，有赤粟、白粟、苍白稷诸名，则名粟者即稷矣。《尔雅注》[⑥]以江东呼粟为粢[⑦]释稷，谓粟为稷，其来已古。考《说文》嘉谷实曰粟，盖兼禾黍[⑧]。今之粟专属此种，与古异，其种名尤繁。北谚曰百岁老农，不识谷种，为粱、粟言也。俗语简质，浑曰小米，而谷种益难辨，姑以俗之呼粟者图之。既与粱有别，而方言无呼此为稷者。泥古则不能通俗，故仍标粟名。

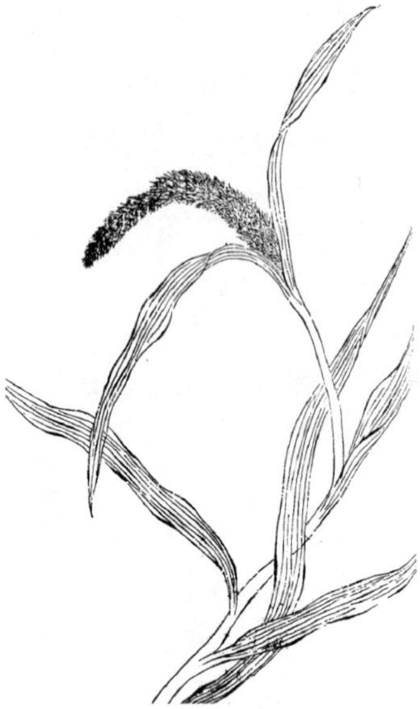

【校注】

① 《别录》:《名医别录》的简称，约成书于汉末的药学著作。原书早佚。其佚文主要见《证类本草》《本草纲目》等书。

② 梁：稻粱。

③ 固始：地名。在今河南省东南部固始县。

④ 《齐民要术》：北魏时期中国杰出农学家贾思勰所著的一部综合性农书，是世界农学史上最早的专著之一，也是中国现存的最完整的农书。该书系统地总结了6世纪以前黄河中下游地区农牧业生产经验、食品的加工与储藏、野生植物的利用等。

⑤ 稷（jì 记）：古代粮食作物，指粟或黍属。

⑥ 《尔雅注》：晋代文学家郭璞对《尔雅》所做的注释。后被收入《十三经注疏》。

⑦ 粢（zī 兹）：谷子，籽实去壳后为小米。也泛指谷物。

⑧ 黍（shǔ 属）：一年生草本植物，叶线形，籽实淡黄色，去皮后称黄米，比小米稍大，煮熟后有黏性。

9. 小麦

小麦，《别录》中品。《广雅》[1]云：大麦，牟也；小麦，来也[2]；土燥亦燥，土湿亦湿；南北不同，故贵贱异。

雩娄农曰：此物大热，何故食之？此西方人语，本草[3]无是说也。近世医者多以麦性燥，戒病者勿食。北人渡江，三日不餐面，即觉骨懈筋弛，夫岂有患热者哉？大抵谷种，皆藉热蒸而成，稻之新也，湿热尤甚，风戾而廪之[4]，经时即平和滋益矣。北之麦，南之稻，人所赖以生。然稻能久藏所耗少，麦经岁则虫生其色黑故俗呼曰牛，簸扬辄减十之二三，谷之飞亦为蛊[5]，为麦篮[6]也。三十年之蓄，尚稻而不尚麦者以此。余既为麦雪谤，而并及之。

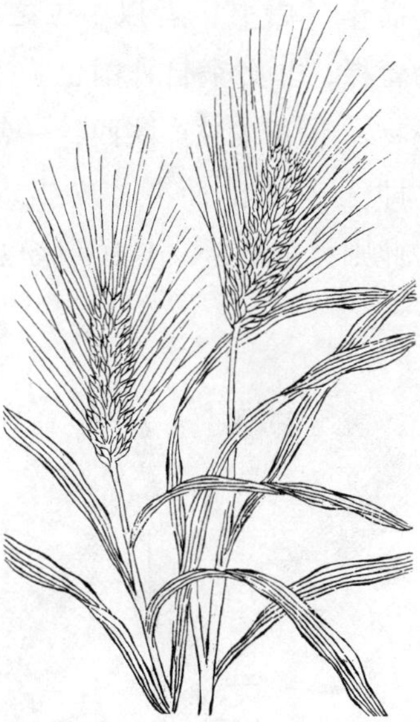

【校注】

① 《广雅》：训诂书。三国魏时张揖撰。增补《尔雅》所未备，故名《广雅》，是研究古代词汇和训诂的重要资料。隋代曾改名《博雅》，后复用原名。

② “大麦”四句：牟，大麦的别称。来，小麦的别称。来牟，古时对大麦、小麦的统称。

③ 本草：指古代记载药物知识的书籍。

④ 风戾而廪之：风干储存起来。戾，干也；廪，储藏。

⑤ 蛊：此指粮食中蛀虫所化的蛾。

⑥ 麦筮（shì 是）：筮，古代用蓍（shī 湿）草占卜的一种迷信活动。麦种蛀虫化蛾，反映麦的优劣，故称“麦筮”。

10. 大麦

大麦，《别录》中品。陶隐居谓为稞麦，《唐本草》[①]遂云出关中，即青稞麦。《本草拾遗》[②]已斥之。今青稞出西北塞外，性黏尤寒，与大麦异种。大麦北地为粥，极滑。初熟时用碾半破和糖食之，曰碾黏子，为面、为饧、为酢、为酒，用至广。大小麦用殊而苗相类，大麦叶肥，小麦叶瘦，大麦芒上束，小麦芒旁散。谚曰：谷三千，麦六十。得时之麦，粒逾六十，此其数矣。

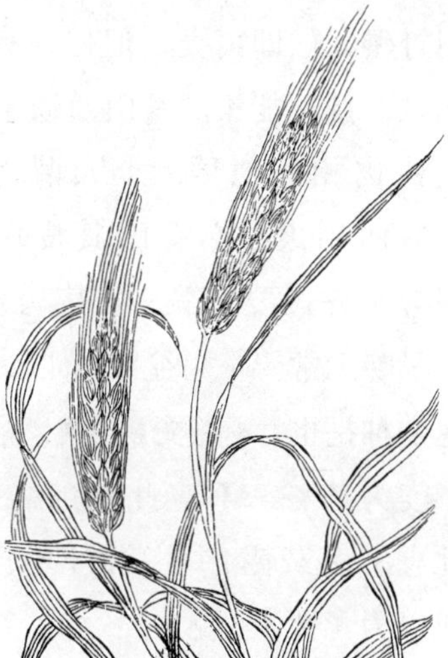

【校注】

① 《唐本草》：《新修本草》，657—659年（唐显庆二至四年）由苏敬等编著。本书有本草20卷，目录1卷，又有药图

25 卷，图经 7 卷，计 53 卷，载药 844 种。

② 《本草拾遗》：唐代陈藏器著。该书以拾取唐代《新修本草》之遗漏故名。原书已佚。

11. 穬麦

穬麦[①]，《别录》中品。苏恭[②]以为大麦，陈藏器[③]以为麦壳，《图经》以为有大小二种，言人人殊。今山西多种之，与大麦无异。熟时不用打碾，仁即离壳，但仁外有薄皮如麸，打不能去。《山西通志》：穬麦皮肉相连似稻，土人谓之草麦，造曲用之，亦有碾其皮以食者。考《齐民要术》：穬麦，大麦类，早晚无常。《九谷考》[④]以为大麦之别种是也。《说文》：穬，芒粟也。麦为芒谷，不应此种独名穬。西北志书多载露仁麦，似即穬麦，又或以为青稞。《说文》：稞，谷之善者，一曰无皮谷。青稞与穬麦迥异，然皆不需碾打而壳自落，疑穬麦即稞麦一声之转，而青稞以色青独著。《唐书》[⑤]谓吐蕃出青稞，而《齐民要术》已有青稞之名，与穬麦用同。盖外国[⑥]方言皆无正字，如山西之呼莜呼油，皆本蒙古人语。而作《唐书》者以中国之产，译为青稞，非必来自外国也。《天工开物》[⑦]谓穬麦独产陕西，一名青稞，即大麦随土而变，皮成青黑色。此则糅杂臆断，不由目睹也。

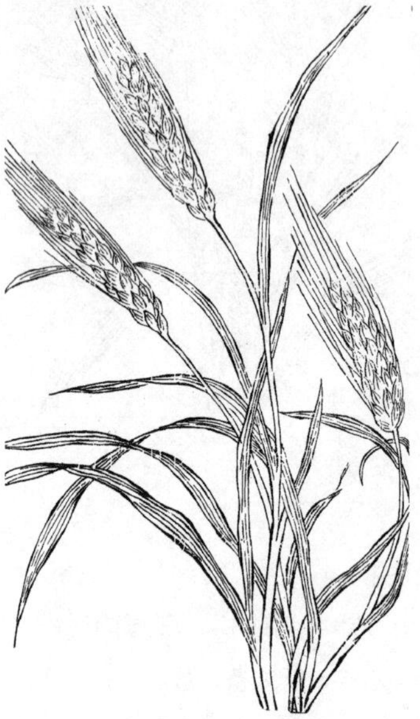

【校注】

① 穬（kuàng 矿）麦：泛指稻麦等有芒的谷物。也指稻米舂。

② 苏恭：苏敬。唐代人，官至右监门府长史。领衔主编《新修本草》一书。

③ 陈藏器：唐代药学家。四明（今浙江宁波）人，《本草拾遗》作者。将中药的药物性能归纳为宣、通、补、泻、轻、重、滑、涩、燥、湿十类，后世发展成“十剂”方剂分类法，至今仍为中医界应用。

④ 《九谷考》：清代程瑶田著。书中对粱、黍、稷、稻、麦、大豆、小豆、麻、

菽等九种粮食作物的名实进行了深入的研究、考证，并对一些作物名称的演变提出了独特的见解，在探讨作物名实方面做出了重要贡献。

⑤《唐书》：记载唐代历史的纪传体史书。200卷。五代后晋时刘昫、张昭远等撰。记载了唐代自高祖武德元年（618年）至哀帝天祐四年（907年）共290年的历史。在北宋编撰的《新唐书》问世以后，《唐书》始有新旧之分。

⑥ 外国：指中原之外地区。

⑦《天工开物》：明末清初的宋应星著，完成于1637年。它是一部有关农业和手工业生产技术的百科全书，总结了各个生产领域的知识。

12. 粱

粱，《别录》中品。种有黄、白、青各色。苏颂[①]谓粟、粱一类，粟虽粒细，而功用无别。是以粒大者为粱，细者为粟。李时珍谓穗大而毛长、粒粗者为粱，穗小而毛短、粒细者为粟。其说相符。然二者迥别，而种尤繁。今北地通呼谷子，亦有粘、不粘之分。《氾胜之书》[②]粱为秫[③]，粟也。西北皆呼小米，固始呼粟为野人毛，正肖其形。其秆为秫[④]，牧者以其丰歉为繁羸也。

雩娄农曰：谷粟皆粒食总名。《周礼注》以粟为稷，《齐民要术》从之，盖以稷为谷长，故独以粟名。后世以谷为粱，以粟为粱之细穗者，此自俗间称谓，不可以订古经也。秫为粱、粟之黏者，《说文》以为稷，《尔雅注》以为粟，《图经》以为黍，《古今注》[⑤]以为稻，说各不同。按糯为稻之黏者，而他谷之黏者亦多曰糯，即药草亦然，则秫似亦可通称也。

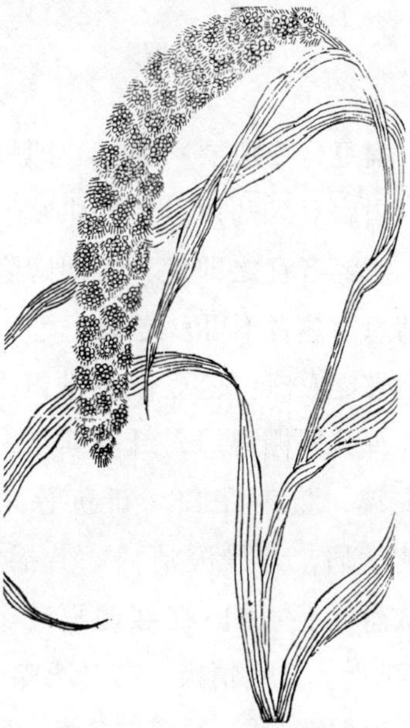

【校注】

① 苏颂（1020—1101）：宋代天文学家、天文机械制造家、药物学家，代表著作有《本草图经》《新仪象法要》。

② 《氾胜之书》：现存最早的农书，成

书于西汉。著名农学家氾胜之撰。总结了黄河流域农业技术，对传统农学具有深远影响。

③ 秫（shú 熟）：谷物之有黏性者。也指不黏者。

④ 秣（mò 末）：牲口的饲料。

⑤《古今注》：晋崔豹著。它是一部对古代和当时各类事物进行解说诠释的著作，对我们了解古人对自然界的认识、古代典章制度和习俗有一定帮助。

13. 扁豆

扁豆，《别录》中品。即蛾眉豆。白扁豆入药用，馀皆供蔬。或云：病疟者食之即发，盖即陶隐居所谓患寒热者不可食之义。

雩娄农曰：扁豆供蔬供饵，佳矣。观其矮棚浮绿，纤蔓萦红，麂眼临溪，蛩声在户。新苞总角[①]，弯荚学眉，万景澄清，一芳摇漾。杨诚斋[②]诗：白白红红遍豆花。秋郊四眄[③]，此焉情极。若乃凄霂[④]莓长，清飙箨[⑤]陨，破茆[⑥]零落，乱苇攲横，断桥溃港，枯树孤根，无数牵缠，有限条达，褪花色涴[⑦]，馀荚棱高，豆叶黄，野离离。当此之时，何以堪之？夫繁华满径，易于推排；冷秀栖园，难为淡泊。天寒翠袖，倚竹独怜；陌暖金钩，采桑成曲。况复秋莼渐老，顷豆将萁，除架何时，抛藤焉往？虫声不去，雀意何如，纵此流连，岂殊寂寞哉？

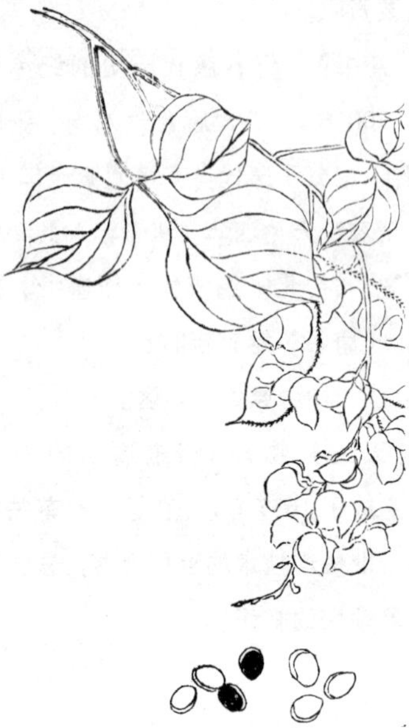

【校注】

① 总角：古时儿童束发为两结，向上分开，形状如角，故称总角。

② 杨诚斋：南宋诗人杨万里（1127—1206），字廷秀，号诚斋。

③ 眄（miǎn 免）：斜着眼看。

④ 霂（mù 木）：小雨。

⑤ 箨（tuò 拓）：竹笋外层一片一片的皮、笋壳。

⑥ 茆（mǎo 卯）：莼菜。

⑦ 涴（wò 沃）：污；弄脏。

14. 黍

黍，《别录》中品。有丹黍、黑黍及白、黄数种，其穗长而疏，多磨以为糕。苗可为帚，京师所谓黍子条帚也。

雩娄农曰：黍稷盛于西北，河南、朔已不遍植。江左南渡，议礼诸家固无由睹其状而哜[①]其味也。《内则》[②]：饭黍稷稻粱。黍至黏，近世亦不甚以为饭，而糗饵粉糍[③]则资之。我朝祀事，荐[④]黍荐稷，尚方[⑤]有打浆糕，糜之、捣之，法如糍。白者比玉，黄者侔[⑥]金。五月五日荐角黍，以黍作之，不用糯也。丹黍、秬[⑦]黍，北方亦种之，而黄白者用广。稷有赤、白、黄、黑数种，而种黄色者多。京师有摊于案而负以售者，计钱多少削之，呼曰切糕，盖以黍与豇豆和合为之。稷则通呼为縻[⑧]，亦曰穄[⑨]，黄者独曰黄米，与《唐本草》符。民间以为饭，且酿，又抟为馒首而空其中，形如钟，曰黄米面窝窝，皆畿辅[⑩]之制也。黍稷虽相类，然黍穗聚而稷穗散，亦以此别。大抵南方以稻，北方以麦与粱为常餐，黍稷则乡人之食，士大夫或未尝取以果腹。即官燕蓟[⑪]者偶食之，亦误认为黄粱耳。余所询于舆台[⑫]者如此，他日学稼，尚诹[⑬]于老农。

《说文》：黍，禾属而黏者也，故黏字从黍。黏，或曰𥝩[⑭]。《说文》引《左氏》[⑮]：不义不昵作不𥝩，黏也。今谓物之胶滞者为腻，当作𥝩。又作䵒[⑯]。《尔雅》：䵒，胶也。《注》：胶，黏䵒。《疏》引《方言》[⑰]：䵒，敎[⑱]黏也。《释文》[⑲]女一切，则音同。𥝩，《集韵》[⑳]音刃，俗谓物之相凝著曰泞，宜作䵒。敎或作𪏮[㉑]，音汝。今乳钵宜作此字。又曰䵑[㉒]，《集韵》：黏也。今通作纽，饴糖有纽劲，字宜作此字。又曰䵝[㉓]。《集韵》音护，黏也。今糊字。俗作去声读，宜作此字。又曰𪏰[㉔]。《广韵》[㉕]音谨，黏也。与䵒音相近。又曰䵑，当与𥝩字通。《类篇》[㉖]乃礼切，《玉篇》[㉗]黏也。又曰黏。《说文》黏也，《集韵》音胡。一曰煮黍米及面为鬻，则糊口之糊可通。或作粘、䴴、糊、麹、䵚、粰、䵗。又曰黐、曰黏[㉘]、䵑，或作𪏁[㉙]，曰䵒[㉚]、曰䵘[㉛]，所以黏鸟。曰䵛[㉜]，音搏，义同。曰黐。凡黏之字，皆从黍，则谷属黏者无逾于黍矣。其异名则曰縻。《说文》穄也。曰𪏲[㉝]，冀州谓之坚。《集韵》作𪏲。皆穄也，而从黍，则洵黍类矣。《说文》䵚[㉞]，黍属似稻者为䵚，则䵚其野黍欤？其溃叶曰䵨，《说文》治黍禾豆下溃叶也，音菔，或音愎。其疏长之貌曰䵬[㉟]，《集韵》音鬃，黍、禾疏貌，其香气曰馝，与馝[36]同，而香本字，从黍，则黍为谷之最香者欤？其豉皮为麴[37]，其不黏则曰𪏰[38]，音晒。观从黍之字与音，则其形状、性味，不亦瞭然不紊哉？《说文》：黎，履黏也。作履黏以黍米，则古用黍黏，正如今人以麦面为黏。

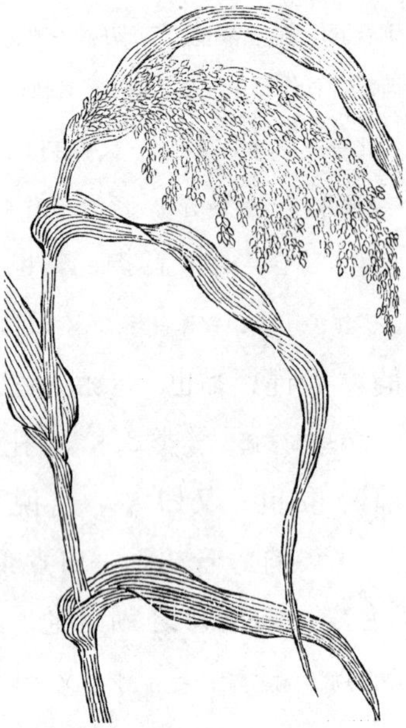

【校注】

① 哜（jì 记）：尝。

② 《内则》：《礼记》之篇名。

③ 糗饵粉糍：糗饵，将米麦炒熟，捣粉制成的食品。粉糍，用稻米黍米之粉做成的食品，上粘豆屑。

④ 荐：此祭献之意。

⑤ 尚方：古代制办和掌管宫廷饮食器物的宫署。

⑥ 侔（móu 牟）：相等。

⑦ 秬（jù 具）：黑。

⑧ 穈：同"糜"。

⑨ 穄（jì 即）：穄子，一年生草本植物。亦称"糜（méi 没）子"。

⑩ 畿（jī 机）辅：国都所在的地方，泛指京城附近的地区，此应指北京周边的河北省区域。

⑪ 燕蓟：指北京。典出燕蓟分封。据考古证实，燕国都城中都在今北京房山琉璃河董家林村；蓟国的都城蓟城在今北京市区的西南隅，大致在广安门附近。

⑫ 舆台："舆"和"台"是奴隶社会中两个低的等级的名称，古代泛指奴仆和地位低下的人。

⑬ 诹（zōu 邹）：咨询。

⑭ 黐（nì 逆）：黏。

⑮ 《左氏》：指《左氏春秋》，或称《春秋左氏传》，简称《左传》。它记述起自鲁隐公元年（前722年）、迄于鲁悼公十四年（前453年）的具体史实来说明《春秋》的纲目，是儒家重要经典之一。相传是春秋末年左丘明所著。

⑯ 䵑（nì 逆）：黏。

⑰ 《方言》：全称是《輶轩使者绝代语释别国方言》，西汉人扬雄（前53—后18）著。该书是我国语言学史上第一部对方言词汇进行比较研究的专著。

⑱ 𪏂（rǔ 汝）：黏。

⑲ 《释文》：《经典释文》30卷，对十二部经典及《老子》《庄子》进行注音和释义，为隋唐经学家陆德明撰。

⑳《集韵》：宋代编纂的按照汉字字音分韵编排的官颁韵书。在《广韵》基础上修订，于仁宗宝元二年（1039 年）完稿。

㉑ 黐（rǔ 乳）：黏。

㉒ 䵚（niǔ 扭）：黏。

㉓ 黏（hū 乎）：黏。

㉔ 黐（jǐn 紧）：黏。

㉕《广韵》：全称《大宋重修广韵》，是我国北宋初年官修的一部韵书，由陈彭年、丘雍等奉旨在前代韵书的基础上编修而成，是我国历史上完整保存至今并广为流传的最重要的一部韵书，是我国宋以前韵书之集大成者。

㉖《类篇》：一部按部首编排的字书。宋司马光整理。成书于 1067 年。

㉗《玉篇》：南朝梁陈间文字训诂学家顾野王撰，后历代多有增补。《玉篇》是继《说文解字》之后又一部保存完整、流布较广、影响比较大的字书。顾野王（519—581），字希冯。

㉘ 黏（zhā 渣）：黏。

㉙ 䊤（ná 拿）：黏。

㉚ 黏（jù 巨）：黍；黏。

㉛ 黐（chī 痴）：木胶。

㉜ 黏（quǎn 犬）：黏。

㉝ 䊤（nǎ 哪）：同“黏”。

㉞ 黍（bǐ 笔）：黍一类的植物。

㉟ 黏（liǎn 脸）：禾黍稀疏。

㊱ 黏（bì 必）：同“苾”，芳香。

㊲ 黏（bào 报）：黍豉皮。

㊳ 黏（shài 晒）：不黏之貌。

15. 稷

稷，《别录》下品。陶隐居云稷米，亦不识此北谷。苏恭始以穄为稷。朱子[1]释《诗经》[2]：稷小于黍。各说以粘者为黍，不粘者为穄，姑以穄图之。直隶人谓黍秆生而有毛，穄秆无毛，其色于根苗可辨。穄亦有粘者，特不似黍之极黏耳。近世《九谷考》《广雅疏证》[3]皆以高粱为稷，比音栉字，创博无前，已录入《长编》，以广异闻。但闳儒博辨之学，与习俗相沿之语，不妨并存。穄音近稷，农家久不知稷，但知有穄，高粱则不闻呼稷也。黍性固粘而粗于粱，穄小于黍而粗于黍，山西以米为饼，只呼为黄，以售于市，或漉粉以浆衣，盖谷之贱者，谓之疏食亦宜。又湖南有一种稷子，其形似稗，与黍穄粱粟皆不类。《通志》[4]据《画墁录》[5]以为粟，殆宋时以旧说谓稷为粟，故载笔仍曰粟耳。今湘人皆曰稷，无呼粟者。北方之稼，遗种江湘，正如宋蔡唐之裔，播迁湖黔，礼失求野，此其类与？但古书不详稷之状，究未敢遽信无差，仍别图湖南稷子，以俟博考。

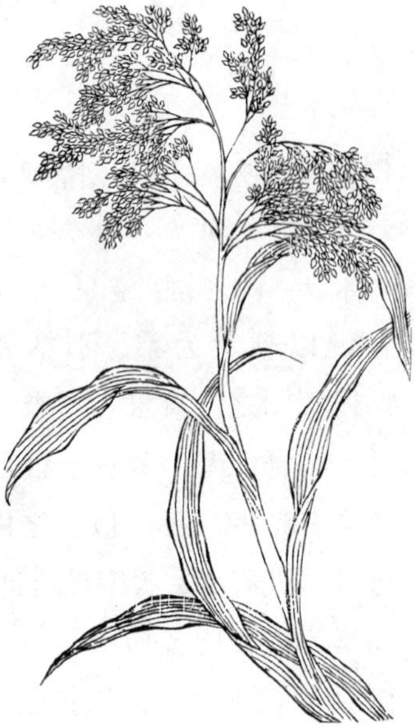

【校注】

① 朱子：朱熹（1130—1200），谥文，亦称朱文公，字元晦。朱熹为宋以来理学之集大成者，是中国封建社会后期影响最大的思想家，后人将他视为儒学宗师。

②《诗经》：我国最早的一部诗歌总集。分“风”“雅”“颂”三部分。

③《广雅疏证》：清代王念孙所著的系统整理、阐述《广雅》的著作。

④《通志》：宋代郑樵撰，是一部纪传体通史。

⑤《画墁录》：北宋张舜民所著笔记类著作。

16. 湖南稷子

湖南沿湖田多种稷，五月上旬即可收获。伏涨未来，泽农赖之，其苗、实似北地水稗，皆呼稷，或稷逾江而变。

雩娄农曰：《湖南志》谓湘中旧不莳杂谷，遇旱潦无稻，民即无食。有驻兵其地者，令民纳刍，必以粟秆，相率渡湖赴襄樊，僦[1]载以来，费且重劳，乃致其种漫布于硗确湑涘[2]，而供其禾藁焉，盖以为厉民也。后岁凶，遂藉以充肠而免道殣。今濒洞庭、近牂牁[3]，水无防、山无泉者，皆莳之。其穗与北地粱粟稍异，盖人力不专也。夫民可与乐成，难与虑始，非严其罚则令不行，令行而游移牵掣，则民得其扰而不得其利。褚衣冠、伍田畴，不及三年而易相，则东里终为虿尾[4]矣。江南沮洳[5]，水耕刀耨而艺粱粟者不乏收；然则河北高卬[6]之田，既宜麦菽矣。其污邪水潦所钟，独不可以江南之种种之乎？元时于几甸开渠灌田，其利甚巨，明季以转漕厮留，议复故迹，有倡为风水之说者，事遂寝。今涞水、潞水、滦水、洺水之傍，皆有引以稼下地者，扩而行之，不在人为哉！李元则守长沙，令民纳粟米秆草，事见《画墁录》。又曰：至今湖南无荒田，粟米妙天下。

《乌台笔补》[7]：范阳督亢[8]旧陂[9]，岁收稻数十万石。《燕山丛录》[10]：房山石窝稻色白，味香美，为饭虽盛暑经数宿不餲[11]。《遵化州志》：稻有东方稻、双芒稻、虎皮稻，糯有旱糯、白糯、黄糯。《河间府志》：隋时沧州鲁城县地生野稻水谷二千馀顷，燕魏民就食之。《邢台志》：稻有红口芒稻。《广平府志》：府西引滏水灌田，白粲不减江浙。按《畿辅通志》所载如此，今稻田益扩矣。瀛莫[12]之间，是生旅[13]稻钟水阜物，陂而稼之，所收当何如耶？

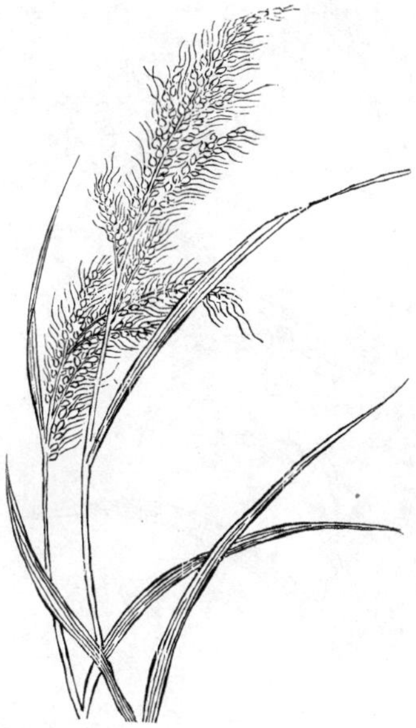

【校注】

① 僦（jiù 就）：租金；租赁。

② 硗确（qiāoquè 敲雀）漘涘（chúnsì 唇四）：硗确，土地坚硬瘠薄；漘涘，水边。

③ 牂牁（zāngkē 赃柯）：古水名，牂牁江，在今贵州省六枝特区西部。

④ 虿（chài 差）尾：蝎类毒虫的尾。

⑤ 沮洳（jūrú 居如）：低湿的地方。

⑥ 卬（áng 昂）：仰；高抬。

⑦ 《乌台笔补》：元代王恽（1227—1304）撰，为其担任监察御史时所辑御史台故事。

⑧ 范阳督亢：古幽州范阳县东南十里（1里＝500米）。今隶属河北省涿州市。

⑨ 陂（bēi 杯）：池塘。

⑩ 《燕山丛录》：明代徐昌祚撰。为其"久官京师，据燕都所闻见而取之，非专记全燕之事"。

⑪ 餲（ài 爱）：食物经久而腐臭变味。

⑫ 瀛莫：指古瀛州、莫州。瀛州在今河北省河间市，莫州在今河北省任丘北。

⑬ 旅：此指不种而生，野生。

17. 稻

稻，《别录》下品。曰糯、曰粳、曰籼，凡宜稻之区，种类辄别；志乘①所纪，不可殚悉。然细者粒光，粗者毛长，早者耐旱，晚者广收，其大较也。粳，中品。

雩娄农曰：《本经》不载稻，《别录》列下品。《说文》：沛国谓糯为稻，盖糯性滞，不易消，故养生者慎食之。抑大河以北宜麦粟，民有终身不尝稻者，性亦弗喜。中原九谷并用，江以南则唯稻是饫[②]。注本草者以粳与籼，皆附于稻，为下品，殆未解古人意欤？然《生民》[③]一诗，述后稷之穑，曰荏菽[④]，曰禾役[⑤]，曰麻麦，曰秬秠[⑥]，曰穈芑[⑦]，而独不及稌[⑧]稻，岂粒食之始，尚缺水耕火耨邪？抑下地之稼，其性果出黍稷下耶？虽然稻味至美，故居忧者弗食。膏粱厌饫，则精力委茶[⑨]。君子欲志气清明，固宜尚粗粝，而屏滑甘。《别录》厕[⑩]稻于下品，夫亦谓所以交于神明者，非食味之道也。

《天工开物》云：五谷遗稻者，以古昔著书圣贤，皆在西北。按职方氏[⑪]并州[⑫]宜五种，幽州[⑬]宜三种。郑康成[⑭]注皆云黍稷稻，雍州[⑮]冀州[⑯]独宜黍稷，然《豳风》获稻，丰年多稌，汧[⑰]渭[⑱]之间，未尝无滮池[⑲]也。今渭南韩城为关中上腴，《史记·河渠书》：郑国凿泾溉卤泽之田，徐伯穿渭通漕，肥地得谷。而河东守番系言引汾溉皮氏、汾阴下，引河溉汾阴、蒲坂下，实为山西水利之始。旧志闻喜、临汾、文水产粳糯，今太原、晋水、赵城、霍泉稻田尤饶，其缘滹沱、汾、浍州县及沃泉[⑳]曲沃以泉得名、滥泉[㉑]清源等处皆平地涌泉、涧溪、灟汋[㉒]，无不穿地厮渠。而塞外天镇、阳高、大同，亦间引溜灌注，勺泽蹄涔[㉓]，惜如甘醴。然岁常苦暵，夏潦未降，经渎[㉔]千里，辄不能濡轨。惟漳[㉕]、沁[㉖]所从来者高，难潴为利。闻河内旧有沁渠，昔西门豹引漳灌邺[㉗]，或疑沙壖地不可为稼，盖未知西北所溉者，大抵麦菽禾黍，如浇园蔬。俗曰：饮田不尽，稻生止水也。蒲、解间往往穿井，作轮车，驾牛马以汲，殆井渠之遗？然不宜稻。

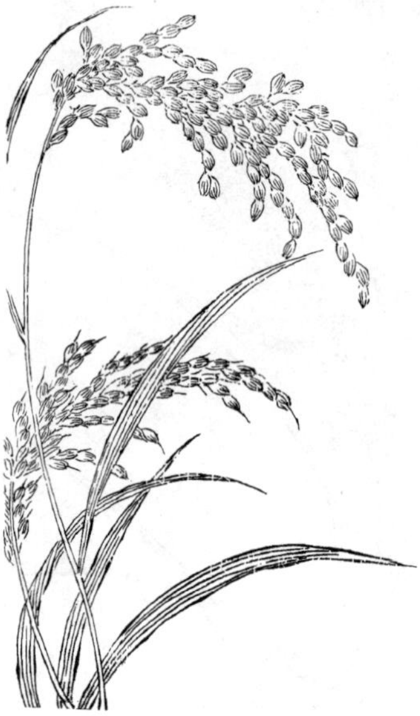

【校注】

① 志乘：志书。以地区为主，综合记录该地自然和社会方面有关历史与现状的著作。亦称地方志。

② 饫（yù 玉）：本义为饱，这里指食

物。

③《生民》:《诗经·大雅》篇名，是一篇记述周族始祖后稷的诗传。

④ 荏菽：大豆。

⑤ 禾役：谷禾植株的行列。《诗经·大雅·生民》："荏菽旆旆，禾役穟穟。"《毛传》："役，列也。穟穟，苗好美也。"孔颖达疏："种禾则使有行列，其苗穟穟然美好也。"

⑥ 秬秠(jùpī 巨批)：秬，是黑黍的大名。秠，是黑黍中一壳二米者。

⑦ 芑(qǐ 起)：古书中记载的良种谷子。

⑧ 稌(tú 图)：稻子。常特指糯稻。

⑨ 苶(niè 聂)：疲倦的样子。

⑩ 厕：参与；混杂在里面。

⑪ 职方氏：《周礼》中官名，掌地图，辨其邦国、都鄙及九州人民与其物产财用，知其利害得失，规定各邦国贡赋。

⑫ 并州：太原旧称。

⑬ 幽州：又称燕州，古地名。幽州的中心是蓟城(今北京中部和北部，或蓟县)。其范围大致包括北京市、河北省东北部和辽宁省西部的一些地域。

⑭ 郑康成：郑玄(127—200)，字康成。东汉经学家。遍注群经，为东汉经学集大成者。

⑮ 雍州：中国古"九州"之一。一般是指现在陕西省中部和北部、甘肃省东南部、青海省的东北部和宁夏回族自治区一带。

⑯ 冀州：中国古"九州"之一。治所大多设在信都(今冀州市旧城)。现在是河北省衡水市下辖的一个县级市，位于河北省东南部。

⑰ 汧(qiān 千)：今千河的古称，源出中国甘肃省，流经陕西省入渭河。

⑱ 渭：水名，源出中国甘肃省，流入陕西省，会泾水入黄河。

⑲ 滮(biāo 标)池：古水名。一作滤沱，亦名冰池、圣女泉。在今陕西西安市西北。

⑳ 沃泉：往下流的泉水。

㉑ 滥泉：涌出的泉水。

㉒ 瀱汋(jìzhuó 计酌)：井水时有时竭。

㉓蹄涔(cén 岑)：灌满牛蹄迹中的雨水。形容容量、体积等微小。涔，雨水也。

㉔ 经渎：主干河流。

㉕ 漳：漳河。源出中国山西省，流至河北省入卫河。

㉖ 沁：沁河。源出中国山西省，流至河南省武陟县入黄河。

㉗ 邺：邺城，古地名。故址在今河北省临漳县西、河南省安阳市北。

18. 雀麦

雀麦，《唐本草》始著录，《救荒本草》图说极晰，与燕麦异。前人多合为一种。按《尔雅》：蘥，雀麦。《说文》作爵麦，别无异名。郭[①]注乃以为即燕麦。今燕麦附茎结实，离离下垂，尚似青稞。雀麦一茎十馀小穗，乃微似穄。二种皆与麦同时，而叶相似，其实殊，非麦类。《唐本草》仅以催乳录之。又云一名燕麦，他方只云雀麦。古谓食燕麦，令人脚弱，其性盖下行。但旅生谷，实熟即落，故古歌云：道傍燕麦，何尝可获？医者取其易生易落，以治难产，则二种应可通用。或谓《七发》[2]穱[3]麦服处，即此雀麦。段氏《说文注》已驳之。

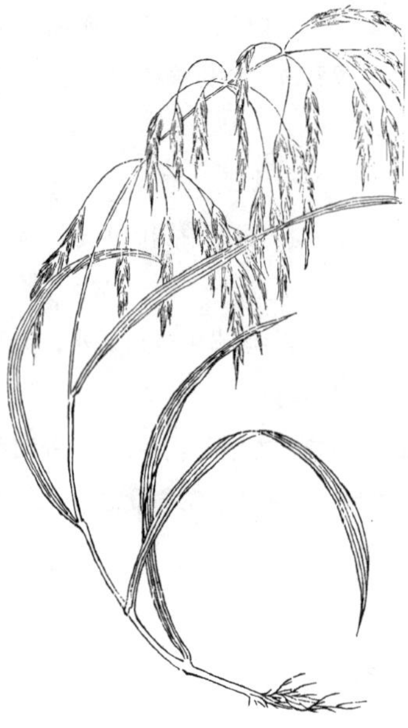

【校注】

① 郭：郭璞，著有《尔雅注》。

② 《七发》：西汉辞赋家枚乘的赋体散文，主要内容是借楚太子与吴客两个人物之间的对话，分别描述音乐、饮食、乘车、游晏、田猎、观涛等的乐趣，劝诫贵族子弟不要过分沉溺享乐。论述人生的至高哲理。

③ 穱（zhuō 桌）：早熟的麦，泛指早熟的谷物。

19. 青稞麦[1]

青稞即莜麦，一作油麦。《本草拾遗》谓青稞似大麦，天生皮肉相离，秦陇以西种之是也。山西、蒙古皆产之，形如燕麦，离离下垂，耐寒迟收，收时苗叶尚有青者。云南近西藏界亦产，或呼为燕麦。《丽江志》误以为雀麦。《维西闻见录》[2]：青稞质类辫[3]麦，茎叶类黍，耐霜雪。阿墩子及高寒之地皆种之，经年一熟，七月种，六月获，夷人炒而舂面，入酥为糌粑，今山西以四五月种，七八月收，其味如荞麦而细，耐饥，穷黎嗜之。性寒，食之者多饮烧酒、寝火炕以解其凝滞。南人在西北者，不敢饵也。将熟时忽有稞粒皆黑者，俗名厌麦，亟拔去，否则杂入种中，来岁与豆同畦，则豆皆华而不实，老农谓厌麦能食豆云。滇南丽江府粉为干糇[4]，水调充服。考《唐书》吐蕃出青稞麦，《西藏记》拉撒谷属产青稞，亦酿酒，淡而微酸。名曰呛其。裹塘[5]台地寒，不产五谷，喇嘛皆由中甸、丽江携青稞售卖，则沿西内外产青稞者良多。《唐本草》注误以大麦为青稞，宜为陈藏器所诃。《山西志》但载油麦，《咸阳志》谓大麦露仁者为青稞，皆不如《维西闻见录》之详核也。

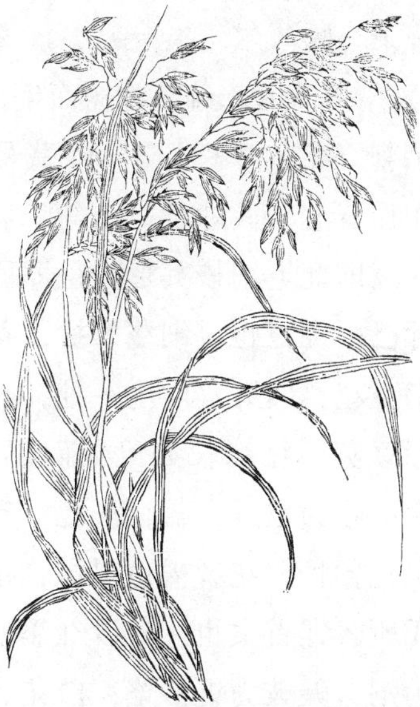

【校注】

① 青稞麦：商务本作“青稞”。

② 《维西闻见录》：清代余远庆撰。

③ 麰（móu 谋）：大麦古称。

④ 糇（hóu 侯）：干粮。

⑤ 裹塘：指裹塘土司，在今四川省理塘、稻城、贡噶等地。

20. 东廧

东廧[1]，《本草拾遗》始著录。相如[2]赋：东廧雕胡。《魏书·乌丸传》地宜东廧，似穄。《广志》东廧粒如葵子，苗似蓬，色青黑，十一月熟，出幽、凉[3]、并、乌丸[4]地。臣伏读圣祖御制《几暇格物编》[5]：沙蓬米，凡沙地皆有之，鄂尔多斯所产尤多。枝叶丛生如蓬，米似胡麻而小，性暖益脾胃，易于消化，好吐者食之多有益。作为粥滑腻可食，或为米，可充饼饵、茶汤之需。向来食之者少。自朕试用之，知其宜人，今取之者众矣。仰见神武远敷，翠华所届，仰观俯察，纤芥不遗。遂使穷塞小草，上登玉食，姒后菲饮，《豳风》勤稼，千载符节。小臣备员山右，得睹此谷，时际丰盈，民少捃摭[6]。考《保德州志》产登相子，沙地多生，一名沙米，作羹甚美。又《天禄识馀》[7]云：《辽史》西夏出登相，今甘[8]、凉、银夏之野，沙中生草，子细如罂粟，堪作饭，俗名登粟，皆东廧也。然则今之沙蓬米即古东廧。爰绘斯图，恭录圣制，俾抚斯民者，知沙漠寒朔亦有良产，勿躭膏粱，罔知艰难云尔。

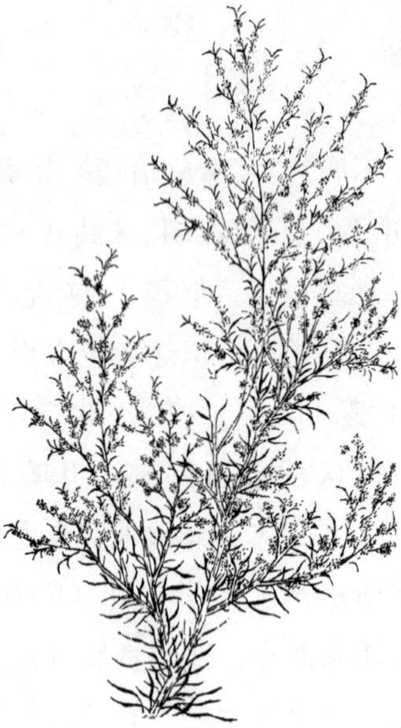

【校注】

① 东蘠（qiáng 墙）：中药东蘠子的原植物。

② 相如：司马相如（约前 179—前 118），字长卿，汉族，蜀郡成都（今属四川）人，西汉大辞赋家。后人称之为赋圣。

③ 凉：指凉州，古地名，甘肃省西北部的武威，地处河西走廊东端，是古丝绸之路上的重镇。

④ 乌丸：指乌桓，中国古代民族之一。西汉武帝时期，乌桓族主要活动在上谷、渔阳、右北平、辽西、辽东五郡塞外，相当于今内蒙古锡林郭勒盟的中东部、赤峰市北部、河北省北部、辽宁省北部地区。

⑤《几暇格物编》：清帝康熙编撰的考察科学文化的文集。

⑥ 捃摭（jùnzhí 郡植）：采集之意。

⑦《天禄识馀》：清代高士奇撰写的杂文书籍。

⑧ 甘：指甘州，今甘肃省张掖市。

21. 黎豆

黎豆，或作狸豆。《本草拾遗》始著录。按《尔雅》：欇[①]，虎櫐[②]。《注》[③]：今虎豆，缠蔓林树而生，荚有毛刺，江东呼檰[④]欇。陈藏器谓子作狸首文，人炒食之。陶隐居所谓黎豆即此。细核其形，盖即固始所呼巴山虎豆也。细蔓攀援，花大如扁豆花，四五荚同生一处，长瘦如绿豆荚，豆细长如鼠矢而不尖。滇南即呼为鼠豆，盖肖形也。有白红黑花各种，花者褐色黑斑，殆即陈氏所云狸首文也。俗以红黑豆和米为粥，碾破为馄沙馅；白花者为豆芽，恐亦小豆别种。本野生而后种植耳。李时珍以櫐讹为狸，余谓古人谓黑为黎，而色杂亦曰黎。天将昕曰黎明，则明暗甫分也；面目曰黎黑，则亦与黑兼滞也。牛之杂文曰犁牛，犁、黎字古通用，文[⑤]杂而色必晰，故物之划然者亦曰犁。然则豆之文驳而分明者，名之曰黎。亦宜。《书注》黎民、青黎皆训黑，秦改黎民为黔首，其义正同。《孔传》则训众，黎明或作迟明。《汉书注》黎训比，是皆异义。

《尔雅正义》[6]引《古今注》：虎豆一名虎沙，似狸豆而大。又云：郭注《山海经》[7]以櫐为虎豆、狸豆之属，狸豆一名黎豆，虎豆则虎櫐也。盖一类，以大小、色纹异名。

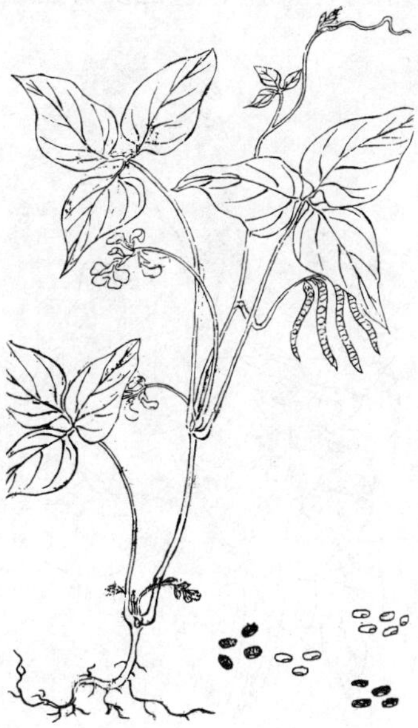

【校注】

① 欇（shè 社）：紫藤。

② 虎櫐（lěi 垒）：欇的别称。

③《注》：指晋代文学家郭璞的《尔雅注》。

④ 欐（liè）：音列。

⑤ 文：通"纹"。如《本草纲目》："狸豆野主，……其子大如刀豆子，淡紫色，有斑点如狸文。"

⑥《尔雅正义》：清代邵晋涵撰。取郭璞为宗，而兼采诸家之注而成。采证广博，可信。

⑦《山海经》：一部以神话为主的奇书，包括山川、地理、民族、物产、药物、祭祀、巫医等内容。

22. 绿豆

绿豆，《开宝本草》[1]始著录。高阜旱田种之，迟早皆以六十日而收。豆用甚广，又为解毒、去热良药。

雩娄农曰：菉[2]豆不见于古字，或作绿，亦侔其色。《农桑通诀》[3]：北方用最多，为粥为饭，为饵为炙，为粉为面，济世之良谷也。南方间种之。宋《孙公谈圃》[4]乃谓粤西无此物，每承舍入京，包中止带斗馀，多则至某江辄遇风浪，不能渡到彼中。凡患时疾者用等秤买，一家煮豆，香味四达，患病者闻其气辄愈。其说近奇。按《湘山野录》[5]：真宗闻占城稻耐旱，西天绿豆子多而粒大，各遣使以珍货求其种，得煮豆二石，然则绿豆至宋而始重。如宋真宗之深念稼穑，亦何异于《豳风》《无逸》耶？绿豆去毒清热、解暑祛疫功诚巨，而养老调疾则莫如粉。陈达叟[6]赞曰：碾彼绿珠，撒成银缕，热蠲金石，清彻肺腑。

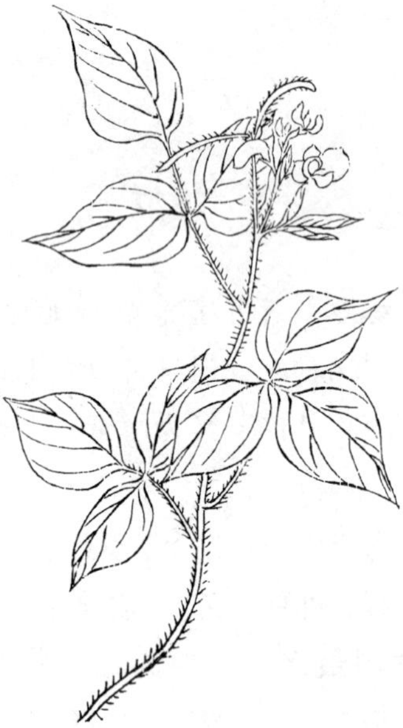

【校注】

① 《开宝本草》：《开宝重定本草》，为宋代官修本草著作。

② 菉（lù 绿）：通“绿”。

③ 《农桑通诀》：元代王祯《农书》中的一部分。

④ 《孙公谈圃》：宋代笔记类著作，为北宋刘延世录孙升语辑成。

⑤ 《湘山野录》：北宋僧人文莹撰写的一部笔记类著作。

⑥ 陈达叟：宋末诗人。著《本心斋蔬食谱》，为饮食专著。

23. 荞麦

荞麦，《嘉祐本草》[1]始著录。字或作荍，然荍为荆葵，非此麦也。一名乌麦，北地夏旱则种之，霜迟则收。南方春秋皆种，性能消积。俗呼净肠草，又能发百病云。

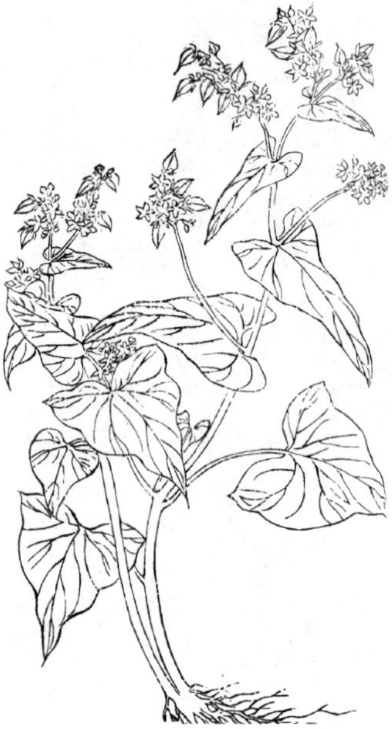

雩娄农曰：《本草纲目》附入苦荞，盖野生也。滇之西北，山雪谷寒，乃以为稼，五谷不生，唯荞生之，茹檗而甘，比侎馆[2]焉。中原暵则莳荞，秋霜零即杀之矣。苦荞独以味苦，耐寒，易冻涂为谷地，殆造物悯衣裘饮酪之氓，俾粒食于不毛之土，而不尽以弋猎之具，戕[3]生以养其生欤！

【校注】

① 《嘉祐本草》：《嘉祐补注神农本草》

的简称，为宋代官修本草著作，是掌禹锡、林亿、苏颂等奉命以《开宝重定本草》为蓝本，参以诸家本草及经史百家所载的药学知识，并搜集当时医家所常用而未载于本草的药物，补充内容并作注解。宋嘉祐五年（1060年）成书。共分21卷，载药1 082种，比《开宝本草》新增99种。

② 饧饾（zhānghuáng 章黄）：干的饴糖。

③ 戕（qiāng 枪）：杀害；残杀。

24. 威胜军亚麻子

宋《图经》亚麻子出兖州威胜军，味甘，微温，无毒。苗叶俱青，花白色。八月上旬采其实用。又名鸦麻，治大风疾。李时珍以为即壁虱胡麻，臭恶，田家种植绝稀。

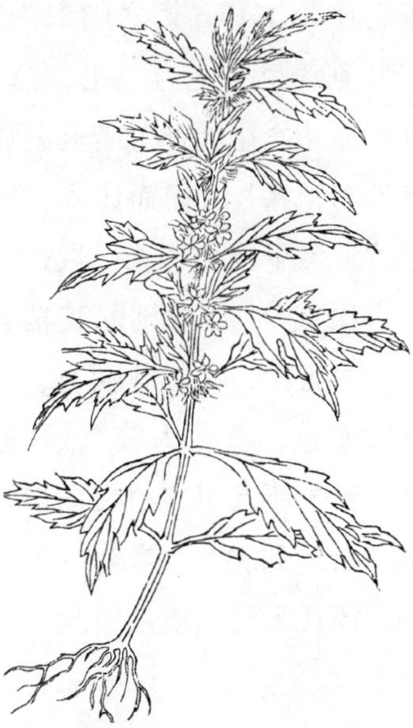

25. 蚕豆

蚕豆，《食物本草》[①]始著录。《农书》[②]谓蚕时熟，故名。滇南种于稻田，冬暖即熟，贫者食以代谷。李时珍谓蜀中收以备荒。盖西南山泽之农，以其豆大而肥，易以果腹；冬隙废田，尤省功作，故因利乘便，种植极广，米谷视其丰歉，以定价矣。

雩娄农曰：蚕豆，《本草》失载。杨诚斋[③]亦谓蚕豆未有赋者，戏作诗曰：翠荚中排浅碧珠，甘欺崖蜜软欺酥。可谓凌厉无前矣。夫其植根冬雪，落实春风，点鑋[④]为花，刻翠作荚。与麦争场，高岂藏雉；同葚并熟，候恰登蚕。嫩者供烹，老者杂饭，干之为粉，炒之为果。《农书》云：接新充饱，和麦为糍，尚未尽其功用也。《益部方物记》[⑤]有佛豆，粒甚大而坚，农夫不甚种，唯圃中莳以为利。以盐渍煮食之，小儿所嗜。《云南通志》谓即蚕豆。岂宋时尚未遍播中原，宋景文[⑥]至蜀始见之耶？明时以种自云南来者绝大而佳，滇为佛国，名曰佛豆，其以此欤？虽然滇无蚕，以佛纪，若江湖蚕乡，以为蚕候，则曰蚕宜。

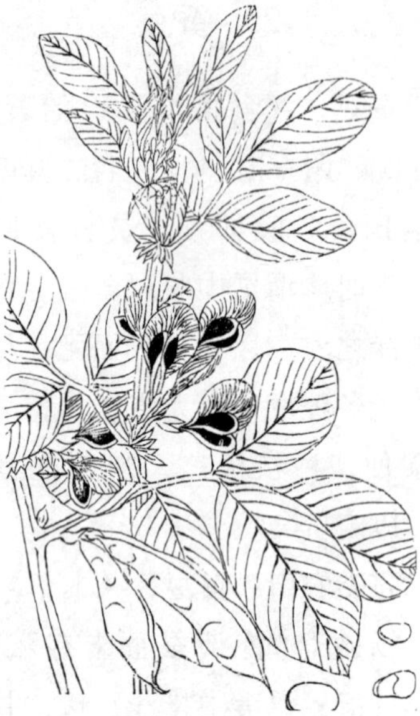

【校注】

① 《食物本草》：明代以记载食、药两用植物、动物为特色的食疗类本草专著。本书作者历来颇有争议，近来学者考证认为是明初卢和原撰，汪颖增补。本书分类颇有特色，内容新颖充实，曾被李时珍的《本草纲目》多次引用。

② 《农书》：中国元代综合性农书。元代王祯撰，为继《齐民要术》之后又一部杰出的农业百科全书。

③ 杨诚斋：杨万里（1127—1206），字廷秀，号诚斋。南宋大诗人。

④ 瑿（yī 一）：黑色的美石。

⑤ 《益部方物记》：指《益部方物略记》，北宋宋祁撰。编于嘉祐二年（1057 年）。是一本记录剑南地区草木、药材、鸟兽等物种的书。

⑥ 宋景文：宋祁，北宋文学家。卒谥景文。

26. 蜀黍

蜀黍，《食物本草》始著录。北地通呼曰高粱，释经者或误为黍类。《农政全书》[①]备载其功用，然大要以酿酒为贵。不畏潦，过顶则枯，水所浸处即生白根，摘而酱之，脆美无伦。

雩娄农曰：吾尝雨后夜行，有声出于田间如裂帛，惊听久之，舆人[②]曰：此蜀秫拔节声也。久旱而澍，则禾骤长，一夜几逾尺。昔人谓鹿养茸数日便角，其生机速于草木。若蜀秫之勃发，顾何如者？又见妇稚相率入禾中，褫[③]其叶，以为疏之使茂实耳，询之则织为簟[④]也，缉为蓑也，篾为笠也，爇[⑤]为炊也，一叶之用如此。若其秆则簿之坚于苇，揞[⑥]以柴而床焉，篱之密于竹，樊于圃而壁焉。煨炉则掘其根为榾柮[⑦]，搓棉则断其梢为莩轴。联之为筐，则栉比而方，妇红所赖以盛也；析之为筊[⑧]，则棂疏而皙，稚子所戏以笼也。印田足谷之家，如崇如墉[⑨]，盖有不可一日阙者。顾其米涩，不杂以麦与豆则棘口，而造酒乃醇以劲，利膈达腹，喻之以刀；敌雪冲风，比之以袄。利之所生，凡酿者贩者，皆讥而税其什一，其不胫而走，达于江、淮、闽、粤者，益美烈而加馨，嗜者每以得其涓滴为快，而常虑其赝，且或羼[10]以他酎[11]。故青旗之标，出畿辅者曰京东；出山西者曰汾潞；出江北者曰沛；出辽左而泛海者曰牛庄，皆都会也。惟蜀秫之名，不见于经。《博物志》谓种蜀黍地多蛇，北地固少虺蜴[12]，亦未稔其即此谷与否？而利民用如此其溥，殆古所谓木禾、木稷者欤？然稻蟹之乡，既不插莳，而河朔以其易生而广收，亦目为粗稼。有以麦与蜀秫面合为薄夜相饷者，表毣毣[13]如积雪，而背殷红侔丹砂焉。吾戏谓曰：宗军人粗食如此甘美，其所矜精凿者，必昆圃之珠麈玉屑耶？木稷见《广雅》。

《山西通志》：高粱，土人又称茭子，在太原属者苗低穗紧；在汾州属者苗高穗松；在平阳绛州诸属者有早秫、晚秫二种。早秫有大老汉、小老汉诸种；晚秫有红、黑、黄、白、蓬头诸种。蓬头穗下垂，红、黑、白三种穗上生，黄穗四面分披。粒无壳者米硬，可为粥。粒有壳者米软，可为酒醋。按高粱之类，此为详尽。

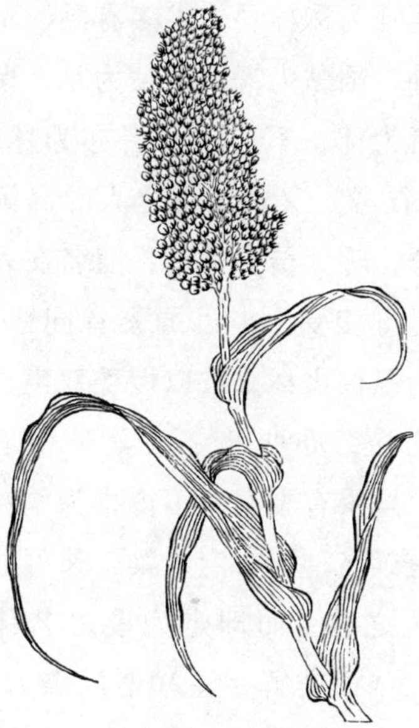

附：蜀黍即稷辩

蜀黍非惟经传无闻，即《本草》亦不载，惟《博物志》始著其名，《食物本草》著其用，而又谓南人呼为芦穄，今亦不闻有呼芦穄者。《九谷考》创谓即稷，引据博奥，一扫旧说。《广雅疏证》《说文解字注》[14]皆主之。段氏之言曰：汉人皆冒粱为稷，而稷为秫秫。鄙人能通其语者，士大夫不能举其字，可谓拨云雾而睹青天矣。尊崇独至，亦蜀黍之大幸也。但北地呼蜀黍音重，即为秫秫。如蜀葵，亦呼为淑缬。阮仪征[15]相国所谓淑气是也。《九谷考》以《说文》秫稷之粘者，遂以蜀黍定为秫，而蜀黍之不黏者别无异名，不得不谓不黏者亦通呼为秫秫。夫谷多有黏、不黏二种，稻黏为糯，不粘为籼，稷之黏者为秫，不应不黏者亦为秫也。《九谷考》又谓天下之人呼高粱为秫秫，呼其秸为秫秸，旧名在人口中世世相受。夫以蜀黍音同秫秫，定为黏稷之秫，彼以稷穄双声，指穄为稷，亦西北之人至今相承语也。蜀黍有黍名，不得指为黍；高粱有粱名，不得定为粱；独可以其秫秫之称，而即定为稷之名秫者耶？《说文解字注》谓以穄为稷，误始苏恭。苏氏之误多矣，如以青稞为大麦，则大小麦几不能辨，独其以穄为稷则尚有说。考本草有稷无穄，或即以穄为黍，而《齐民要术》备列北方之谷，独谓稷为谷，其云凡黍穄田黍黏者收薄，穄味美者亦薄，刈穄欲早，刈黍欲迟。黍与穄，或一类，或二种，皆在疑似之间。而《说文》秫下即曰穄，糜也，二字相厕。梨[16]为黍穰，穰为黍梨，已治者皆不连缀，而凡黍之字皆从黍，则曰糜，穄也，则谓穄为稷，谓穄为黍。以近日治《说文》之法求之，二者皆可相通，果孰从耶？独是苏氏谓稷与黍为籼秫，故其苗同类，是诚考之未审。古以黍、稷为二谷，若同类而分籼、秫，则稻之糯、粳亦将别为二种乎？且以今之种黍子、穄子者验之，则黍穗敛束，穄穗𦝫沙；黍粒长，穄粒圆或扁；黍用多而穄用少。大凡北地之谷，种粱者什七，种黍者什二，种穄者什或不得一焉。三者初生皆相似，而颖栗苞秀则渐异，农家分畦别陇，盖取用不同也。李时珍承苏氏及罗氏之说，但谓黍为稷之黏者，尔后纪载，转相沿袭，不复目验而心究，其为诸通人所厌，菲而吐弃，诚无足怪。而吾谓秫之为稷、穄之为黍，其说亦不自《九谷考》始，《经典释文》[17]谓北方自有秫谷，全与粟相似，米黏用之酿酒，其茎秆似禾而粗大。按其形，惟蜀黍之通呼秫秫者可以当之。《珍珠船》[18]訾徐铉[19]说，楚人谓之稷，关中谓之糜，其米为黄米，为认黍为稷。是即《九谷考》以糜为黄黍之嚆矢[20]。乃独以稷为粟米，考《尔雅注》今江东呼粟为粢，说经者斥为六朝谬说，通于彼而又窒于此矣。而《尔雅正义》详绎其说，谓黄米与稷相似，而垂穗较疏，则黄米与穄又别为种，与苏氏诸人之说稍异。而其释稷粢也，直云北方所谓稷米，又不著其形状，岂以同时方掊击[21]穄之为稷，而以稷易穄耶？抑穄稷实有两种耶？余遍询直隶、山西人，皆谓穈穄为一，与《说文》同，而以软硬为黍穄之分。且云穄无黏者，则是秫为黏稷，不惟无其名，亦失其种。段氏注《说文》多云为浅人[22]更改或佚脱，此秫字下即非窜移，又求其说而不得，则不敢不托盖阙之义。夫诸儒上下千古，研贯百家，持论闳矣。余少便鞅掌王务，所见卷轴，何能半袁豹[23]，但诸儒以俗呼秫秫为稷之黏秫，而于俗呼穈之米为稷米，则斥之，谓晋人以粟为稷为误，而并以汉人之说稷者为皆不识稷，且以《管子》[24]黍秫之始。一言滋惑，疑为后人所加，则自三代迄今，举无可从，惟俗语为征信。而俗语之言稷者不足信，独言秫者为足信，是亦未能折服昔贤，而使天下后世俱以高粱为稷而无敢异议也。余既植黍与穄，而审别之，纵不可以穄冒稷，而断不能信以蜀黍为稷，夫北地之呼粟、黍、穄者，皆曰小米耳。统言之，几无不可通，而细究之，则古无今有、古有今无者，曷可胜数？以余所见，乃太仓秭[25]米而已。段氏有言，草木之名实多同异，虽大儒亦不能无误。此论允矣。故《长编》中诸说备载，而不复置辩。

按《齐民要术》，谷者总名，非止为粟也。然今人专以稷为谷，望俗名之耳，即引孙、郭诸人稷粟之说。又云：按今世粟名，多以人姓字为名目云云，胪列[26]近百种，俱有谷粟粮稷名，而别白精粗。其云今人俗名者，恐即指江东呼粟为粢及稷粟之说，而特疑其笼统。观其言种谷法，至详至悉，夏种黍穄，与植谷同时，地必欲熟；种粱秫法，则欲薄地，种与植稷同。一曰植谷，一曰植稷，谷、稷互见，又非尽书谷，而粱秫欲薄地，或即《释文》所云北方秫种似禾而高大者，否则当以秫入谷，不应别立条。细绎贾氏之意，盖以粱、粟、稷皆为谷，今人专以稷为谷，乃俗名，非正也。《农政全书》遂谓古所谓稷今通谓谷，或称粟。粱与秫，则稷之别种。是真以稷、粱为一矣。独其所谓穄为黍之别种，今人以音相近误称为稷。此《九谷考》以穄为黍之所本。又《闽书》[27]稷，明祀用之。《欧冶遗事》[28]：穄米与黍相似而粒大，按此说是蜀黍也。直省志书载稷者多有，都无形状。惟《歙县志》物产穄有黑穄、籼穄也，赤穄、糯穄也，长如芦苇号芦穄，皆古之稷。此皆《九谷考》以蜀黍为稷之说。而程氏[29]，歙人也，盖其里先有是言而益推衍之，以《说文》为归宿，非首发难端耳。《农政全书》载有《齐民要术》种属黍一条，文义不类，恐沿上一条种粱秫而误书。又曰遗其本书，当是《农书》中语耳。

又按《说文》孙炎[30]、郭璞[31]诸说，盖皆传闻异辞，各存别名。《九谷考》谓近人无呼粟为秫者，是诚然矣。又谓他谷之黏者，亦假借通称曰秫，则黏粟、黏稷，皆可名秫。孙郭之说，已不为谬。《古今注》谓秫为糯稻，今南方通呼籼粳糯，不闻有呼秫稻者，则不呼秫粟，亦犹秬、秠、虋[32]、芑，今亦无是称也。余尝谓江左诸儒，足迹不至北地，徒以偏傍音训，推求经传名物，往往不得确诂，颜黄门[33]所辨者皆是也。程征君[34]久侨燕蓟，就北方之音声以驳文士之讲说，所见正与余同，而于北音尚有未尽然者。段氏[35]《说文注》榆字云：《齐民要术》分姑榆、山榆、刺榆为三种，依许说，山榆即刺榆，贾氏言植物皆种植，得诸目验，岂许有未谛云云。则段氏亦曾以贾氏之言为可据矣。按《齐民要术》种粱秫法与植稷同，则非谓秫即稷。细绎前说，黍黏收薄，穄美亦收薄，种秫与稷同。不云与穄同，恐亦以穄为黍。穄无黏者，故但言美，美则软似黍耳。言其美，则亦非一种。苏氏独云黄米，亦褊[36]矣。郑司农[37]注九谷，稷秫并举，固不以秫为稷。后郑[38]不从，恐亦未必即以秫稷为一物。以粟易秫，粱可兼秫，秫不可兼粱，未知后郑意如何？汉儒多家西北，且尝躬耕，其于稷种盖习见，以为人人皆知，无烦训诂。故郑氏《三礼注》[39]《诗笺》[40]独不详稷之形状，而班固[41]、服虔[42]诸儒，亦何至不知其土宜，如周子之不辨菽麦乎？如蓬蒿诸草，汉儒多不详其形状遂启后人辨证，未必汉儒皆不知也。叔重[43]，汝南人，吾同郡也。汉时种秫[44]，吾不能知，今则以稻、麦、豆、高粱、谷子为大田，非惟不植穄，亦无识黍者。大抵农人逐利，与时贵贱，古所重而今弃者良多。今西北植穄者亦少，恐异时并其种而失之矣。诸儒但谓高粱为北种，不知漳泉皆曰番黍，而黔中苗寨秫植无隙地也。又如玉蜀黍一种，于古无征，今遍种矣。《留青日札》[45]谓为御麦。《平凉县志》谓为番麦，一曰西天麦。《云南志》曰：玉麦，陕、蜀、黔、湖，皆曰包谷。山氓[46]恃以为命。大河南北皆曰玉露秫秫，其种绝非蜀黍类，名以麦而非麦，名以谷而非谷，若据河南、北方言以为秫则亦得，为稷之别种耶？

按汉儒以粟为稷，至晋不易。

陶隐居亦云：粟粒细于粱，或呼为粢米。苏恭曰：粟与粱有别。今农人种小米者，犹曰某谷曰某粟，其穗粒俱不同，一望而知，不似黍穄之分，尚须细别也。《齐民要术》备列粟名，曰：朱谷、黄聒谷、加支谷、李谷、白鹾[47]谷、调母粱、赤巴粱，则谷、粱、粟，洵一类矣。而独系以今人，专以稷为谷一语，玩其词意，殆以谷是总名。稷本一种，而今人以为谷，则稷、粟、粱，同有谷名，遂皆并载。惟既云专以稷为谷，则所载名谷者乃是稷，而别名粱者必非稷矣。苏恭知粱粟有别，而斥陶呼粢之非，则粟不为稷自苏氏始，亦非近时诸儒创论。但苏非谓粟即是粱，李时珍乃谓粟，粱也。则粟之为粱，乃自李氏始，苏、李之说固不必与汉儒注经相校，但即以《别录》论之，白粱、青粱、黄粱，皆云味甘，粟别一条，云味咸。一类以大细为别，不应甘咸异味。陶但云粟春熟令白，亦以当白粱，则未尝以为真粱。又曰：粱是粟类，亦概言之耳。《别录》分别性味，有粟、有粱、有稷、有秫，陶以粟为粢，则无以释稷，故云不识。而臆为黍稷相似之语，此大误也。其释秫云：北人以作酒，亦不指为何物。《齐民要术》以种植为主，故凡俗之呼谷者，皆杂录于右。曰谷、曰粱、曰稷、曰粟，但随俗呼名，不复识别。正如今人曰小米、曰谷子，其类乃不可究诘，夫岂一种哉？愚夫愚妇，展转相传，物以音变，音以地殊，凡古物在今不能指名者皆是也。南人之言，余不能译。今山西以高粱为茭子，以青稞为莜麦，以荏为苾，售于市，书于牍，无异辞，不睹其物，无由识之。安得以其俗语改古训哉？《别录》即汉以来名医所录，既分载稷粟，何得谓汉儒皆以粟冒稷？《氾胜之书》粱为秫粟，秫之通称，汉时已然。《说文》黏稷，盖以稷为谷长，姑举一类，以统其馀。《匡谬正俗》[48]谓秫似黍米而粒小，此殆是《说文》黏稷也。大抵稷秫以黏不黏为别，而粱粟即以秫不秫为别。举稷之名秫，以为凡黏谷之名，此乃所谓谷长矣。惟农家统以谷名。粱与粟、与稷，三种久已混淆，而秫、粟音尤相近，当时必有以秫、粟为一者，诸儒相承，即以粟、稷互训，或因俗称，或传写以声而讹，而欲别稷者，仍当于俗呼谷粟之类别之。特古训遗其形状，难为识别。苏氏以穄为稷，遂至谓稷无黏者；孙、郭以秫为黏粟，遂致以秫为黏粟之定名，而未考《氾胜之书》粱为秫粟，是则偶未细检，而措语稍偏，李氏之说则正言直断，敢于信矣，诸儒诋之，职此之由。余谓以穄为稷，诚非有本之言，而以蜀黍之俗呼秫秫者定为黏稷，则《诗集注》[49]之黍，似即指蜀黍，而乡间塾师，辄以高粱为粱，一物而数名，吾谁适从？若以蜀黍种早，指为首种，今北地春而种麦，滇南蜀黍宿根自生，此岂可以订古训哉？

又按《齐民要术》种粱秫并欲薄地，与植稷同；一本稷作谷，益信贾氏之所谓谷者，确是稷，而粱秫稷三种，判然可知矣。粱为秫粟，秫不得为黏粱，而与植稷同时，则秫或即为黏稷，与《说文》同。稷不黏而秫黏，一种二名，其性异，其状未必异也。《氾胜之书》粱为秫粟，粱粟二名，其性异，其状亦不应异也。农家贵糯，种林粱为常植，《图经》谓能尽地力，故植薄地，汉晋人以稷为谷，谷与粟皆总名，名以谷并名以粟，而与粱之不黏者同名，而滋混矣。《尔雅翼》[50]谓圆而细者为粱之粟，吾疑圆而细者，乃前儒所谓稷而得粟名者也。粱以大粒长毛与诸谷异，其不黏者亦不应穗粒圆细。且今之粱自有黏不黏二种，不黏者即粟矣，而又有粟一种，此粟非即稷乎？诸儒皆斥前人以粟冒稷、吾谓粱与稷同有粟名，而《本草注》[51]不复细别，遂专以粟属粱，并以稷之名，粟者亦为粱。吾非为汉晋诸儒作调人，特以今之通呼谷，与魏晋人之呼谷一也，魏晋之谷，粱、粟、稷，皆厕其中，今日之谷，种亦繁矣，何得谓无稷也？湖南有稷子，苗似粱而穗散粒大，乃甚似高粱，藋[52]粱一名木稷，其以此欤？

【校注】

① 《农政全书》：明代徐光启（1562—1633）所著的农学方面的著作。

② 舆人：抬轿子的轿夫。

③ 褫（chǐ 尺）：剥掉。

④ 簟（diàn 垫）：竹席。

⑤ 爇（ruò 弱）：烧。

⑥ 搘（zhī 支）：支撑。

⑦ 榾柮（gùduò 固剁）：木块，或老树根。

⑧ 笯（nú 奴）：鸟笼。

⑨ 如崇如墉：崇墉，高大的院墙。

⑩ 羼（chàn 颤）：群羊杂居，引申为掺杂。

⑪ 酎（zhòu 皱）：醇酒。

⑫ 虺蜴（huǐxī 毁西）：毒蛇和蜥蜴，比喻害人者。

⑬ 罞罞（mùmù 木木）：潮湿貌。

⑭ 《说文解字注》：清代段玉裁撰。 校

勘大徐本《说文解字》的不足之处，对《说文解字》本身进行了一些发凡起例，对许慎的不足予以批评，注释过程中注意到了词义的历史性及发展演变规律，注意到了同源词的探讨和同义词的辨析。

⑮ 阮仪征：阮元，清朝大臣，经学家。字伯元，号芸台，江苏仪征人。

⑯ 梨（liè 列）：麦秆。

⑰ 《经典释文》：唐代陆德明撰。它以考证古音为主，兼辨训义，是保存古代音训较早的一部字典，为后世推崇。

⑱ 《珍珠船》：陈继儒所著笔记小说，刊行于明万历三十四年（1606 年）。

⑲ 徐铉（916—991）：五代宋初文学家、书法家。

⑳ 嚆（hāo 蒿）矢：响箭。因发射时声先于箭而到，故常用以比喻事物的开端。犹言先声。

㉑ 掊（pǒu）击：抨击。

㉒ 浅人：谓言行浅薄的人。

㉓ 半袁豹：典出《世说新语》："殷仲文天才宏赡，而读书不甚广博，亮叹曰：'若使殷仲文读书半袁豹，才不减班固。'"袁豹（373—413），字士蔚，陈郡阳夏人，好学博闻。

㉔ 《管子》：战国时各学派的言论汇编，内容庞杂，包括法家、儒家、道家、阴阳家、名家、兵家和农家的观点，传说是春秋时期管仲的著作。中心思想是主张法治的同时也提倡用道德教化来进行统治，对礼和法并重。

㉕ 稊（tí 提）：稗子一类的草，籽实像糜子。

㉖ 胪列（lúliè 炉列）：同"罗列"。

㉗ 《闽书》：明代何乔远著。福建现存最早的完整省志，它保存了许多有关福建地方史及中国古代政治、经济、军事、文化、中外关系等诸多方面的珍罕记载，学术价值高。

㉘ 《欧冶遗事》：书名，待考。

㉙ 程氏：指清代经学家程瑶田，《九谷考》作者。

㉚ 孙炎：字叔然，乐安（今山东博兴东北）人。三国时期著名经学家、训诂家。受业于郑玄，人称"东州大儒"。曾著《周易・春秋例》，为《毛诗》《礼记》《春秋三传》《国语》《尔雅》和《尚书》作过注，所著《尔雅音义》影响较大。

㉛ 郭璞（276—324）：字景纯，河东闻喜县人（今山西省闻喜县），东晋文学家、训诂学家。著有《尔雅注》《尔雅音》《尔雅图》《方言注》《山海经注》等。

㉜ 虋（mén 门）：赤粱粟。谷的良种。

㉝ 颜黄门：指北齐颜之推。颜曾官黄门侍郎，故有是称。

㉞ 程征君：应为程晋芳（1718—1784），清代经学家、诗人。

㉟ 段氏：段玉裁（1735—1815）。清代文字训诂学家、经学家。著有《说文解字注》《六书音均表》《古文尚书撰异》《毛诗故训传定本》《经韵楼集》等，在我国音韵学、文字学、训诂学、校勘学诸方面做出了杰出贡献。

㊱ 褊（biǎn 扁）：狭小；狭隘。

㊲ 郑司农：郑众（？—83）。东汉经学

家，今河南开封人。曾任大司农，世称“郑司农”，以别宦官郑众；亦称“先郑”，以别于后汉郑玄。

㊳ 后郑：郑玄。世称郑众为“先郑”，郑玄为“后郑”。

㊴《三礼注》：郑玄《周礼注》《仪礼注》《礼记注》，合称《三礼注》。

㊵《诗笺》：即郑玄《毛诗笺》。

㊶ 班固：东汉史学家、文学家。扶风安陵（今陕西咸阳市东北）人。撰《汉书》。善作赋，有《两都赋》。

㊷ 服虔：东汉经学家。字子慎，初名重，又名祇，后更名虔，荥阳人。曾任九江太守，信守古文经学，撰有《春秋左氏传解谊》。

㊸ 叔重：许慎字叔重，许慎（约58—约147），东汉汝南召陵（今河南郾城县）人，著有《说文解字》和《五经异义》等。

㊹ 蓺（yì 艺）：通“艺”。

㊺《留青日札》：明代田艺蘅撰，艺蘅字子艺，贡生，官安徽休宁训导。著作有十馀种。《留青日札》为笔记小说类，记录明代社会风俗、艺林掌故。

㊻ 山氓：本义为外来的百姓，这里泛指百姓。

㊼ 鹾（cuó 痤）：盐；咸味。

㊽《匡谬正俗》：唐代颜师古著，8卷。论诸经训诂、音释及诸书字义、字音及俗语相承之异。

㊾《诗集注》：南宋朱熹为《诗经》所作的注。

㊿《尔雅翼》：宋代罗愿撰，元洪焱祖音释。解释《尔雅》草木鸟兽虫鱼各种物名，以为《尔雅》辅翼，所以名为《尔雅翼》。

51《本草注》：疑指陶弘景《本草经集注》。

52 藋（diào 掉）：藜类植物。

27. 稔头

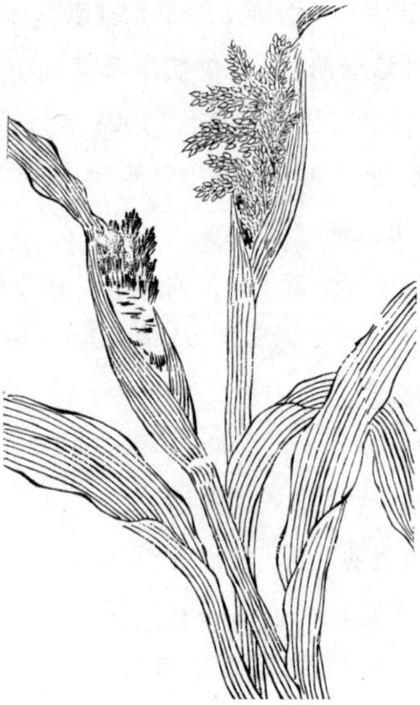

稔头一名灰包，蜀黍之不成实者。忽作一包白瓤如茭瓜，小儿辄取食之，味甘而酥，能噎人，亦可作茹，老则黑缕迸出成灰，亦有作粒者，辄即黑枯。地不熟、功不至则生。余偶以尝客，戏语之曰：山西谓蜀黍为茭子，俗亦谓菰为茭，郑康成以菰列九谷，此不可谓菰耶？客曰：吾食茭瓜而不知为雕胡，食蜀黍而不知有稔头，微君言，吾固不辨为二谷。请作食经，以充吾厨，勿谈太元，以覆吾瓿[1]。

【校注】

① 瓿（bù 步）：古代的一种小瓮。

卷之二　谷类

1. 稗子[①]

《救荒本草》[②]：水稗生水田边，旱稗生田野中。苗叶似䅟子[③]，叶色深绿，脚叶颇带紫色，梢头出扁穗；结子如黍粒大，茶褐色。味微苦，性微温。采子捣米，煮粥食、蒸食尤佳；或磨作面食皆可。

雩娄农曰：稗能乱苗，亦有二种，有圆穗如黍者，有扁而数穗同生者，与米同舂[④]则杂而带壳；别而杵之则粒白而细，煎粥滑美，北地多种之于塍[⑤]，非稂莠比也。《尔雅》：蕛，苵。《注》谓似稗，布地生，秽草。又古诗云：蒲稗相因依。则稊为陆生，稗为泽生欤？《农政全书》谆谆以种稗为劝，备豫[⑥]不虞，仁人之用心哉！

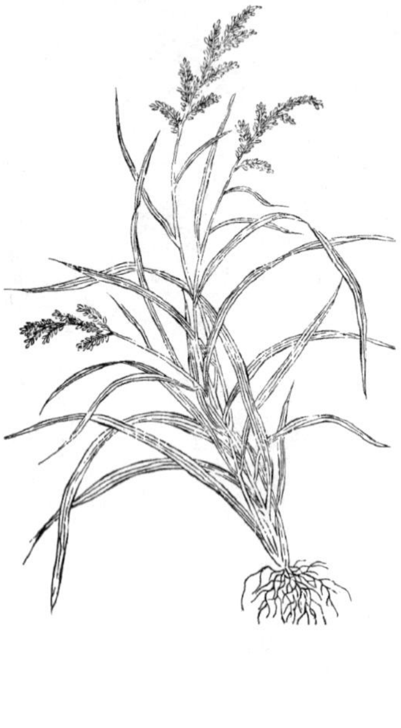

【校注】

① 稗（bài 拜）子：一年生草本植物，叶子像稻，果实像黍米，是稻田害草。但果实可以酿酒或作饲料，有时也当作一种作物来栽培。

② 《救荒本草》：明代朱橚（1361—1425）编写。明永乐四年（1406 年）刊刻于开封。《救荒本草》是一部专讲地方性植物并结合食用方面以救荒为主的植物志。全书分上、下两卷。记载植物 414 种，每种都配有精美的木刻插图。其中

出自历代本草的有138种，新增276种。分为草类245种、木类80种、米谷类20种、果类23种、菜类46种，按部编目。

③ 穇（cǎn 惨）子：一年生植物。种子供食用或酿酒；秆可编篮、筐、帽子，并可造纸或作饲料。

④ 舂（chōng 憧）：把东西放在石臼或乳钵里捣掉皮壳或捣碎。

⑤ 塍（chéng 成）：田间的土埂子。

⑥ 豫：通“预”。事先有所准备。

2. 光头稗子

光头稗子，茎叶俱同茭菰[①]，生陆地，穗出叶中，扁净无毛，故名。为炊香美，水稗形如禾，生于水田，盖即《淮南子》[②]所谓离先稻熟。而陆生秽地者为稊[③]，其即此欤？

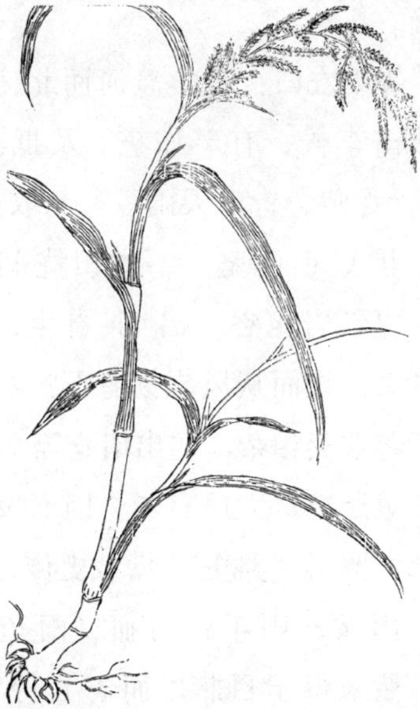

【校注】

① 茭菰：食用的茭白，一种蔬菜名。

② 《淮南子》：又名《淮南鸿烈》，分内、外篇。内篇论道，外篇杂说。西汉初淮南王刘安及门客共同编著。

③ 稊（tí 提）：稗子一类的草，籽实像糜子。

3. 穇子

《救荒本草》：穇子生水田中及湿地内，苗叶似稻但差短，梢头结穗，仿佛稗子穗，其子如黍粒大，茶褐色。味甘。采子捣米煮粥，或磨作面蒸食亦可。黔山多种鹰爪稗，亦呼穇子，云南曰鸭掌稗。

雩娄农曰：穇子，稗类，于书鲜见。其穗骈[①]出，参差如大小指，或以掺掺[②]得名耶？《广群芳谱》[③]：一名龙爪粟，一名鸭爪稗。北地荒坡处种之。苗叶似谷，至顶抽茎，有三棱，开细花簇簇，结穗分数歧[④]，如鹰爪之状，形容极肖。《日照县志》：穇子，粟之贱者。有黑白二种，宜湿地，石得米二斗馀；民赖以糊口。而《三峡志》谓自滇中来，曰：云南稗，一曰雁爪稗，亦播种畦植，与谷争价，东南所无。盖峡中石田，艰于嘉种耳。余过章贡间，河壖极饶，时黄云遍野，攟摭[5]弗及，安得谓东南无此？黔山狭瘠，无异峡中，溪头峰角，种植殆[6]遍。秋日穗稔[7]，赭绿压蹊，骈者如掌，钩者如拳，既省工力，亦获篝车，民恃为命，敢云农恶哉？《救荒》图与此稍异，或一类亦有二种。

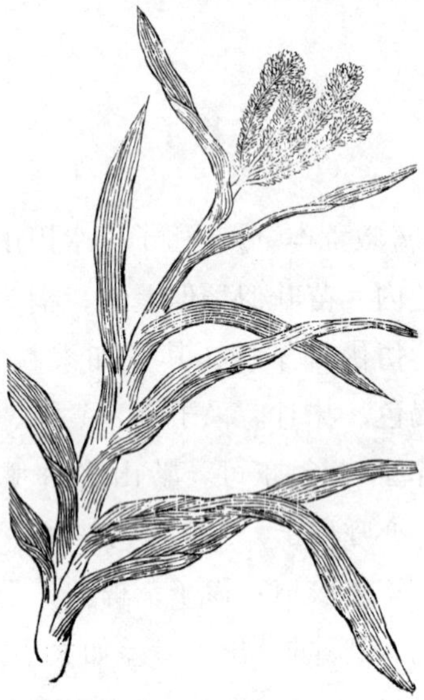

【校注】

① 骈（pián 便）：并列；对偶。

② 掺掺（chānchān 搀搀）：比喻女子手的纤美，在此形容穇子穗。

③《广群芳谱》：植物谱类著作。康熙命汪灏等按照王象晋《群芳谱》增删，重新编写而成。

④ 歧：岔道；岔路。在此作“分杈”之意。

⑤ 攟摭（jùnzhí 峻植）：摘取；搜集；采集。攟，同“捃”。

⑥ 殆（dài 待）：几乎。

⑦ 稔（rěn 忍）：庄稼成熟。

4. 山黑豆

《救荒本草》：山黑豆生密县山野中。苗似家黑豆，每三叶攒[1]生一处，居中大叶如绿豆叶，傍两叶似黑豆叶，微圆，开小粉红花，结角比家黑豆角极瘦小，其豆亦极细小。味微苦。苗叶嫩时采取、煠[2]熟，水淘去苦味，油盐调食。结角时采角煮食，或打取豆食皆可。云南山中亦有之，花实较肥大，人弗采摘。

雩娄农曰：吾尝渡河而北，大风沙击车帷，有声如雹。及抵驿，一廛[3]尽喧，皆曰天雨豆。亟取视，正如黑豆小而坚，不类田陇间所艺。岂崇岩邃谷，稆[4]谷自生，陈陈堆聚，久而从风飘扬者耶？然绝无断茎败荚相杂，如出诸仓箭[5]者。抑猿鼠所窖，大风有隧，因而发其覆耶？罗泌《路史》[6]博载史传，雨金、雨粟、雨毛、雨血、雨鱼诸异，然未得于目睹。而志五行者，或附会以为休咎。是邑也，时有小旱，不为灾，亦无他异。盖风雨奇怪，非常理可测。至池鱼飞越，或有龙雷震慑。吾偶过野塘，一卒击锣，声未绝，游鱼拨剌，飞水上数尺，有自掷于岸者。静极骤动，不可卒制，理固然尔。

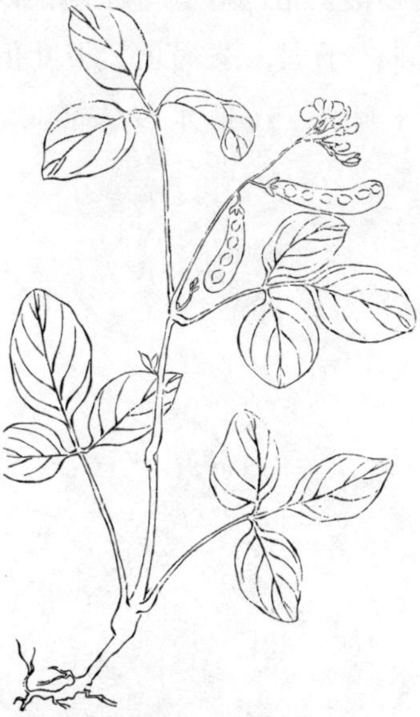

《古今注》：元康中南阳雨豆，永平中下邳[7]雨豆，似槐实。《宋史》：元丰中忠州南宾县[8]皆雨豆；大观中，庐州雨大豆。《金史》：大定中，雨豆于临潢之境，形上锐而赤，味苦。《元史》：至元中，鄱阳雨豆，民取食之。《癸辛杂识》[9]：至元中，永嘉[10]雨黑米；泉州雨红豆，如丹砂，可为饭。《汉阳府志》：明时雨小豆，种之蔓生，不实；又黟[11]、歙[12]、常熟，皆雨豆。巩昌府安会雨豆，破之有面，味苦涩。又陕西雨黑豆，食之气闭。六合雨红豆，有二瓣，食作腥气。同安雨豆，扁而细，或黄或黑，有扫之盈升者。雨豆一也，或可食或不可食，其有似豆而非豆者耶？抑以此别灾祥耶？

【校注】

① 攒（cuán）：簇拥；围聚；聚集。

② 煠（zhá 炸）：同“炸”。

③ 廛（chán 缠）：古代城市平民一户人家所居的房地。

④ 秙：谷物不待种而自生。这里指一种自生的谷物。

⑤ 篅（chuán 船）：竹制圆形的谷仓。

⑥ 《路史》：南宋罗泌撰。是一部代表南宋以前中国上古史研究的重要著作，对中国上古史研究和神话学研究具有重要的价值。

⑦ 下邳：今天江苏省睢宁县古邳镇，下邳别称邳国、下邳州。

⑧ 南宾县：今石柱县，于重庆直辖市成立时划归重庆。位于重庆市东部长江南岸，三峡库区腹心地带，是三峡库区唯一的少数民族自治县。

⑨ 《癸辛杂识》：宋代周密撰。对宋代诸项制度的记载，颇有裨于考证；书中还记有不少风土人情方面的见闻。

⑩ 永嘉：古时温州称永嘉。

⑪黟（yī 一）：地名，在安徽省南部，

属黄山市。

⑫歙（shè 系）：地名，在安徽省南部，属黄山市。

5. 山绿豆

《救荒本草》：山绿豆生辉县太行山车箱冲山野中。苗茎似家绿豆，茎细，叶比家绿豆叶狭窄艄[①]，开白花，结角亦瘦小，其豆黯绿色，味甘，采取其豆煮食，或磨面摊煎饼食亦可。

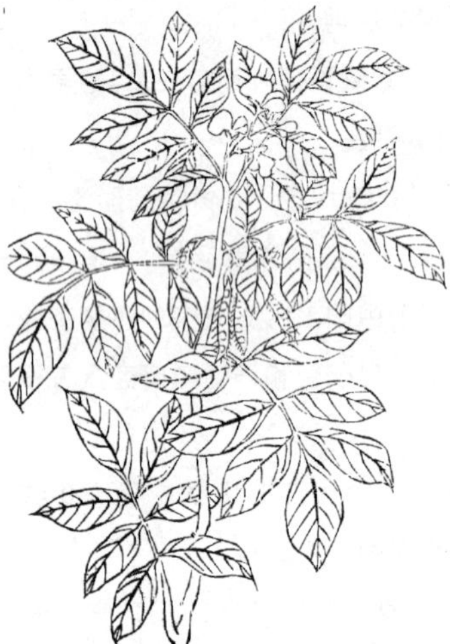

【校注】

① 艄（shào 绍）：尖锐。

6. 苦马豆

《救荒本草》：苦马豆生延津县郊野中，在处有之。苗高二尺许，茎似黄芪，苗茎上有细毛，叶似胡豆叶微小，又似蒺藜叶却大，枝叶间开红紫花，结壳如拇指顶大，半顶间多虚。俗间呼为羊尿胞。内有子如苘[①]子大，茶褐色。子叶俱味苦。采叶煠熟，换水浸去苦味，淘

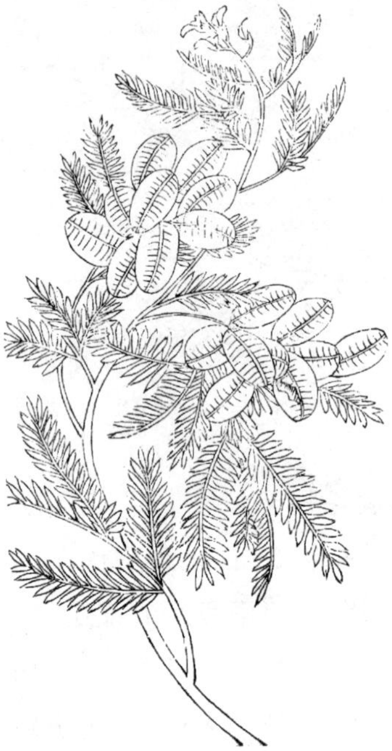

净，油盐调食；及取子水浸，淘去苦味，晒干，或磨或捣为面，作烧饼蒸食，皆可。按山西平隰[②]亦多有之，花如豆花，色极红，结实空薄，一簇十馀。内子甚小，往往有虫跧伏[③]其中，气恶，俗呼马屁胞。饥馑荐臻[④]，捃拾[⑤]及此，枯鱼衔

索，几何不尽[6]？

【校注】

① 茼（qǐng 请）：茼麻。

② 平隰（xí 习）：低平的湿地。

③ 跧（quán 全）伏：蜷伏。

④ 饥馑（jǐn 仅）荐臻（zhēn 真）：饥馑：《尔雅·释天》："谷不熟为饥，蔬不熟为馑。"荐臻，接连地来到、一再遇到。《墨子·尚同中》："飘风苦雨，荐臻而至者，此天之降罚也。"

⑤ 捃拾（jùnshí 俊拾）：捡拾；拾取。

⑥ 枯鱼衔索，几何不尽：出自汉代韩婴《韩诗外传》卷一："枯鱼衔索，几何不蠹?"意为穿在绳上的干鱼，怎能不腐败呢。形容事物存在的日子已经不多。

7. 川谷

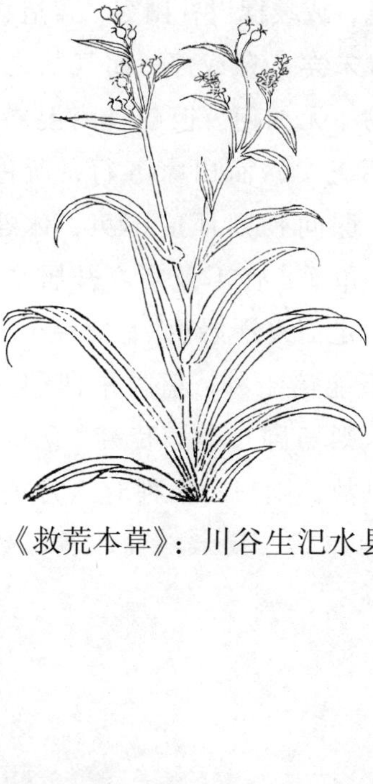

《救荒本草》：川谷生汜水县田野中。苗高三四尺，叶似初生薥秫[1]叶微小，叶间丛开小黄白花，结子似草珠儿微小。味甘。采子捣为米，生用，冷水淘净后，以滚水汤三五次，去水下锅，或作粥，或作炊，饭食皆可。亦堪造酒。

【校注】

① 薥秫（shǔshú 蜀熟）：泛指高粱。

8. 山扁豆

《救荒本草》：山扁豆生田野中。小科苗高一尺许，叶似蒺藜叶微大，根叶比苜蓿[1]叶颇长，又似初生豌豆叶，开黄花，结小匾[2]角儿。味甜，采嫩角煠食。其豆熟时，收取豆煮食。

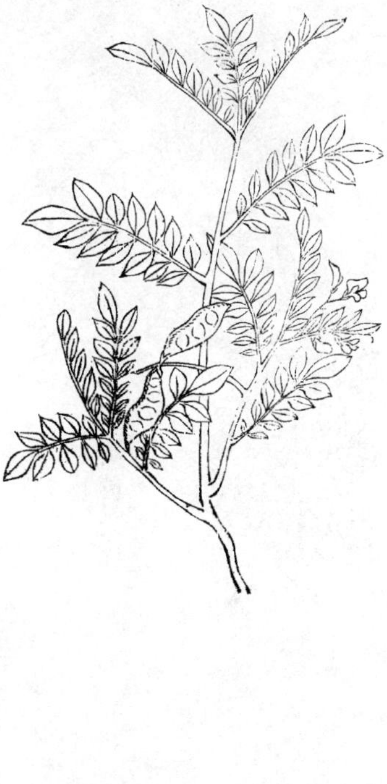

【校注】

① 苜蓿：植物名。豆科，一年生或多年生。汉武帝时，张骞使西域，始从大宛传入。又称怀风草、光风草、连枝草。花有黄、紫两色，最初传入者为紫色。可供饲料或作肥料，亦可食用。

② 匾（biǎn 扁）：同“扁”。

9. 回回豆

《救荒本草》：回回豆又名那合豆，生田野中。茎青，叶似蒺藜叶，又似初生嫩皂荚而有细锯齿，开五瓣淡紫花如蒺藜花样，结角如杏仁样而肥，有豆如牵牛子微大。味甜，采豆煮食。

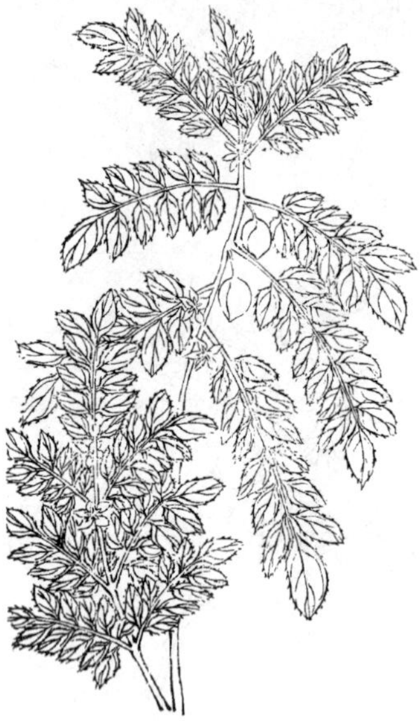

10. 野黍

野黍，生北方田野。《救荒本草》录之。粒稀早穗，实熟易落。

雩娄农曰：余闻之野人曰，凡谷实皆有野生者，其苗短，其粒瘦，种之肥地则方苞颖栗，与田禾无异。然则鸿荒甫[①]辟，诞降嘉种，亦唯荒秽[②]于繇[③]条涂泥之中，而未有区别。圣人出，尝之而知其益于人也，于是茀[④]之、莱[⑤]之、艺之、役之，而为畎亩[⑥]；动之、散之、润之、暄之，而为墉栉[⑦]；沟之、浍[⑧]之，以备灌溉；堰之、坊之，以御浸潦[⑨]。奏庶日艰食，岂一手一足之为烈[⑩]哉？后世值水旱之祲[⑪]，而始鳃鳃[⑫]然，求自然之谷，以救孑遗[⑬]。呜呼！涤涤山川，野无青草，即生瓜笼稻，亦安可得？然自来饥馑荐臻之后，或旅生以苏喘息，或歧穗以补困穷，盖造物仁爱，未尝一息或停。而气数之厄，造物亦无如何。彼耐暵耐湿之种，固不乏矣，而田家五行，所占多验，课问勤则征应不爽，休咎之兆，龟筮[⑭]有不及者。吾居乡时，春雨足而夏泽屡愆[⑮]，播种于田所获不能倍于种，盛暑中偶憩一农家，则场圃尽筑，穜稑[⑯]仓积矣。讯其故，则曰：稻种有六月棱者，早种速获。其米糙而收薄。数年来，田家皆以夏暵失其业，吾及尺泽而耕，徂[17]暑而熟，祈雨者刍龙[18]柳圈，鼓阗阗[19]于陇首，吾以其时僦闲，民割吾禾于烈日中，雇钱少而秷[20]秸且无损。所收虽约，然市无赤米，价方昂而未已，较之粒米狼戾，废积不售，其赢殆倍蓰[21]焉。噫！一上农之力，能与造物争盈虚如此。然则为民上者，访深明农事之人以为田峻，又博求多种，相阴阳寒暑之不齐而增损之，使民之趋时赴功，如救火追亡，人而力祛，其呰窳[22]偷生之习，讵[23]不足补救灾祲于万一哉！徐元扈[24]曰：稗多收能水旱，宜择佳种于下田种之，灾年便可广植，胜于流移捃拾。吾亦谓有田者，必预求能水旱之谷种，视地之高下各种数区，毋以收薄而卤莽之，岁美俱美，岁恶必不俱恶，岂不愈于采稂莠而冀稆谷哉？然田家有能有不能者，则曰必先去其贪。

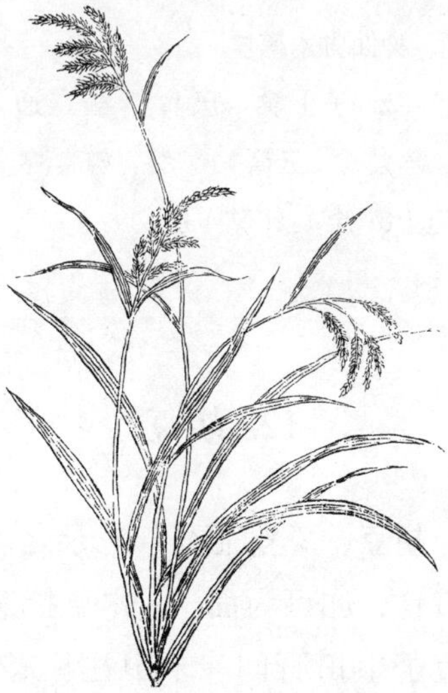

【校注】

① 甫（fǔ 府）：刚刚。

② 秽：田中多杂草，荒芜。

③ 繇（yáo 摇）：草盛貌。

④ 茀（fú 服）：治；清除。

⑤ 莱：本意指休耕的田地，这里指有计划地休耕。

⑥ 畎（quǎn 犬）亩：田地；田间；田野。

⑦ 墉栉（yōngzhì 拥治）：形容植物高而密稠。

⑧ 浍：田间水沟。

⑨ 浸潦：多雨所积之水。

⑩ 烈：通“列”。行列。

⑪ 祲（jìn 尽）：灾祸；不祥之气。

⑫ 鳃鳃（xǐxǐ 喜喜）：害怕的样子。鳃，通葸。

⑬ 孑遗：指侥幸存活下来的人。

⑭ 龟筮：占卦“龟为卜，策为筮”。

⑮ 愆（qiān 千）：过度。此指洪水泛滥。

⑯ 穜稑（tónglù 同路）：穜，先种后熟之禾；稑，后种先熟之禾。

⑰ 徂（cú）：及；至。

⑱ 刍龙：用草料扎成的龙。

⑲ 阗阗（tiántián 填填）：用以形容鼓声、车声。也形容某些盛大壮阔的场景。

⑳ 秷（zhì 治）：收割。

㉑ 倍蓰（xǐ 喜）：数倍增加。蓰，五倍。

㉒ 呰窳（zǐyǔ 子宇）：懒惰。

㉓ 讵（jù 具）：岂；怎。

㉔ 徐元扈：徐光启（1562—1633）。字子先，号玄扈。上海人，万历三十二年（1604 年）进士。通天文、历算，习兵器。著译有《徐氏庖言》《诗经六帖》《农政全书》《崇祯历书》《几何原本》《泰西水法》。

11. 燕麦

燕麦，多生废地，与雀麦异。《救荒本草》辨别极晰。《野菜赞》[①]云：有小米可作粥，其秸细长，织帽极佳，故北地业草帽者种之。

雩娄农曰：甚矣，瘠土之民之苦也。《博物志》[②]谓食燕麦令人骨软。《救荒本草》录之，亦谓拯沟壑耳。《丽江府志》：燕麦粉为干糇，水调充服，为土人终岁之需。维西苦寒，其人力作，几曾病足哉？蓼之虫、桂之蠹，生而甘之，乌知其辛？彼浆酒藿肉，腼腼然訾食[③]者，其亦幸而不生雪窖冰天，得以填其欲壑耳。然而醉生梦死，与圈豕槛羊同其肥腯[④]，冥然罔觉，以暴殄集其殃，其亦不幸也已。

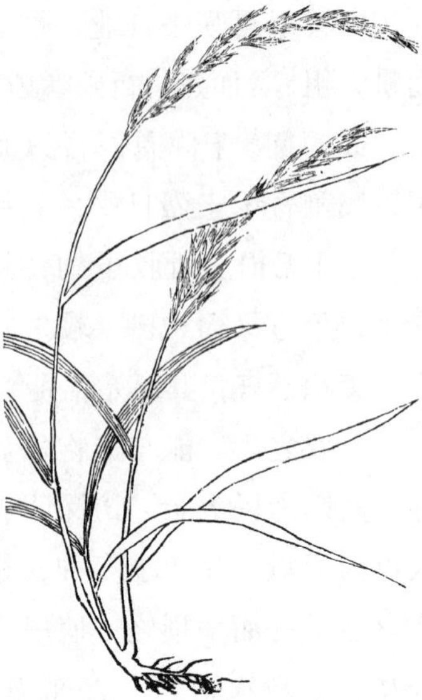

【校注】

① 《野菜赞》：清代顾景星撰，记述了 44 种野菜的性状及食用方法。

② 《博物志》：西晋张华编撰。为我国第一部博物学著作。共 10 卷，分类记载了山川地理、飞禽走兽、人物传记、神话古史、神仙方术等。

③ 訾（zǐ 子）食：厌食。訾，通“餈（cí 辞）”。《玉篇》：“餈，嫌食貌。”

④ 腯（tú 涂）：（猪）肥。

12. 胡豆

胡豆，《救荒本草》录之。豆可煮食，亦可为面。《本草拾遗》：胡豆子生田野间。米中往往有之。

不述其形状，当即此。

雩娄农曰：今胡豆野生，非古胡豆也。考《尔雅》：戎，菽。《注》：今胡豆。《广雅》、《齐民要术》胡豆与大豆异类。《名医别录》序例云：胡豆，今青斑豆，则是豆之有青斑者，大豆饭豆中皆有之。盖旧时胡麻、胡瓜，草木中多以胡名者，今皆异称，胡麻既别为山西一种；而胡豆则田野旅生，诚不能定古之胡豆为今何豆也。《广雅》胡豆，䜶䝄[①]也。李时珍以豇豆角双指为䜶䝄，《九谷考》以《郭注》胡豆或即今豌豆，亦本李说。夫䜶䝄，但以形声臆度。而《广雅》胡豆豌豆两释，方言异字，彼此是非，盖阙如也。《滇黔纪游》[②]谓太和戎菽，年前即采，土人谓之大莞豆，此即蚕豆。文人泚笔[③]动援古籍，可无论耳。

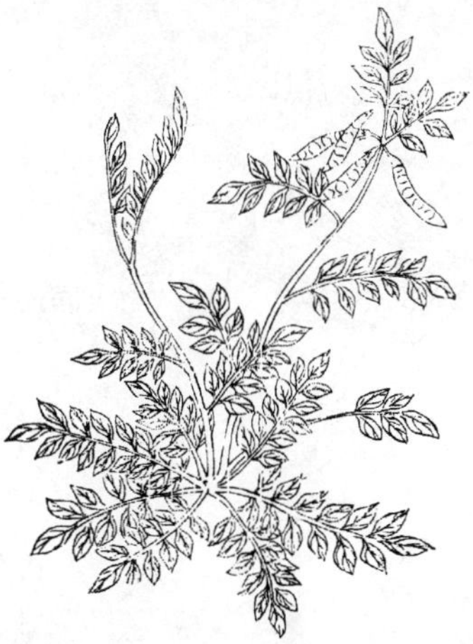

【校注】

① 䜶䝄（xiángshuāng 祥双）：豇豆。

② 《滇黔纪游》：清代史学家陈鼎著。是研究云南和贵州历史、地理、民族的重要资料。

③ 泚（cǐ 此）笔：用笔蘸墨，比喻写文章。

13. 玉蜀黍

玉蜀黍，《本草纲目》始入谷部，川、陕、两湖凡山田皆种之。俗呼包谷。山农之粮，视其丰歉，酿酒磨粉，用均米麦；瓤煮以饲豕，秆干以供炊，无弃物。

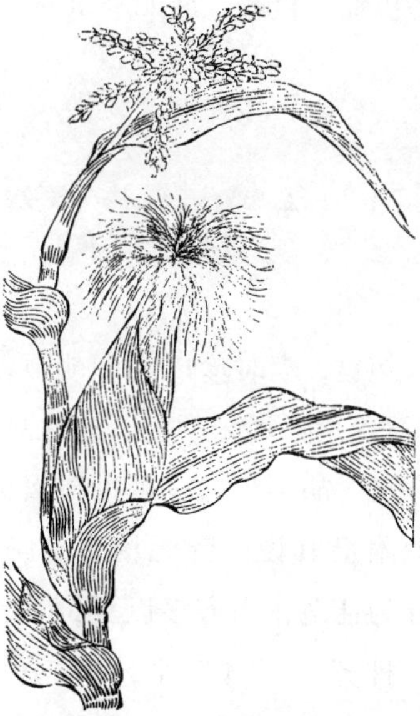

14. 豇豆

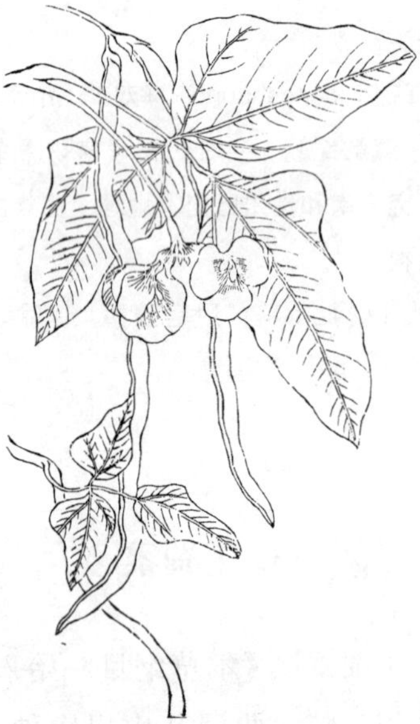

豇豆，《本草纲目》始收入谷部。此豆荚必双生，故有䜹䜺之名。种有红、白、紫、赤、斑驳数色，可茹、可谷，亦能解鼠莽毒。

15. 豌豆 或作𧯭，按《说文》𧯭训豆饴，非豆名

豌豆，李时珍以为即胡豆，然《本草拾遗》所云胡豆，非此豆也。古音义，胡多训大，后世辄以种出胡地附会其说，皆无稽也。豌豆、叶皆为佳蔬，南方多以豆饲马，与麦齐种齐收。《广雅》：毕豆、豌豆，留豆也，本草中皆未著录。

雩娄农曰：豌豆，本草不具，即诗人亦无咏者。细蔓俪莼，新粒含蜜，菜之美者，吾乡之巢乌能相拟哉？按陆宣公[①]状云：京兆府先奏，当管虫食豌豆，请据数折纳大豆。度支续奏：据时估，豌豆每斗七十价已上，大豆每斗价三十已下，望令各据估计钱数折纳。螟蜮[②]为灾，豌豆全损，司府折纳充数，已为克下从权，度支准估计钱，乃是幸灾规利。且豌豆为物，其用甚微，旧例所支，唯充畜料，准数回给大豆，诸司谁曰不宜？盖昔时仅以秣马，而未尝供蔬，蹷[③]既有诛，齿亦弗及。至利计秋毫，冀益国用，自非程异[④]、皇甫镈[⑤]之徒，何能办此？

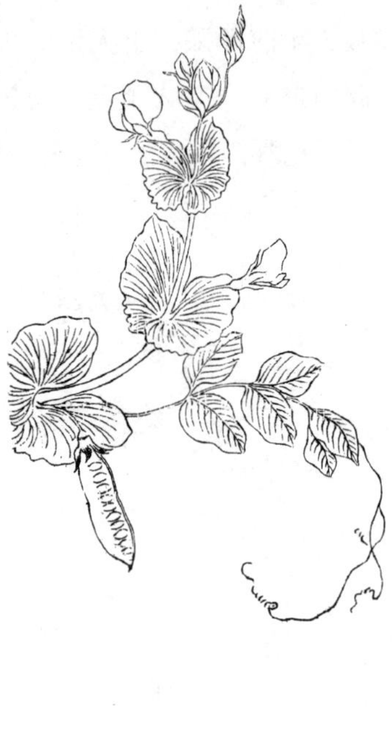

【校注】

① 陆宣公：唐代名臣陆贽，死后谥宣，后人因之称其陆宣公。

② 螟蜮（míngyù 明玉）：蛀食禾苗的害虫，《古代汉语大辞典》引高诱注："食心曰螟，食叶曰蜮。"

③ 蹙（cù 醋）：紧迫。

④ 程异（？—819）：字师举，唐宪宗朝廷大臣，精通吏治。《列传》谓其"精于吏职，剖判无滞"。

⑤ 皇甫镈（bó 伯）：唐代大臣，德宗（李适）贞元间进士，为监察御史，后迁吏部员外郎、判度支，改户部侍郎。宪宗（李纯）伐蔡（今河南省汝南县），因急于用度，他勾削严急，克扣将士粮饷和牲畜草料，专事供奉，获加御史大夫。

16. 刀豆

刀豆，《本草纲目》始收入谷部，谓即《酉阳杂俎》[①]之挟剑豆，其荚腌以为茹，不任烹煮。

雩娄农曰：刀豆只供菜食，《救荒本草》所谓煮饭作面者，亦饥岁始为之耳。味短形长，非为珍羞。《本草纲目》乃以为即挟剑豆，乐浪泽物，何时西来？且诸皋之记，亦摭子年诞词耳。尚有绕阴豆，其茎弱，自相萦缠，倾离豆见日，叶垂覆地，又将以何种角谷当之？《杜阳杂编》[②]：灵光豆，大类绿豆，煮之如鹅卵，尤奇。

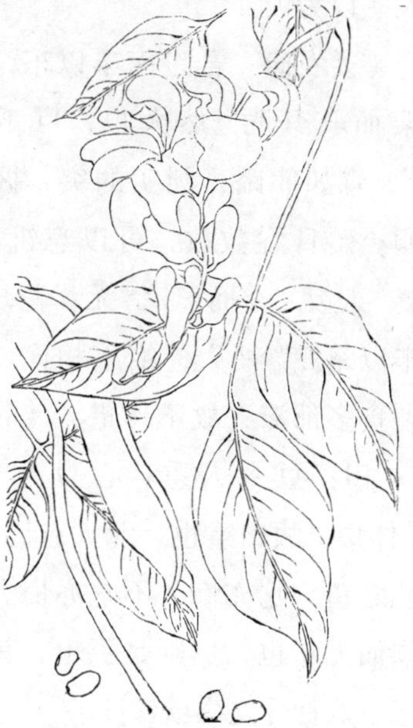

【校注】

① 《酉阳杂俎》：唐代笔记小说集。有前卷 20 卷、续卷 10 卷。所记有仙佛鬼怪、人事及动物、植物、酒食、寺庙等。一部分内容属志怪传奇类，另一些记载各地与异域珍异之物，与晋张华《博物志》相类。唐代段成式（803—863）撰著。

② 《杜阳杂编》：唐代笔记小说集。共 3 卷。记载上自代宗广德元年（763 年），下迄懿宗咸通十四年（873 年）唐代故实。唐代苏鹗撰。

17. 龙爪豆

龙爪豆，产宁都州[①]，叶大如掌，角长四五寸，豆圆扁如大指，土人煮以为饭。

雩娄农曰：吾过南丰以东，见豆架而骇其呺[②]然大也，巨爪攫拿[③]，森如熊蹯；圆实的突，握若雀卵；殆日吞数枚，可以忘饥矣。然窭[④]人饭之，而宾筵[⑤]无荐者，视广丰以箪笥[⑥]馈人，绝不相侔。邑人谓食多郁滞，故不珍惜。《养生论》[⑦]曰：豆令人重。心腹否[⑧]则支[⑨]体痿，故曰重也。北人有谚曰：赵北之鱼，吃亦悔，不吃亦悔。以其硕而无味也，然则是豆也，其刘表帐下八百斤之牛欤？

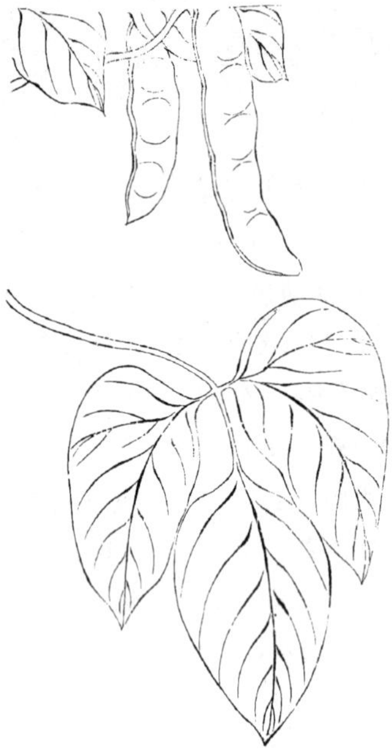

【校注】

① 宁都州：今江西省宁都县。

② 呺（xiāo 消）：内中空虚的样子。

③ 攫拿（juéná 决拿）：争夺；妄取。这里描述龙爪豆形态。攫，夺取。

④ 窭（jù 具）：贫寒。

⑤ 筵（yán 沿）：竹席。古人席地而坐，用筵作坐具，将饮食置于几与筵之间，招人饮食为设筵。这里指酒席。

⑥ 箪笥（dānsì 单四）：竹或苇制的圆形和方形盛饭器。郑玄注："盛饭食者，圜曰箪，方曰笥。"

⑦《养生论》：三国时嵇康著，是我国古代养生论著中较早的名篇。重在讲述养生的必要性与重要性，主张形神共养，尤重养神。

⑧ 否（pì 辟）：闭塞；阻隔不通。

⑨ 支：通"肢"。

18. 龙爪豆　又一种

龙爪豆即刀豆之类，豆大而扁，如指顶，或有纹如荷包形，有紫黑二种。

雩娄农曰：江西广丰近封禁山，产大豆角如爪，其实白质而赤章[①]，味如扁豆而甘，且藏久无药气，土人亦珍之。移之南昌实未成而陨，疑秋风渐早也。顾吾邑所莳荷包豆者，黑白纹极细，形状正同，味稍薄，岂一类而黑纹者独耐寒耶？《唐本草》：扁豆，北人呼鹊豆，以其黑而白间如鹊羽，凡扁豆皆然。惟李时珍谓有斑者，或此类。

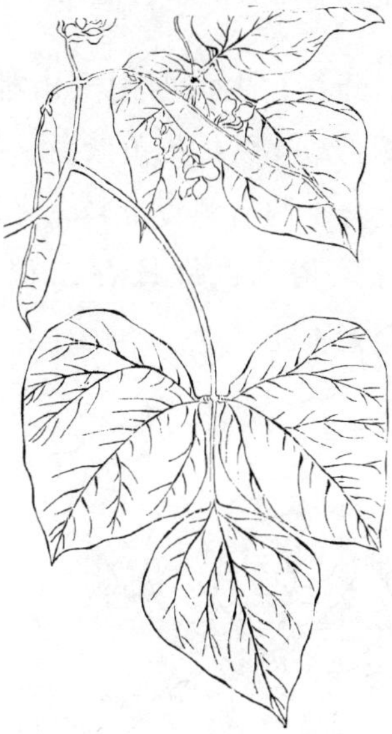

【校注】

① 章：在绘画或刺绣上，赤与白相间的花纹叫“章”。

19. 云扁豆

云扁豆，白花，荚亦双生，似扁豆而细长，似豇豆而短扁。嫩时并荚为蔬，脆美；老则煮豆食之。色紫，小儿所嗜。河南呼四季豆，或亦呼龙爪豆。

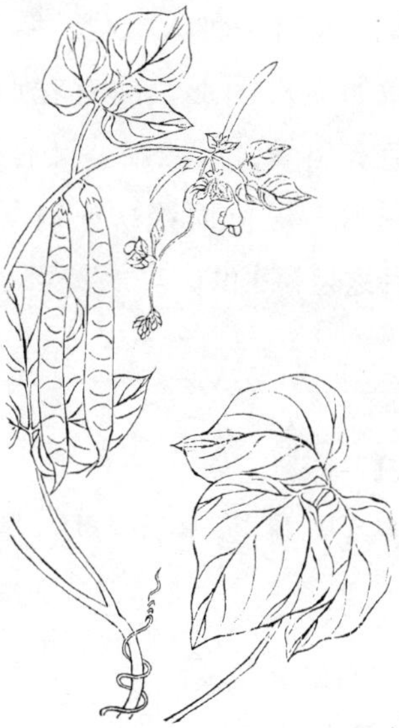

20. 乌嘴豆

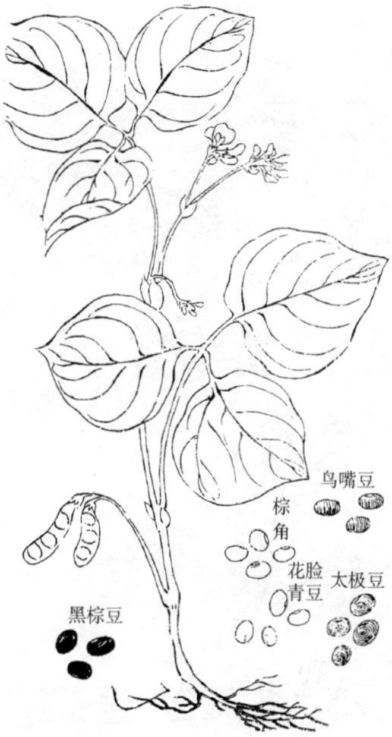

乌嘴豆，滇南有之。同茶豆而有黑晕。又有一种太极豆，褐色黑纹，微如太极图形。又有花脸豆，青黄色有黑晕，形微扁。又有棕角豆，圆形，褐色而绉，亦有黑者。皆豆种之巨擘[1]也。

【校注】

① 巨擘（bò 檗）：喻杰出者。擘，拇指。

21. 野豆花

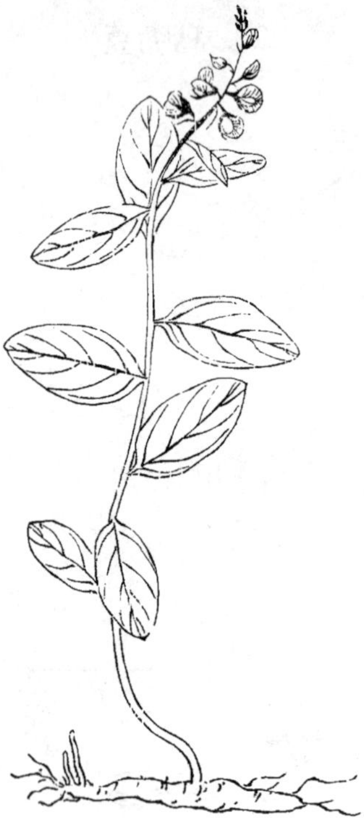

野豆花，生云南山阜，黄花涩叶俱如豆，横根颇长。

22. 黑药豆

黑药豆，生江西南安山林间，形状颇似竡[1]豆，花黄紫色，结角长六七分，内有黑豆二粒，光圆如人瞳子。俗云：每日吞二粒，明目，至老不花。

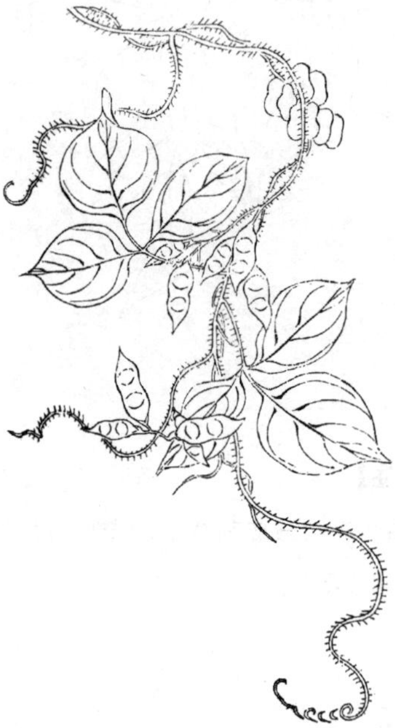

【校注】

① 竡（láo 劳）："捞"的别字。捞豆，安徽淮北方言。麦地里的一种草，属于野生小扁豆科。当地人习惯收集起来做枕头。

23. 蝙蝠豆

蝙蝠豆，生云南，花色淡黄，以形似名。

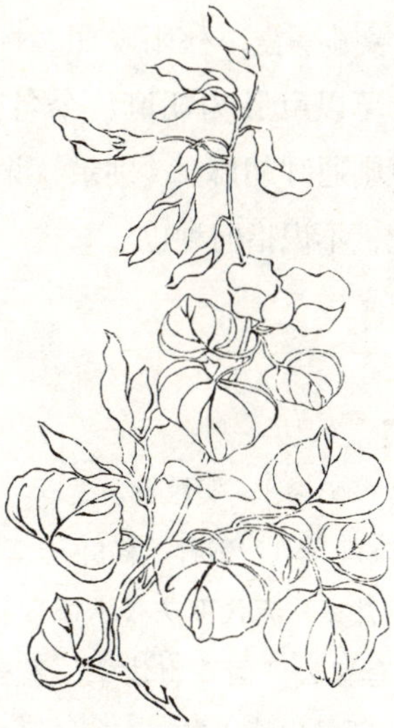

24. 黄麻

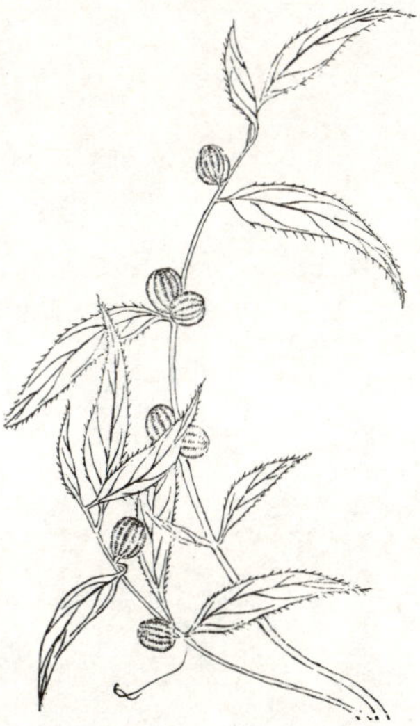

黄麻，生南安，紫茎，尖叶长寸馀，与火麻绝异，结子不殊，土人绩[①]之。大麻，李时珍谓俗名黄麻。今北地无此名，或即此也。

【校注】

① 绩（jì 记）：把麻纤维劈开接续起来搓成线。

25. 山黄豆

山黄豆蔓生，花叶俱如豆，花白，作穗。盖鹿藿[①]之类。

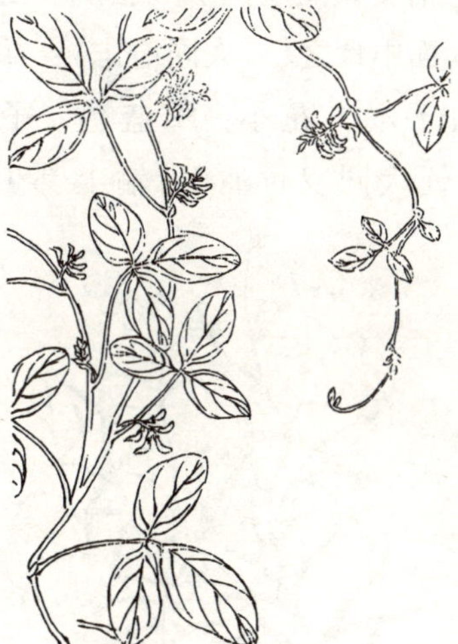

【校注】

① 鹿藿：豆科鹿藿属多年生缠绕性藤本植物，有祛痰、解毒、杀虫、祛风湿、和血气的功效，主要分布在四川、浙江、江西等地。

26. 山西胡麻

胡麻，山西、云南种之为田，根圆如指，色黄褐无纹，丛生，细茎，叶如初生独帚，发杈开花五瓣，不甚圆，有直纹，黑紫蕊一簇，结实如豆蔻，子似脂麻。滇人研入面中食之。《大同府志》：胡麻茎如石竹，花小，翠蓝色，子榨油。元大同岁贡油面，输上都生料库。今民间粜[1]之。油曰大油，省南北以茹、以烛，其利甚溥，惟气稍腻。雁门山中有野生者，科小子瘦，盖本旅生，后莳[2]为谷。花时拖蓝泼翠[3]，袅娜亭立，秋阳晚照，顿觉怀新。本草以巨胜为胡麻，今名脂麻，而此草则通呼胡麻。《别录》谓胡麻生上党，不识指何种也。

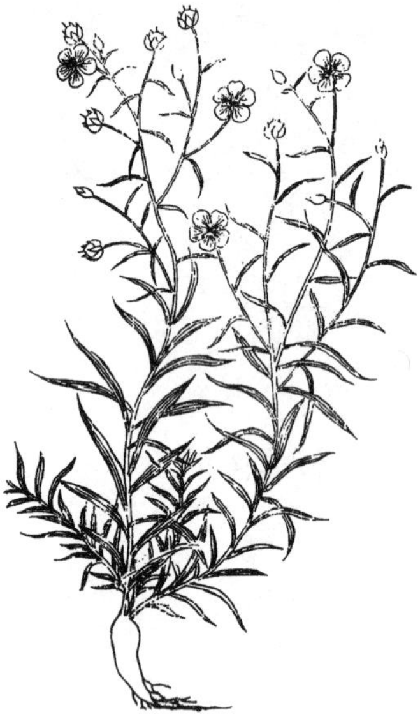

【校注】

① 粜（tiào 跳）：卖粮食。

② 莳（shì 是）：栽种；移植。

③ 拖蓝泼翠：元代罗庆《水调歌头·游武夷》有句云“雨晴山泼翠，溪净水拖蓝”，意近“山清水秀”。

卷之三　蔬类

1. 冬葵

冬葵，《本经》上品，为百菜之主。江西、湖南皆种之。湖南亦呼葵菜，亦曰冬寒菜；江西呼蕲菜。葵、蕲，一声之转，志书中亦多载之。李时珍谓今人不复食，殊误。湘南节署东偏为又一村，有菜圃焉。余课丁种葵两三区，终岁取足。晨浸夕茁，避露惜根，吮其寒滑，藏神清而渴喉润。邮致其子于蓟门故旧，北地泉冽[1]土沃，含膏饱霜，味尤隽腴，金齑[2]玉脍，骤得南蔬，亦皆属餍[3]焉。考唐宋以前园葵诸作，皆述其烹饪之功，而物状亦备。后人咏蜀葵黄葵，侔色揣称，佳句脍炙，而葵菜与管城子[4]无翰墨缘矣。然王祯[5]《农书》述葵之济世，谓无弃材。《山家清供》[6]《救荒本草》皆云葵似蜀葵而小，明以前非无知者，唯王世懋[7]云：菜品无葵，不知何菜当之，随笔浪语，不足典要。李时珍博览远搜，厥功甚巨，其书已为著述家所宗，而乡曲奉之尤谨，乃亦云今人不复食之，亦无种者。此语出而不种葵者不知葵，种葵者亦不敢名葵，遂使经传资生之物，与本草养窍之功，同作庄列寓言，岂不惜哉？夫不着其功用，犹之可也；乃其发宿疾、动风气，病者贸贸食之，何以示禁忌？呜呼！以一人所未知，而曰今人皆不知；以一人所未食，而曰今人皆不食，抑何果于自信耶？郭景纯注《山海经》，于诡异荒渺之物，不敢以为世所未有；注《尔雅》所不识则云未详。不以一己所见概天下，诚慎之也。本草之注，昔人所慎，一语之误，乃至死生。然则，任天下事，以己所不知，而谓今人皆不知；己所不能，而谓今人皆不能，其关于天下之人生死又何如耶？葵之名几湮，葵之图具在，按图虽不得骥，要可得马，今以后有不知葵者，试以冬寒菜、蕲菜与诸书葵图较。《农政全书》冬葵图极精细。

雩娄农曰：烹葵及菽，农夫之食；绿葵紫蓼，粟飧葵菜，高人志士，山蔬固应不恶。《辽史》：张俭[8]在相位二十馀年，致政归第。会宋书辞不如礼，上将亲征。幸俭第[9]，进葵羹干饭，上食之美，徐问以策，俭极陈利害，且曰："第[10]遣一使问之，何必远劳车驾？"上悦而止。复即其第赐宴，敬上敬下，情礼蔼然，其风古矣。谏行言听，且异于晋平公[11]之于亥唐[12]。

附《研经堂·葵考》[13]：葵为百菜之主，古人恒食之。《诗·豳风》、《周礼·醢[14]人》、《仪礼》[15]诸篇、《春秋左氏传》及秦汉书传，皆恒见之。《尔雅》于恒食之菜不释其名，为其人人皆知也。故不释韭、葱之名，而但曰藿[16]，山韭；茖[17]，山葱。《尔雅》不释葵，其曰菟葵、芹葵、戎葵、蒣[18]葵，皆葵类非正葵。亦韭葱之例也。六朝人尚恒食葵，故《齐民要术》载种葵术甚详；鲍昭[19]《葵赋》亦有豚耳、鸭掌之喻。唐宋以后，食者渐少，今人直不食此菜，亦无知此菜者矣。然则今为何菜耶？曰古人之葵，即今人所种金钱紫花之葵，俗名钱儿淑气即蜀葵二字，吴人转声。者；以花为玩，不以叶食也。今之葵花有四种：一向日葵，高丈许，夏日开黄花，大径尺；一蜀葵，高四五尺，四五月开各色花，大如杯。此二葵之叶皆粗涩有毛不滑，不可食。惟金钱紫花葵及秋葵叶可食。而金钱紫花葵尤肥厚而滑，乃为古之正葵，此花高不过二尺许，花紫色，单瓣，大如钱，叶虽有五歧而多骈，诚有如鲍明远所谓鸭掌者，异于秋葵之叶大，多歧不骈，如鹤爪也。《齐民要术》称葵菜花紫。今金钱葵花皆紫，无二色，不似蜀葵具各色、秋葵色淡黄也。《左传》云：葵犹能卫其足。杜预[20]注云：葵倾叶向日，以蔽其根。曹植[21]表云：若葵藿之倾叶，太阳虽不为之回光，然向之者，诚也。《玉篇》云葵叶向日，不令照其根。此皆言葵之叶能卫其根，即葛藟[22]庇本根之义，非言其花向日自转也。藿为豆叶，豆之花亦岂向日而转哉？予尝锄地半亩，种金钱紫花之葵，翦[23]其叶以油烹食之，滑而肥味，甚美。南中地暖，春夏秋冬皆可采食，大略须地肥，而叶嫩大如钱，乃甘滑。《仪礼·士虞礼》[24]称之曰滑者以此。又，余尝登泰山，其悬崖穷谷、曲磴幽石之间，无处无金钱紫花之葵，皆山中自生，非人所种。山中人采其叶烹食之，但瘦耳。然则世人虽久不食之，而名山古地尚有留存者矣。《说文》云：藿，豆之少也。余尝种豆，采其叶苗食之，味亦美。葵叶之味与藿正相似，益可知古人葵、藿并举之义。秋葵叶嫩时亦可食，但此与葵性相近，终非正葵。葵之花开于夏，此则至秋始开，其叶不能四时常可种食耳。按仪征相国以金钱葵为即葵菜，是真知葵者。唯葵菜花与金钱葵同而尤小，泰山崖谷之葵非菟葵耶？金钱葵亦有白花者。葵菜花则唯淡紫一色，向日葵乃一丈菊俗名，非葵类。

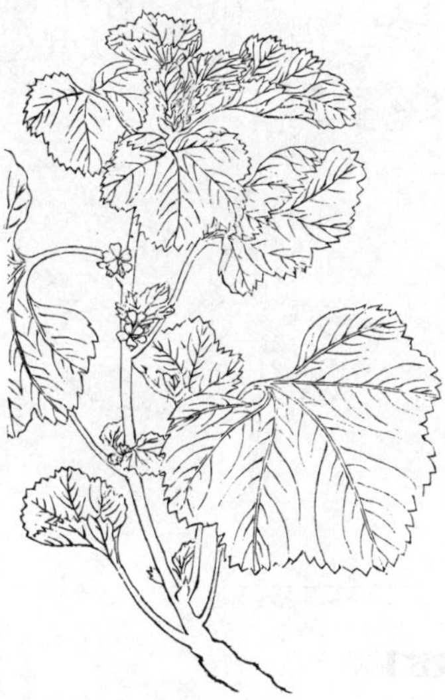

【校注】

① 泉冽：形容泉清澈。冽，清澈。

② 齑（jī 机）：细；碎。也指捣碎的姜、蒜、韭菜等。

③ 餍（yàn 验）：满足；吃饱。

④ 管城子：唐代韩愈作寓言《毛颖传》称毛笔为管城子。这里代指文人。

⑤ 王祯：字伯善。元代东平（今山东东平）人。大约在元成宗大德四年（1300年）著成《王祯农书》（或《农书》）。书末并附撰《造活字印书法》，记述其木活字版印刷术。

⑥《山家清供》：宋代林洪著，其对园林、饮食颇有研究。著有《山家清供》2卷和《山家清事》1卷。《山家清供》论述了闽菜的历史源流，是我国宝贵的烹饪文化遗产。内容以素食为主，包括当时流传的104个食品，夹叙夹议，丰富多彩。

⑦ 王世懋：明代文学家，字敬美，号麟洲。嘉靖进士，官太常少卿。以诗、文闻名于世，著有《王仪部集》《艺圃撷馀》《名山游记》《奉常集词》等。

⑧ 张俭（962—1053）：辽代宛平人。其事迹见《辽史·张俭传》。

⑨ 第：府第；宅第。

⑩ 第：且；但。

⑪ 晋平公：春秋时晋国的国君。

⑫ 亥唐：晋国人。晋平公时，朝中多贤臣，但亥唐不愿为官，隐居穷巷，平公曾对他“致礼与相见面请事”，非常敬重。

⑬《研经堂·葵考》:《研经堂集·葵考》，清代阮元撰。
⑭醢（hǎi 海）：用肉、鱼等制成的酱。
⑮《仪礼》：为儒家十三经之一，内容记载着周代的各种礼仪，其中以记载士大夫的礼仪为主。
⑯藿（yù 遇）：山韭。
⑰茖（gé 格）：野葱。
⑱葼（zhōng 中）葵：一种草本植物，嫩叶可食。
⑲鲍昭：指鲍照（约414—466），南朝宋文学家。字明远。东海（郡治今山东郯城北）人，著《葵赋》，即《园葵赋》。
⑳杜预（222—284）：字元凯，京兆杜陵（今陕西西安东南）人，西晋时期著名的政治家、军事家和学者，灭吴统一战争的统帅之一。
㉑曹植：曹操第三子。字子建，沛国谯（今安徽亳县）人。三国时魏杰出诗人。
㉒藟（lěi 蕾）：同“櫐”，蔓生藤。
㉓翦（jiǎn 捡）：同“剪”。
㉔《仪礼·士虞礼》:《仪礼》第十四篇，讲述的是士既葬其父母后返回殡宫而举行的安魂礼。

2. 蜀葵

蜀葵，《尔雅》：菺[1]，戎葵。《注》：今蜀葵。《嘉祐本草》始著录。叶亦可食，滇南四时有花，根坚如木，滇花中耐久朋[2]也。

雩娄农曰：陈标[3]咏蜀葵诗云：能共牡丹争几许，得人轻处只缘多。流传以为绝妙好词矣。余以岁暮至滇，百卉具腓[4]，一花独媻[5]。虽太阳不及，亦解倾心。刘长卿[6]《墙下葵诗》：太阳偏不及，非是未倾心。如火如荼，何多之有？韩魏公[7]诗：不入当时眼，其如向日心。则人情轻所多者，亦未具冷眼耳。记儿时在京华，厨人摘花之白者，剂以面，油灼食之，甚美。迩来南北无以入馔者，毋亦众口难调？

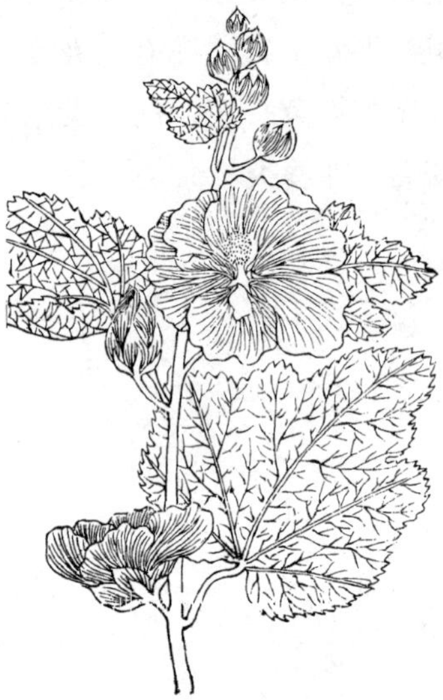

【校注】
①菺（jiān 兼）：蜀葵的别名。
②朋：用同“蓬”，意谓张开。
③陈标：唐代诗人。其《蜀葵》诗：

"眼前无奈蜀葵何，浅紫深红数百窠。能共牡丹争几许，得人嫌处只缘多。"

④ 腓：枯萎。

⑤ 棼：这里指花开恣意、烂漫。

⑥ 刘长卿：唐代诗人，长于五言诗。其《墙下葵诗》全文："此地常无日，青青独在阴。太阳偏不及，非是未倾心。"

⑦ 韩魏公：指韩琦，北宋名相，以待人宽厚、度量大著称。其《蜀葵》诗全文："炎天花尽歇，锦绣独成林。不入当时眼，其如向日心。"

3. 锦葵

锦葵，《尔雅》：荍[①]，蚍衃[②]。《注》：今荆葵也。似葵，紫色。谢氏云：小草，多华少叶，叶又翘起。陆玑[③]《诗疏》[④]似芜菁，华紫绿色，可食，微苦。按花亦有白色者，逐节舒葩，人或谓之旌节花。

雩娄农曰：葵有数种，皆登《尔雅》。《诗》视尔如荍至以状美色，此即梨花带雨之元胎也。然人心不同，如其面焉。玉环飞燕，肥瘠岂能同态？《花草谱》[⑤]谓钱葵止有粉间深红一色，不知滇南有白色者尤雅。万汇蕃变，不可思议，若据所见以断物类之有无，其必为穆王之化人[⑥]而后可。

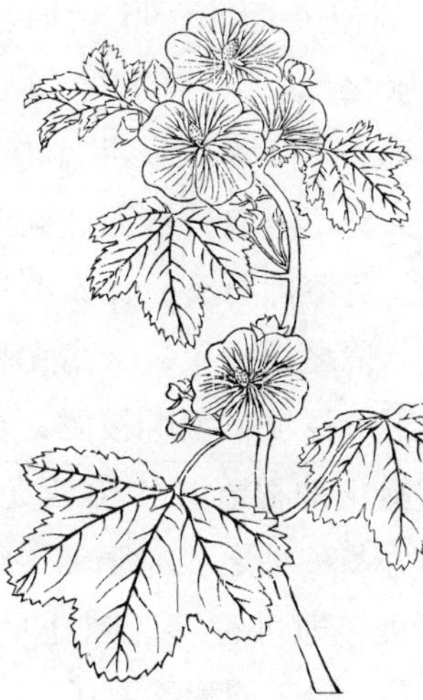

【校注】

① 荍（qiáo 桥）：锦葵的别名。

② 蚍衃（pípēi 皮胚）：锦葵。

③ 陆玑：三国吴文学家。字元恪，吴郡（治今苏州）人。

④《诗疏》：陆玑撰写的《毛诗草木鸟兽虫鱼疏》的简称，共 2 卷，专释《毛诗》所及动物、植物名称，对古今异名者，详为考证，是中国古代较早研究生物学的著作之一。

⑤《花草谱》：此为《草花谱》之误。明代文学家、养生家高濂撰。

⑥ 穆王之化人：事见《列子》。周穆王时，西极之国有"化人"来，擅长戏法。周穆王把他当作仙人，言听计从。

4. 菟葵

菟葵，《尔雅》：莃[①]，菟葵。

《注》：颇似葵而小，叶状如藜有毛，汋啖之[2]，滑。唐宋本草皆详晰，唯郑樵[3]以为天葵生于崖石，殊谬。天葵不可食，江西、湖南山中有之。菟葵即野葵，比家葵瘦小耳。武昌谓之棋盘菜，云南无种葵菜者，野葵浸淫，覆畦被陇，霜中作花，奚止动摇春风？山西尤多，试以南方葵种种之，亦肥美。则有菟葵之处，即可种葵。豳地早寒，七月烹葵，殆不能耐霜雪耳。

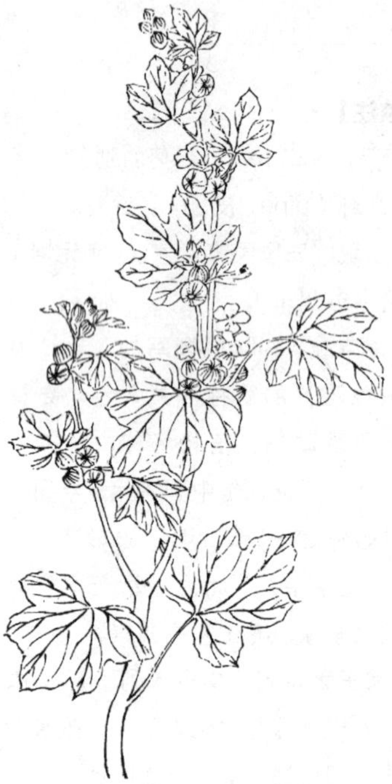

雩娄农曰：文人之好奇也，菟葵、燕麦，芟夷蕴崇[4]之物耳。种麦者恶其害麦，燕麦害麦者也；种葵者恶其害葵，菟葵害葵者也。凶年采以救饥，亦谓其易生，不至暵干耳。若石崖之天葵，彼蒙袂辑屦[5]贸贸然者，尚能逾壑越涧耶？《孟子》曰：道在迩而求诸远，事在易而求诸难。

【校注】

① 莃（xī 西）：菟葵，亦称"野葵"。

② 汋啖（zhuódàn 灼旦）之：挹取来吃。汋，挹取；啖，吃。

③ 郑樵（1104—1162）：中国宋代史学家、目录学家。字渔仲，南宋兴化军莆田（今属福建）人。郑樵的著述达80馀种，《通志》为郑樵的代表作。"二十略"为作者用力之作，也是全书的精华所在，其中的《昆虫草木略》是中国古代一部重要的、专门论述植物和动物的文献。

④ 芟夷（shānyí 删移）蕴崇：指铲除后生长快。芟夷，除（草）；蕴，积聚；崇，增长。

⑤ 蒙袂（méngmèi 萌妹）辑屦（jíjù 极具）：用袖子蒙住脸，拖着鞋走路。这里指道路难行。蒙袂，用袖子蒙住脸，指不愿见人；辑屦，拖着鞋不让脱落。

5. 苋

苋，《本经》上品。《蜀本草》[1]苋凡六种：赤苋、白苋、人苋、紫苋、五色苋、马苋。《图经》云：五色苋今亦稀有，疑即雁来红[2]之属。人苋，北地通呼，亦谓之铁苋。白苋紫茄，以为常饵，盖苋以白为美。《尔雅》：蒉[3]，赤苋。《说文》：蕼[4]，赤蕼也。今江西土医书野苋为野蕼。蒉、蕼同部，当可通。《说文》不以蒉为苋名，而厕蕼于茜，殆以其汁赤如茜也。或

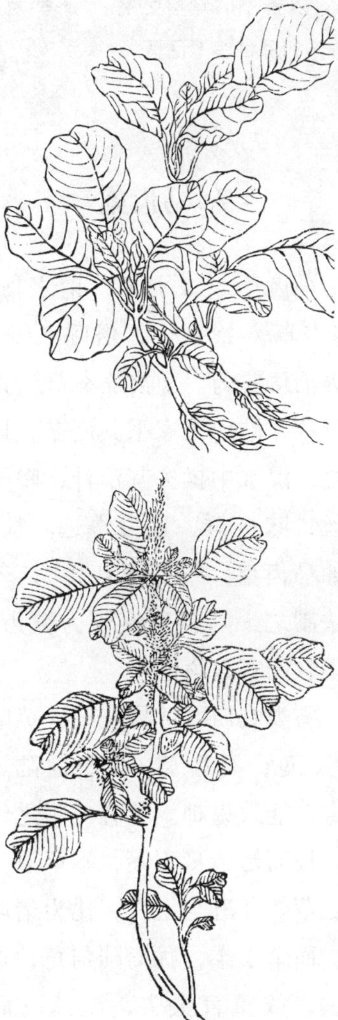

谓野苋炒食，比家苋更美，南方雨多，菜科速长味薄，野苋但含土膏，无灌溉催促，固当隽永。《列子》：程生马，马生人。马者，马苋之类；人者，人苋之类。宋方岳[5]《蘘苋》诗[6]：见说能医射工毒，人间此物正骚骚。可谓诗中本草。

【校注】

① 《蜀本草》：五代后蜀明德二年（935年）至广政二十三年（960年）韩保昇等编著。即《重广英公本草》或《蜀重广英公本草》。韩保昇等将《新修本草》增补注释，尤其是对药物图形的解说，更详于以前的本草。计有20卷。本书原本已经散佚，其内容还可从《证类本草》《本草纲目》中见到。

② 雁来红：别名老来少、三色苋、叶鸡冠、老来娇、老少年。原产地亚洲热带地区。为苋科一年生草本植物。

③ 蒉（kuì 溃）：指赤苋菜。

④ 蕼（sì 四）：堇草。

⑤ 方岳：南宋官吏、诗人。字巨山，号秋崖。绍定间进士。官至工部郎官充任幕中参议官。

⑥ 《蘘苋》诗：此诗全文为："琉璃蒸乳压豚膏，未抵斋厨格调高。脱粟饭香供野苋，荷锄人饱捻霜毛。断无文伯可相累，比似何曾无大毫。见说能医射工毒，人间此物正骚骚。"

6. 人苋

人苋，盖苋之通称。北地以色青黑而茎硬者当[1]之。一名铁苋，叶极粗涩，不中食，为刀创要药。其花有两片，承一二圆蒂，渐出小茎，结子甚细。江西俗呼海蚌含珠，又曰撮斗撮金珠，皆肖其形。《颜氏家训》[2]博士皆以参差者是苋菜，呼人苋为人荇，亦可笑之甚。宋人说部有以人苋二字为奇者，是殆记兔园册子[3]者也。

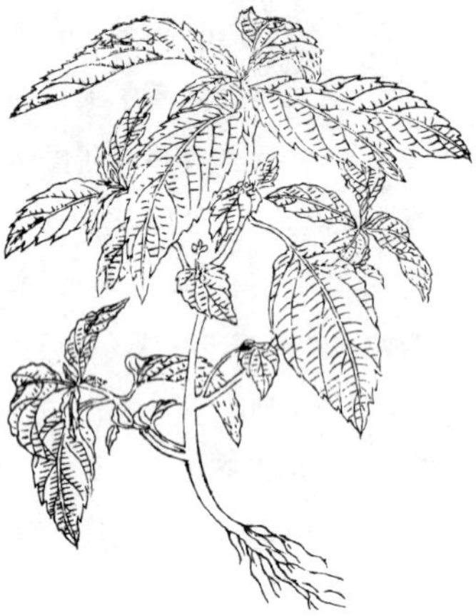

【校注】

① 当：以为；认为。

② 《颜氏家训》：我国南北朝北齐文学家颜之推的传世代表作。阐述立身治家的方法，其内容涉及许多领域，强调教育体系应以儒学为核心。颜之推尤其注重对孩子的早期教育，并对儒学、文学、佛学、历史、文字、民俗、社会、伦理等方面提出了独到的见解。

③ 兔园册子：本是唐五代时私塾教授学童的课本。因其内容浮浅，故常受一般士大夫的轻视。后指被读书不多的人奉为秘本的浅陋书籍。据传五代时宰相冯道由于读书不多，经常随身携带一部当时民间非常流行的通俗性类书《兔园册府》，以备不时查检之需。此举为当朝士大夫和后世留下话柄。

7. 马齿苋

马齿苋，《别录》谓之马苋，《蜀本草》始别出，俗呼长命菜，今为治痔要药。《救荒本草》谓之五行草，淮南人家采其肥茎，以针缕之，浸水中揉去其涩汁，曝干如银丝，味极鲜，且可寄远。杜诗：又如马齿盛，气拥葵荏昏[1]。若得此法制之，则粗刺痕皆为缠齿羊，当不咎园官送菜把。

雩娄农曰：《易》曰：苋陆夬夬[2]。苋，马齿苋；陆，商陆。陆有毒，能致鬼神。苋感一阴之气而生，拔而暴诸日不萎，本草以为难死之草。九五与上六，比为诸阳之宗，而牵于柔，犹商陆与苋，毒而难去，故重言夬夬，欲其决而又决，勿宴安鸩毒，而使阴类伏而不死也。然阴之类终不能绝，上六孤乘，一变为姤，而其势炽矣。唐之五王，不除三思[3]；宋之司马，不去蔡京；小人之难死，人事耶？抑天道耶？老杜于人苋浸淫，马齿掩蔬，皆以伤君子不过为比，盖有本于《易》，非为触物而泛及之。

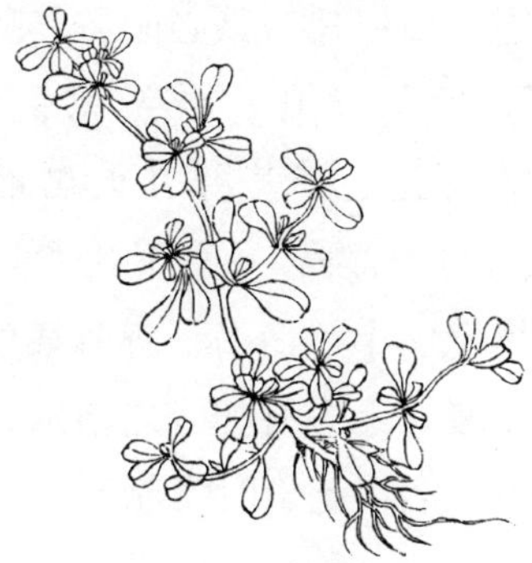

【校注】

① 又如马齿盛，气拥葵荏昏：出自杜甫诗《园官送菜》。

② 夬夬（guàiguài 怪怪）：植物生长强壮貌。

③ 三思：指武三思。唐代武则天时的奸臣。

8. 菥蓂

菥蓂[1]，《本经》上品。《尔雅》：菥蓂，大荠。俗呼花荠，味不如荠。《蜀本草》：似荠而细者是。

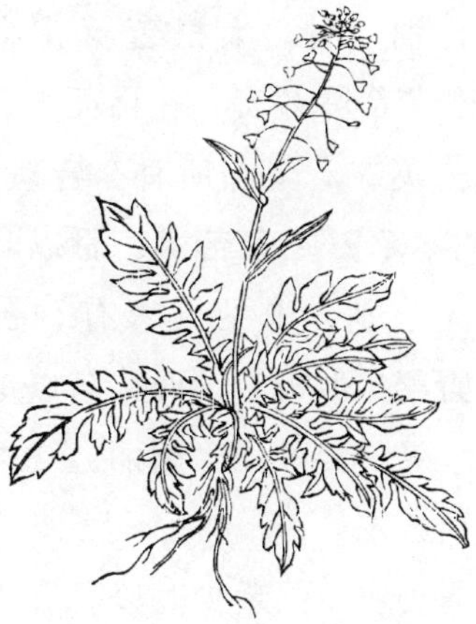

【校注】

① 菥蓂（xīmì 西秘）：双子叶植物十字花科菥蓂的全草。有清肝明目、和中利湿、解毒消肿的功效。

9. 苦菜

苦菜，《本经》上品。《释草小记》[1]考述极详：铺地生叶，数十为簇，开黄花甚小，花罢为絮，所谓荼[2]也。根细有须，味极苦。北地野菜中之先茁者，亦采食之。至苣荬[3]生而此菜不复入筠篮[4]矣。《救荒本草》谓苦苣有花叶、光叶二种，验之信然。今并图之。但《嘉祐本草》分苦苣、苦荬二种。《救荒本草》所云苦苣似即苦荬，其所图苦荬，梢叶如鸦嘴形，俗名老鹳菜，自别一种。大抵苦荬花小而繁；苦苣俗呼苣卖，花稀而大，正同蒲公英花。园圃所种，皆苣荬。《嘉祐本草》之家苦荬，恐以叶之花、光分别，未见人家有种苦荬者。野菜相似极多，而称名以地而异，仅见一二种强为附丽，终无当于古所云尔。

雩娄农曰：余少时以暮春入都门，始茹苦荬，和以蔗糖，其苦犹强于甘，徒以其性能抑热强啮之，非佳馐也。河以南无食之者，无论江湖本草及小学家，辨别良苦，然孰是提挑菜之橛，而烹炊萁之釜者乎？西北春迟，四月中新荑纤纤，挺露积沙中者，如老人短发，历历可数。龆龀[5]男女，坐地以指掘其根芽，就而咀嚼之。叶稍舒则挈以归，杂糠核煮为饭，或锉以伺鸡豕，无寸青尺绿委于践履者，故无一物不为之名。程征君瑶田有言曰：简策陈言，其在人口中者，虽经数千百年，有非兵燹[6]所能劫，易姓改物所能变者，此言诚然。然唯西北语质，其声音轻重，尚可以古韵求之耳，太行、中条以南，土沃候暖，萌达句出，率不过旬日，即苕发颖竖，蒙茸于蓬蒿藜莠中，几荒芜而不可治。自非旷土隙壤，无不芟夷殆尽，尚有能尽名其物者乎？余尝以苦荬询之开封人，或以为燕儿苗，然则《救荒本草》所云苦苣者，乃以本草之名名之，非俗语如是也。昔有令治狱，狱成以付吏，吏为定爰书[7]，令视之，诧曰：此非昔所鞫[8]狱辞也。吏出袖中旧牍以进，曰：凡治狱必改易其辞如旧牍，始与律比。令熟思良久，曰：汝言是也，若并其人名而易之，则与旧案无一字不比矣。然则，本草、小学诸书，所谓某草即古某草者，无亦有如今之治狱，欲并易其人名以此于旧牍者乎？

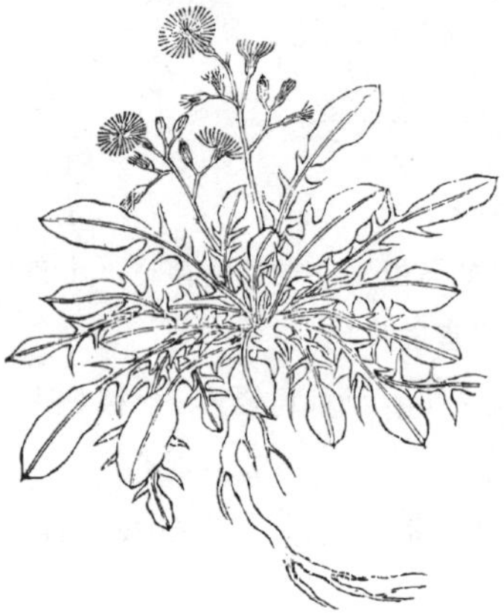

【校注】

① 《释草小记》：清代程瑶田著。其精通训诂，治学注重实证，精心格物，一虫一介之微，无不穷其变态，提倡“用实物以整理史料”，开启了传统史料学同博物考古相结合的新路。主要著作有《释虫小记》《释草小记》《禹贡三江考》《周髀

矩数图注》等26种，合称为《通艺录》。

② 荼：这里指苦菜。

③ 苣荬（qǔmǎi 取买）：多年生草本植物。野生，叶互生，广披针形，边缘有不整齐的锯齿，花黄色。嫩苗可供食用，叶可制农药。

④ 筠（yún 云）篮：竹篮。筠，竹子的别称。

⑤ 龆龀（tiáochèn 条趁）：重发换牙之时，指童年。

⑥ 燹（xiǎn 显）：多指兵乱中纵火焚烧。

⑦ 爰书：古代司法审判过程的笔录、文书。

⑧ 鞫（jú 菊）：审问犯人。

10. 光叶苦荬

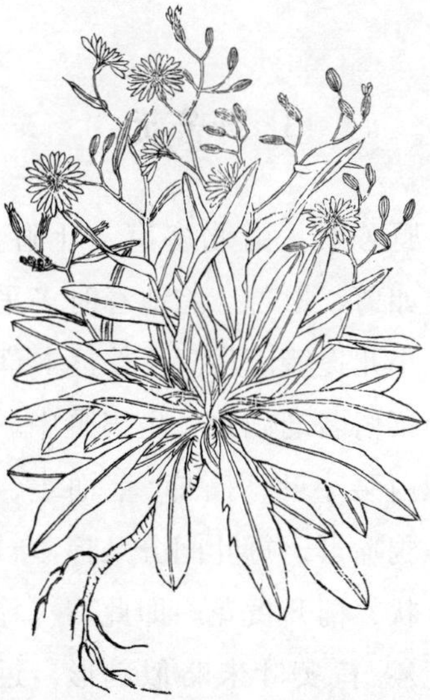

光叶苦荬与苣荬绝相类，而根不白，亦无赤脉，开花极繁，与家种者无异，味极苦，卖苣荬者断其根，羼①之多不能辨。

【校注】

① 羼（chàn 颤）：掺杂。

11. 滇苦菜

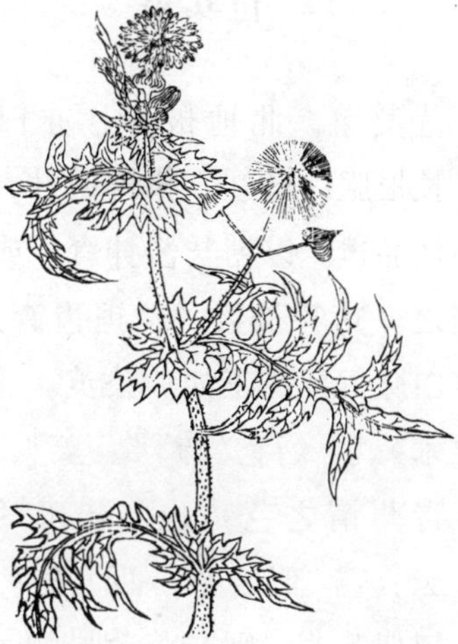

滇苦菜，即李时珍所谓胼叶似花萝卜菜叶，上叶抱茎，似老鹳嘴，每叶分叉撺挺，如穿叶状。而《别录》以为生益州，凌冬不死者也。滇人亦呼苦马菜，贫人摘食之，四季皆有，江湖间亦多。故李时珍以为即苦菜，与北地苦荬迥异。中州或谓为蒲公英，用治毒亦效，盖性皆苦寒，所主固可同耳。《畿辅通志》[1]：苦益菜生沟堑中，可生食，亦可霉干。即此。

【校注】

① 《畿辅通志》：清代官修省级地方志，共有3部，《畿辅通志》中，光绪版体例完备，资料充实，最为有名，也最为实用，是研究河北省历史地理的重要资料。

12. 苣荬菜

苣荬菜，北地极多，亦曰甜苣。长根肥白微红，味苦回甘，野蔬中佳品也。以糖与酱拌食，或焯熟茹之。其叶长数寸，锯齿森森，中露白脉，开花正如蒲公英。《齐民要术》引《诗义疏》[1]：蘧[2]，苦荬，青州谓之芑是也。陆玑《诗疏》云：芑[3]似苦菜，西河雁门尤美。曰似苦菜，则与苦菜异物。今山西野生者极肥，土人嗜之，元恪[4]之言，信有征矣。南方多种以为蔬，沃土浇溉，形味稍异。《释草小记》云：叶如剑形，而本有歧茎，老时如此。又有一种野苦荬，亦相类，具别图。

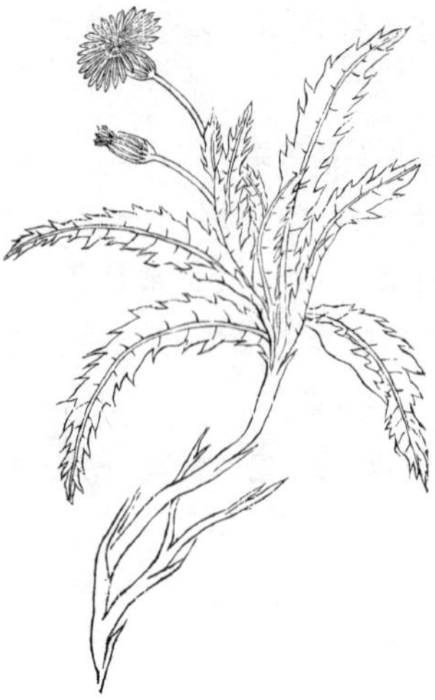

【校注】

① 《诗义疏》：指沈重《毛诗义疏》。

② 蘧（qú 渠）：苦荬菜。

③ 芑（qǐ 起）：类似苦菜的一种草本植物。

④ 元恪：陆玑，字元恪。

13. 野苦荬

野苦荬，南北多有，叶附茎，有歧如翦，根苦。北地春时多采食之。小儿提篮以售。《救荒本草》：苦荬菜俗名老鹳菜，生田野中。脚叶似白菜小叶，插𢬵[1]茎而生，梢叶似鸦嘴形，每叶间分叉撺葶，如穿叶状，梢开黄花。即此。《释草小记》：苣荬叶末略似剑形，近本处有歧出者，厚而劲，乃正相类，但茎瘦色赭，根极细短，与苣荬迥别。《救荒本草》但言苗叶煠熟，油盐调食，不言其根可茹，与苣荬洵[②]非一种矣。

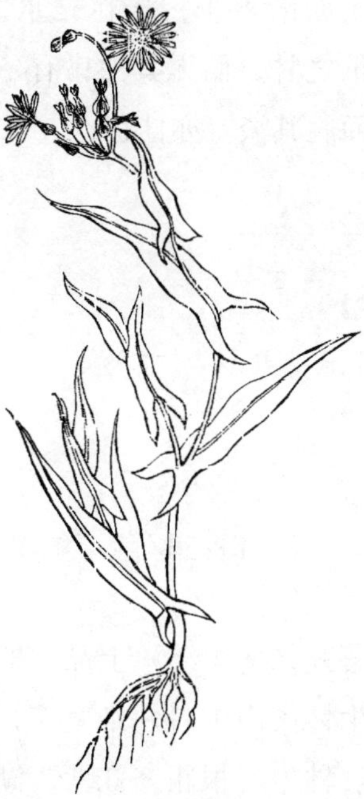

【校注】

① 捬（bù 不）：铺展；散布覆盖。

② 洵（xún 寻）：诚然；确实。

14. 家苣荬

家苣荬，江西种之成畦。高至五六尺，披其叶茹之。《齐民要术》所谓畦种足水繁茂，甜脆，胜野生者也。《嘉祐本草》谓江外岭南吴人无白苣，尝植野苣以供厨馔。然则此本野生，特移植肥壮耳，非别一种。但谓为苦苣味苦，不知其回甘也。近时江右亦有白苣，惟叶瘦不如北地生菜脆肥，莴苣亦然。江右有一种柳荬，与苣荬无异，而叶白有紫缕，抽茎长四五尺，茎叶细长如柳，故名。

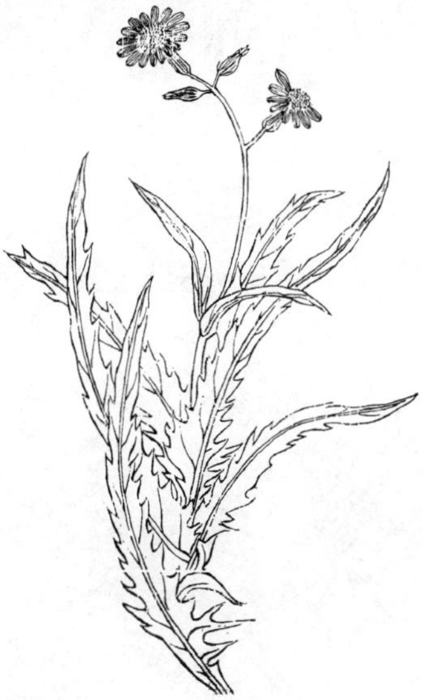

15. 紫花苦苣

紫花苦苣，山西平隰有之。夏开紫花，馀无异。土人谓黄花为甜苣，语重如铁苣，此为苦苣。

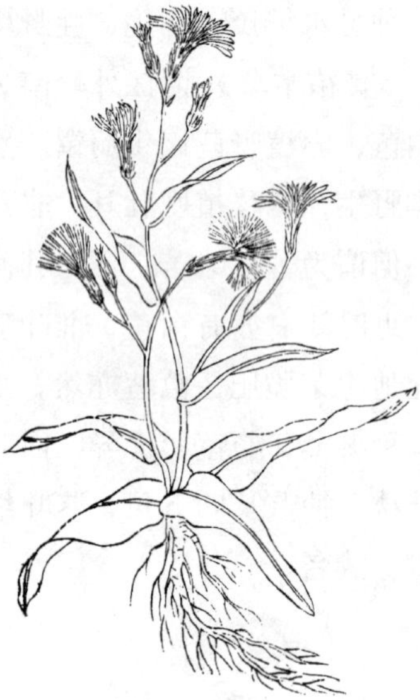

16. 冬瓜

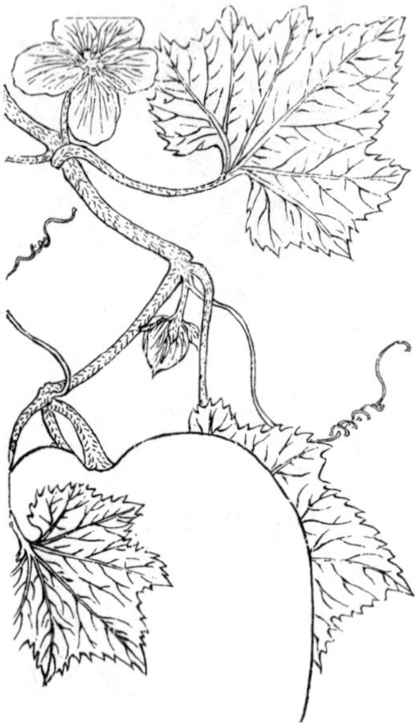

冬瓜，《本经》上品。一名白瓜，削敷痈疽，分散热毒最良。子可服食；皮治跌扑伤损；叶治消渴，傅[①]疮；《滇南本草》：治痰吼气喘，又解远方瘴气、小儿惊风；皮治中风，煨汤服效。又有象腿瓜，长圆有沟，皮白，肉与冬瓜无异，子如南瓜子，味在二瓜之间：有南瓜之甘，而无其浊；有冬瓜之嫩，而胜其淡。亦佳蔬也。

【校注】

① 傅：通“敷”。

17. 薯蓣

薯蓣，《本经》上品。即今山药，生怀庆山中者白细坚实，入药用之。种生者根粗。江西、湖南有一种扁阔者，俗呼脚板薯，味淡，其子谓之零馀子，野生者结荚作三棱，形如风车。云南有一种，根长尺馀，色白而扁，叶圆。《滇本草》[①]谓之牛尾参，盖肖其形。按《物类相感志》[②]谓薯手植如手，锄锹等物植随本物形状，似未可信。然种类实繁。《南宁府志》有人薯、牛脚、篱峒、鹅卵各薯；《琼山县志》有鹿肝薯、铃蔓薯；《石城县志》有公薯、木头薯；《高要县志》

有鸡步薯、胭脂薯；《番禺县志》有扫帚薯；《漳浦县志》有熊掌薯、姜薯、竹根薯。大要皆因形色赋名也。文与可[③]有《谢寄希夷陈先生服唐福山药方诗》，唐福在蜀江之东，其诗曰：壮士臂曰仙人掌。则亦牛尾、脚板之类，盖野生者耳。《文昌杂录》[④]载干山药法，风挂、笼烘皆佳。《山家清供》谓以玉延磨筛为汤饼、索饼，取色香味为三绝。《宋史》：王文正公旦[⑤]病甚，帝手和药并薯蓣粥赐之，今仕宦家不复入食单矣。唯《云仙杂记》[⑥]载李辅国[⑦]大畏薯药，或示之，必眼中火出，毛发沥血，其禽兽之肠与人异耶？

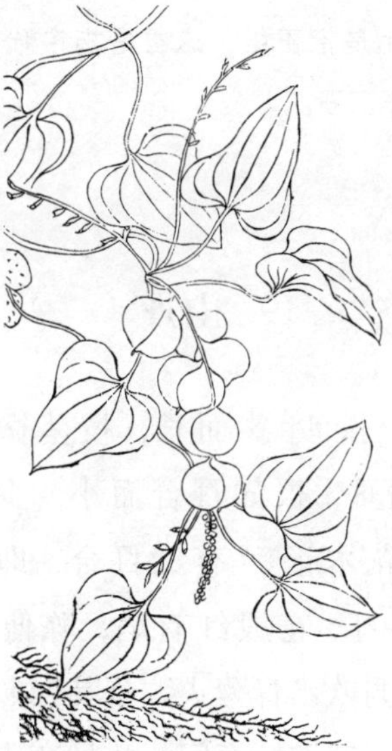

【校注】

① 《滇本草》：《滇南本草》，是一部记述西南高原地区药物包括民族药物在内的珍贵著作，也是我国第一部地方本草专著。全书共 3 卷流传于世，载药 458 种。作者兰茂（1397—1470），字廷秀，号止庵，云南省嵩明县杨林镇人，原籍河南洛阳。

② 《物类相感志》：旧本题宋苏轼撰。凡分身体、衣服、饮食、器用、药品、疾病、文房、果子、蔬菜、花竹、禽鱼、杂著 12 门，共 448 条，皆疗治及禁忌之事。疑 18 卷之本即因此本而衍之也。

③ 文与可：文同（1018—1079），北宋书画家、诗人，字与可。

④ 《文昌杂录》：北宋庞文英的笔记小说。书中所记，多一时见闻，书虽记朝典之多，然亦多涉杂事杂论。

⑤ 王文正公旦：指王旦，字子明。北宋时期著名的政治家，是真宗朝执政时间最长的宰相，天下称为“贤相”，谥文正。

⑥ 《云仙杂记》：10 卷，旧本题唐金城冯贽撰。《宋史・艺文志》收录于子部小说家类，题作《云仙散录》。《四库全书》收于子部小说家类，并言其“实伪书也”。

⑦ 李辅国（704—762）：本名静忠，唐肃宗时当权宦官。40 岁之前无所作为。安史之乱期间，因有功，被加封为元帅府行军司马，开始掌握兵权，并改名为辅国。

18. 百合

百合，《本经》中品。生山石上者，根嫩，多汁，瓣小；种生沙地者，根大，开大白花。《南都赋》[①]：薯、蔗、姜、䪤[②]。䪤，百合蒜也。近以嵩山产者为良。江西广饶，悬崖倒垂，玉绽莲馨，根谢土膏，味含云液，疗嗽润肺。洵推此种。夷门植此为业，以肥甘不苦者为佳。滇南土沃，乃至翦采如薪，供瓶经夏。《本草纲目》引王维诗：冥搜到百合，真使当重肉。按全诗云：少陵晚崎岖，天随自寂寞。《辋川集》[③]岂应有此？盖宋王右丞，非摩诘也[④]。又云：果堪止泪无。用本草止涕泪之说，肺气固则五液敛也。

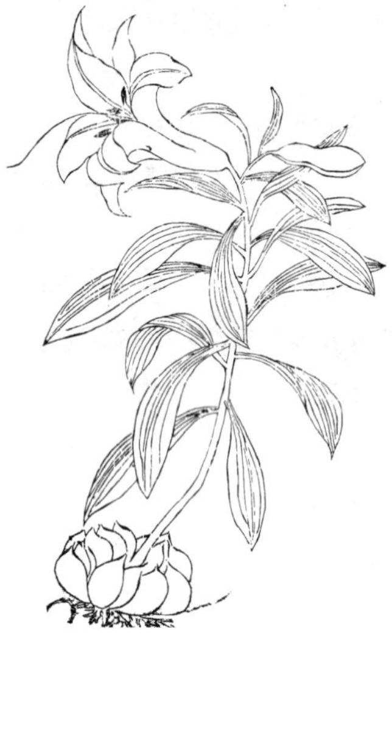

【校注】

① 《南都赋》：张衡撰。张衡（78—139），字平子。东汉文学家、科学家。南阳西鄂（今河南南阳市卧龙区石桥镇）人。南都，是指张衡的家乡南阳。书中从多个侧面记载了汉代南都的社会历史、民俗民风，无论从社会学、历史学、民俗学、美学、地理学、文学史、艺术史来看都是极难得的珍贵资料。

② 䪤（fān 翻）：百合的别名。

③ 《辋（wǎng 往）川集》：王维诗集名。原诗："冥搜到百合，真使当重肉。果堪止泪无，欲纵望江目。"

④ "盖宋王右丞"二句：唐代王维，字摩诘，曾作过尚书右丞的官职。一般文中王右丞是指王维，这里是指宋代王右丞，即王安石。

19. 山丹

山丹，叶狭而长，枝茎微柔，花红四垂，根如百合而小，少瓣。《洛阳花木记》[①]有红百合，即此。或曰渥丹。花殷红有焰，陈傅良[②]诗：山丹吹出青藜火。摹其四照也。朱子诗：昔游岭海间，几见蛮卉折。素英溥[③]夕露，朱花烂晴日。归来今几年，晤对只寒碧。因君赋山丹，恍复见颜色[4]。岭南花多朱殷，他处如此炫晃者盖少。前贤掉咏[5]无妄语如此。《群芳谱》[6]：根大者供食，味与百合无异。

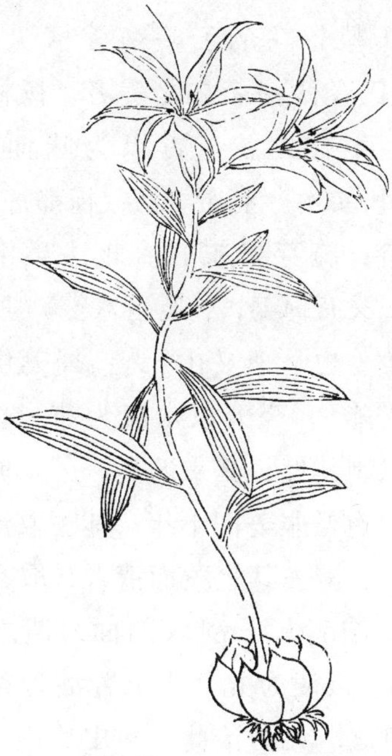

【校注】

① 《洛阳花木记》：周世厚撰，记载了宋代当时洛阳牡丹花卉栽培状况。

② 陈傅良（1137—1203）：字君举，号止斋，人称止斋先生。南宋著名学者，是南宋永嘉学派的主要代表之一，学问渊博，著作甚丰。该诗句见《兰花供寿国举兄》。

③ 溥（pǔ 普）：通“普”。普遍；广大。

④ “昔游岭海间”八句：诗见《朱熹集》卷二《山丹》诗。

⑤ 掉咏：写诗抒怀。掉，有卖弄炫耀、掉书袋的含义。

⑥ 《群芳谱》：中国明代介绍栽培植物的著作，全称《二如亭群芳谱》。明代王象晋（1561—1653）编撰，记载植物400馀种，全书30卷。

20. 卷丹

卷丹，叶大如柳叶，四向攒枝而上，其颠开红黄花，斑点星星，四垂向下，花心有檀色长蕊，枝叶间生黑子，根如百合。《本草衍义》[1]所述百合形状即此。京师花圃，艺之为玩，不以入馔；或谓根种一年，则梢开一花云。《草花谱》[2]

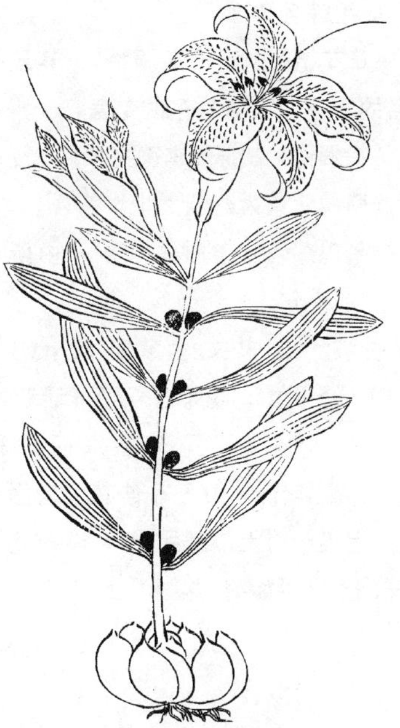

番山丹、《花木记》[3]黄百合、《群芳谱》珍珠花红有黑点，皆此花也。滇南谓之倒垂莲，燕蓟[4]谓之虎皮百合，东坡“错落玛瑙盘[5]”句应是咏此。颍滨[6]诗：山丹非佳花[7]。又云：盈尺烂如绮。山丹不能盈尺亦嘉卉，以咏卷丹则称。

【校注】

① 《本草衍义》：宋代寇宗奭撰。全书20卷，目录1卷。首列序例3卷，后载药品17卷，按玉石、草、木、禽兽、虫鱼、果菜、米谷顺序排列。共载药570馀种。该书是寇氏旨在推衍《嘉祐本草》《本草图经》的未尽之义，并对其进行进一步的辨证和阐发，内容涉及医药学理论及具体单味药的名称考定、鉴别、炮制、应用等各方面。

② 《草花谱》：明代高濂撰。其还撰有著名的《遵生八笺》养生专著。

③ 《花木记》：唐代李德裕撰。

④ 燕蓟：北京为燕蓟之地。

⑤ 错落玛瑙盘：苏轼《次韵子由所居六咏》中的诗句。

⑥ 颍滨：北宋文学家苏辙（1039—1112），字子由，晚年自号颍滨遗老。

⑦ 山丹非佳花：见苏辙《西轩种山丹》。其中有：“山丹非佳花，老圃有深意。宿根已得土，绝品皆可寄。明年春阳升，盈尺烂如绮。”

21. 干姜

干姜，《本经》中品。生姜，《别录》中品。又有干生姜，性畏日喜阴，亦有花，与山姜同，而抽茎长尺馀。余于赣南姜区见之。《吕氏春秋》[1]：和之美者，杨朴之姜，姜桂之滋。古以为味而已。《齐民要术》有蜜姜法，梅都官[2]糟姜诗：腌芽费糟丘。此法吴中尚之。又有梅姜，《遵生八笺》[3]所谓五美姜也。李义山[4]诗：蜀姜供煮陆机莼[5]。今人以水蔬为茹，必加姜以制其性，其来旧矣。《东坡杂记》有僧服姜四十年，其法取汁贮器中，澄去其上黄而清者，取其下白而浓者，干刮取如面，谓之姜飦[6]。饭溲为丸，或末置酒食茶饮中食之。无力治此，和皮嚼烂，温水咽之。初固稍辣，久则甘美云。五味皆有偏胜，习惯则甘。今江湖人茹之、饮之、咀嚼之，非此不能胜湿。食蓼不知辛，殆有斯须不能去者。东坡诗：先社姜芽肥胜肉[7]。蜀固多姜，乃甘于肉。东坡又云：食姜粥甚美，一瓯[8]梦足，得[9]不汗出如浆耶？陶隐居谓：久服少智，少志，伤心气。《唐本草》注：《本经》言久服通神明，陶氏谬为此说。朱子诗：姜云能损心，此谤谁与雪？则苏氏已雪之于前矣。刘原父[10]戏为道非明民，将以愚之[11]之说，诚堪解颐[12]。然孔称不彻[13]，裴乃不食人之所嗜[14]，固自不同。《史记》：千畦姜韭，其人与千户侯等。盖为和、为蔬、为果、为药，用芽、用老、用干、用炮、用汁，其为用甚广。谚曰：养牛种姜，子利相当。此言非谬。李杲[15]谓：秋不食姜，走气泻肺，故禁之。《晦翁语录》[16]亦有秋姜夭人天年之语，李时珍谓积热、患目、病痔人多食兼酒，立发；痈疮人多食则生恶肉。此皆覆鉴，好而知恶者鲜矣。

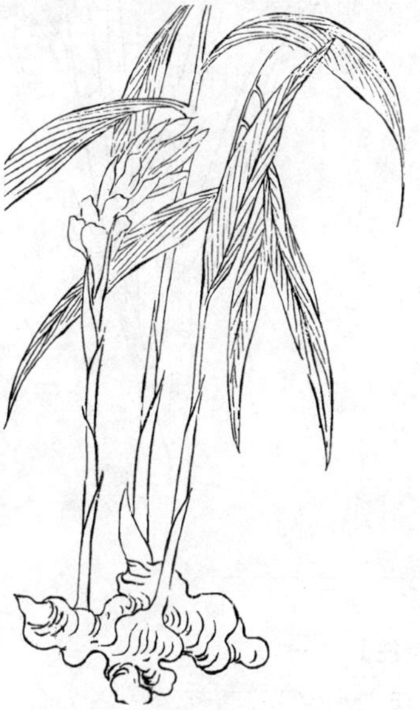

【校注】

① 《吕氏春秋》：战国末年秦国丞相吕不韦组织属下门客们集体编纂的杂家著作，有儒、道、墨、法、兵、农、纵横、阴阳家等各家思想，又名《吕览》。

② 梅都官：指北宋诗人梅尧臣。字圣俞，宣州（今安徽宣城）人。他出生于农家，经面试赐进士出身，累官至上书都官员外郎，故又称梅都官。

③ 《遵生八笺》：明代养生食疗专著。高濂著。

④ 李义山：指唐代诗人李商隐。

⑤ 蜀姜供煮陆机莼：出自《李义山诗集》卷一《赠郑谠处士》。全诗："浪迹江湖白发新，浮云一片是吾身。寒归山观随棋局，暖入汀洲逐钓轮。越桂留烹张翰鲙，蜀姜供煮陆机莼。相逢一笑怜疏放，他日扁舟有故人。"

⑥ 飰（fàn 饭）：古同"饭"。

⑦ 先社姜芽肥胜肉：出自苏轼诗《扬州以土物寄少游》。

⑧ 瓯（ōu 鸥）：杯。

⑨ 得：助动词。能；能够。

⑩ 刘原父：刘敞，北宋官吏、文人、史学家、经学家、散文家。

⑪ 道非明民，将以愚之：见《东坡志林·姜多食损智》："王介甫多思而喜凿，时出一新说，已而悟其非，又出一说以解之，是以其学多说。尝与刘贡父食，曰：'孔子不撤姜食，何也?'贡父曰：'《本草》言姜食多损智。道非明民，将以愚之。孔子以道教人者，故不撤姜食，所以愚之也。'介甫欣然而笑，久之乃悟其戏也。贡父虽戏言，王氏之学实大类此。"

⑫ 解颐：开颜欢笑。

⑬ 不彻：《论语·乡党》中有"不撤姜食"的说法。

⑭ 裴乃不食人之所嗜：见《南史·周舍传》："舍占对辩捷，尝居直庐，语及嗜好，裴子野言从来不尝食姜。舍应声曰：'孔称不彻，裴乃不尝。'一坐皆悦。"

⑮ 李杲（1180—1251）：字明之，真定（今河北正定）人，晚年自号东垣老人，他是中国医学史上"金元四大家"之一，是中医"脾胃学说"的创始人，撰《脾胃论》《兰室秘藏》《内外伤辨惑论》等。

⑯《晦翁语录》：朱熹弟子记录其言而成。

22. 葱　正作蔥，今从俗

葱，《本经》中品。有冬葱、汉葱、胡葱、楼葱，野生为山葱。冬葱即小葱，一曰慈葱；汉葱茎硬，一名木葱；胡葱根大似蒜；楼葱即羊角葱，一名龙爪葱；山葱即茖，汁为葱涕。西北楼葱肥白，少辛气，寸断烹茹。《内则注》：渫[①]，蒸葱也。《清异录》[②]：赵魏间有盘盏葱，大如柱杖，粗盈尺。孔奋[③]在姑臧，但食葱菜。刘先主归曹瞒，闻雷失箸，曹瞒觇之[④]，方披葱，使厮人为之不端正，以杖击之。屈突通[⑤]莅官劲正，语曰：宁食三斗葱，不逢屈突通。盖不比江左笔羹[⑥]用大官葱[⑦]，但呼曰和事草也。葱叶无可味，麦饭葱叶，食之窭[⑧]者，故井丹[⑨]推去之。然其中空，用以通耳鼻诸窍，皆有验。东坡诗：总角黎家三小童，口吹葱叶送迎翁[⑩]。小儿游戏即芦笙矣。若其治脱阳、金疮、便闭、卒死诸危症，回阳气于须臾，盘飧中有灵妙宝丹，非他蔬所敢侪辈也。

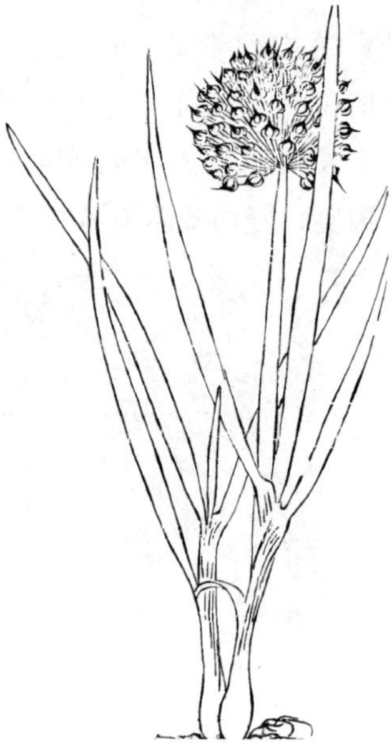

【校注】

① 渫（yì 义）：蒸葱。

②《清异录》：五代至北宋学者陶穀撰，是一部随笔集。书中包括天文、地理、草木等 37 个门类，共有 648 条有关内容。保存了中国文化史和社会史方面的很多重要史料。

③ 孔奋：字君鱼，东汉初茂陵（今陕西兴平东北）人。东汉名臣，曾任河西大

将军窦融幕府议曹掾、姑臧县长、武都郡丞、武都郡太守。

④ “刘先主归曹瞒”三句：见《三国志》“曹操煮酒论英雄”的故事，曹操指刘备为人杰，说“今天下英雄，惟使君与操耳”之时，忽然惊雷暴雨，刘备手中匙箸不觉落于地下。曹瞒，曹操的小名。箸（zhù 注），筷子。觇（chān 掺），窥视。

⑤ 屈突通（557—628）：长安人，隋唐时期名将，凌烟阁二十四功臣之一，北周邛州刺史屈突长卿之子。做官执法很严，六亲不认，他的弟弟屈突盖也和他一样。当时流行的话说：“宁食三年艾，不见屈突盖；宁食三年葱，不逢屈突通。”

⑥ 芼羹：南宋诗人陆游有诗：“瓦盆麦饭伴邻翁，黄菌青蔬放箸空，一事倘非贫贱分，芼羹僭用大官葱。”“芼羹”指用菜和肉做成的羹。

⑦ 大官葱：冬葱又叫大官葱。

⑧ 窭（jù 具）：贫寒。

⑨ 井丹：汉光武帝时的一位高士。《后汉书·逸民传》：“丹不得已，既至，就故为设麦饭葱叶之食，丹推去之。”成为典故“麦饭豆麋”，指磨麦合皮而炊熟的粗粝的饭。

⑩ 总角黎家三小童，口吹葱叶送迎翁：见苏轼《被酒独行遍至子云威徽先觉四黎之舍》诗。

23. 山葱

山葱，《尔雅》：茖，山葱。《千金方》[①]始著录。《救荒本草》谓之鹿耳葱。山石原泽皆有之。而泽葱细嫩丛生，故诗人以为翠管。《西河旧事》[②]：葱岭山高大，上生葱，故曰葱岭。《淮南子》：山上有葱下有银。此山葱也，生沙地曰沙葱。曹唐[③]诗：陇上沙葱叶正齐[④]，是也。晋令有紫葱，《唐书·西域传》：泥婆罗[⑤]献浑提[⑥]葱，皆葱，肆所不具。《西域闻见录》[⑦]：丕雅斯类野蒜，头大如鸡子，叶似葱而不中空，味辛。甘肃人呼为沙葱，回人嗜之，其浑提类耶？

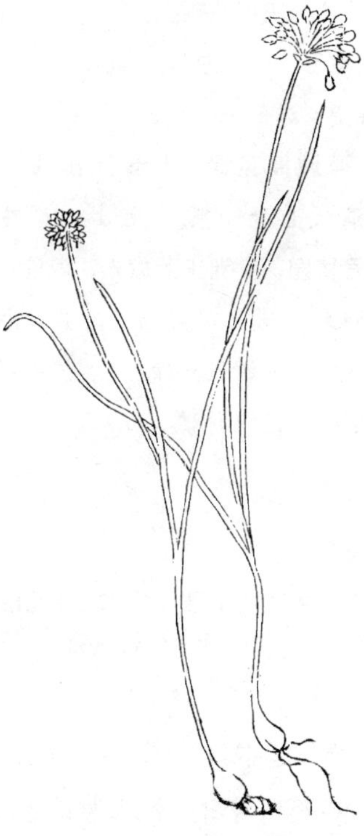

【校注】

① 《千金方》：《备急千金要方》，孙思邈著，为唐代著名医药学著作。

② 《西河旧事》：魏晋时著作，记载古地理特征。原书已佚，今有辑本。

③ 曹唐：唐代诗人，字尧宾，桂州（治今广西桂林）人，生卒年不详。初为道士，后举进士不第。咸通年间（860—874），为使府从事。

④ 陇上沙葱叶正齐：该诗句选自曹唐诗《病马五首》之一。其中有："陇上沙葱叶正齐，腾黄犹自局羸啼。尾蟠夜雨红丝脆，头捽秋风白练低。力惫未思金络脑，影寒空望锦障泥。阶前莫怪垂双泪，不遇孙阳不敢嘶。"

⑤ 泥婆罗：今尼泊尔。

⑥ 浑提：洋葱。

⑦ 《西域闻见录》：清代新疆地方志书，清代七十一撰。七十一，姓尼玛查，号椿园，满洲正蓝旗人，乾隆十九年（1754年）进士，曾知武陟县，后"西出阳关，逾河源三千馀里"，居新疆十馀年，回京后任职刑部。

24. 薤 《尔雅》作䪥，《礼记》作薤，俗皆从薤

薤，《本经》中品。《尔雅》：䪥，鸿荟。李时珍以为即葍[1]子，开花如韭而色紫白，其根层层作皮，与蒜异。炒食或醋浸。江西、湖南极多，或云非薤也。老杜诗：衰年关鬲冷，味暖并无忧[2]。盖栝楼薤白汤、半夏薤白汤，皆治胸痹。《内则》膏用薤，又，切葱若薤实，诸醢[3]以柔之。今湖湘人炒食、醋浸，其亦犹行古之道也。薤美在白。《图经》以为性冷，故食之留白，是殆不然。庾元规[4]、温太真[5]同推陶侃为盟主，元规矫情，谈宴啖薤留白，谬云可种。是时侃方虑朝廷猜疑，见元规举止琐屑，以为易与，故相称叹[6]。岂真服其有为政之实耶？韩滉[7]盛帐延宾，晚间诘责所费，为人所轻。举大事者，安得猥碎？薤本相连，拔薤喻抑强宗。东坡诗：细思种薤五十本，

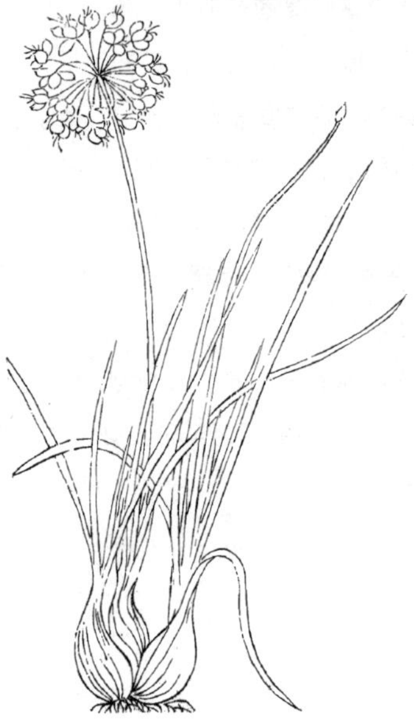

大胜取禾三百廛[8]。龚遂传令人口种百本薤，盖取属对耳[9]。香山[10]诗：酥暖薤白酒[11]。或谓以酥炒薤白投酒中，此味吾所不解。

【校注】

① 藠（jiào 叫）：薤的别称。

② 衰年关鬲冷，味暖并无忧：见杜甫诗《秋日阮隐居致薤三十束》。

③ 醯（xī 西）：醋。

④ 庾元规：庾亮（289—340），东晋大臣，字元规。颍川鄢陵（今河南鄢陵西北）人。官职司徒、扬州刺史、录尚书事。

⑤ 温太真：温峤（288—329），字泰真，一作太真，东晋将领、政治家。初为司隶都官从事，后举秀才。太原祁县（今山西祁县东南）人。

⑥ “庾元规”八句：典出《世说新语·俭啬》：“苏峻之乱，庾太尉南奔见陶公。陶公雅相赏重。陶性俭吝，及食，啖薤，庾因留白。陶问：‘用此何为?’庾云：‘故可种。’于是大叹庾非唯风流，兼有治实。”

⑦ 韩滉（723—787）：唐代画家，字太冲，长安（今陕西西安）人。

⑧ 细思种薤五十本，大胜取禾三百廛（chán 缠）：见苏轼《和段逢诗》。廛，古代城市平民的房地。

⑨ 龚遂传令人口种百本薤，盖取属对耳：龚遂，汉代大臣。宣帝时曾任渤海太守。《汉书·龚遂传》记载，龚遂曾为渤海太守，劝民务农桑，令口种百本薤。

⑩ 香山：指唐代诗人白居易。因久居洛阳香山，晚年又号香山居士。

⑪ 酥暖薤白酒：见白居易诗《春寒》，其中有“今朝春气寒，自问何所欲。酥暖薤白酒，乳和地黄粥”句。

25. 山薤

山薤，《尔雅》：葝[1]，山䪥。《本草拾遗》有蓼荞。李时珍以为即山薤。今湖南山中亦有之。葝山何在，罗愿[2]所诃？《农书》亦云天薤不多有，盖白薤负霜，久非鲁卫之《诗》，虽有稆菜，亦与菟葵、燕麦摇动春风耳。湘人呼曰野藠头，

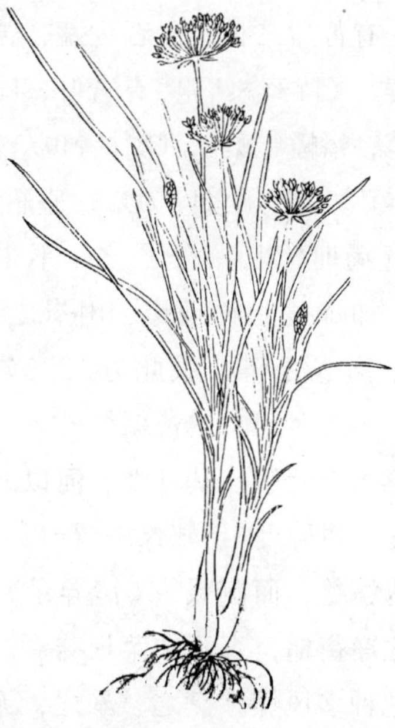

唯其有之。是以识之。《思州府志》：薤，俗名藠头，小者名苦藠，大者名鹅腿藠，山薤或即苦藠。《救荒本草》谓之柴韭，山西亦呼野韭。

【校注】

① 葝（qíng 晴）：山薤，亦称“野藠头”。

② 罗愿（1136—1184）：字端良，号存斋。宋乾道二年（1166年）进士，宋代史志学家，精博物之学，长于考证。

26. 苦瓠

苦瓠[①]，《本经》下品。即壶卢。有苦甜二种，甜者为蔬，苦者为器。《诗经》：匏[②]有苦叶，味苦者也；幡幡[③]瓠叶，味甘者也。《滇南本草》：苦瓠采叶为末，盛瓶内。出行渴时，取一分服之，不中水毒。加雄黄能解哑瘴、山岚之毒。凡中夷人之毒，服此方二三分俱可，不可多用。按苦瓠能吐人，凡瘴毒多以吐解。其甘者，河以北皆茹之。唐柳玭[④]、郑馀庆[⑤]皆以常食瓠为清德，而陶穀[⑥]《清异录》乃谓之净街槌，真不知菜根味者。但北地种多风燥，烹之、暴之，无不宜之。南方种植既稀，久雨，或就篱干瘪，佳者制为玩具，颇得善价。《山家清供》以岳柯[⑦]勋阀[⑧]有诗曰：去毛切莫拗蒸壶，叹其知野人风味。余以为岳诗亦只隶事耳，若责南人以食壶为俭，则当与盛筵中之黄芽白菜、营盘磨姑并驶而争雄矣。元范梈[⑨]诗序：或言种瓠蔓长，必翦其标乃实。斋前因树为架，蔓缘不已，果多虚花云。凡蓏[⑩]皆然，不独瓠也。高季迪[⑪]诗：自笑诗人骨，何由似尔肥。肥白如瓠，诚为食肉相。然如益州张裔[⑫]如瓠壶外泽内粗，其与无窍而坚者何异？瓜花多黄，瓠花色白。杜诗：幸结白花了[⑬]。自是瓠架。

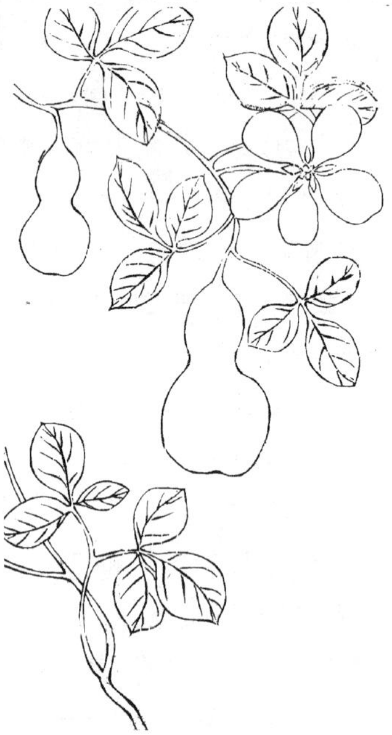

【校注】

① 瓠（hù 户）：葫芦的一个变种，亦指其果实。

② 匏（páo 袍）：葫芦之类。

③ 幡幡：翻动貌。

④ 柳玭：唐代官吏，从其祖父、父亲起皆以理家严谨闻名，有“言家法，世称柳氏”之誉，并有《柳氏家训》告诫子孙。

⑤ 郑馀庆（748—748）：字居业，荥阳（今河南荥阳）人。唐相，盛行节俭。《卢氏杂说》云：“郑馀庆清俭，有重德。”

⑥ 陶穀（903—970）：五代至北宋学者。字秀实，自号鹿门先生。邠州新平（今陕西彬县）人。著有《清异录》等。

⑦ 岳珂（1183—1240）：南宋文学家。字肃之，号亦斋，又号倦翁。相州汤阴（今属河南）人。寓居嘉兴（今属浙江）。岳飞之孙，岳霖之子。

⑧ 勋阀：古代指有权势的家庭。

⑨ 范梈（pēng 抨）（1272—1330）：元代官员、诗人，字亨父，一字德机。有《范德机诗集》。其中《种瓠二首》序：“或言种瓠蔓长，必翦其标乃实。予斋所种，因树为架，蔓缘不已，果多虚花。”

⑩ 蓏（luǒ 裸）：草本植物的果实。

⑪ 高季迪：明代诗人高启（1336—1374），字季迪，号槎轩，长洲（今江苏苏州）人。洪武初召入纂修《元史》，授编修，擢户部右侍郎。

⑫ 张裔（165—230）：字君嗣，三国时蜀郡成都（今四川成都）人。辅汉将军。

⑬ 幸结白花了：见杜甫《除架》五律诗：“束薪已零落，瓠叶转萧疏。幸结白花了，宁辞青蔓除。秋虫声不去，暮雀意何如。寒事今牢落，人生亦有初。”

27. 水蘄

水蘄[1]，《本经》下品。陶隐居以为合在上品，未解何意乃在下品？《别录》谓生南海池泽。此是常蔬，不识何以云生南海？殆非人所种者耶？芹菹加豆之实[2]，而《列子》云：人有美戎菽，甘枲茎芹萍子者，对乡豪称之，乡豪取而尝之，蜇于口，惨于腹[3]。其所谓芹子，必非园圃中物矣。按《诗》：觱沸槛泉，言采其芹[4]。盖古时以为野蔬。青州有芹泉，榆林有芹叶水。老杜诗多言芹，青泥、乌觜，亦自生之蔌[5]耳。《二老堂诗话》[6]：蜀人缕鸠为脍，配以芹菜。或为诗云：“本欲将勤补，那知弄巧成”。言虽谑而可讽。

雩娄农曰：羊鼻公[7]嗜醋序，此常馐耳。《龙城录》[8]三杯食尽之说，近狎侮矣。太宗敬文贞[9]甚至，不应有此。臣执作从事，独僻此收敛物。文贞岂以口腹之故，而为啬夫[10]喋喋者？昌歜羊枣[11]，圣贤不以为病，若于饮食之间而觇朝臣所短，则汉景赐食而不设箸，孙歆燕饮，浇灌取足，岂盛德事哉？昔人谓《龙城录》为伪书，其言犹信。

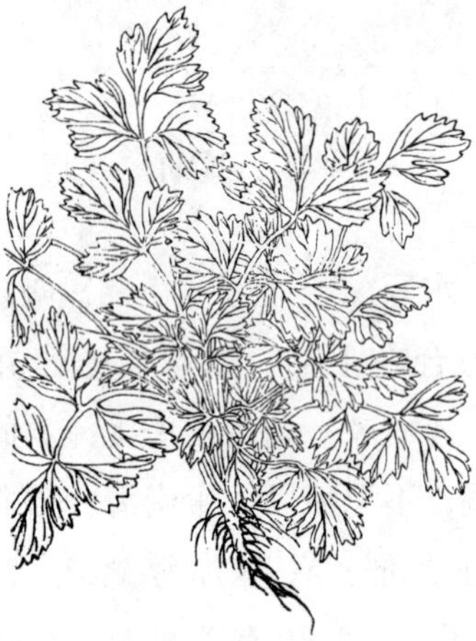

【校注】

① 靳（qín 勤）：古同“芹”。

② 芹菹（zū 租）加豆之实：语出《周礼·天官冢宰·醢人》：“加豆之实，芹菹、兔醢……”芹菹，应为水芹制作的腌菜或酸菜。

③ “人有美戎菽”六句：语出《列子·杨朱》。

④ 觱（bì 币）沸槛泉，言采其芹：见《诗经·小雅·采菽》。觱沸，形容泉水涌流盛出之貌。槛，水自地下直涌而出之意。

⑤ 蔌（sù 速）：《尔雅·释器》“菜”谓之蔌。

⑥《二老堂诗话》：南宋诗人周必大著。周必大（1126—1204），南宋政治家、文学家。字子充，一字洪道，自号平园老叟。庐陵（今江西吉安）人。绍兴二十一年（1151 年）进士。

⑦ 羊鼻公：唐太宗对魏徵的戏称。

⑧《龙城录》：唐代传奇小说。原题唐代柳宗元撰。但历来学者对此存疑。《龙城录》载唐太宗赐宴魏徵，特设醋芹三杯，魏征见了果然迫不及待，饭未吃完，三杯醋芹已经先吃光了。唐太宗笑对他说：“卿谓无所好，今朕见之矣！”

⑧ 文贞：魏徵（580—643），字玄成。魏郡内黄（今河南内黄西北）人，祖籍巨鹿下曲阳（今河北晋州西），一说馆陶（今属河北）人。唐代政治家。曾任谏议大夫、左光禄大夫，封郑国公，以直谏敢言著称，是中国史上最负盛名的谏臣。魏徵死后，太宗亲临恸哭，赠司空，谥曰文贞。

⑩ 啬夫：古代官吏名。乡官。秦制，乡置啬夫，职掌听讼、收取赋税，汉晋及南朝宋因之。《汉书·百官公卿表上》：“十亭一乡，乡有三老、有秩、啬夫、游徼。……啬夫职听讼，收赋税。”

⑪ 昌歜（chù 处）羊枣：成语。曾皙嗜羊枣，楚文王嗜昌歜，后以“昌歜羊枣”喻人之癖好。昌歜，菖蒲根的腌制品，又称“昌菹”。昌，通“菖”。

28. 堇

靳，同芹；堇，音谨。《尔

雅》：芹，楚葵。《注》：今水中芹菜。而《唐本草》别出堇菜，云野生，非人所种。叶似蕺菜，花紫色。李时珍以为即旱芹。按《尔雅》：啮，苦堇。《注》：今堇葵也。叶似柳，子如米，汋食之滑，与蘄菜殊不类。近时亦无蒸芹而食之者，唯《疏》引《唐本草》堇菜释之。余疑本草堇别一种，惟诸家皆以为水蘄，当有所据。又按《诗》：堇荼如饴[①]。《传》：堇菜也。《疏》以为乌头。乌头毒草，岂可释菜？《内则》：堇萱同列，未必异物。《士虞礼》[②]：冬用荁[③]，夏用葵。然则堇其葵之类耶？《尔雅》：芹与苦堇两释，究不可定为一种，乌头之堇，音觐，与堇葵亦异读。

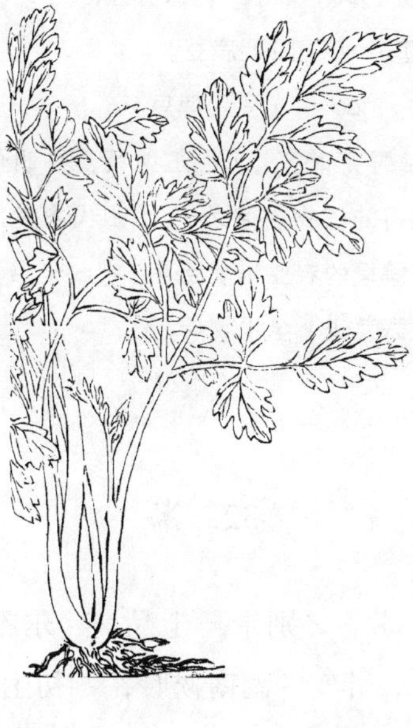

【校注】

① 堇荼如饴：见《诗经·大雅·绵》。

② 《士虞礼》：《仪礼》中的一篇。

③ 荁（huán 环）：堇菜一类的植物，古时用来调味。

29. 紫芹

紫芹，宋《图经》始著录，茎紫叶肥，根白长，香甜。河南多种之。

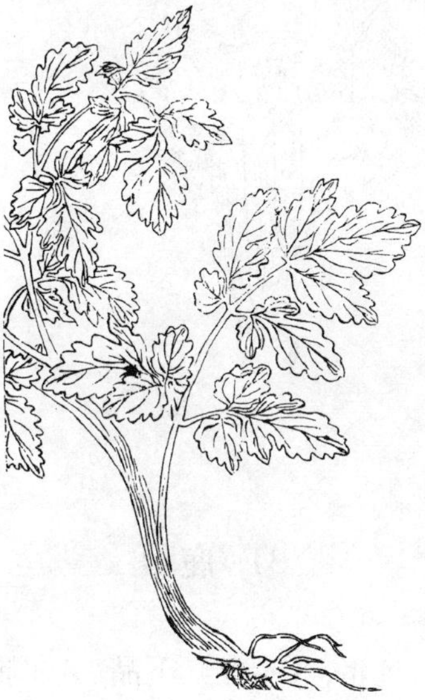

30. 马芹

马芹，《唐本草》始著录。多

生废圃中，高大易长，南人不敢食之。滇南水滨，高与人齐，通呼水芹。《滇本草》谓主治发汗，与麻黄同功。一小儿发热月馀，得一方：水芹菜、大麦芽、车前子，水煎服，效。

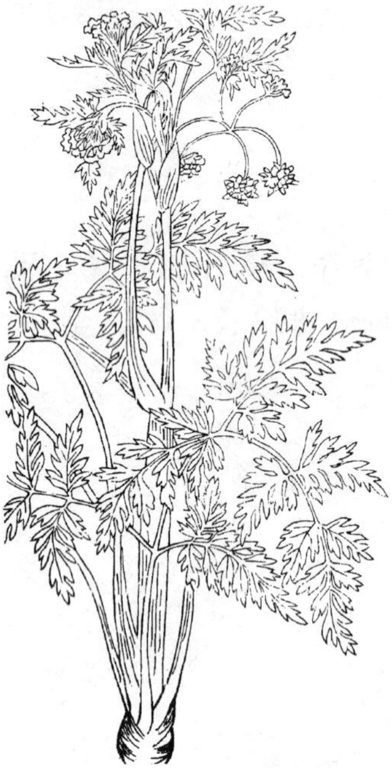

31. 鹿藿

鹿藿，《本经》下品。《尔雅》：蔨[1]，鹿藿。其实莥[2]。《注》：今鹿豆。叶似大豆，根黄而香，蔓延生。又曰萤豆[3]。《救荒本草》图说详晰，湖南山坡多有之。俗呼饿马黄，以根黄而马喜龁也。俚医用以杀虫。李时珍以《野菜谱》[4]野绿豆为䓖豆，殊不类。

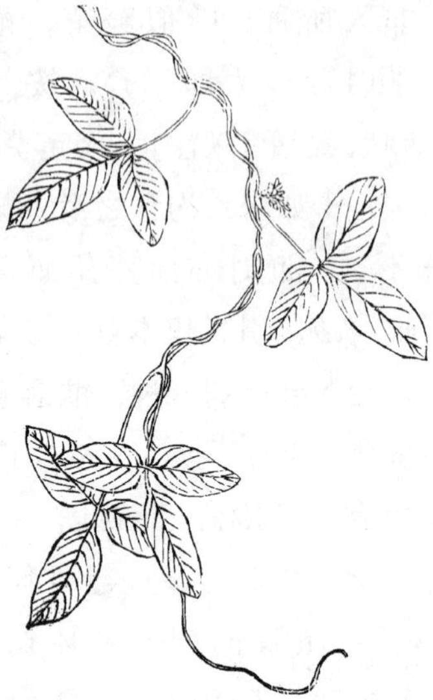

【校注】

① 蔨（juàn 倦）：鹿藿别名。

② 莥（niǔ 扭）：鹿豆。

③ 萤（láo 劳）豆：鹿豆。

④ 《野菜谱》：明代王磐撰，是明代四部通行的植物图谱之一。明代农学家徐光启编撰的农业科学巨著《农政全书》就将《野菜谱》全本收录。

32. 荠

荠，《别录》上品。《尔雅》：蒫[1]，荠实。湖南候暖，冬初生苗，已供匕箸。春初即结实，其花能消小儿乳积，投之乳中，旋化为水；肉食者可以荡涤肠胃。俗亦谓之净肠草。故烧灰治红白痢，有效。陆放翁②诗目有《食荠糁甚美，盖蜀人所谓东坡羹也》③。今燕京岁首亦作之，呼为翡翠羹。牛乳抨酥，洵无此色味。放翁又有《食荠诗》云：挑根择叶无虚日，直到开花如雪时④。真知食菜者矣。《清异录》：俗号荠为首岁羹。言至贫亦可具，虽百岁可常享。然金李献能⑤诗：晓雪没寒荠，无物充朝饥。则苦寒之地，有求之不得者。《珍珠船》⑥：池阳上巳日，以荠花点油，祝而洒之，谓之油花卜⑦。《物类相感志》：三月三日收荠菜花，置灯檠⑧上，则蚊虫飞蛾不敢近。伶仃小草，有益食用如此。

雩娄农曰：孟东野⑨云：食荠肠亦苦。放翁亦云：传夸真欲嫌荼苦，自笑何时得瓠肥⑩。咬断菜根者，得不令人疑其勉而为瘠耶？冰壶先生沉醉大嚼，适然之妙，非必醒酒鲊⑪也。高力士⑫气味不改一语，王右丞⑬、郑司户⑭恐未能道。荠为靡草，厄于夏，南方不可居些。金生而生，水王而王，木茂而茂。岁欲甘，甘草先生，荠成而告甘焉。乾端坤倪⑮，牙于小草，故君子曰慎微。

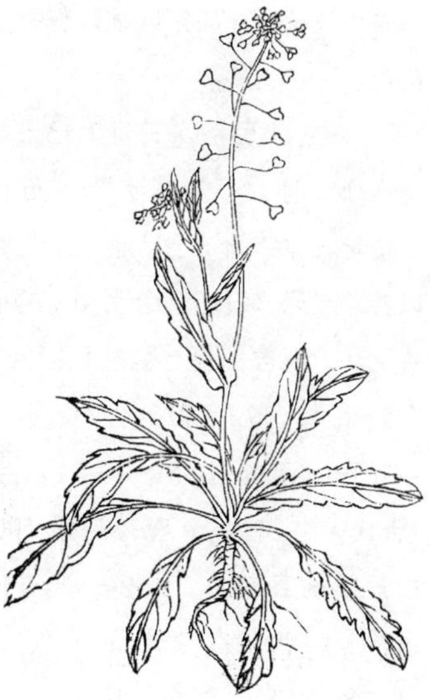

【校注】

① 蒫（cuó 痤）：荠菜籽。

② 陆放翁：陆游（1125—1210），字务观，号放翁。南宋诗人。创作诗歌很多，今存9千多首，内容极为丰富。著有《剑南诗稿》《渭南文集》《南唐书》《老学庵笔记》等。

③《食荠糁甚美，盖蜀人所谓东坡羹也》：陆游诗："荠糁芳甘妙绝伦，啜来恍若在峨岷。莼羹下豉知难敌，牛乳抨酥亦未珍。异味颇思修净供，秘方常惜授厨人。午窗自抚膨脝腹，好住烟村莫厌贫。"

④ 挑根择叶无虚日，直到开花如雪时：见陆游《食荠》诗。

⑤ 李献能：金宣宗时状元。字钦叔。善属文，尤长于骈体文。

⑥《珍珠船》：4卷。明代陈继儒撰。

是书杂采小说家言，凑集成编，保存了不少资料。

⑦ 油花卜：古代民俗，三月上巳节，以油点水占卜，称为“油花卜”。五代张泌《妆楼记·油花卜》：“池阳上巳日，妇女以荠花点油，祝而洒之水中，若成龙凤花卉之状，则吉，谓之油花卜。”

⑧ 灯檠（qíng 晴）：灯台。

⑨ 孟东野：孟郊（751—814），字东野。唐代著名诗人。现存诗歌500多首，以短篇的五言古诗最多，代表作有《游子吟》。孟郊有“诗囚”之称，又与贾岛齐名，人称“郊寒岛瘦”。

⑩ 传夸真欲嫌荼苦，自笑何时得瓠肥：见陆游《食荠》诗句。

⑪ 鲊（zhǎ 眨）：一种用盐和红曲腌的鱼。

⑫ 高力士：唐代宦官。本姓冯，后为宦官高延福养子，改姓高。高州良德（今广东高州）人。其权倾朝野，后被李辅国所劾。

⑬ 王右丞：唐代诗人王维，曾作过尚书右丞的官职。故有此称谓。

⑭ 郑司户：唐代文学家郑虔。

⑮ 乾端坤倪：指天地显示的征兆。

33. 菘

菘，《别录》上品。相承以为即白菜。北地产者肥大，昔人谓北地种菘，变为蔓菁。殊不然。考《岭表录异》[①]：岭南种蔓菁，即变为芥。今北地种芥多肥大，亦似变为蔓菁也。按菘菜种类有莲花白、箭干铃、杵杓白各种，惟黄芽白则肥美无敌。王世懋谓为蔬中神品，不虚也。北无菘菜，前人已为洗谤。南方之种多从燕蓟携归。《闽书》谓张燕公[②]自函京携种，归曲江种之，闽中呼为张相公菘。以余所至，如湖广之襄阳、施南、辰州、沅州，皆产之。可与黄芽为厮舆。湖南之长沙县有数区地宜种，则燕蓟之云礽[③]也。闻广东雷州亦佳，然羊城初筵，皆海舶冬致，东吴、两浙、江右，粮艘归帆，不胫而走。味胜于肉，亦非无食肉相者所能顿顿扪腹也。滇南四时不绝，亦少渣滓。似此菜根，良有滋味。惟怪古人歌咏不及，范石湖[④]田园杂兴诗：拨雪挑来塌地菘，味如蜜藕更肥浓。此尚是黑叶白菜之类。若北地大雪，菜皆僵冻，琼浆玉液，顿成枯柠矣。又菘以心实为贵，其覆地者北人谓之穷汉菜，亦曰帽缨子，诚贱之也。《清异录》江右多菘菜，粥笋者恶之，詈[⑤]曰心子菜。盖笋虚中而菘实中也。《雒南县志》：有圆根者，疗饥济荒，与蔓菁同功。今北地连根煮食，味亦甘，微作辛气。李时珍谓根坚小，不可食，亦少所见。

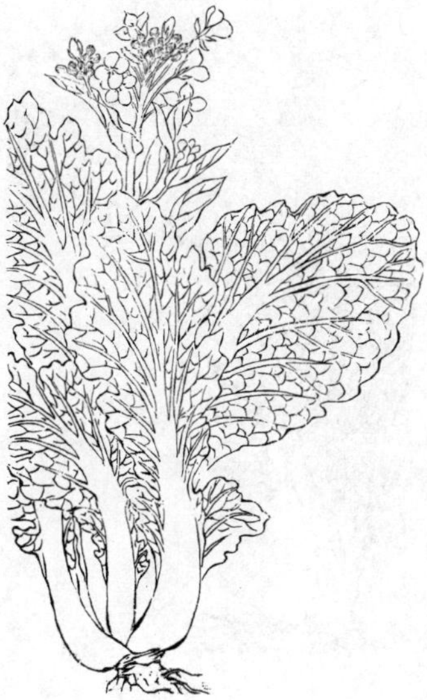

34. 乌金白

乌金白，即菘菜之黑叶者。湖南产者叶圆少皱，色青黑有光，味稍逊，其箭杆白与他处同。

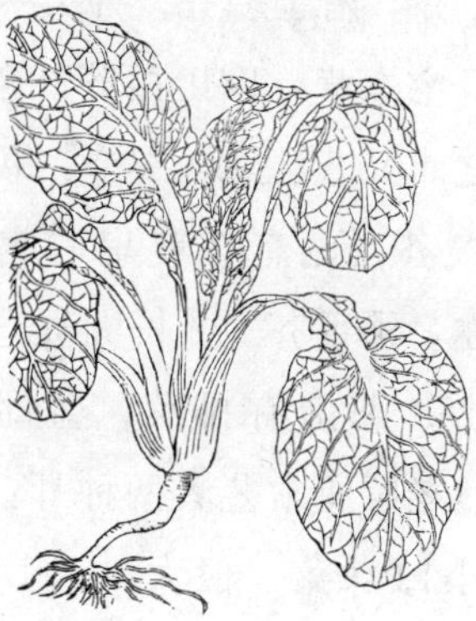

35. 葵花白菜

葵花白菜，生山西。大叶青蓝如劈蓝，四面披离，中心叶白如黄芽白菜，层层紧抱如覆碗，肥脆可爱，汾、沁之间，菜之美者，为齑、为羹，无不宜之。《山西志》无纪者，日食菜根，乃缺蔬谱，俗讹为回子白菜。

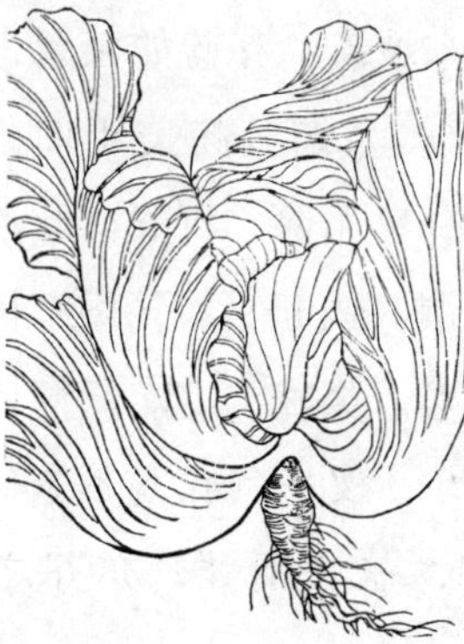

【校注】

① 《岭表录异》：唐代刘恂撰，是研究唐代岭南地区少数民族经济、文化的重要资料。

② 张燕公：张说（667—730），字道济，一字说之。唐代政治家、文学家、诗人。官至宰相，谥文贞。有《张燕公集》《张说之集》传世。

③ 礽（réng 仍）：福。

④ 范石湖：南宋诗人范成大（1126—1193），字致能，号石湖居士。绍兴进士，官至参知政事。晚年归居苏州石湖，人称“范石湖”。

⑤ 詈（lì 力）：骂也。

36. 芥

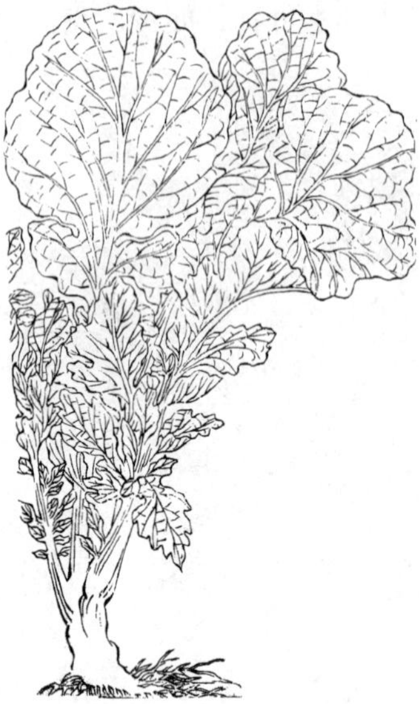

芥，《别录》上品。有青芥、紫芥、白芥，又有南芥、旋芥、花芥、石芥。南土多芥，种类殊夥[①]。宋《开宝本草》别出白芥，今入药多用之。又《上海县志》：矮小者曰黄农芥，更有细茎扁心名银丝芥，亦名佛手芥。《长洲县志》有鸡脚芥，湖南有排菜，盖即银丝芥。然老圃所常艺者两种耳：其科大根小曰辣菜，根大叶瘦曰芥圪答，亦曰大头菜。南方芥为常膳，而王世懋乃以燕京春不老为最，盖南芥辛多甘少，北芥甘多辛少；南菘色青，北菘色白；南芥色淡绿，北芥色深碧。此其异也。江西芥尤肥大，煮以为羹，味清滑，不似晦翁《南芥诗》：辍餐时拥鼻也。宁都州冬时生薹如莴苣，笋甚腴，土人珍之，曰菜脑[②]。南昌则二月中有之，寒暖气迟早耳。滇中一岁数食之。东坡诗：芥蓝如菌蕈，脆美牙齿响[③]。余谓其味美于回，胜于良蕈，一爽无馀。石芥、紫芥，皆未得入馔。钱起[④]《石芥》诗：山芥绿初尝。吴宽[⑤]《紫芥》诗：此种乃野生。又云气味既不辛，却与芥同行，盖非圃鲑，亦芥之别宗耳。

【校注】

① 夥（huǒ 火）：盛多。

② 菜脑：方言，大头菜。

③ 芥蓝如菌蕈，脆美牙齿响：见苏轼诗《雨后行菜圃》。

④ 钱起：唐代诗人，字仲文，吴兴（今属浙江）人，有《钱考功集》传于世。所作《省试湘灵鼓瑟》诗末二句“曲终人不见，江上数峰青”，为人传诵，称为绝唱。

⑤ 吴宽（1435—1504）：明代诗人、书画家，字原博，号匏庵，长洲（今江苏苏州）人。明宪宗成化八年（1472年）会试、廷试获第一，入翰林，授修撰。

37. 花芥

芥之别，本草诸书详矣，然不

及其根。王世懋《蔬疏》：芥之有根者，想即蔓菁。京师大而脆，为蔬中佳味。携子归种之，移植他所辄不如初。如所言则江以南芥无大根，宜诸书不详，而《蔬疏》误以为蔓菁也。蔓菁根圆味甘而大，芥根味辛而小，形微长，北地呼为芥疙瘩[1]。酱渍者为大头菜，腌而封之，辛辣刺鼻，谓之闭瓮菜。往往误买蔓菁，则味甘而无趣。《岭南异物志》[2]：南土芥高者五六尺，子如鸡卵，为咸菹[3]，埋地中有三十年者。疑以其根为子。《遵义府志》：大头菜各邑俱产，滇中尤多，花叶卵根，辛爽可人，酱腌与京华相埒[4]。《淄川县志》：圃种者根叶肥大，俱可食。

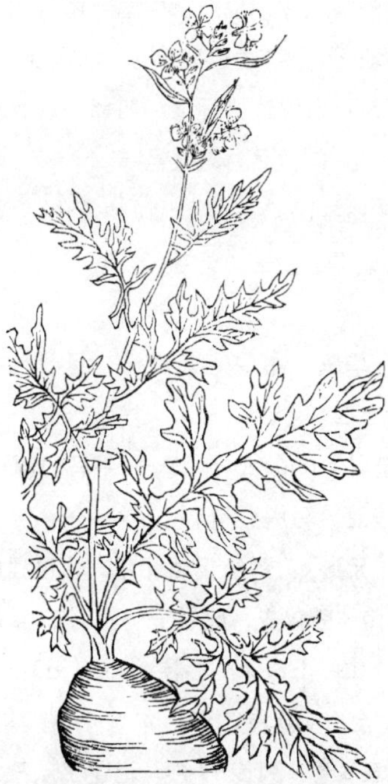

昔人屡著芥辣法，而未知根之辣妙于子茎，日用饮食，非必忽焉不察，殆地宜之囿人矣。

【校注】

① 疙瘩：商务本、中华本作“圪答”字。

② 《岭南异物志》：指《异物志》。为东汉杨孚著。该书记载了岭南一带物产风俗及民族状况，内容涉及药用植物、动物，对研究早期岭南药物学有重要参考价值。

③ 菹（zū 租）：酢菜；腌菜。

④ 埒（liè 列）：等同。

38. 苜蓿

苜蓿，《别录》上品。西北种之畦中，宿根肥雪，绿叶早春与麦齐浪，被陇如云怀风之名，信非虚矣。夏时紫萼颖竖，映日争辉。《西京杂记》[1]谓花有光采，不经目验，殆未能作斯语。《释草小记》：艺根审实，叙述无遗，斥李说之误，褒群芳之核，可谓的矣。但李说黄花者，亦自是南方一种野苜蓿，未必即水木樨[2]耳。亦别图之。滇南苜蓿，秬生圃园，亦以供蔬，味如豆藿，讹其名为龙须。

雩娄农曰：按《史记·大宛列

传》[3]只云马嗜苜蓿，《述异记》[4]始谓张骞使西域，得苜蓿菜。晋华廙苜蓿园[5]，阡陌甚整，其亦以媚盘飧耶？山西农家，摘茹其稚，亦非常馐，大利在肥牧耳。土人谓刍秣[6]壮于栈豆[7]，谷量牛马者，其牧必有道矣。《元史》[8]世祖初，令冬社防饥年，种苜蓿，未审其为駃牝[9]、为黔黎也。陶隐居云：南人不甚食之，以其无味。唐薛令之[10]《苜蓿阑干诗》清况宛然。《山家清供》谓羹茹皆可，风味不恶，膏粱刍豢[11]，济以野蔌，正如败鼓、靴底，皆可烹饪，岂其本味哉？阶前新绿，雨后繁葩，忽诵：宛马总肥秦苜蓿[12]句，令人有挞伐之志。

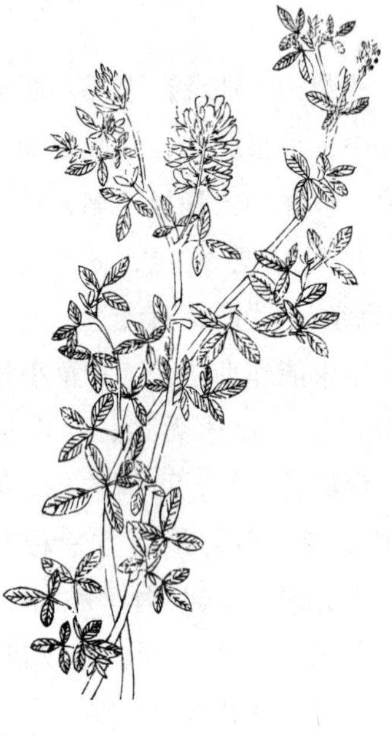

【校注】

① 《西京杂记》：汉代刘歆撰，晋代葛洪集。记载了西汉的许多逸闻逸事。《四库全书总目》始列入小说家杂事之属，兼题刘歆、葛洪姓名。近世考证者多认为是葛洪依托之作。

② 樨：商务本作“犀”字。

③ 《史记·大宛列传》：《史记》为西汉武帝时期司马迁撰著。全书共130卷，有十表、八书、十二本纪、三十世家、七十列传，记载了上起中国上古传说中的黄帝时代（约前3000年）下至汉武帝元狩元年（前122年）共三千多年的历史。《大宛列传》所记亦以大宛为中心，旁及周围一些国家、部落，远至今西亚南部、南亚一些地方，也涉及中国新疆和川、滇部分地区。叙述这些地区的地理和历史情况，包括位置、距离、四邻、农牧业、物产、人口、兵力与城邑等。

④ 《述异记》：神怪小说类著作。南朝梁任昉撰。任昉，字彦升，著名文学家。

⑤ 晋华廙（yì 义）苜蓿园：见《晋书》卷四十四。

⑥ 刍秣（chúmò 除莫）：牛马的饲料。

⑦ 栈豆：马房豆料。

⑧ 《元史》：系统记载元朝兴亡过程的一部纪传体断代史，成书于明代初年。由宋濂（1310—1381）、王祎（1321—1373）主编。全书210卷，包括本纪47卷、志58卷、表8卷、列传97卷，记述了从蒙古族

兴起到元朝建立和灭亡的历史。

⑨ 騋牝（láipìn 来聘）：騋牝骊牡的省称。马七尺以上曰騋。騋马与牝马也。即雌雄骏马。

⑩ 薛令之：字君珍，号明月先生，唐福建长溪石矶津（今福安市溪潭镇廉村）人，永淳二年（683 年）八月十五日生。福建第一个进士，官至太子侍讲。

⑪刍豢：泛指肉类食品。

⑫宛马总肥秦苜蓿：见杜甫《赠田九判官梁丘》中诗句："宛马总肥秦苜蓿，将军只数汉嫖姚。"用汉武帝离宫种苜蓿事。

39. 野苜蓿

野苜蓿，俱如家苜蓿而叶尖瘦，花黄三瓣，干则紫黑。唯拖秧铺地，不能植立，移种亦然。《群芳谱》云紫花，《本草纲目》云黄花，皆各就所见为说。《释草小记》斥李说，以为黄花是水木犀。按水木犀，园圃所植，妇稚皆知；李氏不应孤陋如此。或程征君偶为人以水木犀相诳耳。

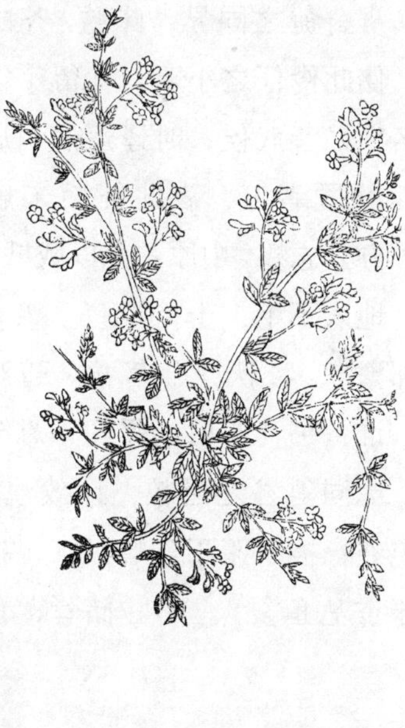

40. 野苜蓿 又一种

野苜蓿，生江西废圃中，长蔓拖地，一枝三叶，叶圆有缺，茎际开小黄花，无摘食者。李时珍谓苜蓿黄花者当即此，非西北之苜蓿也。宜为《释草小记》所诃。

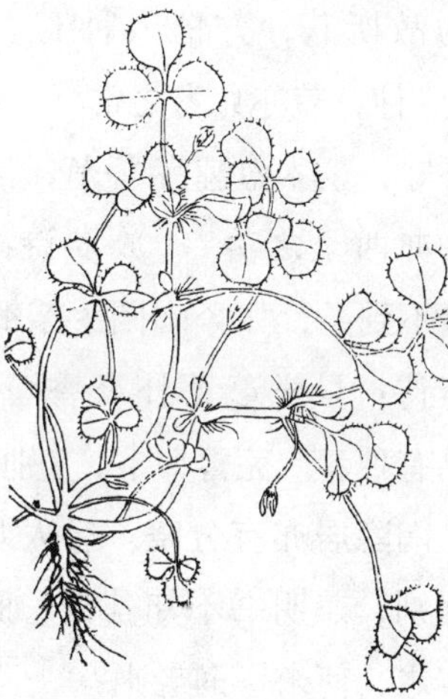

41. 芜菁

芜菁，《别录》上品。即蔓菁。昔人谓葑、须芥、蕘[①]、芜、荛、芜菁、蔓菁七名一物，蜀人谓之诸葛菜。今辰、沅有马王菜，亦即此。袁滋《云南记》[2]：嶲州[3]界缘山野间有菜，大叶而粗茎，其根若大萝卜。土人蒸煮其根叶而食之，可以疗饥，名之为诸葛菜。云武侯[4]南征，用此菜莳[5]于山中，以济军食。亦犹广都县山栎木谓之诸葛木也。袁氏殆未知其为蔓菁耶？《周礼》菁菹，郑司农以为韭菹，康成[6]破谓蔓菁，二说皆通。若包匦菁茅[7]，蛮方贡菜，则荔枝龙眼，不为疲尉堠[8]矣。恐亦非物土之宜。先主在曹，闭门种芜菁。陆逊[9]闻韩扁为敌所获，方催人种葑[10]豆，军行赍[11]种，盖亦兵家之常[12]。孟信为赵平守，素木盘盛芜菁菹，清德可风，亦西土之美[13]。放翁诗：往日芜菁不到吴，如今幽圃手亲锄[14]。杨诚斋诗：早觉蔓菁扑鼻香[15]。南方旧已有种者。芜菁萝卜，《别录》同条。陶隐居亦有分晓，后人乃以叶根强别，兼明书不知其误，而博引以实之，何未一询老圃？

雩娄农曰：吾观《丽江府志》而知食蔓菁之法，武侯之遗，不仅为行军利也，世以此为蔬耳。而《志》云夏种冬收，户户晒干囤积，务足一岁之粮，菽糕稗粥外，饔飧必需，惟广积之家，用以代料饲马。丽江西陲苦寒，春尽无青草，土人至以燕麦为干糇，大麦作馒首，煮蔓菁汤咽之。小麦非享客不敢用，稻惟沿江产，其与貉俗异者几希[16]。蔓菁耐寒，割而复生，又为复生菜。然则蔓菁之用于维西也大矣。余留滞江湖，久不睹芜菁风味，自黔入滇，见之圃中。因为《诸葛菜赋》，以蔓菁六利，诸葛种之为韵，其词曰：魏阙霄三，滇山仞万；驾余马兮将烦，加余餐兮孰劝？时则稷霰天霏，葭霜夕喷，败蒲枯苇，林渡冰澌，蔓草荒榛，楂城风健。惆怅煨芋[17]之炉，怅触[18]折粳之饭[19]；穴有冻雀之号，块无野人之献。顾见园菁，向阳舒蔓；寒畦擢颖，膏壤専荣。玉棬犹润，金耜[20]才耕；耐冬不萎，踏雪复生。试共采卫原之菲，何殊贡荆匦之菁？辨葑蕵之同异，味蕫[21]芥之生烹；伟此伶仃之小草，犹留宇宙之大名！忆昔武侯，时逢逐鹿，居南阳而就顾者三，表北征而未解者六。方其志燮[22]中原，先以威戢[23]南服；地入不毛，士持半菽。怨春日兮祁蘩[24]，牧秋原兮苜蓿。碧鸡滇海，谁备裹荷？白饭浮图，难分宝粥。虑同斜谷之乏粮，计效湟[25]中之屯谷；披草莱于索岭盘江，携蔬种于蚕丛鱼复[26]。小驻储胥，预谋旨蓄。兴古新封，句町旧地。瓜戍云屯，芑田星萃。麾羽扇以经营，拄杖筇而布置，竹落布而纡青，柳营开而含翠。人闲賨[27]叟，暂作园官；峰接乌蒙，顿成葱肆。况乃薇蕨[28]易生，亦复菅蒯可弃，岂比呙种之千金，信为军储之六利。方其龙川春早，犁水风徐，士轻藤甲，日暖毳庐。三尺鹿卢[29]之剑，一肩鸦嘴之锄，陴[30]上芦笙，齐来挑菜；帐中铜斗，小煮摘蔬。苞香绿湿，叶嫩红舒，芬超五弋，馨越七菹。爰调和以蒟酱[31]，应侪辈夫桃诸。若乃万栅森寒，千屯旷阔；风卷旄头，叶飞木末。水坚黑水，尚有冻荄；雪压苍山，犹存枯枿[32]。劚[33]玉根兮芳肥，提筠篮兮撷捋[34]；踏金马以遄[35]归，喜木牛之初达。数声蛮鼓，士饱马腾；万灶寒烟，香升翠泼。不数豌巢，无论菘葛。迄于今白国皆饶，朱提遍种；染钗股而同餐，荐木盘而常供。非尧韭之祥珍，岂姬菖之郑重？寒庖则羹忆老苏，方物则图传小宋；长卿之嘉话犹传，昌黎之感诗可诵。畴则怀日食之二升，而缅天威于七纵。试思当时，云栈出师，文书夜扫，垒壁晨移。刈[36]比成周之麦，践同鲁国之葵。临渭伧屯田之役，窥门想种菜之疑。中兴不再，旧阵空遗；浮云变古，野蔌如斯。遥怅望兮无尽，辄流连而赋之！

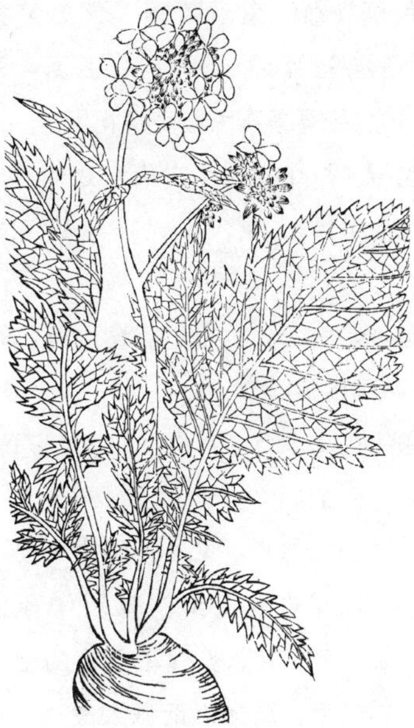

【校注】

① 蕵（sūn 孙）：蕵芜，即“酸模”，一种草本植物，嫩茎可食，全草入药。

② 袁滋《云南记》：袁滋（749—818），字德深，陈郡汝南（今河南汝南）人。贞元（785—805）中拜中书侍郎平章事，嗣为剑南西川节度使。赠太子少保。工篆、籀书，雅有古法。唐贞元十年（794年）十月二十七日唐朝使者袁滋到大理，赐南诏国国王异牟寻（彝族）金印。《云南记》一书就是袁滋出使云南归后所撰，这是唐人记述云南较早的著作。

③ 巂（xī 西）州：唐代古州名，在今四川西昌。

④ 武侯：指诸葛亮。

⑤ 莳：栽种；移植。
⑥ 康成：指东汉人郑玄，字康成。
⑦ 包匦（guǐ 鬼）菁茅：菁茅又称苞茅，是祭祀缩酒的用品。包匦，即裹束，古代把菁茅裹束起来祭祀用。
⑧ 尉堠（hòu 后）：古代守边的都尉与伺敌的斥候。堠，古代探望敌情的土堡。
⑧ 陆逊：三国时期著名政治家、军事家，吴国丞相。
⑩ 葑（fēng 风）：菜也，亦谓之蔓菁。
⑪ 赍（jī 机）：旅行的人携带衣食等。
⑫ “陆逊”四句：见《三国志·吴书·陆逊传》。陆逊遣亲信韩扁给孙权送信，韩扁返回时，被魏军巡逻的士兵抓获。得信后，陆逊反而派人去种葑豆，并如往常一样与诸将弈棋、射戏。
⑬ “孟信”四句：谓西魏时孟信节俭、清廉。
⑭ 往日芜菁不到吴，如今幽圃手亲锄：见陆游《芜菁》诗。
⑮ 早觉蔓菁扑鼻香：见宋代杨万里《梦种菜》诗。
⑯ 其与貉俗异者几希：商务本、中华本无此句。
⑰ 煨芋：典出《太平广记》卷九十六《异僧十·懒残》：“唐衡岳寺有僧，性懒而食残，自号懒残。李泌异之，夜半往见。时懒残拨火煨芋。见泌至，授半芋而曰：‘勿多言，领取十年宰相。’”后果如其言。因以“煨芋”为典，多指方外之遇。
⑱ 枨（chéng 乘）触：感触；触动。
⑲ 折粳（jīng 经）之饭：典出《魏略》：“太祖（曹操）嘲王朗曰：‘不能效君昔在会稽折粳米饭。’朗曰：‘适宜实难，如朗者未可折。明公今日可折乃不折。’”折，为求精米而脱去米之粗皮谓之。
⑳ 耜（sì 四）：原始翻土农具，形状像今铁锹，最早是木制的，后用金属制。
㉑ 蘴（fēng 封）：古同“葑”，芜菁。
㉒ 燮（xiè 谢）：谐和；调和。
㉓ 戡（kān 刊）：用武力平定叛乱。平定；征服。
㉔ 祁蘩（fán 烦）：祁，盛大。蘩，白蒿。
㉕ 湟（huáng 黄）：低洼的地方。
㉖ 蚕丛鱼复：传说中的古蜀国两位国王名。蚕丛，又称蚕丛氏，是蜀国首位称王的人，他是位养蚕专家，据说他的眼睛像螃蟹一样是向前突起的。鱼复，一作鱼凫（fú 浮）。鱼凫氏是古蜀国五代蜀王中继蚕丛、柏灌之后的第三个氏族。
㉗ 賨（cóng 从）：古代指四川、湖南等地的少数民族。
㉘ 薇蕨（wēijué 微决）：薇和蕨。嫩叶皆可作蔬，为贫苦者所常食。
㉙ 鹿卢：指鹿卢剑，是历代秦王的宝剑，它是王权的象征。
㉚ 陴（pí 皮）：城上的矮墙，俗称“城垛子”。
㉛ 蒟（jǔ 举）酱：《本草纲目》：“按嵇含云：蒟子可以调食，故谓之酱。”
㉜ 枿（niè 聂）：古同“蘖”。树木砍去后留下的树桩子。

㉝ 斸（zhú 竹）：掘；挖。

㉞ 撷捋（xiéluō 邪啰）：撷，摘下；取下；采撷。捋，用手轻轻摘取、捋取。

㉟ 遄（chuán 船）：往来频繁；迅速。

㊱ 刈（yì 义）：割（草或谷类）。

42. 韭

韭，《别录》中品。《本草拾遗》谓之草钟乳，腌韭汁治吐血极效。北地冬时培作韭黄，味美，即汉时温养之类。陶隐居以其辛臭，为养生所忌，而诸医以为温而宜人，有草钟乳、起阳草诸名。治噎膈及胃口死血作痛用韭汁，治漏精用韭子，根叶之用尤多，亦蔬中良药也。一种屡翦，古谚云：日中不翦韭，而夜雨留宾，遂为诗人脍炙。然则翦忌日而喜雨，其物性宜耶？昔人谓韭黄，豪贵所珍，东坡诗：渐觉东风料峭寒，青蒿黄韭试春盘[①]。蒿生而韭黄，非窖藏之时矣。放翁诗：雨足韭头白[②]。盖纪实也。韭花逞味，实谓珍馐，鼎雉禁脔[③]，得之尤妙。石崇[④]冬月得韭萍齑，亦何足异。但蓟门春盘，亦多以麦苗杂之，庾郎食鲑二十七种[⑤]，李令公一食十八种[⑥]，一以贫而夸，一以富而吝。《三国·世略》谓北齐后宫，冬月皆食韭芽，然则韭芽带土蕨如拳，瘽[⑦]儒用篚[⑧]比玉食矣。朝事之豆，其实韭菹[⑨]。司农训菁菹亦为韭菹，一物再荐，见韭祭韭，《小正》[⑩]特书，岂果有取于性温而种能久耶？政道得则阴物变为阳，若葱变为韭，后秦周隋皆有之矣，果何道而致此？张耒[⑪]诗注：俗言：八月韭，佛开口。味肥而忘其荤，甚美甚恶，孰则辨之？

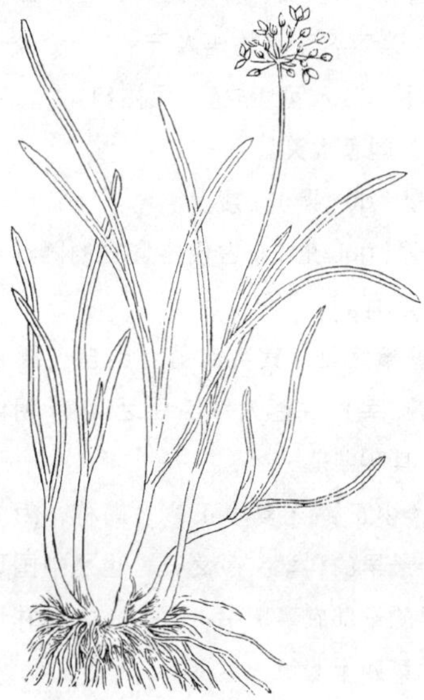

【校注】

① 渐觉东风料峭寒，青蒿黄韭试春盘：见苏轼诗《送范德孺》。

② 雨足韭头白：见陆游诗《纵笔》。

③ 脔（luán 峦）：切肉成块。

④ 石崇（249—300）：字季伦。祖籍渤海南皮（今河北南皮县），生于青州，小

名齐奴。西晋文学家。西晋文学团体“金谷二十四友”巨子、著名富豪。元康初年（291年）出任南中郎将、荆州刺史。

⑤ 食鲑二十七种：指生活清贫。《南齐书·庾杲之传》：“庾杲之……清贫自业，食唯有韭薤、蒲韭、生韭杂菜，或戏之曰：‘谁谓庾郎贫，食鲑常有二十七种。’言三九也。”

⑥ 李令公一食十八种：《洛阳伽蓝记》载，后魏李崇为尚书令仪同三司，而性多俭吝，恶衣粗食，食常无肉，止有韭茹韭菹。崇家客李元祐语人云：“李令公一食十八种。”人问其故。元祐曰：“二韭十八。”闻者大笑。

⑦ 癯（qú 渠）：瘦。

⑧ 簋（guǐ 鬼）：古代盛食物的器具，圆口，双耳。

⑨ 朝事之豆，其实韭菹：出自《周礼·天官冢宰》：“醢人掌四豆之实。朝事之豆，其实韭菹……”

⑩ 《小正》：《夏小正》之简称，为中国现存最早的科学文献之一，也是中国现存最早的一部农事历书，原为《大戴礼记》中的第四十七篇。

⑪张耒（1054—1114）：字文潜，号柯山。宋代著名诗人，“苏门四学士”（秦观、黄庭坚、张耒、晁补之）中辞世最晚而受唐音影响最深的作家。

43. 山韭

山韭，《尔雅》：雚[①]，山韭。《千金方》始著录。今山中多有之。《救荒本草》有背韭，似韭而宽，根如葱；又有柴韭，亦可食。《韩诗》[②]六门食郁及雚，《尔雅翼》本其说，以为山韭可以食贱老，但其形似灯心，不甚似韭。辉县九山、咸阳野韭泽、乡宁县朱砂山、句容仙韭山、定远县韭山、安化县韭菜仑、重庆府邑梅司韭山，皆以产韭得名。《志》谓比家韭长大，而咸阳泽坦卤不生五谷，惟野韭自生于蓬蒿莎草中，则又遍及原泽，而非宗生高冈，《北征录》[③]北边云台戎地多野韭、沙葱，人采食之。许有壬[④]诗：西风吹野韭，花发满沙陀。气较荤蔬媚，功于肉食多。浓香跨姜桂，馀味及瓜茄。我欲收其实，归山种涧阿[⑤]。盖皆此物。玩许诗乃胜于家韭也。滇南山韭，亦似灯心草，《滇本草》一名长生草，味甘，能养血健脾，壮筋骨，添气力。根汁治跌损；同赤石脂捣擦刀斧伤，为金疮圣药；与《奉亲养老书》[⑥]雚菜羹治老人脾弱同功而加详。唯山草似韭者尚多，或可食不可食，孝文韭、诸葛韭，虽因人命名，然形味不具，非若野葱、野蒜，处处捃摭助匕箸也。《北户录》[⑦]水韭生池塘中，引《字林》[⑧]荃水中野韭，与《说文》韱，山韭，音同，宜可通。

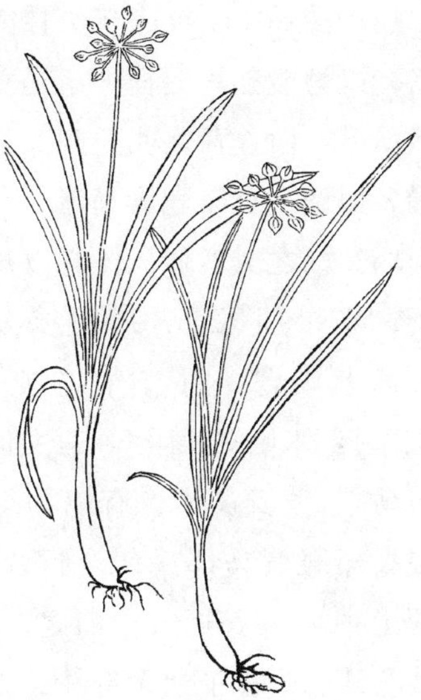

【校注】

① 雈（yù 玉）：山韭。

②《韩诗》：汉代传授《诗经》的有鲁、齐、韩、毛四家，燕国韩婴所传的《诗》叫《韩诗》。

③《北征录》：明代金幼孜（1368—1431）撰，1 卷。金幼孜，新淦人，建文元年（1399 年）举人，官至礼部尚书兼武英殿大学士。永乐八年（1410 年），成祖北征阿鲁台，十二年（1414 年）征瓦剌，金幼孜皆扈从出塞。本书即撰成于行军途中，分为前后两录，分别详记两次北征期间成祖言行、行军作战情况，以及行军路程、山川胜迹、见闻趣事等。

④ 许有壬（1286—1364）：元代文学家。字可用，彰德汤阴（今属河南）人。延祐二年（1315 年）进士及第，顺帝时任中书左丞、集贤大学士兼国子左谕德。

⑤ 西风……归山种涧阿：此为许有壬诗《上京十食咏·韭花》。

⑥《奉亲养老书》：北宋陈直撰，约 1085 年成书。书中广泛搜集老人食治之方、医药之法、摄养之道，专门论述老人养生及防病治病的理论和方法。该书对后世影响巨大，并外传至朝鲜和日本。

⑦《北户录》：唐代段公路撰。全书 3 卷，详列南游五岭所采民风土俗风物饮食衣制歌谣、草木果蔬虫鱼羽毛之类。作者曾供职岭南，本书专记岭南地异物奇事。

⑧《字林》：晋代吕忱撰，是文字学方面的工具书，有 12 824 字。唐代以前，它与《说文解字》并重，对社会影响甚远。已失传。

44. 蘘荷

蘘荷[1]，《别录》中品。古以为蔬。宋《图经》引据极晰，他说亦多纪[2]其种植之法。惟《本草纲目》退入隰草，而蔬谱不复品列矣。《滇本草》图其形，贵州诸志皆载之，此蔬固犹在老圃也。余前至江西建昌，土医有所谓八仙贺寿草者，即疑其为蘘荷。以示滇学使家编修荔裳[3]，编修曰：此正是矣。吾乡植之南墙下，抽茎开花青白色，如荷而小，未舒时摘而酱渍之，细瓣层层如剥蕉也。余疑顿释。他时再菹而啖之，种而蕃之，使数百年堙没之嘉蔬，一旦伴食鼎俎，非一快哉？编修名存义，泰兴人。

雩娄农曰：夫物显晦固有时，乃有晦之而愈显，显而愈晦者，何也？蘘荷，嘉草也，其叶如荷，故名以荷；其功除蛊，故名以嘉。依阴藏冬，列于蔬焉。词人咏之，本草图之，无异说也。近世《山居录》[4]《野菜谱》亦俱详矣，杨升庵[5]偶未之见，遂据蘘荷一名甘露，而以芭蕉之结甘露者当之。《本草纲目》《农政全书》转相附会，而《滇志》乃谓芭蕉根可为菹，惜无试者。夫芭蕉，世无不知者。以芭蕉易为蘘荷，能使人不名芭蕉而名蘘荷乎？蘘荷，农圃皆知之。以蘘荷为即芭蕉，能使人种蘘荷如种芭蕉乎？芭蕉根不堪啖，脱以为茹，螫于口而刺于腹，不几如蔡谟[6]食蟛蜞[7]，几为《劝学》死乎[8]。按《贵州志》有洋荷花，未开时取苞醋渍以食；《湖南志》有阳藿；《广西志》有洋百合，谓即蘘荷。江西建昌土音呼如仙贺，皆方言声音轻重耳。俗医乃书作八仙贺寿草，诚堪解颐，然绝不以本草有芭蕉之说，而强目为蕉也。独怪耳食之徒，扪钟揣籥[9]且矜芭蕉、甘露之同名，以为能独识蘘荷，于是蘘荷之名虽显，而蘘荷之实益晦。且马之贵者似鹿，有以鹿为马者，马果即鹿耶？雉之文者似凤，有以雉为凤者，雉果即凤耶？唐时谀墓之文，言孝则曾、闵[10]，言忠则稷、卨[11]，言经术则郑、服[12]，言文词则贾、马[13]。读其文者，有以为即曾闵稷卨郑服贾马耶？有善谑者云：于深山中见古衣冠人，询之，曰：吾某邑某也，官于朝无奇绩，亦无愧事，殁葬于某原，越数年，有丰碑突起于墓道，视之为吾姓名，而碑所纪皆古贤人事，非吾也，过者每扪之而颂古贤人，啧啧不绝口，吾惧嚣，故逃之。今蕉之叶可以书，皮可以织，露可以饮，而止餔[14]于世非无益者，乃忽有对芭蕉而颂其叶似荷，功治蛊，咀其露，掘其根，以为旨蓄御冬；蕉若有知，不以为晦其所长而显其所短耶？呜呼！郲庶其之奔，不书盗而实盗首[15]，曹孟德之死乃书汉而实汉贼[16]，事不崇实，盖之而弥彰，彰之而转没，一人之口，乌能使天下皆为悠悠之毁誉哉？

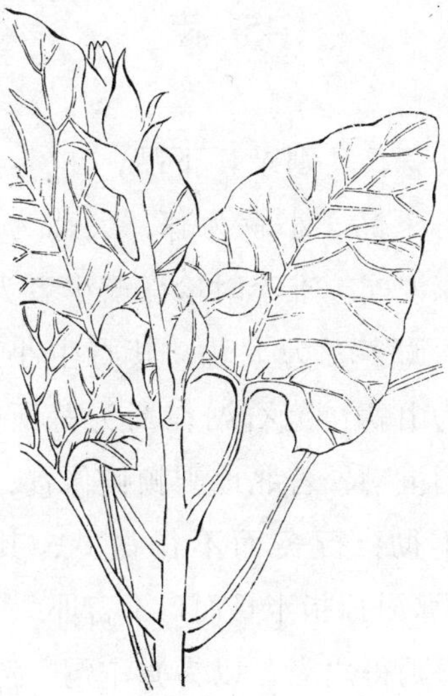

【校注】

① 蘘（ráng 瓤）荷：多年生草本植物，根茎圆柱形，叶互生，椭圆状披针形。茎与叶可制纤维，根入药。

② 纪：通“记”。记录；记载。

③ 荔裳：吴存义，荔裳为其号。泰兴县城人，道光十八年（1838 年）进士，曾任翰林院编修、云南督学等职。

④《山居录》：唐代王旻著，是一部主要记载植物栽培技术的重要的古农书，也可以称之为现存最早的种药专著，同时该书也是一部山居系统农书，在我国农学史上占有重要地位。

⑤ 杨升庵：杨慎（1488—1559），明代文学家，杰出的思想家和诗人。字用修，号升庵，四川新都（今成都市新都区）人，祖籍庐陵。正德六年（1511 年）状元，官翰林院修撰。一生著述 400 馀种，至今有 150 多种留存。

⑥ 蔡谟：字道明。东晋大臣。东晋成帝咸和三年（328 年），苏峻发动叛乱，蔡参与平叛，遂迁任太常，赐爵洛阳男。后拜征北将军，都督徐、兖、青三州军事，成为东晋对抗北方势力的主要人物。

⑦ 蟛蜞：淡水产小型蟹类。又称磨蜞、螃蜞。学名相手蟹。

⑧ 不几如蔡谟食蟛蜞，几为《劝学》死乎：见《世说新语·纰漏》：“蔡司徒渡江，见彭蜞，大喜曰：‘蟹有八足，加以二螯。’令烹之。既食，吐下委顿，方知非蟹。后向谢仁祖说此事，谢曰：‘卿读《尔雅》不熟，几为《劝学》死！’”

⑨ 扪钟揣籥（yuè 月）：见苏轼《日喻》：“生而眇者不识日，问之有目者。或告之曰：‘日之状如铜盘。’扣盘而得其声。他日闻钟，以为日也。或告之曰：‘日之光如烛。’扪烛而得其形。他日揣籥，以为日也。日之与钟、籥亦远矣，而眇者不知其异，以其未尝见而求之人也。”喻光凭听说，不亲眼见是不可靠的。揣籥，中华本作“揣钥”。

⑩ 曾、闵：曾即曾参，字子舆，春秋时期鲁国人，孔子的得意弟子，世称“曾子”，以孝著称。相传他著述有《大学》《孝经》等儒家经典。闵即闵损，字子骞，春秋时期鲁国人，孔子的弟子，在孔门中以德行与颜渊并称。孔子曾赞扬他说：“孝哉，闵子骞！”（《论语·先进》）

⑪ 稷、卨（xiè 谢）：二人皆尧臣，皆以忠著称。卨，即契。

⑫ 郑、服：郑，即郑玄。服，即服虔。二人皆为汉代经学大师。

⑬ 贾、马：贾，即贾逵（30—101），字景伯。扶风平陵（今陕西咸阳西北）人，曾任侍中。教授弟子门生甚众，所著经传义诂及论难凡百馀万言，尤明《左氏传》《国语》，为之《解诂》五十一篇。马，即马融（79—166），字季长，右扶风茂陵（今陕西兴平东北）人。尤长于古文经学。他设帐授徒，门人常有千人之多，卢植、郑玄都是其门徒。他一生注书甚多，注有《孝经》《论语》《诗》《周易》《三礼》《尚书》《列女传》《老子》《淮南子》《离骚》等书。马融开创了综合各家、遍注群经的方法，使古文经学开始达到成熟的境地，除经书外，他还注《老子》《淮南子》《离骚》《列女传》（刘向撰）等。二人皆为东汉古文字学家。

⑭ 餇（yuàn 怨）：饱；厌腻。

⑮ 邾（zhū 朱）庶其之奔，不书盗而实盗首：见《左传·襄公二十一年》。邾，指邾国，先秦古国，故址在今山东省境内邹城市周围地区。庶其，邾国大夫。庶其投奔了鲁国，并把邾国的漆（今山东邹城东北）和闾丘（漆的东北）作为进献礼交给鲁国。故有“不书盗而实盗首”之语。

⑯ 曹孟德之死乃书汉而实汉贼：作者反对曹操之传列于《后汉书》中。

45. 蒜

蒜，《别录》下品，葫，《别录》下品。小蒜为蒜，大蒜为葫。诸家说同。唯李时珍以瓣少者为小蒜，瓣多者为大蒜，其野生小蒜，别为山蒜。范石湖在蜀为蒜所熏，致形讥嘲，若北地则顿顿伴食，同于不彻，行炙而不得盐蒜，其能敎[①]张融摇指半日而口不言耶[②]？祈寒暑暍得之者，以为滹沱粥、清凉散。《避暑录话》[③]：一仆暑月驰马，仆地欲绝，王相教用大蒜及道上热土各一握研烂，以新汲水一盏和取汁，抉齿灌之即苏。今官道劳人，囊盛而趋，活人殆无算也。曾见负戴者蹲而大嚼不止。晋帝尽两盂燥蒜矣，然目不赤而腹不鳖，异于袁子所觌[④]。食冶葛而粥硫黄，性固有偏。五月五日食卵及蒜，哀牢以东风俗同之。《小正》纳卵蒜之训，奕祀遵行，顺民情也。损性伐命，服食所忌。然裴晋公有言，鸡猪鱼蒜，遇着即食[⑤]，何况余子闵仲叔含菽饮水，周党遗以生蒜，受而不食[⑥]。李恂为兖州刺史，所种小麦、胡蒜，悉付从事而不留，清介之士，不取一介如此[⑦]。

雩娄农曰：《离骚》[⑧]索胡绳之纚纚，王逸[⑨]注：香草，言纫，索胡绳，令泽好，以善自约束；洪庆善[10]云：胡绳谓草有茎叶，可作绳索者。皆望文生义而不能名其物。吴仁杰[11]《草木疏》以胡为荤菜，本陶隐居；今人谓大蒜为葫也；以绳为绳毒，本《广雅》蛇床，一名绳毒也。蛇床气味微芬，宜近香泽；葫气至秽。一熏一莸，十年有臭[12]。无乃移鲍鱼之肆，以近芝兰之室乎[13]？草木名胡者多矣，固不可尽以葫当之。而胡绳一物，古无确诂，以为虵床，尚各从其类耳。

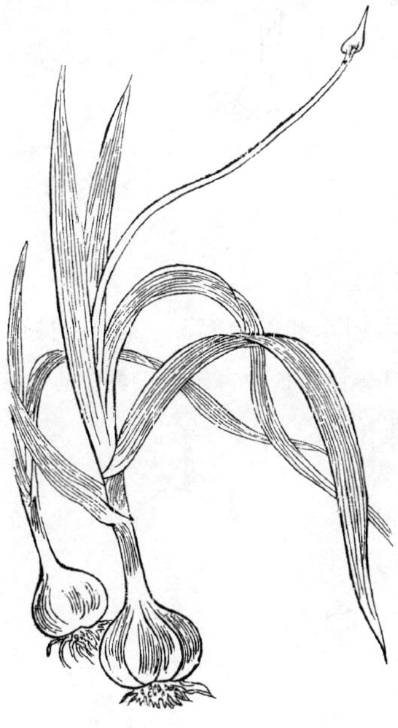

【校注】

① 敩（xiào 校）：效法。

② 其能敩张融摇指半日而口不言耶：《南齐书·张融传》载："豫章王大会宾僚，融食炙始行毕，行炙人便去，融欲求盐、蒜，口终不言，方摇食指，半日乃息。"

③《避暑录话》：宋代叶梦得撰。宋代笔记类著作，此书所记虽为泛话闲谈，然多可补史乘之阙。

④ 觌（dí 敌）：观察；察看。

⑤"然裴晋公"三句：见唐代赵璘《因话录》，唐代名相裴晋公（度）不信术数，不求服食，每语人曰：鸡猪鱼蒜，逢着便吃；生老病死，时至则行。

⑥"何况"三句：见《后汉书》列传第四十三："太原闵仲叔者，世称节士，虽周党之洁清，自以弗及也。党见其含菽饮水，遗以生蒜，受而不食。"

⑦ 清介之士，不取一介如此：见《东观汉记·李恂传》："李恂为兖州刺史，所种小麦、葫蒜，悉付从事，一无所留。"

⑧《离骚》：《离骚》是战国时期著名诗人屈原的代表作，是中国古代诗歌史上最长的一首浪漫主义的政治抒情诗。

⑨ 王逸：字叔师，东汉文学家，襄樊宜城人。历官校书郎、侍中。所著《楚辞章句》，是《楚辞》最早的完整注本。另有赋、诔、书、论及杂文等21篇，又作《汉诗》123篇。明代有《王叔师集》行世。

⑩ 洪庆善：洪兴祖（1090—1155），字庆善，号练塘，丹阳人。少时精读《礼记》《中庸》，深悟理学之道。南宋官吏，政和间进士。因忤秦桧遭贬。博学好古，著《楚辞补注》，对王逸《楚辞章句》多有发挥。

⑪ 吴仁杰：宋理宗淳祐间进士。官翰林院编修，曾撰《离骚草木疏》，是一部专门考证《楚辞》草木名实的著作。

⑫ 一熏一莸，十年有臭：见《左传·僖公四年》："一薰一莸，十年尚犹有臭。"

⑬ 无乃移鲍鱼之肆，以近芝兰之室乎：鲍鱼之肆、芝兰之室，见《孔子家语》："与善人居，如入芝兰之室，久而不闻其香，即与之化矣；与不善人居，如入鲍鱼之肆，久而不闻其臭，亦与之化矣。"

46. 山蒜

山蒜，《尔雅》：莴[1]，山蒜。《本草拾遗》始著录，《救荒本草》泽蒜，又曰小蒜。黄帝登莴山得蒜，其说近创，然京口之山，以蒜得名，则轩辕[2]所历，无妨以莴名矣。在山曰山，在泽曰泽，今原隰极繁，颗大如指，甘脆多浆，洵[3]非圃中物可伍。自来医者，以此为小蒜，宜为李时珍所斥。

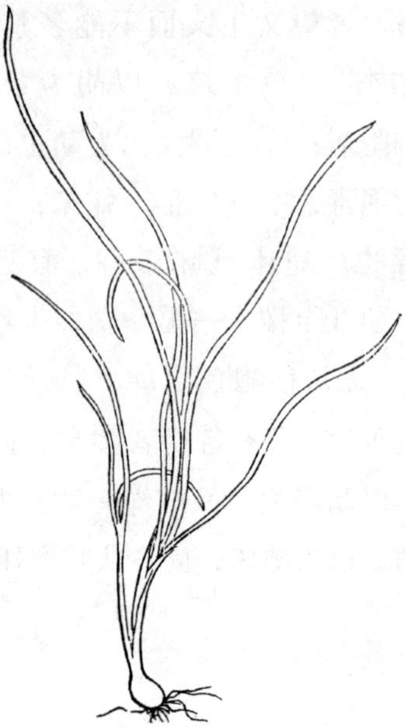

【校注】

① 莴（hé 和）：山蒜。蒲草的穗轴。

② 轩辕：传说中古代帝王黄帝的名字。

③ 洵（xún 询）：实在。

卷之四　蔬类

1. 莙菜

莙[①]菜，《别录》中品。即莙荙菜。湖南谓之甜菜。有红茎者不中啖，人种以为玩。

按莙荙，《嘉祐本草》始著录，李时珍以莙、甜声近，遂并为一物。然与诸说叶似升麻及蒴藋[②]皆不类，姑仍其说。菜味甜而不正，品最劣，易种易肥，老圃之惰懒者植之。与唐本注蒸炰[③]食之大香美殊异。又夏月与菜作粥食，解热，近时亦无以为粥者。《滇本草》治中膈冷，痰存于胸中。不可多食，滇多珍蔬，固宜见摈。

雩娄农曰：人之嗜甘同也，甘而苦者隽，甘而酸者爽，甘而辛者疏，甘而咸者津，一于甘，若琴瑟之专壹，谁能听之？然甘而清、甘而腴，犹有嗜者。嗜之久则齿虫与胃蛔蠹生焉。谷之飞，亦为蛊，甘而无所制也。至甘而浊且邪，则士大夫、农圃皆贱之，莙菜是也。人之以甘悦人者多矣，而有悦有不悦，岂独非同嗜乎？毋亦如莙之浊且邪，为人所贱耶？谀人者、好谀者必能辨之。

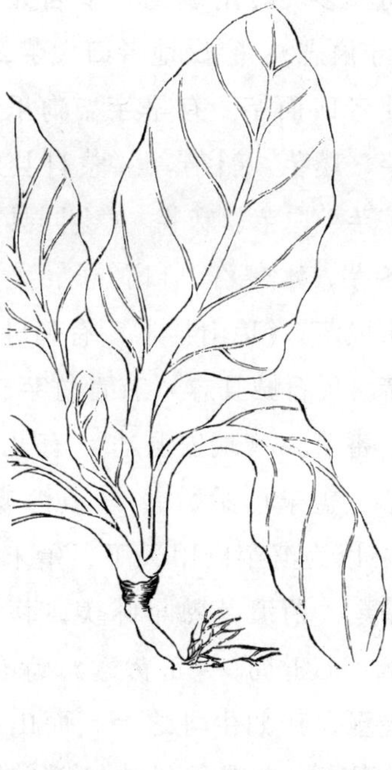

【校注】

① 菾（tián 甜）：一种草本植物，根肥大，含糖，是制糖的原料。

② 蓨藋（diào 掉）：为忍冬科植物蓨藋的全草或根。有祛风除湿、活血散瘀的功效。

③ 炰（fǒu 否）：煮。

2. 芋

芋，《别录》中品。芋种甚夥，大小殊形。湖南有开花者一瓣一蕊，长三四寸，色黄。野芋毒人，山间亦多。岭南滇蜀，芋名尤众。《南宁府志》：宜燥地者曰大芋，宜湿地者曰面芋。有旱芋、狗爪芋、水芋、璞芋、韶芋。《蒙自县志》有棕芋、白芋、麻芋。《会同县志》有冬芋、水黎红、口弹子、姜芋、大头风芋。《琼山县志》有鸡母芋、东芋。《石城县志》有青竹芋、黄芋、番芋。《瑞安县志》有儿芋、面芋。盖未可悉数。《滇海虞衡志》[1]以为滇芋巨甲天下，殆未确。《札璞》[2]谓滇芋熟早味美，莖[3]可作羹。苏玉局[4]《玉糁羹》诗有香如龙涎，味如牛乳之夸，而山谷[5]《咏薯蓣》有略无风味笑蹲鸱[6]之贬。放翁则曰：莫笑蹲鸱少风味，赖渠[7]撑拄过凶年。枵肠[8]转雷，玉延[9]黄独[10]，托以为命，亦安所择？然只是咏蹲鸱耳。若三吴芋奶，滑嫩如乳，调以蔗饴，入喉自下，亦何甘让居玉延下耶？又《农政全书》谓：芋汁洗腻衣，洁白如玉。《东坡杂记》[11]云：蜀人接花果，皆用芋胶。其馀波尚供民用如此，枯叶煨芋，自是山人辟谷宿粮，若《云仙杂记》烧绝品炭，以龙脑裹煨芋魁；《山家清供》：大耐糕以大芋去皮心，焯以白梅、甘草，填以松子、榄仁，岂复有霜晚风味？唐冯光进校《文选》解蹲鸱云：即是著毛萝卜，肉食之人何由识农圃中物？奚唯面墙[12]！

雩娄农曰：滇之芋有根红而花者，其状与海芋、南星同类也。断其花之莖，剥而煠之，烹以五味，比芥蓝焉。根盘不可食。夫蹲鸱济世，厥功实伟，章贡之间，潇湘之曲，其为芋田多矣。不睹其荂[13]间有之诧为异，怯者或惧其为鸩。滇人饱其魁而羹之，而煨之，而屑之，又独得有花者而餐之，俪于萱与藿。草木之在滇者，抑何阜耶？万物生于东，成于西，滇居西南，岁多阊阖[14]风物。在秋而遒[15]，精华聚而升，故木者易华，草者易荣；

昼煦以和，夜揫[16]以肃，发之收之，勿俾其泄；早花而迟实，物劳而不惫。然滇之地有伏而荑，有腊而苞，景朝多阴，景夕多风，直其偏也，惟大理以东北，致役乎坤。

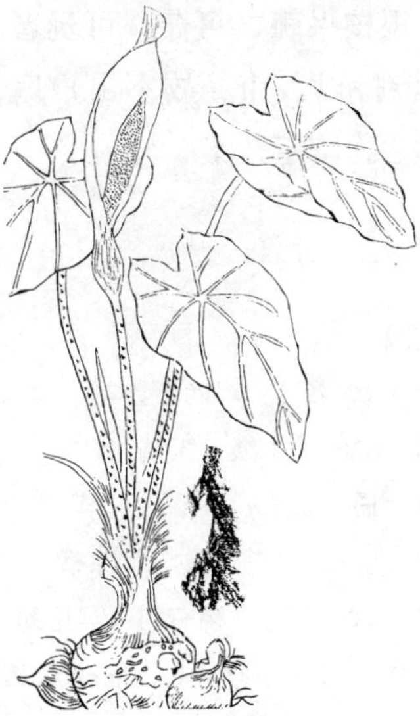

【校注】

① 《滇海虞衡志》：清代檀萃撰。该书是清代中期云南全省的乡土志，记载了云南的方物内容。民国年间又进行了修订。

② 《札璞》：清代桂馥著。以经史训诂校勘等方面为主的札记。

③ 莄（gěng 耿）：芋茎。

④ 苏玉局：苏轼曾任玉局观提举，后人遂有以“玉局”称苏轼。

⑤ 山谷：北宋诗人、书法家黄庭坚（1045—1105）。字鲁直，号山谷道人，晚号涪翁。洪州分宁（今江西修水）人。

⑥ 蹲鸱（dūnchī 吨吃）：指大芋。因状如蹲伏的鸱，故称。

⑦ 渠：他；她；它。

⑧ 枵（xiāo 消）肠：饥饿。也假借为“虚”。

⑨ 玉延：山药别名。

⑩ 黄独：黄药子别名。

⑪ 《东坡杂记》：我国北宋著名文学家、美食家苏东坡（苏轼）记载的一些美食和生活中的趣闻逸事。

⑫ 面墙：比喻不学而识见浅薄。犹如面对墙壁而立，一无所见。《尚书·周官》：“不学墙面，莅事惟烦。”

⑬ 荂（fū 夫）：草木的花。

⑭ 阊阖（chānghé 昌和）：传说中的天门；宫门的正门。

⑮ 遒（qiú 球）：终尽；尽头。

⑯ 揫（jiū 揪）：聚集。

3. 落葵

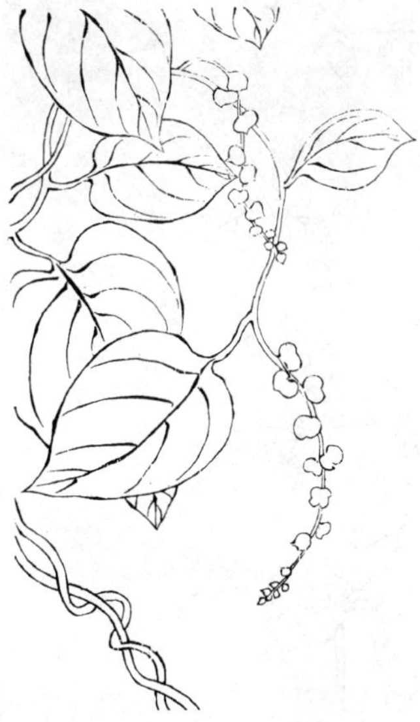

落葵，《别录》下品。《尔雅》：终葵，繁露。《注》：承露也。大茎小叶，华紫黄色，即胭脂豆也。湖南有白茎绿叶者，谓之木耳菜，尤滑。

4. 繁缕

繁缕，《别录》下品。《尔雅》：蔜[①]，蔜缕[②]。《注》：今繁缕也，或曰鸡肠草。《唐本》相承无异。李时珍以为鹅儿肠非鸡肠。今阴湿地极多。

雩娄农曰：余初至滇，见有粥[③]鹅肠菜于市者，甚怪之，以为此江湘间盈砌弥坑，结缕纠蔓，薙[④]夷不能尽者。及屡行园不获一见，命园丁莳之畦中，亦不甚蕃，始知滇以鲜[⑤]而售也。李时珍以为易于滋长，故曰滋草，殆不然矣。滇城郭外皆田畴，无杂草木。而山花之可簪、可瓶，野草之可药、可浴，根核果蓏之可茹、可玩者，㑩㑩[⑥]皆持以入市。故不出户庭，而四时之物陈于几案。

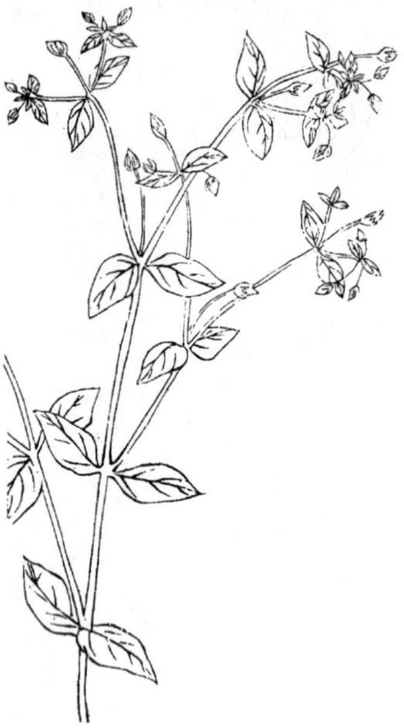

【校注】

① 蔜（áo 熬）：鸡肠草。

② 蔜（sǎo 嫂）缕：繁缕。

③ 粥：通“鬻（yù 玉）”，卖。

④ 薙（tì 剃）：通“剃”，除草。

⑤ 鲜（xiǎn 显）：稀有的；罕见的。

⑥ 㑩㑩：原作“猓猓”，旧时对彝族的蔑称。

5. 鸡肠草

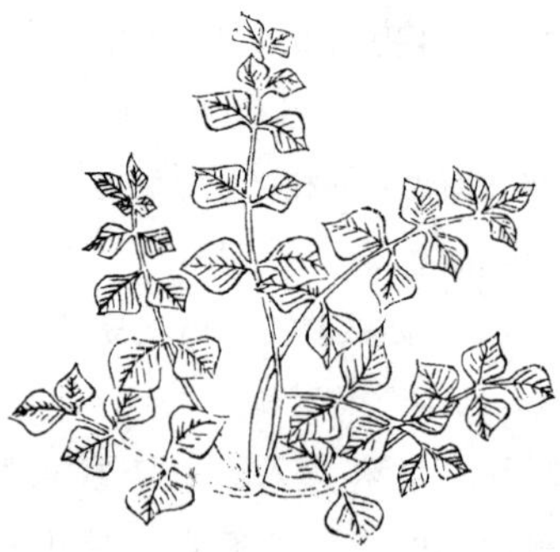

鸡肠草，《别录》下品。李时珍辨别鹅肠、鸡肠二物甚晰，但鸡

肠俗名亦多，今以《救荒本草》鸡肠菜图之。

6. 蕺菜

蕺菜，《别录》下品。即鱼腥草。开花如海棠，色白，中有长绿心突出，以其叶覆鱼，可不速馁。湖南夏时，煎水为饮以解暑。《尔雅》：蘵[①]，黄蒢[②]。《注》：草似酸浆，华小而白，中心黄，江东以作菹[③]。《通志》以为即蕺，蕺、蘵音近，其状亦相类。《吴越春秋》[④]越王[⑤]尝粪恶之，遂病口臭。范蠡[⑥]令左右食岑草以乱其气。《注》：岑草，蕺也。凶年饥民斸[⑦]其根食之。《齐民要术》有蕺菹法。今无食者，医方亦鲜用。唯江湘土医莳为外科要药。《遵义府志》：侧耳根即蕺菜，荒年民掘食其根。《本草》：味辛。《山阴县志》：味苦，损阳消髓，聊缓沟壑[⑧]瘠[⑨]耳。

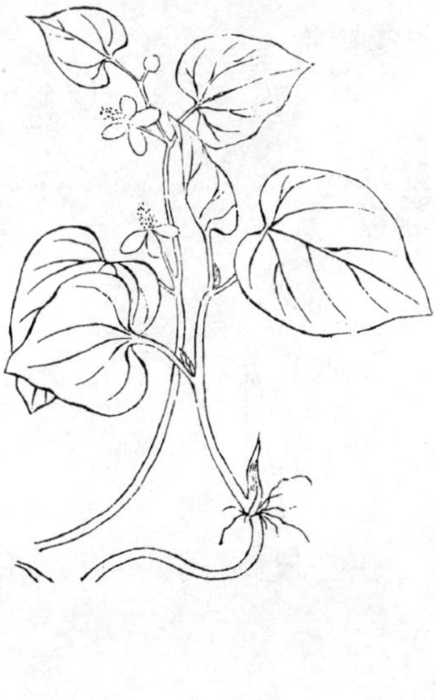

【校注】

① 蘵（zhī 只）：古书记载的一种草，花小而白，中心黄。

② 黄蒢（chú 除）：一种植物。

③ 菹（zū 租）：同“葅”。酸菜；腌菜。

④《吴越春秋》：东汉赵晔撰。是一部记述春秋时期吴国与越国史事为主的史学著作。

⑤ 越王：勾践。春秋末越国君。曾败于吴，屈服求和。后卧薪尝胆，发愤图强，成为春秋时期的霸主。

⑥ 范蠡：字少伯，楚国宛（今河南南阳）人，春秋末著名的政治家、谋士、道家、名贾和实业家，为越国大夫，辅佐勾践兴国灭吴。

⑦ 斸（zhú 竹）：掘；挖。

⑧ 沟壑：古代以填沟壑为死亡的代称。

⑨ 瘠（jí 疾）：疾疫。

7. 芸薹菜

芸薹菜，《唐本草》始著录。即油菜。冬种冬生，叶薹供茹，子为油，茎肥田，农圃所亟。菜为五荤之一，非唯道家所忌，士大夫亦贱之。然有油辣菜、油青菜二种，辣菜味浊而肥，茎有紫皮，多涎，微苦。武昌尤喜种之。每食易厌。油青菜同菘菜，冬种生苔，味清而腴，逾于莴笋。佐菌芼羹[1]，滑美无伦，以厕葱韭，可谓蒙垢。李时珍以为羌陇氐胡其地苦寒，冬月种此，故谓之寒菜。今北地冻圃如涤，有此素蔬，老伧[2]不膻酪矣。近时沿淮南北，水旱之祲[3]，冬辄耧种于田，民虽菜色，道免饥馑，稆生亦时有之。若其积雪初消，和风潜扇，万顷黄金，动连山泽，觉"桃花净尽菜花开[4]"语为倒置。古人诗如范石湖"菘心青嫩芥苔肥[5]"、杨诚斋"菘苔正自有风味"，皆指芥菜。得非以其荤而不置齿牙间乎？

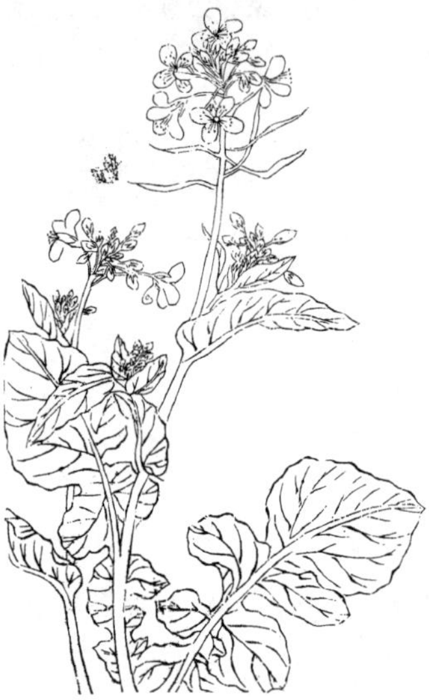

【校注】

① 芼（máo 毛）羹：用菜和肉做成的羹。芼，可供食用的水草或野菜。

② 老伧（cāng 仓）：粗野之人。

③ 祲（jīn 今）：盛；不祥之气，妖氛。

④ 桃花净尽菜花开：出刘禹锡《再游玄都观》，诗云："百亩庭中半是苔，桃花净尽菜花开。种桃道士归何处？前度刘郎今又来。"

⑤ 菘心青嫩芥苔肥：见范成大《春日田园杂兴》："桑下春蔬绿满畦，菘心青嫩芥苔肥。溪头洗择店头卖，日暮裹盐沽酒归。"

8. 蘹香

蘹香[1]，《唐本草》始著录，圃中亦种之，土呼香丝菜。

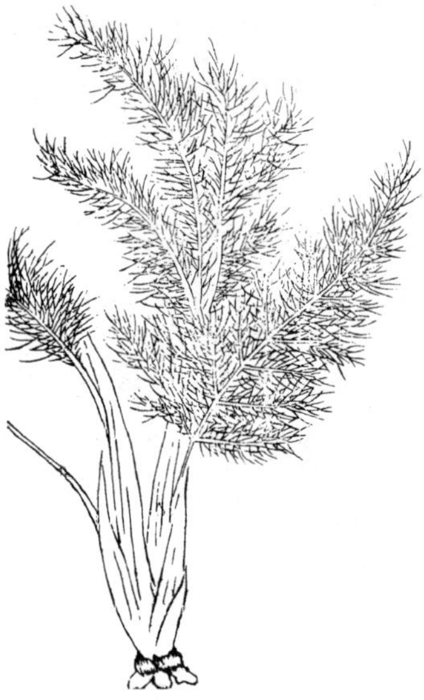

【校注】

① 蘹（huái 怀）香：指茴香。

9. 瓠子[①]

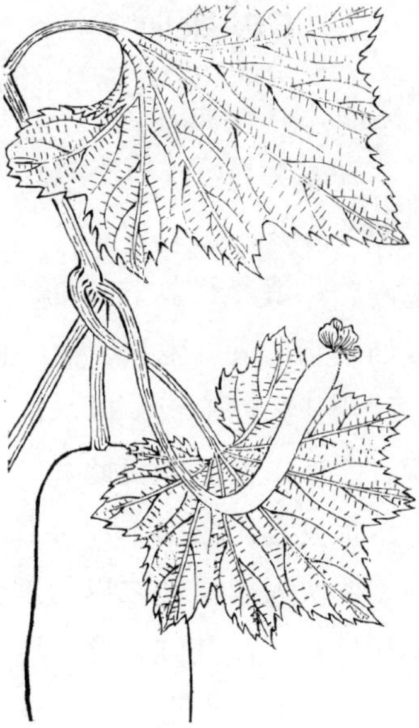

《唐本草》注：瓠味皆甘，时有苦者，面似越瓜。长者尺馀，头尾相似，与甜瓠瓠[②]体性相类，但味甘冷，通利水道，止渴消热，无毒。多食令人吐。

按瓠子方书多不载，而《唐本草》所谓似越瓜，头尾相似，则即今瓠子，非匏瓠[③]也。《滇本草》瓠子又名龙蛋瓜，又名天瓜。味甘，寒。治小儿初生周身无皮，用瓠子烧灰，调菜油擦之甚效。又治左瘫右痪，烧灰用酒服之。亦治痰火腿足疼痛，烤热包之即愈。又治诸疮脓血流溃、杨梅结毒、横担鱼口[④]，用荞面包好，入火烧焦，去面为末，服之最效。作药服之不宜多，恐腹痛心寒呕吐。叶治疯癞发狂；根治痘疮倒靥[⑤]；子煨汤服治哑瘴[⑥]。夷人治棒疮、跌打损伤，擦之甚效。用生姜同服，治咽喉肿痛甚效。按所治症甚夥，而自来《本草》遗之，足以补阙。

【校注】

① 瓠（hù 户）子：一年生草本植物，茎蔓生，夏天开白花，果实长圆形，嫩时可食。

② 瓠瓠（lóu 楼）：葫芦的一种。

③ 匏（páo 袍）瓠：一年生草本植物。果实对半剖开可做水瓢。俗称“瓢葫芦”。

④ 横担鱼口：梅毒发于两腿合缝之间，左为鱼口，右为便毒。或称横痃。

⑤ 倒靥（yǎn 眼）：《本草纲目》引《痘疹八十一论》：“痘疮已出，复为风寒外袭，则窍闭血凝，其点不长，或变黑色，此为倒靥，必身痛，四肢微厥，但温肌散邪，则热气复行而斑自出也，宜紫背莲叶散治之。”靥，黑痕，皮肤上的黑色小点。

⑥ 哑瘴：中医病名。初起咽喉肿塞疼痛，汤水难咽，语言不出，牙关紧急，属险候。

10. 莱菔

莱菔，《尔雅》：葖[①]，芦葩。《注》：葩宜为菔。《唐本草》始著录。种类甚夥，汁子皆入药。《滇海虞衡志》滇产红萝卜颇奇，通体玲珑如胭脂，最可爱玩，至其内外通红，片开如红玉板，以水浸之水即深红。粤东市上亦卖此片，然犹以苏木水发之，兹则本汁自然之红水也。罗次人刨而干之以为丝，拌糟不用红麴，而其红过之。《宁州志》：萝卜红者名透心红，移去他郡则变，亦即此。食法生熟皆宜。东坡诗：中有芦菔根，尚含晓露清[②]。以蔓菁同为羹，固可斗胜酥酪，至搥根烂煮，研米为糁，宽胸助胃，不必以味胜矣。寇莱公[③]同地黄并饵，髭须早白[④]，物性相制，验之不爽。近人服何首乌者，食之亦能白发。盖引消散之品入血分也。消食醒酒，纪载备述。小说谓一老医病嗽，饮村民煮萝卜干水稍止，即以此治一官，久嗽寻愈，亦萝卜子治喘嗽之效。而味甘平于久嗽气虚尤宜。《缃素杂记》[⑤]以莱菔为菘，《瓮牖闲评》[⑥]斥之是矣，然讥东坡山丹如玛瑙盘、沈括铃铃草为兰为非，亦不自知其误也。

雩娄农曰：萝卜，天下皆有佳品，而独宜于燕蓟。冬飙撼壁，围炉永夜，煤焰烛窗，口鼻炱[⑦]黑，忽闻门外有卖水萝卜赛如梨者，无论贫富耄稚，奔走购之，唯恐其过街越巷也。琼瑶一片，嚼如冰雪，齿鸣未已，众热俱平。当此时曷异醍醐灌顶？都门市谚有冷官热做、热官冷做之语。余谓畏寒而火，火盛思寒，一时之间，气候不同。而调剂适宜，则冷而热、热而冷，如环无端。亦唯自解其妙而已。

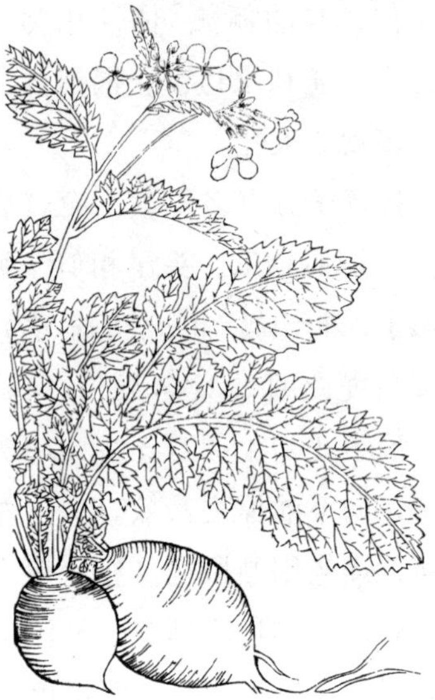

【校注】

① 葖（tū 突）：古书上指萝卜一类的植物。

② 中有芦菔根，尚含晓露清：出自苏轼《狄韶州煮蔓菁芦菔羹》诗。

③ 寇莱公：指寇準（961—1023）。北宋政治家、诗人。曾被封为莱国公，故

有此称。

④ “寇莱公”二句：典出宋代王君玉《国老谈苑》：“寇凖年三十馀，太宗欲大用，尚难其少。凖知之，遽服地黄，兼饵芦菔以反之，未几，髭发皓白。”

⑤《缃素杂记》：又名《靖康缃素杂记》。宋代黄朝英所撰笔记类著作。

⑥《瓮牖闲评》：宋代袁文著。该书以考订为主，内容丰富，涉及经、史、天文、地理、诗词、书画、物产、人事等多方面。

⑦ 炱（tái 抬）：烟气凝聚而成的黑灰。

11. 蕨

蕨，《本草拾遗》始著录。《尔雅》：蕨，鳖[①]。又：綦，月尔。《注》：即紫綦也。似蕨，可食。盖紫绿二种。又水蕨生水中，北地谓之龙须菜。《山堂肆考》[②]范文正公[③]奉使安抚江淮还，进贫民所食乌味草，呈乞宣示六宫戚里，用抑奢侈。《安徽志》以为即蕨。今江湖滇黔山民，皆研其根为饵。《遵义府志》一种甜蕨，根如竹节，掘洗捣烂，曰蕨凝；和水掬汁，以棕皮滤滓，隔宿成膏，曰蕨粉；抟粉为饼，曰蕨巴；洒粉釜中，微火起之，曰蕨线；煮之如水引，一种苦蕨，亦可食。又有猫蕨，初生有白膜裹之，不可食。水边生者曰萱[④]蕨。余舟行潕水，有大声出于硖中，就视之，则居人以木桶就溪杵蕨，如所谓舂堂者。明罗永恭诗：南村北村日卓午，万户喧嚣不停杵。初疑五丁驱金牛，又似催花挝羯鼓。非目睹者，不解其所谓。又云：堆盘炊熟紫玛瑙，入口嚼碎明琉璃[⑤]。则为沟壑之瘠增气色矣。陈藏器云：多食弱人脚。朱子《次惠蕨诗》：枯筇有馀力。意亦谓此。而或者释蕨为蹶，且云负荷者不肯食。以余所见，黔中之攀附任重、顶踵相接者，无不甘之如饴。宋方岳诗：偃王妙处原无骨，钩弋生来已作拳[⑥]。刻画至矣。杨诚斋诗则曰：食蕨食臂莫食拳[⑦]。滇蜀山民腊而鬻之，长几有咫。而孤竹之墟

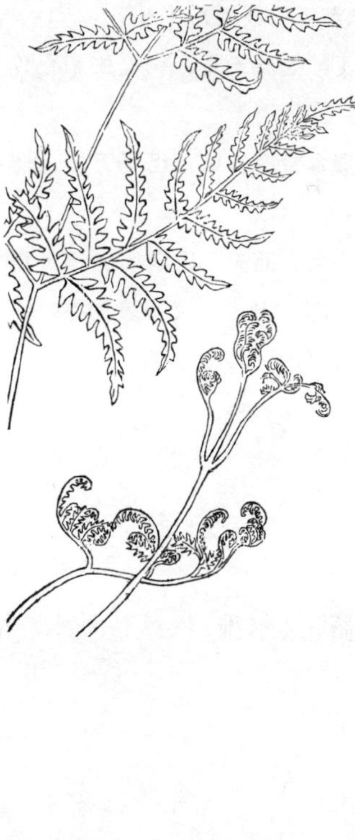

所产尤肥，以蕨绝音同，更曰吉祥。伏腊燕享，转以佳名。登翠釜，不复忆夷齐食之而夭[8]矣。至其灰可以烧瓷粉，可以浆丝，民间习用而纪载阙如。

【校注】

① 蘵（biē 鳖）：蕨菜的嫩叶。

② 《山堂肆考》：明代彭大翼著。类书，取材很广，内容丰富。供当时作文采摭典故之用。

③ 范文正公：范仲淹（989—1052），字希文。北宋著名的政治家、思想家、军事家和文学家，文正为其谥号。世称"范文正公"。有《范文正公全集》传世。

④ 葓（qǐ 起）：一种生于水中的蕨类植物。

⑤ 堆盘炊熟紫玛瑙，入口嚼碎明琉璃：出罗永恭《捣蕨歌》。

⑥ 偃王妙处原无骨，钩弋生来已作拳：出方岳《采蕨》。

⑦ 食蕨食臂莫食拳：出杨万里《船中蔬饭》。

⑧ 夷齐食之而夭：出自《史记·伯夷列传》，伯夷、叔齐，义不食周粟，隐于首阳山，采薇而食之，饿死。

12. 薇

薇，《尔雅》：薇，垂水。陆玑《诗疏》：蔓生似豌豆。项安世[1]以为即野豌豆之不实者。《本草拾遗》始著录。《礼》：铏芼[2]羊苄豕薇，汉时官园种之，以供宗庙祭祀。而《字说》[3]以为微者之食，何其谬耶？古今南北，饮食不同。地黄叶唯怀庆人得食之，亦将谓在下者之食耶？薇，垂水，《注》云：生于水边。考据家以登山采薇，薇自名垂水，不可云水草。今河畔弃壖，蔓生尤肥，茎弱不能自立，在山而附，在泽而垂，奚有异也？杜诗：今日南湖采蕨薇。蕨有山水二种，薇亦然矣。《说文》：薇似藿菜之微者，形义俱足。陈藏器以为叶似萍，亦与豌豆叶相类。而释者或曰迷蕨，或曰金樱芽，或曰白薇。宜为前人所诂。此菜亦有结实、不结实二种，结实者豆可充饥，不结实者茎叶可茹，余得之牧竖[4]云。

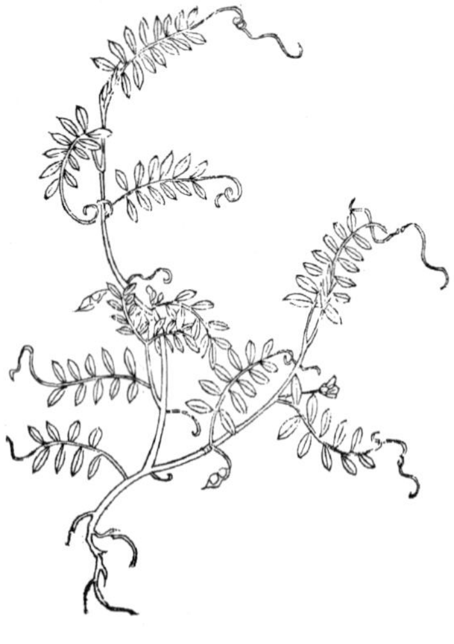

【校注】

① 项安世（1129—1208）：字平甫，号平庵，南宋孝宗淳熙进士。著有《易玩辞》《项氏家说》《平庵悔稿》等。

② 铏芼（xíngmáo 形毛）：煮肉羹时所加之菜。《仪礼·士虞礼·记》：“铏芼用苦，若薇，有滑，夏用葵，冬用荁，有柶。”则藿、苦、薇、滑、葵、荁均可作为铏芼。

③《字说》：宋代王安石撰。王氏认为汉字以音、形包罗万象万事万物之理，并以此作为写作的出发点，因此其中多有牵强。

④ 牧竖：牧童。

13. 野豌豆

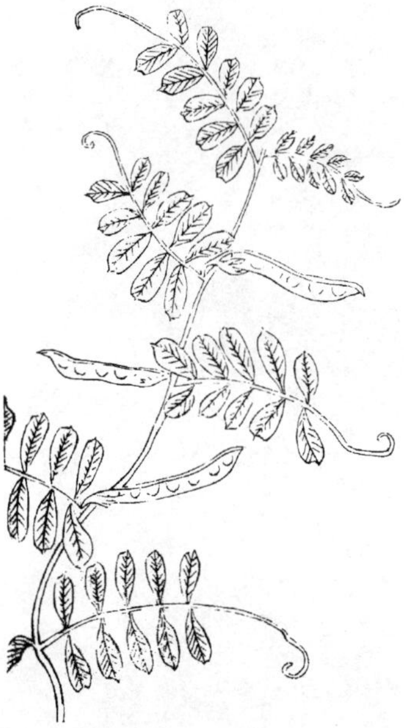

野豌豆生园圃中，田陇陂泽尤肥，结角长半寸许，豆可为粉，与薇一类而分大小。《野菜谱》谓之野绿豆。

14. 翘摇

翘摇，《尔雅》：柱夫，摇车。《注》：蔓生，细叶紫华，可食，今俗呼翘摇车。《本草拾遗》始著录。吴中谓之野蚕豆；江西种以肥田，谓之红花菜，卖其子以升计；湖北亦呼曰翘翘花；淮南北吴下乡人尚以为蔬，士大夫盖不知。东坡欲致其子于黄[①]，殆未见田陇间春风翘摇者耶？然其诗[②]曰：豆荚圆且小，槐芽细而丰。又曰：此物独妩媚。枝叶花态，诗中画矣。放翁诗：此行忽似蟆津路，自候风炉煮小巢[③]。亦以蜀中嗜之，非吴中无是物也。湘南节署，隙地遍生，紫萼绿茎，天然锦罽[④]。滇中田野有之，俗呼铁马豆。《滇本草》治寒热来往肝劳，与古法治热疟、活血明目同症。又有黄花者，名黄花山马豆。滇中草花，多非一色，唯形状不差耳。《诗》曰：邛有旨苕[⑤]。苕一名苕饶，即翘摇之本音，苕而曰旨，则古人嗜之矣。《野菜谱》有板荞荞，亦当作翘翘。

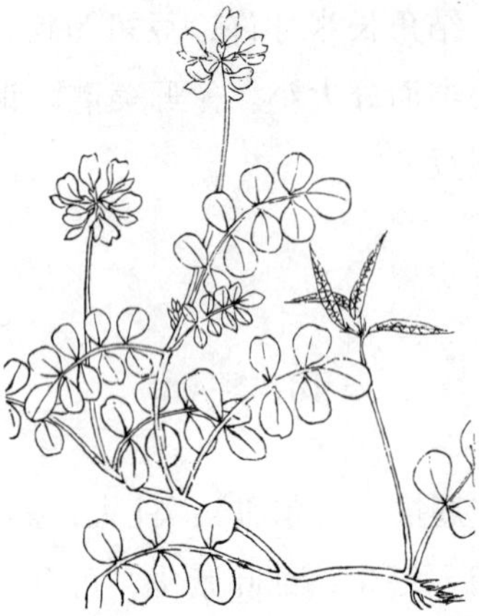

【校注】

① 黄：指湖北黄冈。

② 诗：指苏轼《元修菜》诗。

③ 此行忽似蟆津路，自候风炉煮小巢：出自陆游《巢菜并序》："冷落无人佐客庖，庾郎三九困讥嘲。此行忽似蟆津路，自候风炉煮小巢。"

④ 罽（jì 剂）：用毛做成的毡子一类的东西。

⑤ 邛（qióng 穷）有旨苕：见《诗经·国风·防有鹊巢》："防有鹊巢，邛有旨苕。谁侜予美？心焉忉忉。"邛，土丘。

15. 甘蓝

甘蓝，《本草拾遗》始著录，云是西土蓝。《农政全书》：北人谓之擘蓝，按此即今北地撇蓝，根大有十数斤者，生食、酱食，不宜烹饪也。《山西志》谓之玉蔓菁，缕以为丝，皓若烂银，浸之井华，剂以醯醢[1]，脆美爽喉。一入沸汤，辛软不任咀嚼矣。叶以为齑，曰酸黄菜，尤美。《滇本草》沿作苤蓝，治脾虚火盛，中膈存痰，腹内冷痛，夜多小便。又治大麻疯癞等症，服之立效。生食止渴；煨食治大肠下血；烧灰为末，治脑漏、鼻痔；吹鼻治中风不语。叶贴疮，皮治淋症最效。

雩娄农曰：蔓菁、萝卜二物也，医者或误一之。甘蓝盛于西北，俗书擘撇，乃无正字。医者以为大叶冬蓝，可谓按图索骥矣。余移种湘中，久不拆芽，视之腐矣。

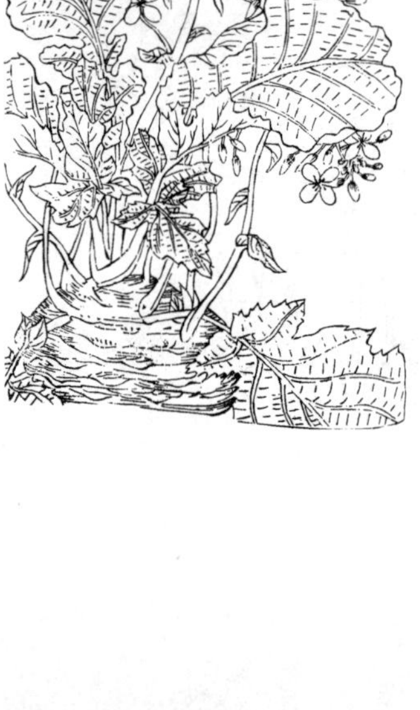

畏湿喜燥，其性然也。滇南终岁可得，夏秋尤美。此物根生土上，复有直根如插橛，花繁叶硕，与风摇动，若悬擢然。初睹者或以为奇。余生长于北，终日食之而不识其状。西南万里，艺之小圃，朝夕晤对，彼足不至西北者，虽欲一物不知以为深耻，将如之何？

【校注】

① 醯醢（xīhǎi 西海）：泛指佐餐的调料。醯，指醋；醢，指鱼肉做成的酱。

16. 莴苣

莴苣，《食疗本草》[①]始著录。《墨客挥犀》[②]谓自呙国[③]来，故名。有紫花、黄花两种，腌其薹食之，谓之莴笋，亦呼为薹干。李时珍谓苦苣、莴苣、白苣，俱不可煮食，通可曰生菜。然苦苣生食固已，莴苣叶薹，炒之、羞之，五味皆宜，唯白苣则北人以叶包饭食之，脆甘无侪。且耐大嚼，故以生菜属之。而莴苣之美，则在薹，盐脯御冬，响牙齑也。老杜[④]《种莴苣》诗序：堂下理小畦，种一两席许莴苣，向二旬矣。而苣不拆甲，独野苋青青，伤时君子，或晚得微禄，轗轲[⑤]不进，野苋滋蔓，是诚然矣。苣不拆甲，毋乃种不以法？浅根孤露，栽培未至，虽易生之物，植者希矣。菠薐过朔乃生，园荽经雨乃茁。凡物有用于人，皆有本性用之而拂之。其轗轲又谁咎耶？莴苣一名千金菜。《清波杂志》[⑥]云：绍兴中，车驾[⑦]巡建康新丰镇，顿物皆备，忽索生菜两篮，前顿传报，生菜遂为珍品。物有时而贵千金，其适然矣。

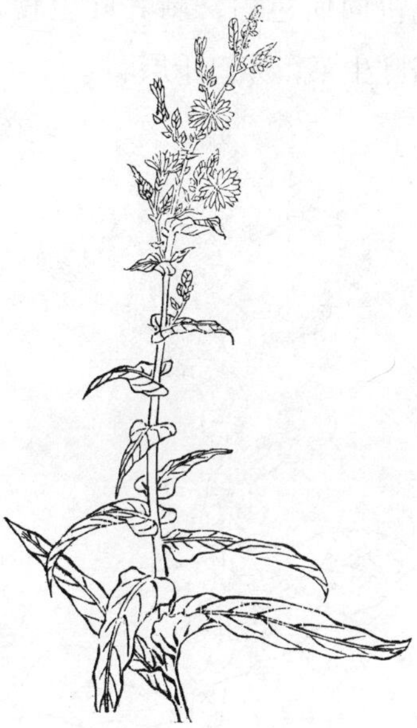

【校注】

①《食疗本草》：唐代孟诜著，食疗专著。

②《墨客挥犀》：笔记类著作。宋代彭

乘著。

③ 邴国：古国名。

④ 老杜：唐代杜甫，著《种莴苣》诗。

⑤ 轗轲（kǎnkě 坎坷）：同“坎坷”。

⑥ 《清波杂志》：南宋周煇所著笔记类著作，记载了宋代的一些名人逸事。

⑦ 车驾：古代帝王的代称。

17. 白苣

白苣，《嘉祐本草》始著录。与莴苣同而色白，剥其叶生食之，故俗呼生菜，亦曰千层剥。

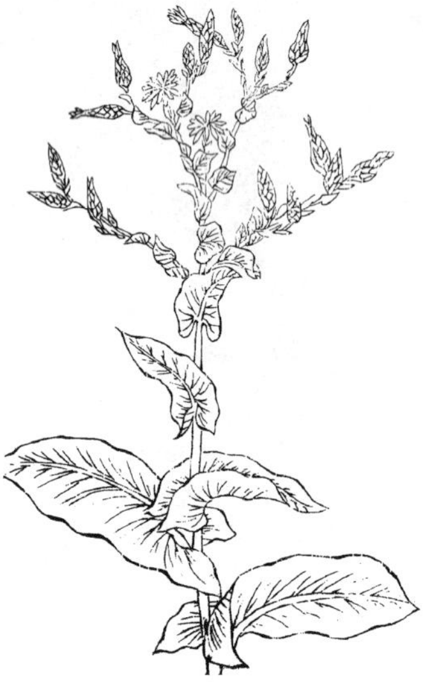

18. 莳萝

莳萝，《开宝本草》始著录。即小回香子，以为和治肾气，方多用之。

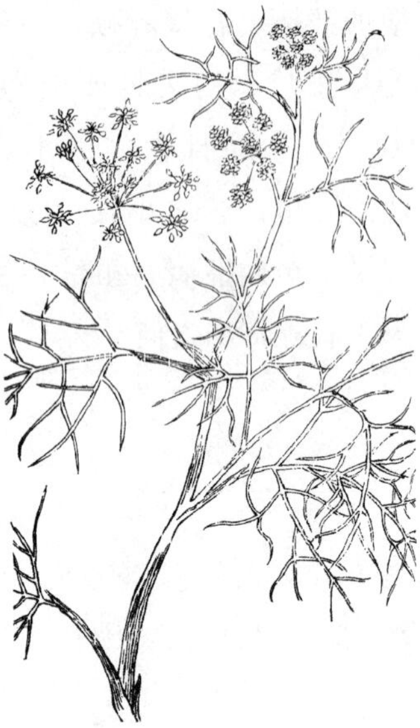

19. 东风菜

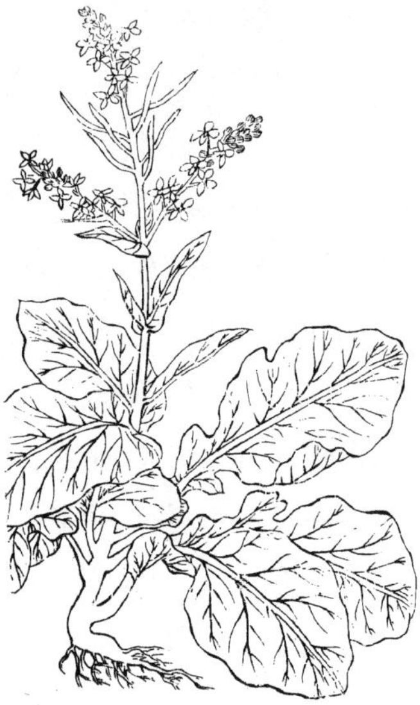

东风菜，《开宝本草》始著录。岭南多有之，与菘菜相类。

20. 越瓜

越瓜，《开宝本草》始著录。即菜瓜，形长有直纹，惟汴中产者圆。《诗》：是剥是菹。《注》：瓜成剥削，淹渍为菹，而献皇祖。《齐民要术》瓜菹法详矣。汴梁作包瓜，以姜及杏仁、核桃等包而酱渍之，亦有丰歉。士大夫家习制之，则剥菹献祖之遗风也。《倦游杂录》[①]：韩龙图贽[②]，山东人，乡里食味，好以酱渍瓜啖，谓之瓜齑。韩为河北都漕，廨宇[③]在大名府，诸军营多鬻此物，韩尝曰：某营佳，某次之，有人曰欧阳永叔[④]撰《花谱》、蔡君谟[⑤]著《荔枝[⑥]谱》，今须请韩龙图撰《瓜齑谱》矣。余谓韩诚不敢与欧蔡伍，若作《瓜齑谱》则逾二公甚远。

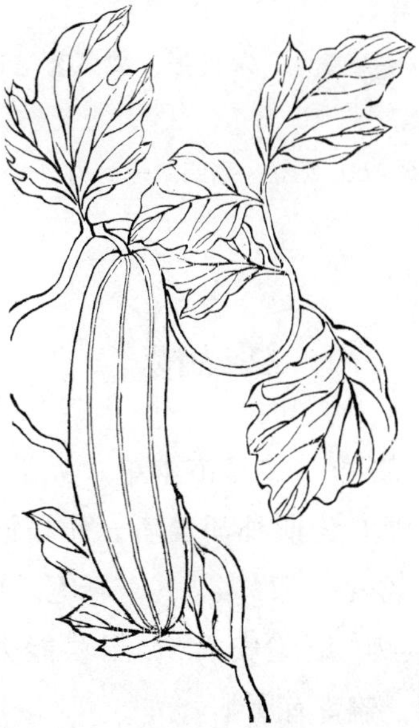

【校注】

① 《倦游杂录》：北宋张师正著。记述北宋时期奇闻异事。

② 韩龙图贽：指韩贽，字献臣。宋代官吏，官至龙图阁直学士，故有此称。

③ 廨宇（xièyǔ 写雨）：官舍，旧时官吏办公处所的通称。

④ 欧阳永叔：指宋代欧阳修，字永叔，故有此称谓。

⑤ 蔡君谟：蔡襄（1012—1067），字君谟，福建兴化仙游人，先后在宋朝担任过馆阁校勘、知谏院、直史馆、知制诰、龙图阁直学士、枢密院直学士、翰林学士、三司使、端明殿学士等职，并出任福建路（今福建福州）转运使，知泉州、福州、开封和杭州府事。

⑥ 枝：原文为“支”。

21. 茄

茄，《开宝本草》始著录。《本草拾遗》一名落苏，有紫、白、黄、青各种，长、圆、大、小亦异。《岭表录异》：茄树其实如瓜。

余亲见之，茄蒂根烧灰治皲瘃[①]；茎灰入火药用。茄种既繁，鼎俎惟宜。《遵生八笺》[②]有糖蒸、醋糟、淡干鹌鹑各法，然未尽也。水茄甘者，可以为果。山谷[③]有《谢银茄诗》[④]云：君家水茄白银色，绝胜埧里紫彭亨。白固胜于紫。然唐以前但云昆仑紫瓜，白茄曰渤海、曰番茄，盖后出也。段成式[⑤]云：茄乃莲茎之名，今呼茄菜，其音若伽，未知所自。小说有草下作佳、作召、作音[⑥]之谑，《白獭髓》[⑦]：赵希仓倅[⑧]绍兴，令庖人造燥子茄，欲书判食单，问听吏茄字。吏曰草头下著加，遂援笔书草下家字，都人目曰燥子蒙。

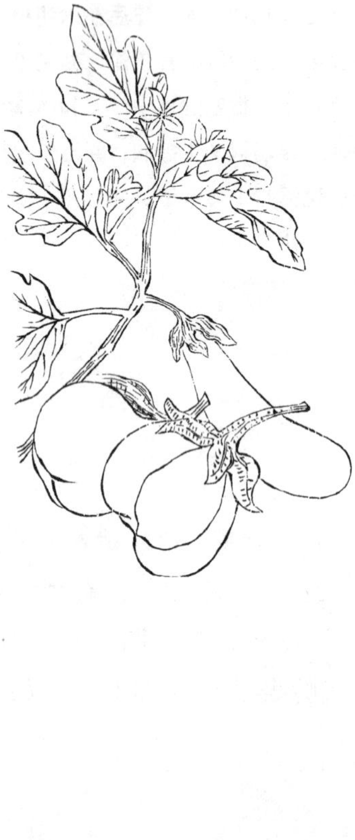

【校注】

① 瘃（zhú 竹）：冻疮。

② 《遵生八笺》：养生专著。明代高濂撰。刊于1591年，20卷。全书分为《清修妙论笺》《四时调摄笺》《却病延年笺》《起居安乐笺》《饮馔服食笺》《灵秘丹药笺》《燕闲清赏笺》《尘外遐举笺》等八笺。

③ 山谷：黄庭坚（1045—1105），字鲁直，自号山谷道人。

④ 《谢银茄诗》：黄庭坚《谢杨履道送银茄四首》。此处为其中第二首，原诗："君家水茄白银色，殊胜埧里紫彭亨。蜀人生疏不下箸，吾与北人俱眼明。"

⑤ 段成式：唐代文学家。字柯古，临淄（今山东淄博）人。著《酉阳杂俎》。

⑥ 音（pǒu 掊）：义同"呸"，表示斥责或唾弃。

⑦ 《白獭髓》：宋代张仲文所著笔记类著作。

⑧ 倅（cuì 翠）：副职；辅助的。

22. 胡荽

胡荽，《嘉祐本草》始著录。《南唐书》谓种胡荽者，作秽语则茂。今多呼蒝[①]荽。《东轩笔录》[②]：吕惠卿[③]语王安石[④]，园荽能去面皯[⑤]，盖皆有所本。

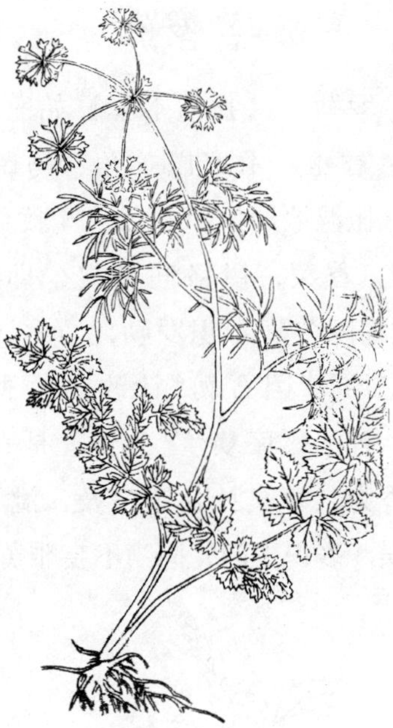

【校注】

① 蒝（yuán 原）：草木茎叶散布的样子。

②《东轩笔录》：宋代魏泰所撰笔记类著作。

③ 吕惠卿（1032—1111）：字吉甫，北宋泉州晋江（今福建泉州）人。

④ 王安石（1021—1086）：字介甫，号半山，谥文，封荆国公。世人又称王荆公。北宋抚州临川（今江西抚州）人，中国历史上杰出的政治家、思想家、文学家、改革家，唐宋八大家之一。

⑤ 皯（gǎn 赶）：脸上的黑斑。

23. 茼蒿

茼蒿，《嘉祐本草》始著录。开花如菊，俗呼菊花菜。汪机[①]不识茼蒿，殆未窥园。李时珍斥之固当，但茼蒿究无蓬蒿之名，蓬、茼音近，义不能通。《千金方》以茼蒿入菜类。蓬蒿野生，细如水藻，可茹而非园蔬。若大蓬蒿则即白蒿，与此别种。此菜叶如青蒿辈，气亦相近，而黄花散金，自春徂[②]暑，老圃容华，增其缛丽，可为晚节先导。

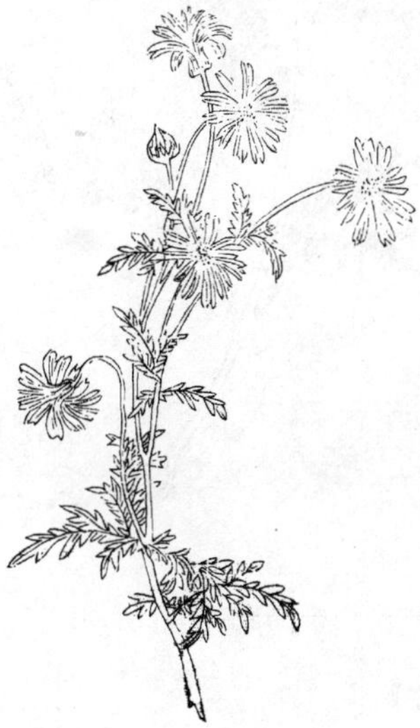

【校注】

① 汪机：明代医家，新安医学奠基人。字省之，别号石山。祁门（属今安徽）人。

② 徂（cú）：往也。

24. 邪蒿

邪蒿，《嘉祐本草》始著录。叶纹即邪，味亦非正，人鲜食之。纹斜遂以邪名。味辛亦多艾气。北齐邢峙[①]授经东宫，命厨宰去邪蒿，曰：此菜有不正之名，非殿下所宜食。养正之功，固在慎微。

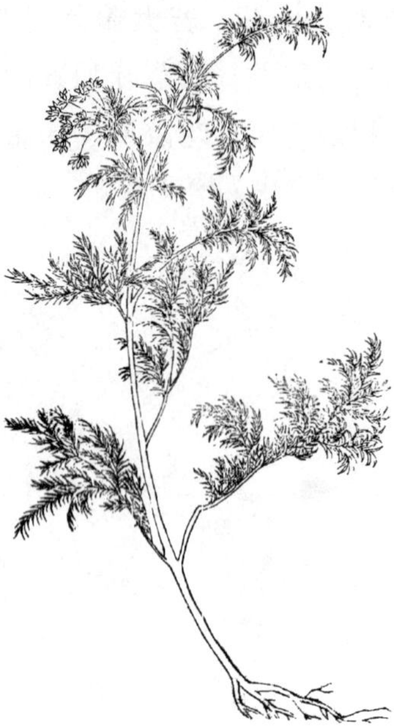

【校注】

① 邢峙：字士峻，北齐河间鄚人。通《周礼》《仪礼》《左氏春秋》。天保初，郡举孝廉，授四门博士，迁国子助教，以经入授皇太子。

25. 罗勒

罗勒，《嘉祐本草》始著录。即兰香也。术家以羊角、马蹄烧灰，撒湿地即生罗勒云。《救荒本草》：香菜，伊洛间种之，即此。《瓮牖闲评》不识罗勒，乃斥《事物纪原》[①]因石勒[②]讳改名兰香为非，且援郑穆梦兰[③]为证，是直以兰香为兰草矣！金银白及，泚[④]笔便误。多识下问，固当不妄雌黄[⑤]。

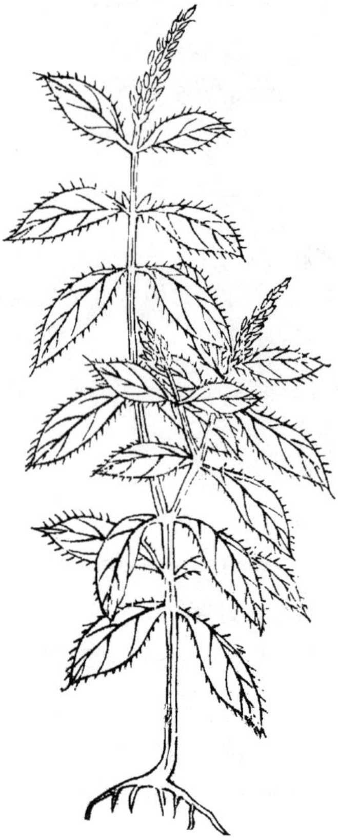

【校注】

① 《事物纪原》：宋代高承编撰的专记事物原始的著作。此书“自博弈嬉戏之微，鱼虫飞走之类，无不考其所自来”。

② 石勒（274—333）：字世龙，上党武乡（今山西榆社北）人，羯族。十六国时期后赵的建立者。

③ 郑穆梦兰：典出“燕姞梦兰”。郑穆即郑穆公。大意是郑文公贱妾燕姞梦兰而生子兰，后来成为郑国国君郑穆公。郑穆公病危，割掉兰花，郑穆公死亡。此指牵强附会。

④ 泚（cǐ 此）：用笔蘸墨。

⑤ 雌黄：雌黄是一种矿物，其成分为三硫化二砷，柠檬黄色。此文中为信口雌黄的省称。古时人们写字时用的是黄纸，如果把字写错了，用这种矿物涂一涂，就可以重写。“信口雌黄”这一成语就出于此。意指不顾事实，随口乱说。

26. 菠薐

菠薐[1]，《嘉祐本草》始著录。《嘉话录》[2]：种自颇陵国[3]移来，讹为菠薐。味滑，利五脏，此菜色味皆佳，广舶珊瑚，以色如菠菜茎者为贵，则亦可名珊瑚菜矣。南中四时不绝，以早春初冬时嫩美。东坡诗：北方苦寒今未已，雪底菠薐如铁甲。岂知吾蜀富冬蔬，霜叶露芽寒更茁。大抵江以南皆富冬蔬，而北地之窨生者色尤碧，味尤脆也。惟此菜忽有涩者，乃不能下咽。岂瘠土不材耶？北地三四月间，菜把高如人，肥壮无筋，焯而腊[4]之入汤，鲜绿可爱，目之曰万年青，闻黑龙江菠薐厚劲如箭镞，则洵[5]如铁甲矣。

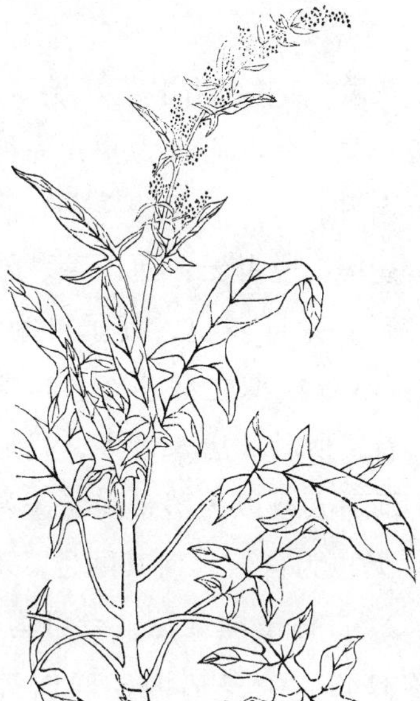

【校注】

① 薐（léng 棱）：菠菜。

② 《嘉话录》：《刘宾客嘉话录》，为唐代韦绚所撰笔记类小说。追记穆宗长庆元年（821 年）刘禹锡在白帝城（今四川奉节）的谈话。刘禹锡曾任太子宾客，

故名。

③ 颇陵国：古国名，现在的西亚波斯一带。颇陵亦作波陵、波棱。《唐会要》："太宗时，尼波罗国献波棱菜，类红蓝，实如蒺藜，火熟之，能益食味。"

④ 腊（xī 西）：晾干。

⑤ 洵：诚然；实在。

27. 灰藋

灰藋[①]，《嘉祐本草》始著录，即灰条菜。其红心者为藜；一种圆叶者名和尚头，味逊。《尔雅》：厘，蔓华。说者云：厘即莱。陆玑《诗疏》：莱即藜也，其子可为饭。《救荒本草》谓之舜芒谷。藜藿之羹，昔贤所甘。唐宋诗人，犹形歌咏，而后人或以为落帚。《蓬窗续录》[②]乃以为苜蓿，何其陋也。《询刍录》[③]古称藜即灰苋，老可为杖，盖藜杖也。余乡居时，摘而焯为蔬，味微咸，特未蒸以为羹耳。其茎秋时伐为杖，轻而有致，髹[④]以漆则坚耐久，杖乡者曳扶至便，比户奉之，非难识也。北地采其子以备荒。烟中有所谓兰花子者，皆是物充之。王世懋《蔬疏》藜蒿多生江岸，得不误为蒌耶？明饶介[⑤]诗序：藜科旅生庭中，白露日割而为帚，是日取藜无蚁。谚云藜未闻可帚，亦恐误为落帚也。二草绝不相蒙，雷敩[⑥]云：白青色是妓女茎，不知何故以为一类？富贵之家，不啖粗食，窗前草芟夷[⑦]勿使能植，何由得见？敝襟不掩肘，藜羹常乏斟耶？《滇本草》：灰涤银粉菜，作菜食，令人不噎隔反胃；煎服，治火眼疼痛；洗眼，去风热。可补诸本草。《尔雅》：拜，蔏藋。《注》：亦似藜。疏引《庄子》[⑧]：藜藋柱宇，盖红者为藜，白者为藋。

按《尔雅》郭注：王蔧[⑨]似藜。《说文系传》[⑩]：今落帚或谓落藜。初生可食，藜之类也。二物皆生秽地，科茂如树，叶俱可茹。故曰同类。其实枝叶自迥别。《救荒本草》有水落黎，亦是灰藋，非落帚也。又《系传》藋，厘草也。徐锴谓即灰藋。《尔雅》：拜，蔏藋。《郭注》亦似藜。《说文》举其一类，《郭注》别其二种，本自明显。徐氏不以厘释藜，《尔雅正义》以莱、厘、藜为一物，而释蔏藋，仍以有红线者为灰藋，不采《嘉祐本草》白藋入药、红藜堪杖之说。皆偏举而未融贯也。

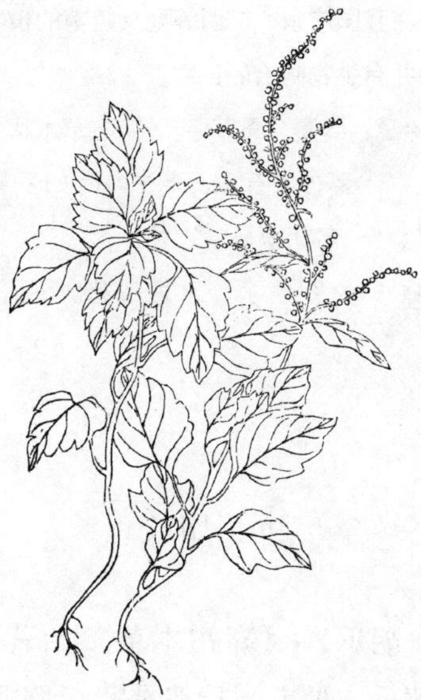

【校注】

① 灰藋（diào 掉）：一名灰灰菜。功效疏风清热、解毒去湿、杀虫。藋，藜类植物。

② 《蓬窗续录》：笔记类著作。明代冯时可著。

③ 《询刍录》：明代陈沂撰。该书取里巷相传讹谬之事，及通俗俚语，各为疏正其出处，故以询刍为名。

④ 髹（xiū 修）：用漆涂在器物上。

⑤ 饶介（1300—1367）：字介之，江西临川（今抚州）人。元末明初著名诗人、书法家。

⑥ 雷敩：南朝宋时著名药物学家。

⑦ 芟夷（shānyí 山仪）：除草，刈除；铲除，削平。

⑧ 《庄子》：又称《南华经》。是道家经典著作之一。

⑨ 王蔧（huì 慧）：古书上指地肤，即扫帚菜。

⑩ 《说文系传》：《说文解字系传》的简称。是第一部系统地为许慎《说文解字》作注并进行全面研究的著作。共 40 卷。五代末文字学家徐锴著。徐锴（920—974），南唐文字训诂学家。徐铉之弟，世称“小徐”。字鼐臣，又字楚金。精通文字学，平生著述甚多，今仅存《说文解字系传》40 卷、《说文解字韵谱》10 卷。

28. 蕹菜

蕹菜，详《南方草木状》[①]《嘉祐本草》始著录。花叶与旋花无异，惟根不甚长，解冶葛[②]毒。湖南误食水莽草，亦以此解之。江右、湖南种之，不减闽粤。余疑与蔔蔔苗为一物。南方种为蔬，北地则野生麦田中，徒供腯豕[③]耳。其心空中，岭南夏秋间疑有蛭藏于内，多不敢食。种法如番薯，掐蔓插之即活，一畦足供八口之食，味滑如葵。在岭南则为嘉蔬。王世懋云：南京有之，移植不生，易生物亦有不迁地者，何异匹夫不可夺志？

雩娄农曰：余壮时以盛夏使岭

南，瘴暑如焚，日啜冷齑；抵赣骤茹蕹菜，未细咀而已下咽矣。每食必设，乃与五谷日益亲。盖其性滑能养窍，中空能疏滞，寒能抑热。近时阿芙蓉毒天下，有倡为蕹菜膏者，云可以已瘾。余疑鸦片膏中必杂以冶葛，故生吞者毒烈立毙；吸其烟则灼熏，积于肺腑，毒发稍缓，如服硫黄然。蕹者，冶葛之所畏也，因其畏而治之，如人面疮之畏贝母，心腹虫之畏蓝与地黄欤？否则藉其寒滑以为利导，而熄无根之火耳。然必受害浅者或可以已，不然者，吾以为杯水车薪之喻。

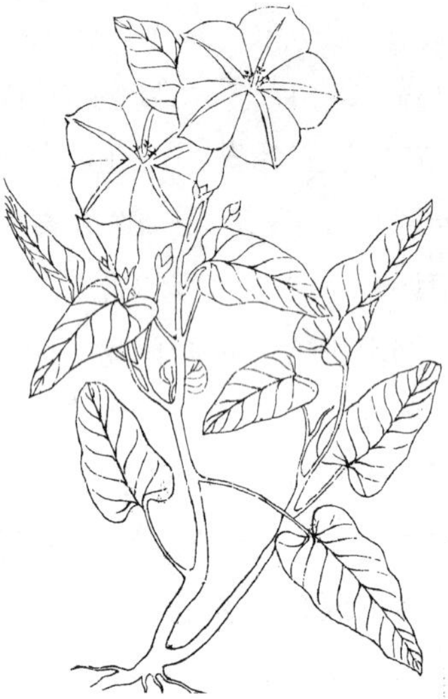

【校注】

① 《南方草木状》：书名，晋代嵇含编撰。是我国现存最早的植物志。此书记载生长在我国广东、广西等地及越南的植物。书中并有生物防治的记载。

② 冶葛：野葛，毒草名。《南方草木状·冶葛》："冶葛，毒草也，蔓生，叶如罗勒光而厚。一名胡蔓草。"

③ 腯（tú 图）豕：意为喂猪。腯，肥胖。

29. 胡瓜

胡瓜，《嘉祐本草》始著录。即黄瓜。杜宝《拾遗录》[①]云隋避讳改黄瓜也。陈藏器谓石勒讳胡改名，说少异。瓜可食时色正绿，至老结实则色黄，如金鼎俎中不复见矣。有刺者曰刺瓜。《齐民要术》无藏胡瓜法，盖不任糟酱。《遵生

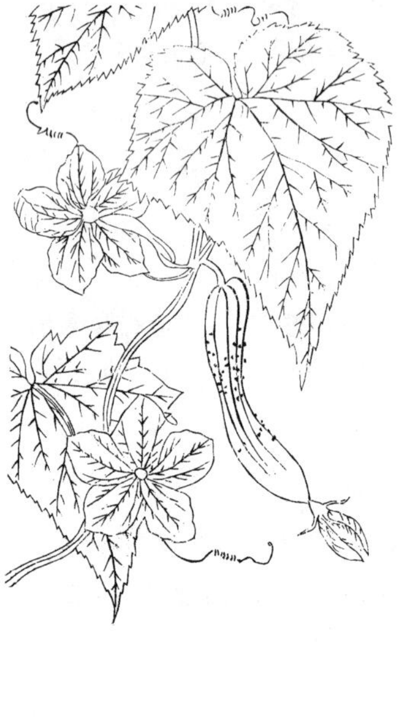

八笺》蒜瓜法，腌瓜以大蒜瓣捣烂，与瓜拌匀，酒醋浸。北地多如此。近则与辣子同浸，无蒜气而耐藏。其秋时结者，曝干，与莴笋薹同法作蔬，极甘脆。

【校注】

①《拾遗录》：原名为《大业拾遗录》，历史著作，唐代杜宝撰。

30. 资州生瓜菜

宋《图经》：生瓜菜生资州平田阴畦间。味甘、微寒，无毒。治走疰[①]攻头面、四肢及阳毒伤寒，壮热头痛，心神烦躁，利胸膈。俗用捣自然汁饮之，及生捣贴肿毒。苗长三四寸，作丛生，叶青圆似白

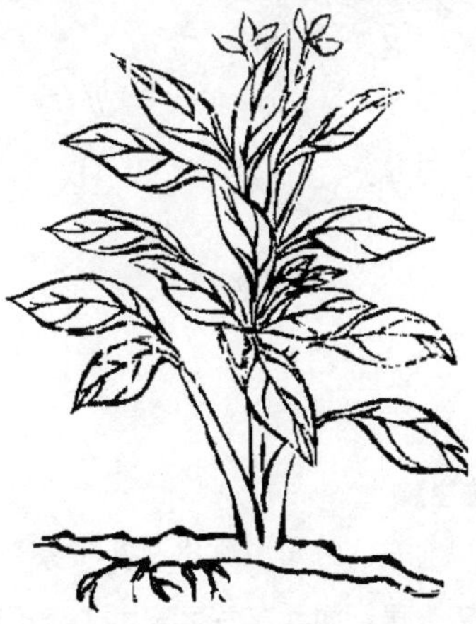

苋菜，春生茎叶，夏开紫白花，结黑细实，其味作生瓜气，故以为名。花实无用。

【校注】

①走疰：《女科证治准绳》：“夫妇人体虚，受风邪之气，随血而行，或淫溢皮肤，卒然掣痛，游走无有常处，故名为走疰也。”

31. 草石蚕

草石蚕，《本草会编》[①]始著录。即甘露子，茎花与水苏同而根如连珠，北地多种之以为蔬。

按《拾遗》虽有草石蚕之名，而谓根有毛节，叶如卷柏，生山石上，此即俗呼返魂草。已入石草，非甘露也。惟《本草会编》所述地蚕形状，正是《救荒本草》甘露儿，只可供茹。若除风破血，恐无此功用，姑仍《纲目》旧标而辨正之。

雩娄农曰：地蚕味腴，处处食之。而本草不载，其无当于君臣佐使耶？杨升庵[②]以芭蕉之甘露为蘘荷，后人复因甘露之名，以地蚕为蘘荷。但古今不闻以芭蕉为蔬者，或者附会以为其根可茹，而无人试之，可信否耶？甘露儿未必即蘘

荷，然以补蘘荷之缺，奚不可者？屠本畯[③]《玉环菜诗》云：甘露草生何阑珊，堪缀步摇照玉环。则玉环即此菜矣。明人不识蘘荷，而屠本畯云：白者白里，赤者赤穰。此何物耶？其味辛，盖姜类。

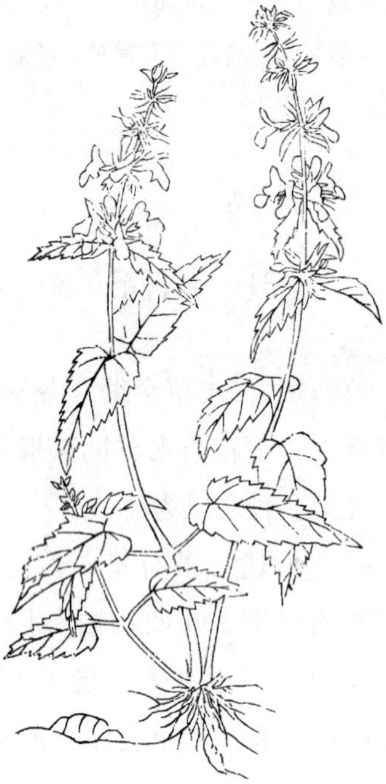

【校注】

① 《本草会编》：本草著作。明代汪机撰。

② 杨升庵：杨慎（1488—1559），明代文学家，明代三大才子之一。字用修，号升庵。四川新都（今成都市新都区）人，祖籍庐陵。

③ 屠本畯：字田叔，号豳叟。明代学者。著有《闽中海错疏》《海味索隐》《闽中荔枝谱》《野菜笺》《离骚草木疏补》等书。

32. 白花菜

白花菜，《食物本草》收之。圃中亦有种者，味近臭，惟宜腌食。亦有黄花者，白瓣黄须，袅袅有致，而气味乃不得相近。圃人种而自食，不知其味若何，久而不闻其臭，彼固日在鲍鱼之肆也[①]。存此以见穷民恶食，未必即以臭为香。

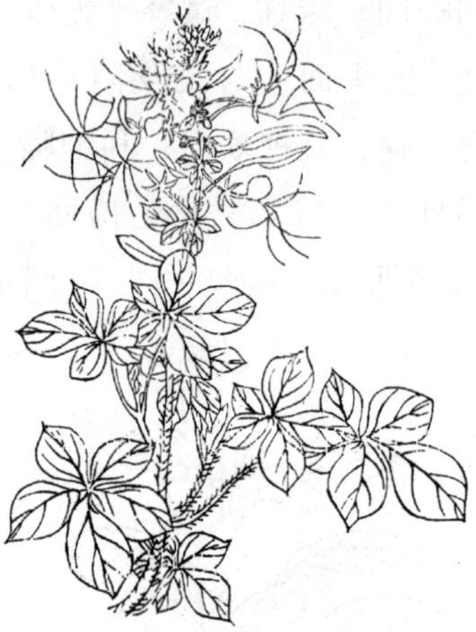

【校注】

① “圃人”四句：典出《孔子家语》：“与善人居，如入芝兰之室，久而不闻其香，即与之化矣；与不善人居，如入鲍鱼

之肆，久而不闻其臭，亦与之化矣。”

33. 黄瓜菜

黄瓜菜，《食物本草》始著录，似苦荬而花甚细。《救荒本草》黄鹌菜即此，此草与荠苣齐生，而味肥俱不如，彼为膏粱，此为草芥矣。翦以饲鹅，盖鸡鹜不与争也。

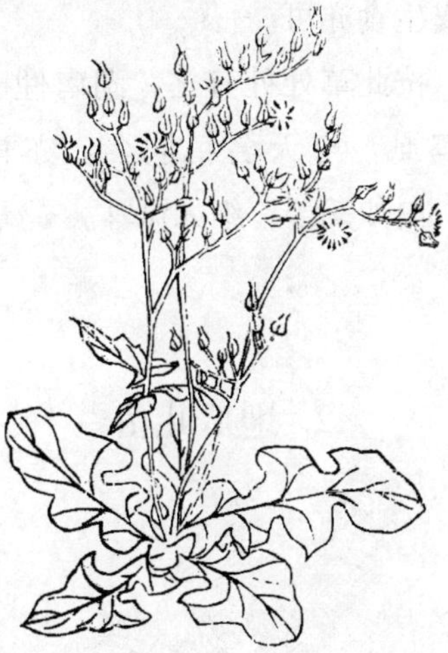

卷之五　蔬类

1. 野胡萝卜

《救荒本草》：野胡萝卜，生荒野中。苗、叶似家胡萝卜俱细小，叶间擸生茎叉，梢头开小白花，众花攒开如伞盖状，比蛇床子花头又大，结子比蛇床子亦大，其根比家胡萝卜尤细小。味甘，采根洗净，去皮生食亦可。

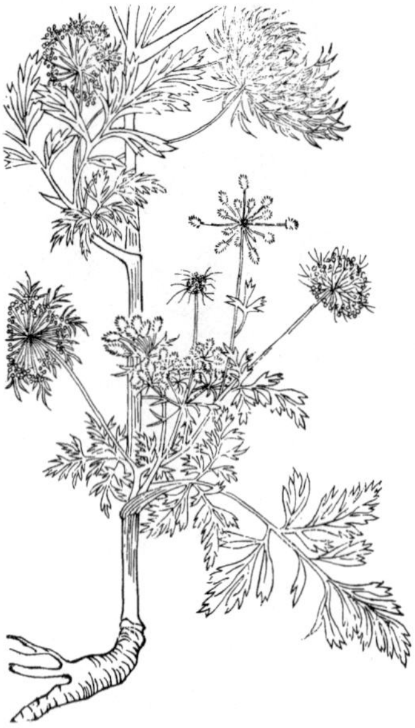

按此草处处有之，湖南俚医呼为鹤虱，与天名精同名。亦肖其花，白如鹤子，细如虱耳。

2. 地瓜儿苗

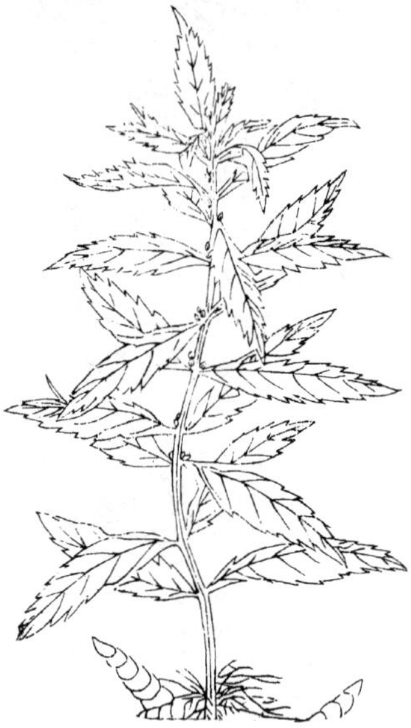

地瓜儿苗，详《救荒本草》。方茎，叶似薄荷微长，根如甘露儿更长，味甘。江西田野中亦有之。

3. 野园荽

《救荒本草》：野园荽，生祥符县[①]西北田野中，苗高一尺馀，苗、叶、结实皆似家胡荽，但细小瘦窄，味甜微辛香，采嫩苗叶煠熟，油盐调食。

按野园荽，南方废圃砌阴极多，似野胡萝卜而科[②]瘦根小，春时开花结子，五六月即枯，野胡萝卜多生田野，至秋深尚有之。

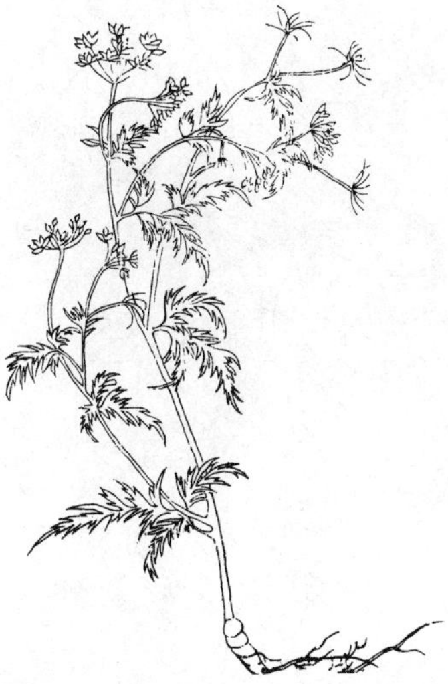

【校注】

① 祥符县：河南省开封县旧称。

② 科：古同“棵”。

4. 遏蓝菜

《救荒本草》：遏蓝菜，生田野中下湿地。苗初搨[①]地生，叶似初生菠菜叶而小，其头颇圆，叶间撺葶分叉，叉上结荚儿，似榆钱状而小，其叶味辛香微酸，性微温，采叶煠熟，水浸，取酸辣味，复用水淘净，作齑，油盐调食。

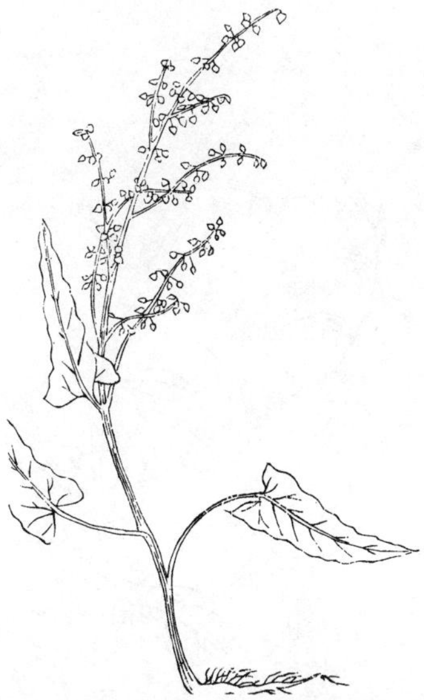

按此草湖南山坡春时有之，俗呼犁头草，象其形。有为蚊虻啮

者，嚼叶敷之，止痒。

【校注】

① 搨（tà 踏）：贴在地面。

5. 星宿菜

《救荒本草》：星宿菜，生田野中，作小科苗生，生叶似石竹子叶而细小，又似米布袋叶微长，梢上开五瓣小尖白花，苗叶味甜，采苗叶煠熟，油盐调食。

按此草江西俚医呼为单条草，以洗外肾[①]红肿。

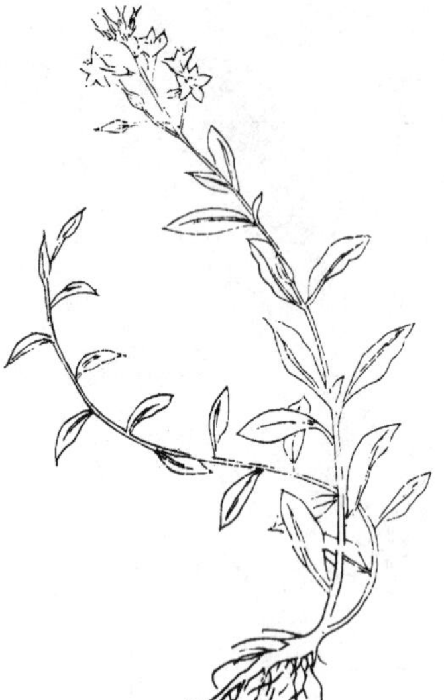

【校注】

① 外肾：中医学称睾丸为外肾。

6. 苦瓜

苦瓜，《救荒本草》谓之锦荔枝，一曰癞葡萄。南方有长数尺者，瓤红如血，味甜，食之多衄血。徐元扈云：闽、粤嗜之。余所至江右、两湖、云南，皆为圃架时蔬，京师亦卖于肆。岂南烹北徙耶？肥甘之中，揞以苦薏[①]，俗呼

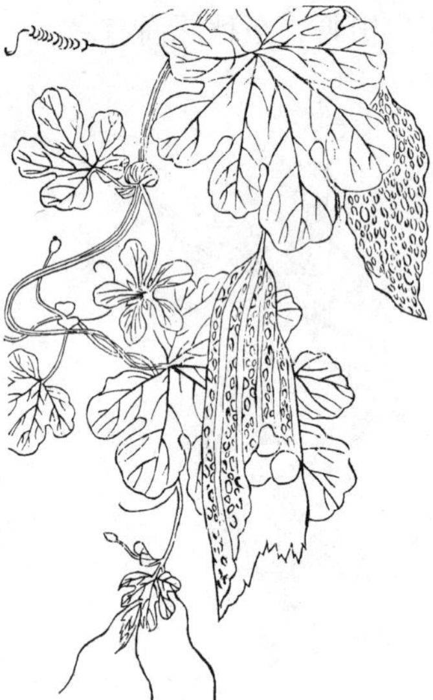

解暑之羞，苦口药石，固当友谏果而兄破睡侯[②]矣。贫者藜藿不糁，五味失和，非有茹蘖之操，何以堪

此？《滇本草》：治一切丹火毒气，金疮结毒，遍身芝麻疔、大疔疼不可忍者，取叶晒干为末，每服三钱，无灰酒[3]下神效；又治杨梅疮，取瓜花煅为末；治胃气疼，滚汤下；治目痛，灯草汤下。皆昔人所未及。

【校注】

① 搰（hú 胡）以苦薏：此谓苦瓜有类似野菊花的滋味。搰，扰乱；苦薏，野菊花。

② 友谏果而兄破睡侯："谏果"是橄榄，前人戏言茶曰"破睡侯"。此谓与谏果为友，而以破睡侯为兄。

③ 无灰酒：是不放石灰的酒。古人在酒内加石灰以防酒酸，但能聚痰，所以药用须为无灰酒。无灰酒是发酵类酒中黄酒的佳品。

7. 地梢瓜

《救荒本草》：地梢瓜，生田野中，苗高尺许，作地摊科生，叶似独帚叶而细窄光硬，又似沙蓬叶亦硬，周围攒茎而生茎叶，开小白花，结角长大如莲子，两头尖艄状，又似鸦嘴形，名地梢瓜。味甘。其角嫩时摘取煠食。角若皮硬，剥取角中嫩穰生食。

按山西废圃中极多，花如木犀，长柄下垂，清香出丛，瓜花皆骈，亦具异状。瓜有白汁，老则子作絮，正如萝藦。直隶人谓之老鹳瓢。按《诗·义疏》：萝藦，幽州人谓之雀瓢。《唐本草》女青注：此草即雀瓢也。生平泽，叶似萝藦两相对，子似瓢形，大如枣许，故名雀瓢。根似白微，茎叶并臭。又云：萝藦叶似女青，故亦名雀瓢。据此，则北语老鹳瓢即雀瓢矣。苏恭谓子似瓢形颇肖，而叶则迥异萝藦。或谓生肥地叶亦肥，似旋花叶。草木相似极多，究未知苏说雀瓢又有别否？大抵二种子皆如针线，固应一类。《诗·义疏》谓之雀瓢，盖统言之。李时珍未见此草，

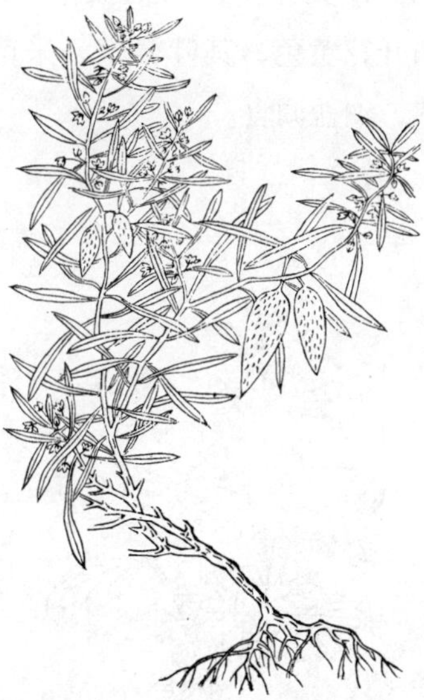

辄以苏说根实形状为误，可谓孟

浪。而李氏所谓与萝藦相似，子如豆者，乃臭皮藤。南方至多，北地无是物也。惟女青有雀瓢之名，而诸说纷纷无定解，故不即以入女青。此草花香而茎叶皆有白汁，气近臭，亦可谓薰莸[①]同器矣。

【校注】

① 薰莸（xūnyóu 勋由）：香草和臭草。

8. 水苏子

《救荒本草》：水苏子生下湿地，茎淡紫色，对生茎叉，叶亦对生，其叶似地瓜叶而窄，边有花锯齿，三叉尖叶下，两傍又有小叉，叶梢开花黄色，其叶微辛，采苗叶煠熟，油盐调食。

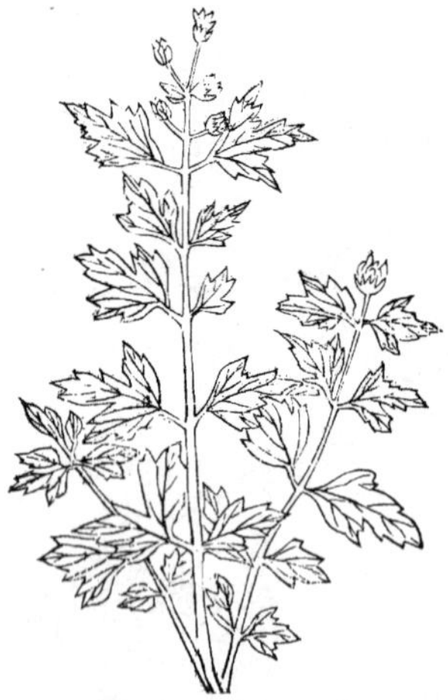

9. 水落藜

《救荒本草》：水落藜生水边，所在处处有之，茎高尺馀，茎色微红，叶似野灰菜叶而瘦小，味微苦涩，性凉。采苗叶煠熟，换水浸淘洗净，油盐调食；晒干煠食尤好。

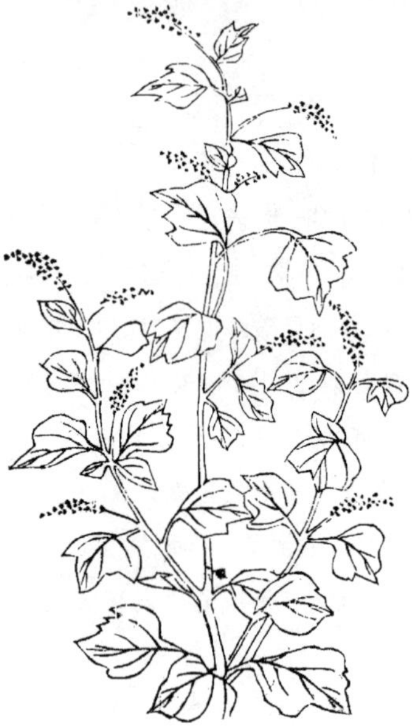

10. 山萝卜

《救荒本草》：山萝卜生山谷间，田野中亦有之。苗高五七寸，四散分生茎叶，其叶似菊叶而阔大，微有艾香，每茎五七排生如一大叶，梢间开紫花，根似野胡萝卜根而带黪[①]白色，味苦。采根煠熟，水浸淘去苦味，油盐调食。

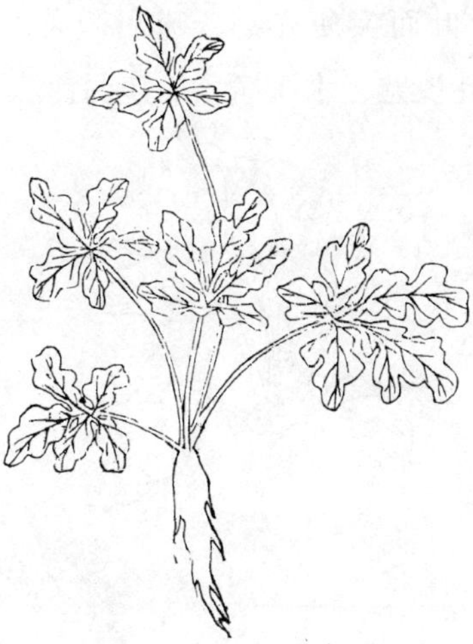

【校注】

① 黪（cǎn 惨）：青；浅青黑色。

11. 水萝卜

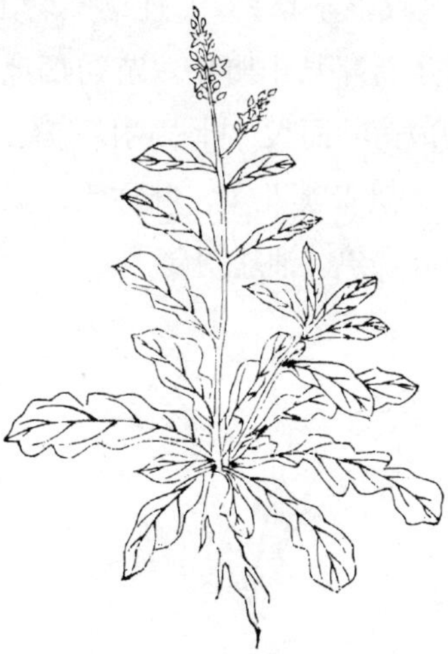

《救荒本草》：水萝卜生田野中下湿地，苗初搨地生，叶似荠菜形而厚大，锯齿尖，花叶又似水芥叶亦厚大，后分茎叉，梢间开淡黄花，结小角儿，根如白菜根而大，味甘辣。采根及叶煠熟，油盐调食，生亦可食。

12. 石芥

《救荒本草》：石芥生辉县鸦子口山谷中。苗高一二尺，叶似地棠菜叶而阔短，每三叶或五叶攒生一处，开淡黄花，结黑子，苗叶味苦微辣。采嫩叶煠熟，换水浸去苦味，油盐调食。

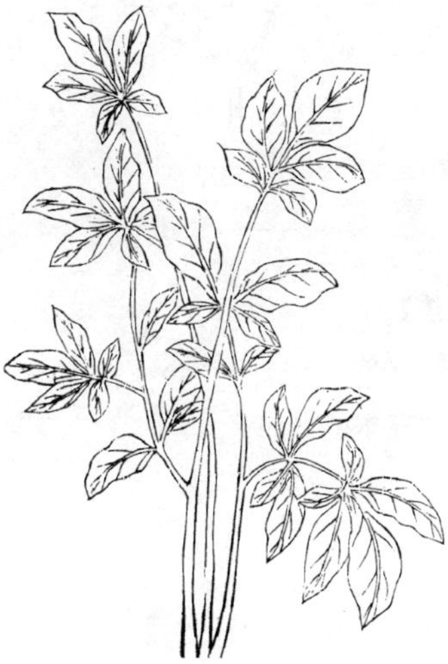

13. 山苦荬

《救荒本草》：山苦荬[1]生新郑县山野中。苗高二尺馀，茎似莴苣，葶而节稠，其叶甚花，有三五尖，似花苦苣，其叶甚大，开淡棠褐花，表微红，味苦。采嫩苗叶煠熟，水淘去苦味，油盐调食。

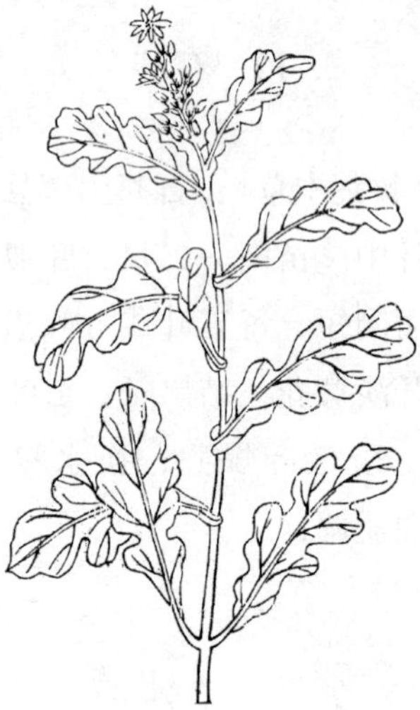

【校注】

① 荬（mǎi 买）：指苣荬菜，一种野生多年生草本植物。

14. 山白菜

《救荒本草》：山白菜生辉县山野中。苗叶颇似家白菜而叶茎细长，其叶尖艄有锯齿叉，又似莙荙菜[1]叶而尖瘦亦小，味甜微苦。采苗叶煠熟，水淘净，油盐调食。

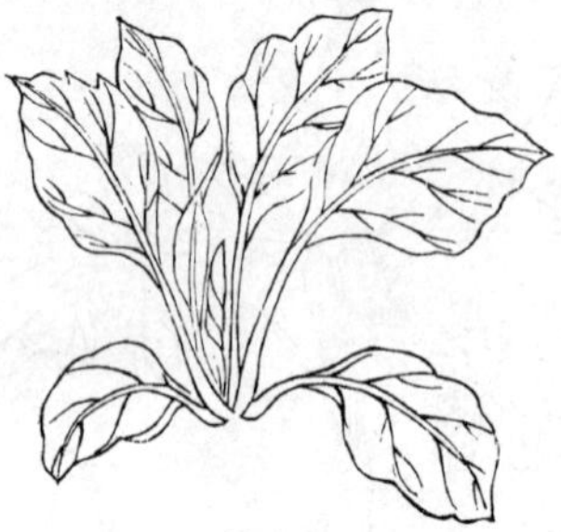

【校注】

① 莙荙菜：别名甜菜，为藜科甜菜属莙荙菜。以幼苗或叶片为蔬菜。原产欧洲南部，5世纪从阿拉伯传入中国。

15. 山宜菜

《救荒本草》：山宜菜又名山苦菜，生新郑县山野中。苗初搨地生，叶似薄荷叶而大，叶根两傍有叉，背白。又似青荚儿菜，叶亦大。味苦。采苗叶煠熟，油盐调食。

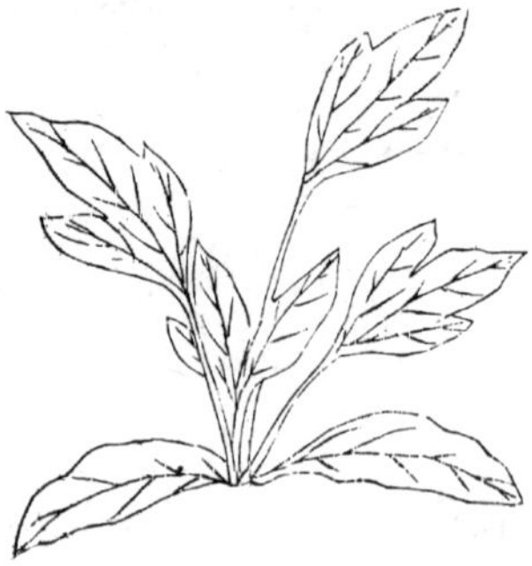

16. 绵丝菜

《救荒本草》：绵丝菜生辉县山野中。高一二尺，叶似兔儿尾叶但短小；又似柳叶菜叶，亦比短小，梢头攒生小蓇葖，开黪白花。其叶味甜。采嫩苗叶煠熟，水浸淘净，油盐调食。

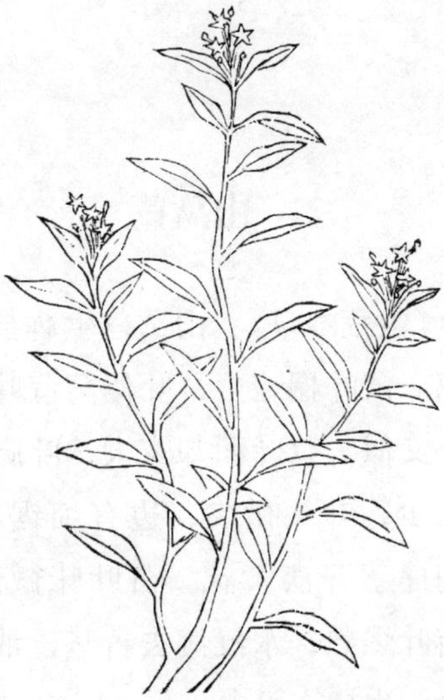

17. 鸦葱

《救荒本草》：鸦葱生田野中。枝叶尖长，搨地而生，叶似初生蜀秫叶而小，又似初生大蓝叶细窄而尖，其叶边皆曲皱，叶中撺葶，吐结小蓇葖，后出白英。味微辛。采苗叶煠熟，油盐调食。

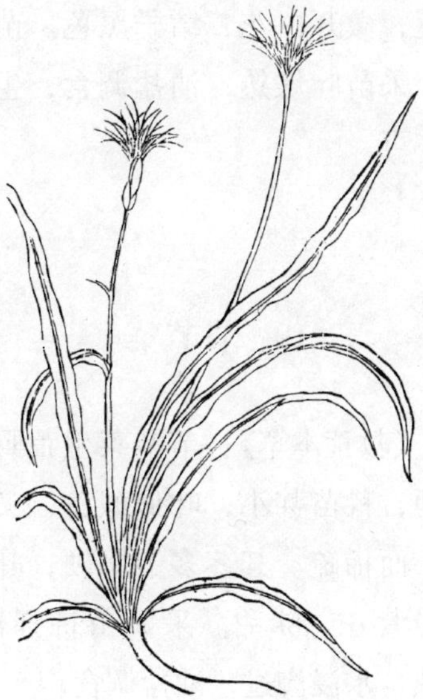

18. 山葱

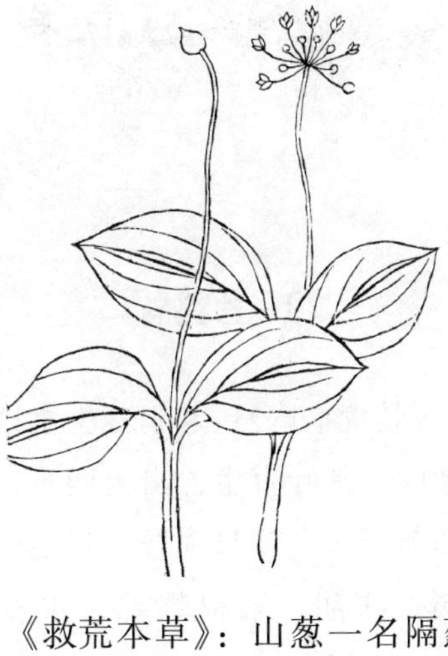

《救荒本草》：山葱一名隔葱，又名鹿耳葱，生辉县太行山山野中。叶似玉簪叶微团，叶中撺葶似蒜，葶甚长而涩，梢头结蓇葖似葱

莙荙，微开白花，结子黑色。苗味辣。采苗叶煠熟，油盐调食，生腌食亦可。

19. 节节菜

《救荒本草》：节节菜生荒野下湿地，科苗甚小，叶似碱蓬，又更细小而稀疏。其茎多节坚硬，叶间开粉紫花。味甜。采嫩苗拣择净，煠熟，水浸淘过，油盐调食。

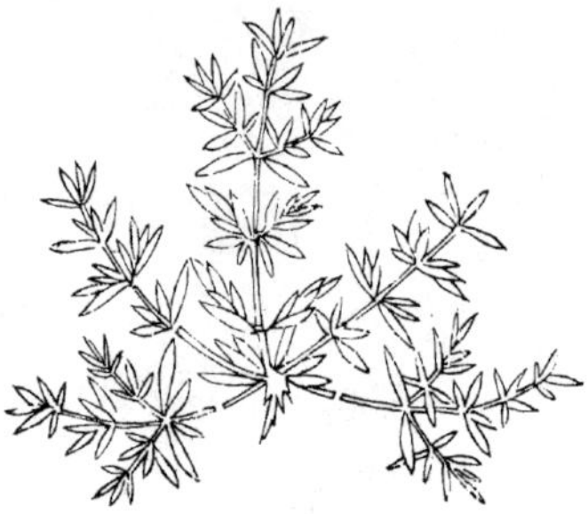

20. 老鸦蒜

《救荒本草》：老鸦蒜生水边下湿地中。其叶直生，出土四垂，叶状似蒲而短，背起剑脊，其根形如蒜瓣。味甜。采根煠熟，水浸淘净，油盐调食。

按《本草纲目》以此为石蒜，根形殊不类。

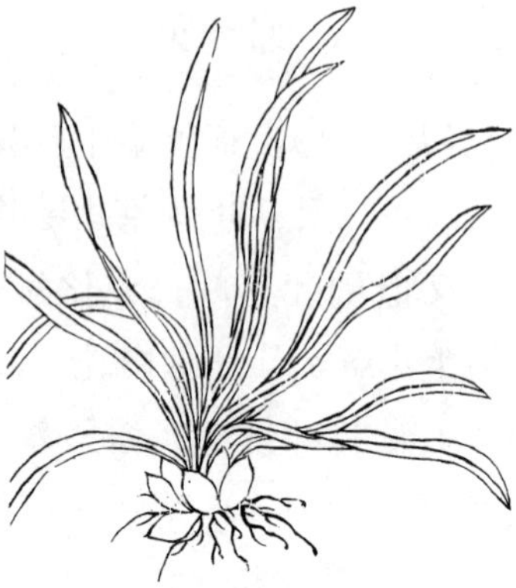

21. 山莴苣

《救荒本草》：山莴苣生辉县山野间。苗叶塌地生，叶似莴苣叶而小，又似苦苣叶而却宽大，叶脚花叉颇少，叶头微尖，边有细锯齿，叶间撺葶开淡黄花。苗叶味微苦。采苗叶煠熟，水浸淘去苦味，油盐调食，生揉亦可食。

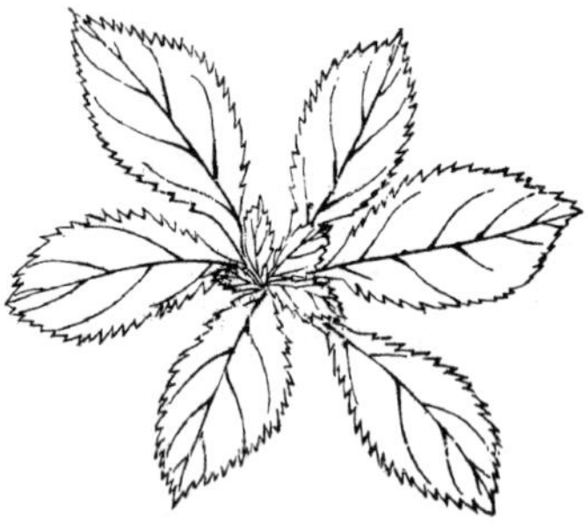

22. 水莴苣

《救荒本草》：水莴苣一名水菠菜，水边多生，苗高一尺许，叶似麦蓝叶而有细锯齿，两叶对叉，又生两枝，梢间开青白花，结小青蓇葖如小椒粒大。其叶味微苦，性寒。采苗叶煠熟，水淘净，油盐调食。

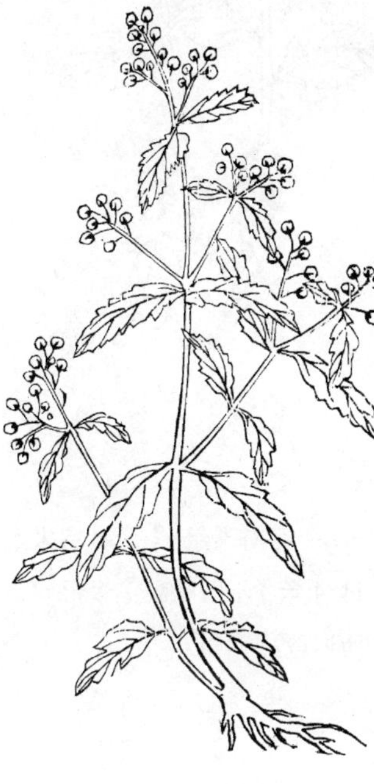

23. 野蔓菁

《救荒本草》：野蔓菁，生辉县栲栳[①]圈山谷中。苗叶似家蔓菁叶而薄小，其叶头尖艄，叶脚花叉甚多，叶间花出枝叉上，开黄花，结小角，其子黑色，根似白菜根颇大。苗、叶、根味微苦。采苗叶煠熟，水浸淘净，油盐调食；或采根，换水煮去苦味食之亦可。

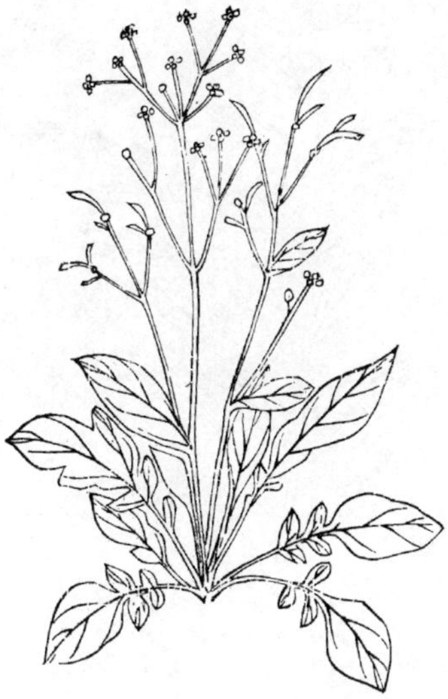

【校注】

① 栲栳（kǎolǎo 考老）：由柳条编成的容器，形状像斗，也叫笆斗。亦有地名栲栳，还有一种食物也叫作栲栳。

24. 水蔓菁

《救荒本草》：水蔓菁一名地肤子，生中牟县南沙堈[①]中。苗高一二尺，叶彷佛似地瓜儿叶，却甚短小，卷边窊[②]面；又似鸡儿肠叶颇尖艄，梢头出穗，开淡藕丝褐花。叶味甜。采苗煠熟，油盐调食。

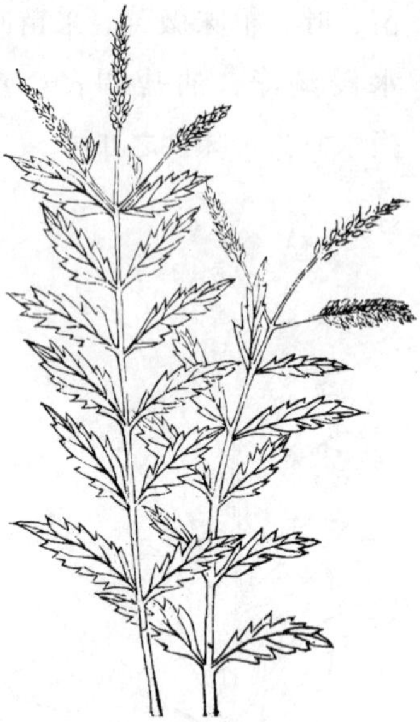

【校注】

① 堈（gāng 刚）：古同“缸”，借用作“冈”。

② 窊（wā 哇）：低注；卷缩。

25. 山蔓菁

《救荒本草》：山蔓菁生钧州①山野中。苗高一二尺，茎叶皆莴苣色，叶似桔梗叶颇长艄而不对生，又似山小菜叶微窄，根形类沙参，如手指粗，其皮灰色，中间白色。味甜。采根煮熟，生食亦可。

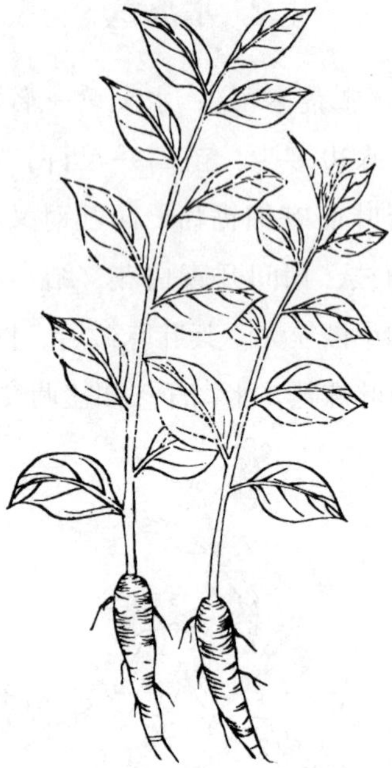

【校注】

① 钧州：今河南禹州。金世宗大定二十四年（1184年），因阳翟（今禹州市）有钧台，所以改称钧州。

26. 山芹菜

《救荒本草》：山芹菜生辉县山野间。苗高一尺馀，叶似野蜀葵叶稍大，而有五叉；又似地牡丹叶亦大，叶中擢生茎叉，梢结刺球如鼠粘子刺球而小，开花黪白色。叶味甘。采苗叶煠熟，水浸淘净，油盐调食。

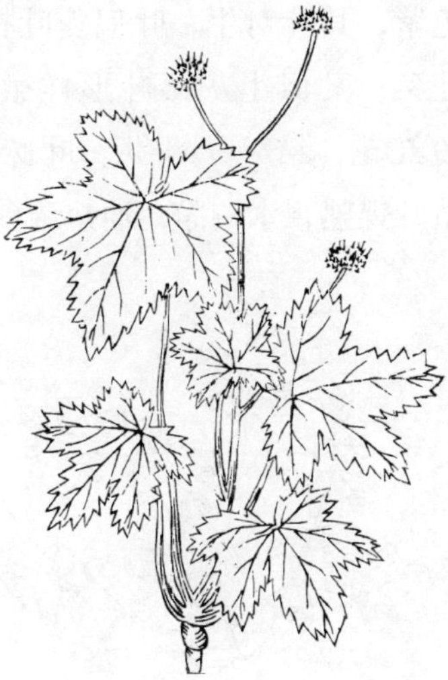

27. 银条菜

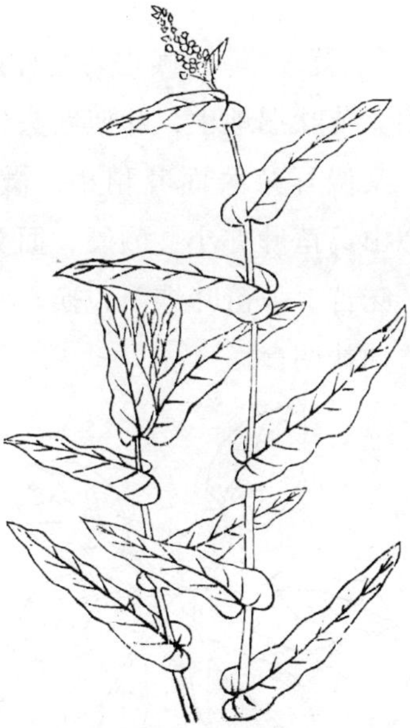

《救荒本草》：银条菜，所在人家园圃多种。苗叶皆似莴苣长细，色颇青白，擧葶高二尺许，开四瓣淡黄花，结蒴似荞麦蒴而圆，中有小子，如油子大，淡黄色，其叶味微甘，性凉。采苗叶煠熟，水浸淘净，油盐调食，生揉亦可。

28. 珍珠菜

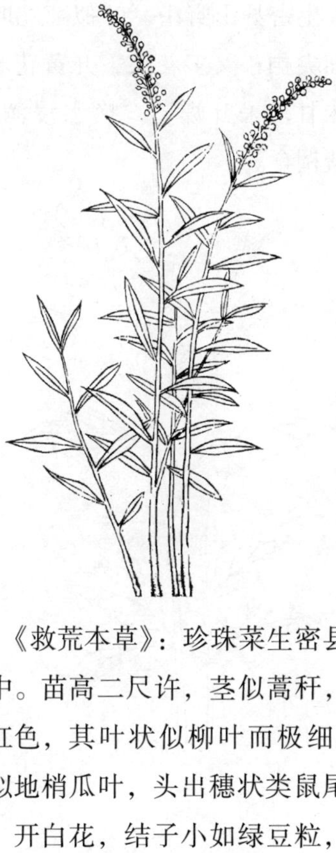

《救荒本草》：珍珠菜生密县山野中。苗高二尺许，茎似蒿秆，微带红色，其叶状似柳叶而极细小；又似地梢瓜叶，头出穗状类鼠尾草穗，开白花，结子小如绿豆粒，黄褐色。叶味苦涩。采叶煠熟，换水浸去涩味，淘净，油盐调食。

按《黄山志》：真珠菜藤本蔓生，暮春发芽，每芽端缀一二蕊，圆白如珠，叶脆绿如茶。连蕊叶腊之，香甘鲜滑，他蔬让美焉。与此异种。

29. 凉蒿菜

《救荒本草》：凉蒿菜又名甘菊芽，生密县山野中。叶似菊花叶而长细尖艄；又多花叉，开黄花。其叶味甘。采叶煠熟，换水浸淘净，油盐调食。

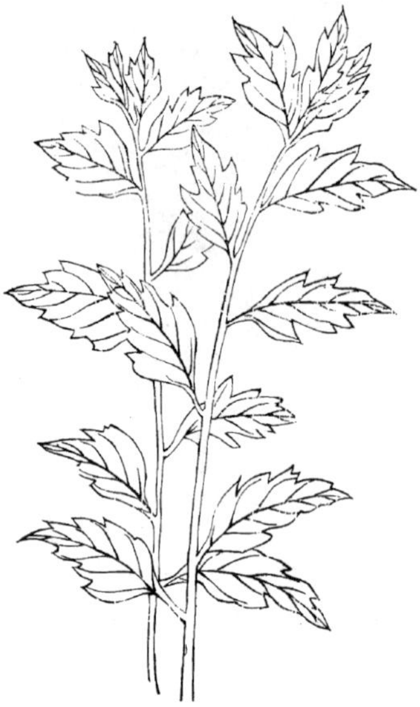

30. 鸡肠菜

《救荒本草》：鸡肠菜，生南阳府马鞍山荒野中。苗高二尺许，茎方色紫，其叶对生，叶似菱叶样而无花叉；又似小灰菜叶形样微匾，开粉红花，结碗子蒴儿。叶味甜。采苗叶煠熟，水淘净，油盐调食。

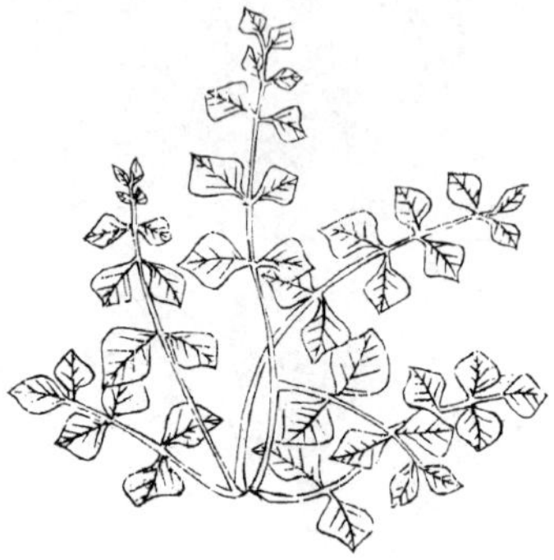

31. 燕儿菜

《救荒本草》：燕儿菜生密县山涧中。苗叶搨地生，叶似匙头样颇长；又似耳朵菜而叶稍小，微涩；又似山莴苣叶亦小，颇硬，而头微团。味苦。采苗叶煠熟，换水浸淘净，油盐调食。

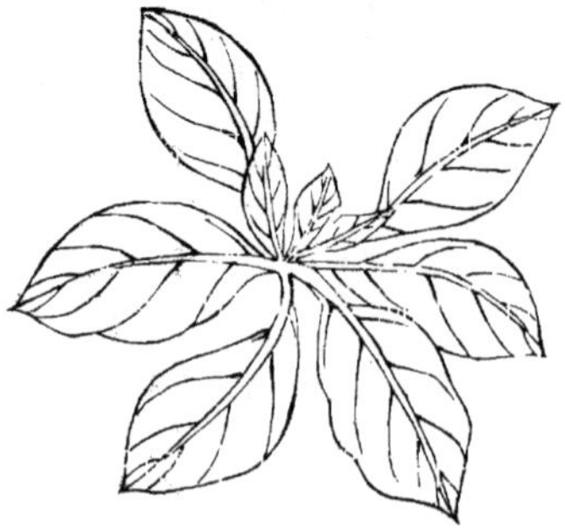

32. 歪头菜

《救荒本草》：歪头菜出新郑县山野中。细茎，就地丛生，叶似豇豆叶而狭长，背微白，两叶并生一处，开红紫花，结角比豌豆角短小匾瘦，叶味甜。采叶煠熟，油盐调食。

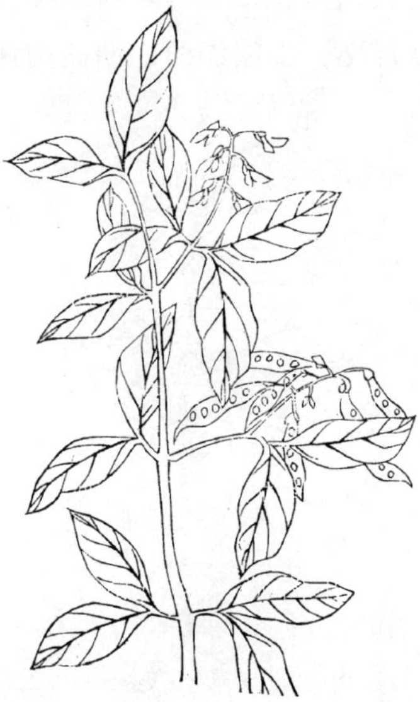

33. 蝎子花菜

《救荒本草》：蝎子花菜又名虼蚤[①]花，一名野菠菜，生田野中。苗初搨地生，叶似初生菠菜叶而瘦细，叶间擗生茎叉，高一尺馀，茎有线楞[②]，梢间开小白花。其叶味苦。采嫩叶煠熟，水淘净，油盐调食。

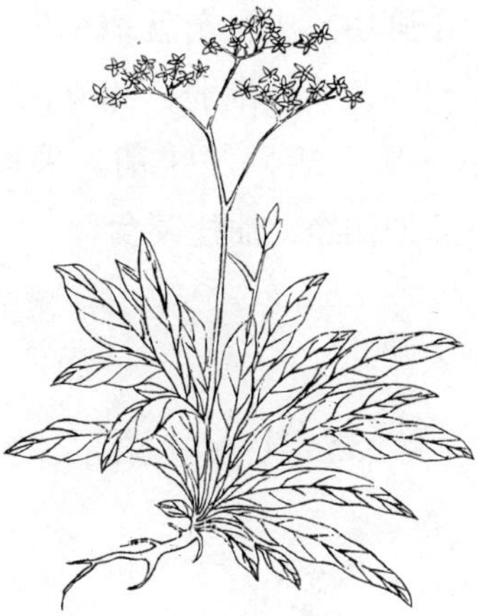

【校注】

① 虼（gè 个）蚤：跳蚤。

② 楞（léng 棱）：同“棱”。

34. 耧斗菜

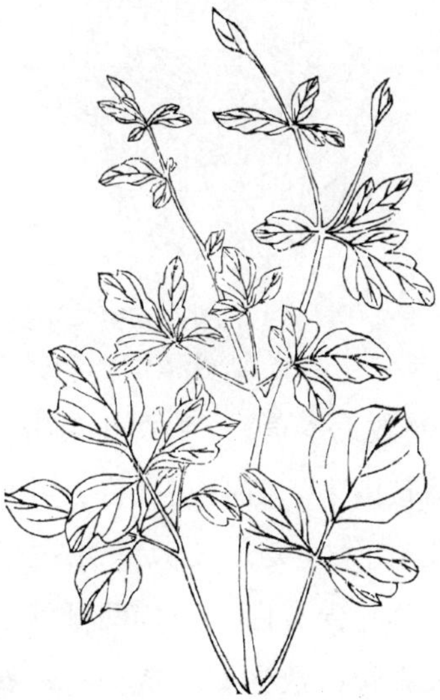

《救荒本草》：耧斗菜生辉县太

行山山野中。小科苗就地丛生，苗高一尺许，茎梗细弱，叶似牡丹叶而小，其头颇圆。味甜。采叶煠熟，水浸淘净，油盐调食。

35. 毛女儿菜

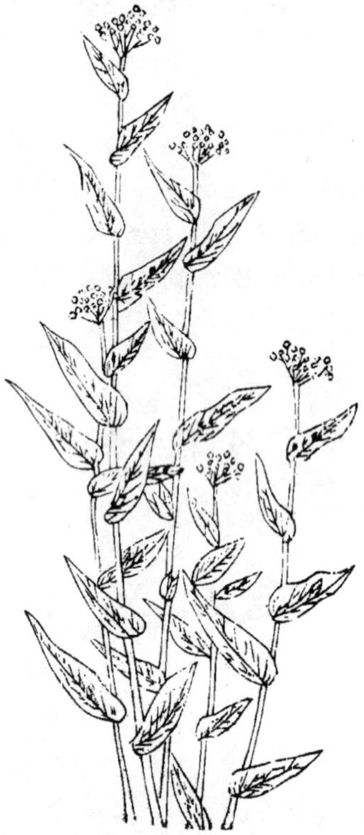

《救荒本草》：毛女儿菜生南阳府马鞍山中。苗高一尺许，叶似绵系菜叶而微尖，又似兔儿尾叶而小；茎叶皆有白毛，梢间开淡黄花如大黍粒，数十颗攒成一穗。味甘酸。采苗叶煠熟，水浸淘净，油盐调食。或拌米面蒸食亦可。

36. 瓯菜

《救荒本草》：瓯菜生辉县山野中。就地作小科苗生，茎、叉、叶似山苋菜叶而有锯齿；又似山小菜叶，其锯齿比之却小。味甜。采嫩苗叶煠熟，水浸淘净，油盐调食。

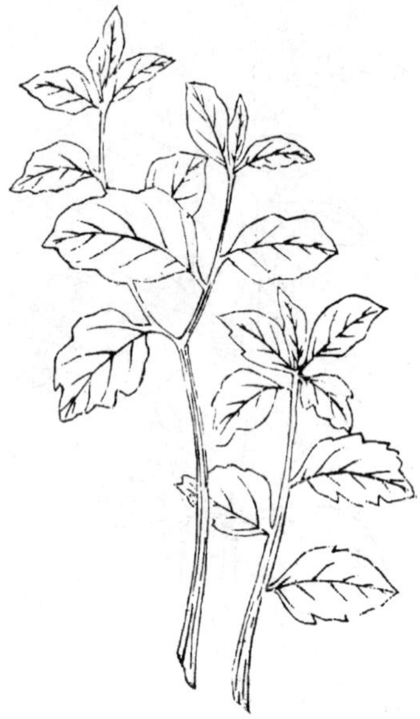

37. 杓儿菜

《救荒本草》：杓儿菜生密县山野中。苗高一二尺，叶类狗掉尾叶而窄颇长，黑绿色，微有毛涩；又似耐惊菜叶而小软薄，梢叶更小，开碎瓣淡黄白花。其叶味苦。采叶煠熟，水浸去苦味，淘洗净，油盐调食。

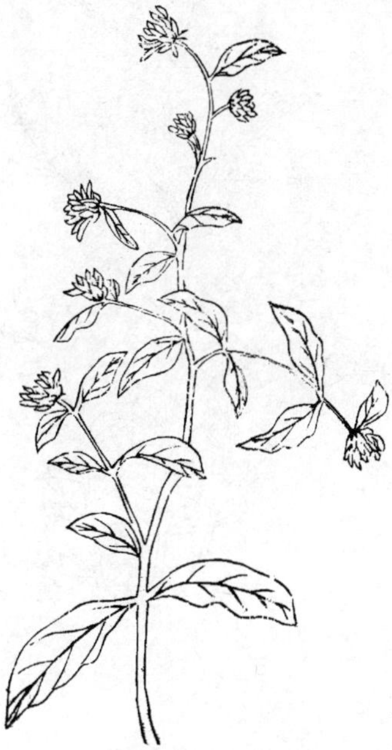

38. 变豆菜

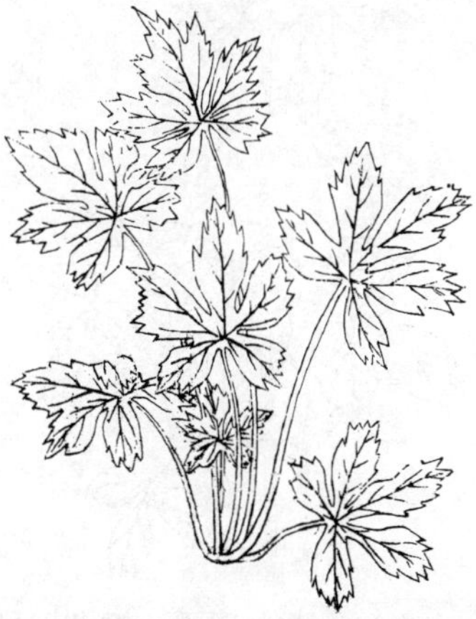

《救荒本草》：变豆菜生辉县太行山山野中。其苗叶初作地摊科生，叶似地牡丹叶极大，五花叉，锯齿尖，其后叶中分生茎叉，梢叶颇小，上开白花。其叶味甘。采叶煠熟，作成黄色，换水淘净，油盐调食。

39. 獐牙菜

《救荒本草》：獐牙菜生水边。苗初搨地生，叶似龙须菜叶而长窄，菜头颇团而不尖，其叶嫩薄；又似牛尾菜叶亦长窄，其根如牙根而嫩，皮色黑灰。味甜。掘根洗净煮熟，油盐调食。

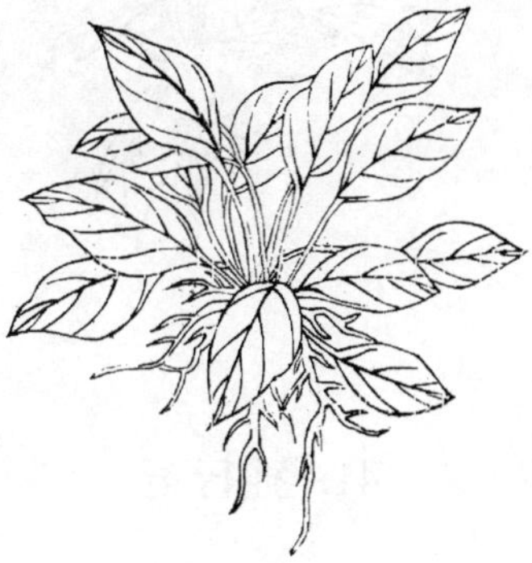

40. 水辣菜

《救荒本草》：水辣菜生水边下

湿地中。茎高一尺馀，茎圆，叶似鸡儿肠叶头微齐短；又似马兰头叶亦更齐短，其叶㨯茎生，梢间出穗如黄蒿穗。其叶味辣。采嫩苗叶煠熟，换水淘去辣气，油盐调食，生亦可食。

按此草江西、湖南河濒亦有之。作蒿气，与《唐本草》注齐头蒿相类，殆即一草，详牡蒿下。

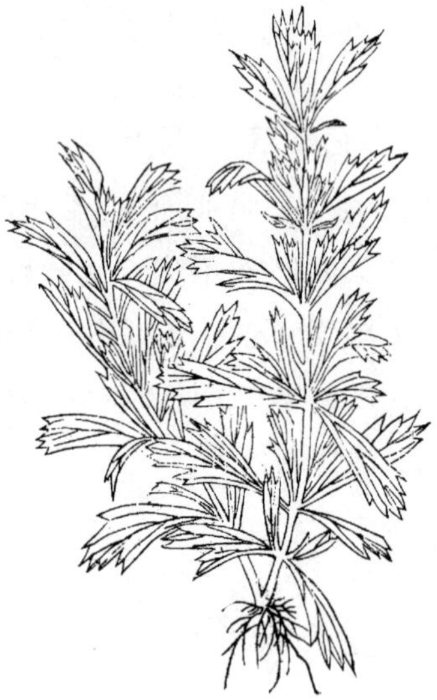

41. 独行菜

《救荒本草》：独行菜又名麦秸菜，生田野中。科苗高一尺许，叶似水棘针叶微短小；又似水苏子叶亦短小狭窄，作瓦陇样，梢出细葶，开小黲白花，结小青蓇葖，小如绿豆粒。叶味甜。采嫩苗叶煠熟，换水淘净，油盐调食。

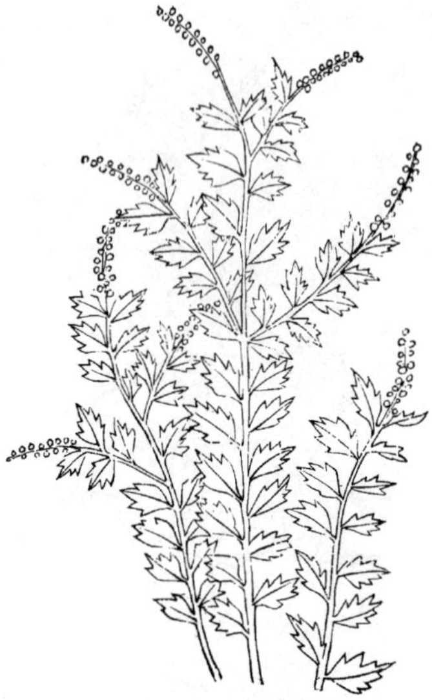

42. 葛公菜

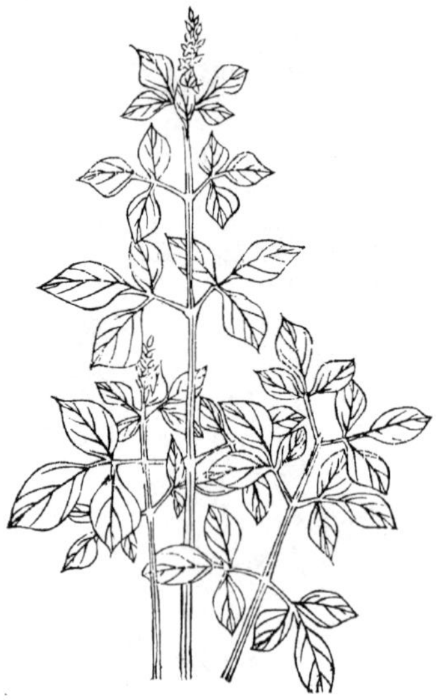

《救荒本草》：葛公菜生密县韶

华山山谷间。苗高二三尺，茎方，窊面四楞，对分茎叉，叶方对生，叶似苏子叶而小，又似荏子叶而大，梢间开粉红花，结子如小米粒而茶褐色。其叶味甜微苦。采嫩叶煠熟，水浸去苦味，换水淘净，油盐调食。

43. 委陵菜

《救荒本草》：委陵菜一名翻白菜，生田野中。苗初搨地生，后分茎叉，茎节稠密，上有白毛，叶仿佛类柏叶而极阔大，边如锯齿形，面青背白；又似鸡腿儿叶而却窄；又类鹿蕨叶亦窄，茎叶梢间开五瓣黄花，其叶味苦微辣。采苗叶煠熟，水浸淘净，油盐调食。

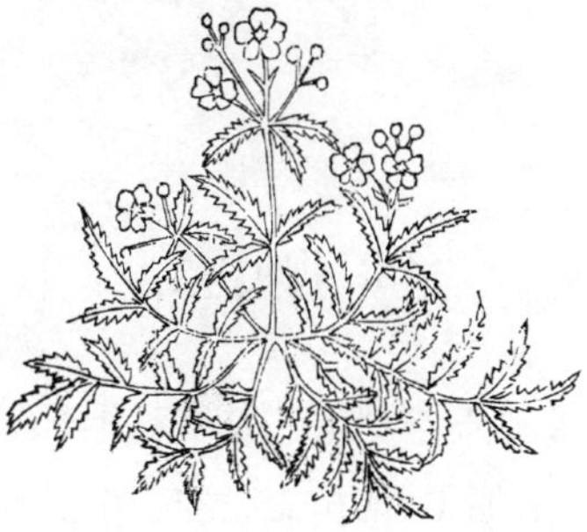

44. 女娄菜

《救荒本草》：女娄菜生密县韶华山山谷中。苗高一二尺，茎叉相对分生，叶似旋覆花叶颇短，色微深绿，揣茎对生，梢间出青蓇葖，开花微吐白蕊，结实青子如枸杞微小。其叶味苦。采嫩苗叶煠熟，换水浸去苦味，淘净油盐调食。

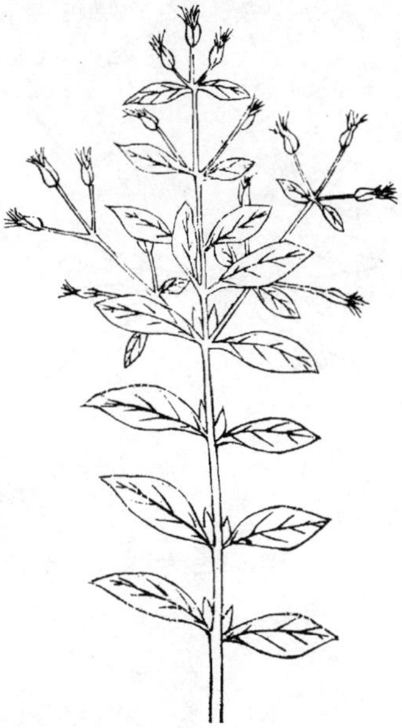

45. 麦蓝菜

《救荒本草》：麦蓝菜生田野中。茎叶俱深莴苣色，叶似大蓝梢叶而小颇尖，其叶抱茎对生，每一叶间撺生一叉，茎叉梢头开小肉红花，结蒴有子似小桃红子。苗叶味微苦。采嫩苗叶煠熟，水浸淘净，油盐调食。

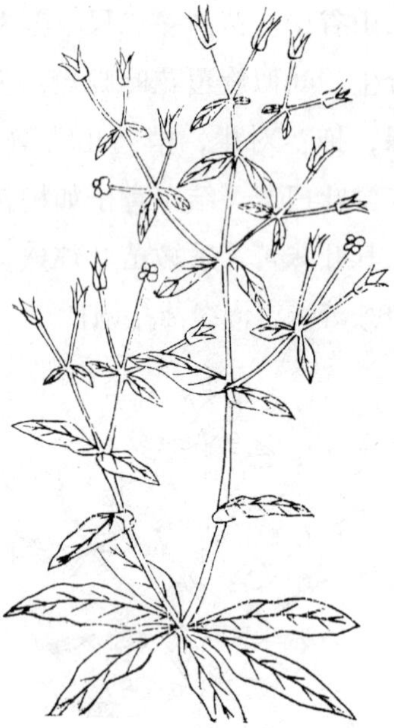

46. 匙头菜

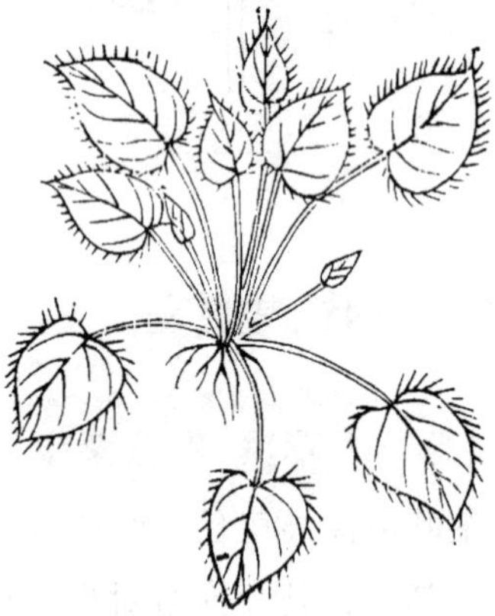

《救荒本草》：匙头菜生密县山野中。作小科苗，其茎面窊背圆，叶似圆匙头样，有如杏叶大边微锯齿，开淡红花，结子黄褐色。其叶味甜。采叶煠熟，水浸淘净，油盐调食。

47. 舌头菜

《救荒本草》：舌头菜生密县山野中。苗叶搨地生，叶似山白菜叶而小，头颇团，叶面不皱，比小白菜叶亦厚，状类猪舌形，故以为名。味苦。采叶熟水浸去苦味，换水淘净，油盐调食。

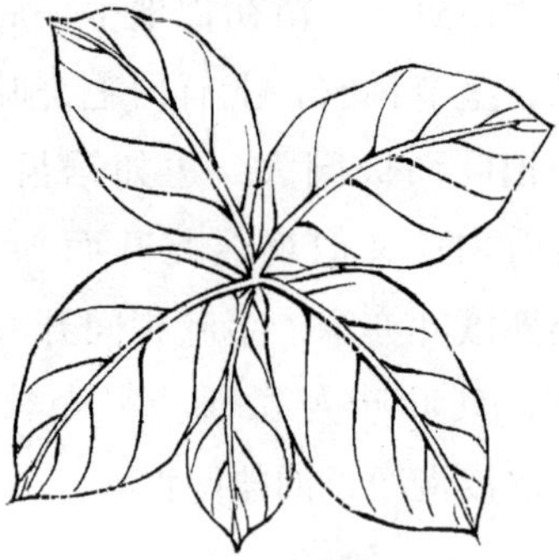

48. 柳叶菜

《救荒本草》：柳叶菜生郑州贾峪山山野中。苗高二尺馀，淡黄色，叶似柳叶而厚短，有涩毛，梢间开四瓣深红花，结细长角儿。其叶味甜。采苗叶煠熟，油盐调食。

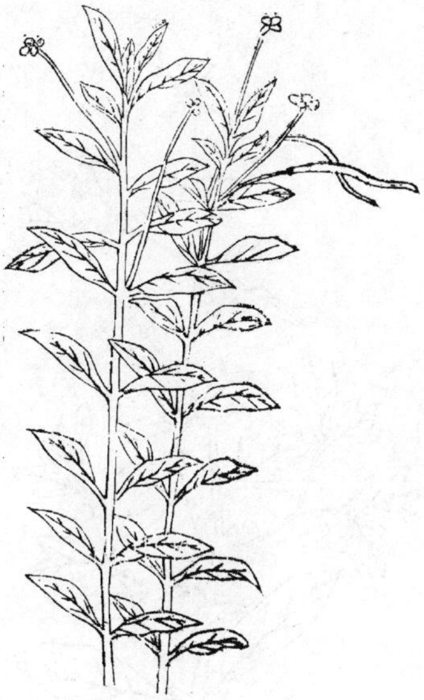

49. 山甜菜

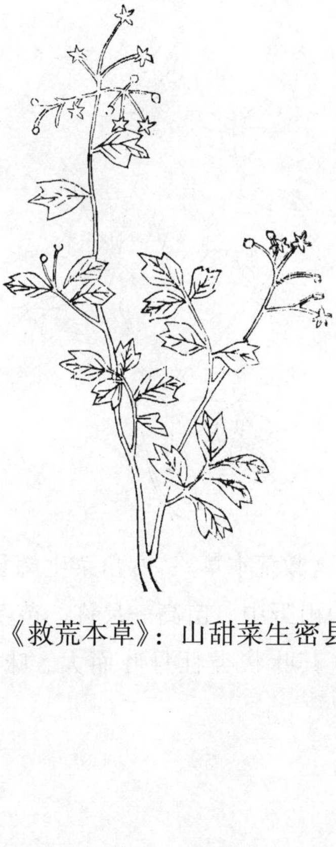

《救荒本草》：山甜菜生密县韶华山山谷中。苗高二三尺，茎青白色，叶似初生绵花叶而窄，花叉颇浅，其茎叶间开五瓣淡紫花，结子如枸杞子，生则青，熟则红。叶味苦。采叶煠熟，换水浸，淘去苦味，油盐调食。

50. 粉条儿菜

《救荒本草》：粉条儿菜生田野中。其叶初生就地丛生，长则四散分垂，叶似萱草叶而瘦细微短，叶间撺葶开淡黄花。叶甜。采叶煠熟，淘洗净，油盐调食。

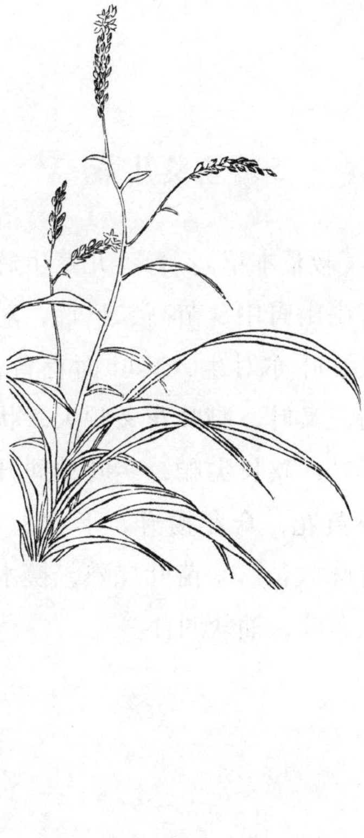

51. 辣辣菜

《救荒本草》：辣辣菜生荒野，今处处有之。苗高五七寸，初生尖叶，后分枝，茎上出长叶，开细青白花，结小匾蒴，其子似米蒿子，黄色，味辣。采嫩苗叶煠熟，水浸淘净，油盐调食。

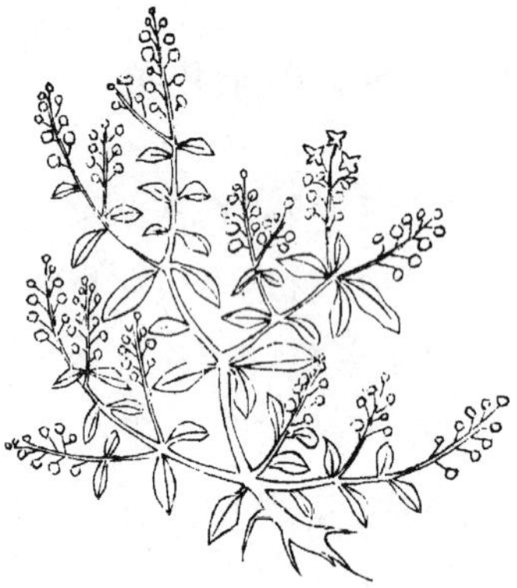

52. 青荚儿菜

《救荒本草》：青荚儿菜生辉县太行山山野中。苗高二尺许，对生茎叉，叶亦对生，其叶面青背白，锯齿三叉叶，脚叶花叉颇大，状似荏子叶而狭长尖艄，茎叶梢间开五瓣小黄花，众花攒开，形如穗状。其叶味微苦。采苗叶煠熟，换水浸淘去苦味，油盐调食。

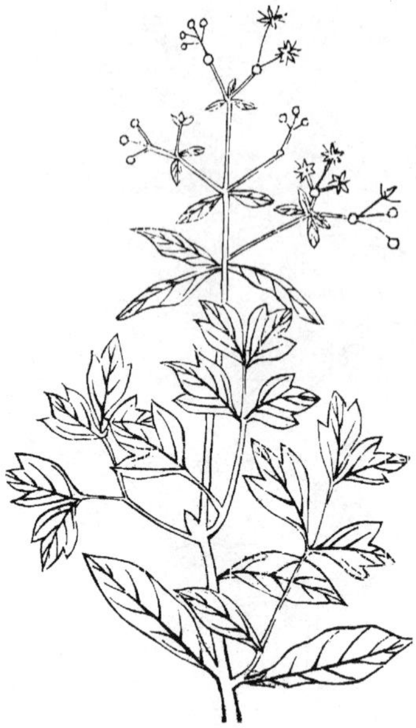

53. 八角菜

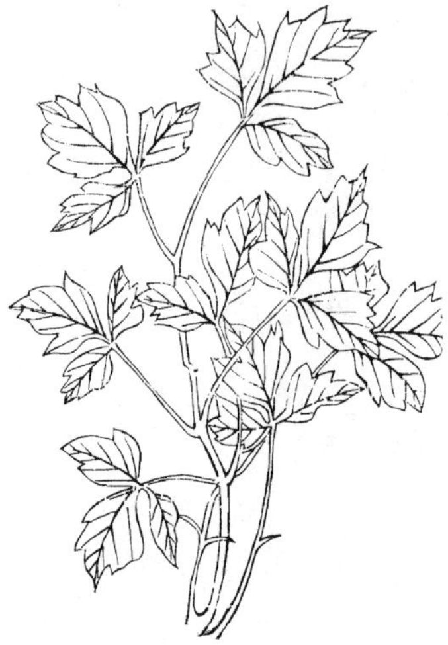

《救荒本草》：八角菜生辉县太行山山野中。苗高一尺许，苗茎甚细，其叶状类牡丹叶而大。味甜。

采嫩苗叶煠熟，水浸淘净，油盐调食。

54. 地棠菜

《救荒本草》：地棠菜生郑州南沙堈中。苗高一二尺，叶似地棠花叶甚大，又似初生芥菜叶微狭而尖。味甜。采嫩苗叶煠熟，油盐调食。

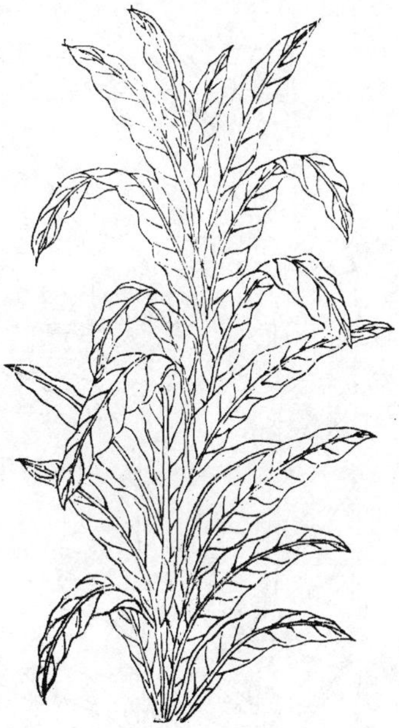

55. 雨点儿菜

《救荒本草》：雨点儿菜生田野中。就地丛生，其茎脚紫梢青，叶如细柳叶而窄小，抪茎而生；又似石竹子叶而颇硬，梢间开小尖五瓣白花，结角比萝卜角又大。其叶味甘。采叶煠熟，水浸淘过，淘洗令净，油盐调食。

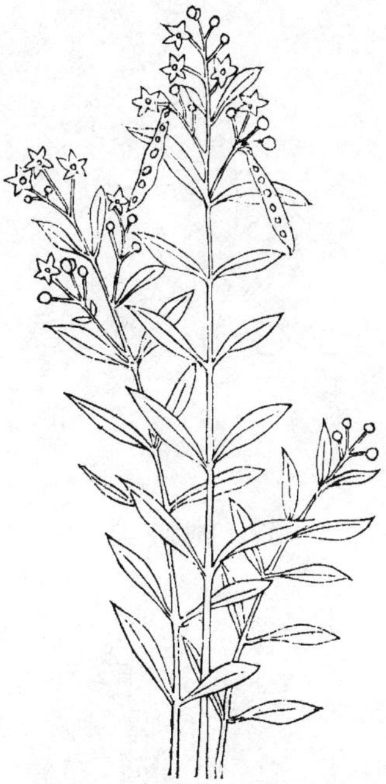

56. 白屈菜

《救荒本草》：白屈菜生田野中。苗高一二尺，初作丛生，茎叶皆青白色，茎有毛刺，梢头分叉，上开四瓣黄花，叶颇似山芥菜叶而花叉极大，又似漏芦叶而色淡。味苦微辣。采叶和净土煮熟，捞出，连土浸一宿，换水淘洗净，油盐调食。

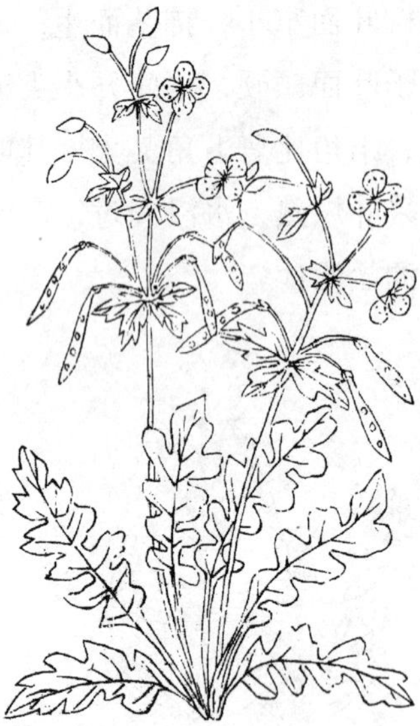

57. 蚵蚾菜

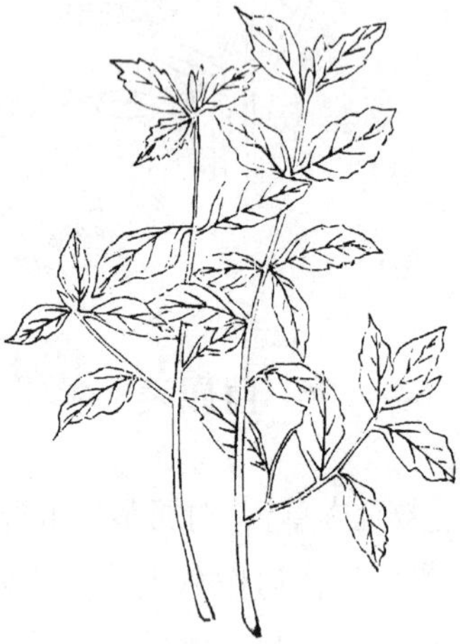

《救荒本草》：蚵蚾[①]菜生密县山野中。苗高二三尺许，叶似连翘叶微长，又似金银花叶而尖，纹皱却少，边有小锯齿，开粉紫花，黄心。叶味甜。采嫩苗叶煠熟，水浸净，油盐调食。

【校注】

① 蚵蚾（hēbǒ 喝跛）：蟾蜍，即癞蛤蟆。

58. 山梗菜

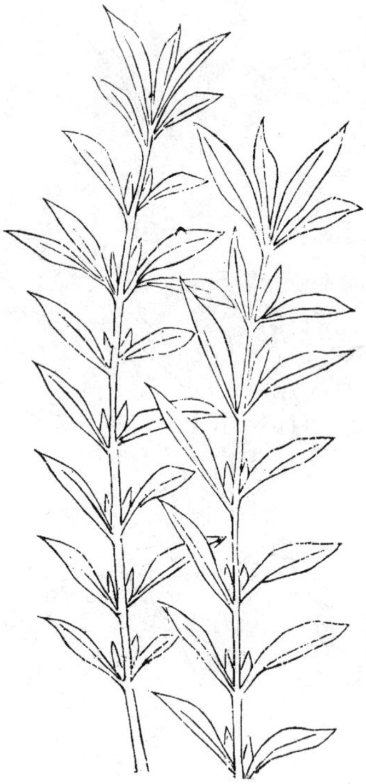

《救荒本草》：山梗菜生郑州贾峪山山野中。苗高二尺许，茎淡紫色，叶似桃叶而短小；又似柳叶菜叶亦小，梢间开淡紫花。其叶味

甜。采嫩叶煠熟，淘洗净，油盐调食。

59. 山小菜

《救荒本草》：山小菜生密县山野中。科苗高二尺馀，就地丛生，叶似酸浆子叶而窄小，面有细纹脉，边有锯齿色深绿；又似桔梗叶颇长艄。味苦。采叶煠熟，水浸淘去苦味，油盐调食。

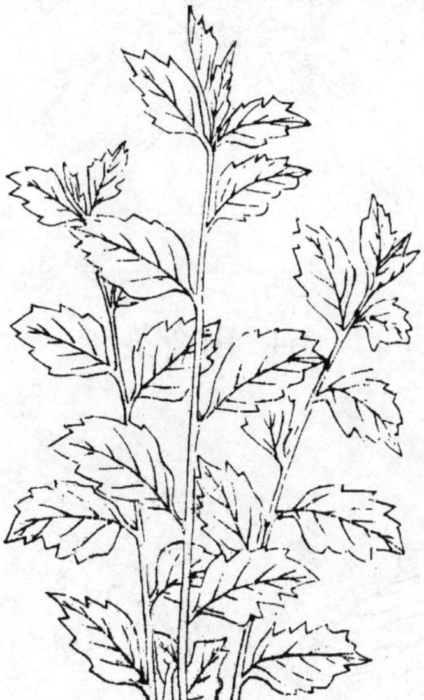

60. 獾耳菜

《救荒本草》：獾耳菜生中牟平野中。苗长尺馀，茎多枝叉，其茎上有细线楞，叶似竹叶而短小亦软；又似萹蓄叶却颇阔大而又尖，茎叶俱有微毛，开小黪白花，结细灰青子。苗叶味甘。采嫩苗叶煠熟，水浸淘净，油盐调食。

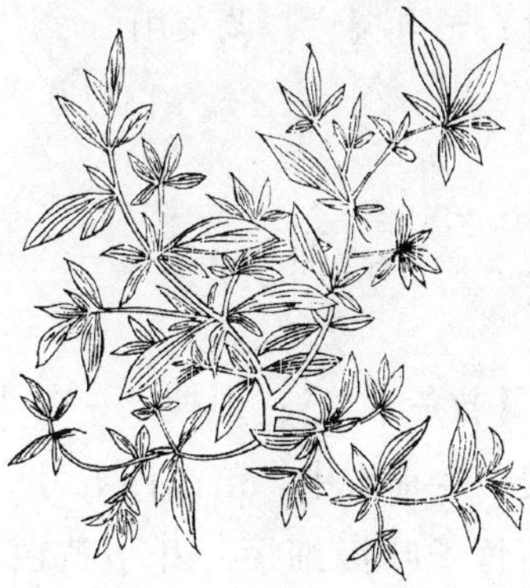

61. 回回蒜

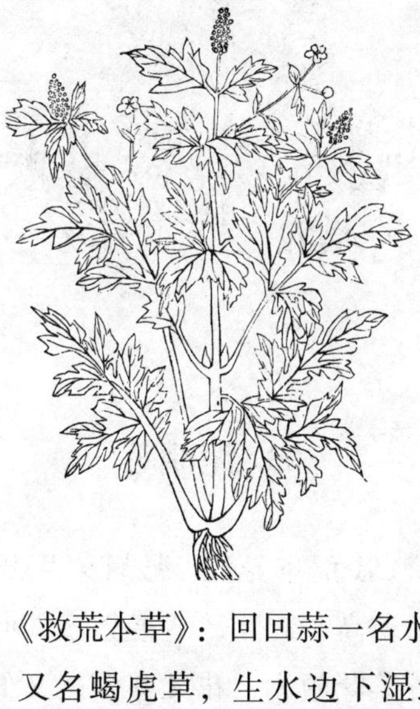

《救荒本草》：回回蒜一名水胡椒，又名蝎虎草，生水边下湿地。

苗高一尺许，叶似野艾蒿而硬，又甚花叉；又似前胡叶颇大，亦多花叉，苗茎梢头开五瓣黄花，结穗如初生桑椹子而小；又似初生苍耳实亦小，色青。味极辛辣，其叶味甜。采叶煠熟，换水浸淘净，油盐调食；子可捣烂，调菜用。

62. 地槐菜

《救荒本草》：地槐菜一名小虫儿麦，生荒野中。苗高四五寸，叶似石竹子叶极细短，开小黄白花，结小黑子。其叶味甜。采叶煠熟，水浸淘净，油盐调食。

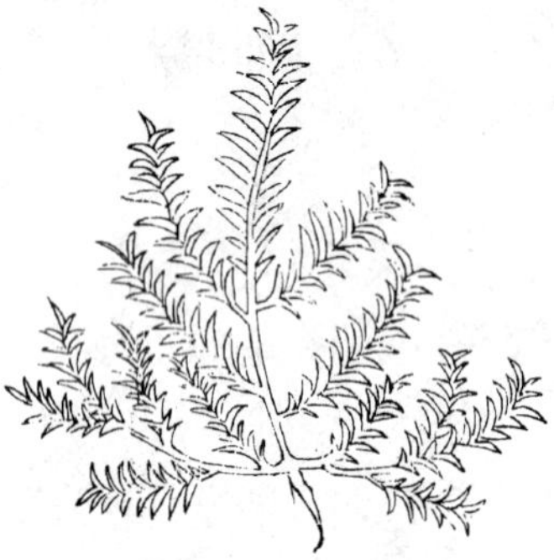

63. 泥胡菜

《救荒本草》：泥胡菜生田野中。苗高一二尺，茎梗繁多，叶似水芥菜叶颇大，花叉甚深；又似风花菜叶却比短小，叶中撺葶，分生茎叉，梢间开淡紫花似刺蓟花。苗叶味辣。采嫩苗叶煠熟，水洗淘净，油盐调食。

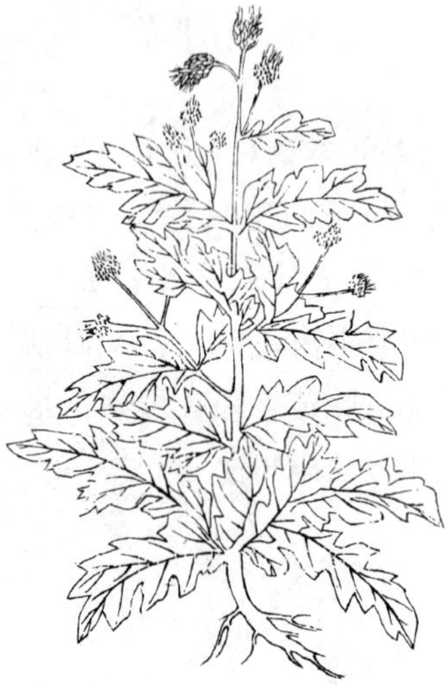

64. 山萮菜

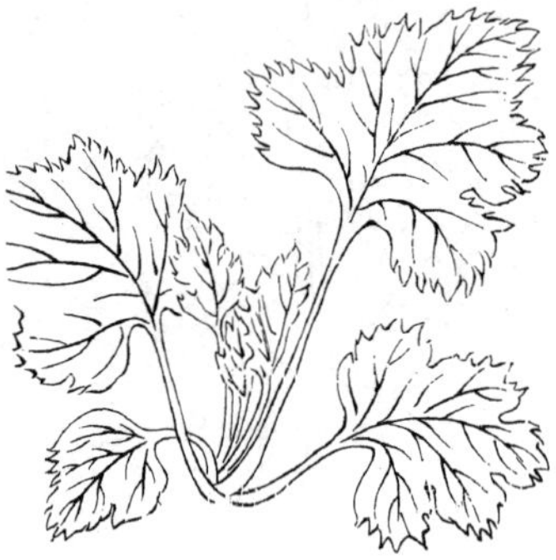

《救荒本草》：山萮菜生密县山野中。苗初搨地生，其叶之茎，背圆面窊，叶似初出冬蜀葵叶，梢五花叉，锯齿边；又似蔚臭苗叶而硬

厚颇大，后擁茎叉，茎深紫色，梢叶颇小。味微辣。采苗叶煠熟，换水浸淘净，油盐调食。

65. 费菜

《救荒本草》：费菜生辉县太行山车箱衡山野间。苗高尺许，似火焰草叶而小，头颇齐，上有锯齿，其叶掭茎而生，叶梢上开五瓣小尖淡黄花，结五瓣红小花蒴儿。苗叶味酸。采嫩苗叶煠熟，换水淘去酸味，油盐调食。

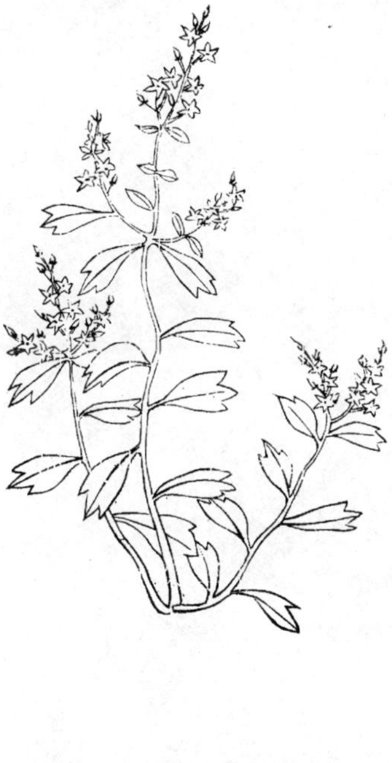

66. 紫云菜

《救荒本草》：紫云菜生密县傅家冲山野中。苗高一二尺，茎方紫色，对节生叉，叶似山小菜叶颇长，掭梗对生，叶顶及叶间开淡紫花。其叶味微苦。采嫩苗叶煠熟，水浸淘去苦味，油盐调食。

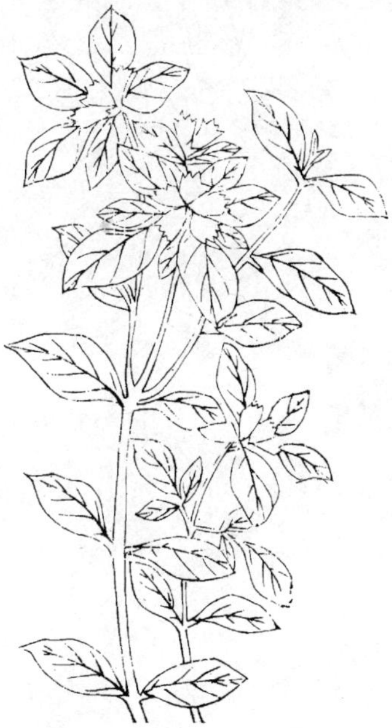

67. 牛尾菜

《救荒本草》：牛尾菜生辉县鸦子口山野间。苗高二三尺，叶似龙须菜叶，叶间分生叉枝及出一细丝蔓；又似金刚刺叶而小，纹脉皆竖，茎梢间开白花，结子黑色。其叶味甘。采嫩叶煠熟，水浸淘净，油盐调食。

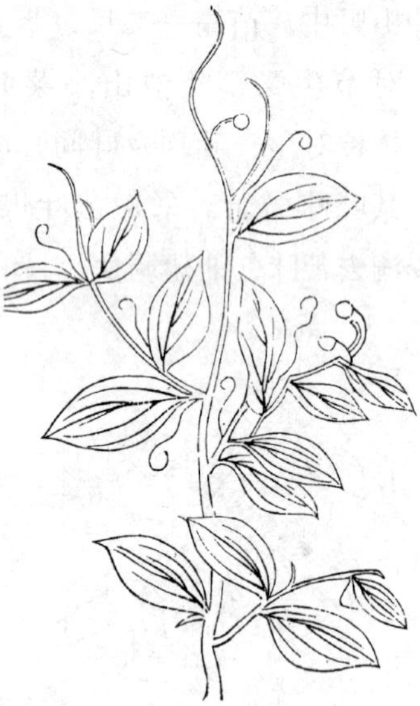

卷之六　蔬类

1. 甘薯

甘薯，详《南方草木状》，即番薯。《本草纲目》始收入菜部。近时种植极繁。山人以为粮，偶有以为蔬者。南安十月中有开花者，形如旋花。又《遵义府志》有一种野生者，俗名茅狗薯。有制以乱山药者。饥年人掘取作饽。

按甘薯，《南方草物状》谓出武平、交阯、兴古、九真，其为中华产也久矣。《闽书》乃谓出西洋吕宋，中国人截取其蔓入闽，何耶？《海澄县志》载余应桂[1]为令，嗜番薯，或啖不去皮，因有番薯之称。今红、白二种，味俱甘美。湖南洞庭湖壖尤盛，流民掘其遗种，冬无饥馑。徐光启《甘薯疏》[2]谆谆仁人之言，惜未及见是物之逾汶逾淮[3]也。

雩娄农曰：南北刚柔燥湿，民生其间者异宜。然数百年必迁移杂糅，而后有杰者出焉。汉焚老上之庭，而金日磾奕叶珥貂于长安[4]；晋之东迁，而王谢盛于江左[5]，岂以非是不能燮其刚柔，而蕃其族类乎？中华之谷蔬草木，不可胜食，不可胜用矣。苜蓿、葡萄，天马偕来；胡麻、胡瓜，相传携于凿空之使[6]。近时木棉、番薯，航海逾岭而江、而淮、而河，而齐、秦、燕、赵；冬日之阳、夏日之阴，不召自来，何其速也？夫食人、衣人，造物何不自生于中土，必待越鳀壑[7]、探虎穴而后以生、以息，岂从来者艰，而人始知宝贵耶？抑中土实有之，而培植取用不如四裔[8]之精详耶？《易》之为书，八卦相错，然则东西南朔之气，必参伍错综，通变极数，而后大生、广生，无方、无体欤！

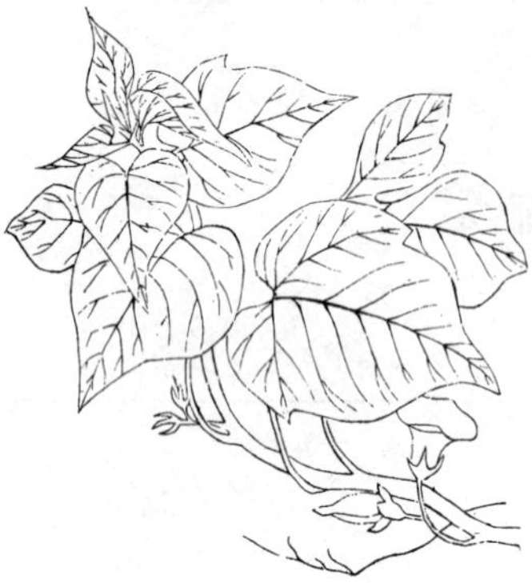

【校注】

① 余应桂（1580—1649）：字孟玉，号二矶，江西都昌人。明万历进士。曾任海澄县县令。

② 《甘薯疏》：明代徐光启所著。是我国最早叙述甘薯的一部专著。现存目录及序。

③ 逾汶逾淮：汶，汶水，在中国山东省，亦称“大汶河”；淮，淮河，源于中国河南省桐柏山，流经安徽、江苏两省入洪泽湖，简称“淮”。“逾汶逾淮”指甘薯由北向南的生长区域扩展过程。

④ 汉焚老上之庭，而金日磾奕叶珥貂于长安：出自《汉书·金日磾传》：“金日磾夷狄亡国，羁虏汉庭，而以笃敬寤主，……世名忠孝，七世内侍，何其盛也！”奕叶，累世、代代。珥貂，汉制侍中之冠，珥貂为饰。喻世代显贵。

⑤ 晋之东迁，而王谢盛于江左：晋代经过八王之乱，东迁以后，帝王的权威已经下降。而本无根基的王谢庾桓四族，或有佐命之功，或为累世名族，更多的是两者兼备，控制了朝廷大权。隐喻世情沉浮变化。

⑥ 凿空之使：国家的首派使者。凿空，古代称对未知领域探险为凿空，引申为开通道路，交通域外。

⑦ 鳀（tí 题）壑：海洋中的深沟。如今日的“中琉界沟”，汉代称为“东鳀壑”。

⑧ 四裔：四夷。《春秋穀梁传注疏》：“云‘四夷’者，东夷、西戎、南蛮、北狄之总号也。”

2. 蔊菜

蔊菜，《本草纲目》收之。俗呼辣米子。田野多有，人无种者，盖野菜也。《江西志》以朱子供蔬，遂矜为奇品。云生源头至洁之地，不常有。亦耳食之论[①]。吾乡人摘

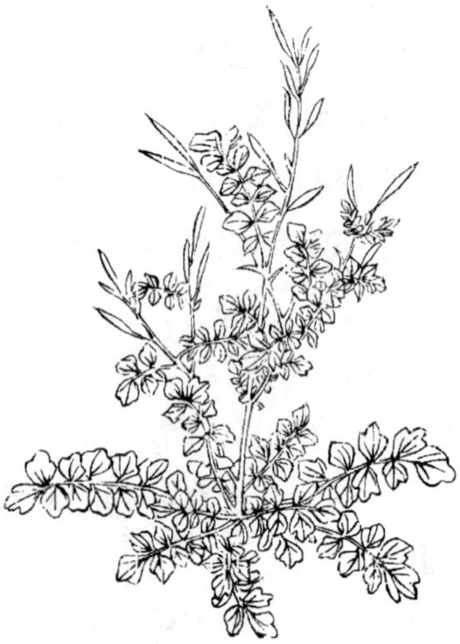

而腌之为菹，殊清辛耐嚼。伶仃小草，其与荠殆辛甘，各据其胜，然荠不择地而生，此草惟生旷野，喜清而恶浊，盖有之矣。

【校注】

① 耳食之论：形容听来的没有确凿根据的言论。同“耳食之谈”“耳食之言”。

3. 胡萝卜

胡萝卜，《本草纲目》始收入菜部。南方秋冬方食，北地则终年供茹。或云元时始入中国，元之东也先得滇，故滇之此蔬尤富而巨，色有红黄二种，然其味与邪蒿为近，嗜大尾羊者必合而烹之，其亦元之食宪章欤？

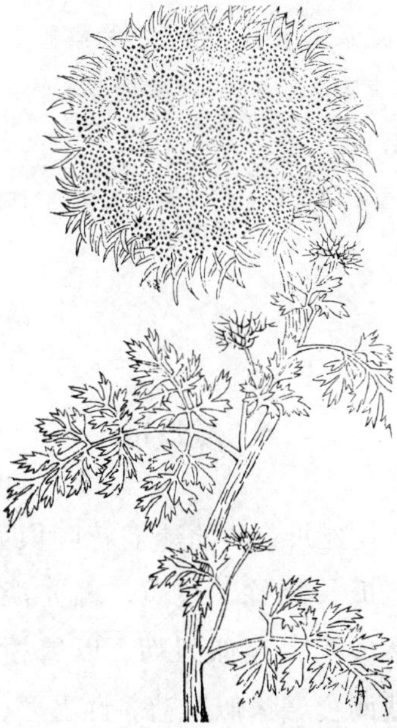

4. 南瓜

南瓜，《本草纲目》始收入菜部。疑即《农书》阴瓜，处处种之，能发百病。北省志书列东西南北四瓜。东盖冬瓜之讹，北瓜有水、面二种，形色各异；南产始无是也。又有番瓜，类南瓜，皮黑无棱，《曹县志》云：近多种此，宜禁之。瓜何至有禁？番物入中国多矣，有益于民则植之，毋亦白兔御史①，求旁舍瓜不得而腾言②乎？

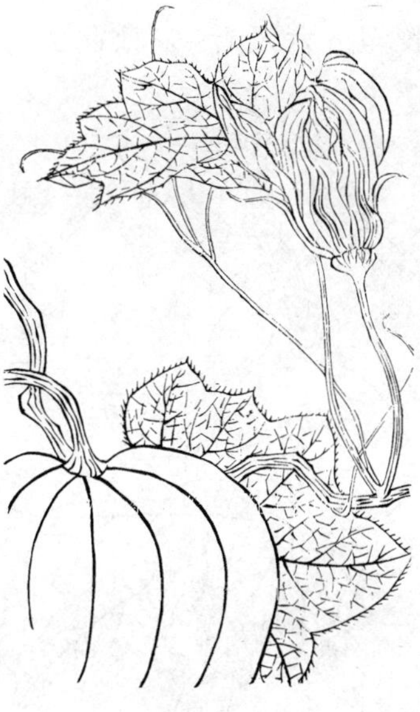

【校注】

① 白兔御史：见《新唐书·酷吏传·王弘义》。王弘义，武则天时官至左台侍御史。其贫贱时常向邻舍瓜农索要瓜，如果瓜农不给，他就说瓜园中有白兔，让县官命人捕逐，导致瓜园尽毁。因此有“白兔御史”之名。

② 腾言：传言。腾，传递。

5. 丝瓜

丝瓜，《本草纲目》始收入菜部，处处种之。其瓤有络，俗呼为瓡[①]，以代拭巾。《纲目》备载诸方颇验。此瓜无甚味而不宜人，乡人易种而耐久，以隙地种之。江湖间有长至五六尺者。宋杜北山诗：数

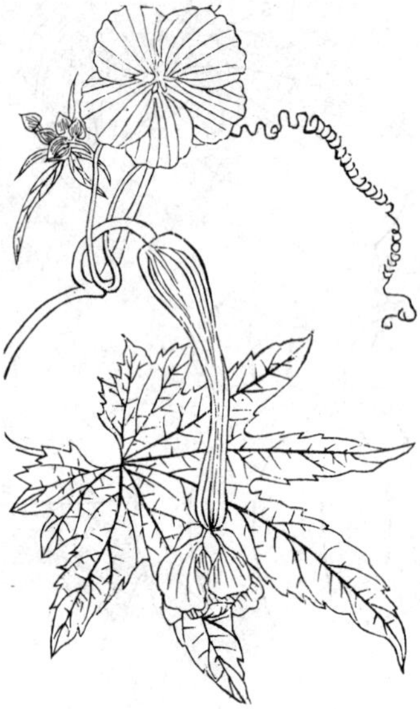

日雨晴秋草长，丝瓜延上瓦墙生[②]。老圃秋藤，宛然在目。赵梅隐诗云：黄花褪束绿身长，百结丝包困晓霜，虚瘦得来成一捻，刚偎人面染脂香[③]。玩末句，殆以其可为拭巾耶？《老学庵笔记》[④]：丝瓜涤研磨洗，馀渍皆尽，而不损研。则菅蒯[⑤]之馀，乃登大雅之席。

【校注】

① 瓡（lóu）：音楼。

② 数日雨晴秋草长，丝瓜延上瓦墙生：出自宋代诗人杜北山《咏丝瓜》诗。

③ “黄花”四句：出自宋代诗人赵梅隐《咏丝瓜》诗。

④《老学庵笔记》：南宋陆游著。笔记类著作。内容多是作者或亲历、或亲见、或亲闻之事，或读书考察的心得。内容真实丰富，是宋人笔记类著作中的佼佼者。

⑤ 菅（jiān 兼）蒯：茅草之类。比喻微贱。

6. 搅丝瓜

搅丝瓜，生直隶。花叶俱如南瓜，瓜长尺馀，色黄，瓤亦淡黄。自然成丝，宛如刀切。以箸搅取，油盐调食。味似撇蓝。性喜寒，携

种至南，秋深方实，不中食矣。

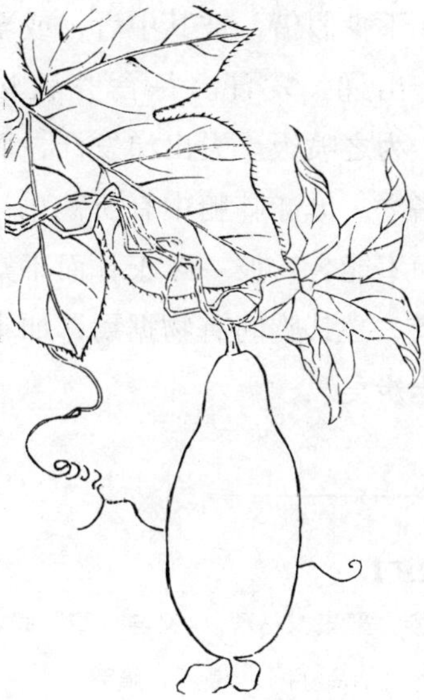

7. 套瓜

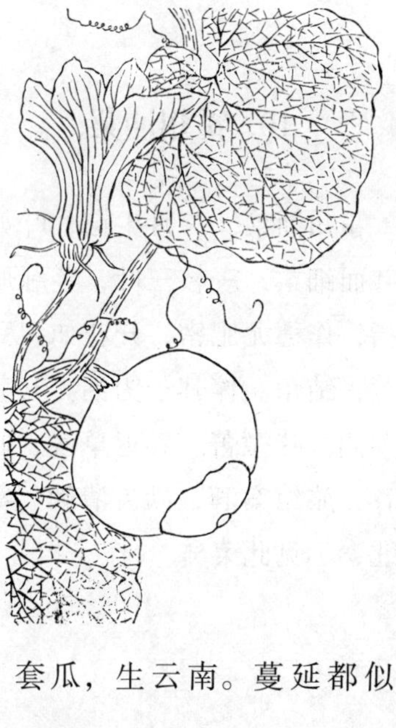

套瓜，生云南。蔓延都似金瓜，而瓜作两层，如大瓜含小瓜。味淡不中啖，种以为玩。山西亦有，不入蔬品。

8. 水壶卢

水壶卢，山西、直隶皆有之。大体类南瓜而叶多花杈，花则无异，瓜有青、花、白数种，早种速成，肉缕多汁，而农圃不广植。盖烹以豢腴①，则得味外味；而煮以蔬盐，则如水济水。膏粱者爽口之鲭②，乃菜色者净肠之草也。

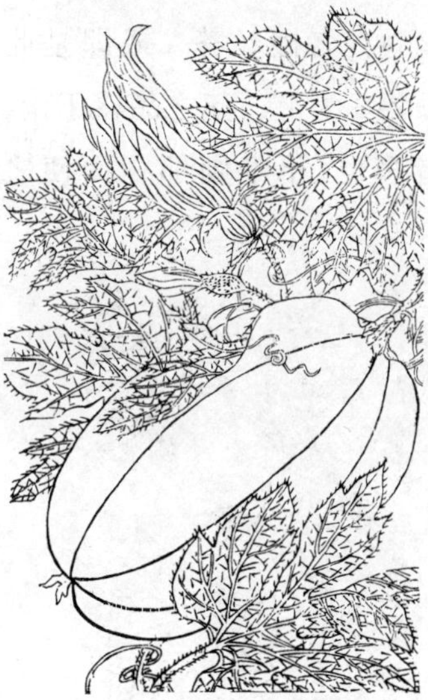

【校注】

① 豢腴：指家畜的肥肉。豢，指家畜；腴乃腹下肥肉。

② 鲭（zhēng 征）：本义为鱼脍，肉和鱼同烧的杂烩。这里指美味。

9. 排菜

排菜，产长沙，芥属也。花叶细长，细茎丛苗，数十茎为族[1]，春抽葶如扁鸡冠，阔几二寸，葶上细茎与花杂放，花如芥菜花，头重茎弯如屈钩，生不中啖，土人瀹[2]以为齑，酸颇醒脾，卖菜者皆焯以入市，黄色如金，羹臛[3]油灼，盖每食必设也。《上海县志》：芥有细茎扁心，名银丝芥，或即是此菜。味以酸辛为上，芥之品盛于南，嗜辛者多也。不辛则郁积而使之酸，乃津津有味。沈石田[4]戏为《疏介夫传》有曰：平生口刺刺，抉人是非，不少假借，被其中者，或至流泪、出涕、发汗。每食芥辄忆其语，为之喷饭。夫出涕发汗，而人犹嗜之。毋亦肺腑中有所甚乐，欲已而不能者？彼一味于甘而不知他味者，必其胸间有物据焉，如小儿嗜土炭矣。

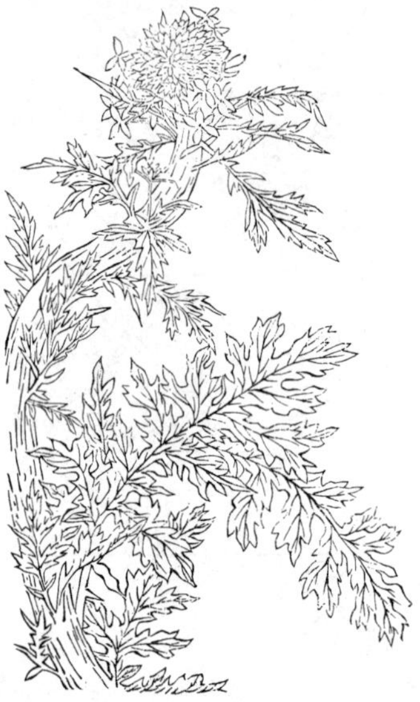

【校注】

① 族：聚集；丛凑。义与“簇”同。

② 瀹（yuè 月）：浸渍；腌渍。

③ 臛（huò 或）：肉羹。

④ 沈石田（1427—1509）：明代著名画家。名周，字启南，号石田，晚号白石翁。

10. 霍州油菜

霍州油菜，二月生苗，叶如蚕豆叶而细柔，一枝三叶，茎绿肥如小指，作穗尤肥密，开花如刀豆花色黄，结角。榨其子为油。其茎与芸薹同。味微苦。春迟草浅，此蔬早荐，旅馆案酒，满齿清腴。霍山以北，不见此菜矣。

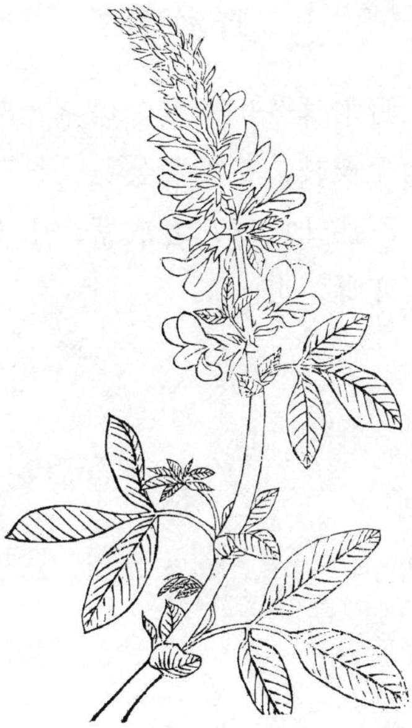

11. 芥蓝

芥蓝，岭南及宁都多种之。一作芥兰。《南越笔记》[①]谓其叶有铅，不宜多食。

按此是烹食，其叶亦擘取之，肥厚冬生。土人嗜之，其根细小，与北地擎蓝迥别。自来纪述家多并为一种。盖北人知擎蓝不见芥蓝，闽、广知芥蓝不见擎蓝，但取呼名相类耳。《岭南杂记》[②]：芥兰甘辛如芥，叶蓝色，炼之能出铅。又名隔蓝。

僧云六祖[③]未出家时为猎户，不茹荤血，以此菜与野味同锅隔开，煮熟食之，故名。《闽书》：芥蓝菜叶如蓝而厚，青碧色。蜀中万年青极相类，但此一年一种，万年青累岁不易，味稍苦耳。则蜀中亦产，不止闽粤。《广东志》谚曰：多食马蓝，少食芥蓝。则不惟形状与擎蓝异，性亦迥异。

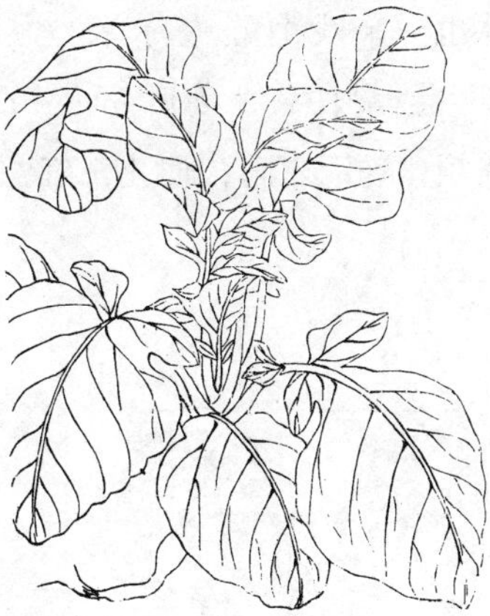

【校注】

① 《南越笔记》：又名《粤东笔记》，清代李调元（1734—1802）撰。记载广东天文地理、风土人情、矿藏物产等。

② 《岭南杂记》：清代吴震方著，笔记类著作。记述广东山川风土、物产等。

③ 六祖：指慧能（638—713），唐代高僧。为禅宗第六祖，世称禅宗六祖。

12. 木耳菜

木耳菜，产南安。一名血皮

菜。紫茎，叶面绿，背亦紫，长叶如苋而多疏齿。土人嗜之，味滑如落葵。亦治妇科血病，酒煎服有效云。十八滩篙工皆赣人，既喜茹其土之所产，又以价贱，买而齑之、曝之，箬篷馀绿，菜把堆红，树零山瘦，霜陨滩清，满如载丹叶而出秋林也。余戏谓赣人赤米、血菜、红萝卜、紫甘薯、蒌叶贲灰①，醉潮登颊，一饭之间，何止二红？

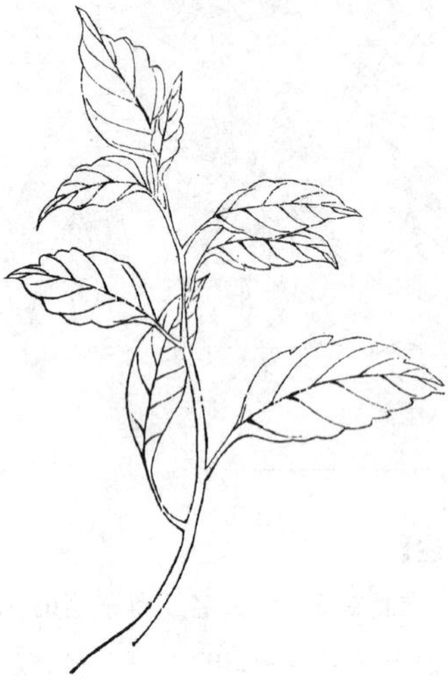

【校注】

① 蒌叶贲灰：蒌叶是一种多年生藤蔓植物，叶片厚大，色泽浓绿，气味芳。贲，即古贲，也称牡蛎。古代岭南居民有用蒌叶与槟榔果、牡蛎（古贲）灰一起嚼食的习俗。

13. 野木耳菜

野木耳，生南安。斑茎，叶如菊而无杈歧，花如蒲公英，长蒂短瓣，不甚开放，花老成絮，土人食之，亦野菜也。

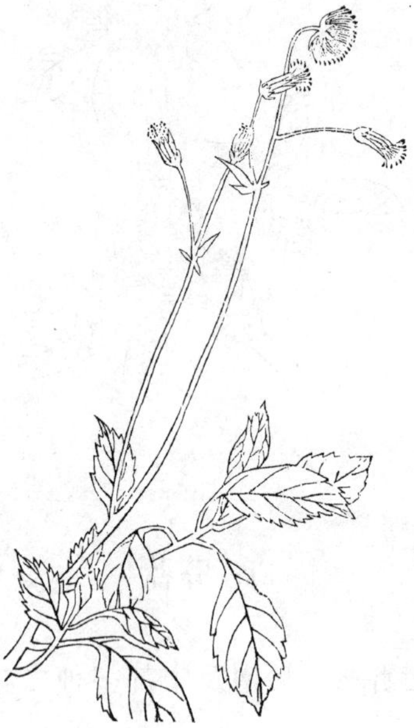

14. 诸葛菜

诸葛菜，北地极多，湖南间有之。初生叶如小葵，抽葶生叶如油菜，茎上叶微宽有圆齿，亦抱茎生。春初开四瓣紫花，颇娇，亦有白花者。耐霜喜寒，京师二月已舒萼矣。瀹食甚滑，细根，非蔓菁，一名诸葛菜也。按《尔雅》：菲，葸菜①。《郭注》：菲草生下湿地，似芜菁，华紫赤色，可食。陆玑《诗疏》：菲似葍[2]，茎粗叶厚而长有毛，三月中蒸鬻为茹滑美，可作羹。幽州人谓之芴[3]，今河内人谓之宿菜。按其形状正是此菜。北地至多，皆生废圃中，无种植者。因宿根而生，故呼宿菜，不知何时误呼诸葛也。江西有一种藤菜，与此相类而叶似萝卜，然二菜皆无大根，非蔓菁比。《尔雅》又有菲、芴，《郭注》以为土瓜，固同名而异物矣。

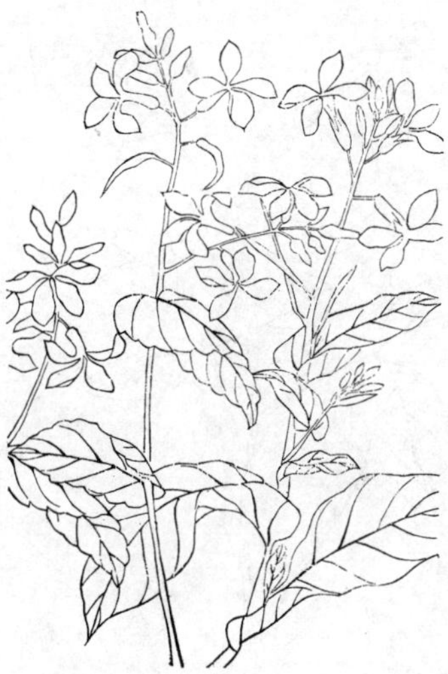

【校注】

① 葸（xī 息）菜：植物，嫩茎叶可作为蔬菜食用。

② 葍（fú 服）：草名。一种多年生的蔓草。又名"小旋花""面根藤儿"。田野间到处都有，地下茎可蒸食，有甘味。《诗经·小雅·我行其野》："言采其葍。"

③ 芴（wù 物）：一年生草本植物，似芜菁，花紫红色，可供观赏，兼作蔬菜。亦称"菲"。

15. 辣椒

辣椒处处有之，江西、湖南、黔、蜀种以蔬。其种尖、圆、大、小不一，有柿子、笔管、朝天诸名。《蔬谱》《本草》皆未晰，惟《花镜》[1]有番椒，即此。《遵义府志》：番椒通呼海椒，一名辣角。每味不离。长者曰牛角，仰者曰纂椒，味尤辣。柿椒或红或黄，中盆玩[2]，味之辣至此极矣，或研为末，每味必偕；或以盐醋浸为蔬，甚至熬为油煿诸火，而啮之者，其胸膈寒滞，乃至是哉。古人之食，必得其酱。所以调其偏而使之平。故有食医掌之。后世但取其味膏腴，炰[3]炙既为富贵膏肓，贫者茹生菜山居者，或淡食。而产蔗之区乃以饴为咸。虽所积不同，而其留着胸中格格不能下则一也。姜桂之性，尚可治其小患，至脾胃抑塞，攻之不可，则必以烈山焚泽，去其顽梗而求通焉，番椒之谓矣。

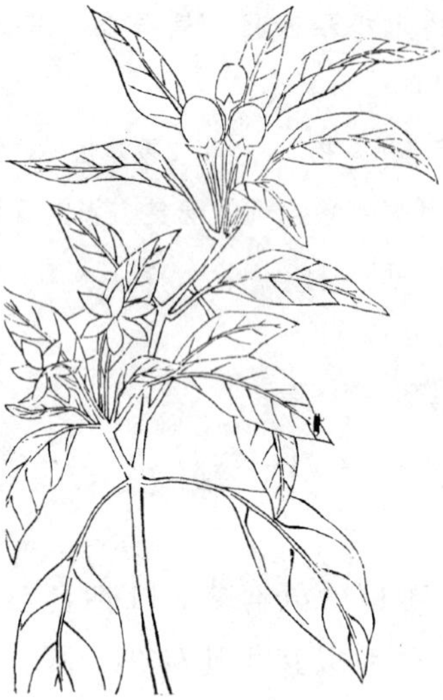

【校注】

① 《花镜》：明代陈淏子撰。陈淏子，字扶摇。该书记载了观赏植物及果树栽培，对前人经验有较多科学的总结和精辟的见解，是我国较早的一部园艺专著。

② 中盆玩：指柿椒适合盆栽观赏。中，合适、适当。

③ 炰（páo 咆）：古同“炮”。指把带毛的肉用泥包好放在火上烧烤。

16. 豆叶菜

豆叶菜，庐山、衡山皆有之。叶茎如大豆，亦有毛，寺僧以为蔬，矜言佛祖留此，以养缁徒①云。宋荦《西陂类稿》②：盘山拙公以野蔬见寄，蔬名杏叶、豆叶，豆叶惟盘山与匡庐有之。《盛京志》：杏叶菜，叶似杏，山蔬之可食者。按《一统志》：江西南昌罗汉菜，如豆苗，因灵观尊者③自西山持至，故名。湖广蕲州二角山亦有之，旧传有异僧所种，若杂荤物便无味，疑即此豆叶菜也。盖大山中皆有之，特无拈出者，多不识耳。庐山有豆叶坪，实产此菜。余过庐山，遣力往取之，道中不得烹饪，睹其形，不知其味，可谓食肉不食马肝。《盘山志》：豆苗菜丛生似豆苗，山家采食之，极鲜美。

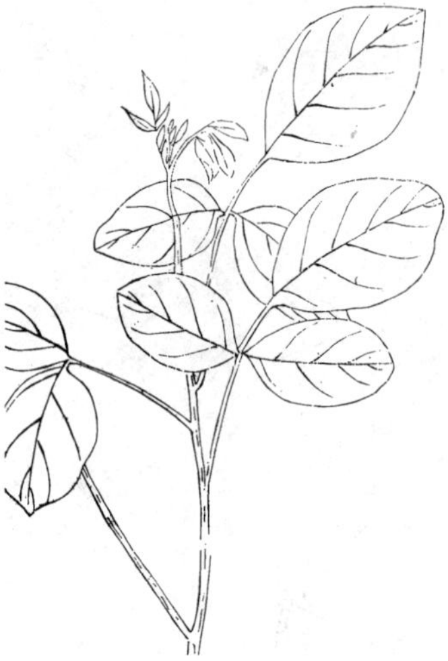

【校注】

① 缁（zī 咨）徒：僧侣。缁，指僧人穿的黑色衣服。

② 宋荦（luò 洛）《西陂类稿》：宋荦（1634—1713），清初大臣。商丘“雪苑六子”之一，著名诗人、书画家、文物

收藏家和鉴赏家。《西陂类稿》编集作者诗、词、杂文、奏疏等。

③ 灵观尊者：罗汉之一，曾来中国。

17. 稻槎菜

稻槎[①]菜，生稻田中，以获[②]稻而生，故名。似蒲公英叶，又似花芥菜叶，铺地繁密，春时抽小葶开花，如蒲公英而小，无蕊，乡人茹之。

雩娄农曰：江湖间多野蔬，而地卑湿蕴孽生蛆。又虺蜴所径窦，故挑菜者有戒心焉。稻槎菜生于稻之腐馀，其性当与谷精草比。吾乡人喜食之。《救荒本草》所列皆山野中物，采录亦弗及。每忆其黄花绿茎，绣塍铺陇，觉千村打稻之声，犹在耳畔。

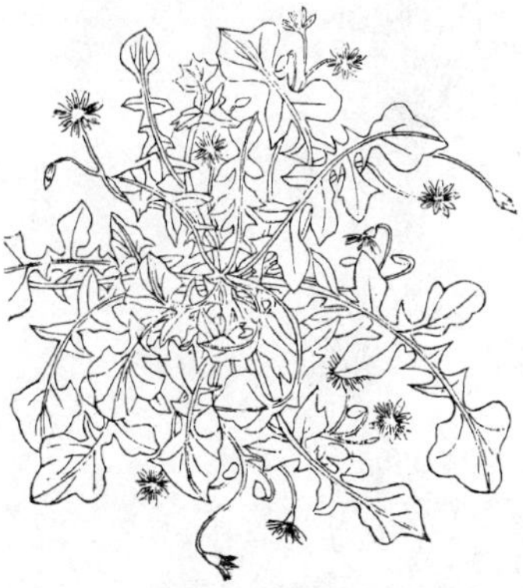

【校注】

① 槎（chá 茬）：同“茬”。

② 获：收割；收成。

18. 油头菜

油头菜，赣州有之。似大头菜而扁，叶如萝卜。土人以根为蔬，生食甘脆，亦以饤[①]盘。此即蔓菁种类，叶亦有芥味。赣州山地坚瘦，故所产根不能肥大。宁都州呼为柿饼萝卜，形味俱肖。

雩娄农曰：赣处万山中，石田沙陇，商贾行坐，以通闽、粤。生齿日益繁，百谷成，不能足一岁之储，山之民有不粒食者矣。果如橘柚，皆不堪与。南城、南丰为台隶，如油头菜者，亦登上客之筵，风亦

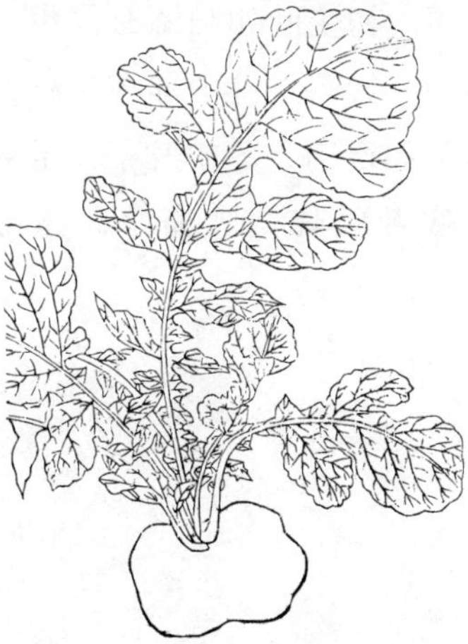

僿[2]矣。顾其地[3]，饶松、杉、桐、茶、乌臼、甘蔗，岭南之鹾[4]与牢盆，擅薪油盐糖之利，五岭之间一都会也。又闻其山多奇卉灵药，余屡至，皆以深冬，山烧田莱[5]，搜采少所得，至今耿耿。

【校注】

① 饤（dìng 定）：储食；盛放食品。

② 僿（sài 赛）：原意为轻薄、不诚恳，此意为怠慢、不慎重。

③ 地：原文为“他”，今据商务本、中华本改。

④ 鹾（cuó 痤）：盐。

⑤ 田莱：正在耕种和休耕的田地。

19. 绵丝菜

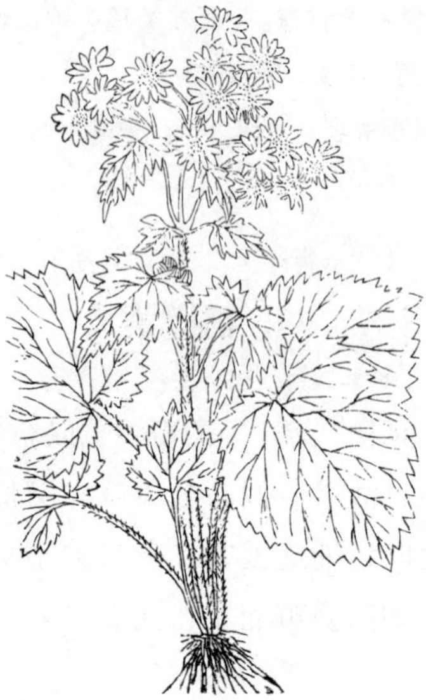

绵丝菜，广信长沙极多。一名黄花菜。初生叶如马蹄有深齿，宛似小葵，抽葶生叶，即多尖杈，开小黄花如寒菊，冬初发葶，至夏始枯。贫者取其嫩叶茹之，亦可去热。

20. 山百合

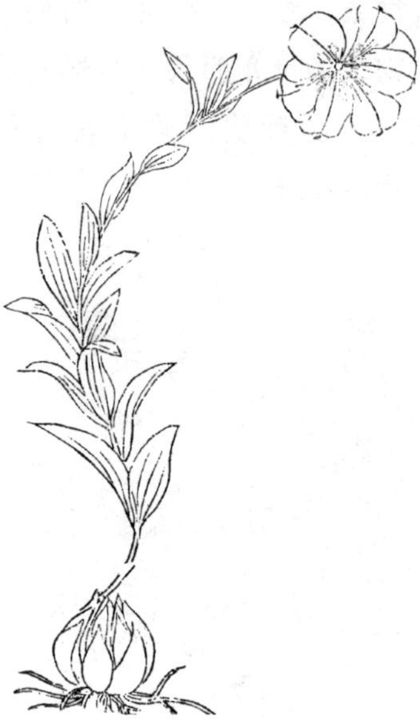

山百合，生云南山中。根叶俱如百合，花黄绿有黑缕，又有深绿

者，尤可爱。

21. 红百合

红百合，生云南山中。大致如卷丹，叶短花肥，瓣色淡红，内有紫点，绿心黄蕊，中出一长须，圆突如乳，比卷丹为雅。

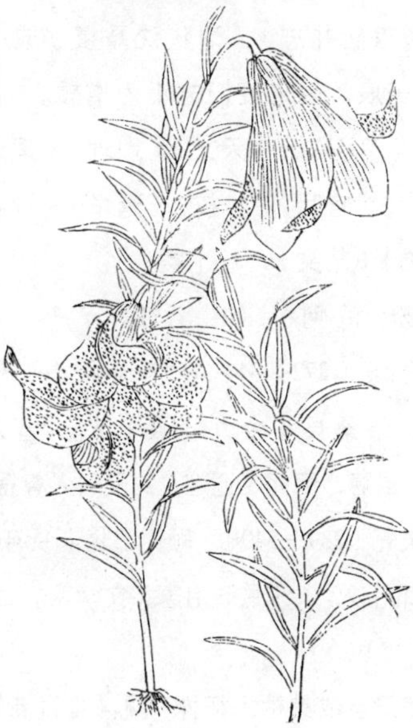

22. 绿百合

绿百合，云南有之。花色碧绿，紫斑绣错，香极浓，根微苦。

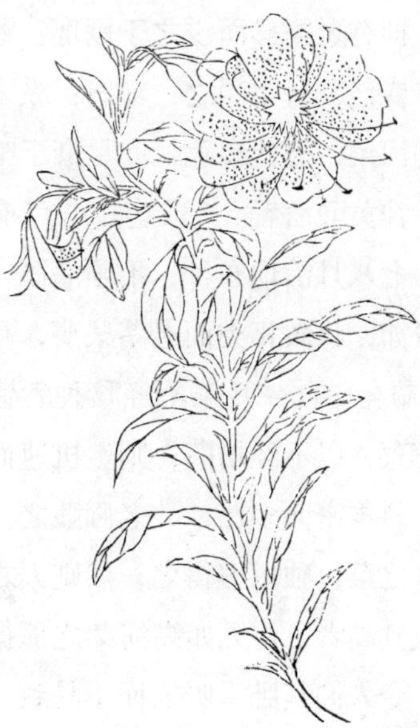

23. 高河菜

高河菜，生大理点苍山。《滇黔纪游》云：七八月生，红茎碧叶，味辛如芥。桂馥《札璞》①苍山有草类芹，紫茎，辛香可食，呼为高和菜。沿南诏旧名。《古今图书集成》②引《旧志》云：若高声则云雾骤起，风雨卒至，盖高河乃龙湫③也。余遣人致其腊者，审其叶多花叉，参差互生，微似菊叶而无柄，味亦不辛，却有清香。渍之水，水为之绿；以为齑，在菘、芥之上；以烹肉，绝似北地干菠菜而加清隽，诚野蔬中佳品也。但苍山高峻，传闻皆以为不易得，而此菜制如家蔬，或以骛更鸡耶？抑有老圃移而滋之于圃耶？顾其色味皆佳，每咀嚼之，辄曰：纵未得真高河菜，得此嘉蔬，亦足豪于啮断数十瓮黄酸齑者。《琅盐井志》④有懒菜，七八月治地布种，不须灌溉，至冬可茹，状微相类而老茎柴瘠，几同龁⑤藁矣。吾乡凡菜不经移种者皆曰懒婆菜，以不经培莳，则生机速而易老，科本密而多腊，故老圃贱之。而琅井之菜，独以懒得名，然则人之以懒成其高者，得无如高河菜之孤据清绝，令人仰其卧雪吸云而不易致，而琅井之蔬，不假剔抉，乃全其天真也耶？翟汤⑥对庾亮⑦曰：使君自敬其枯木朽株⑧。然则对斯菜也，亦当推食起敬。

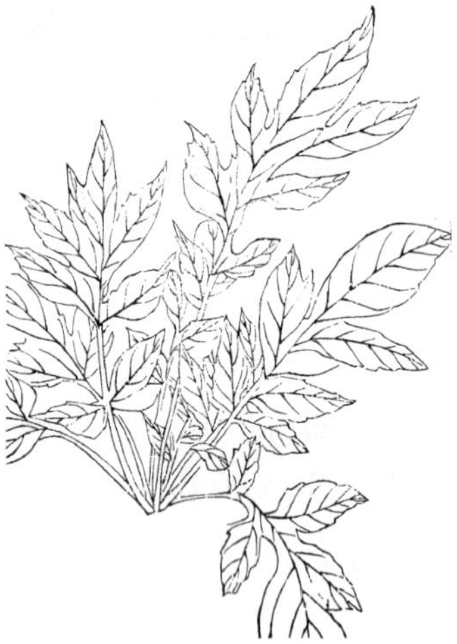

【校注】

① 桂馥（1736—1805）《札璞》：桂馥，字冬卉，号未谷。书法家，文字训诂学家。《札璞》应为《札朴》，共10卷，是桂馥毕生精力荟萃之作。其中《金石文字》《乡里旧闻》《滇游续笔》等篇对碑版的考订，即颇见所长。

② 《古今图书集成》：清代陈梦雷原编，蒋廷锡等重编，是现存规模最大、资料最丰富的类书。

③ 龙湫：上有悬瀑、下有深潭谓之龙湫。

④ 《琅盐井志》：清代沈鼐撰，成书于康熙壬辰，因来度旧志重为增辑。首列《图考》，次分《天文》《地理》《建设》《赋役》《官师》《学校》《选举》《祠祀》《人物》《艺文》，凡十类。

⑤ 龁（hé 何）：咬；吞蚀。

⑥ 翟汤（272—344）：字道深（一作道渊），柴桑县（今九江县）人。晋末隐士。虽隐，但闻名遐迩，深受时人尊重。

⑦ 庾亮（289—340）：颍川鄢陵（今河南鄢陵西北）人。东晋政治家、文学家。字元规。

⑧ 使君自敬其枯木朽株：见《世说新语·栖逸》，原文："初，庾亮临江州，闻翟汤之风，束带蹑屐而诣焉。亮礼甚恭。汤曰：'使君直敬其枯木朽株耳。'"

24. 金刚尖

金刚尖，生云南山中。独茎多细枝，一枝五叶，似独帚而更尖长。山人摘以为蔬。昆明采其嫩叶，芼以为羹，清爽微苦，饶有风味，呼为良旺头。

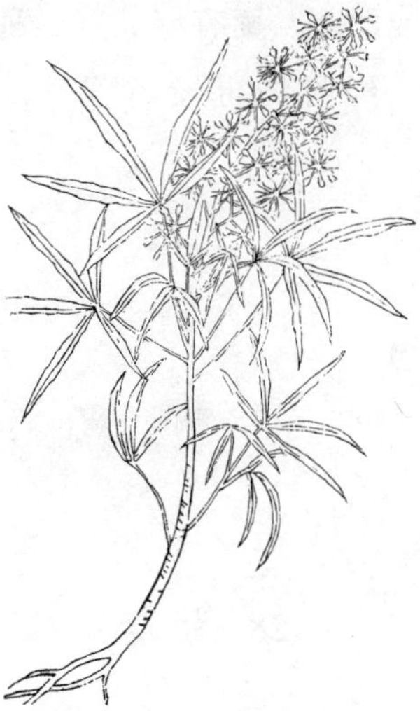

25. 芝麻菜

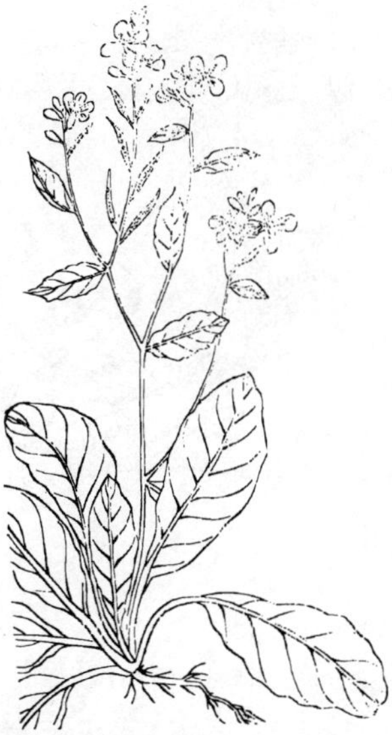

芝麻菜，生云南。如初生菘菜，抽茎开四瓣黄花，有黑缕，高尺许，生食味如白苣而微埴①气。《滇本草》：性微寒，治中风暑热之证。

【校注】

① 埴（zhí 直）：黏土。

26. 阳芋

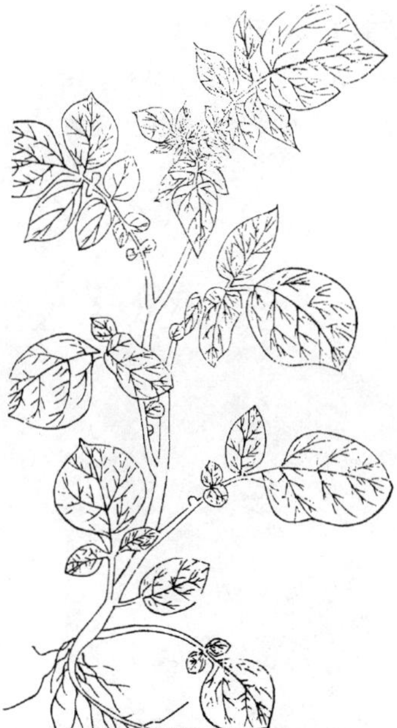

阳芋，黔滇有之。绿茎青叶，叶大小、疏密、长圆形状不一，根多白须，下结圆实，压其茎则根

实，繁如番薯，茎长则柔弱如蔓，盖即黄独也。疗饥救荒，贫民之储。秋时根肥连缀，味似芋而甘，似薯而淡。羹臛[①]煨灼，无不宜之。叶味如豌豆苗，按酒侑[②]食，清滑隽永。开花紫筒五角，间以青纹，中擎红的，绿蕊一缕，亦复楚楚。山西种之为田，俗呼山药蛋。尤硕大，花色白。闻终南山氓[③]种植尤繁，富者岁收数百石云。

【校注】

① 羹臛（huò 获）：肉羹。

② 侑（yòu 右）：助；佐助。

③ 氓（méng 萌）：平民；百姓。

27. 蕨藄

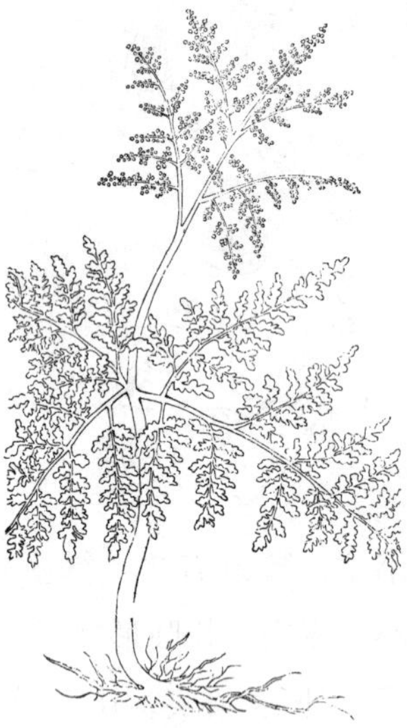

蕨藄[①]如蕨而肥矮，有枝无杈，梢叶如粟，色绿。按《尔雅》：藄，月尔。《注》：即紫藄也。似蕨可食，或即此。疑有绿、紫二种。江右蕨，经野烧再发名蕨基，与此异。

【校注】

① 藄（zuǎn 纂）：古同“纂”。

28. 紫姜

紫姜花，生云南，夏时开淡紫花。

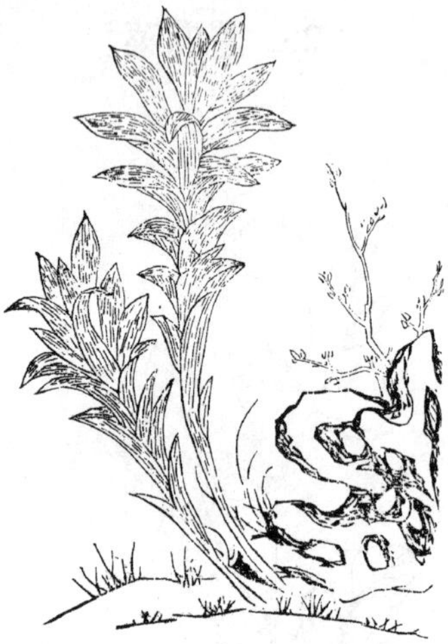

29. 阳藿

阳藿，湖南、云南皆有之，《黔志》作阳荷。叶如姜而肥，根如姜而瘦，夏时根傍发苞如笋箨[①]，色紫，箨拆有纤笋十馀枝，笋中开花，微似兰花，色深紫，三瓣，一大二小，其跗有嫩箨反卷，如淡黄花瓣。湘中摘其笋并花，与姜芽同腌食之，味亦辛。《辰溪志》载里谚曰：八月阳藿拌紫姜。以为珍味。长沙人但呼为姜花，亦曰姜笋。《广西志》：洋百合形如百合，色紫，与姜同器则色亦紫。又曰洋百合即蘘荷，未识与此种同异。桂馥《札璞》：野姜花生叶傍，色紫，即此。特以为即狗脊，殊不可解。余过黔，索阳荷，里人以此进，且云：此外无所谓阳荷者。然则长沙以此为姜花者。道其实，而辰溪、黔中则相承以为阳藿、阳荷。荷、藿一声轻重耳。考《说文》蘘荷一名蒚租；《子虚赋》[②]作猼且[③]；《汉书》作巴且；王逸作莼菹[④]；颜师古[⑤]云：根傍生笋，可以为菹；《古今注》：蘘荷似蒚苴而白，蒚苴色紫，花生根中，花未败时可食，久置则烂。今湘中亦呼此为姜笋，而按其形状正与《古今注》蒚苴相肖，则此菜其即蒚苴矣。顾《说文》以蒚苴为即蘘荷，而黔呼阳荷，湘中呼阳藿，皆为蘘、荷转音，似蒚苴、蘘荷为一物。惟《古今注》谓蘘荷似蒚苴色白，则一类而异。然则吴中所谓蘘荷者，其即《古今注》之蘘荷欤？其茎叶殊不相似，要皆人家圃中所莳，与《急就篇》[⑥]冬日藏之语相合，二种皆分别图之，必有一当于蘘荷者，不似芭蕉、甘露，非可盐藏冬储也。

雩娄农曰：《南越笔记》谓粤中草多似蕉与竹，故有衣蕉、食蕉，衣竹、食竹之谚。余以为介于蕉与竹之间，姜是也。似姜以姜名、不以姜名者，不可胜计。然三者皆喜暖而恶燥，喜阴而恶寒。而姜则以不见日而生。夫物得阳则舒，得阴则郁。姜郁于阴，而为辛烈。其于人也，上至天庭，下及涌

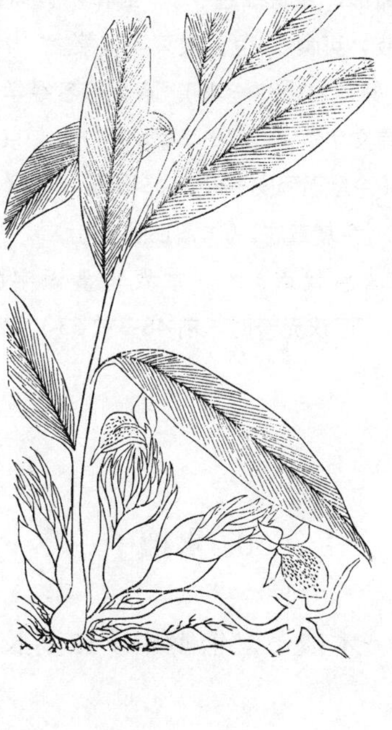

泉，发扬排击，无所不靡。然则人之郁郁而不得遂者，其发扬排击，岂不如草木哉？和风甘雨，舒物之郁者也；震雷严霜，绝物之郁者也。故为治者，准天之道，无使隐僻之民有所郁焉，则无形之患绝。

【校注】

① 笋箨（tuò 唾）：笋皮。

② 《子虚赋》：中国西汉辞赋家司马相如的代表作。文辞华丽，结构严谨。主要情节由两个虚拟人物楚国的“子虚”先生和齐国的“乌有”先生的对话所构成，两人各自夸耀自己国君出猎的情景。成语“子虚乌有”的典故即出自这个作品。

③ 猼苴（pòjū 迫居）：荷，一说芭蕉。

④ 莼菹（chúnzū 醇租）：此作阳藿别称。莼，多年生水草，浮在水面，叶子椭圆形，开暗红色花。茎和叶背面都有黏液，可食。菹，酸菜、腌菜。

⑤ 颜师古（581—645）：隋唐著名经学家、语言文字学家、历史学家。名籀。京兆万年（今陕西西安）人。卒谥戴。著《汉书注》《急就章注》《匡谬正俗》等。

⑥ 《急就篇》：一本教学童识字的字书。西汉元帝时（前48—前33）黄门令史游作。

30. 木橿子

木橿子，生黔中。独茎长叶，高二三尺，如初生野鸡冠花，梢端作穗，开花如水苏辈，色淡红，结小黑子。味辛辣如胡椒。黔山人植于圃隙、山足，采为食料。

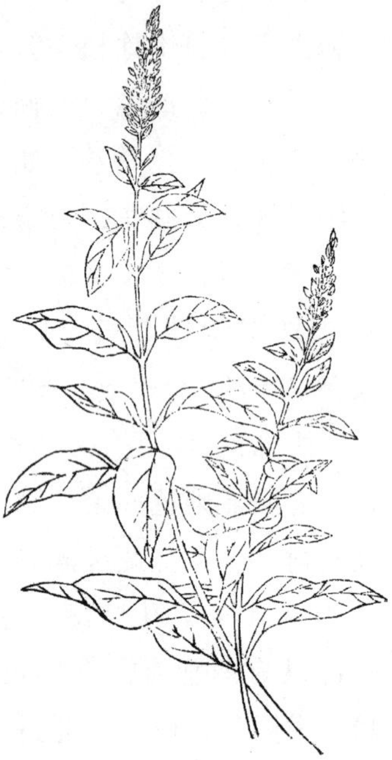

31. 珍珠菜

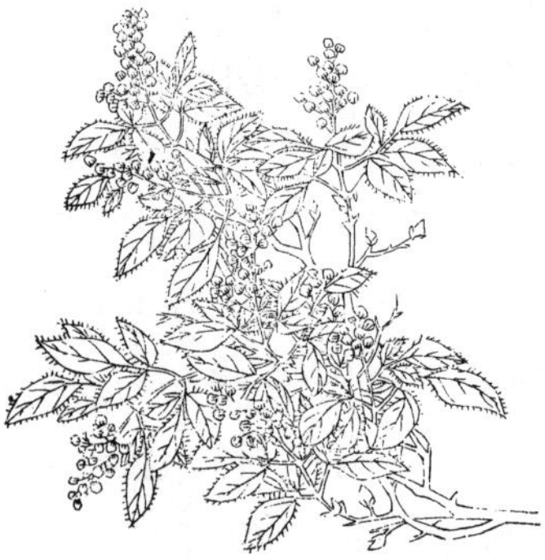

珍珠菜，安徽、河南山中皆有

之。《黄山志》谓为藤本蔓生。摘其花曰花儿菜，实曰珠儿菜，并叶茹之，味如茶，烹芼皆宜。

卷之七　山草

1. 人参 《说文》作蓡[1]，《广雅》作蔘，俗作参

人参，《本经》上品。昔时以辽东、新罗所产，皆不及上党。今以辽东、吉林为贵，新罗次之。其三姓[2]、宁古塔亦试采，不甚多。以苗移植者为秧参，种子者为子参，力皆薄。党参今系蔓生，颇似沙参苗而根长至尺馀，俗以代人参，殊欠考核。

谨按：我朝发祥长白山，周原膴膴，堇荼如饴[3]。固天地之奥区，九州之上腴也。长林丰草中，夜有光烛，厥惟人参。定制：私刨者，举其物，罚其人；官给商引，出卡分采，归以所得上之官，官视其参之多寡而纳课焉。课毕，献于内府，府第其品，上上者备御，其次以为班赏，凡文武二品以上及侍直者皆预。臣父、臣兄备员卿贰，岁蒙恩赉[4]。臣供奉南斋时叠承优锡[5]。其私贩越关入公者，亦蒙分赏。自维臣家，惧饫[6]仙药，愧长生之无术，荷大造之频施，敬纪颠末，用示后人。考《图经》绘列数种，多沙参、荠苨辈。今紫团参园已垦为田，所见舒城、施南山参，尚不及党参，滇姚州丽江亦有参，

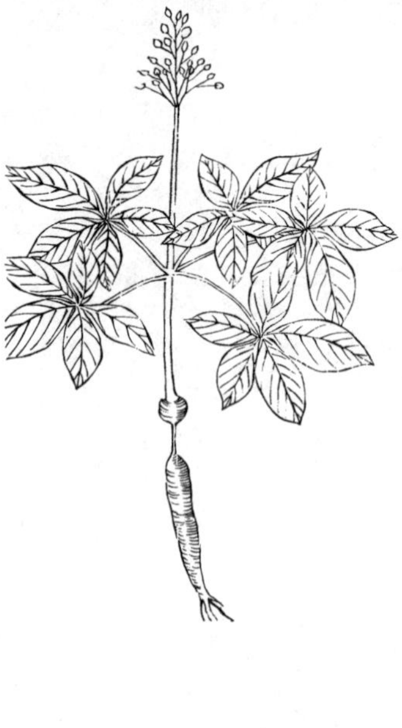

形既各异，性亦多燥。惟朝鲜附庸陪都所产，虽出人功，而气味具体，人间服食至广，即外裔如缅甸，亦由京都贩焉。

【校注】

① 蓡（shēn 深）：通“参”。

② 三姓：地名。故址在今黑龙江省依兰县。汉语称古城屯。因葛依克勒、努叶勒、湖西哩三族赫哲人居此，改称依兰哈拉。满语“依兰”为“三”，“哈拉”为“姓”，故称“三姓”。

③ 周原膴膴（wǔwǔ 五五），堇荼如饴：语出《诗经·大雅·绵》。意为周原大地水土肥美，长出的苦菜都有甜味。周，地名，在岐山之南。原，宽广平坦的土地。膴膴，肥美貌。堇，堇菜，味苦。荼，苦菜。饴，糖浆。

④ 恩赉（lài 睐）：恩赐。

⑤ 锡：通“赐”。给予；赐给。

⑥ 饫（yù 玉）：过饱。这里是“服食”之意。

2. 黄耆

黄耆，《本经》上品。有数种，山西、蒙古产者佳，滇产性泻，不入用。

雩娄农曰：黄耆西产也。而《淳安县志》云：嘉靖中人有言本地出黄耆者，当道以文索之，无有，以俗名马首苜蓿根充之。医生解去，遭杖几毙，不得已，解价至三四十金而后已。呜呼！先王物土宜而布之利后世，乃以利为害乎！夫任土作贡[①]，三代以来，莫之能改。然征求多而馈问广，犹虑为民病，洛阳儿女之花、莆田荔枝之谱[②]，转输千里，容悦俄[③]时，贤者有馀憾矣。旧时滇元江有荔枝，以索者众，今并其树刈[④]之；昆明海亦时有虾，渔者惧索，得而匿之，不敢以售于市。民之畏官，乃如鬼神哉！吾见志乘[⑤]，于物产不曰地穷不毛，则曰昔有今无。惧上官之按志而求也，意亦苦矣。然吾以为未探其本，而因噎而废食也。邑志物产，非注《尔雅》，以淹博[⑥]考证为长；又非如赋《京都》[⑦]者，假他方之所有以夸靡富。考其山林川原，则知所宜；考其所宜，则知民之贫富、勤惰。职方氏[⑧]曰：其利金、锡、竹箭，其畜宜六扰[⑨]，其谷宜五种[⑩]。不为后世有贪墨者而稍减、而讳之也。虽然，以志乘而累及官民者，亦有之矣。夫天下之稻一也，而《弋阳志》则曰：其稻他县不能有也，昔固以索弋稻为累矣；天下之猪一也，而《赣州志》则曰：龙猪他郡不能及也，昔固以索龙猪为累矣。志物者一时泚笔[11]而矜其名，宰邑者因其所矜以媚其上，浸假而为成例，横征旁求，馈者竭矣，受者未厌。有强项吏迁延不致，则谯责随之。故天下病民病官之弊，皆献谀者实尸[12]其罪。然则作志者必当曰：邑某里山泽，其谷畜果蓏[13]宜某种；某里原隰[14]，其谷畜果蓏宜某种；某里狭瘠，无宜也。则民衣食之所资，而穷富著矣。林木萑苇[15]出某里，药草花蓝[16]出某里，则民养生、送死，薪炊、种艺所赖也。林木必著其所用，药物必究其所主，既述其培植之劳，又记其水陆之阻，则物力之贵贱难易又着矣。若其金、锡、羽毛，非尽地所宜，则必悉其得之之艰、出入之数。凡民生之不易，皆反复三致意焉。使良有司按志而知若者，宜因势而导，若者宜改而更张。或种葱及薤，或拔茶植桑。交阯荔枝之书[17]，坊州杜若之驳[18]，孔戣莱蚶之疏[19]，子厚捕蛇之说[20]，民生疾苦，洞若观火。于以补偏救弊，利用厚生，王道之始。虽圣贤岂能舍此而富民哉？否则如《淳安志》所云，强其无以渎货，彼若索志乘而观之，不将失其所恃欤！

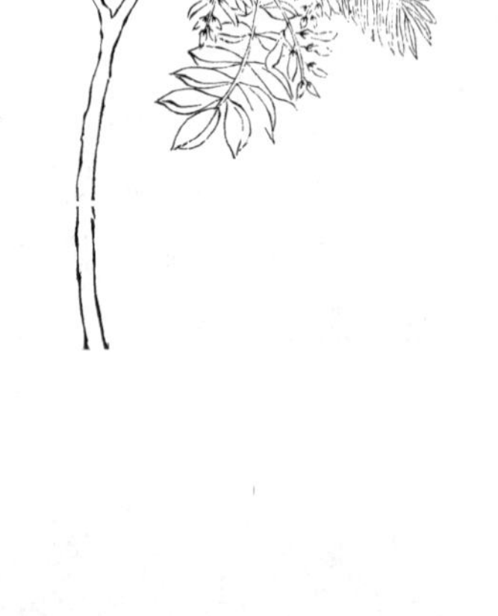

【校注】

① 任土作贡：依据土地的具体情况，决定贡赋的品种和数量。

② 荔枝之谱：应为《荔枝谱》，一卷，宋代蔡襄撰。为闽中荔枝而作，凡七篇。

③ 俄：短暂的时间。

④ 刈（yì 义）：割除。

⑤ 志乘：志书。

⑥ 淹博：渊博。

⑦ 《京都》：指《京都赋》。包括班固的《两都赋》和张衡的《二京赋》，主要描写汉时西都长安（西京）和东都洛阳（东京）的繁华景色。

⑧ 职方氏：《周礼》官名。掌地图，辨其邦国、都鄙及九州人民与其物产财用，知其利害得失，规定各邦国贡赋。

⑨ 六扰：指马、牛、羊、豕、犬、鸡。

⑩ 五种：指黍、稷、菽、稻、麦。

⑪ 泚（cǐ 此）笔：以笔蘸墨。

⑫ 实尸：失职。尸，空占着职位而不做事。

⑬ 果蓏（luǒ 裸）：孔颖达："木实曰果，草实曰蓏。"此处为瓜果的总称。

⑭ 隰（xí 习）：低湿的地方。

⑮ 萑（huán 环）苇：芦苇。长成后称"萑苇"。

⑯ 藘（fū 夫）：（花儿）盛开。

⑰ 交阯荔枝之书：《后汉书》载，汉和帝以前，交阯献龙眼、荔枝及生鲜，苦不堪言，道经临武，临武长唐羌上书和帝："臣闻上不以滋味为德，下不以贡膳为功。"帝从之。交阯：又名交趾。中国古代地名，今位于越南北部红河流域。

⑱ 坊州杜若之驳：南朝齐时诗人谢朓诗云："芳洲多杜若。"唐贞观中，医局求杜若，度支郎乃下坊州令贡。州判司报云："坊州不出杜若，应由谢朓诗误。"太宗闻之大笑。判司改雍州司法，度支郎免官。

⑲ 孔戣（kuí 奎）菜蚶之疏：孔戣，字君严。中唐进士。敢言直谏，指责时弊。曾上疏论南海进蚶菜者，获皇帝嘉许，称其"词甚忠正"。

⑳ 子厚捕蛇之说：柳宗元字子厚。曾作《捕蛇者说》抨击唐元和年间赋税繁苛、民不聊生的现状。

3. 甘草

甘草，《本经》上品。《尔雅》：蘦[1]，大苦。《郭注》：今甘草。《梦溪笔谈》[2]谓甘草如槐而尖，形状极确。《诗经》：采苓采苓[3]，首阳之巅。首阳在今蒲州府。晋俗摘其嫩芽，溲面[4]蒸食，其味如饴。疑采苓亦以供茹也。

雩娄农曰：甘草药之国老，妇稚皆能味之。郭景纯博物，注《尔雅》：蘦，大苦。曰：今甘草也，蔓延生，叶似荷，或云蘦，似地黄。甘草殊不蔓生，亦不类荷。盖传闻异，或传写讹，与地黄尤非类，或[5]之者，疑之也。陶隐居亦云：河西上郡，今不复通市。今从蜀汉中来。坚实者是枹罕草[6]，最佳。晋之东迁，西埵[7]隔绝，江左诸儒，不复目验。宋《图经》谓河东蒲坂，甘草所生。先儒注首阳采苓，苗叶与今全别。岂种类不同云云。殆以旧说流传，不敢显斥。沈存中[8]乃创谓《郭注》蔓延似荷者为黄药，今之黄药，何曾似荷?《尔雅翼》：云不惟叶似荷，古之莲字，亦通于蘦。则直以音声相通，不复顾形实迥别矣。《广雅疏证》斥沈说之非，而以《图经》诸说为皆不足信，经生家言，墨守故训，固与辨色尝味、起疴肉骨者，道不同不相谋也。余以五月按兵塞外，道傍辙中，皆甘草也。谛[9]叶玩花，郄[10]车载之。闻甘、凉诸郡尤肥壮，或有以为杖者。盖其地沙浮土松，根荄[11]直下可数尺，年久则巨耳。梅圣俞[12]有《司马君实遗甘草杖诗》可征于古。余尝见他处所生，亦与《图经》相肖，尝之味甘，人无识者，隐居所谓青州亦有而不好者，殆其类也。

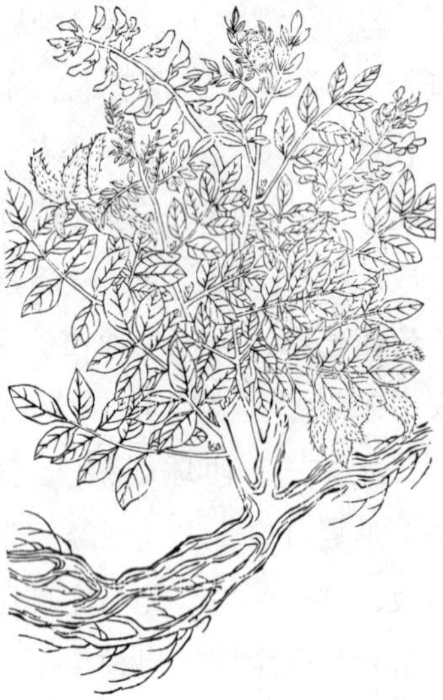

【校注】

① 蘦（líng 苓）：甘草。

② 《梦溪笔谈》：北宋沈括著。因写于润州（今江苏镇江）梦溪园而得名。成书于 1086—1093 年，收录了沈括一生的所见所闻和见解。被西方学者称为中国古代的百科全书。

③ 采苓采苓：见《诗经·国风·采苓》。苓，通“蘦”。

④ 溲面：以水和面。

⑤ 或：通“惑”。

⑥ 枹罕草：枹罕，地名。现在的甘肃临夏一带。产于此地的红皮甘草称之。

⑦ 埵（duǒ 朵）：土堆；堤。

⑧ 沈存中：北宋科学家沈括。

⑨ 谛（dì 地）：审视；观察。

⑩ 郄（xì 戏）：空隙。

⑪ 荄（gāi 该）：草根。

⑫ 梅圣俞：梅尧臣（1002—1060）。字圣俞。北宋著名现实主义诗人。

4. 赤箭

赤箭，《本经》上品。陶隐居未能决识。《梦溪笔谈》谓即天麻，止用治风为可惜。《本草纲目》谓即还筒子。考柳公权[1]有《求赤箭帖》，以为扶老之用。则宋以前尚为服食要药。

兖州赤箭

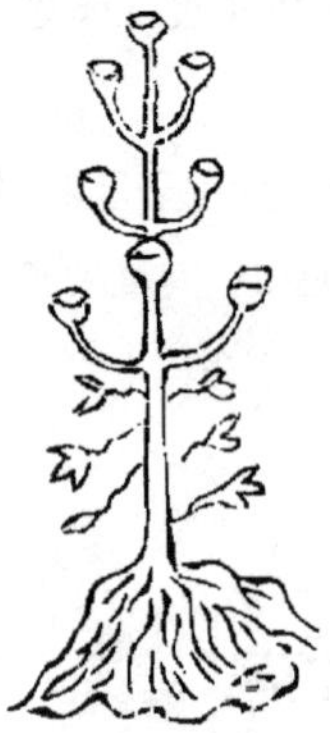

赤箭

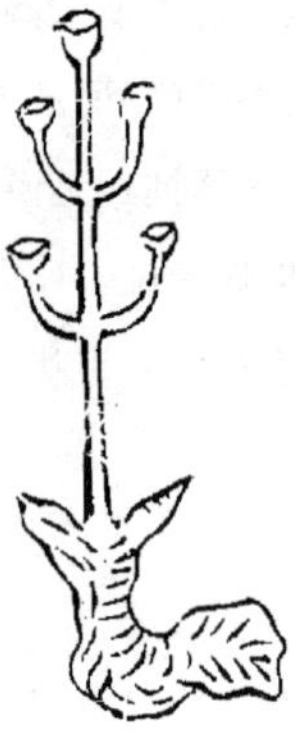

【校注】

① 柳公权：唐代书法家。字诚悬。京兆华原（今陕西耀县）人。

5. 术

术，《本经》上品。《尔雅》：术，山蓟；杨，枹蓟。《图经》以杨枹为白术，宋以后始分苍、白二种，各自施用。

雩娄农曰：杨，枹蓟。《注》以为马蓟。范汪[1]以马蓟为续断。李时珍以马蓟为大蓟，乃又以为白术。术名山蓟，安得即以蓟为术？昔产术者，汉中、南郑也，蒋山、茅山也，浙也，歙也，幕府山也，昌化也，池州也。东坡云：黄州术，一斤数钱。此长生药也。舒州术，花紫难得。余莅江右，则饶州、九江皆有之；莅湘南，则幕府山所产颇大，力亦不劣；山西葫芦峪产术甚肥壮，土人但以苍术用之。《南方草木状》[2]：药有乞力伽，术也。濒海所产有至数斤者，深山大壑殆必有如濒海者，特未遇耳。《仙传拾遗》[3]纪刘商[4]得真术，为阴功笃行之所感，然则服术而无效，所得者乃蓟属，而非真术耶？晋侯得良医，而二竖居于膏肓[5]。《本事方》[6]载以剪草治血疾，而鬼覆其铛[7]。无功德而访仙药，固缘木求鱼；狂惑之疾，虽得良医真药，亦何益之有？

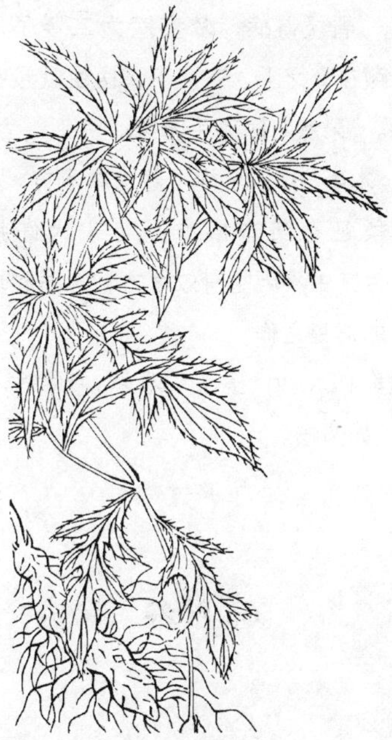

【校注】

① 范汪：字玄平，曾任东阳太守。又称范东阳。南阳顺阳（今河南内乡）人。通医。著有《范汪方》（又作《范东阳方》《范东阳杂药方》）170馀卷，今佚，佚文散见于《外台秘要》和《医心方》中。

② 《南方草木状》：晋代稽含撰。约成书于304年。为专门记载植物类别的专

著。描述了南方常见的植物 80 种，并有自己的分类方法，有鉴别特征。

③《仙传拾遗》：是一部佚书，今存 128 则神仙传记，不足原本 429 则的 1/3。

④ 刘商：为中山靖王之后，好无为清简之道。得真术，服食成仙而去。

⑤ 二竖居于膏肓：指病入膏肓。见《左传》。晋侯得病，梦疾病为二竖子，商量要藏在膏之上、肓之下，医生就没有办法了。果然名医束手无策。

⑥《本事方》：全称《普济本事方》，又名《类证普济本事方》。宋代许叔微撰，为其生平历验有效之方、医案和理论心得的汇集之作。

⑦ 铛（chēng 呈）：温器，似锅，三足。如药铛。

6. 沙参

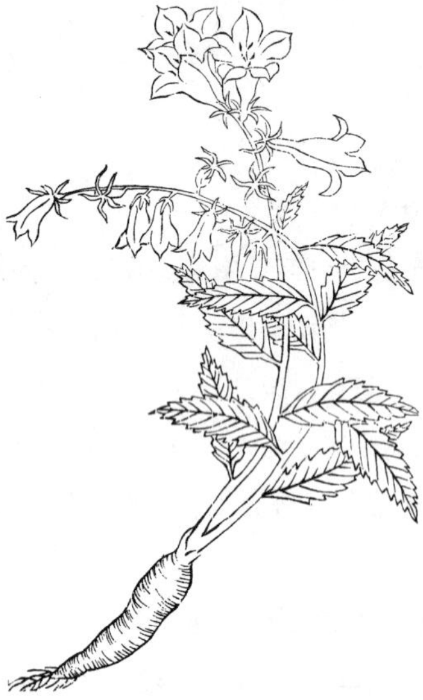

沙参，《本经》上品。处处皆有。以北产及太行山为上，其类亦有数种。详《救荒本草》。花与荠苨相同，惟叶小而根有心为别。

7. 远志

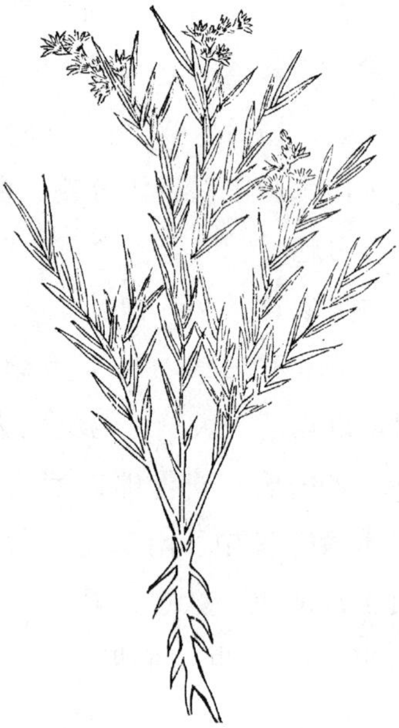

远志，《本经》上品。《尔雅》：葽绕[①]，棘蒬[②]。《注》：今远志也，似麻黄，赤华[③]，叶锐而黄。语约而形容毕肖。《说文》：蒬，棘蒬。《系传》：即远志，又葽草也。四月秀葽[④]。刘向说此味苦，苦葽。则葽与葽绕异物。释《诗》者或即以葽为远志。《图经》载数种，所谓似大青而小，三月开花白色者，不知何处所产，今太原产者与《救荒本草》图同，原图解州远志不应与太原产迥异。李时珍谓有大叶、小叶二种，滇南甜远志，叶大花黄，土人亦不以入剂。盖习用之品。药肆所采，较当时州郡图上者为可信也。

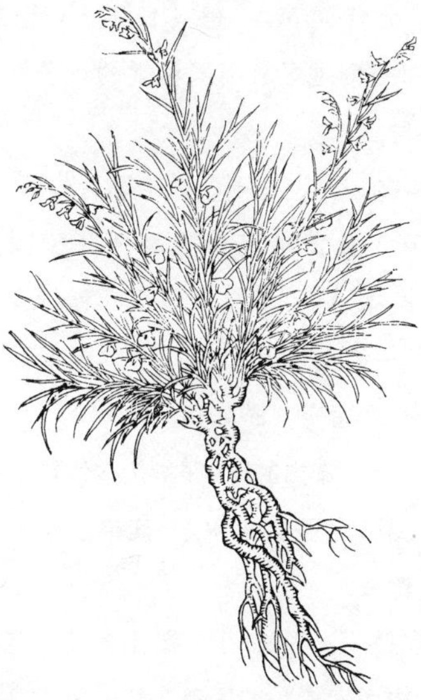

【校注】

① 葽（yāo 邀）绕：远志别名。

② 棘菀（jíyuān 及渊）：远志的故称。

③ 华：古同“花”。 花朵。

④ 四月秀葽：见《诗经·国风·七月》：“四月秀葽，五月鸣蜩。”

8. 萎蕤

萎蕤，即《本经》女萎，上品。《尔雅》：荧，委萎。盖《本经》亦是委萎，脱去委字上半，遂讹为女萎。《救荒本草》云：其根似黄精而小异。今细核有二种：一叶薄，如竹叶而宽，根如黄精，多须长白，即萎蕤也。一叶厚，如黄精叶，圆短无大根，亦多须。俚医以为别种，李衎《竹谱》[1]亦俱载之。

雩娄农曰：古有委萎，或以为即葳蕤，目为瑞草。而黄精乃后出，诸书以委萎类黄精，然则古方盖通用矣。陈藏器以青黏[2]即萎蕤，东坡初阅《嘉祐本草》，乃知青黏是女萎，喜跃之至，而又不敢尽信。夫毛女食黄精而轻捷翻飞如猿猱[3]，委萎得无类是？独怪漆叶[4]人所尽知，而医方决不复用，然则即有华佗[5]与之以方，其肯尽信乎？大抵山居谷汲之民，不见外事，无刍豢[6]以浊其口腹；无靡曼[7]以浊其耳目；无欣戚[8]以浊其神明。獉獉狉狉[9]，湛然太古。草木之实，皆自然五谷。南阳饮菊水，崖州食甘薯，皆获上寿，彼服委萎者，即不地仙，亦当却病难老。后世贵极富溢，乃思神仙，秦皇汉武姑不具论，李赞皇[10]、高骈[11]皆惑于方士，宋之朝臣，多服丹石，又希黄白[12]，藏腑熏灼，毒发致危，良医又制解丹毒之药以拯之，其亦不智也已。记小说一事，山水陡发，有物与木石俱下，苔发[13]鬇[14]鬡[15]，乡人剔而视之，乃人也。盖闭息不知几年，而飞升无术，块然[16]无知者。然其神气清固。远近闻以为仙，争迎供之。初尚内视，渐思饮食，未几而茹荤酒，又未几而思人道。叩之者，既无要诀可传，卒以醉欲而死。然则无灵根而得妙术，天上岂有愚盲神仙耶？噫嘻！天上又岂有不忠孝神仙耶？圣人云：未知生，焉知死[17]。若是知生便是不死。

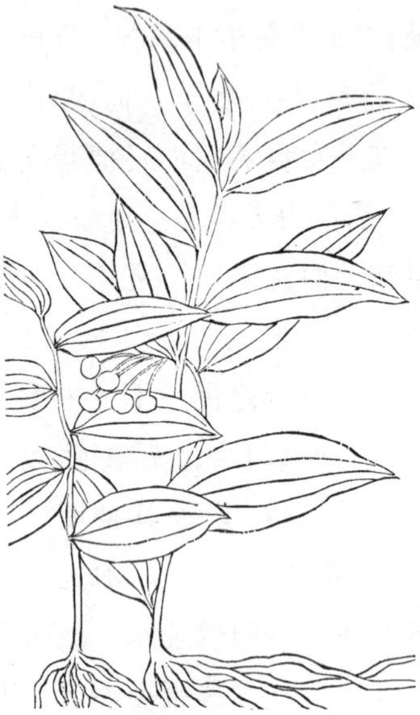

按近时所用萎蕤，通呼玉竹，以其根长白有节如竹也，与黄精绝不类，其茎细瘦，有斑圆绿，丛生叶光滑深绿，有三勒道，背淡绿凸文。滇南经冬不陨，逐叶开花，结青紫实。与《尔雅》异。

【校注】

① 李衎（kàn 看）《竹谱》：李衎，字仲宾。元代画家。著《竹谱》，记载了334种不同地区、不同种类的竹子，详述了各种画法。

② 青黏：一说是玉竹，一说为黄精。

③ 毛女食黄精而轻捷翻飞如猿猱：见《证类本草》"黄精"条引《稽神录》所载。一婢女逃入山中，常食黄精而身体轻捷，能凌空飞腾如鸟。

④ 漆叶：漆树的叶。华佗曾传漆叶青黏散作为养生服食之用。其弟子樊阿服之寿百馀岁。

⑤ 华佗（？—208）：字元化，一名旉。东汉末医学家，沛国谯（今安徽省亳州市谯城区）人。他医术全面，尤其擅长外科，精于手术，被后人称为"外科圣手""外科鼻祖"。华佗与董奉、张仲景（张机）并称为"建安三神医"。

⑥ 刍豢（chúhuàn 除换）：牛羊猪狗等家畜，泛指肉类食品。

⑦ 靡曼：指美妙的声色。

⑧ 欣戚：喜悦与忧伤，指情志。

⑨ 榛榛（zhēnzhēn 真真）狉狉（pīpī 批批）：草木丛生、野兽出没的意思。

⑩ 李赞皇：唐武宗时的宰相李德裕（787—850），字文饶。因其为唐代赵

郡赞皇人，故有李赞皇之称。

⑪ 高骈（821—887）：字千里。唐末大将。世代为禁军将领。曾任秦州刺史、天平军节度使。后因信神仙，将士离心，为部将毕师铎囚杀。

⑫ 黄白：黄，黄金；白，白银。

⑬ 苔发：谓其状如发之苔。

⑭ 鬛（lán 兰）：头发长、多。

⑮ 鬖（sān 三）：头发蓬松散乱。

⑯ 块然：木然无知貌。

⑰ 未知生，焉知死：出《论语·先进》。

9. 巴戟天

巴戟天，《本经》上品。《唐本草》注：俗名三蔓草，叶似茗，经冬不枯。《图经》[①]辨别真伪甚晰。

归州巴戟天

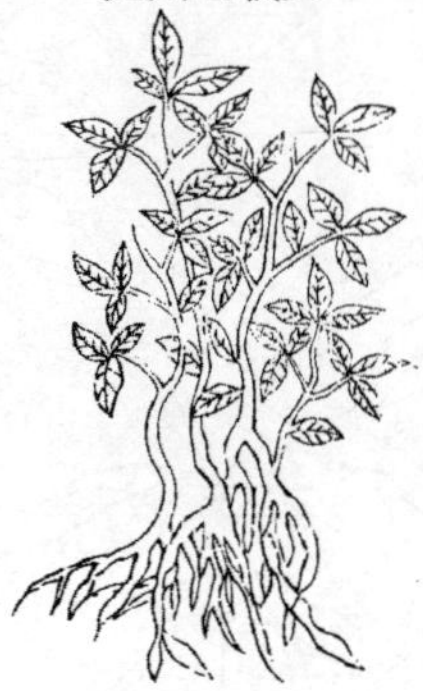

滁州巴戟天

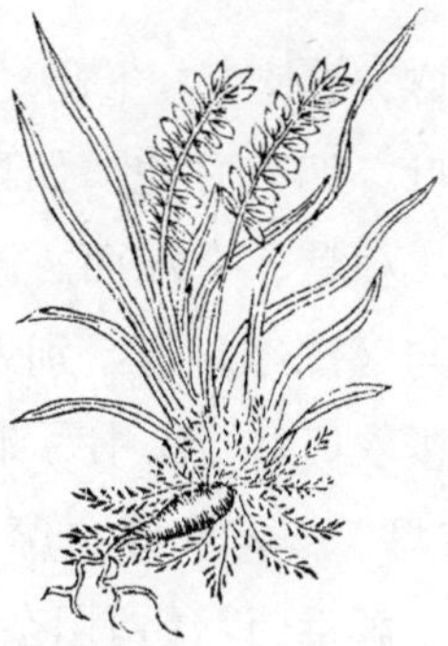

【校注】

① 《图经》：宋代《本草图经》。

10. 肉苁蓉

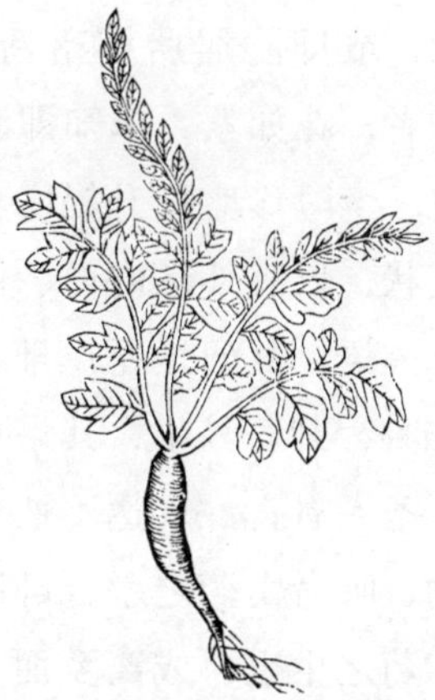

肉苁蓉，《本经》上品。《图经》云：人多取草苁蓉以代肉者，今药肆所售皆咸制，有鳞甲，形扁，色黑，柔软。

11. 升麻

升麻，《本经》上品。《图经》叶似麻叶，四五月花，如粟穗，白色，实黑根紫，今江西、湖广有土升麻，与《图经》异，别入草药。

雩娄农曰：《汉书·地理志》：益州牧靡[①]，李奇注：靡，音麻，即升麻，解毒药。《酉阳杂俎》：建宁郡有牧靡山，鸟食乌喙中毒，辄飞集牧靡，啄牧靡草[②]以解之。则升麻固滇产也。滇多乌喙，其俗方所用者，盖真升麻也。叶如麻而花作穗，与《图经》茂州升麻符，滇与蜀接，固应同汇。但《图经》又列滁州、秦州、汉州三种。汉州产者，形如竹笋，今湖北土医用以升表痘疮者，其状正同。其馀枝叶皆相仿佛，或即隐居所谓落新妇者。江西产者，花如絮，未知即滁州一类否也。李时珍盛称升提之功，然未述其状，仅有外黑内白、俗谓鬼脸升麻一语，其何地所产耶？《图经》四种，判若马牛，其果功用俱同耶？圣人有言：未达不敢尝。不睹厥物，听命卖药之手，可以谓之达耶？药之生也，或离乡而贵，或迁地弗良，医不三世，不服其药。以其明于风土所宜、人情所惬，非贸贸者取所不知之物，以试其验与否也。然则四方游手负药笼以奔走逐食者，小则贪人病之痊以索酬，大则用迷惑之药以肆劫。彼有意安民者，得不如鹰鹯[③]之逐鸟雀乎？庆郑曰：古者大事，必乘其产，生其水土而知其人心，安其教训而服习其道[④]。用药者亦何独不然？余悯世之尚远贱近者，不曰海舶之珍药，则曰贾胡之齑剂，试思农皇[⑤]所尝，不闻逾海；青囊一卷，岂来流沙[⑥]？彼四裔之仰给大黄、茶叶者，亦曰非此不能生活。不知文轸未播桂海，声教未烛冰天时[⑦]，彼何以蕃其种族耶？呜呼！以跬步之居，而欲习梯航[⑧]之俗，卫出公[⑨]之好夷言，赵武灵[⑩]之为胡服，其用夷变夏，抑用夏变夷，五百年后，当有知之者。

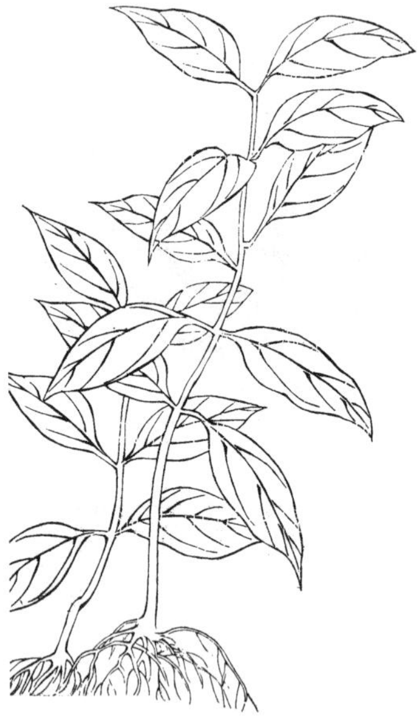

【校注】

① 牧靡：牧，商务本、中华本作“收”字。牧靡，县名，为汉武帝时所设，在今云南省。牧靡也为草药名，能解毒。县因药而名。

② 靡草：商务本、中华本作“草靡”。

③ 鹯（zhān 沾）：鹞类猛禽。

④ “古者”五句：出《左传·僖公十五年》。

⑤ 农皇：指神农氏，传说中教民稼穑的人。

⑥ 青囊一卷，岂来流沙：青囊，指古代医家存放医书的布袋。此指医书。此句源出三国华佗被杀前，为报一狱吏酒肉侍奉之恩，曾将所用医书装满一青囊送给他。华佗死后，狱吏亦行医，使华佗的部分医术流传下来。

⑦ 文轸未播桂海，声教未烛冰天时：出江淹《杂体诗·袁太尉淑从驾》：“文轸薄桂海，声教烛冰天。”李善注：“《礼记》曰：‘书同文，车同轨。’……南海有桂，故云桂海。”指广西地区。声教，声威教化。冰天，指北方地区。吕延济注：“轸，车也，……言文轸声教之盛，迫照远方。”

⑧ 梯航：亦作“梯杭”。“梯山航海”的省语。谓长途跋涉。

⑨ 卫出公：姬姓，卫氏，名辄。卫国第29代国君，前492—前481年、前476—前456年在位。

⑩ 赵武灵：赵武灵王（？—前295），名雍，战国时赵国国君，赵肃侯之子。前325—前299年在位，他革新图强，实行胡服骑射，为赵国开疆拓土，使赵由弱变强。

12. 丹参

丹参，《本经》上品。处处有之，春花，亦有秋花者，南方地暖，得气早耳。

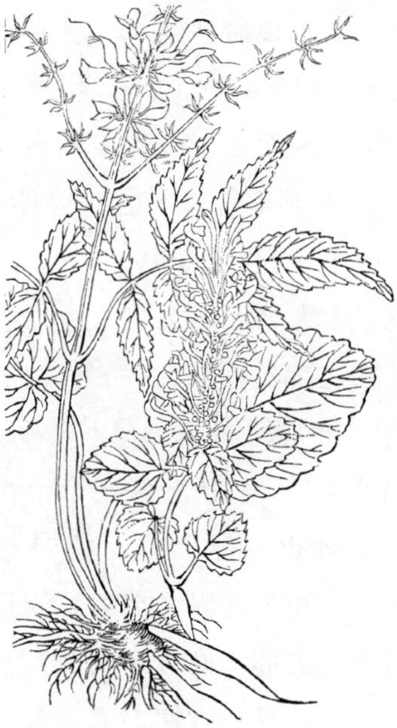

13. 徐长卿

徐长卿，《本经》上品。《唐本草》注：所在川泽有之，叶似柳，两叶相当，有光泽，根如细辛微粗长，黄色，有臊气。《蜀本草》：子似萝蘼子而小，核其形状，盖即湖南俚医所谓土细辛，一名九头师子草，惟诸书都未详及其花为疑。

雩娄农曰：老子云：大道无名。天非道耶？显而在上，不名天耶？圣非道耶？大而能化，不名圣耶？然匈奴谓天为撑犁①，则不以天名天；西方谓圣为佛，则不以圣名圣。不以其名名，则天与圣果定名耶？醯鸡以瓮为天②，岂非天而天之耶？酒客以清为圣，岂非圣而圣之耶？降而至于人物，其名非所独耶？然子车针虎③也，叔孙豹④也、闵子马⑤也、令尹子兰⑥也，非物也。人无名以物名名，岂以物之名而物之耶？而物之为蝇虎⑦、为谢豹⑧、为驳马⑨、为马兰⑩者，又岂以人名之而靳物名之耶？长卿也、王孙也、都邮也、使君也⑪、非人也，物无名以人名名，岂以人之名而人之耶？而人之为长卿、为王孙、为都邮、为使君者，又岂以物名之，而讳人名之耶？言明实者曰乌不乌、鹊不鹊，谓名乌必乌、名鹊必鹊耶？然天下之大，万汇之繁，皆如乌之可名、鹊之可名耶？抑能使侏禁侏离⑫之语名乌必呼乌，名鹊必呼鹊耶？由是推之，封邑、郡国，名之以别疆域也，古今地理之名有定耶？公卿、尹士，名之以别贵贱也。古今职官之名有定耶？地志无定而疆域改，以名改疆域耶抑以疆域改名耶？官志无定而贵贱易，以名易贵贱耶？抑以贵贱易名耶？执实求名，则名斯在？执名求实，则名斯浮？名者实之宾，天下岂有一定之宾耶？故君子不为名。

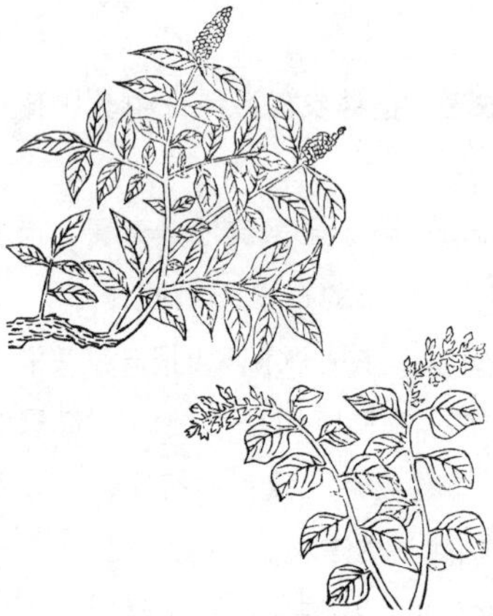

【校注】

① 撑犁：匈奴语称天。也写作“撑里”。《汉书·匈奴传上》：“匈奴谓天为‘撑犁’。”

② 醯鸡以瓮为天：成语。又作“瓮里醯鸡”。“醯鸡”是酒甕中生的一种小虫。《庄子·田子方》：“孔子出，以告颜回，曰：‘丘之于道也，其犹醯鸡与！微夫子之发吾覆也，吾不知天地之大全也。’”郭象注：“醯鸡者瓮中之蠛蠓也。”后以“瓮里醯鸡”喻见识浅陋的人。

③ 子车针虎：春秋秦国三良之一，秦穆公死，遗嘱要杀 177 人为他殉葬，其中包括人民爱戴的“三良”，即子车氏三兄弟。见《诗经·国风·黄鸟》等文献。

④ 叔孙豹：姬姓，叔孙氏，名豹。春秋时期鲁大夫。

⑤ 闵子马：又名闵马、闵马父。春秋时期鲁大夫。

⑥ 子兰：战国时期楚国令尹。

⑦ 蝇虎：一种常在墙角和玻璃窗上捕虫，却不会结网的蜘蛛。

⑧ 谢豹：指杜鹃。《成都旧事》载，有谢姓女因心上人闻杜鹃啼而去，故闻杜鹃啼声如豹鸣，使侍女以竹枝驱之曰：“豹，汝尚敢至此啼乎？”故名杜鹃为谢豹。

⑨ 驳马：颜色斑驳的马。《管子·驳马》载，齐桓公乘马，遇到老虎望之而伏。桓公问管仲这是什么原因。管仲说：“这是驳象，因为驳食虎豹，故虎害怕。”

⑩ 马兰：一种植物。

⑪ 长卿也、王孙也、都邮也、使君也：以上长卿、王孙、都邮、使君皆中药名。

⑫ 侏禁（màijìn 迈进）侏离：侏禁，泛指我国古代北部、东部少数民族的音乐。侏离，我国古代西部少数民族乐舞的总称。这里是指不同语言易形成同物异名。

14. 防风

防风，《本经》上品。《图经》：石防风出河中。又宋亳间出一种防风，作菜甚佳，恐别一种。《本草纲目》：江淮所产多是石防风，俗呼珊瑚菜。《安徽志》：山葵，叶翠如云，正二月间，浥露抽苗，香甘异常，土人美其名曰珊瑚菜。怀远、桐城、太和俱出，盖即石防风也。今从《救荒本草》图之，山西山阜间多有，与《救荒》图同而叶梢肥。

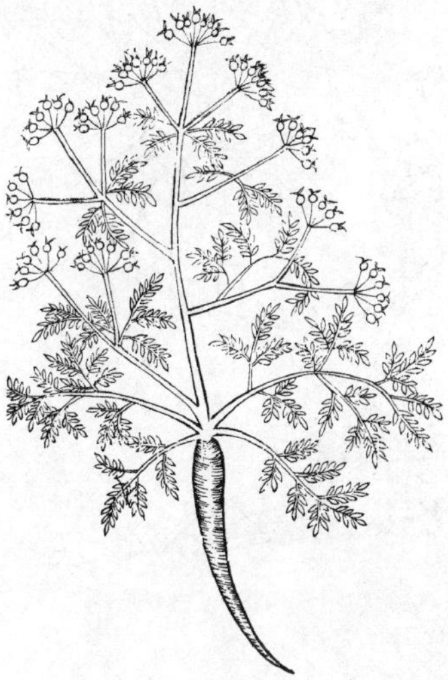

15. 独活

独活，《本经》上品。《图经》独活、羌活一类二种，近时多以土当归充之，湖南产一种独活，颇似莱菔，叶布地生，有公、母，母不抽茎，入药用；公者抽茎，紫白色，支本不圆如笕状，末乃圆。枝或三叶或五叶，有小锯齿，土人用之，恐别一种。云南独活大叶，亦似土当归，而花杈无定，粗糙，深绿，与《图经》文州产略相仿佛，今图之。

存原图五种。

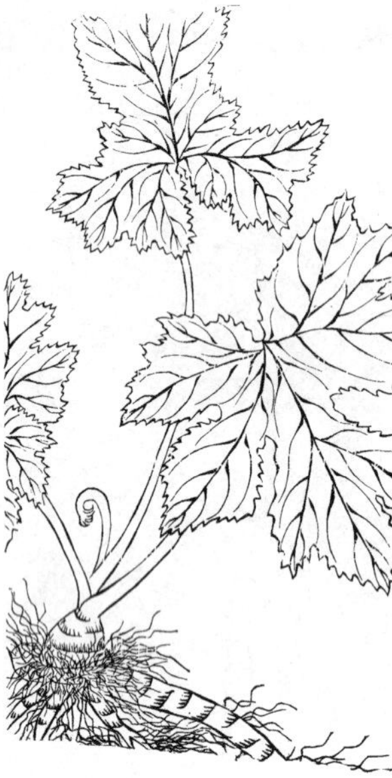

16. 细辛

细辛，《本经》上品。《图经》：他处所出不及华山者真。《梦溪笔谈》以为南方所用细辛皆杜蘅。今江西俚医以叶大而圆者为杜蘅，叶尖长者为细辛，殊有分别，过剂亦能致人气脱而死，不必华山所产。

雩娄农曰：《图经》列细辛已数种，而及己、鬼都督、杜蘅辈，又复相似，今江西、湘、滇所用细辛，辄与《本草》不类，然皆能发汗脱阳。夫参、茯、术、草，种既不繁，医者或以他药代之，不能效，且误人病。彼搜伐侵削之品，何其多也？韩信谓汉高不善将兵而善将将，古来名将如林，而能将将者，其郭令公[①]、曹武惠[②]乎？良医必如太仓公、华佗，然后可用毒药而不戕人；专阃[③]必如郭令公、曹武惠，然后可用毒将而不纵兵。否则谨斥堠、严刁斗[④]，明军令以行之，不妄杀者，上将也；慎佐使、量缓急、度病势而用之，不失一者，上医也。将不可妄遣，药不可妄投，事有大小，而能死人则一而已。《周官》疡医疗疡，以五毒之

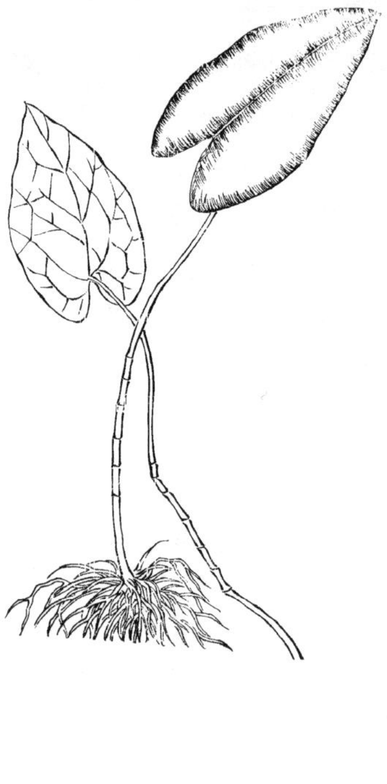

药攻之；《易》师卦之象曰：圣人以此毒天下。然则良医之用药，圣人之用兵，能起白骨登衽席[⑤]，而未尝不深知其毒而慎之。彼喜方而夸良药，好武而事佳兵者，诚哉其不祥也。

【校注】

① 郭令公：郭子仪（697—781），唐代中期名将，著名的军事家。乾元元年（758年）迁中书令，时称为郭令公。一生历事玄宗、肃宗、代宗、德宗四朝，卒谥忠武。

② 曹武惠：宋代名将曹彬（931—999），字国华，北宋初大将。严于治军，尤重军纪。乾德二年（964年）率军灭后蜀，以不滥杀著称。历事太祖、太宗、真宗三朝，官至枢密使。死后谥“武惠”。

③ 专阃（kǔn 捆）：专主京城以外的权事。

④ 谨斥堠、严刁斗：指慎行军事。斥堠，亦称斥候，即古时侦察兵。刁斗，又称刀斗，为古代铜制的军用锅，白天做饭，夜间敲击巡更。

⑤ 衽（rèn 认）席：古代睡觉时用的席子。

17. 柴胡 本作茈胡，通作柴

柴胡，《本经》上品。陶隐居已以芸蒿为柴胡。《图经》有竹叶、斜蒿叶、麦冬叶数种。今药肆所蓄，不知何草。江西所出，已非一类，医者以为伤寒要药，发散之剂无不用者，误人至死，相承不悟，盖不知非真柴胡也。《本草衍义》以治劳方用之，目击人死，况非柴胡，可轻投耶？今以山西、滇南所产图之。又一种亦附图，盖北柴胡也。余皆附后，以备稽考。世有哲人，非银州所产，慎勿入方。

雩娄农曰：柴胡一名山菜，固可茹者。《图经》具丹州、兖州、淄州、江宁、寿州五种，有竹叶、麦门冬叶、斜蒿叶之别。《唐本草》以芸蒿为谬。李时珍亦谓斜蒿叶最下，柴胡以银、夏为良。而《图经》又无银州，所上者唯山西所产。及《救荒本草》图与苏说同。滇南有竹叶、麦门冬叶二种，土人以大小别之，与丹州、寿州者相类。江西所产，则不识为何草。李时珍以《本草衍义》不分藏腑、经络、有热无热，一概摈斥为非，余谓得真柴胡，固当审脉用汤，否则以寇说为稳。李时珍既谓银柴胡不易得，而用北柴胡矣。倪乡曲中又无北柴胡，可任土医以不知何草投之，而谓此症必用此药，乃望其治劳退疟乎？抑无此药而遂委而去

乎？世以逍遥散为清热及妇科要剂，余见有愈服愈甚者，方误耶，

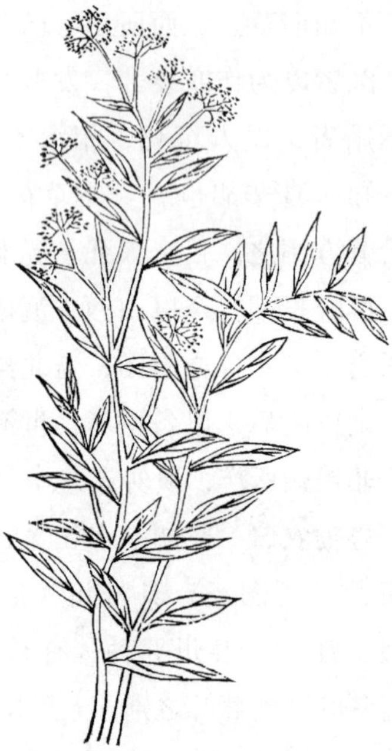

抑药误耶？赵括与其父奢论兵，奢不能难。其所读兵书，固即其父书也。而胜败相反者，同甘苦之卒与离心之士也。廉颇一为楚将，无功，曰我欲得赵人。廉颇之将一也，而能用赵，不能用楚，知赵人之强弱，而不知楚人之强弱也。不知之而用之，其不偾事[①]者几希。故曰知人难而任人易。医者不知药而用方，固赵括之易言兵也。君以为易，其难也将至矣。

18. 大柴胡

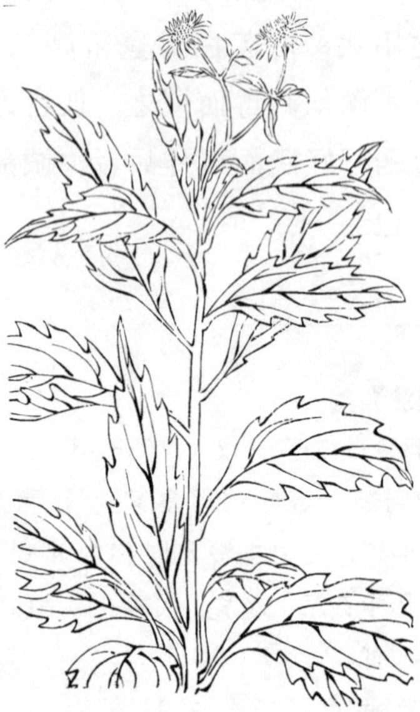

大柴胡，产建昌。初生叶铺地，如马兰叶而大深齿，紫背独茎，上青下微紫，梢叶微窄，亦有齿，稍细，顶头开尖瓣小白花，黄蕊密长，秋深含苞，冬月始开一花，旬馀不萎。卖药人以为大柴胡。微似《救荒本草》竹叶柴胡而花异。

19. 广信柴胡 附

柴胡，产广信。丛生，形状颇似三白草，紫茎柔脆，叶面青，背微白，有直纹六七缕。土人以为柴胡，志乘亦云地产柴胡。按之《图经》绝不相类，不知何草。

【校注】

① 偾（fèn 愤）事：搞坏事情。

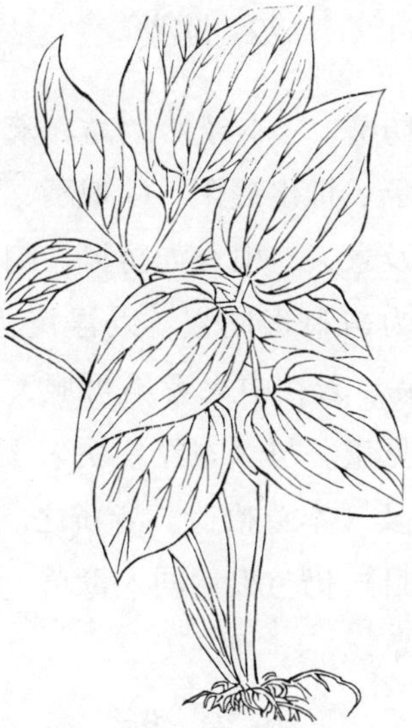

20. 小柴胡

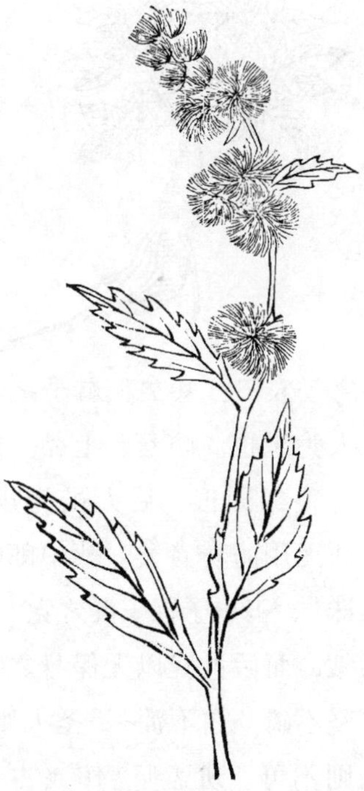

小柴胡，江西山坡亦有之。叶似大柴胡而窄，秋时梢头开花似细丝，赭色成球，攒簇枝头。土医谓为小柴胡。

21. 黄连

黄连，《本经》上品。今用川产。其江西山中所产者，谓之土黄连。又一种胡黄连，生南海及秦陇。盖即土黄连之类。湖北施南出者亦良。

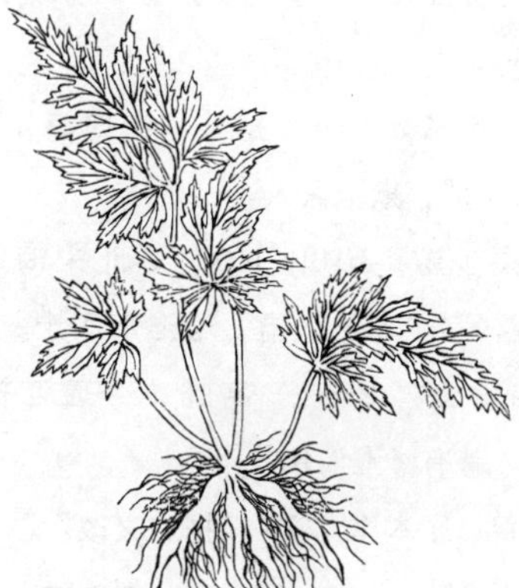

雩娄农曰：黄连苦寒，而《汉武内传》[1]封君达服黄连五十馀年；《神仙传》[2]黑穴公服黄连得仙，此非蔡诞欺人[3]语耶？秦少游[4]论服黄连、苦参，久而反热，其理极微。而东坡乃谓指麾使姚欢服黄连，愈癣疥，而发不白，其法酒浸焙干，蜜[5]丸，酒吞每二十丸。或其人血过于热，得此润肺而行以酒，故效。若人人而用之，其可乎哉？王微赞[⑥]：阐命轻身。江淹赞[⑦]：长灵久视。皆拾道书剩语耳。俗名楷木为黄连木，其叶味苦，微相类。《丹阳县志》：黄连山树大十围，即此。

【校注】

① 《汉武内传》：旧题汉班固撰。实为后人伪托。本书记述汉武帝出生至殡葬的内容，略于军政大事，详于求仙问道。

② 《神仙传》：晋代葛洪撰，记载神仙之事。

③ 蔡诞欺人：见《抱朴子·内篇》，蔡学仙不成，欺骗家人。

④ 秦少游（1049—1100）：北宋词人。名观，字少游、太虚，号淮海居士。"苏门四学士"之一。高邮（今属江苏）人。著有《淮海集》。

⑤ 蜜：原本作"密"，据文义改。

⑥ 王微赞：王微，字景玄，刘宋时官吏。其《黄连赞》："黄连苦味，左右相因，断凉涤暑，阐命轻身。缙云昔御，飞跸上尫。不行而至，吾闻其人。"

⑦ 江淹赞：江淹，字文通，南朝宋齐梁间官吏，文人。有《黄连颂》云："黄连上草，丹砂之次。御孽辟妖，长灵久视。骖龙行天，驯马匝地。鸿飞以仪，顺道则利。"

22. 防葵

防葵，《本经》上品。宋《图经》云：惟出襄阳。叶似葵，花如葱花及景天，根香如防风。陶隐居误以为与狼毒同根，以浮沉为别。《别录》云：中火者不可服，令人恍惚见鬼。与《本经》戾。《唐本草》及《本草拾遗》皆辨之。《本草纲目》仍与狼毒同入毒草，今移入山草。

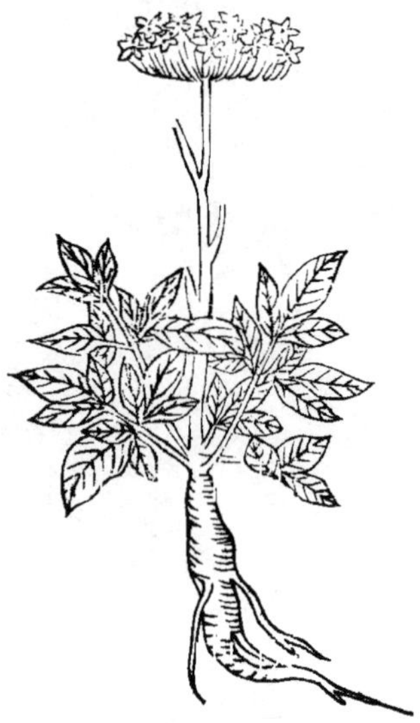

雩娄农曰：甚矣！君子之不可与小人为缘也。防葵，上品。陶隐居以为狼毒同根，后人虽为辨白，而方药无用防葵者矣。蔡中郎叹董卓之诛[①]，玉川子罹王涯之党[②]，身既为戮，而后世犹以无保身之哲为咎。坚不磷、白不淄[③]，圣人则可，贤人则不可。班孟坚[④]作《古今人表》，品第不尽衷于道，其原传可考也。陶隐居论药物，未可全凭，《本草经》具在。若晋之九品流别，出于中正，一经下品，遂同禁锢。人之自立与论人者，不当知所惧哉。若谓草木无知，任其毁誉，则以轻薄处物，必不能以忠厚待人。

【校注】

① 蔡中郎叹董卓之诛：蔡邕（133—192），字伯喈，陈留圉（今河南杞县西南）人，东汉文学家、书法家。汉献帝时曾拜左中郎将，故后人也称他“蔡中郎”。董卓遭诛后，所有的人都在欢呼，只有他一个人为之感叹，并因此而送了命。

② 玉川子罹王涯之党：玉川子，即卢仝（约775—835），唐代诗人。济源人，祖籍范阳（今河北涿州），自号玉川子（玉川是济源古称）。被朝廷两度征为大夫，没有应召。当时韩愈任河南令，十分欣赏他的才华，对他十分礼敬。唐文宗大和九年（835年）十一月二十日，甘露之变前夕，卢仝正在宰相兼领江南榷茶使王涯家中作客，二十一日事变爆发，一同被宦官所害。

③ 坚不磷、白不淄：典出《论语·阳货》：“不曰‘坚乎磨而不磷’，不曰‘白乎涅而不缁’。”大意：我说过，硬的东西是磨不薄的；我还说过，白的东西是染不黑的。表明了志士仁人应该具有的气节与操守。

④ 班孟坚：指班固，孟坚为其字。

23. 黄芩

黄芩，《本经》中品。《图经》及《吴普本草》[①]具载形状，而大小微异。今入药以细者良。

雩娄农曰：黄芩以秭归产著，后世多用条芩。滇南多有，土医不他取也。张元素[②]谓黄芩之用有九，然皆湿热者，一服清凉散耳。《千金方》有三黄丸，疗五劳七伤、消渴诸疾，又谓久服走及奔马。夫黄芩苦寒矣，又加以黄连、大黄，人非铁石心肠，乃堪日朘[③]而月削之也？夫世之阴淫、阳淫、雨淫、风淫、晦淫、明淫，其疾非一端。而所药非所病，又或讳疾忌医，以自戕其生者，因多矣。然有求长生服金石，丹毒暴躁，痈疽背裂，是不同捣椒而饮药乎？又惜生太过，无病而为越吟者，纸裹银铛，无时离手，喜寒喜热，不节不时，卒使藏腑血肉之躯，消磨于熏灼荡涤之味，谷蔬不甘，尪羸益甚，若是人者，以不病而求病，果何所为而为此？夫汉唐之不振，皆人主不恤民，而奸贪得以浊乱天下，梁冀[④]、杨国忠[5]之恶，是物先腐而虫生；人有疾而蛊甚，势有固然，无足为怪。从未有励精求治，饰以经术，君勤于政，相持以廉，乃多方病民，敲骨吸髓，使数百年平成之民，一旦骚然不安其生，而始终不悟。如王安石之相宋神宗者，夫安石不过慕富国强兵之术，如俗人之求长生耳，而假托官礼，以惑英明之主，与方士以房中术惑精强之人，而妄称神仙丹诀者何异？病势既亟，有国医者排难而为之针砭，几几乎沈痼去而神明生，乃又溺于侍疾者与觋[6]巫之群吠而恐吓，不至于僵仆而不已。吾不知彼以医误人误天下，又岂有所至乐而不得已耶？夫使宋神宗仅为安静守成之主，不汲汲于拓边聚财，变乱旧法，宋虽弱，人心不去，或历数传而不至南徙。李文正公[7]不进利害文字，吕正献公[8]讲天锡勇智，而引《易》神武不杀，司马文正公以嵬名山欲取谅祚以降，谓灭谅祚复生，一谅祚，至引侯景之事[9]为喻[10]，其与谏唐宪宗之服金石者[11]，非同一爱君之忱耶？语云：服食求神仙，多为药所误。此为有为者言之也。《汉书》曰：无药得中医。此为中人言之也。《孟子》曰：夭寿不贰，修身以俟之。所以立命也，人主知命则富强，神仙之惑可免矣；人臣而知命，则慆淫[12]服食之患可免矣。

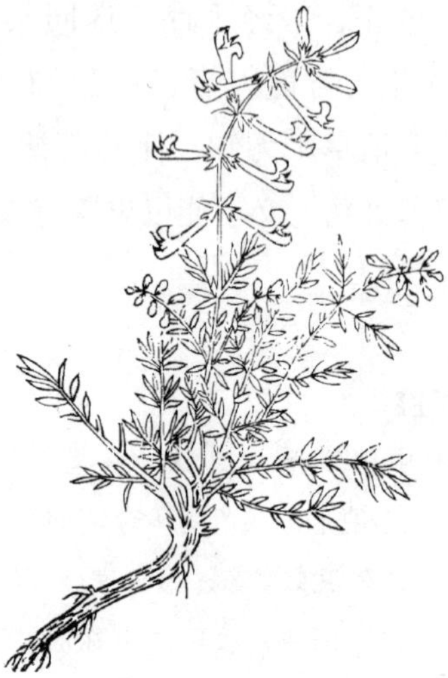

【校注】

① 《吴普本草》：一作《吴氏本草》，6卷。魏吴普约撰于3世纪初期。该书已佚。清代焦循辑《吴氏本草》（1793年），载药168种，今存稿本。尚志钧辑《吴普本草》（1961年），得药200馀。

② 张元素：金代医学家。字洁古，易州（今河北易县）人。著有《珍珠囊》《医学启源》《脏腑标本虚实寒热用药式》等。为中医易水学派创始人。其弟子李东垣、王好古均为中国医学史上的著名人物。

③ 朘（juān 捐）：剥削；减少。此为消耗之意。

④ 梁冀（？—159）：字伯卓，东汉安定马氏（今宁夏固原东南）人，是著名奸臣。

⑤ 杨国忠：本名杨钊，唐代蒲州永乐（今山西芮城）人。杨贵妃同曾祖兄（另一说同祖兄）。生年不详，卒于唐玄宗天宝十五载（756 年）六月。唐玄宗时奸臣。

⑥ 觋（xí 习）：男巫。

⑦ 李文正公：李昉（925—996），字明远，真定（今河北正定）人，一作深州饶阳（今属河北）五公村人。北宋文学家。五代北汉乾祐年间（948—950）进士。宋太宗时擢参知政事，拜平章事。谥文正。

⑧ 吕正献公：吕公著（1018—1089），北宋大臣。字晦叔，寿州（治今安徽凤台）人。死后赠申国公，谥正献。著有《吕正献公文集》20 卷。

⑨ 侯景之事：是指南朝梁武帝统治末年东魏降将侯景发动的叛乱，史称“侯景之乱”。

⑩ “司马文正公”四句：“司马文正公”即司马光。当年西戎部将嵬名山提出帮助朝廷捉住敌人谅祚。司马光上书反对，认为嵬名山的兵力不足，未必能抓住谅祚。即使侥幸得胜，治标不治本，以后还会产生另一个谅祚。而且嵬名山如果失败后来投奔我们，不被接纳的话，穷途末路，就会突然占据边城来活命，成为我们的祸患。哲宗没有听从他的意见，从此西边狼烟四起。

⑪ 其与谏唐宪宗之服金石者：唐宪宗信仙好佛，欲求长生不老之药。有一个名叫柳泌的人，为他配制长生药。刑部侍郎韩愈上疏进谏。宪宗大怒，将其贬为潮州刺史。

⑫ 慆（tāo 涛）淫：享乐过度，怠慢放纵。

24. 白微

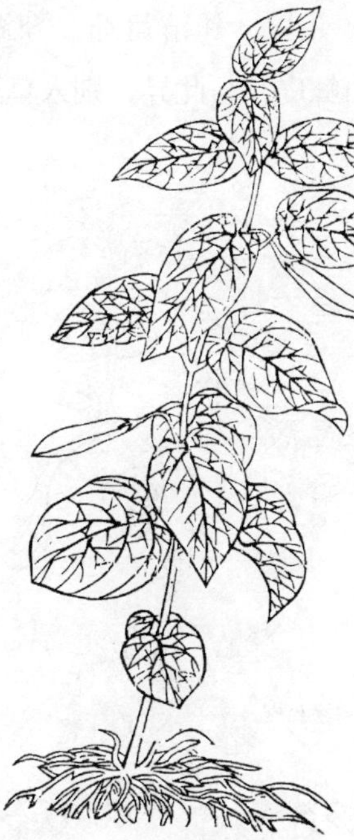

白微，《本经》中品。《救荒本草》：嫩角嫩叶，皆可煠食，江西、湖南所产，皆同根长繁，故俚医呼白龙须。

按细辛、及己诸药皆用根，而根长多须，大率相类，诸家皆以根黄白、柔脆、粗细为别，然其苗叶皆绝不相类，而诸家或略之。故俚医多无所从，唯因俗名采用，反不致误乱也。

25. 白鲜

白鲜，《本经》中品。《图经》：叶如槐，花似小蜀葵，根似蔓菁，俗名金雀儿椒。其苗可茹。今湖南产一种白鲜皮，与此异，别入草药。

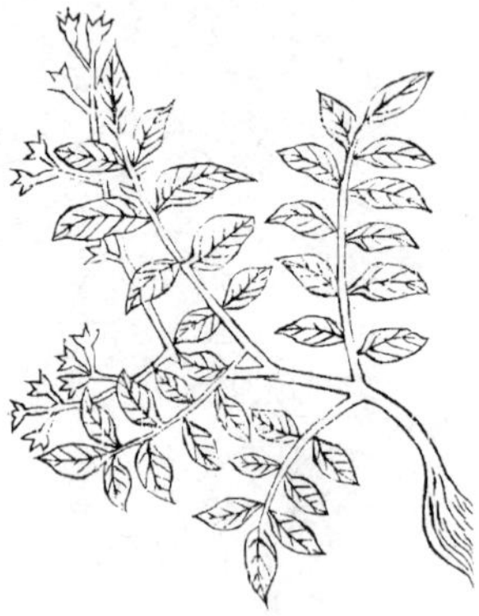

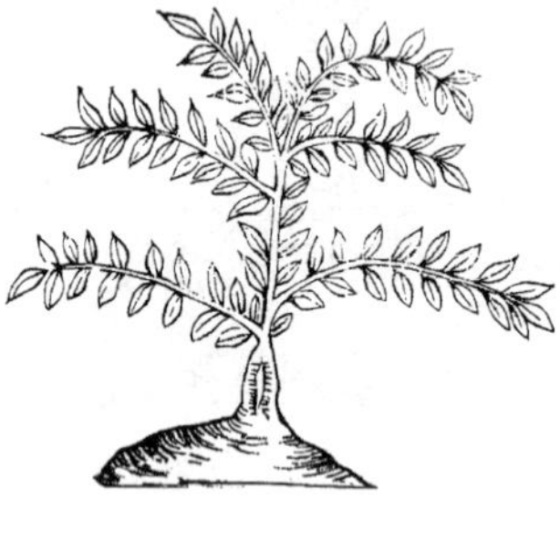

26. 知母

知母，《本经》中品。《尔雅》：薚[1]，莐藩[2]。《注》：一曰蝭[3]母。今药肆所售，根外黄，肉白，长数寸。原图三种，盖其韭叶者。

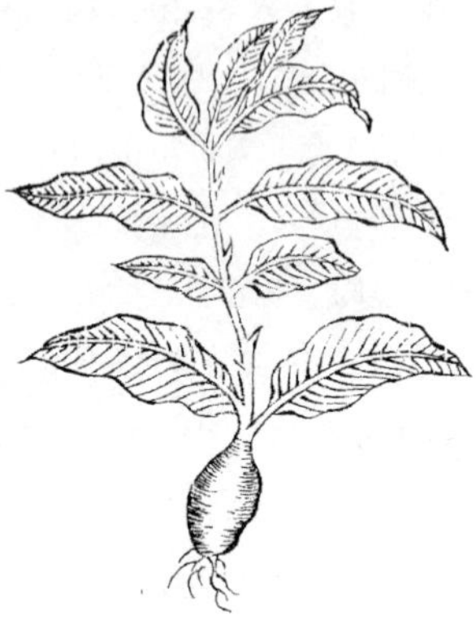

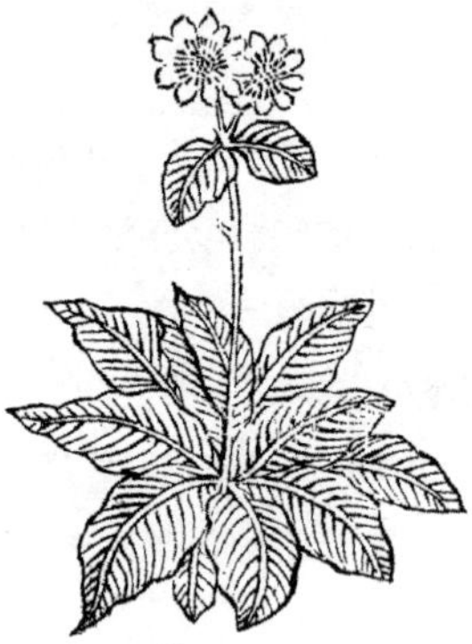

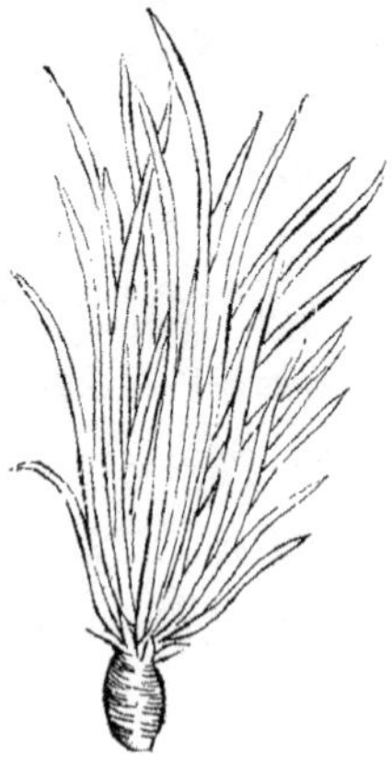

【校注】

① 蕁（tán 谈）：知母别名。

② 莸藩（chénfán 沉凡）：知母别名。

③ 蝭（dì 地）母：知母别名。

27. 贝母

贝母，《本经》中品。《尔雅》：莔[①]，贝母。《注》：根如小贝，圆而白，华叶似韭。陆玑《诗疏》叶如栝楼而细小，子在根下如芋子，正白。《图经》云：此有数种，韭叶者罕复见之，今有川贝、浙贝两种。按《陆疏》以为似栝楼叶而细小，《郭注》以为似韭叶。宋《图经》以为似荞麦叶，各说既不同，原图数种，亦不甚符。今川中图者一叶一茎，叶颇似荞麦叶。大理府点苍山生者，叶微似韭而开蓝花，正类马兰花，其根则无甚异，果同性耶？张子[②]诗：贝母阶前蔓百寻，双桐盘绕叶森森，刚强顾我蹉跎甚，时欲低柔警寸心。则又有蔓生者矣。

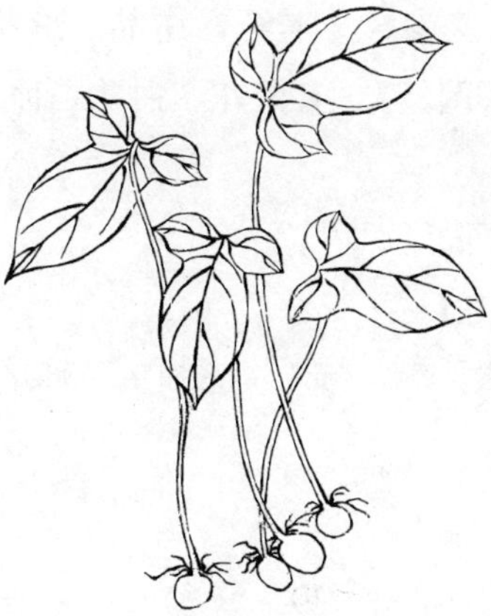

【校注】

① 莔（méng 蒙）：贝母。

② 张子：张载，北宋著名哲学家。曾作《贝母》诗。

28. 玄[①]参

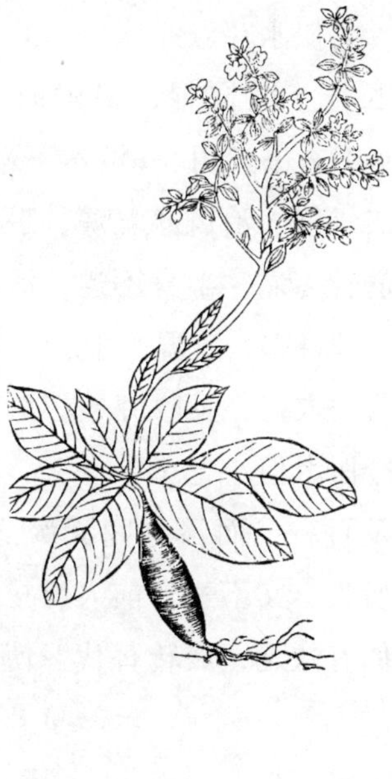

玄参，《本经》中品。形状详宋《图经》，有紫花、白花二种。

【校注】

① 玄：原作“元”。避讳字，今回改。

29. 紫参

紫参，《本经》中品。一名牡蒙。《唐本草》注：紫参叶似羊蹄，牡蒙叶似及已，乃王孙也。《图经》又谓茎青细叶似槐叶，亦有似羊蹄者，五月花，白色似葱花，亦有红如水荭者，盖有数种。滇南山中多有之，与《图经》同。其如水荭者，盖作穗色粉红相似，花仍类丹参辈；如葱花者，梢端开细碎白花成簇，实似水芹、蛇床等，叶比槐叶尖长，茎叶同绿，根鲜时不甚紫。近时方书少用。《滇本草》：通行十二经络，治风寒湿痹、手足麻木、筋骨疼痛、半身不遂，活络强筋，功效甚多，宜温酒服。

雩娄农曰：具收并蓄，医师之良。今医者但小记十数汤头，所知者不及百种，而治世间无穷之病；药肆所收，又不过目前人所尽知之药，偶有缺乏，展转替代。使人之五藏如木石无知则已耳，若其五味、五色，各以类应，其能听医师之假借乎？夫以方治病，犹以律断狱。东坡云：读书不读律，致君终无术。然三代而后，果能废弃科条，以无为治天下乎？引律不当，何以断罪？轻比重比，虽为狱吏舞法之具，而究不能妄援他条、肆其刀笔者，律为之也。记有窃贼例应刺左面者，吏误刺其右，检例知其误，乃腐去其刺而改涅[1]焉。医不知药，其为误刺，可胜数乎？

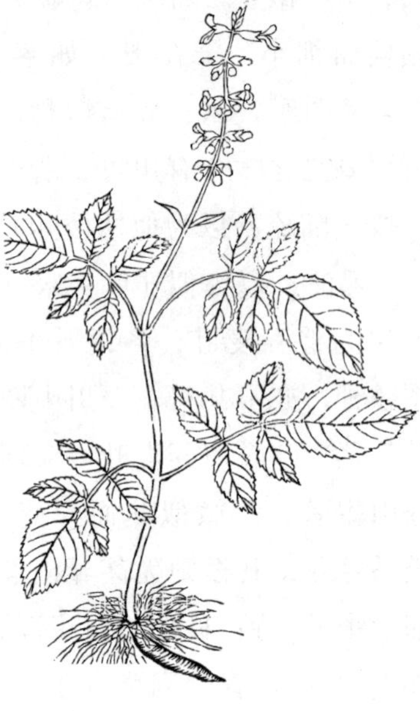

【校注】

① 涅（niè 啮）：以黑色染物，以墨涂物。

30. 紫草

紫草，《本经》中品。《尔雅》：藐，茈草[1]。《图经》：苗似兰，茎赤节青，二月花，紫白色，秋实白。今医者治痘疹破血多用紫草茸。《齐民要术》有种紫草法，近世红蓝，利赢十倍，而种紫草者鲜矣。《图经》诸书，皆未详的。湘中徭[2]峒及黔滇山中，野生甚繁，根长粗紫黑，初生铺地，叶尖长浓密，白毛长分许，渐抽圆茎，独立亭亭，高及人肩，四面生叶，叶亦有毛，夏开红筒子花，无瓣亦不舒放，茸跗半含，柔枝盈干，层花四垂，宛如璎珞。《遵义府志》：叶似胡麻，干圆，结子如苏麻子，秋后叶落干枯，其根始红，较诸书叙述，简而能类。李时珍谓根上有毛，而未言其花叶，殆亦未见全形。按《说文》：莀，草也。可以染流黄。臣锴按《尔雅》：藐，紫草。《注》：一名茈莀，臣以为史仪制多言绿綟绶[3]，即此草所染也。又按五方之间色，有留黄，其色紫赤黄之间，盖元冠紫绥[4]萌于鲁桓[5]，汉魏绾纶，遂同亵服，贵红蓝而贱紫莂。郑注：掌染草谓之紫莂。尚循夺朱之恶欤？

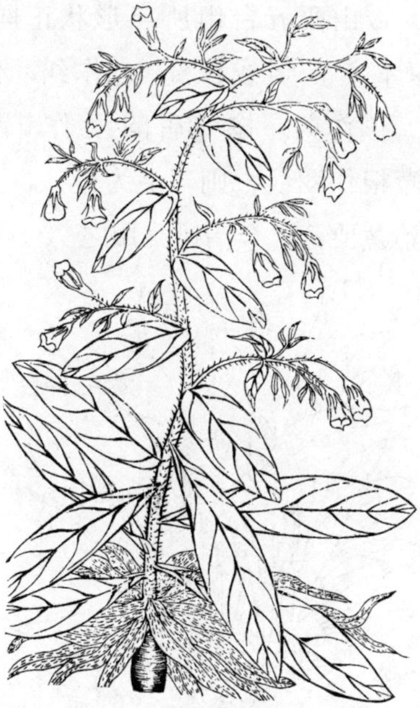

【校注】

① 茈（zǐ 紫）草：紫草别名。

② 徭：商务本作“瑶”字。

③ 绿綟（lì 历）绶：一种黑黄而近绿色的丝带。古代三公以上用绿綟色绶带。

④ 绥（ruí）：古代帽带打结后下垂的部分。

⑤ 鲁桓：鲁桓公，姬姓，鲁惠公之子，鲁隐公之弟。公元前 711 年即位，公元前 694 年死于齐国，在位 18 年。

31. 秦艽

秦艽，《本经》中品。《图经》：河陕州军有之。叶如萵苣，梗叶皆青。今山西五台山所产形状正同。《唐本草》字或作糺[①]、作纠、作胶，正作艽。按《唐韵》[②]作芁[③]。此草根作罗纹，则芁字为近，古方为治黄要药，今治风犹用之。

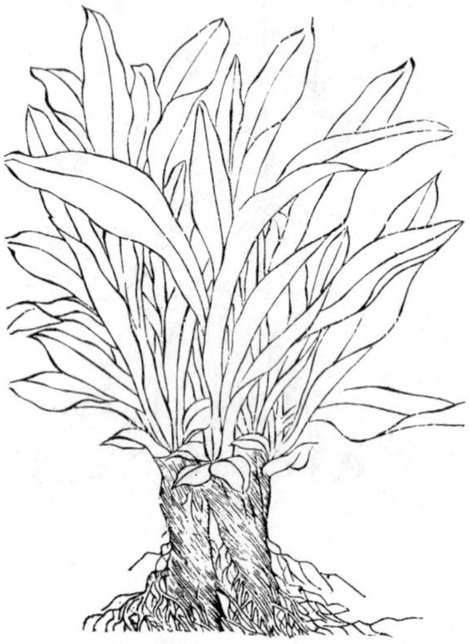

【校注】

① 糺（jiū 纠）：古同“纠”。

② 《唐韵》：古代韵书（一种按韵编排的字典）之一。唐代在隋代陆法言《切韵》基础上增字加注而成。

③ 芁（jiāo）：音交。

32. 党参 附

党参，山西多产，长根至二三尺，蔓生，叶不对节，大如手指。野生者根有白汁，秋开花如沙参花，色青白。土人种之为利，气极浊。

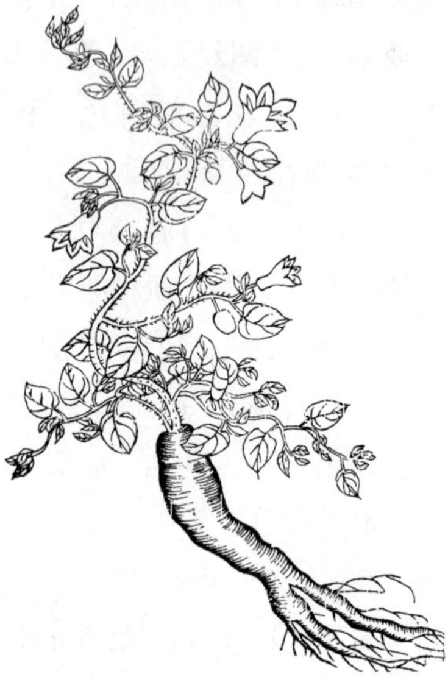

案人参昔以产泽、辽、上党及太行紫团者为上，皆以根如人形、三丫四丫、五叶中心一茎直上为真。今形状迥殊，其可谓之参耶？举世以代神草，莫知其非，而服者亦多胸满气隔之患。《山西通志》谓党参今无产者，殆晓然于俗医之误，而深嫉药市之售伪也。余饬人于深山掘得，莳之盆盎，亦易繁衍。细察其状，颇似初生苜蓿，而气味则近黄耆。昔人有以野苜蓿误作黄耆者，得非此物耶？举世服饵，虽经核辩，其孰信从？但太行脉厚泉甘，此草味甘有汁，养脾助气，亦应功亚黄耆。无甚感郁之人，藉以充润肠胃，当亦小有资补。若伤冒时疫，以此横塞中焦。羸尪杂症，安冀苏起沉疴，未睹其益，必蒙其害。世有良工，其察鄙言。

卷之八　山草

1. 淫羊藿

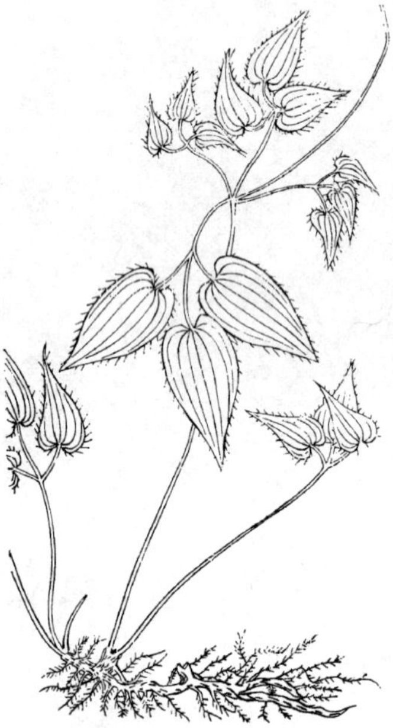

淫羊藿，《本经》中品。《救荒本草》详列各名，叶可煠食。柳柳州[①]《仙灵脾》诗：乃言有灵药，近在湘西原。服之不盈旬，蹩躠[②]皆腾骞。又云：神哉辅吾足，幸及儿女奔[③]。盖此草为治腰膝之要药。《救荒本草》云：密县山中有之。滇大理府亦产，不止汉中诸郡，豁车而载[④]。

【校注】

① 柳柳州：唐代诗人柳宗元（773—819），字子厚，因曾被贬为柳州刺史，故称柳柳州。

② 蹩躠（biésà 别萨）：跛行貌。

③ “乃言”七句：见柳宗元《种仙灵毗》诗。

④ 豁车而载：敞开车装载。隐喻产量大。

2. 狗脊

狗脊，《本经》中品。一种根黑色，一种有金黄毛似贯众，叶有齿。昔人多以菝葜为狗脊。

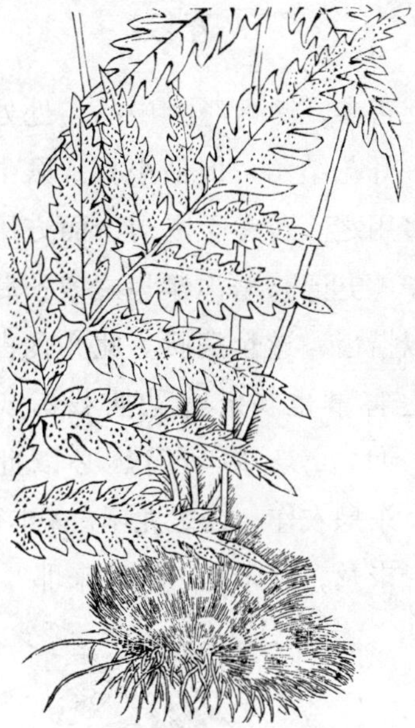

犹用之。陈藏器云：甘平无毒，主长生不饥。其性固非千岁蘽[7]比，而长生之说，得非踵姜抚邪说乎？

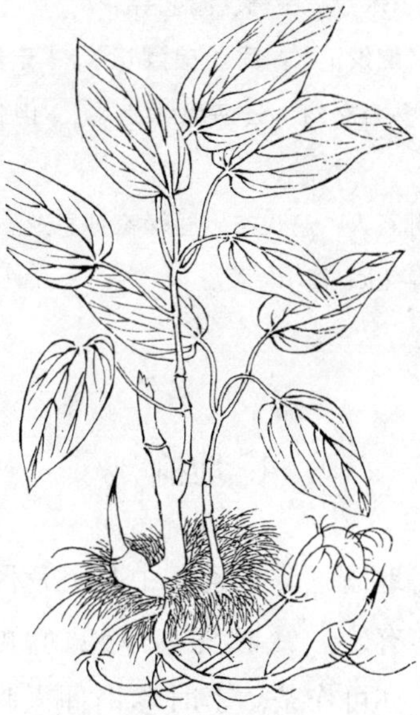

3. 王孙

王孙，《本经》中品。《唐本草》注以为即牡蒙。甘守诚[1]谓旱藕为蒙牡。今江西谓之百节藕，以治虚劳。俚医犹有呼为王孙者，其根类初生藕，白润而嫩，芽微红，姜抚[2]所进，状类葛粉，干而研之，当无异矣。《续博物志》[3]因一名黄昏。遂误以合欢为王孙。《游宦纪闻》[4]辨探囊一试黄昏汤，为去五藏邪气，其论确核。《娜嬛记》[5]：孙真人[6]有黄昏散，夫妻反目，服之必和。亦当是合欢。此药自唐时方家久不用，而江西建昌、广信俗方

【校注】

① 甘守诚：唐代右骁卫将军，《新唐书》载其“能铭药石”，曾揭穿姜抚的骗术。

② 姜抚：唐代术士，自言通仙人不死术，隐居不出。开元末被朝廷召至洛阳，安置在集贤院，授银青光禄大夫，号“冲和先生”。姜抚向皇帝献常春藤、终南山旱藕，并言食之可延年益寿，而当时因民间饮用酒渍常春藤者多暴死。此事被右骁卫将军甘守诚识破，遂逃出洛阳。

③《续博物志》：宋代李石撰。博物类著作，记载山川人物、草木鱼虫、异文俗说之类，补张华《博物志》所未备。

④《游宦纪闻》：宋代张世南撰。内容广泛，涉及当代掌故、逸闻逸事、风土人情、文物鉴赏，以及艺文、小学、考古、历法、术数、医药、园艺等。

⑤《嫏嬛记》：同《琅嬛记》。元代笔记，多为玄幻、云海飘缈之境。伊世珍撰。

⑥ 孙真人：唐代杰出医学家孙思邈。

⑦ 藟（lěi 蕾）：藤。

4. 地榆

地榆，《本经》中品。荒冈田塍多有之。《救荒本草》：叶可煠食，亦可作茶。李时珍谓俚人呼为酸赭，并入《别录》酸赭。

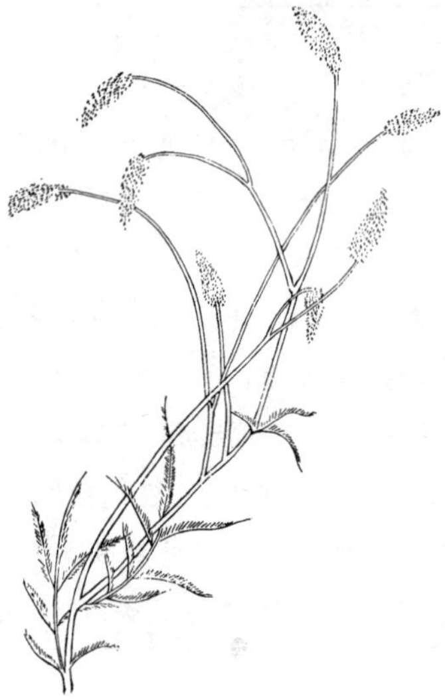

5. 苦参

苦参，《本经》中品。处处有之，开花结角，俱似小豆。医牛马热多用之。苦参至易得，而方用颇少。《史记》著漱龋齿之效，后人常以揩齿，遂至病腰。此亦食古不化之害事也。余曾见捆载诣药肆者，询之，云牛马病热必以此治之。东皋农作，需之尤亟。《本草》书皆未及，殆未从牛医儿来耶？

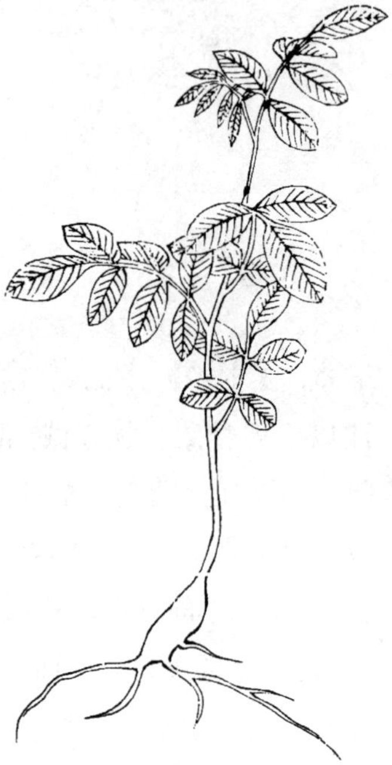

6. 龙胆

龙胆，《本经》中品。《图经》述状甚详。山中多有之。《救荒本草》：叶煠熟，浸去苦味，油盐调食。勿空腹服，此草苦寒，茎叶微细，欲求果腹难矣。

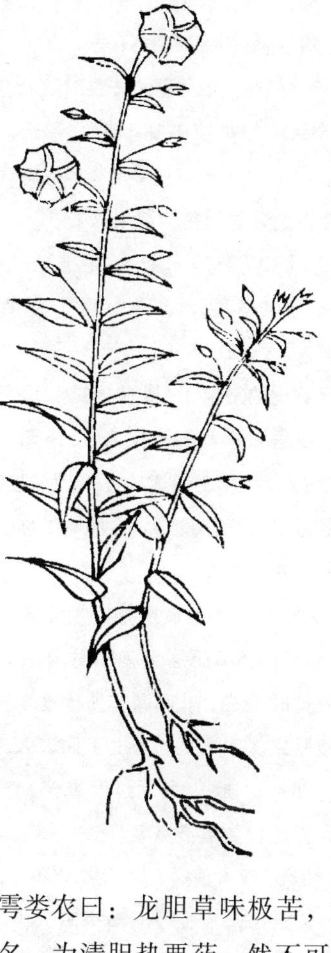

雩娄农曰：龙胆草味极苦，故以胆名。为清胆热要药。然不可过剂，盖《易》所谓"苦节不可贞"也。夏令阳气方盛，一阴已伏，其味苦，而中央戊己，其味复甘。参耆味皆甘而微苦，阳中有阴，故性和而可久服。苓连味纯苦[1]，专于阴，故性偏而不可过节。卦九五曰：甘节，阳得中也。上六曰：苦节，阴之穷也。得乎中则得时则驾，不得时则蓬累[2]而行。卢怀慎之敝箦[3]，杜祁公之粝器[4]，性之所安，其情甘也。握耒[5]甫田，而麾节忽若执鞭；啜菽嗽泉，而太牢[6]同乎藜蓼，泰尔有馀，何苦之有？否则矫情抑欲，非伪则渝，公孙宏故人讥其布被脱粟[7]，夏侯亶晚节，致有奏妓隔帘[8]，《北山移文》[9]，请逐俗士，豹林辟谷，终丧清操[10]。和洽[11]曰：朝廷议吏有着新衣、乘好车者，谓之不情；形容不饰，衣裘弊坏，谓之廉洁。以故污辱其衣，藏其舆服，朝府大吏，或自挈壶飧以入官府，凡激诡之行则容隐伪矣，诚哉是言也！君子之道，素位而行，毋取苟难，国奢示俭，风之而已，强以所苦，流弊滋甚。苦药生我，过则为患。故道贵可行，而法防终穷。抑又有说焉，人之丰豫者其情舒，舒，阳也；俭啬者其情敛，敛，阴也。士君子安不忘危，富而能贫，功业盛大，守之以约。身名俱泰，刚柔中也。不然则郭汾阳、寇莱公、李忠定、文文山诸公[12]，譬如春夏，万物长嬴[13]，天地为之炫耀，识者虽不免盛衰消长之虑，然阳气满盈。君子道长，亦泰象也。又不然则张安世之弋绨[14]、冯道之茅庵[15]，其砼砼自戢[16]，取容当世，类皆性毗阴柔，迹非光大。其王恭[17]、殷仲堪[18]辈，徇小节，忘大义，尤无取焉。若又不然，则囚首丧面[19]而谈诗书，苏老泉[20]所谓不近人情，鲜不为大奸慝者矣。世徒以药之苦者为良，人之苦者为贤，其亦不可不辨。

【校注】

① 苓连味纯苦：此句河南本、商务本、中华本均同。据药性，“苓”应为“芩”之误。

② 蓬累：飞蓬飘转飞行。比喻人之行踪无定。

③ 卢怀慎之敝箦（zé 泽）：出自《新唐书·卢怀慎传》。卢怀慎，武则天时御史大夫，玄宗时为相，在任期间为官廉洁，家无储蓄，门无遮帘，饮食无肉，妻儿饥寒。箦，竹编床席。

④ 杜祁公之髹（xiū 修）器：杜祁公，即杜衍（978—1057），北宋大臣。庆历间拜同平章事、集贤殿大学士，兼枢密使，为宰相。逝后进太子太师，封祁国公。杜衍清介不殖私产，致仕后居南京十年，第室卑陋，才数十楹，居之裕如也。出入从者十许人，乌帽、皂绨袍、革带。髹，红黑色的漆。

⑤ 耒（lěi 蕾）：古代称犁上的木把。

⑥ 太牢：古代帝王祭祀社稷时，牛、羊、豕（猪）三牲全备为“太牢”。

⑦ 布被脱粟：指盖粗布被，吃只脱去谷皮的粗米。汉武帝时，公孙宏为丞相，故人高贺从之。公孙宏食以脱粟饭，覆以布被。高贺责怪公孙宏对故人脱粟布被，讥讽他矫情、表里不一。

⑧ 奏妓隔帘：指“夏侯妓衣”。《南史·夏侯祥传》：“（亶）晚年颇好音乐，有妓妾十数人，并无被服姿容。每有客，常隔帘奏之，时谓帘为夏侯妓衣。”

⑨《北山移文》：作者孔稚珪（447—501），字德璋，会稽山阴（今浙江绍兴）人。《北山移文》是创作于南北朝时期讽刺性的散文。旨在揭露和讽刺那些伪装隐居以求利禄的文人。末句“请回俗士驾，为君谢逋客”。意为“请你这位俗客回去吧，我们为山神谢绝你这位逃客的再次到来”。

⑩ 豹林辟谷，终丧清操：指北宋时种放（955—1015）隐居终南山豹林谷，他拜访陈抟时表白：“官禄非所问也。”但后来接受宋真宗召见，当上了谏议大夫、工部侍郎等。晚年生活过度奢侈，富甲一方，因此丧失清节高名。

⑪ 和洽：汉末魏初人。生卒年不详，字阳士，汝南郡西平（今河南舞阳东南）人。三国时期曹魏大臣。曹操时拜为侍中；曹丕拜为光禄勋，封安成亭侯；明帝时晋封为西城乡侯，转为太常。为官清贫俭约，以致卖四宅以自给，死后谥为简侯。

⑫ 郭汾阳、寇莱公、李忠定、文文山诸公：指唐代郭子仪，宋代寇準、李纲、文天祥。

⑬ 赢（yíng 营）：通“赢”。满；有

馀。

⑭ 张安世之弋绨（yìtí 易提）：张安世（？—前62），杜陵（今陕西西安东南）人，西汉大臣。他为官廉洁，生活简朴，虽“食邑万户，然身衣弋绨，夫人自纺绩，家童七百人，皆有手技作事”（《汉书·张汤传》）。弋绨，黑色粗厚的丝织物。

⑮ 冯道之茅庵：冯道（882—954），字可道，自号长乐老。五代时瀛州景城（今河北沧县西）人。历仕后唐、后晋（契丹）、后汉、后周四朝十君，拜相二十馀年，人称官场“不倒翁”。好学能文，主持校订了《九经》文字，雕版印刷，世称“五代监本”，为我国官府正式刻印书籍之始。冯道性纯俭，居军中时，住茅庵，不设床席，卧草而眠。

⑯ 硁硁（kēngkēng 坑坑）自戢（jí 及）：硁硁，形容一个人见识浅薄又非常固执的样子。戢，收敛。此句意为拙劣的伪装。

⑰ 王恭（？—398）：字孝伯，太原晋阳（今山西太原西南古城营）人。东晋大臣，官至前将军、青兖二州刺史，曾先后两度起兵讨伐朝臣，但在第二次起兵时因刘牢之叛变而兵败，后被捕并被处死，死前仍坚持自己起兵之出发点是忠于朝廷。死后家无馀资，为时人所惜。

⑱ 殷仲堪（？—399）：陈郡（治今河南淮阳）人。东晋末年官至荆州刺史，曾两度响应王恭讨伐朝臣的起事，在王恭死后与桓玄及杨佺期结盟对抗朝廷，逼令朝廷屈服。后来却被桓玄袭击，逼令自杀。

⑲ 囚首丧面：头不梳如囚犯，脸不洗如居丧。

⑳ 苏老泉：苏洵（1009—1066），字明允，旧传号老泉，眉州眉山（今属四川）人。北宋文学家，与其子苏轼、苏辙合称“三苏”，苏洵长于散文，尤擅政论，议论明畅，笔势雄健，有《嘉祐集》传世。

7. 白茅

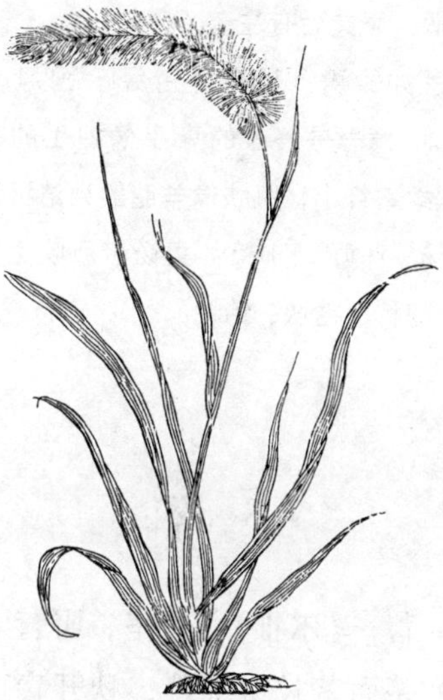

白茅，《本经》中品。古以缩酒，其芽曰茅针，白嫩可啖，小儿嗜之。河南谓之茅荑，湖南通呼为丝茅，其根为血症要药。

雩娄农曰：《说文》菺①，茅秀也。从草，私声。《系传》云：此即今茅华未放者也。今人食之，谓之茅揠②音轧。《诗》所谓手如柔荑③，荑，秀也。汝南儿语，本古训矣。紫茹未拆，银线初含，苞解绵绽，沁鼻生津，物之洁，味之甘，洵无伦比。每忆饧箫④吹暖，绣陌踏青，拔汇擘絮，绕指结环，某山某水，童子钓游。盖因之有感矣。

【校注】

① 菘（sī 私）：茅穗。

② 揠：原文后有注音“音轧”。

③ 手如柔荑：出自《诗经·国风·硕人》。意思是美人的素手像初生的茅茎一样柔嫩纤小，肌肤像羊脂般光洁平滑。

④ 饧（xíng 行）箫：卖饧者所吹之箫。饧，糖稀、糖块、饴糖。

8. 菅

菅，《尔雅》：白华，野菅。叶茎如茅而茎长似细芦，秋开青白花如荻而硬，结实尖黑，长分许，粘人衣，河南通呼为苓草。《本草纲目》：根可入药，不及白茅。

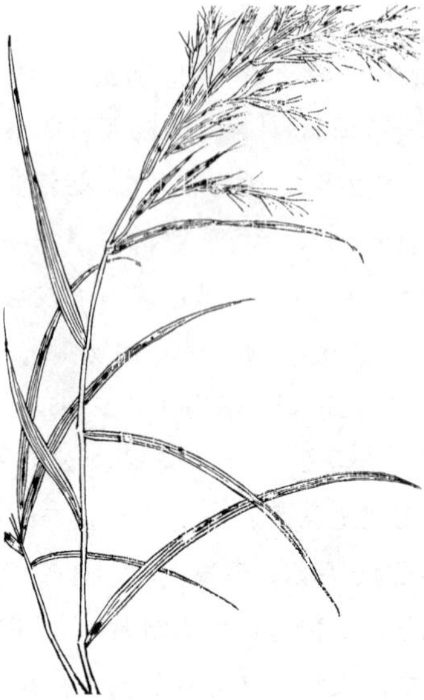

9. 黄茅 即地筋

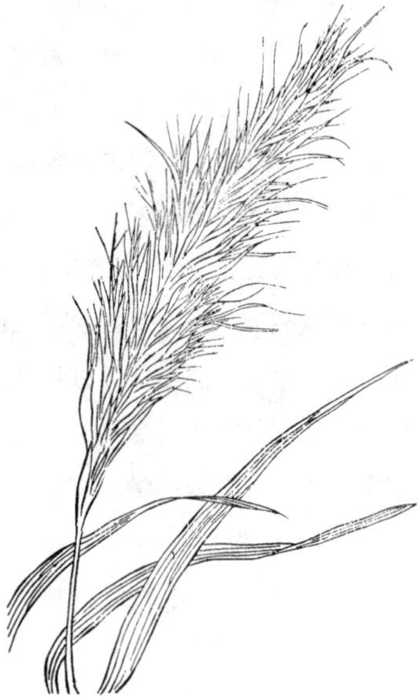

黄茅生山冈。叶茎如菅而粗大，茎梢生叶，秋时开花，结实似

营而色黄，多针芒，尤刺人衣，种山者以覆屋、索绹、供薪，用之颇亟。河南通呼曰山草，亦曰荒草。岭南秋深阴重，有瘴曰黄茅瘴，盖蛇虺窟宅也。李时珍以其根为地筋，今从之。

10. 桔梗

桔梗，《本经》下品。处处有之。三四叶攒生一处，花未开时如僧帽，开时有尖瓣，不纯似牵牛花。

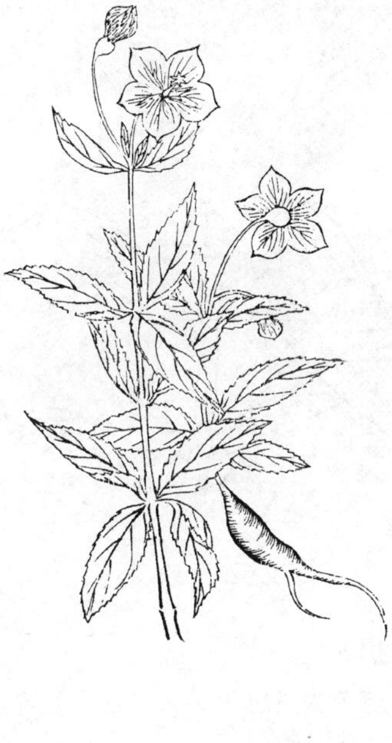

11. 白及

白及，《本经》下品。山石上多有之。开紫花，长瓣微似瓯兰。其根即用以研朱者。凡瓷器缺损，研汁黏之不脱。鸡毛拂之，即时离解。

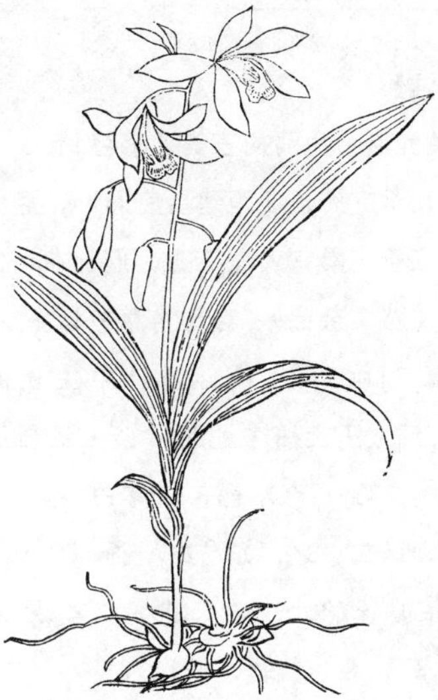

雩娄农曰：黄元治[①]《黔中杂记》谓白芨根苗，妇取以浣衣，甚洁白。其花似兰，色红不香，比之箐鸡[②]羽毛，徒有文采，不适于用。噫！黄氏之言，其以有用为无用，以无用为有用耶？白及为补肺要药，磨以胶瓷，坚不可拆，研朱点易，功并雌黄。既以供濯取洁，又以奇艳为容，阴崖小草，用亦宏矣。彼俗称兰草，仅存臭味，根甜蕴毒，叶劲无馨，徒为妇稚之玩，何裨民生之计？轩彼轾此[③]，岂得为平？然其叙述山川事势，皆有深识，览者不潜察其先见，而绸缪预防，致数十年后复有征苗之师，其亦玩雄文之悚魄，而忽筹笔之远猷，以有用之言，为无用之谋也乎？

【校注】

① 黄元治：为清初官吏、著名诗人。曾任贵州平远府，江西建昌府通判，后知云南澄江府，累官大理寺卿，刑部左侍郎。著有《黔中杂记》《燕晋游草》等。

② 箐（jīng 精）鸡：竹林中生长的鸟名。清代王士禛《池北偶谈·谈异五·箐鸡》："箐鸡产水西，长尾白羽。羽之周遭，黑文缘之，如澹墨所画。"

③ 轩彼轾（zhì 至）此：义类厚彼薄此。轩，高也；轾，低也。

12. 白头翁

白头翁，《本经》下品。《唐本草》注谓花紫色，似木槿，实大如鸡子，白毛寸馀，皆披下似白头老翁。与《图经》不同。今《宁都州志》云产白头翁，采得亦不甚相类。姑图其形状以备考。陶苏两说，既大乖异，《图经》宗陶说而加详，然原图殊不相肖。李青莲[①]有见野草中有白头翁者，诗云：如何青草里，亦有白头翁[②]。元张昱[③]诗：疏蔓短于蓬，卑栖怯晚风。只缘头早白，无处入芳丛。诗人寓意有作，必非目所未见，而医家乃至聚讼。《本草衍义》以苏恭所述河南新安山中屡见之，太白往来东京，或即指此。惜非咏物诗体，不复揣侔[④]。然有折取对明镜，宛将衰鬓[⑤]同之句，则非根上白茸矣。滇南有小一枝箭，亦名白头翁，花老作茸，久不飞落，真如种种白发也。鸟有白头翁而无白头婆，然则草之有白毛者以翁名之皆可。

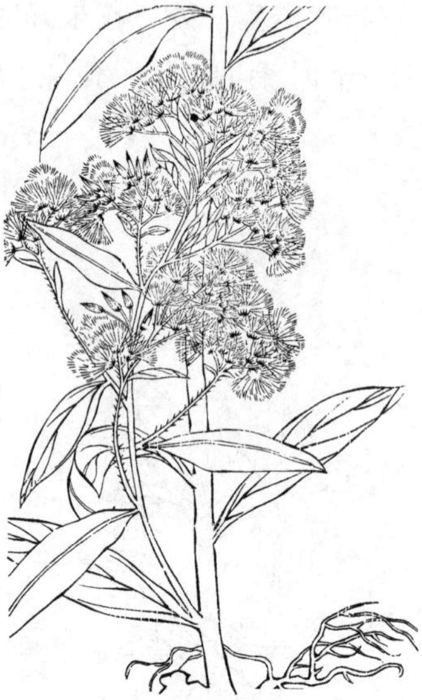

【校注】

① 李青莲：指唐代诗人李白，号青莲居士。

② 如何青草里，亦有白头翁：见李白诗《见野草中有名白头翁者》。

③ 张昱：号一笑居士、可闲老人，庐陵

人。生卒年均不详。元末行枢密院判官、浙江员外郎。昱诗作风皆苍莽雄肆，有沈郁悲凉之概。有《可闲老人集》4卷、《四库总目》行于世。

④ 揣侔（móu 牟）：犹言侔色揣称。谓描摹得尽善尽美，恰到好处。

⑤ 髩（bìn 膑）：古同“鬓”。

13. 贯众

贯众，《本经》下品。《尔雅》：泺[①]，贯众。《注》：叶圆锐茎，毛黑。《蜀本草》谓苗似狗脊，状如雉尾，形容最切。其叶对生，无锯齿，与狗脊异耳。诸书皆以治血症，而俗以祛疫，浸之井与缸中，饮其水不患时气，颇有验。方中有治豆疮不快，快斑散用之，盖亦和血去邪之意。

雩娄农曰：范文正公所居宅，必浚井，置青术数斤以辟疫。吾先公居京师，每春暵必置贯众于井、于瓮，仁人之用心微矣。人穷则呼天，疾痛则呼父母。夫疾痛未必即至阽危[②]，而反侧叫号，旁观者拊掌太息。有欲为分其所苦而不得者，况家有严君，门内之妇子臧获，皆所托命，其瘴疠之毒、肿疡之痛、寒暖燥湿之眚[③]，不早为绸缪护持，迨至据榻呻吟，始贸贸然执途人而问医，医或一误，则父之于子、夫之于妻、主之于仆，非自杀之，亦一间[④]耳。若如许世子之不尝药[⑤]，则有《春秋》之律在。昔人谓：为人子者不可不知医。夫医诚难知，知之不精则罪更甚于不知。吾谓病未至而防之则易医，已至而治之则难。椒、姜、葱、蒜之御寒，瓜、果、菘、苋之涤热，苍术、赤豆之辟疫，谷芽、神曲之消积，凡所谓春多酸、夏多苦、秋多辛、冬多咸，默会而时和之，其除秽之香、屡效之丸，兼收并蓄，以备疹气之不时。自非心腹膏肓之疾，未有不获效者。仰则视无形、听无声；俯则时其饱、时其暖，虽运数不可知，然譬之力田，旱则一

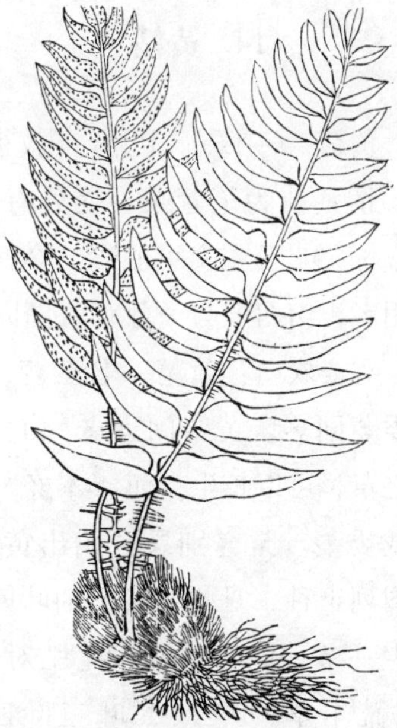

溉者后枯，水则有堤者后浸，备豫[6]不虞，古之善教。其斯为家政一端乎。

【校注】

① 泺（luò 洛）：水名。此为贯众名。

② 阽（diàn 电）危：临近危险。阽，临近边缘。

③ 眚（shěng 省）：灾异。

④ 间（jiàn 见）：隔阂；嫌隙。

⑤ 许世子之不尝药：出《春秋穀梁传・昭公十九年》，大意是许世子进药于父而己不先尝，父饮药而死，被《春秋》记载为杀父。

⑥ 备豫：防备；准备。

14. 黄精

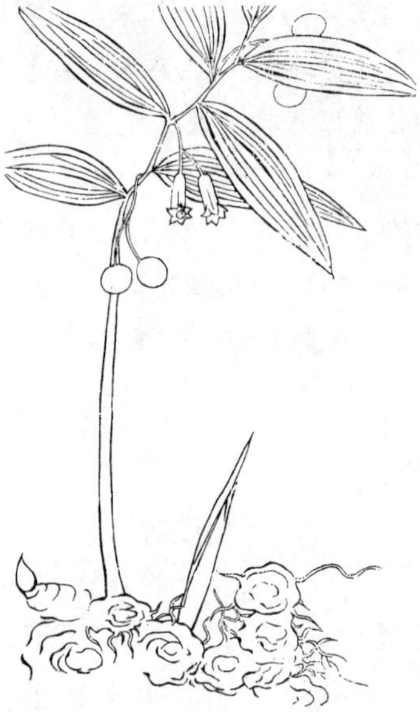

黄精，《别录》上品。《救荒本草》谓其苗为笔管菜，处处有之。《抱朴子》[1]云花实可服食。今医方无用者，山西产与《救荒》图同。

雩娄农曰：黄精一名葳蕤，既与委萎同名。黄帝问天老[2]曰：太阳之草，可以长生。而《本经》乃只载委萎。至《别录》始出黄精。按图列十种，丹州、相州细叶四五同生一节；馀皆竹叶，宽肥对生。《救荒本草》亦云：二叶三叶四五叶对节而生，而萎蕤叶似竹叶，阔短而肥厚，又似百合叶颇窄小，根似黄精而小异。然则二物有别耶，无别耶？宋《图经》：黄精苗高一二尺以来，叶如竹叶而短，两两相对。不言四五叶同生一处。萎蕤茎干强直似竹，箭竿有节，叶狭而长，表白里青。与《尔雅注》符。则宽叶为黄精、细叶四五同生一节者为萎蕤。如此分别，自为瞭目。但药肆所售，玉竹细白极黏，与黄精全不相似。或即《图经》所谓多须者。余采得细视，有细叶而多白须，如药肆所售者；亦有大根与黄精同者。土医谓根如黄精者是萎蕤，多白须者乃别一种，用之甚无力。其说乃与古合。滇南山中尤多。黄精、萎葳，春初即开花，黄精高至五六尺，四面垂叶，花实层缀，根肥嫩可烹肉，大至数斤重，其偏精及钩吻，皆以夏末秋初开花，偏精矮小，钩吻有反钩。根皆不肥。土人颇能辨之。太阴太阳之说，相传自古。苏恭独创为钩吻蔓生之说，后人遂以黄精、钩吻绝不

滁州黄精

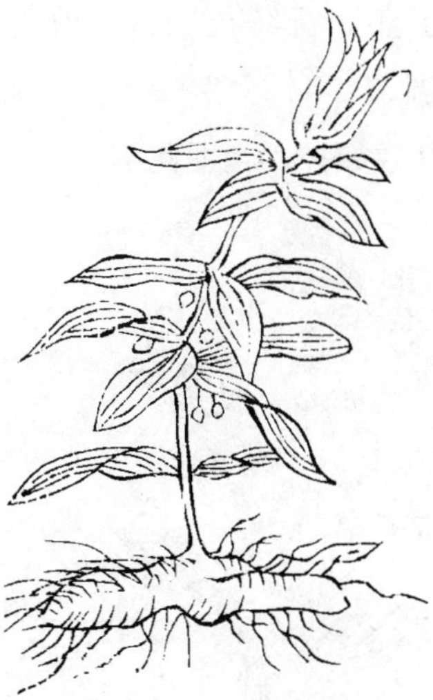

丹州黄精

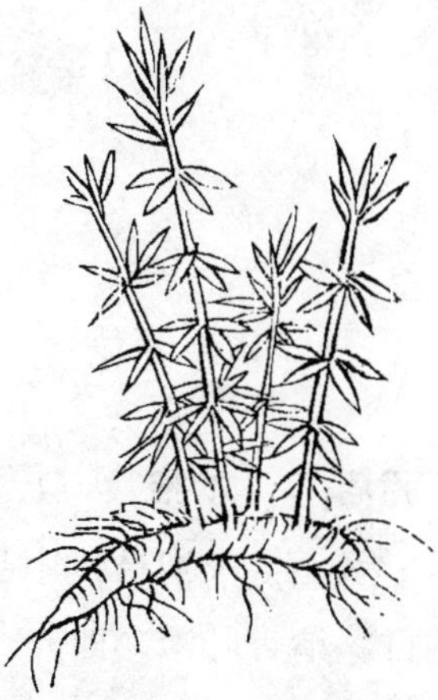

相类。东坡谓恭注多立异，又喜与陶公相反，几至于骂者。然细考之，陶未必非，恭未必是。余谓陶说有未确，然尚为疑似之词。苏则武断者多，其不如陶远矣。采黄精而并得钩吻，是何异刺人而杀，而诿之曰兵？所幸极阴之地，毒草所丛，采灵药者所不至；而极阳所照，毒物必歼，故误者绝少。否则著书非贻害哉？

又按黄精，原有对叶及数叶同作一层者，《图经》虽列十种，大体不过两端，今江湘皆对叶，滇南数叶一层，其根肥大无异。

按与黄精相似者，除钩吻、偏精外，湘中代以山姜。其根色极相类。又有一种观音竹，滇中谓之淡竹，其茎紫叶柔，都不分别。惟梢端发杈生枝间，花微紫为异，此十图内或不免有形似者耶。

【校注】

① 《抱朴子》：东晋葛洪（约 281—341）著，分《抱朴子内篇》和《抱朴子外篇》。本书总结了战国以来神仙家的理论，确立了道教神仙理论体系，继承魏伯阳炼丹理论，集魏晋炼丹术之大成，是研究我国晋代以前道教史及思想史的宝贵材料。

② 天老：相传为黄帝辅臣。

15. 黄精苗

《救荒本草》：黄精苗俗名笔管菜，一名重楼，一名菟竹，一名鸡格，一名救穷，一名鹿竹，一名萎蕤，一名仙人馀粮，一名垂珠，一名马箭，一名白及。生山谷，南北皆有之。嵩山、茅山者佳。根生肥地者大如拳，薄地者犹如拇指。叶似竹叶，或二叶、或三叶、或四五叶，俱皆对节而生，味甘性平，无毒。又云：茎光滑者，谓之太阳之草，名曰黄精。食之可以长生。其叶不对节，茎叶毛钩子者，谓之太阴之草，名曰钩吻。食之人口立死。又云：茎不紫，花不黄为异。

按图即《尔雅》委萎，滇南所产黄精颇似之，此正钩吻相似者。

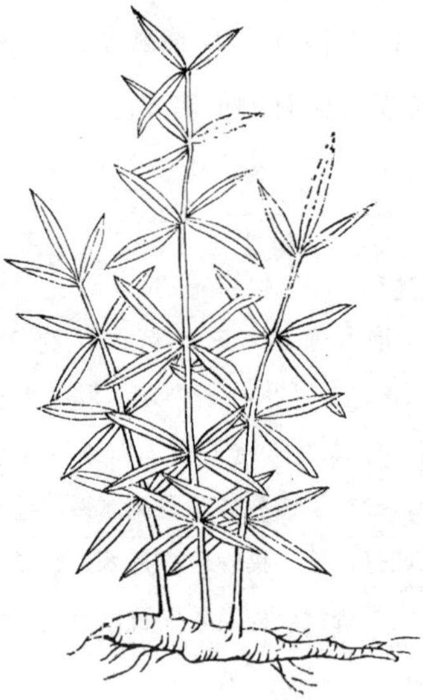

16. 墓头回

墓头回，生山西五台山。绿茎肥嫩，微似水芹，叶歧细齿，梢际结实，攒簇如椒，有毛。《五台志》载入药类，盖俚方习用者。《本草纲目》载《集验方》治崩中赤白带下，用墓头回一把，酒水各半盏，童尿半盏，新红花一捻，煎七分，卧时温服，日近者一服，久则三服，其效如神。当即此草。

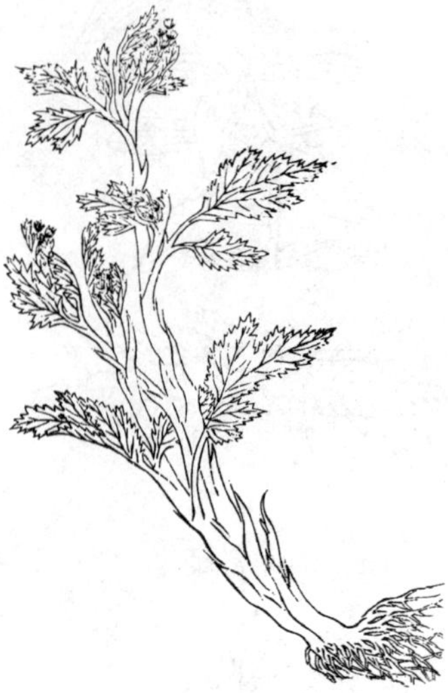

17. 荠苨

荠苨，《尔雅》：苨，蔗苨[①]。《注》：荠苨。《别录》中品。《本草纲目》谓杏叶沙参即此，根肥而无心，山中多有之。

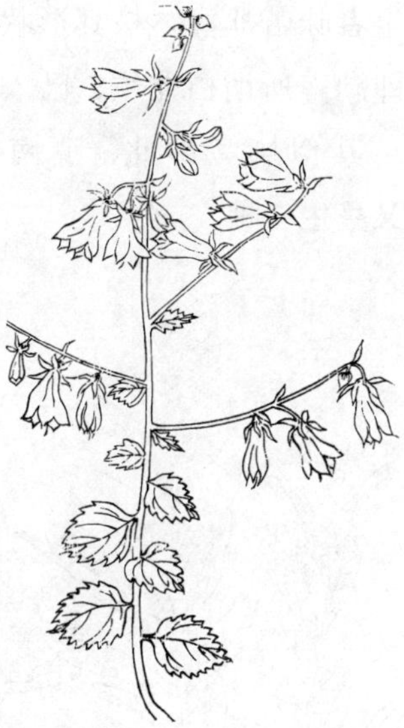

【校注】

① 菧（dǐ 底）苨：一种草本植物，根茎似人参而味甜，根入药。亦称“荠苨”“甜桔梗”“杏叶沙参”。

18. 前胡

前胡，《别录》中品。江西多有之，形状如《图经》。《救荒本草》：叶可煠食。

雩娄农曰：前胡有大叶、小叶二种，黔滇山人采以为茹，曰水前胡，俗呼姨妈菜。方言不可译也，或曰本呼夷鬼菜，夷人所食，斯为陋矣。古人重芳草，芍药和羹，郁金合鬯[①]，有飶[②]其馨，人神共享。后世茴香、缩砂、荜拨、甘松香之属，或来自海舶重洋之外，饮食异华，然其喜洁而恶浊，尚气而贱腐，口之味、鼻之臭，与人同耳。前胡与芎䓖、当归，气味大体相类。《尔雅》以薜、山蕲与山韭、山葱比类释之，则亦以为菜属。江南采防风为蔬，江西种芎䓖为饵，滇人直谓芎为芹，然则草之形与味似芹者多矣，其皆芹之侪辈耶？《救荒本草》：凡蛇床、藁本、前胡诸草，皆煠其嫩叶调食，此岂夷俗哉？伊蒲塞之馔[③]，或取香花助之，彼诚夷矣。然视嗜痂[④]、逐臭[⑤]，蒸乳豚而探牛心者，将谓为华风否耶？

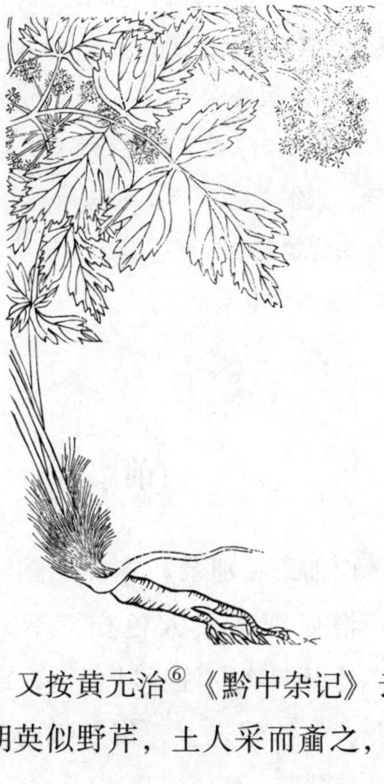

又按黄元治[⑥]《黔中杂记》云：柴胡荚似野芹，土人采而齑之，谓

之罗鬼菜。方言前与柴音相近，盖未考矣。罗鬼为苗民之一种，其山多前胡云[⑦]。《贵州志》：前胡遍生山麓，春初吐叶，土人采以为羹，根入药也。

【校注】

① 鬯（chàng 畅）：古代祭祀降神用的酒，用郁金草酿黑黍而成。

② 飶（bì 臂）：食物的香气。

③ 伊蒲塞之馔：指异域食俗。见《后汉书·楚王英传》。伊蒲塞，即梵语“优婆塞”。

④ 嗜痂：见《南史·刘穆之传》：“邕性嗜食疮痂，以为味似鳆鱼。”

⑤ 逐臭：见《吕氏春秋·遇合》：“人有大臭者，其亲戚兄弟妻妾知识，无能与居者，自苦而居海上。海上有人说（通‘悦’）其臭者，昼夜随之而弗能去。”

⑥ 治：原作“冶”，误，据义改。

⑦ 罗鬼为苗民之一种，其山多前胡云：商务本、中华本无此句。

19. 白前

白前，《别录》中品。陶隐居云：根似细辛而大色白，不柔易折。《唐本草》注：叶似柳，或似芫花，生沙碛之上，俗名嗽药。今用蔓生者味苦非真。核其形状，蔓生者即湖南所谓白龙须，已入蔓草草药。其似柳者即此，滇南名瓦草。又蔓生一种。

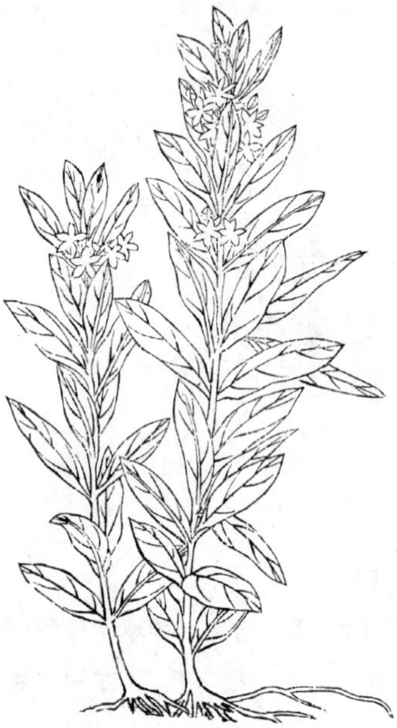

20. 杜蘅

杜蘅，《别录》中品。《山海经》有之。《尔雅》：杜，土卤。《注》：杜蘅也，似葵而香。《图经》所述綦[①]详，惟不释细辛形状。陶隐居云：杜蘅根叶都似细辛，则俚医以叶圆、长分别二种，不为无据。

雩娄农曰：《山海经》云：杜蘅可以走马。注谓佩香草能令马疾走，其语不详。岂物类相制如《淮南万毕术》[2]，而今不传耶？否则马食杜蘅而有力善走，如宛马嗜苜蓿耳。圣人格物，本于尽性，若予草木鸟兽，虞廷以命柏翳，此岂寻常委琐事哉？《周官》设闽隶貉[3]隶，掌与鸟兽言；服不氏掌养猛兽，而教扰之；夏后氏之豢龙，能得龙之嗜欲；宣王时有梁鸳者，善养鸟兽，能驯虎豹[4]。后世如种鱼、咒鸡、医牛、相鹤、禽经、蚕书，其体物情，入于至微，甚至捕蛇、斗鹑、蟋蟀、蝇虎之属，亦教养有术焉。且兽医贱业也，而与食医同隶于冢宰，盖以人之疾痛疴痒，推之于有知有生。而知夭札瘥疠，无不由于燥湿饥寒，故一一求其性情所喜恶而调燮[5]之、时节之。况马为国畜，地用所亟，夏厈[6]、冬献，教駣[7]攻驹，其法至详。而汉时西北诸国，皆以能逐水草，谷量牛马称富强，故马政以善牧为亟。夫一束刍[8]，三升豆，此常料耳。东海之岛，有龙刍焉，马食之一日千里。西北多良马。《酉阳杂俎》曰：瓜州饲马以蒉草[9]，沙州饲马以茨萁，安北饲马以沙蓬。譬之人焉。豆令重，榆令瞑，而服饵参术者，亦能却病而致康强。以此类物，将无同乎？人第见有马者多盐车之贾人，御马者多鲁国之东方，否则衣文绣、啖枣脯以养之者害之。世无王良、造父[10]，则所谓相马、通马语者，洵为虚诞之说矣。诗人美卫文公[11]之勤民，终以騋牝[12]三千，而举其要曰：秉心塞渊[13]。为此诗者，其知道乎？

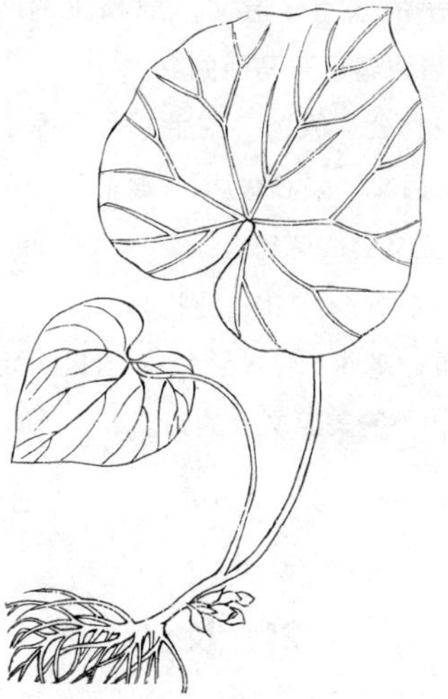

【校注】

① 綦（qí 其）：极；很。

② 《淮南万毕术》：简称《万毕术》。成书于179—122年，是我国古代有关物理、化学的重要文献。作者是西汉淮南王刘安的门客。

③ 貉（mò 莫）：古书上说的一种野兽。也是中国古代所称东北方的民族。

④ "宣王"三句：见《列子·黄帝篇》："周宣王方牧正，有役人梁鸯者，能养野禽兽，委食于园庭之内，虽虎狼雕

鹗之类，无不柔驯者。”

⑤ 燮（xiè 谢）：谐和；调和。

⑥ 厊（yǎ 哑）：马棚。

⑦ 駣（táo 逃）：三四岁的马。

⑧ 刍：喂牲畜的草。

⑨ 蘋（pín 频）草：《山海经》中记载的一种草，形状像葵，味道像葱。

⑩ 王良、造父：王良，晋国大夫，曾为赵简子的驭手；造父，周穆王的驭手。二者皆以善于驭马而闻名。

⑪ 卫文公：原为“卫武公”，据中华本改。后文“秉心塞渊”“騋牝三千”也为赞美卫文公的诗句。

⑫ 騋（lái 来）牝：泛指马。

⑬ 秉心塞渊：见《诗经·国风·定之方中》，为赞美卫文公的诗。

21. 及已

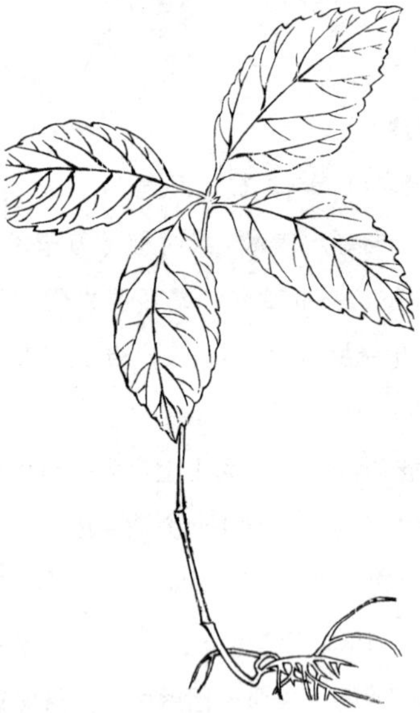

及已，《别录》下品。《唐本草》注：此草一茎四叶。今湖南、江西亦呼为四叶细辛，俗名四大金刚，外科要药。

22. 鬼都邮

鬼都邮，《唐本草》始著录。徐长卿、赤箭皆名鬼都邮，《唐本草》注：苗惟一茎，茎端生叶若伞状，根如牛膝而细黑，与徐长卿别。《蜀本草》云：根横生，无须，花生叶心，黄白色，此种山草形状，亦多有之，而莫能决识。

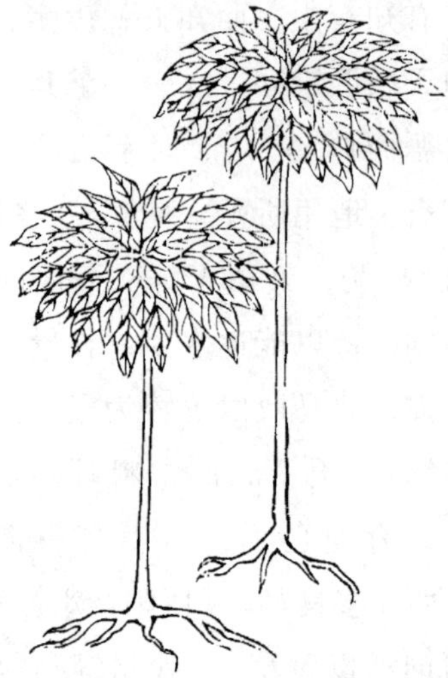

雩娄农曰：汉太守置督邮，厥有南、北、东、西、中五部，司耳目而备咨诹焉。孙宝[①]为京兆尹，署侯文以立秋，乃欲按豺狼之当

道，以成天地之始遒。若乃赵勤行县，叶与新野之令，望风而休，则桓虞以为良鹰之下鞲也[②]。闳孺部汾北，翁归部汾南[③]，所举既当，而伤者亦无敢仇，至魏郡守索贿，欲逐繁阳令，而都邮独以异政留陈球[④]，盖虽不免簿尉之罹箠楚[⑤]，而于守犹絺[⑥]之与䋲[⑦]。彼徐长卿、赤箭之同名，殆病竖惧其伤焉，将逃之而莫能留也。后世吓老魅以锺馗，而除疟之草，皆諮曰鬼见愁。又昔有灵巫曰瑶眊，持拾栌木棒以击鬼，遂呼为无患[⑧]，此非其俦[⑨]欤？唐以后废其官于郡，而寻药者遂沟瞀回惑，眩其说而互紊，非郯子所云：不能纪远，乃纪于近耶[⑩]？三代以还，文质迭进，小儒詹詹，懵于古训，而通千里之忞忞，乃益鄙而益信。虽然物之盛也，百名皆贵；物之衰也，百名皆废。战国尚王孙，今犹有见春草，而念来归者乎？汉时重社丛，今犹有见扮榆，而知神所凭依者乎？《冬官》补以《考工》，谁识司空古官属耶？将作尊以大匠，谁识主章司林麓耶？唐进士侯生[⑪]，戏为除迁[⑫]，羌活带两平章之号，黄芩备苦督邮之员，胡卢巴列都尉于肾曹，荆三棱以中尉而破坚，官名久汰，宜无传焉。呜呼！越王之头[⑬]犹在，不必购以千金；仙人之枣何存，孰敢诞为五利[⑭]？汉官、唐典，珥貂蝉，拖金紫，登台阁，而游府寺者，徒令人感朽腐而堕涕泪，又何责备于依草附木，假托名位，冉冉焉不知春秋之百卉？

【校注】

① 孙宝：字子严，颍川鄢陵（今河南鄢陵西北）人。汉代官吏，曾为京兆尹。

② “若乃赵勤”四句：据《东观汉记》载，赵勤，汉代南阳棘阳人，明达好学，介然特立。官督邮。时叶县、新野令皆不遵法，太守桓虞派赵勤督邮，到叶县后，赵勤高谈清论以激励之，县令解印绶去。未到新野，新野县令遣吏奏记陈罪，还印绶辞职。桓虞感叹：“善吏如良鹰矣，下鞲即中。”鞲（gōu 沟），古时射箭时戴的皮制袖套。

③ 闳孺部汾北，翁归部汾南：《汉书》载：“会田延年为河东太守，行县至平阳，悉召故吏五六十人，延年亲临见，令有文者东，有武者西。阅数十人，次到翁归，独伏不肯起，对曰：‘翁归文武兼备，惟所施设。’……遂召上辞问，甚奇其对，……便从归府，案事发奸，穷竟事情。延年大重之，……徙署督邮。河东二十八县，分为两部，闳孺部汾北，翁归部汾南。”

④ “至魏郡”三句：《后汉书》载：“陈球……稍迁繁阳令。时魏郡守讽县求纳货

赌，球不与之，太守怒而挝督邮，欲令逐球。督邮不肯，曰：‘魏郡十五城，独繁阳有异政，今受命逐之，将致议于天下矣。’太守乃止。”

⑤ 箠（chuí 垂）楚：古代打人用具。箠，杖刑；楚，荆杖。

⑥ 縿（shān 山）：古时旌旗的正幅。

⑦ 辀（zhōu 州）：车辕。

⑧ “又昔有”三句：《酉阳杂俎》载：“昔有神巫曰瑶眊，能符劾百鬼，擒魑魅，以无患木击杀之。世人竞取此木为器，用却鬼，因曰无患木。”

⑨ 俦（chóu 愁）：同辈；伴侣。

⑩ 郯子所云……乃纪于近耶：传说孔子27岁师于郯子，《孔子家语》载郯子说：“自颛顼氏以来，不能纪远，乃纪于近，为民师而命以民事，则不能故也。”

⑪ 唐进士侯生：《辍耕录》载，唐天成中进士侯宁极戏造《药谱》，用娱闲暇。

⑫ 除迁：拜受官位，晋升或谪降。

⑬ 越王之头：越王头是椰子的别名。《南方草木状》云：“（椰子）俗谓之越王头。云昔林邑王与越王有故怨，遣侠客刺得其首，悬之于树，俄化为椰子。”

⑭ 五利：五利为“五利将军”，汉武帝时的骗子方士栾大。

23. 芒

芒，《尔雅》：芒，杜荣。《本草拾遗》始著录。今人以为荐，多生池堰边，秋深开花，遥望如荻，有红白二种。生山者瘦短，为石芒。湖南通呼为芭茅。

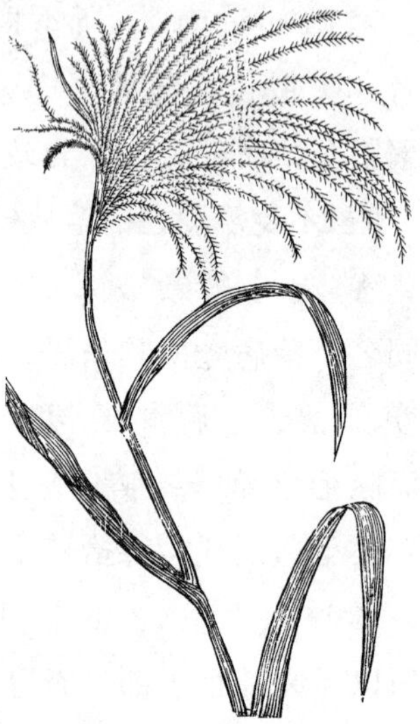

24. 莨草

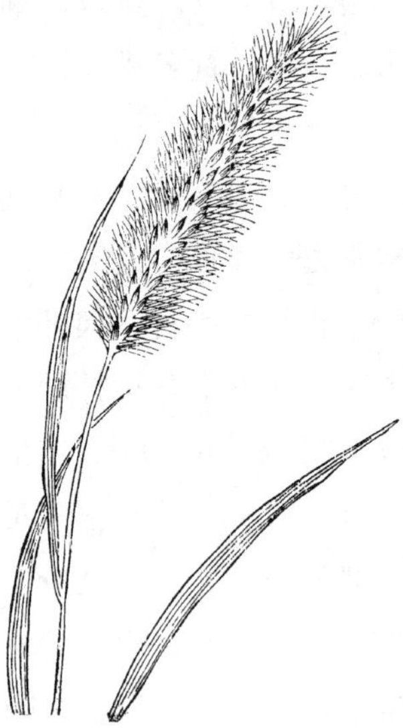

莀[①]草即小芒草，生冈阜，秋抽茎开花如莠，而色赤，芒针长，柔似白茅而大，其叶织履颇韧。

【校注】

① 莀（lì 利）：狼尾草。

25. 长松

长松，《本草拾遗》始著录。生关内山谷古松下。根类荠苨。释慧祥有《清凉传》[①]，宋人诗集多及之。

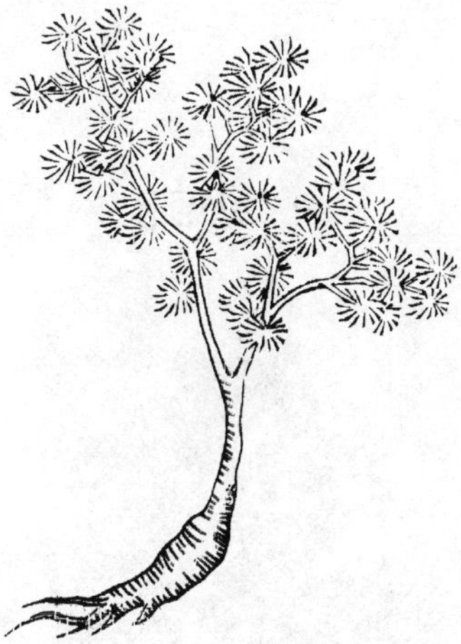

【校注】

① 《清凉传》：又称《古清凉传》。唐高宗时慧祥编撰。是记述五台山佛教史迹最古老的专著。

26. 辟虺雷

辟虺雷，《唐本草》始著录。状如苍术，峨眉诸山有之。解毒、辟瘟，消痰、却热。

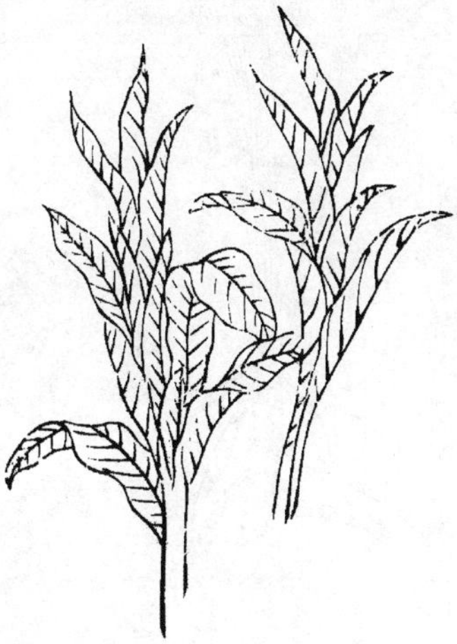

27. 仙茅

仙茅，唐开元中婆罗门[①]僧进此药。《开宝本草》始著录。今大庾岭产甚夥，土人以为茶饮。盖岭北泉涧阴寒，藉此辛烈以为温燥。服食者少，或有中其毒者。川中产亦多。

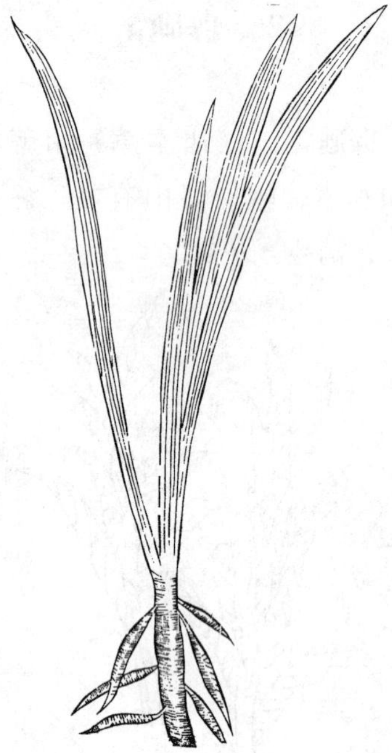

【校注】

① 婆罗门：古印度四大种姓之一，是祭司贵族。主要掌握神权，占卜祸福，垄断文化和报道农时季节等。

28. 延胡索

延胡索，《开宝本草》始著录。宋人药名诗：到处迁延胡索人[①]。其入药盖已久，今茅山种之，为治妇科腹痛要药。

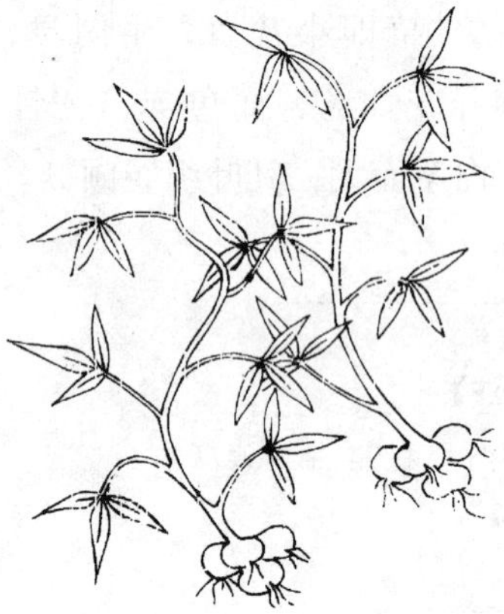

【校注】

① 到处迁延胡索人：宋代陈亚所作的药名诗，有“布袍袖里怀漫刺，到处迁延胡索人”诗句。

29. 鬼见愁

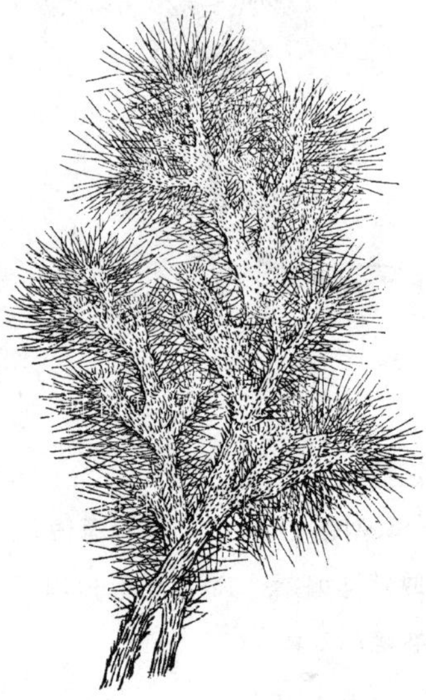

鬼见愁生五台山。紫毛森森如猬刺，梢端作绿苞。《清凉山志》云：生台麓，能驱邪，俗以悬门首，云能畏鬼，或亦呼为钵莲。

30. 麦条草

麦条草一名空筒包，建昌谓之虎不挨。红茎红刺，尖细如毛，对叶排比，如榆叶而宽大，发杈，开五瓣白花，绿心突出，长三四分，极似鱼腥草花，土医以治痧斑热证。

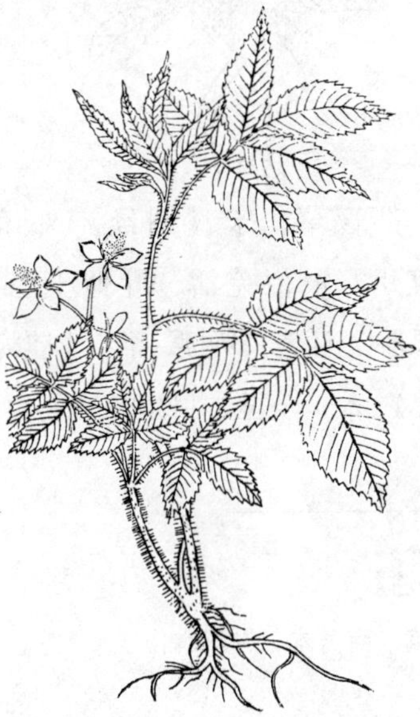

31. 白马鞍

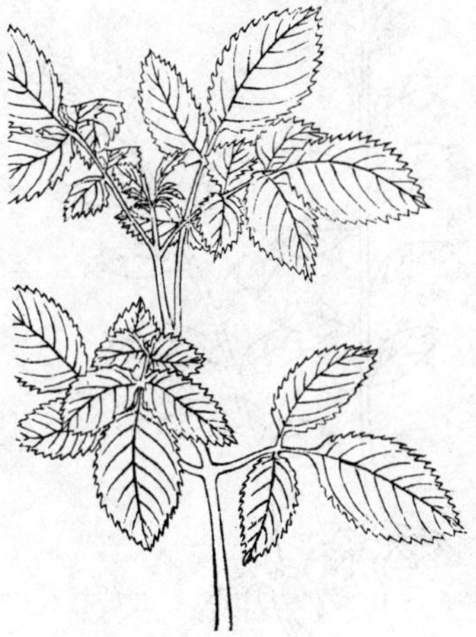

白马鞍生建昌。独茎，上红下绿，旁枝对发，叶如梅叶，嫩绿细齿，或三叶、或五叶，排生一枝，土人采根敷毒。

32. 朱砂根

朱砂根，《本草纲目》始著录。生太和山。叶似冬青叶，背甚赤；根大如箸，赤色。治咽喉肿痛，磨水或醋咽之。

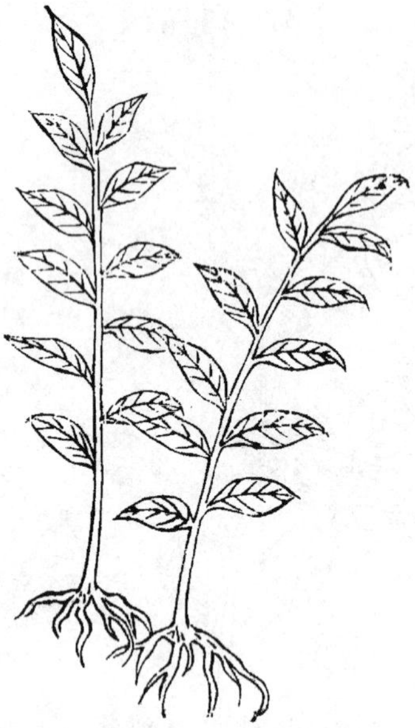

33. 铁线草

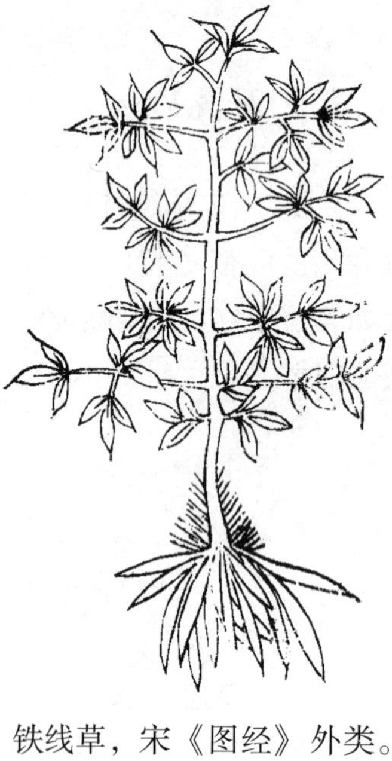

铁线草，宋《图经》外类。生饶州。治风肿，消毒。余至彼访之未得。

34. 都管

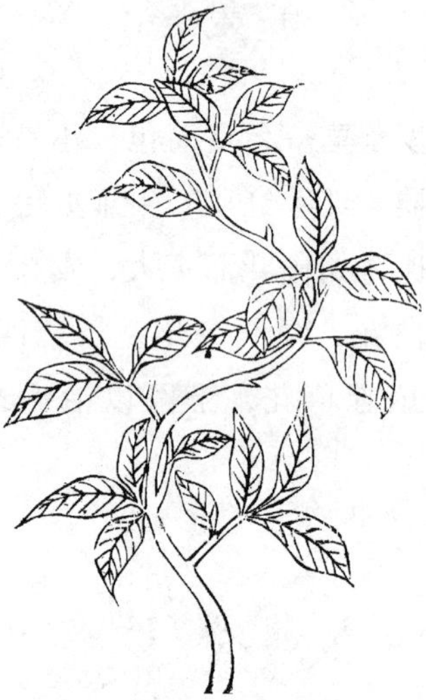

都管草，宋《图经》外编[①]。生宜州。根似羌活，叶似土当归。主风肿、痈毒、咽喉痛。《桂海虞衡志》云：一茎六叶。

【校注】

① 编：商务本、中华本作“类”字。

35. 永康军紫背龙牙

宋《图经》：紫背龙牙生蜀中。

味辛、甘，无毒。彼土山野人云：解一切蛇毒，甚妙。兼治咽喉中痛，含咽之便效。其药冬夏长生，采无时。

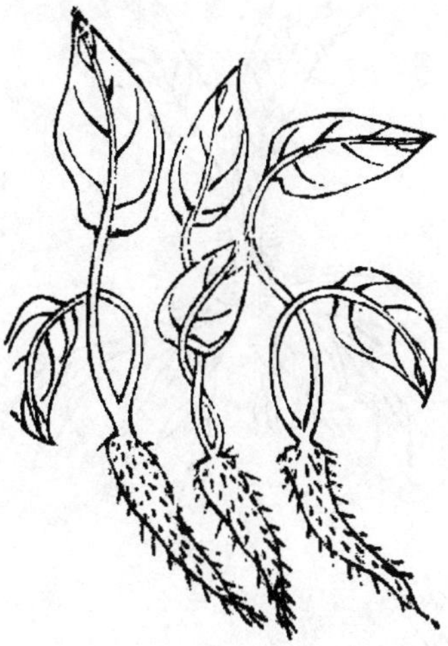

36. 施州半天回

宋《图经》：半天回生施州。春生苗，高二尺已来，赤斑色，至冬苗叶皆枯。其根味苦涩。性温，无毒。土人夏月采之，与鸡翁藤、野兰根、崖棕等四味洗净，去粗皮，焙干，等分，捣罗为末，温酒服二钱匕，疗妇人血气并五劳七伤。妇人服忌羊血、鸡、鱼、湿面；丈夫服无所忌。

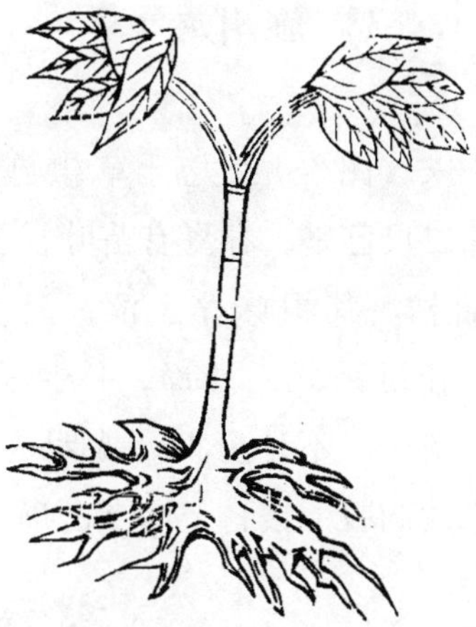

37. 施州露筋草

宋《图经》：露筋草生施州。株高三尺已来，春生苗，随即开花结子，四时不凋，其子碧绿色，味辛、涩，性凉，无毒。不拘时采其根，洗净，焙干，捣罗为末，用白矾水调，贴蜘蛛、蜈蚣咬伤疮。

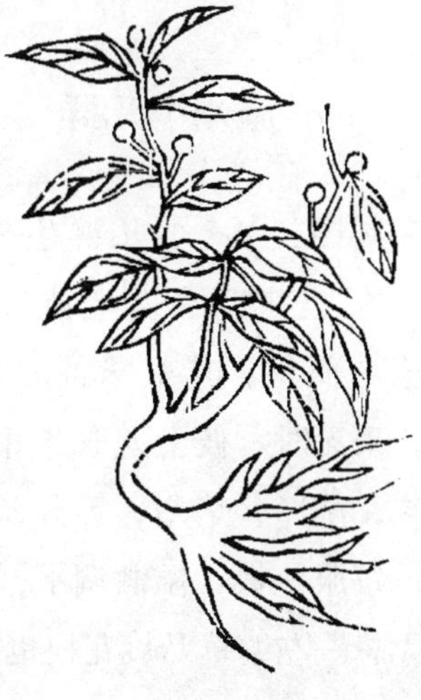

38. 施州龙牙草

宋《图经》：龙牙草生施州。株高二尺已来，春夏有苗叶，至秋冬而枯。其根味辛、涩，温，无毒。春夏采之，洗净，拣择去芦头，焙干，不计分两，捣罗为末，用米饮调服一钱匕，治赤白痢，无所忌。

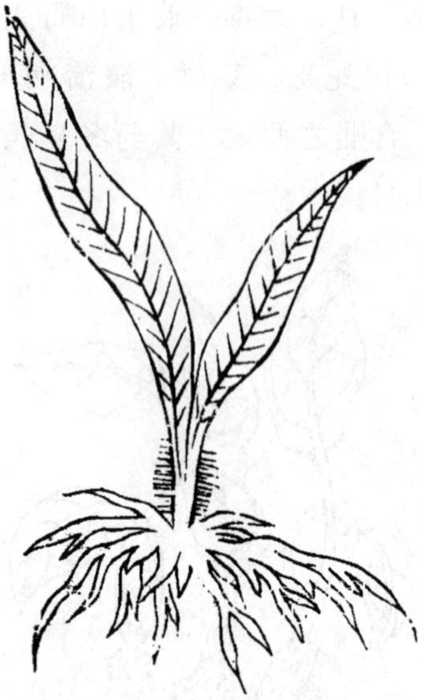

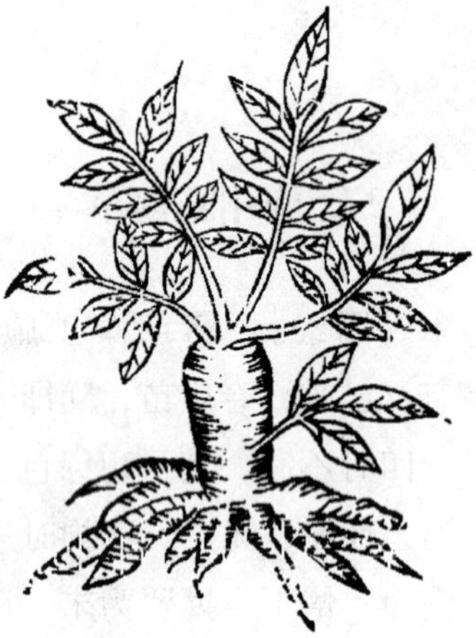

39. 施州小儿群

宋《图经》：小儿群生施州。丛高一尺已来，春夏生苗叶，无花，至冬而枯。其根味苦，性凉，无毒。采无时。彼土人取此并左缠草二味，洗净，焙干，等分，捣罗为末，每服一钱，温酒调下，疗淋疾。无忌。左缠草乃旋花根也。

40. 施州野兰根

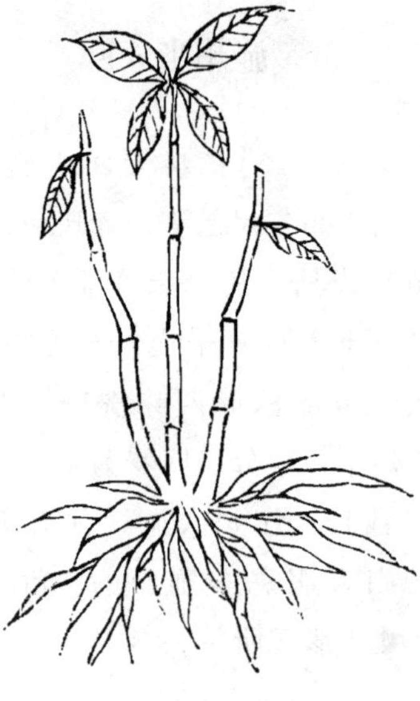

宋《图经》：野兰根出施州。丛生高二尺已来。四时有叶无花。

其根味微苦，性温，无毒。采无时。彼土人取此并半天回、鸡翁藤、崖棕等四味，洗净，去粗皮，焙干，等分，捣罗为末，温酒调服二钱匕，疗妇人血气并五劳七伤。妇人服之忌鸡、鱼、湿面、羊血；丈夫无所忌。

41. 天台山百药祖

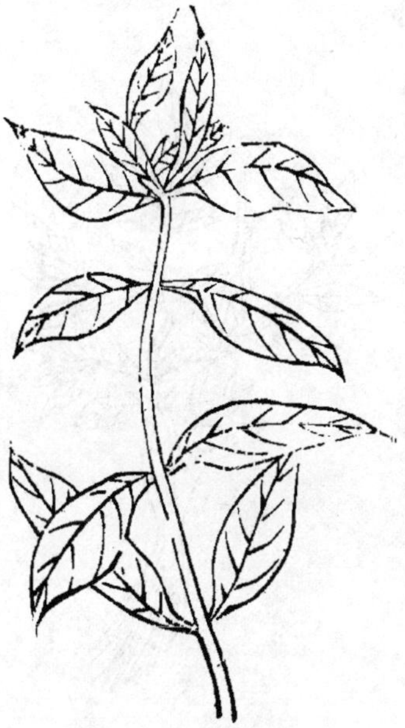

宋《图经》：百药祖生天台山中。苗叶冬夏常青。彼土人冬采其叶入药，用治风有效。

42. 威州根子

宋《图经》：根子生威州山中。味苦辛，温。主心中结块久积，气攻脐下。根入药用，采无时；其苗、叶、花、实，并不入药。

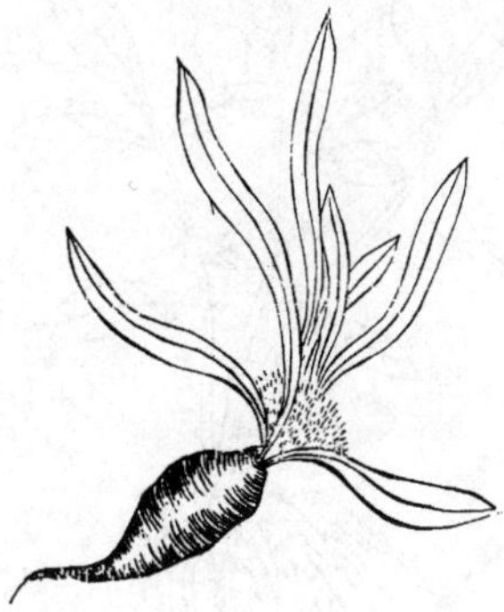

43. 天台山黄寮郎

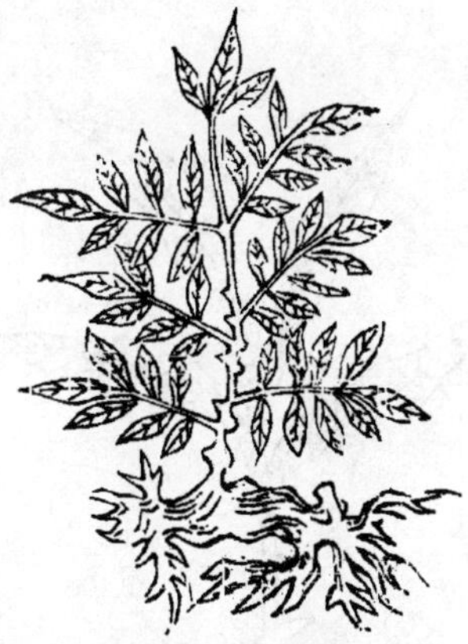

宋《图经》：黄寮郎生天台山中。苗叶冬夏常青。彼土人采其根入药，治风有效。

44. 天台山催风使

宋《图经》：催风使生天台山中。苗叶冬夏常青。彼土人秋采其叶入药用，治风有效。

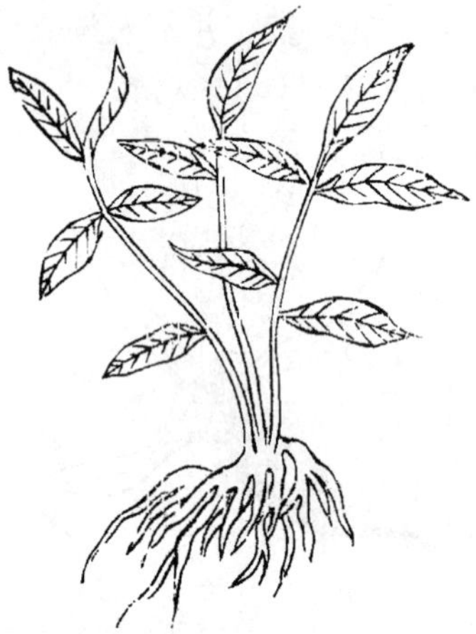

45. 半边山

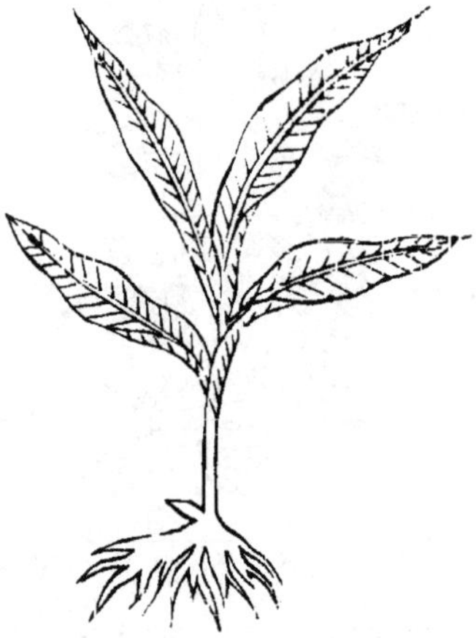

宋《图经》：半边山生宜州溪涧。味微苦辛，性寒。主风热上壅、咽喉肿痛，及项上风疬，以酒摩服。二月、八月、九月采根。其根状似白术而软，叶似苦荬厚而光。一名水苦荬，一名谢婆菜。

46. 信州紫袍

宋《图经》：紫袍生信州。春深发生，叶如苦益菜，至五月生花如金钱，紫色。彼方医人用治咽喉口齿。

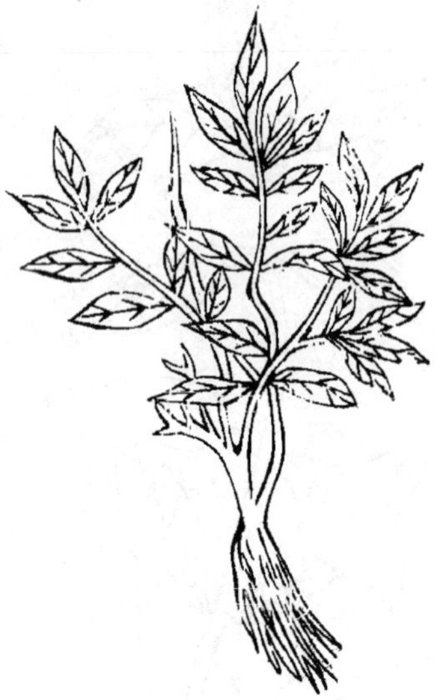

47. 福州琼田草

宋《图经》：琼田草生福州。春生苗叶，无花，三月采根叶，焙干。土人用治风，生捣罗，蜜丸服之。

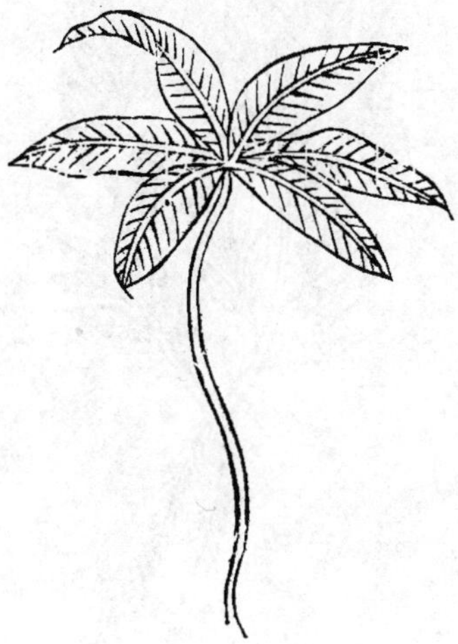

48. 福州建水草

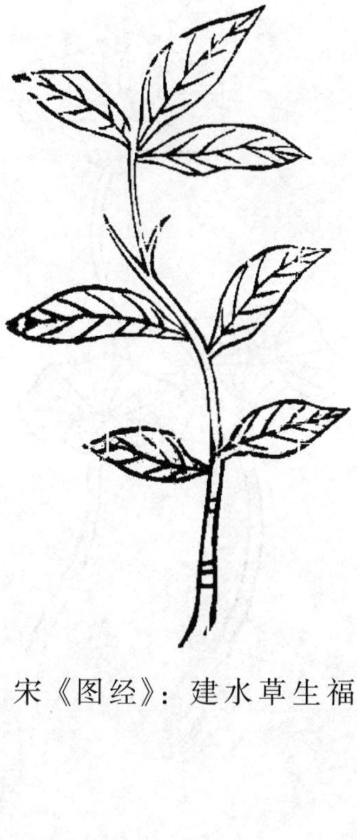

宋《图经》：建水草生福州。其枝叶似桑，四时常有。彼土人取其叶，焙干，碾末，暖酒服，治走疰风。

49. 福州鸡项草

宋《图经》：鸡项草生福州。叶如红花叶，上有刺，青色，亦名千针草。根似小萝卜，枝条直上，三四月苗上生紫花，八月叶凋，十月采根。洗焙干，碾罗为散服，治下血。

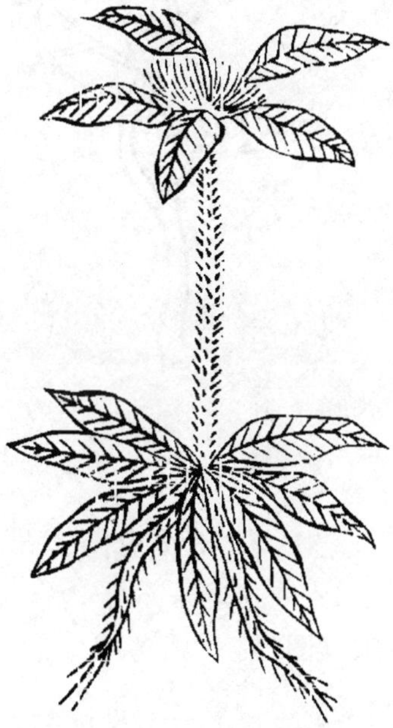

50. 福州赤孙施

宋《图经》：赤孙施生福州。叶如浮萍草。治妇人血结不通。四时常有，采无时。每用一手搦，净洗细研，暖酒调服之。

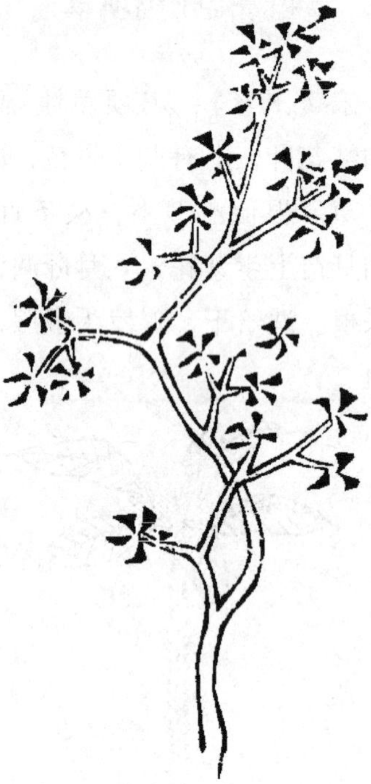

51. 信州鸩鸟威

宋《图经》：鸩鸟威生信州山野中。

春生青叶，至九月而有花如蓬蒿菜花，淡黄色，不结实。疗痈疖肿毒。采无时。

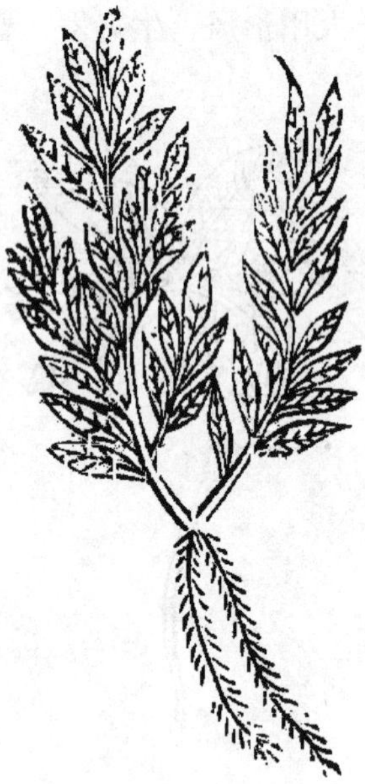

52. 福州独脚仙

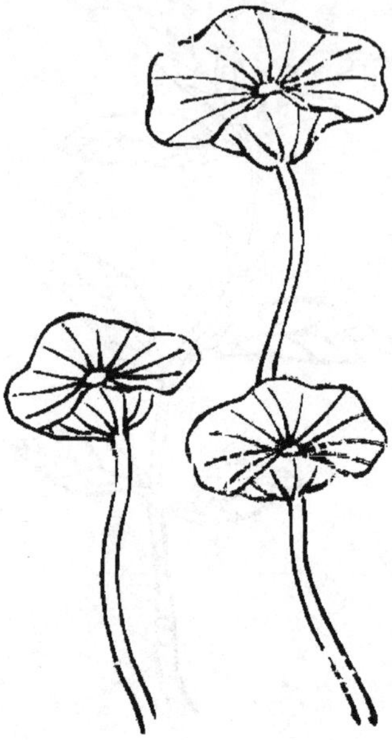

宋《图经》：独脚仙生福州山林傍，阴泉处多有之。春生苗，至秋冬而落叶，叶圆，上青下紫，其脚长三四寸。夏采根叶连梗，焙干为末服，治妇人血块，酒煎半钱。

53. 信州茆质汗

宋《图经》：茆质汗生信州。叶青花白，七月采。彼土人以治风肿，行血，有效。

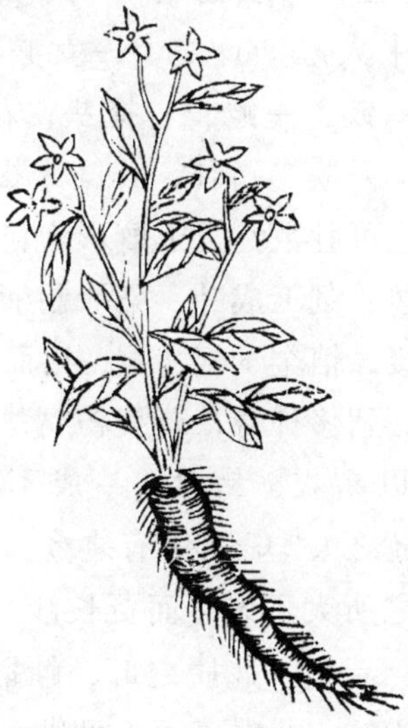

54. 锁阳

锁阳，《本草补遗》[1]始著录。见《辍耕录》[2]，生鞑靼[3]田地。补阴气，益精血，润燥治痿。

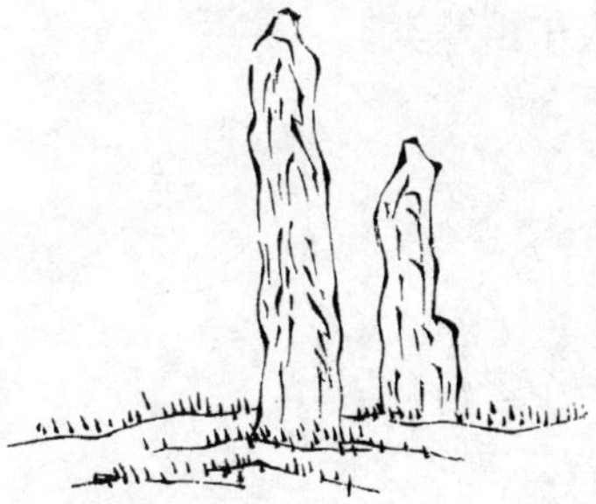

【校注】

① 《本草补遗》：北宋庞安时（约1042—1099）撰。补宋以前本草不载而有功效之药。该书已佚。

② 《辍耕录》：一名《南村辍耕录》，30卷。元末明初人陶宗仪著。陶宗仪，字九成，号南村，浙江黄岩人。元末兵起，避乱松江华亭，耕作之馀，随手札记。该书为笔记体裁，内容多记元代政事、典章制度，也保存了不少关于诗词、小说、戏曲、音乐和绘画等方面的资料。

③ 鞑靼（dádá 达达）：我国古代北方各游牧民族的统称。

55. 通草

通草即《尔雅》离南、活脱。《山海经》：寇脱。《法象》[1]《本草》收之。《拾遗》曰：通脱木，形状功用具《图经》，其叶茎中空，梢间作苞，开白花如枇杷。此草植生如木，颇似水桐，冬时茎亦不枯。《本草纲目》云蔓生，殊误，今入于山草类。

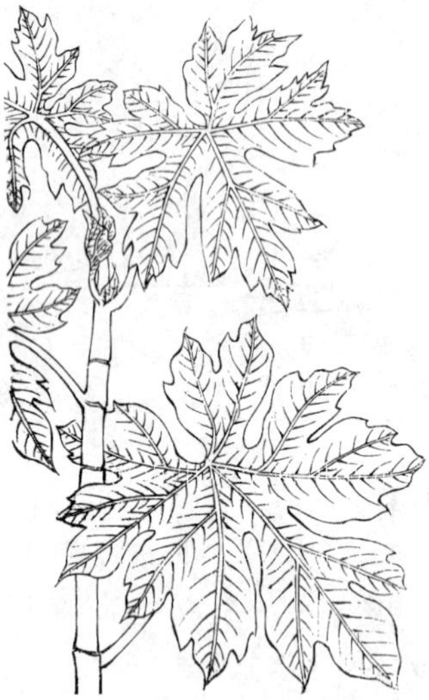

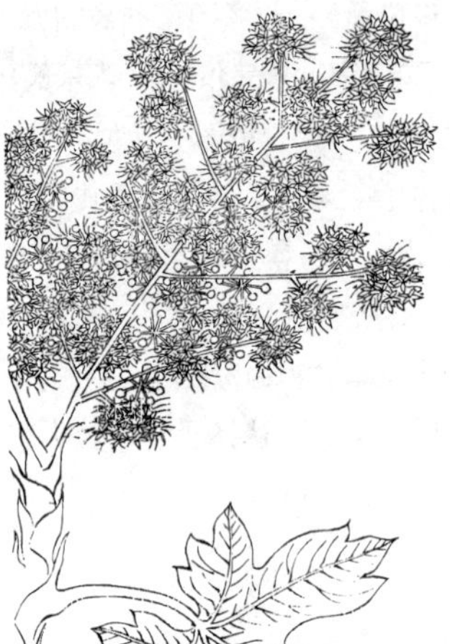

雩娄农曰：《郭注》：零桂人植而日灌之，以为树。《酉阳杂俎》：瓤，轻白可爱，女工取以饰物。寇脱之制物饰，晋唐已有之矣。《尔雅翼》引《潜夫论》[2]讥花采之费，以为今通行于世，其意以批黄判白、插髻饰鬓为缛丽，而靡物力也。然余以此物行而物力始省，自作绘絺[3]绣，五采彰施，人文渐起，而赋物肖形，尝巧斗妍，譬如天地之于草木，句萌[4]于春，蕍篁[5]于夏，泄其精英，以炫目睫而荡心志者，日出而不可遏抑，雕文刻镂伤农事，锦绣纂组害女工，朝廷虽以俭德风天下，然以朴而华，如益薪爨[6]火；以华而朴，如逆阪走丸[7]。富家明铛翠羽、花钿蔽髻，一物之直，逾于露台。晋以金为步摇，后宫仿效，朝成夕毁，竞为新奇，此风日扇，不熸[8]益炽。《管子》榷铁[9]之法：一女必有一刀、一针。今以中人之产计之，一女必有一簪、一钗、一鋡、一搔头，花胜、环瑱、条脱、指环，其糜朱提[10]之浮，岂可胜数？至于翦彩为花，捻蜡作凤，刻玉成叶，染牙制柄，织金抽缕，箔金、银、铜、锡而为涂附者，朝侈神奇，暮裂朽腐，戕天下可以易衣、易食、一成不败之物，还之太[11]虚无何有之乡，此亦造物之所大不忍，而贾长沙[12]所为长太息者矣。寇脱之叶，觟挱[13]而不可为笠，花猥碎而不可供瓶，质轻虚而不可以为薪、为器。易生而扇地，徒蓬勃于蛮烟瘴雨之中，入药裹者万分无一，其无益于世久矣。损其肤以登副笄[14]，千红万紫，引蝶欺蜂，而染绢盘丝，一见无颜色矣，且质不及锱，价不逾铢，虽富者亦爱其便，而后鹬冠[15]、金胜，亦少休息于秋箑[16]之箧笥[17]，而三条广陌，或因此而减堕珥遗簪之奢纵乎？然则造物生此，谓非拯翠之生，完矰[18]之裂，防金、银、宝玉之虚空粉碎耶？智者创物，巧者述之，吾以为始饰物者，虽以西陵氏之祀享，奉之可也。京师有草花市，乃谒东岳，百卉萋萋，实为东方司令，报赛不为无稽。

【校注】

① 《法象》：元代医家李杲的《用药法象》。

② 《潜夫论》：东汉王符所著。王符，字节信，安定临泾（今甘肃镇原县）人。性情耿介，不苟同于世俗，于是终身不仕，隐居著书30馀篇，以抨击时政之得失，取名为《潜夫论》。

③ 絺（chī 吃）：细葛布。

④ 句萌：草木初生的嫩芽、幼苗。蜷曲者称为“句”，有芒而直者称为“萌”，合称“句萌”。

⑤ 萮（yú 余）篁：萮，花盛开的样子。篁，竹林，泛指竹子。

⑥ 爨（cuàn 窜）：烧火做饭。

⑦ 逆阪走丸：成语，比喻事情难以办到。

⑧ 熸（jiān 兼）：熄灭。

⑨ 榷（què 雀）铁：官府对铁实行专卖。

⑩ 其糜朱提：朱提，今云南昭通。在汉代以前就是著名的白银产地，渐成白银的代称。这里指奢靡之风。

⑪ 太：原本作“大”，据中华本改。

⑫ 贾长沙：指贾谊（前200—前168），洛阳（今河南省洛阳市东）人。西汉初年著名的政论家、文学家。其著作主要有散文和辞赋两类。23岁时，因遭群臣忌恨，被贬为长沙王的太傅。

⑬ 觰拸（zhāshā 扎杀）：张开貌。

⑭ 副笄：古代贵族妇女的头饰。编发为假髻称副，假髻上所插的簪称笄。

⑮ 鹬（yù 玉）冠：以鹬羽为饰的冠。古时亦为知天文者之冠。鹬，翠鸟。

⑯ 箑（shà 厦）：扇子。

⑰ 箧笥（qièsì 切四）：储物的竹器。

⑱ 矰（zēng 增）：短箭。

56. 杏叶沙参[1]

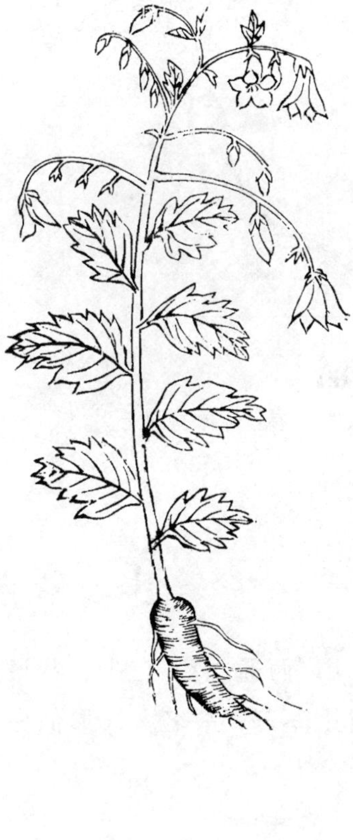

【校注】

① 杏叶沙参：原本有图无文。

57. 细叶沙参[①]

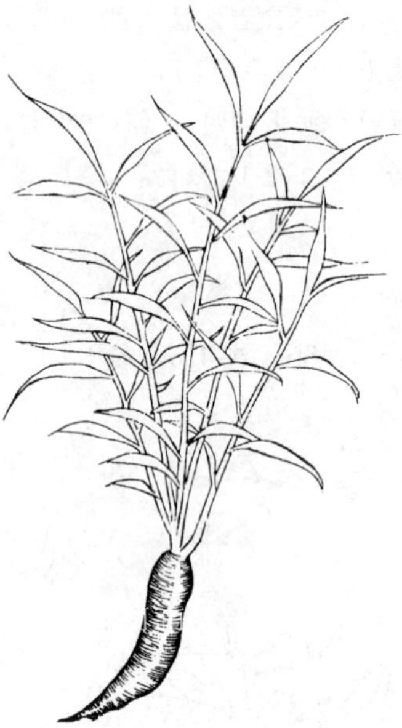

【校注】

① 细叶沙参：原本有图无文。

58. 三七

《广西通志》：三七，恭城出。其叶七茎三，故名。根形似白及，有节。味微甘。以末掺猪血中化为水者，真。

《本草纲目》李时珍曰：彼人言其叶左三右四，故名三七。盖恐不然。或云本名山漆，谓其能合金疮如漆粘物也，此说近之。金不换，贵重之称也。生广西南丹诸州番峒深山中。采根暴干，黄黑色团结者，状略似白及，长者如老干地黄，有节。味微甘而苦，颇似人参之味。或云试法：以末掺猪血中，血化为水者乃真。近传一种草，春生苗，夏高三四尺，叶似菊艾，而劲厚有歧，尖茎有赤棱；夏秋开黄花，蕊如金丝，盘钮可爱，而气不香，花干则吐絮如苦荬絮；根叶味甘，治金疮折伤出血及上下血病甚效，云是三七，而根大如牛蒡根，与南中来者不类，恐是刘寄奴之属。甚易繁衍，根气味甘微苦，温，无毒。主治止血、散血、定痛，金刃箭伤、跌扑杖疮、血出不止者，嚼烂涂或为末掺之，其血即止。亦主吐血、衄血、下血、血痢、崩中经水不止、产后恶血不下、血运、血痛、赤目、痈肿、虎咬、蛇伤诸病。此药近时始出，南人军中用为金疮要药，云有奇功，又云：凡杖扑伤损、瘀血淋漓者，随即烂嚼，罨之即止。青肿者即消散。若受杖时先服一二钱，则血不冲心，杖后尤宜服之。产后服亦良。大抵此药气温，味甘微苦，乃阳明厥阴血分之药。故能治一切血病，与骐驥竭、紫铆相同。叶主治折伤，跌扑出血，傅之即止。青肿经夜即散，馀功同根。

按广西三七金不换，形状各别。《通志》俱载之，辨其非一物。《本草纲目》殆沿讹也。其所述叶似菊艾者乃土三七。江西、湖、广、滇南皆用之。《滇志》：土富州产三七，其地近粤西，应是一类。尚有土三七数种，俱详草药。余在滇时，以书询广南守，答云：三茎七叶，畏日恶雨，土司利之，亦勤培植，且以数缶莳寄，时过中秋，叶脱不全，不能辨其七数，而一茎独矗，顶如葱花，冬深茁芽，至春有苗及寸，一丛数顶，旋即枯萎。昆明距广南千里，而近地候异宜，而余竟不能睹其左右三七之实，惜矣！因就其半萎之茎而图之。余闻田州至多，采以煨肉，盖皆种生，非野卉也。又《赤雅》[①]云：凡中蛊者，颜色反美于常，夭姬望之而笑，必须叩头乞药，出一丸啖之，立吐奇怪，或人头蛇身，或八足六翼如科斗子，斩之不断，焚之不燃，用白矾浇之立死。否则对时复还其家。予久客其中，习知其方，用三七末、荸荠为丸，又用白矾及细茶，等分为末，每服五钱，泉水调下，得吐则止。按古方取白蘘荷，服其汁，并卧其根，知呼蛊者姓名，则其功缓也。三七治蛊，前人未曾述及，有蛊之地，即产断蛊之药。物必有制，天道洵好生哉。

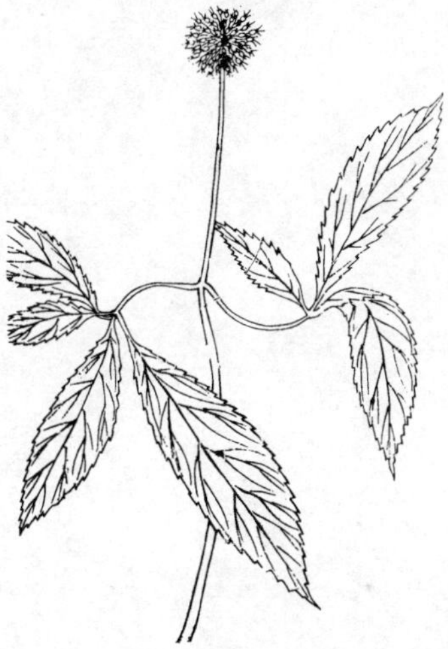

【校注】

① 《赤雅》：明代广西民族历史、地理著作，明代邝露著。邝露系广东南海人，官至中书舍人。

59. 锦地罗

锦地罗，《本草纲目》始著录。生广西庆远、柳州。根似萆薢，治山岚瘴气、疮毒。

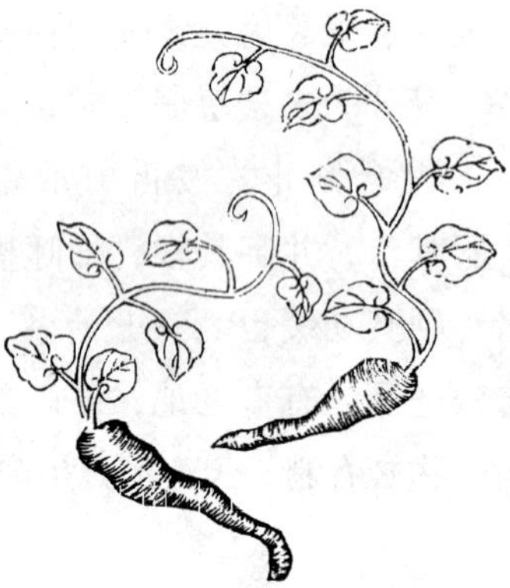

卷之九　山草

1. 平地木

平地木，《花镜》载之。生山中。一名石青子。叶如木樨，夏开粉红细花，结实似天竹子而扁。江西俚医呼为凉伞遮金珠，以其叶聚梢端，实在叶下，故名。根治跌打行血，和酒煎服。

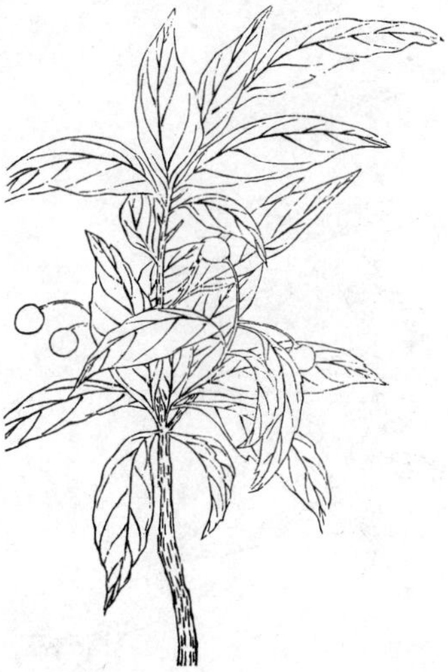

2. 六面珠

六面珠，产建昌。褐茎对叶，微似月季花叶而黄绿，微短附茎；秋结小圆红实，四面环抱，攒簇稠密，的皪[①]可爱。

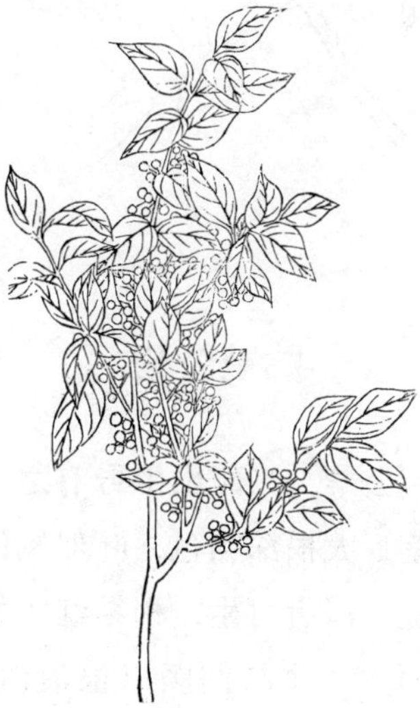

【校注】

① 的皪（dílì 敌立）：明亮；鲜明。

3. 红丝线

红丝线，产南安。绿茎有毛，叶如山茶叶而薄，长柄下垂，结实如珠，生青熟红，绿蒂托之。一名血见愁。俚医捣敷红肿，以为良药。

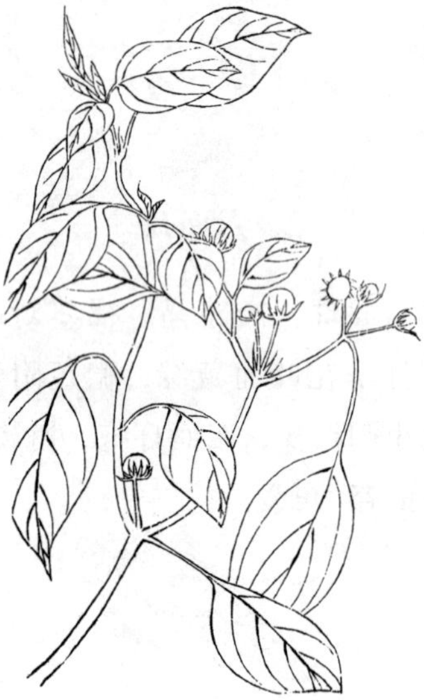

4. 鸡公柴

鸡公柴，江西山中皆有之。丛生赭茎，大根深赭色，叶似凤仙花叶而宽，深齿对生，梢结红实如天竹子而大。建昌俚医以根治白浊，和酒煎服。

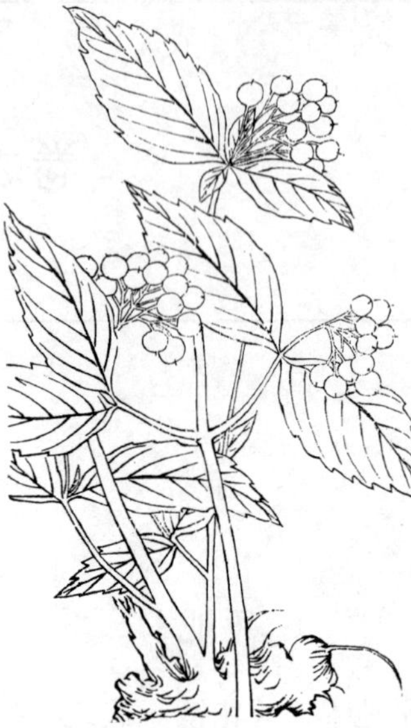

5. 鸦鹊翻

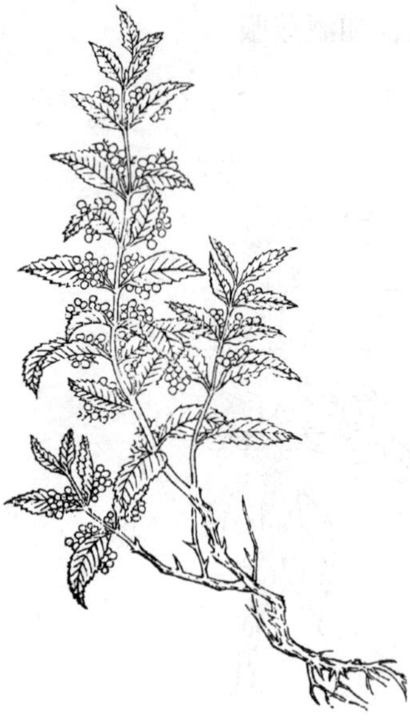

鸦鹊翻，生南安。丛生，赭

茎，对叶如地榆而尖，结小子成攒，娇紫可爱，气味甘温，俚医以治陡发头肿、头风，温酒服，煎水洗之；又治跌打损伤，去风湿。

6. 细亚锡饭

细亚锡饭，生大庾岭。硬茎丛生，叶如柳叶，附茎攒结，长柄小实，娇紫下垂。土人云可洗疮毒。

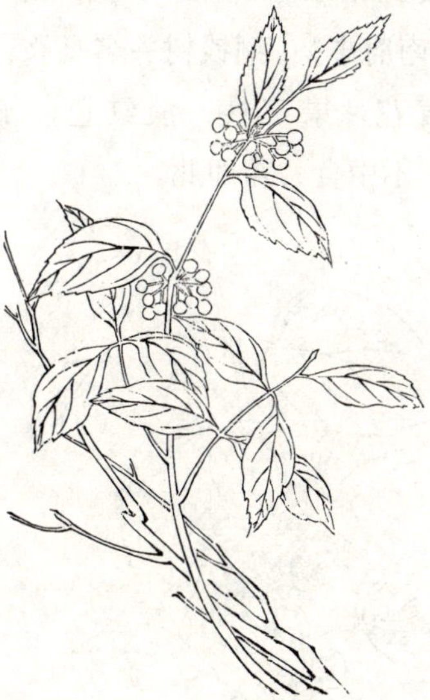

7. 紫蓝

紫蓝，生长沙岳麓。绿茎丛生，长叶对生，如大青叶而窄。秋结蓝实如珠，攒簇梢头。性凉，亦类大青。

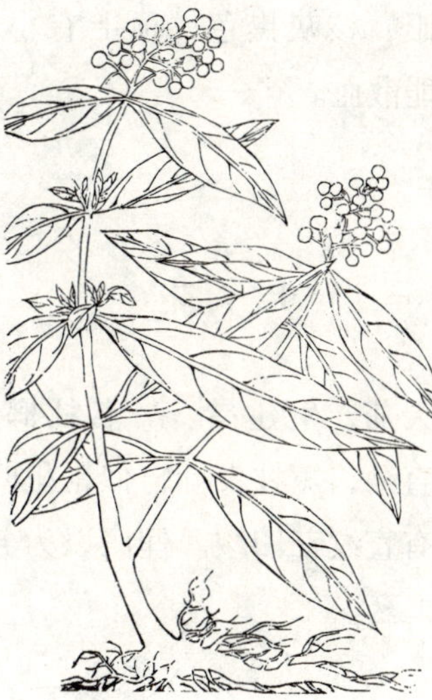

8. 牛金子

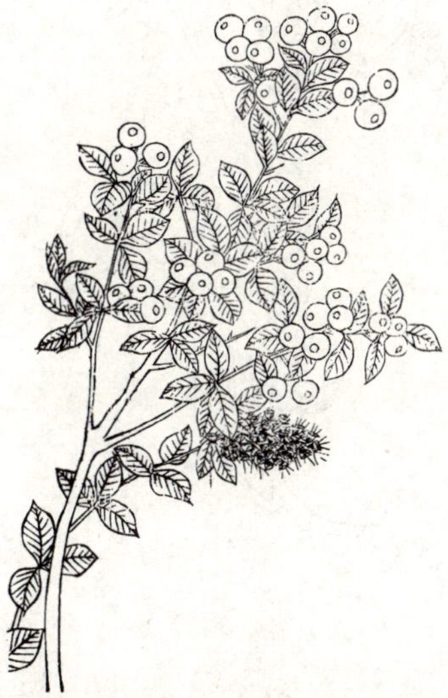

牛金子，江西处处有之。丛生，小科。硬茎褐色，叶如榆叶而小，无齿，亦微团，附茎甚密。秋

开小紫花，繁闹如穗，多须。结实似龙眼，核灰黑色，顶上有小晕。或云能散血。

9. 天茄

天茄，生建昌。一名杜榔子。黑茎直劲，短枝发叶，似枸杞叶而圆。有直纹三四缕。俚医以为养筋和血之药。

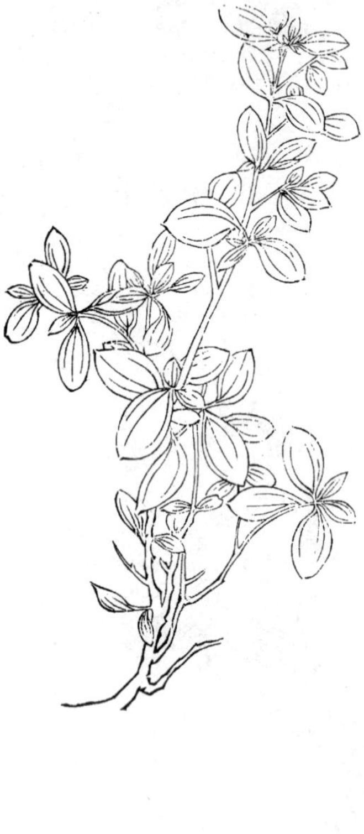

10. 马甲子

马甲子，江西处处有之。小树如菝葜，赭茎；大叶如柿叶，亦硬。面绿背淡有赭纹；开小白花如枣花；结实形似鳆①鱼，圆小如钱，生青熟赭，有扁核；青时味如枣而淡，熟即生螬。小儿食之，土人采根治喉痛。

按《遵义府志》：马鞍树开花结子，壳似五两钱，子在钱内，熟时极红，取子榨油，可作烛。又《思南府志》：铜钱树一名马鞍，秋开黄花，果三棱，淡红色，子压油，不中食，盖即此。

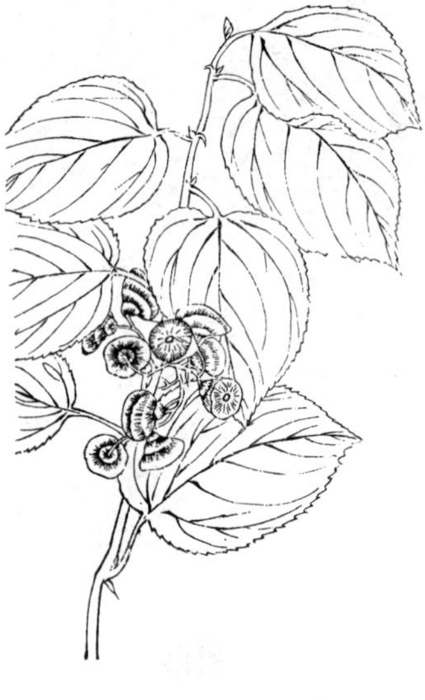

【校注】

① 鳆（fù 复）：鲍鱼，原作鰒、鰒鱼。

11. 满山香

满山香，生南安[①]。黑茎屈盘，叶如椿叶有赭纹，根亦纠曲。俚医以治跌打损伤、风气，煎水洗之。

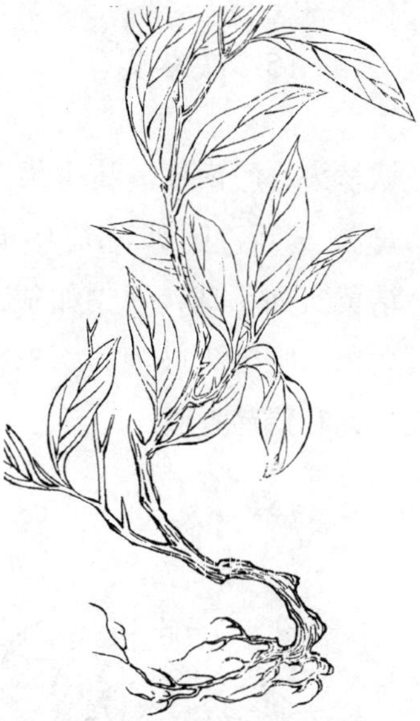

【校注】

① 南安：地名。南安镇位于江西省南部。南安市位于福建省东南沿海，与台湾岛隔海相望，三国东吴置县，距今已有1 700多年的历史。

12. 风车子

风车子，生南安。一名四角风。长蔓如藤而植立，赭色；叶长如枇杷叶而薄，中宽末尖，纹如楮叶，深刻细密，面凹背凸，面深绿背淡青；结实如两片榆荚，十字相穿；极似扬谷风扇，四角平匀，生青熟黄；中有子一粒如稻谷，长三四分，皮黄如槐米。俚医以祛风散寒，疗风痹、洗风足，为风病要药。

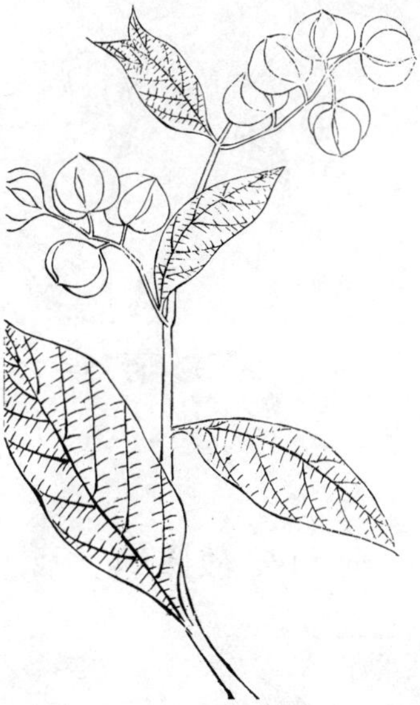

13. 张天刚

张天刚，生南安。丛生，硬茎有节，红黄色；叶似水苏叶；实如小罂，褐色；茎叶实俱有细刺如毛；根淡红色有须。气味甘、温。俚医以治下部虚软，补阴分。

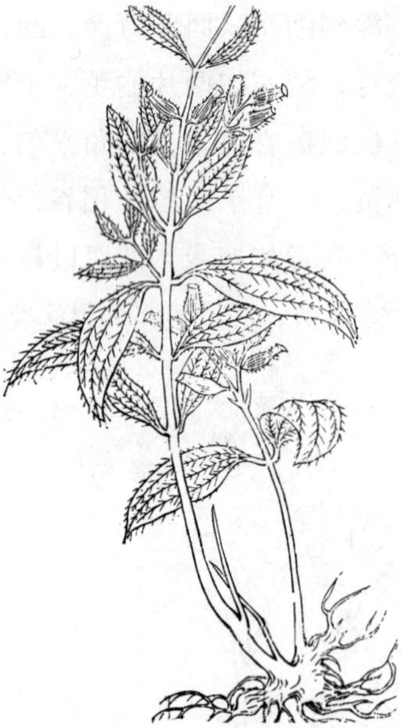

14. 楼梯草

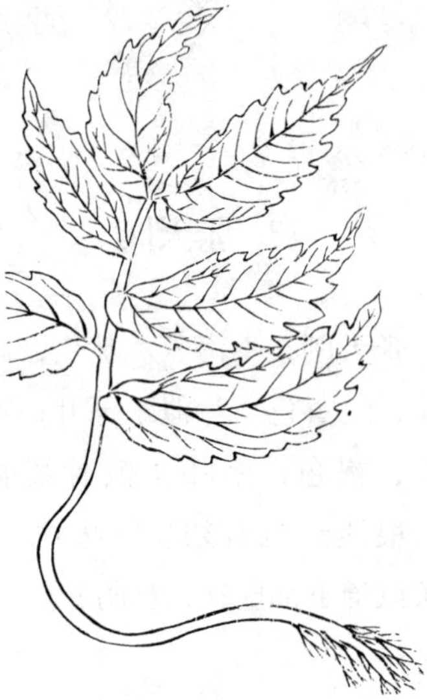

楼梯草，产南安。独茎圆绿，高不盈尺，长叶略似枇杷叶，大齿尖梢，粗纹横斜，面青背黄绿。土人采治风痛跌打损伤，煎酒服。

15. 铁拳头

铁拳头，产南安。丛生柔茎细绿，每枝三叶，叶如薄荷中有赤纹，结黄实如小球，硬尖如猬，略似石龙芮，唯叶无歧为异。土人采治失血，和猪蹄煮服。

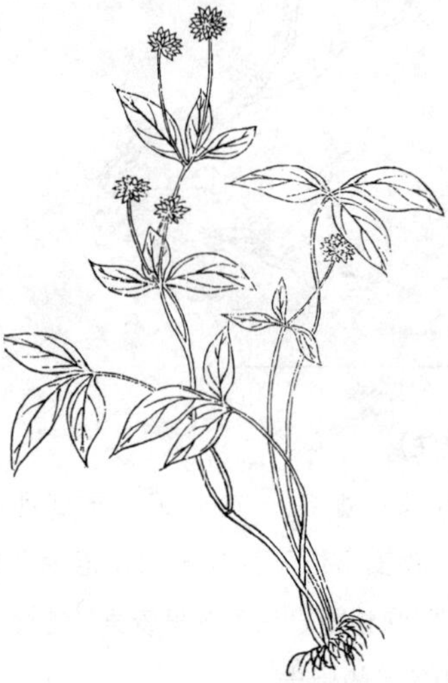

16. 大叶青

大叶青，生南安山岭。独茎高二三尺，灰绿色，有涩毛，中空，白如芦茎；叶三叉，中长寸许，大如掌，面淡青，背微白，涩毛粗纹，有露脉如麻叶；子附茎生叶下，如火麻子；薄壳青褐色，亦有毛；中有细红子一窠。俚医以治下部湿痹。

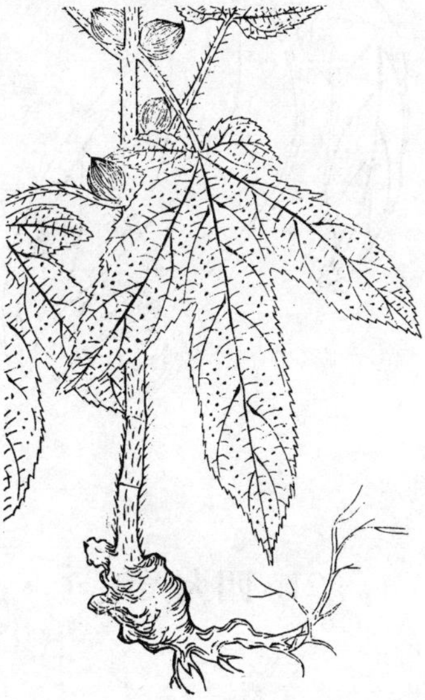

17. 小青

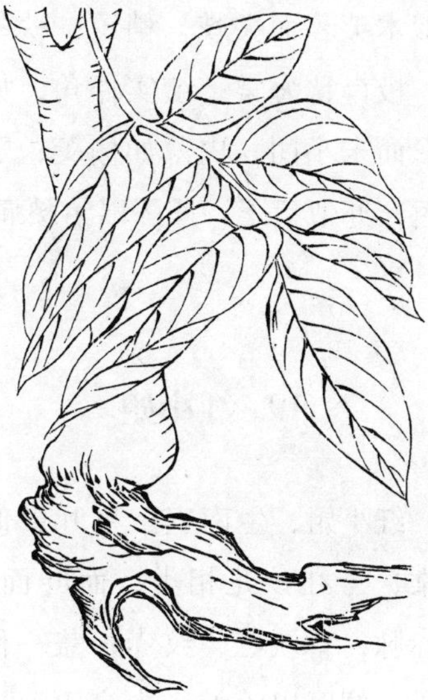

小青，生南安。与俗呼矮茶之小青同名异物。大根无须，绿茎粗圆，颇似初发梧桐；对叶排生，似大青叶而短，微圆。俚医以为跌打损伤要药，每服不得过三分，忌多服。

18. 红孩儿

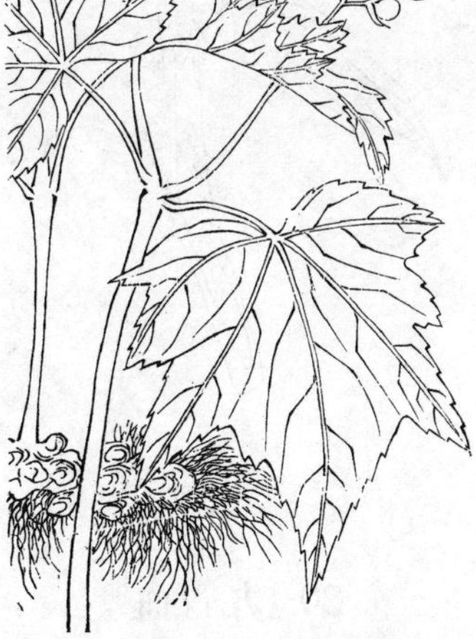

红孩儿，生南安。高尺许，根如姜而嫩红黄色，茎似鱼儿牡丹，

叶似木芙蓉而尖歧，稍短；秋冬开花，极肖秋海棠；结实作角，如鱼尾形而末小团，皮薄如榆荚；子红黄色，亦似鱼子。俚医以治腰痛。

19. 红小姐

红小姐，生南安。茎叶微似秋海棠，与红孩儿相类；而叶面绿，无赤脉，背淡红，纹赤；盖一种而微异。俚医以治妇人内窍不通。顺经络，升气，补不足。气味甘温。

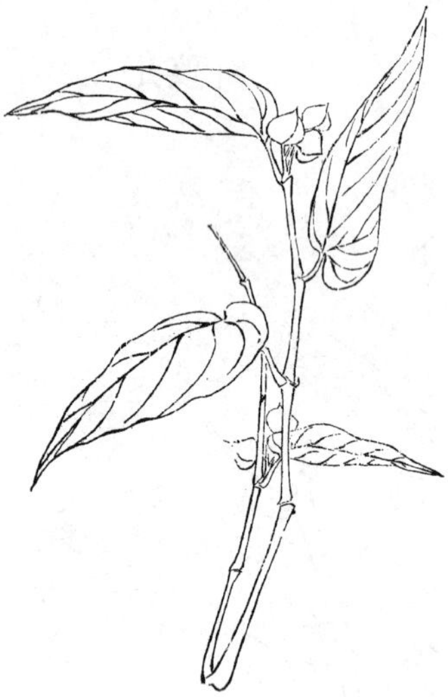

20. 九管血

九管血，生南安。赭茎，根高不及尺，大叶如橘叶而宽，对生；开五尖瓣白花，梢端攒簇。俚医以为通窍、和血、去风之药。

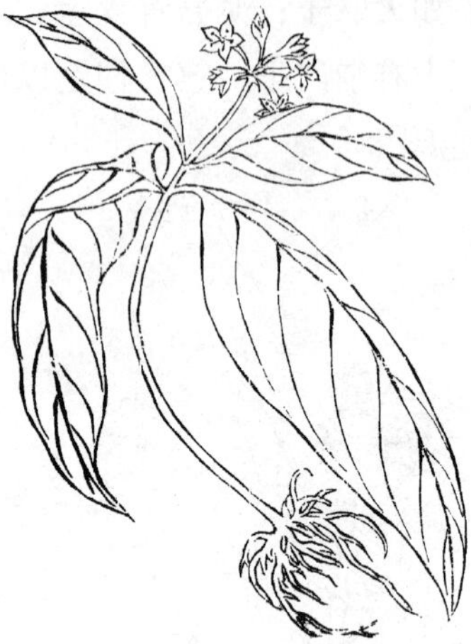

21. 四大天王

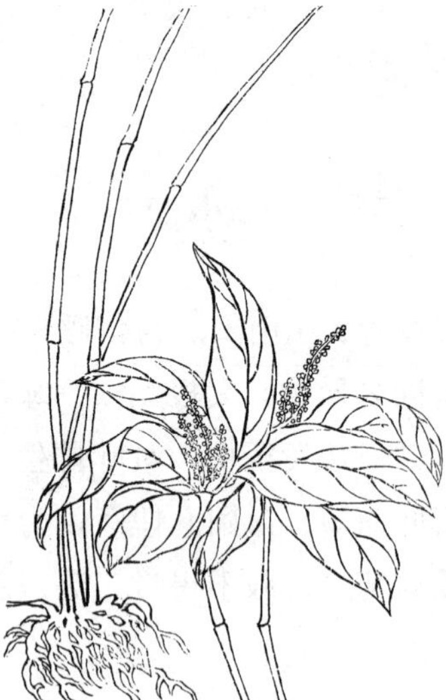

四大天王，生南安。绿茎赤

节，一茎四叶，聚生梢端；叶际抽短穟[①]，开小白花，点点如珠兰；赤根繁密。俚医以治风损跌打、无名肿毒。

【校注】

① 穟（suì 岁）：义同“穗”。谷类结实的顶端部分。

22. 短脚三郎

短脚三郎，生南安。高五六寸，横根赭色，丛发，赭茎叶生梢头；秋结圆实下垂，生青熟红，与小青极相类而性热。治跌打损伤、风痛。孕妇忌服。

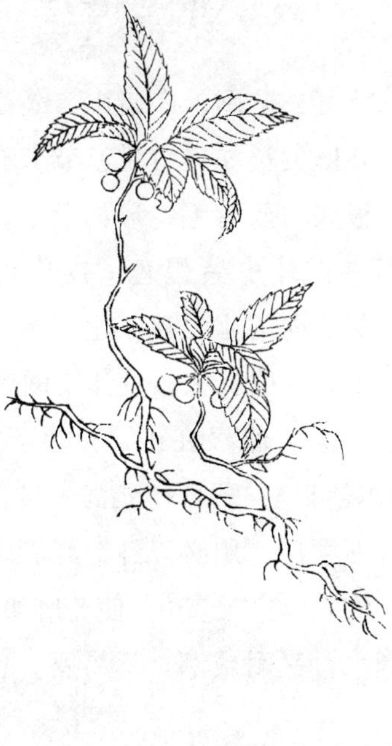

23. 朝天一柱

朝天一柱，生南安。肉根圆赭，数条连缀，微似百部；缘茎疏节，对节生枝，长叶如柳。俚医以治无名肿毒、蛇咬，升气补虚。

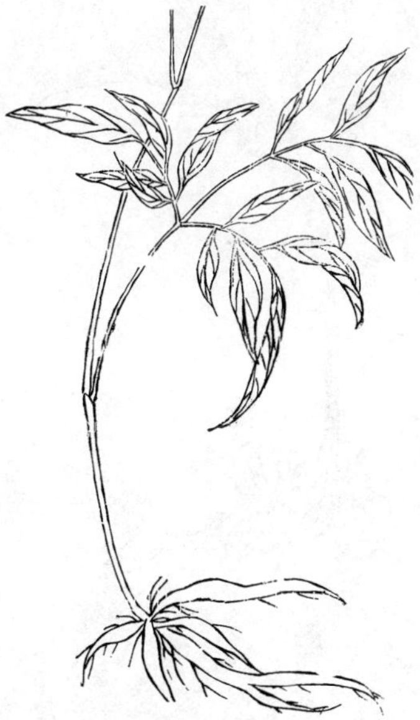

24. 土风姜

土风姜，生南安。根似姜而有须，叶茎似姜而细瘦，微似初生细芦。气味辛温，治风损，行周身。

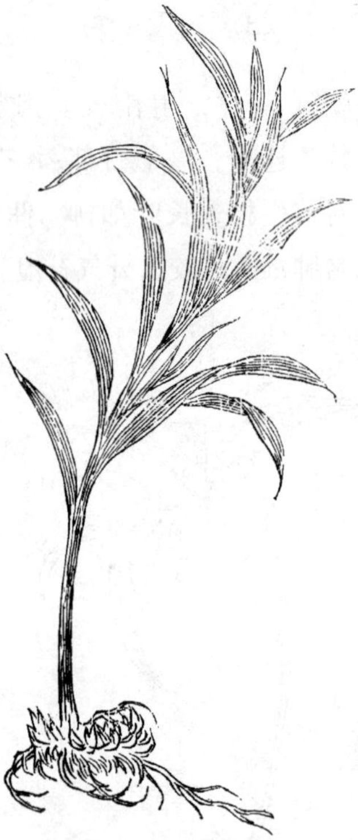

25. 见肿消

见肿消，生建昌。红茎如秋海棠，圆节粗肥，似牛膝；小叶多缺齿，大叶三叉深齿，末尖，面青，背微白。土人采根敷疮毒。

26. 薯莨

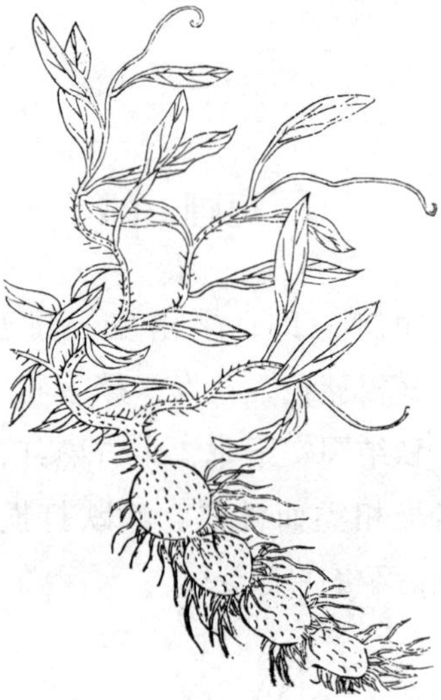

薯莨，产闽、广诸山。蔓生无花，叶形尖长如夹竹桃，节节有小刺；根如山药有毛，形如芋子，大小不一；外皮紫黑色，内肉红黄色；节节向下生，每年生一节，野生。土人挖取其根，煮汁染网罾[①]，入水不濡。留根在山，生生不息。《南越笔记》：薯莨产北江者良，其白者不中用，用必以红，红者多胶液。渔人以染罛罾[②]，使苎麻爽劲，既利水，又耐咸潮，不易腐。薯莨

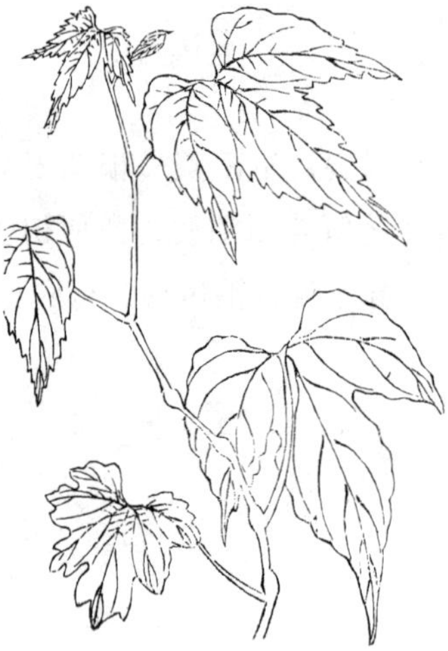

胶液本红，见水则黑，诸鱼属火而喜水，水之色黑，故与鱼性相得。染笟罾使黑，则诸鱼望之而聚云。

【校注】

① 罾（zēng 增）：渔网。

② 笟（gū 谷）罾：捕鱼的网具。笟，古同“箍”。

27. 柊叶

柊叶[①]，产粤东家园。草本，形如芭蕉，叶可裹粽。以包参茸等物，经久不坏。本高约二三尺；叶长尺许，青色，四季不凋。《南越笔记》：有柊叶者，状如芭蕉，叶湿时以裹角黍，干以包苴物封缸口。盖南方地性热，物易腐败，惟柊叶藏之可持久。即入土千年不坏。柱础上以柊叶垫之，能隔湿润。亦能理象牙，使光泽。计粤中叶之为用，柊为多，蒲葵次之。有油葵者，似棕叶而性柔，以作蓑衣，耐久不减蒲葵。谚曰：油葵蓑，蒲葵笠；朝出风干，夕归雨湿。又曰：只卖叶，休卖花，花贫叶富，二葵成家。《广州竹枝词》[②]云：五月街头人卖叶，卷成片片似芭蕉。

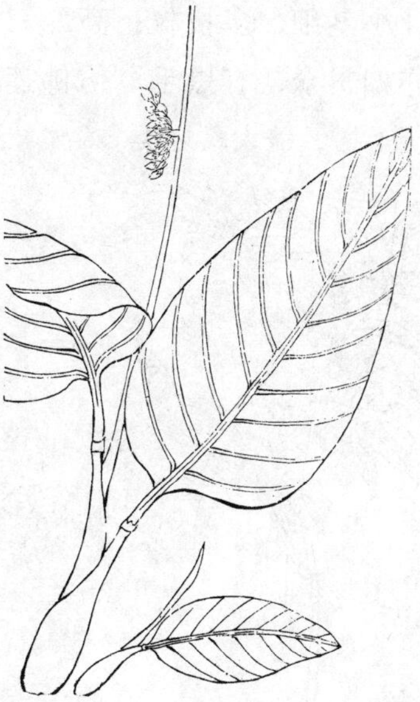

谓柊叶也。参差叶伞作蓑篷，谓蒲葵也。篷形方大三尺许，以施于背遮雨，名曰葵篷。葵曰蒲葵者，以叶如蒲而倒伞，盖蒲之类也。

【校注】

① 柊（zhōng 终）叶：多年生草本植物，叶长圆形，地下有块状根状茎，叶和根可以入药。

② 《广州竹枝词》：岭南本土人士或外地入粤的名人撰写的诗。其内容丰富，展示了广州一带的风土人情和生活习惯。

28. 观音座莲

观音座莲，生南安。形似贯众

而叶小茎细，多枝杈；高二三尺；根亦如贯众，有黑毛，仿佛莲瓣，层层上攒，盖大蕨之类。

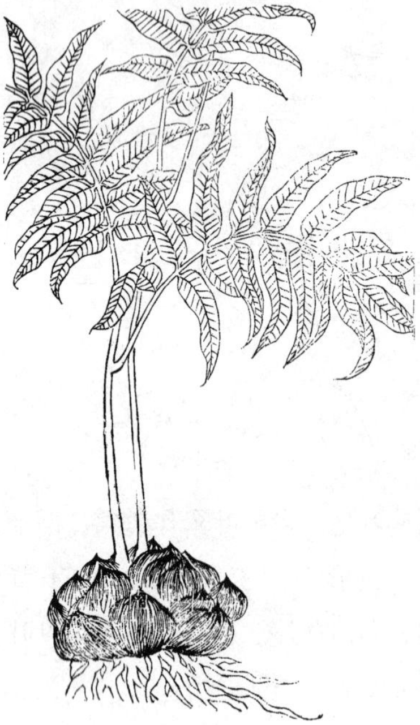

29. 金鸡尾

金鸡尾，生建昌山中。一名年年松。丛生，斑茎；叶如箬[1]叶，排生，中有金黄粗纹一道，面绿背淡，微白；露根似贯众、狗脊。土人以解水毒，用同贯众。

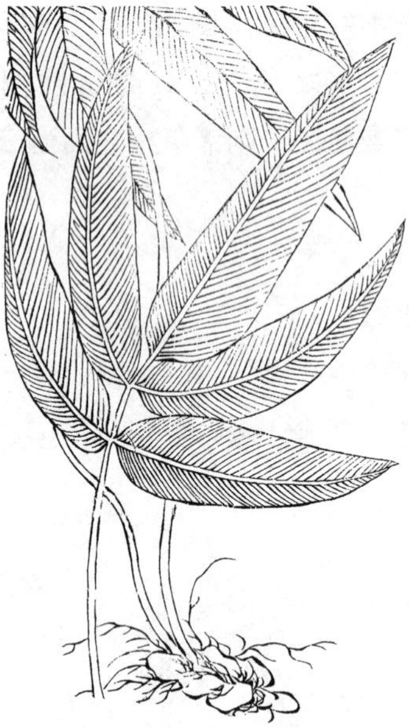

【校注】

① 箬（ruò 若）：一种竹子，叶大而宽，可编竹笠，又可用来包粽子。也指箬竹的叶子。

30. 合掌消

合掌消，江西山坡有之。独茎脆嫩如景天，叶本方末尖有疏纹，面绿，背青白，附茎攒生，四面对抱，有如合掌，故名。秋时梢头发细枝，开小紫花，五瓣，绿心，子繁如罂粟米粒，根有白汁，气臭。俚医以为消肿追毒良药。

俪①。

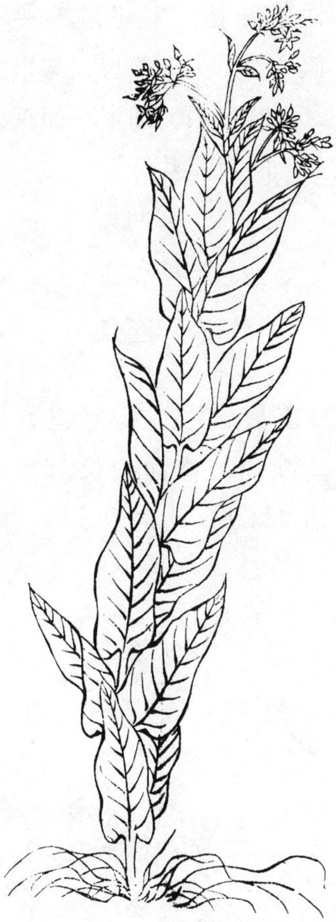

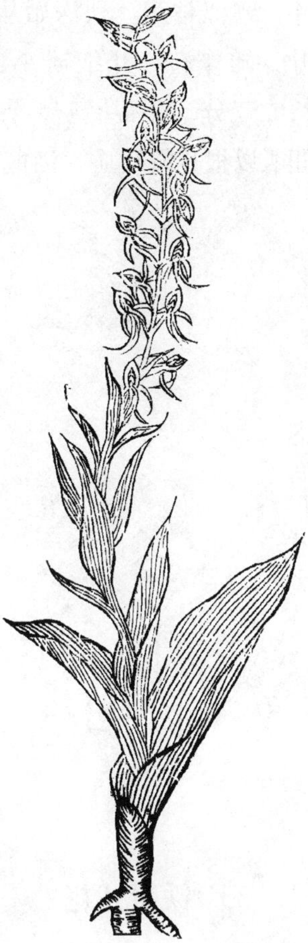

31. 观音竹

观音竹，饶州山坡有之。似千层喜，春时短叶中抽细葶，发小叶，梢开绿花，长柄如石斛；一瓣长圆如小指甲，向上翘如首，下有三细尖瓣，下垂如足；复有一长瓣弯细如尾；白心点点，颇似青蛙翻肚；茎花齐发，长六七寸，殊状罕

【校注】

① 俪：相并。

32. 铁灯树

铁灯树，江西、湖南皆有之。铺地生，一叶一茎，叶似紫菀而

宽，本圆末尖，夏间中抽一葶，长五六寸，颇似枯茎。秋深始从四面发小叶，随作苞，开细瓣小白花，赭蒂长二三分，叶蒂攒密，青赭斑驳。俚医以根止痛活血，酒煎服。

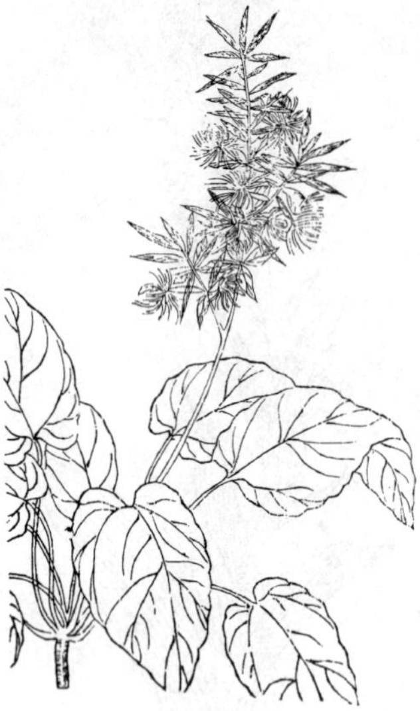

33. 铁树开花

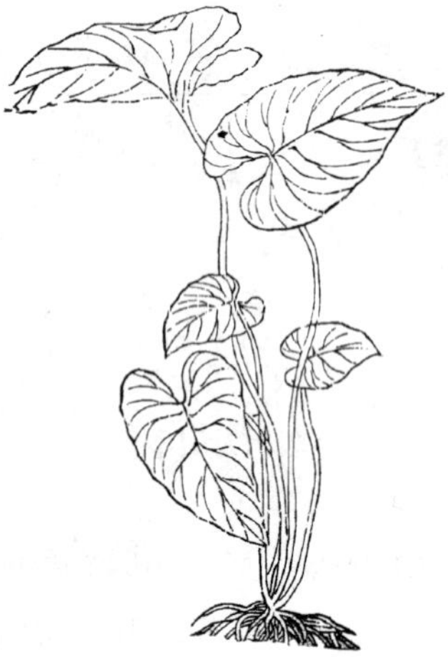

铁树开花，生建昌。一茎一叶，似马蹄而尖有微齿，与犁头尖相类，而叶背白，细根。俚医以治隔食症，同猪肺煮服。

34. 一连条

一连条，生建昌。赤茎，长枝独叶；叶如苎麻而尖长，面青背白，细纹微齿。土医取干叶，捣敷肿毒。

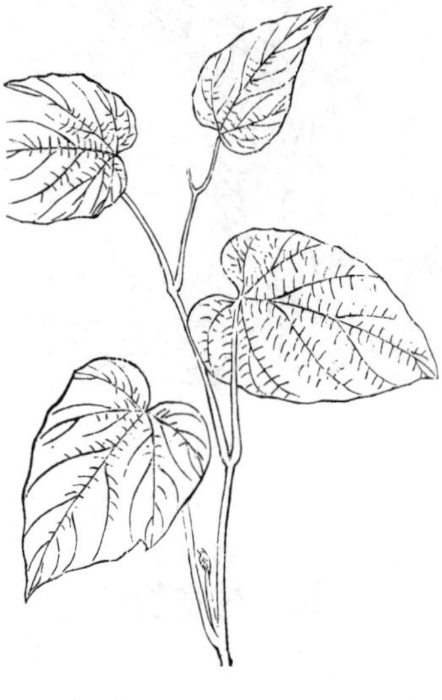

35. 铁骨散

铁骨散，生建昌。丛生，粗根似姜，赭茎有节，对叶排比，似接骨草而微短亦宽，面绿背微黄。俚医以根洗脚肿，同甘草煎水。

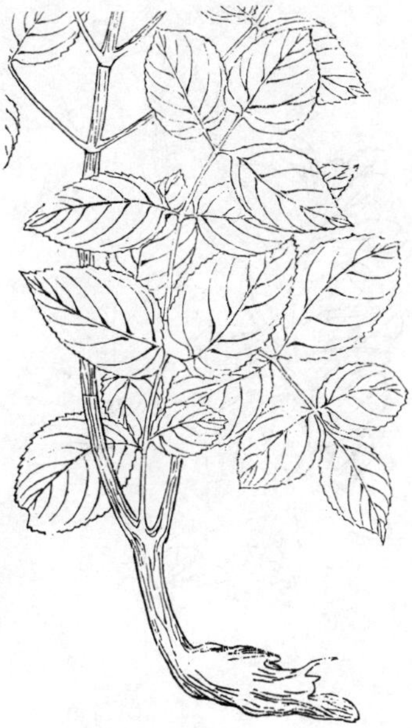

36. 土三七（一）

《本草纲目》李时珍曰：近传一种草，春生苗，夏高三四尺，叶似菊艾而劲厚，有歧尖，茎有赤棱，夏秋开花，花蕊如金丝，盘钮可爱，而气不香。花干则吐絮，如苦荬絮，根叶味甘，治金疮折伤出血，及上下血病甚效。云是三七，而根大如牛蒡根，与南中来者不类，恐是刘寄奴之属，甚易繁衍。

按土三七亦有数种，治血衄跌损有速效者，皆以三七名之。此草今处处种之盆中。俚医以叶面青背紫，隐其名曰天青地红。凡微伤，但折其叶裹之即愈。《辰溪县志》：泽兰一名土三七，一名叶下红。根叶，傅金疮折伤之要药，非本草所云泽兰也。《简易草药》[①]散血草即和血丹，土名三七，能破血去瘀、散血消肿，通治五劳七伤、跌打损伤，春出秋枯，其形状功用，尽于此矣。

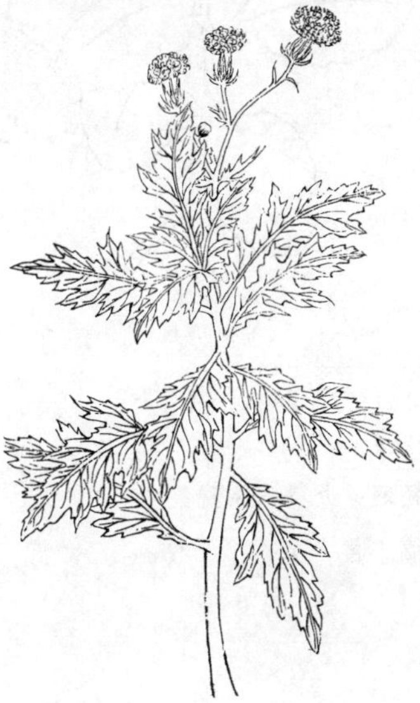

【校注】

① 《简易草药》：清代罗思举撰。内容不详，仅见本书引用。

37. 土三七（二）

土三七，生广西。茎叶俱似景

天而不甚高，厚叶有汁，无纹，周围有圆齿。伏日拔置赫曦[①]中，经月不槁[②]，无花实，摘叶种之即生，亦名叶生根。畏寒，经霜即腐。主治凉血，止吐血。

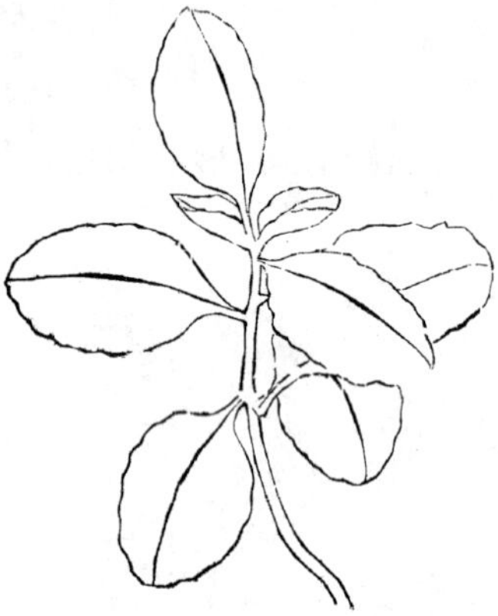

【校注】

① 赫曦：炎暑炽盛貌。

② 槁：通“槁”。干枯。

38. 土三七（三）

土三七，广信、衡州山中有之。嫩茎亦如景天，叶似千年艾叶，无歧有齿，深绿柔脆，惟有淡白纹一缕，秋时梢头开尖细小黄花。俚医以治吐血。

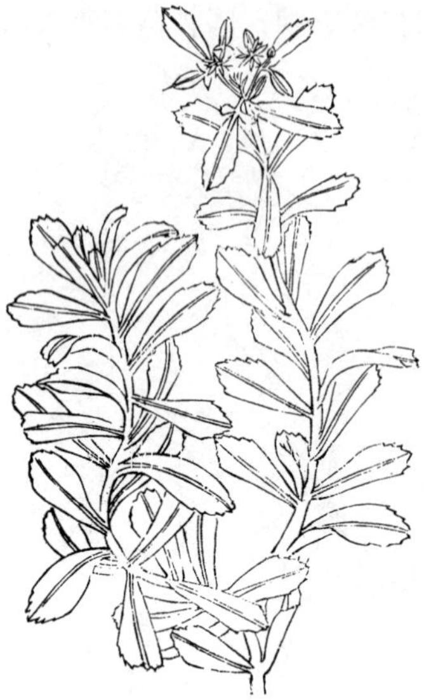

39. 洞丝草

洞丝草，生宁都金精山。高六七寸，绿茎赭节；叶如凤仙花叶，两两对生；冬开紫花如丝，复有细茸。土医诧为奇药，而吝其方。

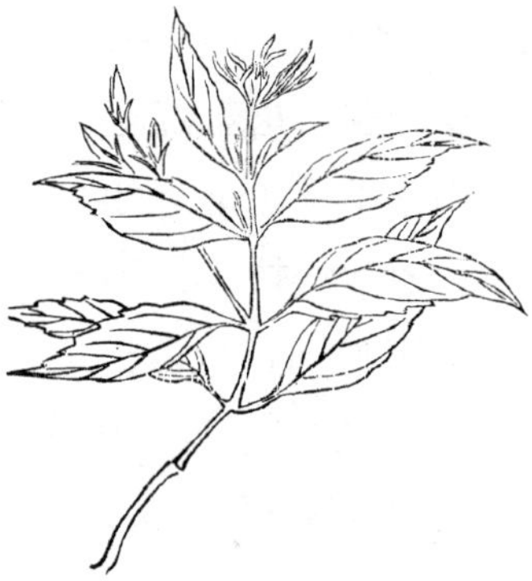

40. 紫喇叭花

紫喇叭花，生宁都金精山。茎

叶俱如洞丝草。冬开紫花，颇似地黄花，有白心数点。

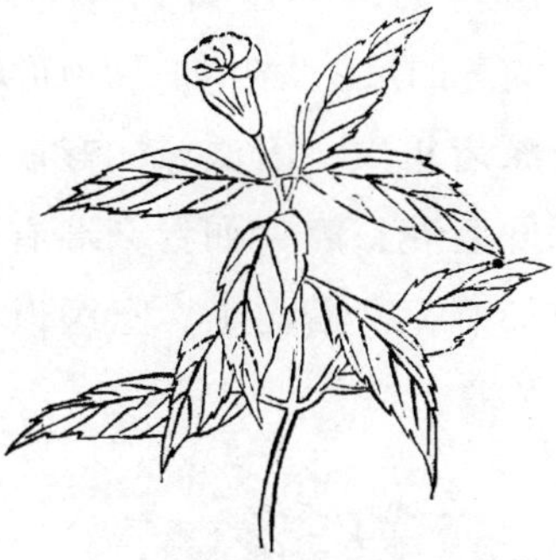

41. 水晶花

水晶花，广信、衡州山中有之。小科，叶如女贞叶，亦光润，梢端夏开五出小白花，细如银丝，朵朵如穗。俚医用之。

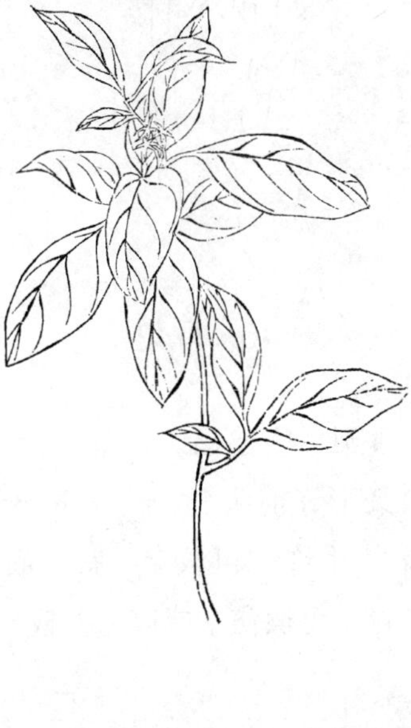

42. 水晶花 又一种

水晶花，衡山生者。叶似绣球花叶而小，紫茎有节，花如银丝，作穗长寸许，夏至后即枯。

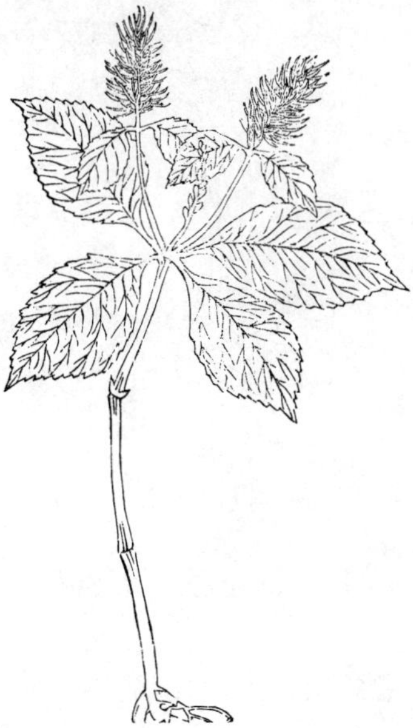

43. 急急救

急急救，江西山坡有之。根须黄柔，一茎一叶，叶茎嫩绿，似初生蜀葵叶，无歧而尖，深齿如锯，面背皆有细毛。土医以根同红枣浸酒，通骨节，达四肢。

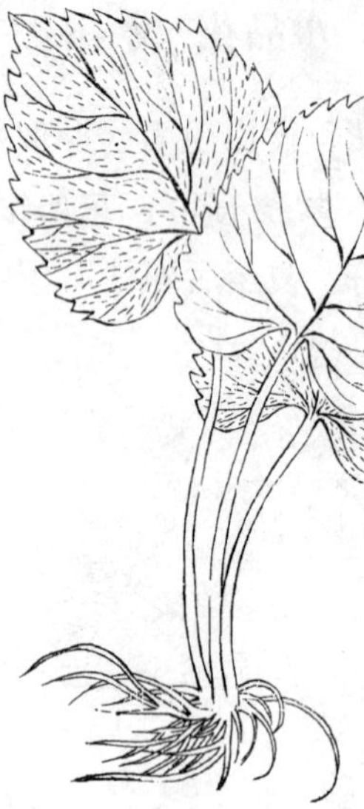

44. 急急救 又一种

急急救，生庐山者，叶如马蹄而大，根粗如大指，馀同。

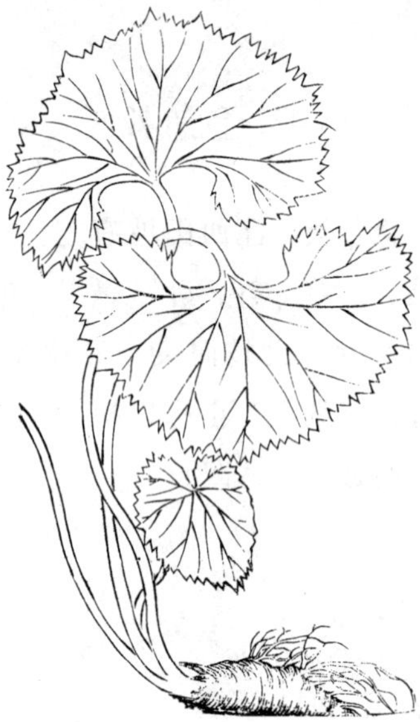

45. 山芍药

山芍药，生建昌。丛生，绿茎，高三四尺。大叶如马蹄而尖甚长，深齿粗纹，面深绿，背淡青，秋深开紫花，瓣尖如针，端有须，绿跗如刺，密攒而上。土医以根、叶治风寒。

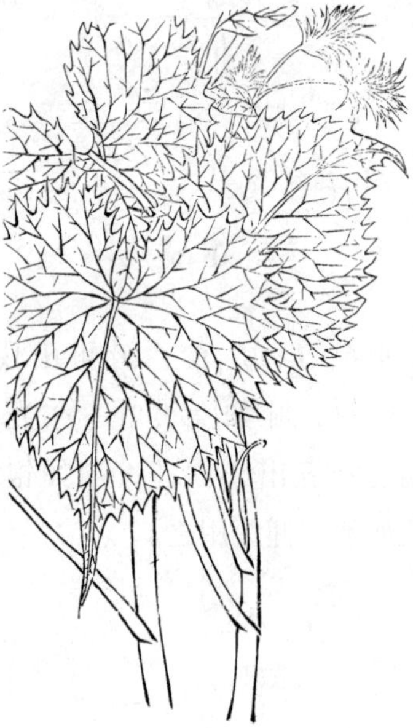

46. 香梨

香梨，生建昌。绿茎大叶，叶作三叉形，前尖独长，大过于掌，深齿半寸许，粗纹攲[①]斜，面绿，背淡青。可擦伤。或以为大戟。

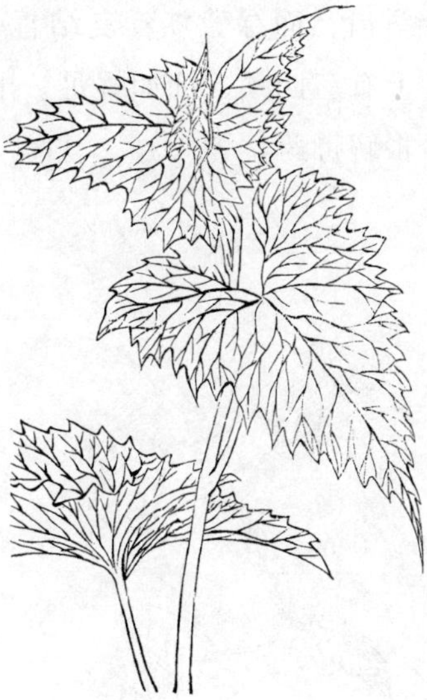

【校注】

① 攲（qī 七）：倾斜。攲，通“倚”，斜倚、斜靠。

47. 肺筋草

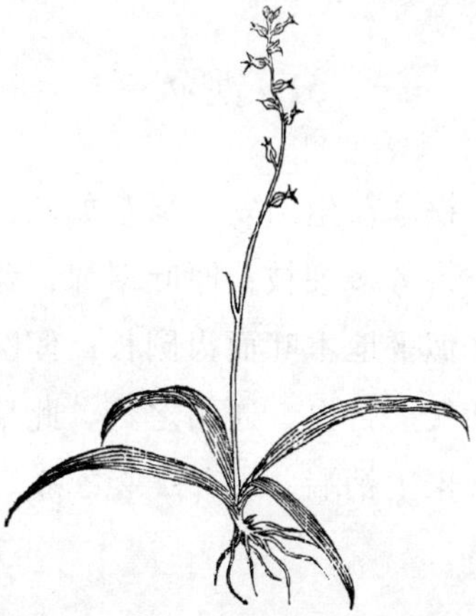

肺筋草，江西山坡有之。叶如茅芽，长四五寸，光润有直纹，春抽细葶，开白花，圆而有叉，如石榴花；蒂大如米粒，细根亦短。

48. 翦刀草

翦[①]刀草，生建昌。独茎，高尺许；对叶尖长，微似凤仙花叶而无齿，面绿，背青白，梢端抽长条，结黄实如薏仁而小，层缀如穗而疏，一名羊尾须。土医以治头[②]疮，煎水洗之。

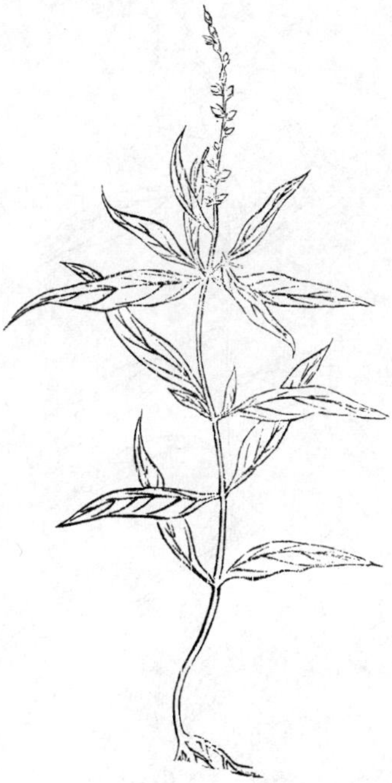

【校注】

① 翦：同“剪”。

② 头：原本作“顺”，形近而误。据中华本改。

49. 四季青

四季青，生建昌。形如蓼而茎细无节。叶尖错生，秋时梢开白花成穗，如蓼花而疏。土人取根敷伤。

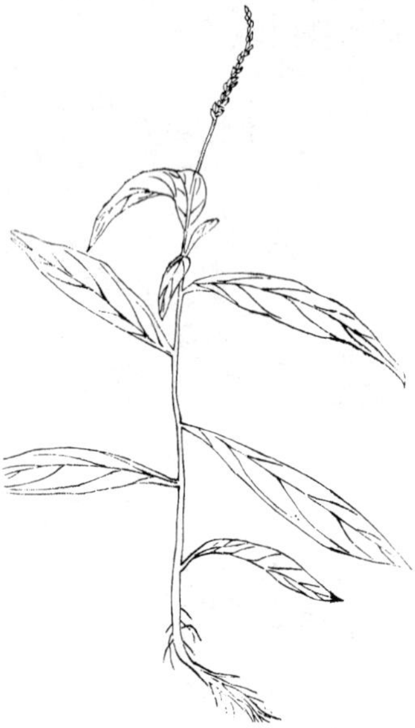

50. 白头翁

白头翁，生建昌。赭茎梢绿；长叶斜齿，面绿背淡；夏结青蓇[①]葖，上有三四须，细如蝇足。土人云：根解毒药。

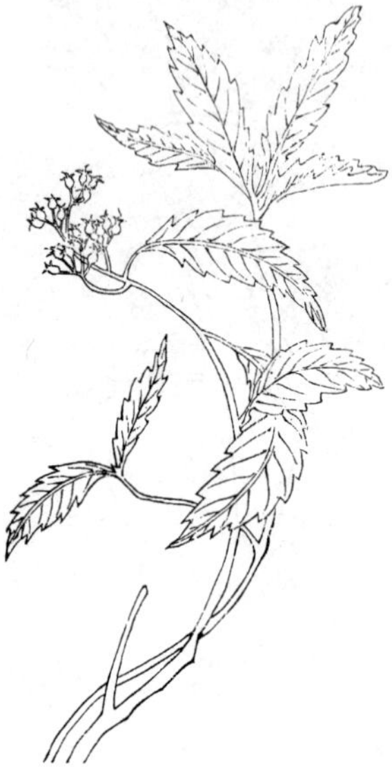

【校注】

① 蓇（gū 姑）：指某种果实，如芍药、八角等的果实。

51. 铁伞

铁伞，生南安。绿茎如蒿，有直纹，旁多细枝；厚叶翠绿，背微紫，似平地木叶而齿圆长；俚医以为活气、行血、通络之药。此草叶韧，聚生梢端，故有铁伞之名。

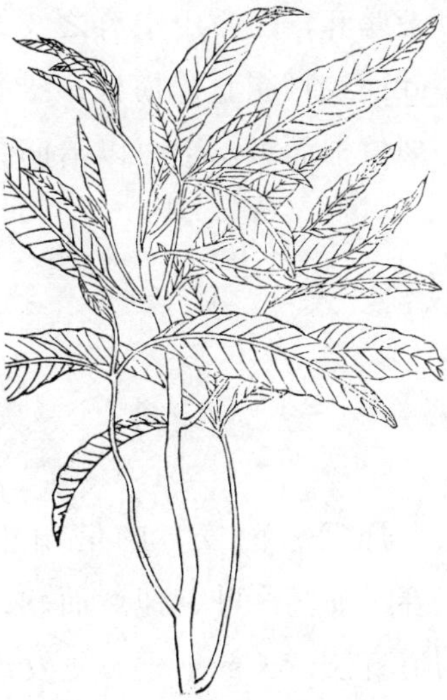

52. 一枝香

一枝香，生广信。铺地生，叶如桂叶而柔厚，面光绿背淡，有白毛；根须长三四寸，赭色。土人以治小儿食积。

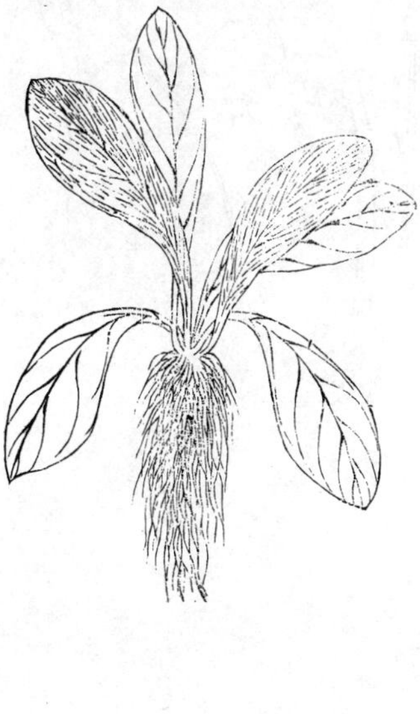

53. 鹿衔草

鹿衔草，九江建昌山中有之。铺地生，绿叶紫背，面有白缕，略似蕺菜而微长，根亦紫。土人用以浸酒，色如丹。治吐血、通经有效。

按《本草》有鹿衔，形状不类。《安徽志》：鹿衔草性益阳，出婺源，即此。湖南山中亦有之，俗呼破血丹。滇南尤多。土医云：性温，无毒，入肝肾二经，强筋健骨，补腰肾，生精液。

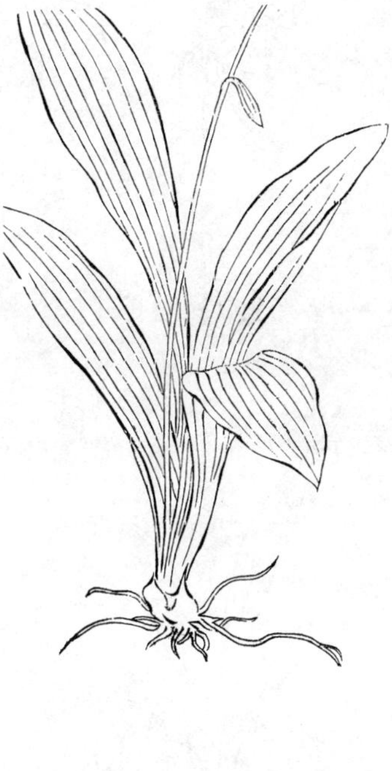

54. 紫背草

紫背草，生南赣山坡。形全似

蒲公英而紫茎，近根叶叉微稀，背俱紫，梢端秋深开紫花，似秃女头花不全放，老亦飞絮，功用同蒲公英。

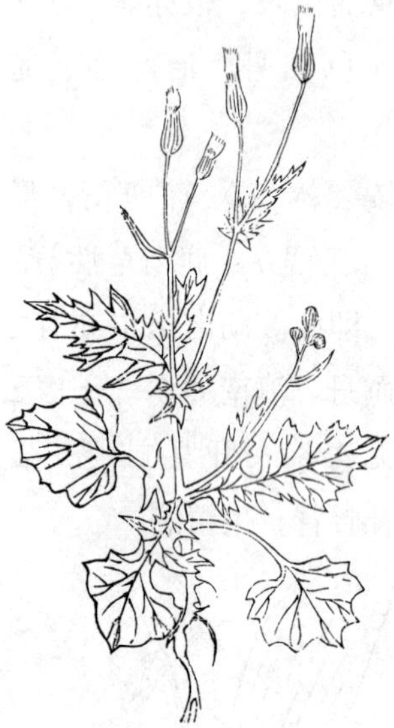

55. 七厘麻

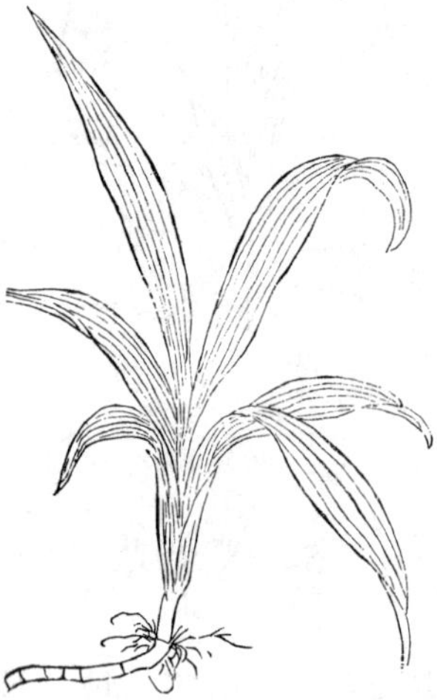

七厘麻，江西山中有之。似吉祥草叶而纹理粗直，横根，绿润有节，似竹根而嫩。土医以治筋骨疼痛。

56. 七厘丹

七厘丹，南安、广信山中有之。春时抽茎生叶，似芦而软，叶有间道直纹，长弱下垂；夏发细葶小叶，叶际开花如粟，紫黑色；细根赭褐。俚医以治骨痛、跌打损伤。忌多用，故以七厘为名。

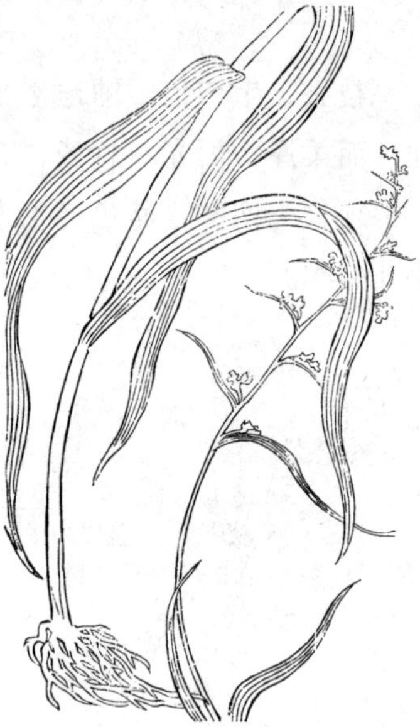

57. 白如棕

白如棕一名仙麻。江西、湖南山中多有之。状如初生棕叶，青白色，有直纹，微皱；抽茎结实如建兰花实，独根。土医采治风损、妇科败血。

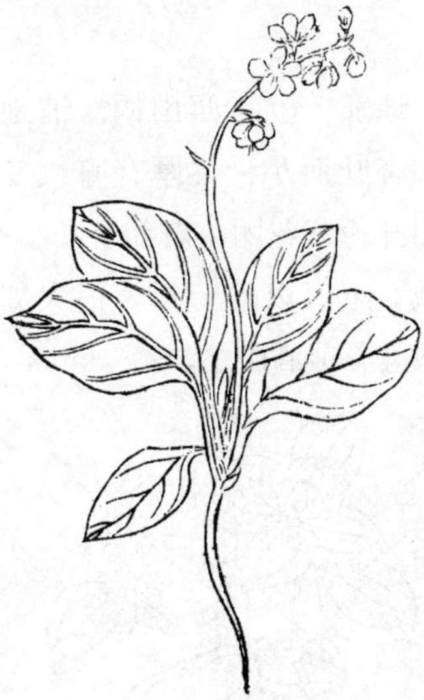

58. 鸡脚草

鸡脚草，生建昌。形状如吉祥草，而叶不光泽，有直纹如竹，面绿，背黄绿，与茎同色。根如姜而瘠，有须。土医以治劳损、乳毒。劳损取根煎酒服，乳毒[1]蒸鸡蛋食之。

按《本草拾遗》有鸡脚草，形状主治不类。

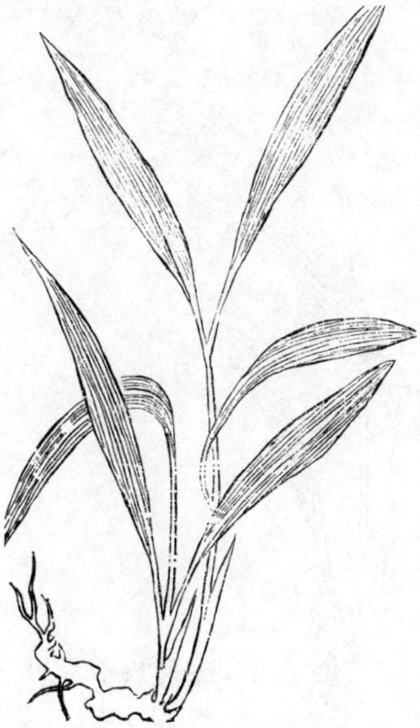

【校注】

① 乳毒：病症名。出《刘涓子鬼遗方》，由肝胃湿热凝结而成。即产后乳痈。

59. 蜘蛛抱蛋

蜘蛛抱蛋一名飞天蜈蚣，建昌、南赣皆有之。状如初生棕叶，下细上阔，长至二尺馀，粗纹韧质，凌冬不凋；近根结青黑实如卵，横根甚长，稠结密须形如百足，故以其状名之。土医以根卵治热症；南安土呼哈萨喇，以治腰痛咳嗽。

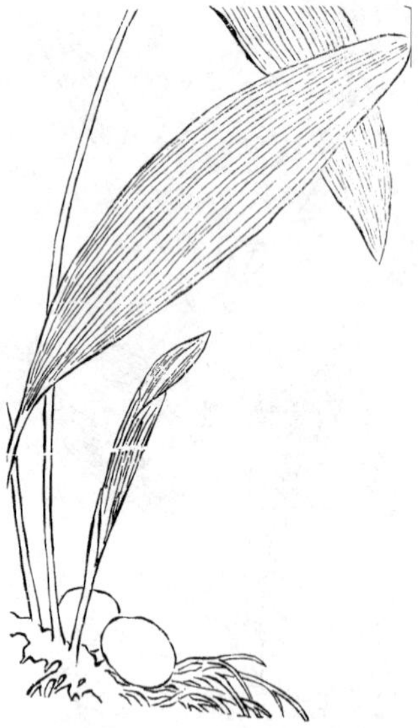

60. 菜蓝

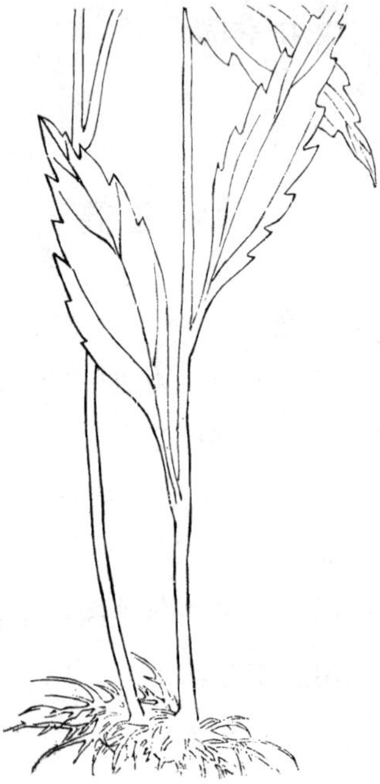

菜蓝，生广信。黑根有须，丛生，绿茎，微有疏节；叶似大叶柴胡，粗纹疏齿。一名大叶仙人过桥。土人采治跌打损伤。

61. 地茄

地茄，生江西山冈。铺地生，叶如杏叶而小，柔厚有直纹三道；叶中开粉紫花团，瓣如杏花，中有小缺。土医以治劳损。根大如指，长数寸，煎酒服之。

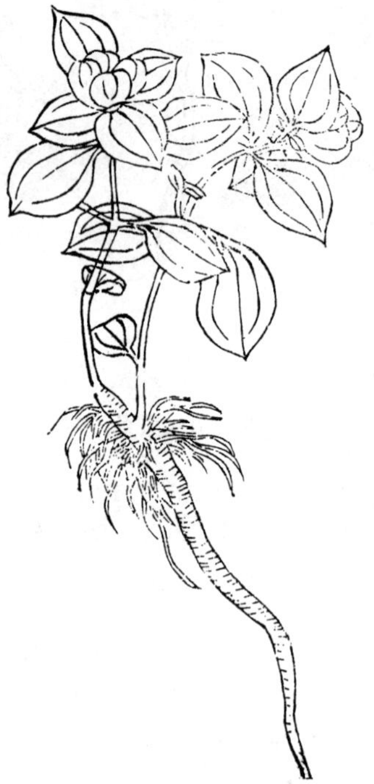

62. 仙人过桥

仙人过桥，建昌、南赣山坡皆有之。丛生，高不盈尺，细茎叶如柳叶；秋时梢端开紫筒子花，略似桔梗花而小；开久瓣色退白，黄蕊迸露。土人采根叶，煎洗疮毒。

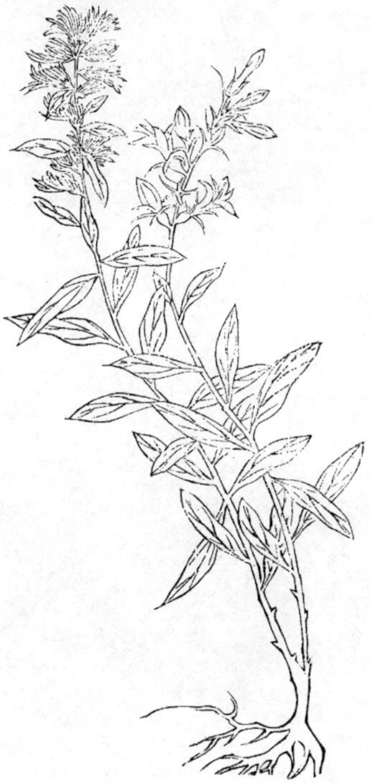

63. 山柳菊

山柳菊一名九里明，一名黄花母。南赣山中皆有之。丛生，细叶似石竹叶，绿茎有节；秋开黄花如菊，心亦黄。土医以洗肿毒，不可食。

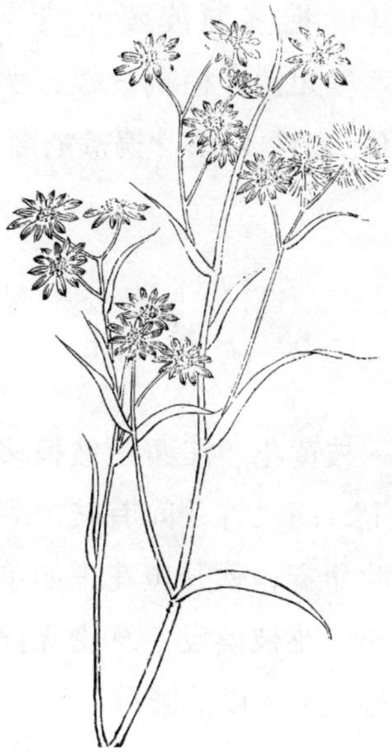

64. 野山菊

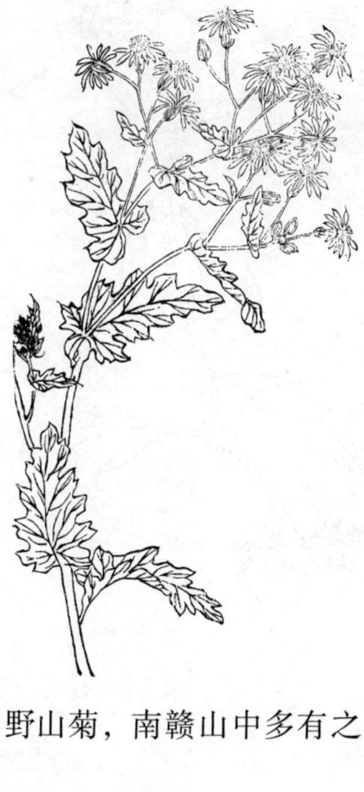

野山菊，南赣山中多有之。丛

生，花叶抱茎如苦荬而歧，齿不尖，茎瘦无汁；梢端发杈，秋开花如寒菊。土医以根叶捣敷疮毒。

65. 一枝黄花

一枝黄花，江西山坡极多。独茎直上，高尺许，间有歧出者；叶如柳叶而宽；秋开黄花，如单瓣寒菊而小，花枝俱发，茸密无隙，望之如穗。土人以洗肿毒。

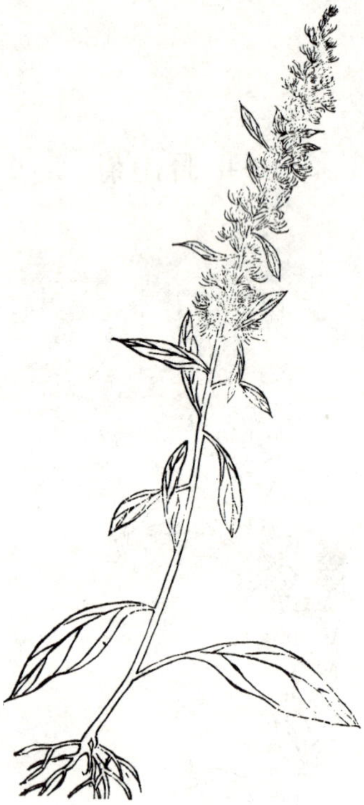

卷之十　山草

1. 山马蝗

山马蝗，产长沙山阜。独根，有短须，褐茎多叉。每枝三叶，叶微似竹，面青背白，疏纹无齿。叶间发小茎，开紫白小花如粟。俚医以治哮。此草与小槐花枝叶相类，唯附茎团团结角，似蛾眉豆而扁小。有双角连生者，亦黏人衣。叶老则渐圆，与豆叶无异，纹亦涩乱。

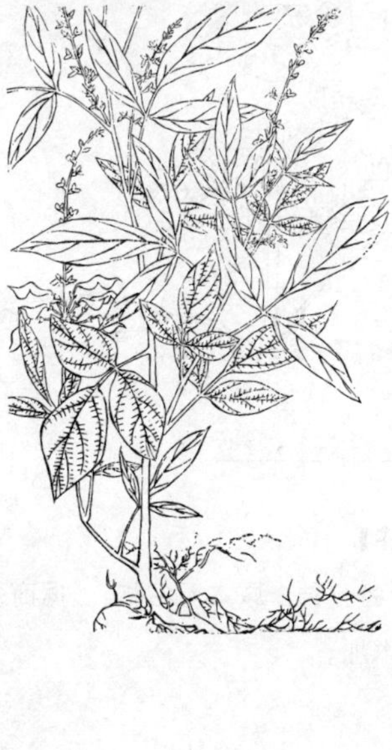

2. 和血丹　即胡枝子

和血丹，生长沙山坡。独茎小科，一枝三叶，面青黄，背粉白，有微毛，似豆叶而长。茎方有棱，赭黑色。直根四出，有细须。俚医以为破血之药。

按《救荒本草》：胡枝子俗名随军茶，生平泽中。有二种，叶形有大小。大叶者类黑豆叶；小叶者茎类蓍草，叶似苜蓿叶而长大；花色有紫、白，结子如粟粒大，气味与槐相类。性温。采子微春即成米，先用冷水淘净，复以滚水汤[①]三五次，去水下锅，或作粥，或作炊饭，皆可食。加野绿豆味尤佳。及采嫩叶蒸晒为茶，煮饮亦可。此即是叶似黑豆叶者，其气味颇似茶叶。北地茶少，故凡似茶者皆蓄之。南土则多供樵薪，采摘所不及矣。

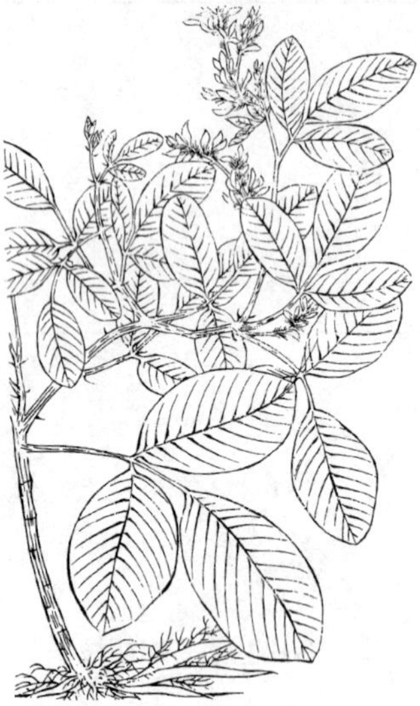

【校注】

① 汤：通“烫”。加热。

3. 小槐花

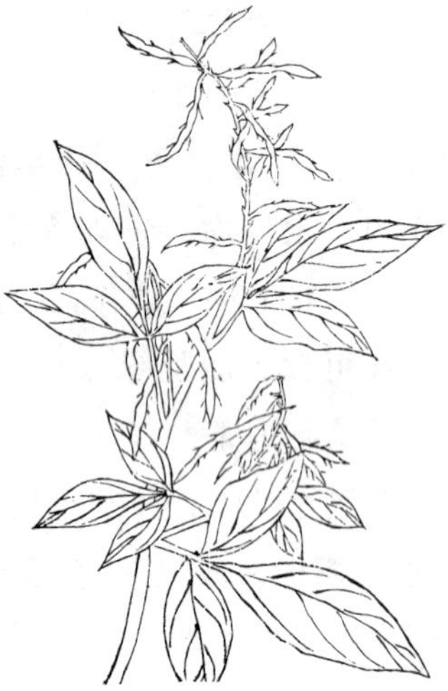

小槐花，江西田野有之。细茎发枝，一枝三叶，如豆叶而尖长，秋结豆荚，细如绿豆而有毛，茎叶略似山马蝗，而结角不同。

4. 无名一种[①]

生岳麓。独茎，参差生叶，三叶攒聚。叶似胡颓子叶微小，面深绿，背白，皆有微毛。梢头发叉，开小白花，似蛾眉豆花，黄须点点。

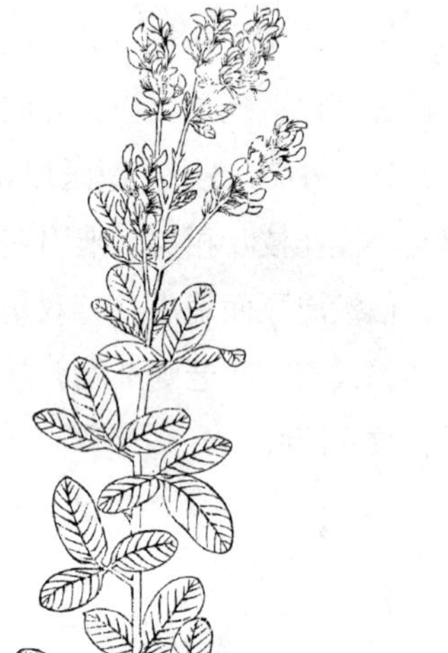

【校注】

① 无名一种：原本无名称。据商务本、中华本加。

5. 白鲜皮

白鲜皮，生长沙山坡。丛生，赭茎，茎多斜刺，交互极密，嫩茎青绿；长叶排生，如蒴藋[①]而有细齿，叶上亦有暗刺甚涩，面绿，背青白。俚医以散痰气、行筋骨。

按形状与《本草》白鲜皮异，别是一种。

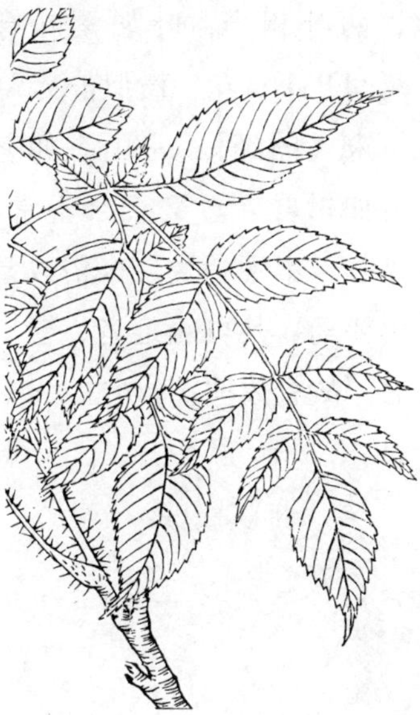

6. 土常山（一）

土常山，江西多有之。形状颇似黄荆，唯每枝三叶，叶宽有大齿。气味辛烈如椒。俚医云：闽中负贩者，口含此叶，行半日不渴，且能辟暑。盖其气味辛苦，能通窍散热，生津降气，故有殊功。

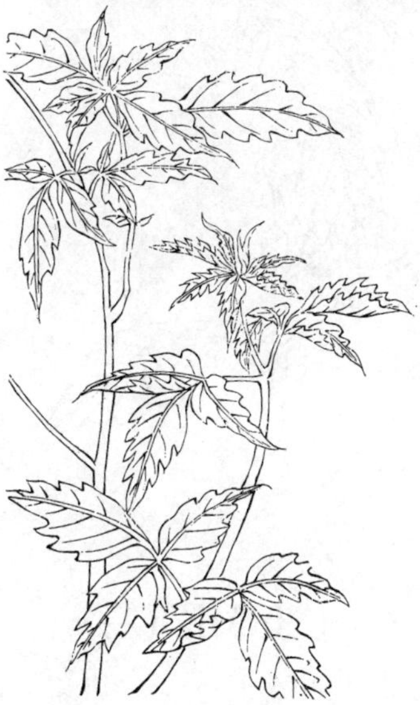

7. 土常山（二）

土常山，江西庐山、麻姑山皆有之。丛生，绿茎圆节，长叶相对，深齿粗纹。夏时茎梢开四圆瓣白花，花落结子如黄粟米，累累满枝。俚医以治跌打。形状、主治俱与《图经》异。

【校注】

① 蒴藋（shuòdiào 硕掉）：中药名。为忍冬科植物蒴藋的全草或根入药。有清热解毒、祛风除湿功效。

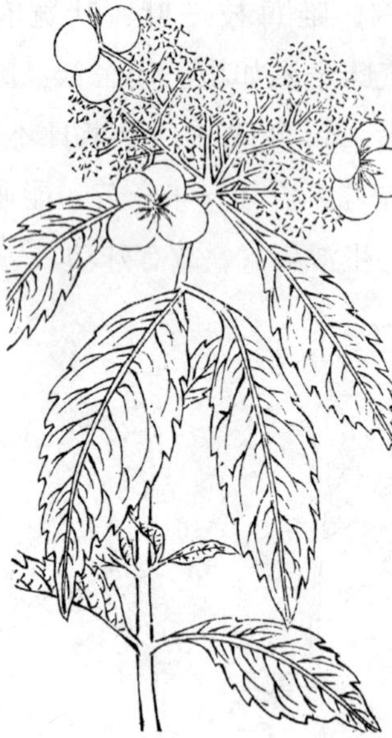

8. 土常山（三）

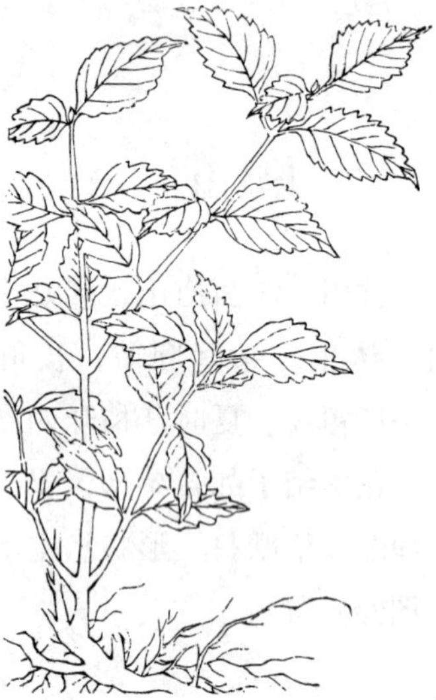

土常山，长沙山坡有之。赭根有须，根茎一色，有节。对节生叶，叶如榆，面青背白，背纹亦赭，春间叶际开小花如木樨，色黄白无香。俚医以治湿热。

9. 土常山（四）

土常山，长沙山阜有之。细茎微赭，两叶相当，叶如桑叶有锯齿，夏间开小黄花，微似苦荬[①]。

按宋《图经》：常山有如茗叶者，有如楸叶者。又天台土常山，苗叶极甘，本不一类。今俗以常山为治疟要药。凡可止疟者，皆以常山名之。故有数种。

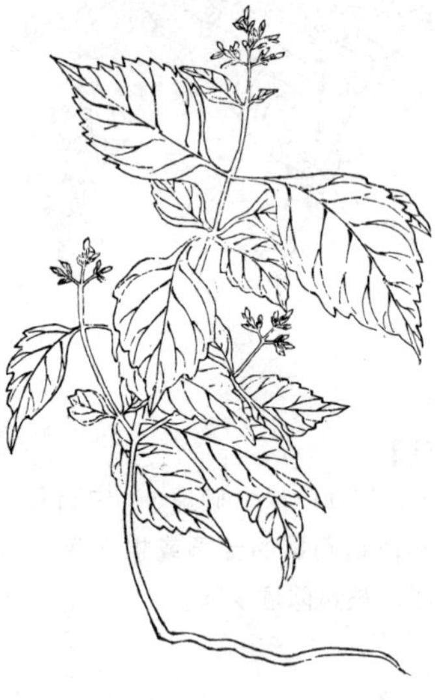

【校注】

① 苦荬（mǎi 买）：中药名。为菊科植

物苦荬菜的全草入药。有清热解毒功效。

10. 黎辣根

黎辣根，生长沙山冈。丛生小科，赭黑细茎，长叶光硬，本狭末宽有尖，面浓绿，背淡有赭纹；近茎黑，根圆大，细尾长五六寸。俚医用以杀虫败毒。秋结实，生青熟黑，味甜可食。

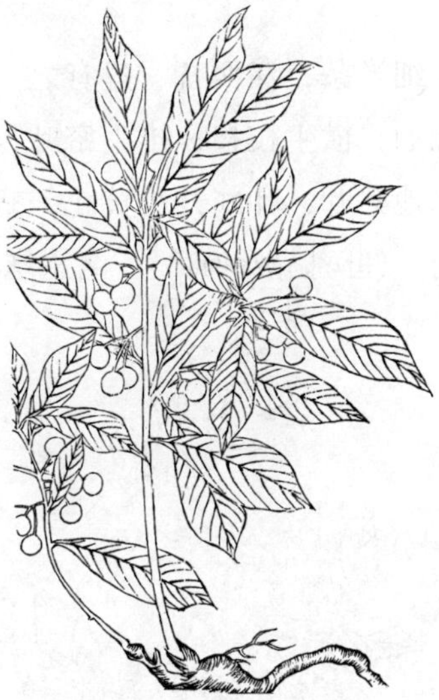

11. 野南瓜

野南瓜一名算盘子，一名柿子椒，抚、建、赣南、长沙山坡皆有之。高尺馀，叶附茎对生如槐、檀，叶微厚硬。茎下开四出小黄花，结实如南瓜，形小于凫茈[1]；秋后迸裂，子缀壳上如丹珠。土人取茎及根治痢证，煎水和白糖服之；亦能利湿、破血。

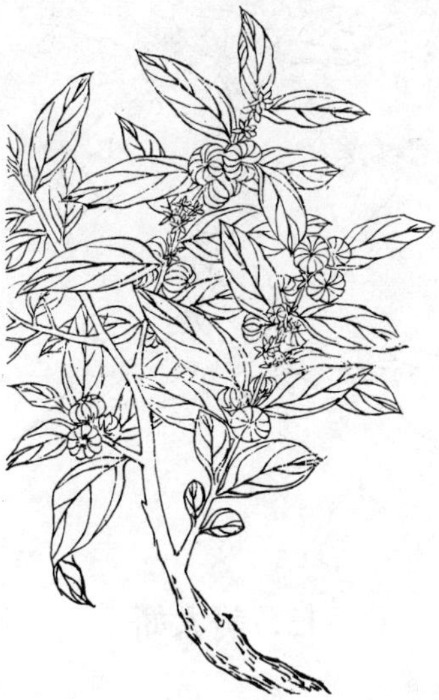

【校注】

① 凫茈（fúcí 服辞）：俗称马蹄，又称荸荠。古称凫茈。

12. 钉地黄

钉地黄，生长沙岳麓。一名贡檀兜，一名降痰王。黑茎小树，叶似女贞叶而不光泽。春开五瓣小白花，白须茸茸，繁密如雪。根长二尺馀，赭黄坚劲。俚医以治痰火、清毒。

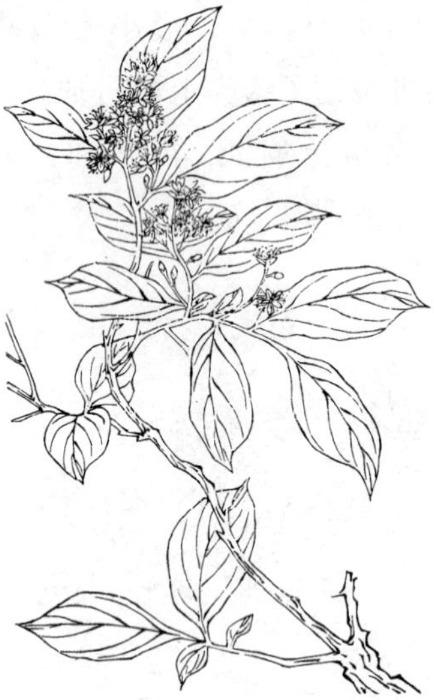

13. 美人娇

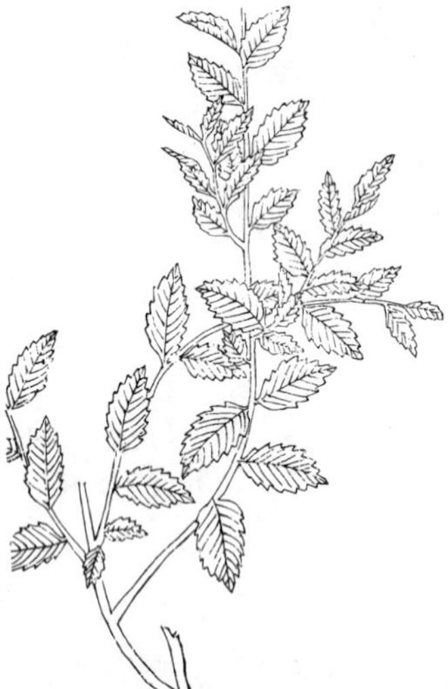

美人娇，生长沙山阜。丛生，小木。赭茎细劲，参差生叶。叶如榆叶，深齿如锯。俚医以为散瘀血、治无名肿[①]毒之药。其名不可究诘。《本草纲目》九仙子亦名仙女娇，俗语固多如是。

【校注】

① 肿：原作“种”，商务本、中华本作“肿”，据文义从之。

14. 细米条

细米条，江西抚、建有之。赭茎如荆，横生枝杈，排生密叶；叶微似地棠叶，叶间开小黄花，略似乌药。俚医捣敷肿毒。一名水麻。

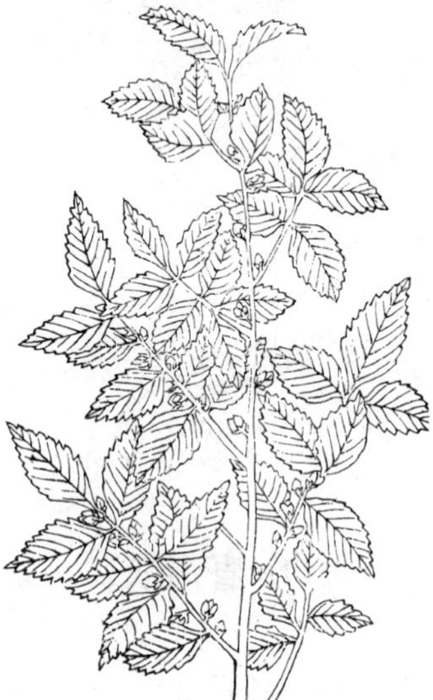

15. 山胡椒

山胡椒，长沙山坡有之。高二三尺，黑茎细劲，叶大如茉莉花叶，而不光润，面青背白，赭纹细碎；九月间结实如椒。

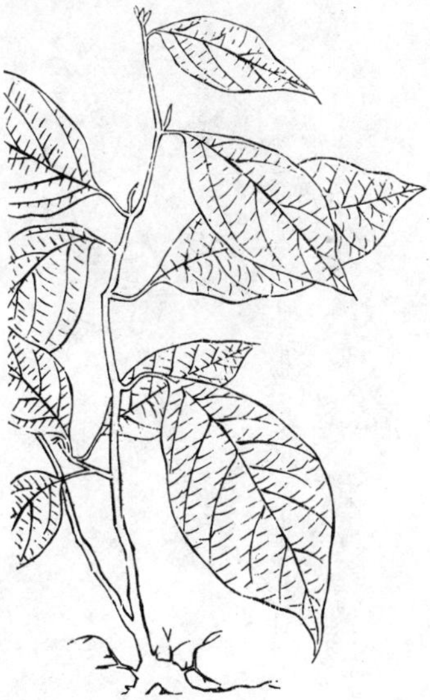

16. 千斤拔

千斤拔，产湖南岳麓，江西南安亦有之。丛生，高二尺许，圆茎淡绿，节间微红。附茎参差生小枝，一枝三叶，长几二寸，宽四五分，面背淡绿，皱纹极细；夏间就茎发苞，攒密如球，开紫花。独根，外黄内白，直韧无须，长至尺馀。俚医以补气血、助阳道。亦呼土黄鸡，南安呼金鸡落地。皆以其三叶下垂如鸡距云。

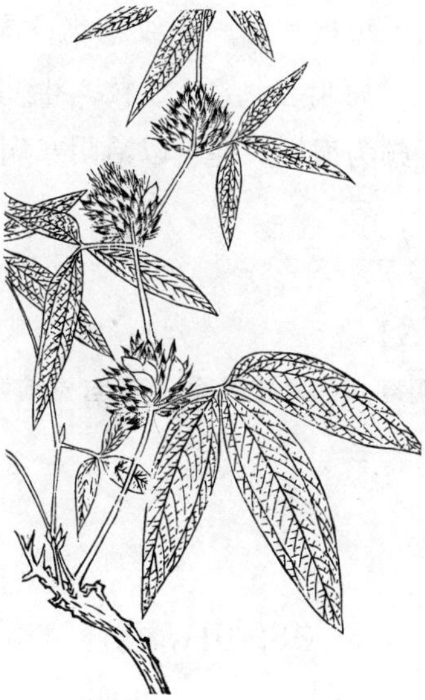

17. 青荚叶

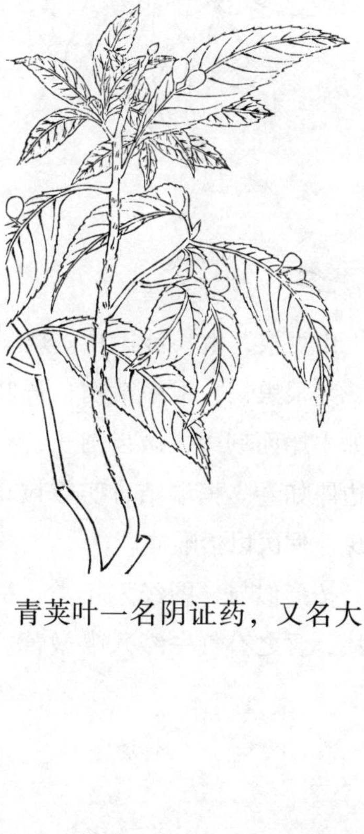

青荚叶一名阴证药，又名大部

参，产宝庆山阜。高尺馀，青茎有斑点。短杈长叶，粗纹细齿，厚韧微涩。每叶上结实二粒，生青老黑，颇为诡异。俚医以治阴寒病①。

【校注】

① 阴寒病：又名阴冷。指自觉前阴寒冷。

18. 山豆根

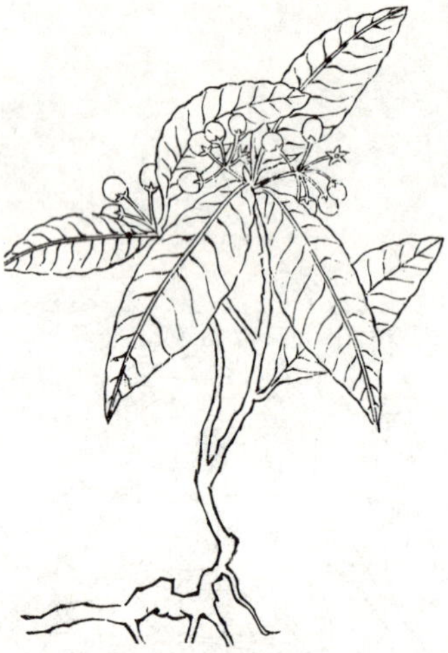

山豆根，生长沙山中。矮科硬茎，茎根黑褐，根梢微白，长叶光润如木犀而韧柔，微齿圆长，有齿处边厚如卷。梢端结青实数粒，如碧珠。俚医以治喉痛。

按形似与《图经》不类，根味亦淡，含之有气一缕入喉微苦。又一种也。秋深实红如丹，与小青无异。又名地杨梅。

19. 阴行草

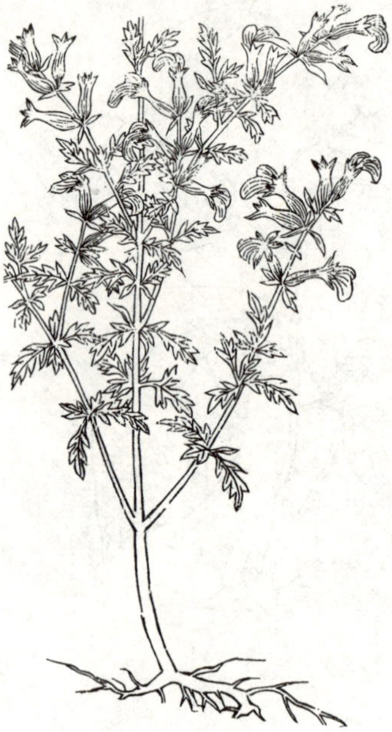

阴行草，产南安。丛生，茎硬有节，褐黑色，有微刺，细叶，花苞似小罂，上有歧瓣，如金樱子形而深绿。开小黄花，略似豆花。气味苦寒。土人取治饱胀，顺气化痰，发诸毒。湖南岳麓亦有之。土呼黄花茵陈，其茎叶颇似蒿，故名。花浸水，黄如槐花，治证同南安。阴行、茵陈，南言无别。宋《图经》谓茵陈有数种，此又其一也。滇南谓之金钟茵陈。既肖其实形，亦闻名易晓。主利小便，疗胃中湿，痰热，发黄，或眼仁发黄，或周身黄肿，与茵陈主疗同。其嫩叶绿脆，似亦可茹。

20. 九头狮子草

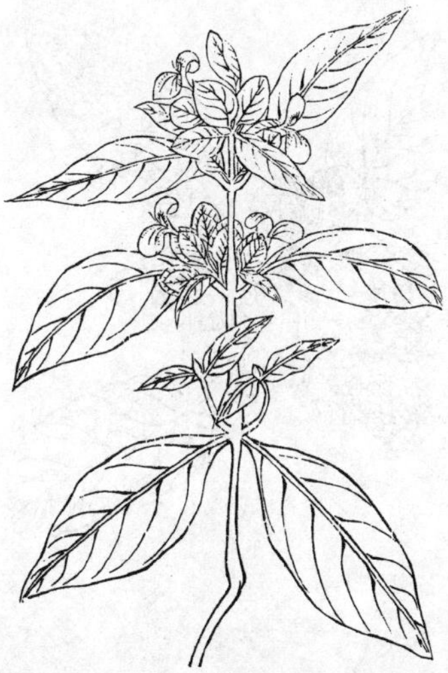

九头狮子草，产湖南岳麓山坡间，江西庐山亦有之。丛生，数十本为族[①]；附茎对叶，如凤仙花叶稍阔，色浓绿无齿；茎有节，如牛膝，细根长须；秋时梢头节间先发两片绿苞，宛如榆钱，大如指甲，攒簇极密；旋从苞中吐出两瓣粉红花，如秋海棠而长，上小下大，中有细红须一二缕，花落苞存，就结实；摘其茎插之即活，亦名接骨草。俚医以其根似细辛，遂呼为土细辛，用以发表。

【校注】

① 族：通“簇”。

21. 杜根藤

杜根藤，产湖南宝庆府山坡间。状与九头狮子草极相类，唯独茎多须，须亦绿色。开花亦如九头狮子草，而只一瓣，色白无苞。

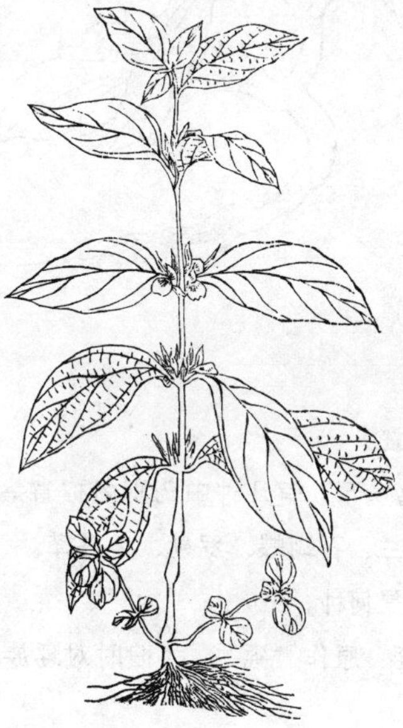

22. 省头草

省头草[①]，生湖南宝庆府山谷

中。圆梗厚叶，柔绿一色，上有白粉，颇似蕲棍叶，长二寸馀，宽几一寸，本末俱尖瘦，有疏齿。梢叶小不几寸，无齿。赭根有短须甚细。俚医用之。宝庆近傜[2]，其草名多难深考，无由译其省头之义。

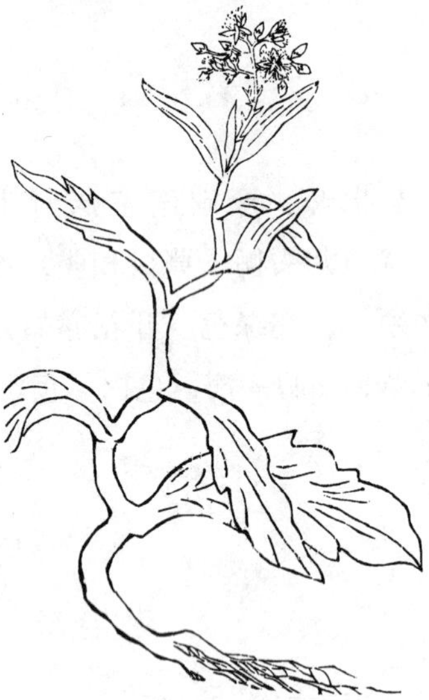

【校注】

① 省头草：有几种中药别名称省头草，如佩兰、石蝴蝶、罗勒、辟汗草。不知此处是何种。

② 傜：原作"猺"，为旧时对瑶族的蔑称。

23. 叶下红

叶下红，产建昌。一名小活血，一名红花草。铺地生，颇似紫菀，叶面青，背紫，碎纹粗涩如芥，背微光滑，长茎长叶。土人取根、叶，槌敷蛇头指[1]。

按《本草纲目》：叶下红主飞丝入目[2]、肿痛，同盐少许绢包，滴汁入目；仍以塞鼻，左塞右，右塞左。不详其形状，殆同名也。

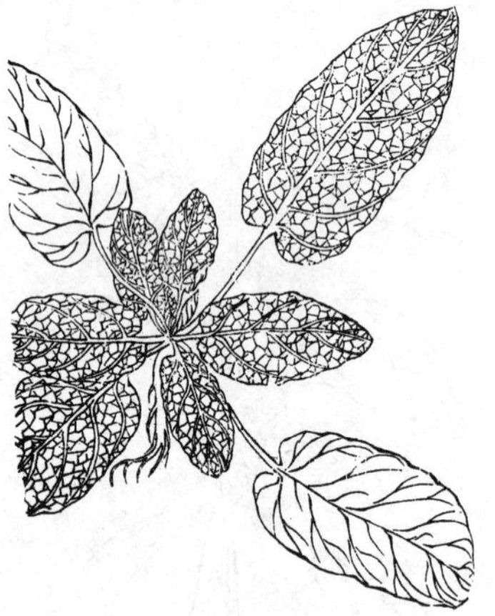

【校注】

① 蛇头指：病名。指疔疮生于手指尖，形似蛇头者。

② 飞丝入目：病症名。又名天丝打眼。系指风飏游丝，偶然触入目中而作痛的病症，也即异物入睛。可见眼痛赤涩、肿胀难睁、泪热羞明、鼻流清涕等症。见《杂病·证治准绳》。

24. 阘骨草

阘骨草，产湖南宝庆山阜。铺

地生，叶如初生芥菜叶而尖，面青背白，圆齿齐匀。夏抽茎，细茎，开小白筒子花，下垂结角，子尤细。俚医用之。

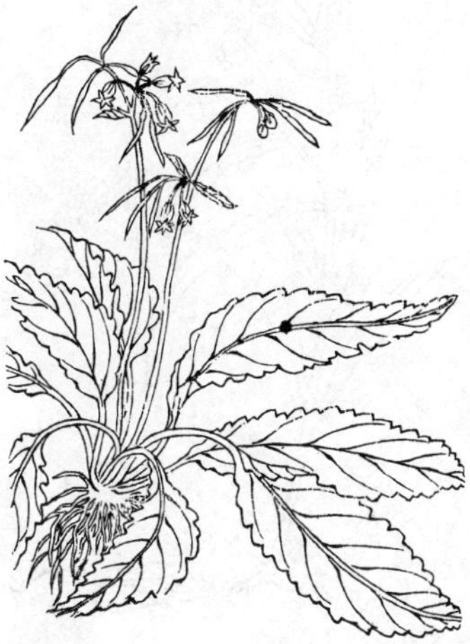

25. 地麻风

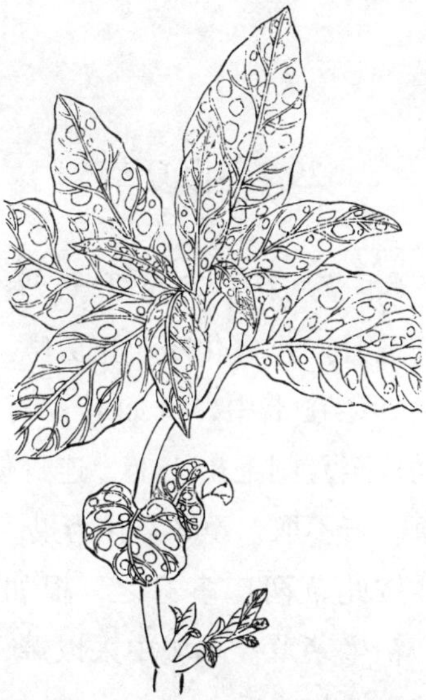

地麻风，生宝庆山中。铺地长茎，茎色青赤，叶似白菜，面深绿，背淡青，叶有圆晕，面凹背凸，白脉数缕。俚医用之。

26. 赤胫散

赤胫散，生宝庆山中。黄根黑须，紫茎有节，似蓼有细白毛，参差生叶，叶形宛似箭镞[①]，边绿内紫黑色，纹赤。俚医用之。滇南生者尤长大，开粉红花如蓼。土呼土竭力。

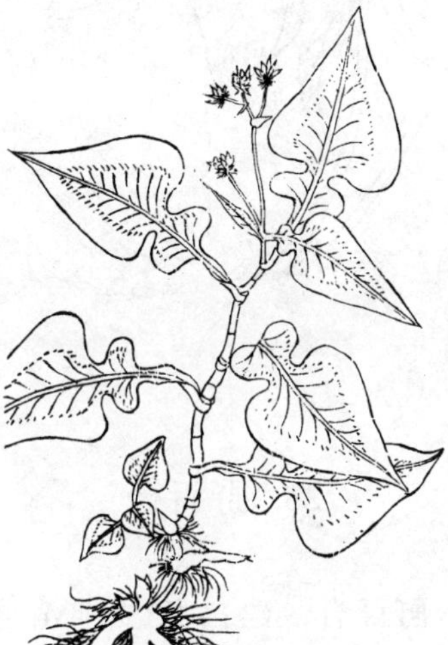

【校注】

① 箭镞（zú 足）：箭头上的金属尖物。

27. 落地梅

落地梅，生湖南宝庆山阜。丛生，青茎红节，节叶对生，梢叶攒聚；叶中发绿苞成簇，细丝如针；开碎白花，花落苞黄，经时不脱，搓之有细黑子。俚医用之。

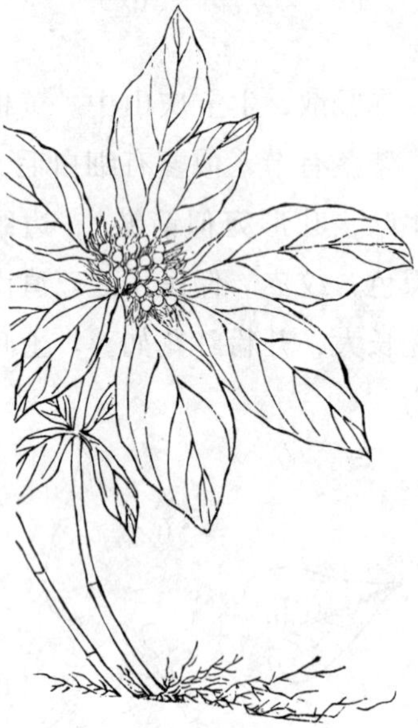

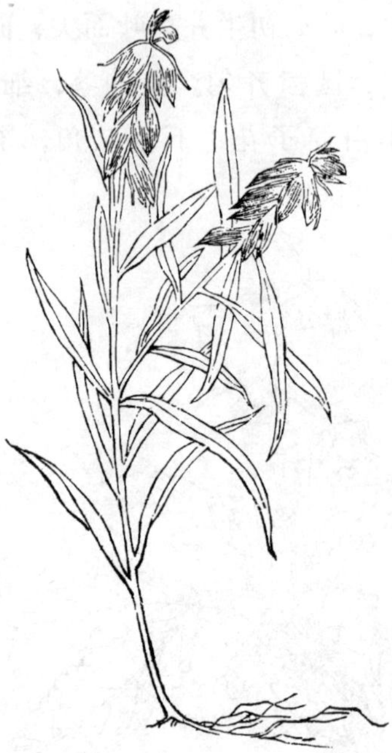

28. 野百合

野百合，建昌长沙洲渚间有之。高不盈尺，圆茎直韧。叶如百合而细，面青背微白。枝梢开花，先发长苞有黄毛，蒙茸下垂，苞坼花见，似豆花而深紫。俚医以治肺风[1]。南昌西山亦有之，或呼为佛指甲。

【校注】

① 肺风：病名。即酒渣鼻，故名亦称鼻赤。

29. 冬虫夏草

《本草从新》[1]冬虫夏草，甘平，保肺益肾，止血化痰，止劳嗽。产云贵。冬在土中，身如老蚕有毛，能动；至夏则毛出土上，连身俱化为草。若不取，至冬复化为虫。

按此草两广多有之，根如蚕，叶似初生茅草。羊城中采以馔，云鲜美，盖与啖禾虫同。

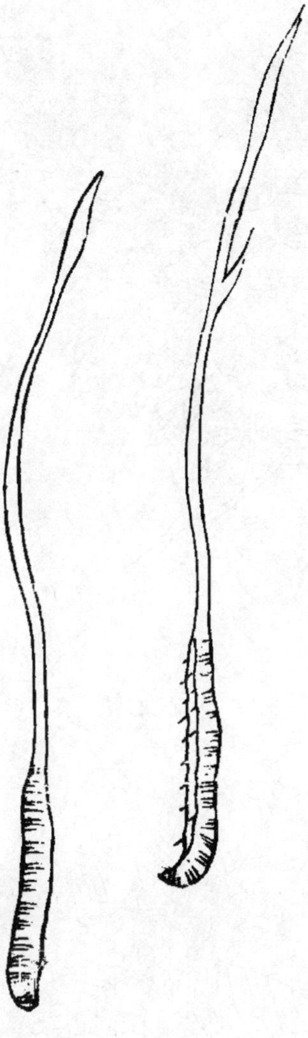

30. 野鸡草

野鸡草，江西、湖南坡阜多有之。长茎细叶，如辟汗草；秋时叶际开小黄花，如豆花而极小，与叶相间，宛如雉尾。湖南谓之白马鞭，治证与野辟汗草同，盖一种。

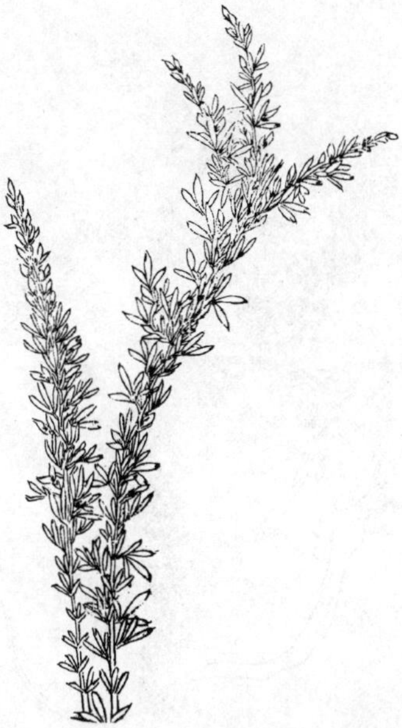

31. 野辟汗草

野辟汗草，产江西、湖南山坡间。一名赵公鞭。初生独茎，似辟汗草；附茎生叶，三叶攒生，长五六分，亦能开合，类鸡眼草而大；茎长尺许，梢头发一绿球，团如弹子，渐次黄黑，终不脱落；茎上始生小枝，枝上叶小如麦粒；茎既柔

【校注】

① 《本草从新》：本草学著作。清代吴仪洛著。在汪昂《本草备要》的基础上修订而成。全书 18 卷，共载药 720 种。

弱，球复重敧，附枝纷披，宛欲低舞。

按《本草拾遗》：无风独摇草，带之令夫妇相爱。生岭南。头如弹子，尾若鸟尾，两片开合，见人自动，故曰独摇草。土医以祛邪热，形颇似之。

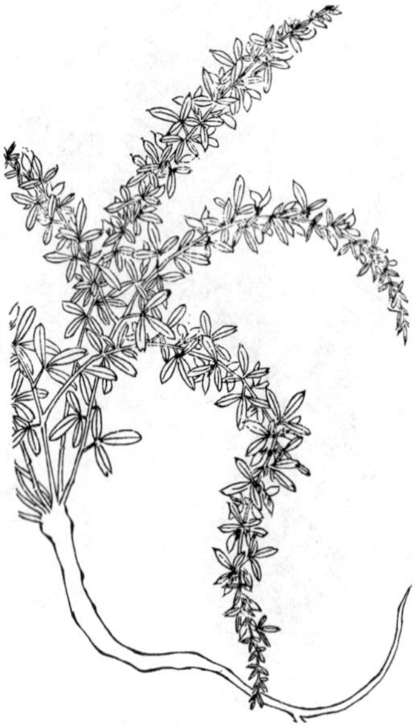

32. 茶条树

茶条树，江西、湖、广山坡极多。丛生，高尺许；赭茎，近根有刺，附茎对叶，叶如郁李叶而短小；梢端开五瓣小筒子花，似芫花而白；未开时作赭色筒子，一簇百馀，硬艄，不甚鲜明；夏开至秋深犹有之。

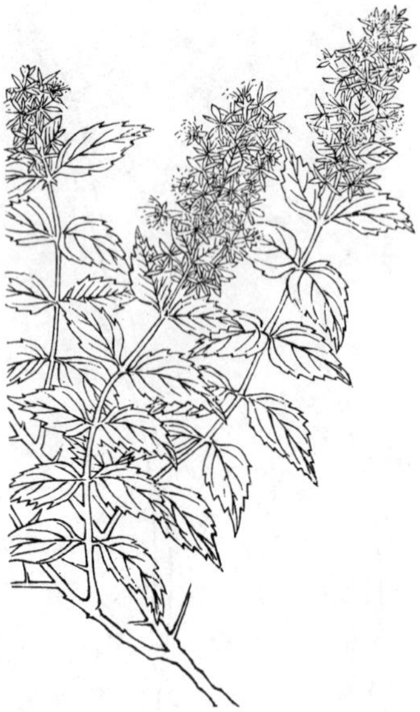

33. 无名

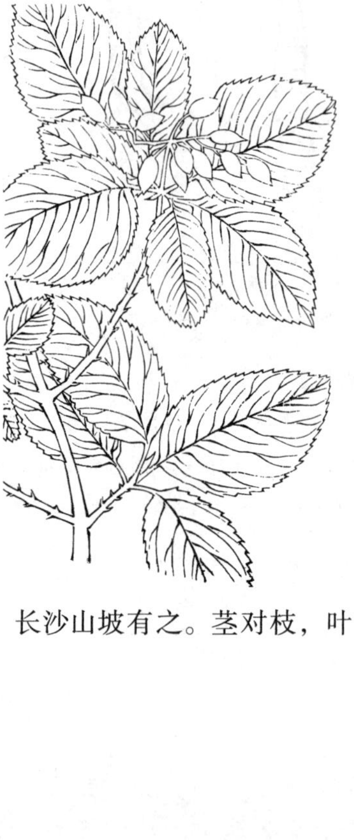

长沙山坡有之。茎对枝，叶亦

相当，似绣球花叶而小。秋时梢端结实，长如小枣而扁，生青熟红。

34. 无名 又一种

生长沙岳麓。茎叶如麻叶粗涩，柄细长。枝梢结实如算盘子，淡绿有微毛，一颗三粒相合。

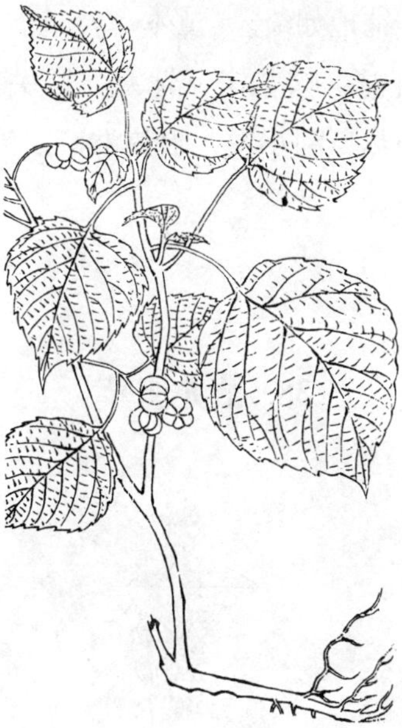

35. 小丹参

小丹参，江、湘、滇皆有之。叶似丹参而小，花亦如丹参，色淡红，一层五葩，攒茎并翘。唐钱起《紫参歌》[①]序：紫参五葩连萼，状飞鸟羽举，俗名五凤花。按形即此。而《本草注》[②]但谓青穗葱花，亦有红紫似水荭者，无五葩之说，殆诗人误以丹为紫耶？

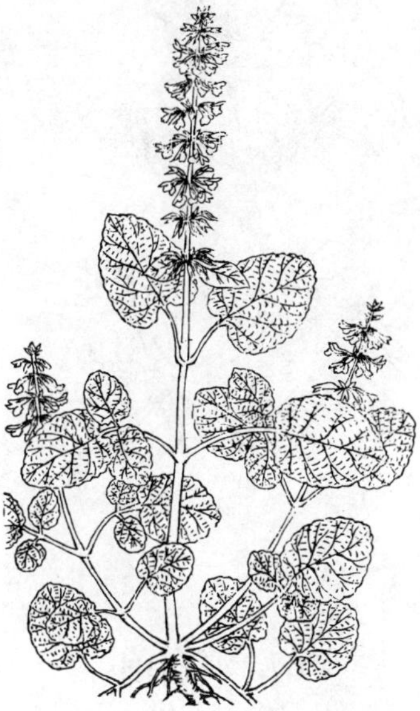

【校注】

① 《紫参歌》：见《全唐诗》。

② 《本草注》：清代黄百谷撰，是一部亡佚本草。

36. 劲枝丹参

劲枝丹参与小丹参同，而叶小排生，花亦五葩并翘。

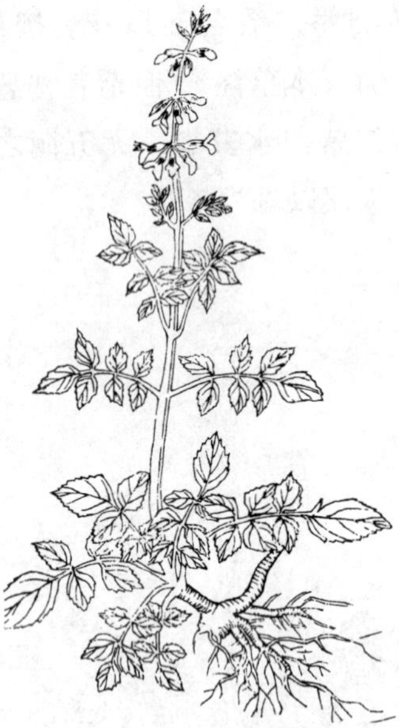

白前，《别录》已载。诸家皆以根似细辛而粗直，叶如柳，如芫花。陶隐居以用蔓生者为非是，然按图仍不得其形。滇产根如沙参辈，初生直立，渐长茎柔如蔓；对叶，亦微似柳，茎叶俱绿，叶亦软；秋开花作长蒂，似万寿菊，蒂端开五瓣银褐花，细碎如翦；又有一层小瓣，内吐长须数缕，枝繁花浓，铺地如绮。《滇本草》：瓦草一名白前，味苦辛，性寒。开关窍，清肺热，利小便，治热淋，主治亦相类。

37. 滇白前

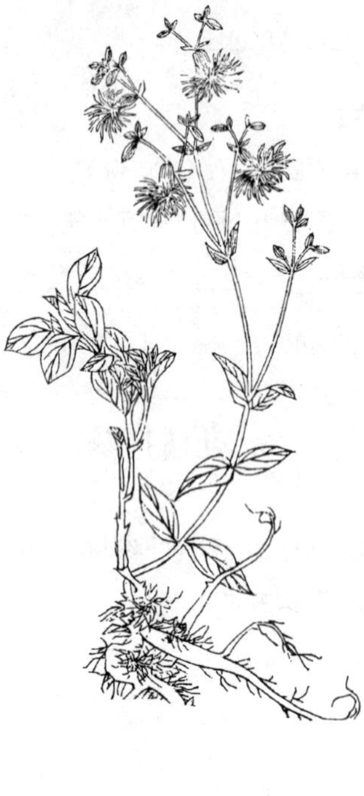

38. 滇龙胆草

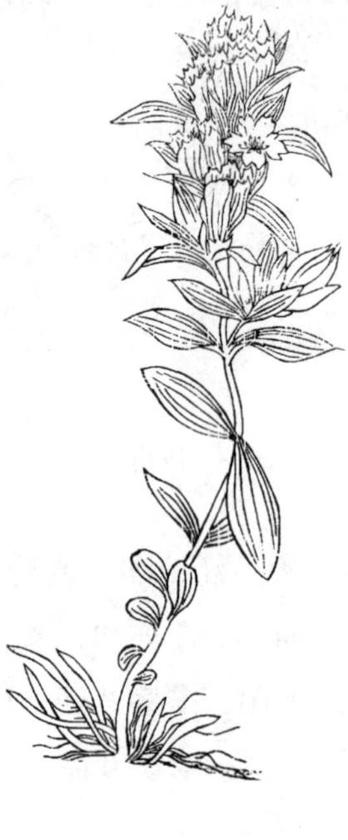

滇龙胆，生云南山中。丛根族茎，叶似柳微宽，又似橘叶而小；叶中发苞开花，花如钟形，一一上耸，茄紫色，颇似沙参花，五尖瓣而不反卷，白心数点；叶既蒙密，花亦繁聚，逐层开舒，经月未歇。按形与《图经》信阳、襄州二种相类，《滇本草》：味苦性寒。泻肝经实火，止喉痛。治证俱同。

39. 甜远志

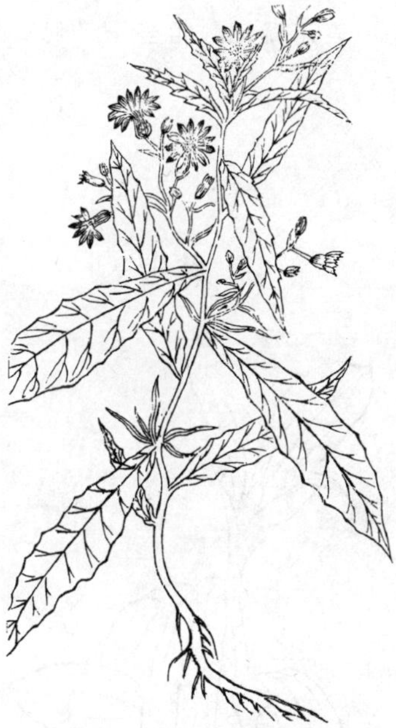

甜远志，生云南大华山。独根独茎，长叶疏齿。马志所谓似大青而小者，盖即此。根如蒿根色黄，长及一尺，皆与《图经》说符。李时珍分大叶、小叶，《滇本草》分苦、甜，苦即小叶，甜即大叶耳。补心血，定惊悸，主治略同。但《本经》只言味苦；《滇本草》苦远志治证悉如古方；甜者仅云同鸡煮食。盖苦能降，甜惟滋补耳。《救荒本草》图亦是小叶者，夷门所产，自是小草。

40. 滇银柴胡

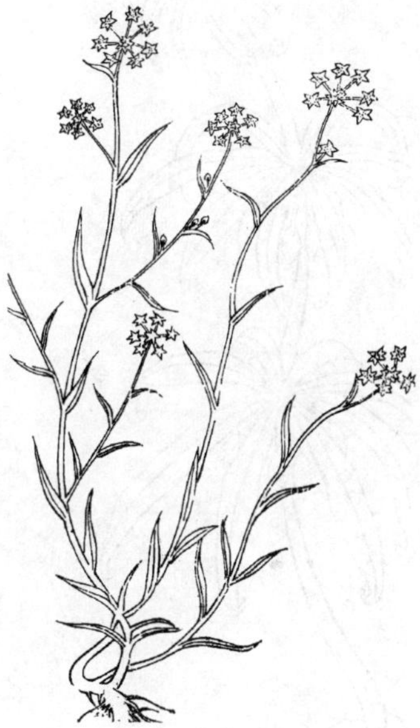

滇银柴胡，绿茎疏叶，叶如初生小竹叶，开碎黄花，根大如指，赭黑色，有微馨。盖即本草所谓竹叶者。前人谓银柴胡以银州得名，滇以韭叶者为猴柴胡，竹叶者为银柴胡。相承如此，亦未可遽[①]斥其妄。

【校注】

① 遽（jù 具）：遂；就；急；仓促。

41. 滇黄精

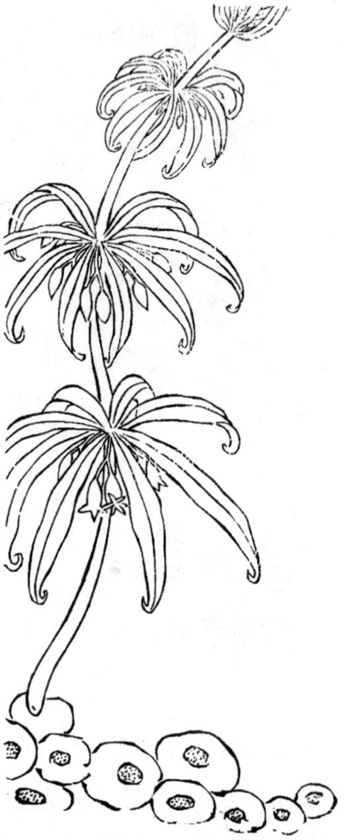

滇黄精，根与湖南所产同而大，重数斤，俗以煨肉，味如山蓣；茎肥色紫，六七叶攒生作层，初生皆上抱；花生叶际，四面下垂如璎珞[①]，色青白，老则赭黄。此种与钩吻极相类。滇人以其叶不反卷、芽不斜出为辨。按《救荒本草》钩吻、黄精，茎不紫、花不黄为异。今北产茎绿、滇产茎紫，又恶[②]可以此为别？大抵北地少见钩吻，故皆言之不详，具见毒草类。

【校注】

① 璎珞（yīngluò 英洛）：用珠玉串成的装饰品，多用为颈饰，又称缨络、华鬘。

② 恶：表示疑问，相当于“何”“怎么”。

42. 蕲棍

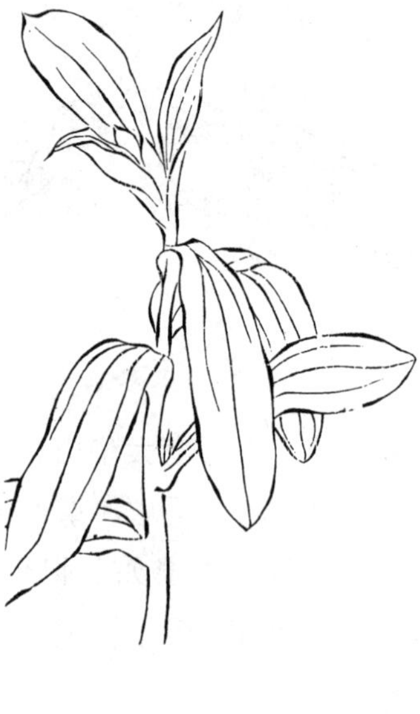

蕲棍一名豆艾，生建昌。高不及尺，圆茎长叶，白毛如粉；叶厚而柔，两两下垂，惟直纹两三缕，亦不甚露。土医以治肿毒，去风热。

43. 面来刺

面来刺，赣州山坡有之。丛生，硬茎赭色。叶似榆叶，三叶攒生，中大旁小，面浓绿黑纹，背外绿内赭，有刺如针。或云可退烦热，通肢节。

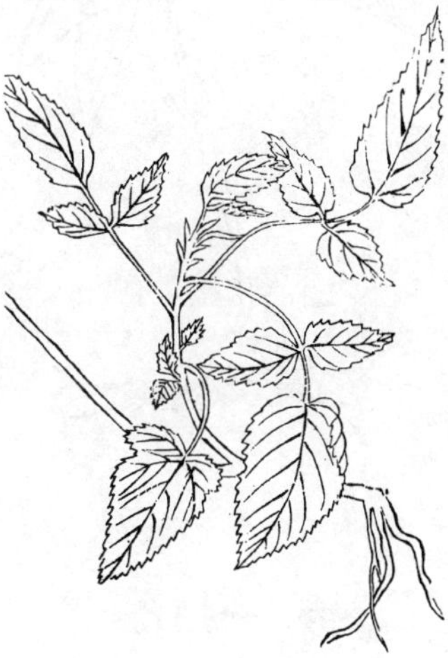

44. 小二仙草

小二仙草，生庐山。丛生，赤茎高四五寸；小叶对生如初发榆叶，细齿粗纹，两两排生，故名。

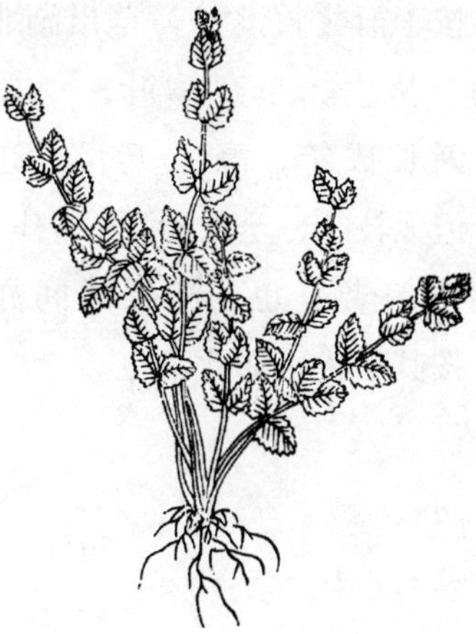

45. 土升麻

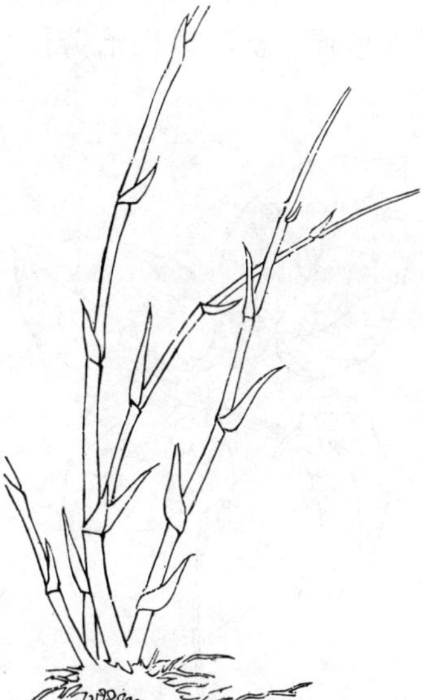

土升麻，湖北武昌有之。绿茎如竹，高四五尺，无叶无枝，仅有小叉。俚医治痘疹用之，以为升提

之药，故名。

按李衎《竹谱》笋草出湖北田野间。丛生。亦有箨叶，一如竹笋，渐长成竿，高三五尺，亦如竹，但无枝叶，至秋乃死。《庄子》所谓不笋者是也。江淮之间亦有之。核其形状，即此草也。

46. 鲇鱼须

鲇鱼须，生建昌。细茎如竹，有节。近根及梢皆紫色，叶聚顶巅，四面错生，如扁豆叶而团，面绿，背本白，末淡绿，赭根攒簇，细长如鱼须。土医以根治劳伤，酒煎服。

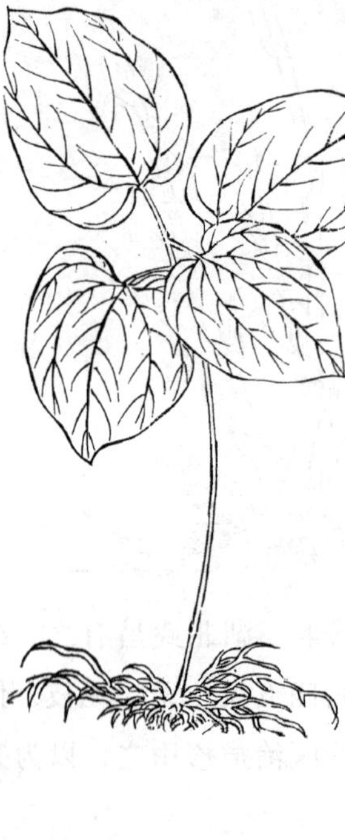

47. 抱鸡母

抱鸡母，生广信。一名石竹根，一名一洞仙。柔茎，下紫上绿，茎上发苞如玉簪花；苞中抽茎，叶生茎端，如竹叶而宽，有直纹三缕，面青背绿，背纹稍多；柄弱下垂，薄叶偏反，赭根圆长。俚医以治跌打及番肛痔。

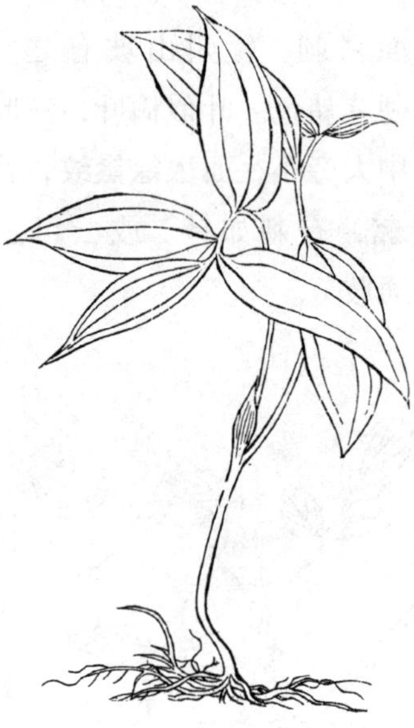

48. 一扫光

一扫光，生广信。独茎，高尺馀，红茎，梢叶密攒；叶如木樨叶而薄柔，面青背淡，边有软刺。土医以治杨梅疮毒。

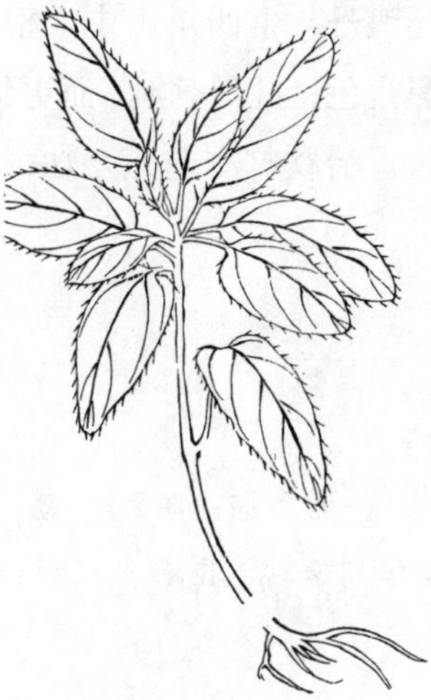

49. 大二仙草

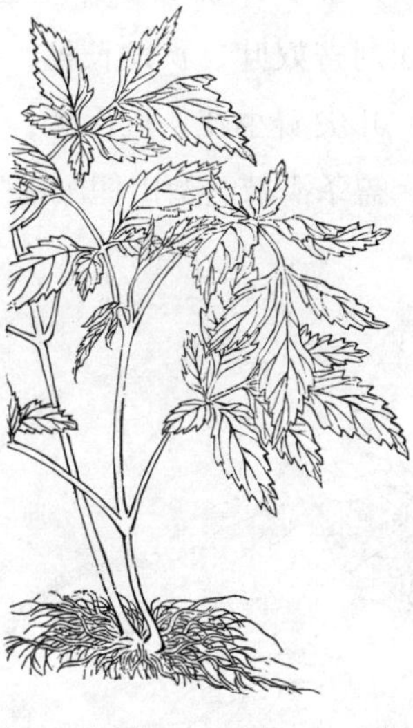

大二仙草，生庐山。紫茎圆润，对节生枝；长叶深齿，面绿背淡，近茎大叶下辄又二小叶对生，叶尖内向，故有二仙之名。细根如丝，色黑。

50. 元宝草

元宝草，产建昌。赭茎有节，对叶附茎，四面攒生，如枸杞叶而圆，梢端开小黄花如槐米。土人采治热证。

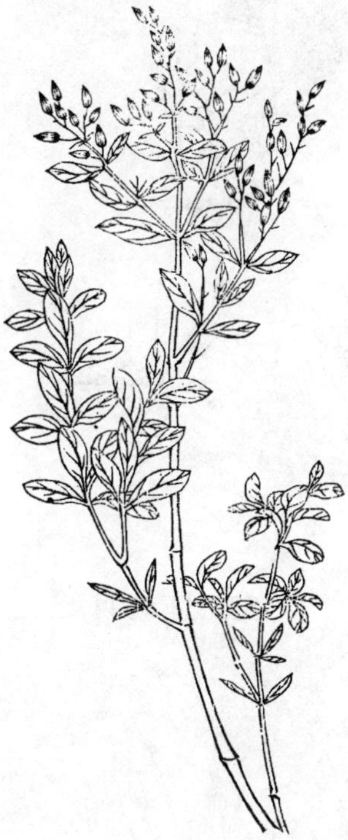

51. 海风丝

海风丝，生广信。一名草莲。丛生，横根绿茎，细如小竹；初生叶如青蒿，渐长细如茴香叶。俚医以治头风，利大小便。

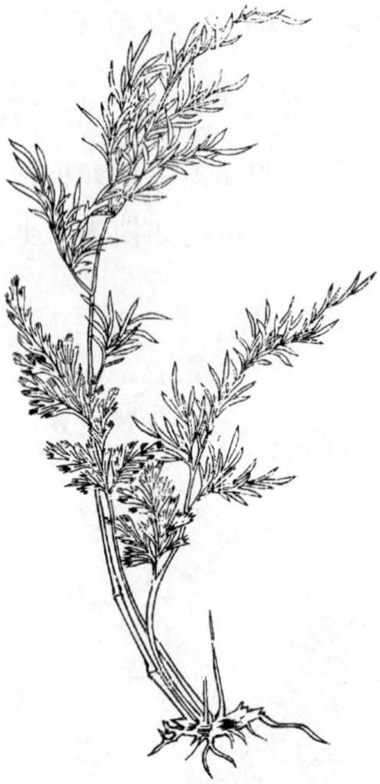

52. 还魂丹

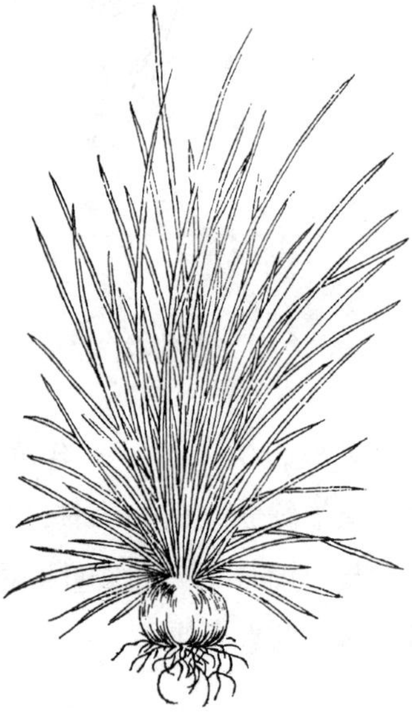

还魂丹，生四川山中。根如大蒜，黑褐色；叶似葧脐[1]而更细密。土医云：治跌打有起死之功，亦极难得。

【校注】

① 葧（bó 勃）脐：荸荠。葧，花蕊也，亦作“荸”。见卷之三十一“葧脐”。

53. 四方麻

四方麻，产衡山。方茎丛生，长叶如刘寄奴叶，秋发长穗，苞如粟粒；开尖瓣小花，色深紫；黄须茸密，盈条满枝。衡山俚医用之。

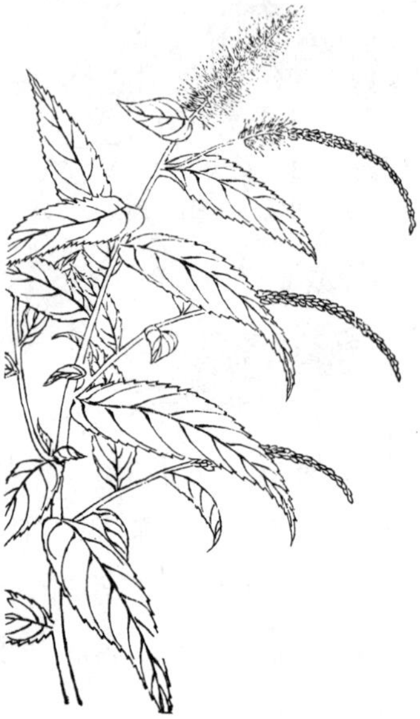

卷之十一　隰草类

1. 菊

菊，《本经》上品。《尔雅》：鞠，治蘠。服食延龄。旧以生南阳者良。其小而气香为野菊，陈藏器以为苦薏。菊甘而薏苦，有小毒，伤胃气。俚医以治痈肿疗毒，与甘菊花主治悬殊。

雩娄农曰：菊种至繁，而或者为真菊之说，独以黄华为正色。夫三代以还，文质递尚，夏玄[①]、商白、周赤，孰非正耶？《菊谱》[②]多矣，莳也若子，得一佳种，咳而名之，尊酒燕赏，亦谓与人无患无争矣。而褊[③]者甚于钻核[④]，抑何吝耶？护其叶逾于护花，非霜残绿瘁，不忍翦折，视万花会之暴殄，独为厚幸。议者以为古人东篱，与后世批黄判白异。然具忘言之妙，兴晚节之思，今之菊犹古之菊。柳下见饴，可以养老；盗跖见饴，可以黏牡。饴一也，而见者异也[⑤]。玉树朝新，金谷园满，人则累物，物岂能累人？

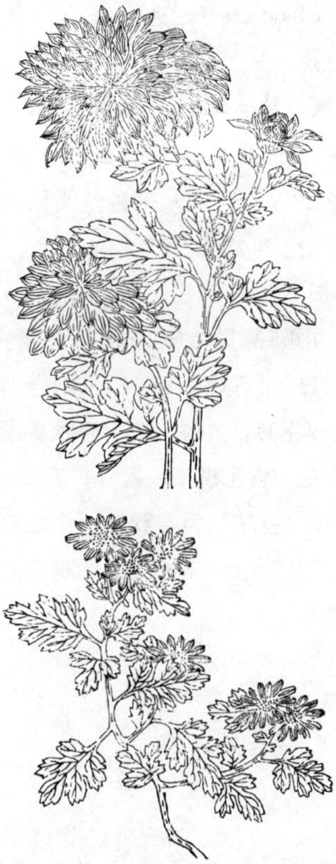

【校注】

① 玄：原作“元”，避康熙讳。据商务本、中华本改。玄，黑色。

② 《菊谱》：有多种。例如，刘蒙的《菊谱》（1104 年）是我国第一部菊花专著。该谱记菊 36 品。分为黄色（17 品）、白色（15 品）与杂色（4 品）等。史正志的《菊谱》（1175 年）记菊 27 品。范成大的《范村菊谱》（1186 年）记菊 35 品。此外，还有沈竞的《菊谱》（1213 年）记菊 58 品；史铸的《百菊集谱》（1242 年）记菊 160 品以上。

③ 褊（biǎn 扁）：通“惼”。气量狭小；急躁。

④ 钻核：钻通李核。形容吝啬。语本《晋书・王戎传》：“（王戎）家有好李，常出货之，恐人得种，恒钻其核。以此获讥于世。”

⑤ “柳下”六句：见《淮南子・说林训》：“柳下惠见饴曰：‘可以养老。’盗跖见饴曰：‘可以黏牡。’见物同而用之异。”柳下惠，姓展名禽，春秋鲁国大夫无骇之后，食邑柳下，谥号“惠”，故称柳下惠。“盗跖”为春秋时一个名叫跖的大盗。“牡”指门钮，放上饴糖，开门时没有响声。

2. 菴蕳

菴蕳，《本经》上品。详《图经》。李时珍以为叶如菊叶者是。

雩娄农曰：《别录》駏驉①食菴蕳神仙，世不知駏驉，安知其神仙？比肩兽，其名曰蹷，为駏驉，啮甘草，駏驉待蹷而食，坐获遐龄②，宜乎求长生者，觅方士、游五岳而采灵药矣。《图经》谓菴蕳惟入诸杂治药中，治踒折③瘀血。大抵蒿艾之类，供薪蒸者，不知世复有用者否？《本经》上药，皆非奇异之品。诗人所采，触目即是，而古今用舍，渺若霄壤，岂亦如乡举里选，经明行修，诗赋策论，因时递变，有莫知其然而然耶？方其盛也，贵如麟角；及其衰也，贱如鼠璞④。不与世推移而为贵贱，其药笼中之参术乎？朝为芙蓉花，暮作断肠草，谁甘为草木之无知？

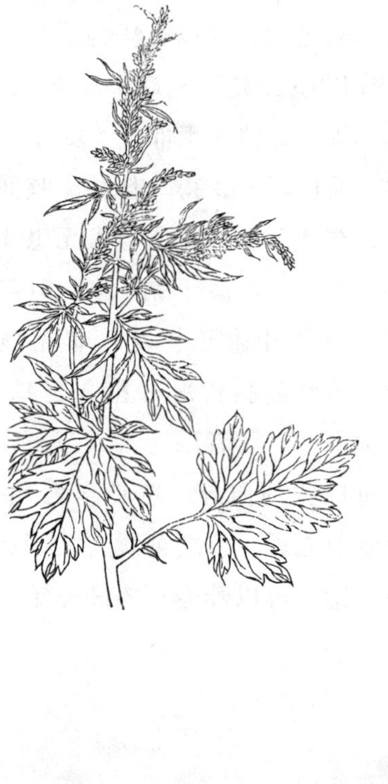

【校注】

① 駏驉（jùxū 巨虚）：古书上说的一种形似骡、可供乘骑的兽。

② 遐（xiá 狭）龄：老年人高寿的敬语。高龄。《魏书·常景传》："以知命为遐龄。"《醒世恒言》："君当致身高位，安享遐龄。"

③ 踒（wō 窝）折：扭伤；骨折伤。

④ 鼠璞：未腊制的鼠。后用以指低劣的有名无实的人或物。《尹文子》曰："郑人谓玉未理者为璞，周人谓鼠未腊者为璞。周人怀璞谓郑贾曰：'欲买璞乎？'郑贾曰：'欲之。'出其璞视之，乃鼠也，因谢不取。"

3. 蓍

蓍，《本经》上品。《白虎通》[①]谓：天子蓍长九尺。《史记》谓：长丈者百茎，不可得，得六尺者六十茎用之。此神物也。八尺以上之蓍，诚不可得[②]。而《家语》[③]有妇人刈蓍薪而亡蓍簪者[④]；老子以蓍艾为席[⑤]。《下泉》之诗[⑥]，浸蓍与萧稂同，则蓍亦非奇卉矣。《唐本草》注亦云：处处有之。宋《图经》始云出上蔡。明杨埙《蓍草台[⑦]记》：台畔二十顷皆产蓍。洪武中，禁民樵采，厥后台荒地侵，汝太守重修之。《上蔡县志》：旧时生蓍草台庙圈，圈废，今生旷野。唯《陈州志》物产：蓍，羲陵者佳。余豫人也，一舟过陈州，再驱上蔡，皆未得登故墟而揽灵莽。陈之人断蓍尺馀，以通馈问，而曲阜之蓍，时时见于筮[⑧]者，此外盖无闻焉。天地灵秀之气，今古如一，古今人不相及，此亦不然之论，何独至于物而吝之？凤凰麒麟在郊薮[⑨]，龟龙在宫沼，汉儒以为大顺之世；凤鸟不至，河不出图，圣人忧之。议者谓矰缴密、机械深，则德禽、仁兽见机而远徙，是诚然矣！然吾谓三代后，疆场日辟，山林日剃，城郭日盈，民生日挤；毒螫猛鸷者，匿其爪牙，而不敢以攫噬[⑩]。蓬秀藜蒿，化为腴田；虽有不世出之物，览德辉而下之，将尽巢于阿阁，而游于苑囿乎？余观黔、滇之山，以凤至而名者有之矣。九苞之羽，归昌之音，其是非不得知；而百鸟伏而万民耸，其不为山人习见无疑矣。荒徼[⑪]之池，有豢[⑫]龙焉，逃而获之。滇之湫[⑬]，金鳞游漾，时复一见。可致之祥，何独遇于遐陬[⑭]？毋亦林箐深渺，种人不至，飞者、走者、游者，得为藏身之固耶？滇东杨林驿有《哑泉碑》，禁人渴不得饮，谓孔鹤之所翔集。今过之，无有矣。城西有陟[15]山，《滇本草》谓是生不死之药。斧斤所疮痍，牛羊所践履，孟夏之月，草木不长。然则蓍之不多见者，其野火殄燔，萧艾同烬耶？平原丰草，厕彼菅茅，世无知者，老弃榛芜耶？十室之邑，必有忠信；五步之内，必有芳草。余故不能已于披采。

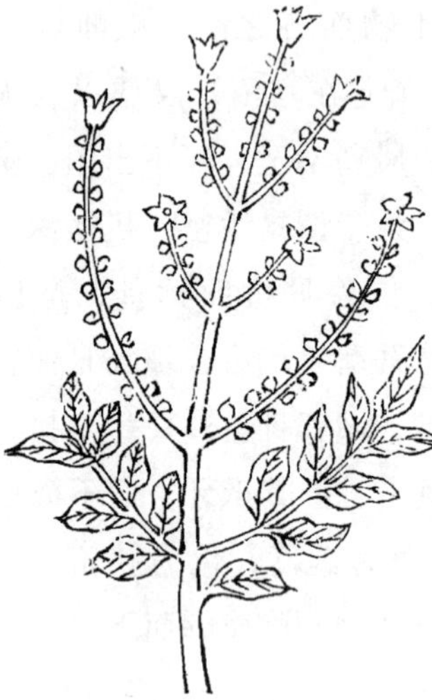

【校注】

① 《白虎通》：又称《白虎通义》《白虎通德论》。东汉章帝建初四年（79 年）朝廷召开白虎观会议，"讲议五经异同"，意图弥合今、古文经学异同。汉章帝亲自裁决其经义奏议，会议的成果由班固写成。此书是当时上自天子、下迄儒生之学术共识，具有保存当时经学样貌之典范价值。

② "长丈者"六句：出《史记·龟策列传》。

③ 《家语》：指《孔子家语》，又名《孔氏家语》，是一部记录孔子及孔门弟子思想言行的著作。今传本《孔子家语》共 10 卷 44 篇，魏王肃注，书后附有《王肃序》和《后序》。《后序》实际上分为两部分，前半部分内容以孔安国语气所写，一般称之为《孔安国序》；后半部分内容为安国以后人所写，故称之为《后孔安国序》，其中收有孔安国的孙子孔衍关于《家语》的《奏言》。

④ 有妇人刈蓍薪而亡蓍簪者：指刈蓍亡簪，比喻能勾起人们怀旧之情的故物。《韩诗外传》卷九载："孔子出游少源之野，有妇人中泽而哭，其音甚哀。孔子使弟子问焉，曰：'夫人何哭之哀？'妇人曰：'乡者刈蓍薪，亡吾蓍簪，吾是以哀也。'弟子曰：'刈蓍薪而亡蓍簪，有何悲焉？'妇人曰：'非伤亡簪也，盖不忘故也。'"

⑤ 蓍艾为席：形容生活极清贫。《史记正义》引《列仙传》云："（老子）逃世耕于蒙山之阳，莞葭为墙，蓬蒿为室，杖木为床，蓍艾为席，菹芰为食，垦山播种五谷。"

⑥ 《下泉》之诗：诗见《诗经·国风·下泉》。

⑦ 蓍草台：据《河南通志》，蓍草台在上蔡县城东三十里。千百年来，无数学者为上蔡县蔡沟蓍草之神秘所倾倒，不远千里来此地观赏，东汉大文学家蔡邕为蓍

草台题写“伏羲蓍台”四字。伏羲通过观白龟之纹，在上蔡县蔡沟揲蓍草之数，以作先天八卦，开启中华文明之始，毋庸置疑。

⑧ 筮（shì 是）：古代用蓍草占卦，“龟为卜，策为筮”。

⑨ 薮（sǒu 叟）：生长着很多草的湖泽。

⑩ 攫噬（juéshì 决是）：抓取而吞噬。

⑪ 荒徼（jiào 教）：荒凉的边地。徼，边界、边境。

⑫ 豢（huàn 换）：喂养；饲养。

⑬ 湫：水潭。

⑭ 遐陬（xiázōu 霞邹）：边远一隅。《宋书·谢灵运传》：“内匡寰表，外清遐陬。”

⑮ 陖（hóng 红）：古山名。

4. 白蒿

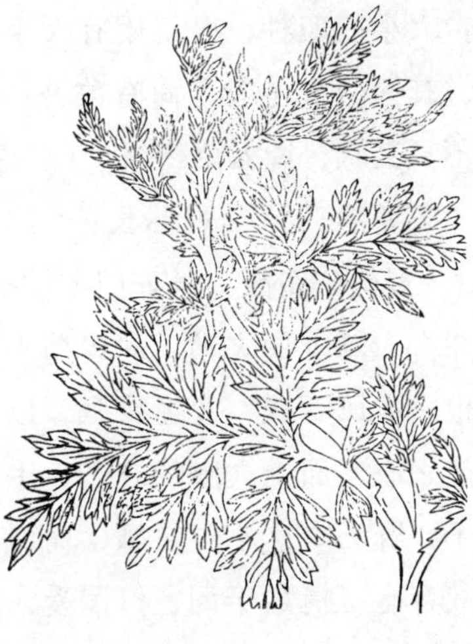

白蒿，《本经》上品。陆玑《诗疏》以蘩为白蒿。《唐本草》以为大蓬蒿，叶上有白毛错涩者是。李时珍以蒌蒿为即白蒿，不知《诗疏》言刈其蒌，释状甚详，分明两种。《图经》亦辨之。

5. 地黄

地黄，《本经》上品。《尔雅》①谓之苄。羊苄、豕薇，古以为茹。今产怀庆，以沃土植之，根肥大多汁；野生者根细如指。味极苦。《救荒本草》：俗名婆婆奶，北地谓之狗奶子。叶味苦回甘，如枸杞芽。今怀庆以为羹臛②。

雩娄农曰：地黄旧时生咸阳、历城、金陵、同州。其为怀庆之产自明始。今则以一邑供天下矣。怀之人以地黄故，遂多业宋清之业③，而善贾④轶于洛阳。然植地黄者必以上上田，其用力勤，而虑水旱尤甚。千亩地黄，其人与千户侯等；怀之谷，亦以此减于他郡。余尝寓直澄怀园，阶前池上，皆地黄苗，小儿摘花食之，诧曰蜜罐。辄拟买一弓地，寻能植地黄者，移而沃之，以为服饵。属艺花之农，空一二区以种此为业。既得善价，而浩穰中时疠将作，得鲜地黄以除寒热温斑⑤，其视大黄之峻利苦寒，一误而不可救，当何如也？

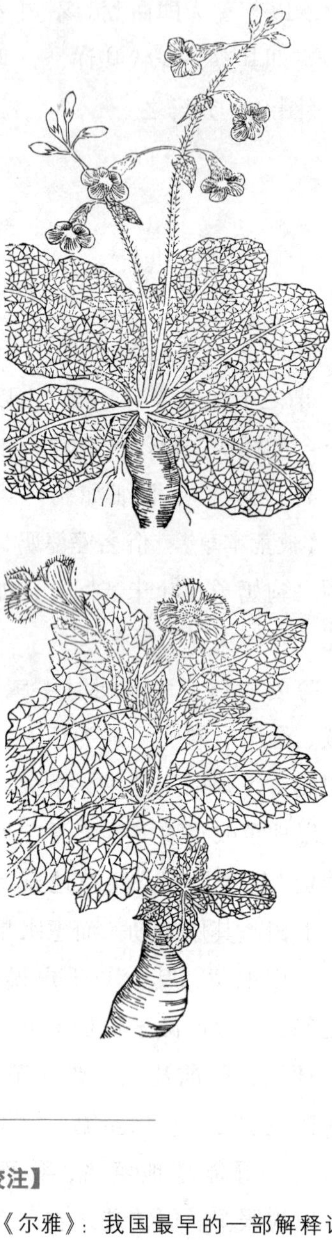

【校注】

① 《尔雅》：我国最早的一部解释词义的专著，也是第一部按照词义系统和事物分类来编纂的词典。“尔雅”的意思是接近、符合雅言，即以雅正之言解释古语词、方言词，使之近于规范。

② 羹臛（gēnghuò 更或）：菜羹和肉羹。北魏贾思勰《齐民要术·荏蓼》：“研为羹臛，美于麻子远矣。”《楚辞·招魂》“露鸡臛蠵”汉代王逸注：“有菜曰羹，无菜曰臛。”泛指蔬菜或肉类做成的羹汤。

③ 宋清之业：宋清，是唐代长安药商，是中国药商职业操守的典范。宋清之业，即指药品经营业。

④ 善贾（gǔ 股）：善于经商。

⑤ 温斑：温热病所致的发斑疹，其病多深入血分。

6. 麦门冬

麦门冬，《本经》上品。处处有之，蜀中种以为业。《本草拾遗》云：大小三四种，今所用有大小二种，其馀似麦冬者，尚有数种。医书不具其状，皆入草药。

雩娄农曰：吾观苏长公①闻米元章②冒热到东园，送麦门冬饮子，而知古人笃友朋之谊，而善药不离手也。清风万钱，北窗买眠，以己畏热之心，而推人触热之苦，手煎饮子，既无未达不尝之嫌，而讽其无故奔驰，情寓于词，可谓爱人以德矣。《潜夫论》曰：治世不得真贤，譬如治病不得良医。当得麦门冬，反得蒸穬麦，合而服之，疾以浸剧，乃反谓方不诚而药皆无益于病，因弃后药而弗敢饮。夫麦门冬，非难识之物也，求而得之，一举手、一投足之劳也。欺以穬麦，不惜生死而试之，何其艰于用心而易于糜躯[3]也？滇有小园，护阶除者皆麦门冬也。询之守园者，茫然莫知。然则有疾而求麦门冬，必至欺以穬麦而后已。

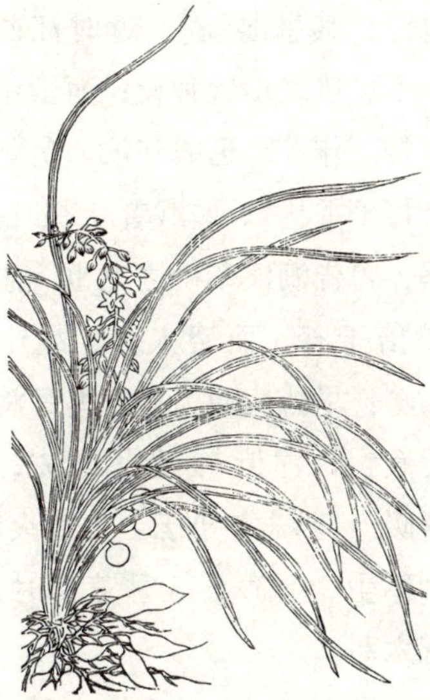

【校注】

① 苏长公：指苏轼。苏轼曾撰《苏长公密语》。

② 米元章：指米芾。初名黻，字元章。北宋书法家、画家、书画理论家。吴人，祖籍太原。书画自成一家，精于鉴别，长于临摹古人书法，达到乱真程度。曾任校书郎、书画博士、礼部员外郎。

③ 糜躯：粉身碎骨，献出生命。如三国魏曹植《圣皇篇》："思一效筋力，糜躯以报国。"

7. 蓝

蓝，《本经》上品。李时珍分别五种，极确晰。为淀则一，而花叶全别。今俗所种多是蓼蓝、菘蓝，马蓝即板蓝；其吴地种之木蓝，俗谓之槐叶蓝，亦间种之。《汉官仪》[1]：葼[2]园供染绿纹绶小蓝曰葼。《群芳谱》：小蓝，茎赤，叶绿而小，秋月煮熟染衣，止用小蓝是也。大蓝，《尔雅》：葴，马蓝。《注》：今大叶冬蓝。则马蓝之为大蓝宜矣。《救荒本草》：大蓝叶类白菜，则菘蓝亦可名大蓝。《本草衍义》：蓝实即大蓝实，谓之蓼蓝，非是。《尔雅》所说，则蓼蓝，亦得为大蓝矣。宋《图经》马蓝谓即菘蓝，惟李时珍以叶如苦荬为马蓝。《图经》明云，福州又有一种马蓝，叶似苦荬，恐非《尔雅》之冬蓝也。《月令》：仲夏之月，令民毋艾蓝以染，说者皆以为伤生气。《尔雅翼》谆谆言之。按季夏之月，妇官染采，黑、黄、苍、赤，无敢诈伪，三代改易服色，严于所尚，故染人列于天官，诚重之也。仲夏当献丝供服之时，用蓝尤亟，禁民染青，岂得为便？崔寔[③]《四民月令》[④]亦云五月可刈蓝，蓝至五月，适可供染。圣人虑民之尽刈，取给目前，而不俟大利也。故令之使毋芟刈而已，非禁其染也。《夏小正》：五月启灌蓝蓼，蓝之丛生者，启之则易滋茂；而启之有馀科，足以染矣。如种菜然，拔其密者以供食。季夏蓝益盛，可供妇官。《齐民要术》七月作坑刈蓝，则《豳风》[⑤]鸣鵙载黄，我朱矣[⑥]。蓝之灌当别移，可采取，不可刈。《诗》云：终朝采蓝，不盈一襜。五日为期，六日不詹[⑦]。《笺》：五日，五月之日也，期至五月而归。此亦五月采蓝之证；一襜[⑧]、一匊[⑨]其非捆载而归明矣。蓝至五月可染，至七月则成，用普而利大。圣人授时先后皆有禁，盖深烛后世争先贵早之弊，夭物之生，减物之利。故树木以时伐焉，禽兽以时杀焉，一物不遂其生成，即拂造物长养之德。五月粜新丝，六月粜新谷，穷民急于有获，剜肉补疮，不暇计利。使丝成而俟织，谷成而俟舂，其利岂止倍蓰哉？求利而急，民将青苗而粜，官将青苗而租，岂复有上农之粪、一钟之收哉？其后时者，禽飨草宅，惰农自甘，里布屋粟，罚宜同之。李时珍又谓蓼蓝可三刈，故禁之。夫再蚕有禁，掌于马质，不掌于典丝。马蚕同物，故蚕神曰马头[⑩]，原蚕则害马，故禁之。若蓝之三刈，有益于民，而何损于物，葵之屡摘、韭之屡剪、麻之屡割、稻且有再熟、三熟者，圣人乌能禁之？赵邠卿经陈留，见人以种蓝染绀为业，慨其遗本，民间逐利，不顾饥馑，其患匪细[⑪]。近时江西广饶，不可耕之山皆种蓝；而黔中苗峒，焚莱作淀，远贩江汉。负戴者顶趾接于蚕丛[⑫]，装载者艇[⑬]舣衔于滩涡，盖皆涧溪荦确之毛也。志谓利二倍于谷，而费人力，故不全植。噫！尽黔壤而为蓝，坞民将安所得食？许浑诗[⑭]：蓝坞寒先，烧蓝喜暖。《黔志》亦云：刀耕火耨，寒则不生。上海县五月黄梅时刈，凡五六刈。

雩娄农曰：余见憔悴之民，春无所得食，挼麦穗并其麸[⑮]与汁而炙食之；比熟[⑯]，所获者无几矣。三代之时，户有盖藏，故令之而行、禁之而止，否则苟有可获，将粜之以苏喘息，岂能拭泪忍饥而听命哉？《诗》云：握粟出卜，其何能𣪏[17]？

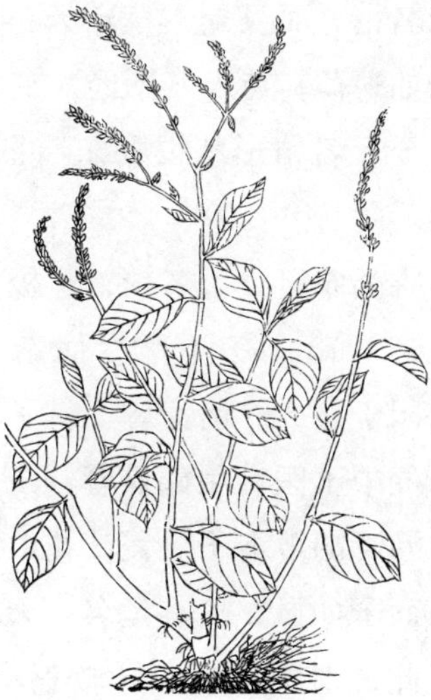

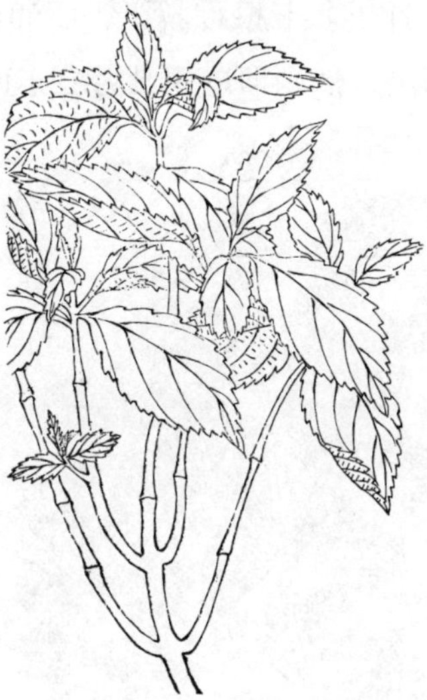

【校注】

① 《汉官仪》：汉代应劭撰。成书于东汉末年。内容主要是订立朝廷制度，百官典制。后朝廷律令、制度多根据此书而定。

② 葼（zōng 宗）：本义为细树枝。

③ 崔寔（shí 实）：东汉政论家。字子真，又名台，字元始，涿郡安平（今属河北）人。曾任议郎、五原太守，官至尚书。并曾参与撰述本朝史书《东观汉记》。

④ 《四民月令》：崔寔所著中国第一部农家月令书的代表作，是上承西汉氾胜之《氾胜之书》，下启北魏贾思勰《齐民要术》，相对比较完整的农学著作，也是中国农家月令书的开创者，后世许多农家月令书如唐代韩鄂的《四时纂要》、元代鲁明善的《农桑衣食撮要》、明代桂见山的《经世民事录》、清代丁宜曾的《农圃便览》等都宗法《四民月令》的体例，只是内容有所发展变化而已。

⑤ 《豳（bīn 宾）风》：豳，同"邠"。古都邑名，在今陕西彬县。豳风，《诗经》十五国风之一。共有诗七篇，其中多描写农家生活、辛勤力作的情景，是我国最早的田园诗。

⑥ 鸣鵙（jú 菊）载黄，我朱矣：《诗经·国风·七月》："七月鸣鵙，八月载绩。载玄载黄，我朱孔阳，为公子裳。"

⑦ "终朝"四句：见《诗经·小雅·采绿》。

⑧ 襜（chān 掺）：古代围裙。

⑨ 匊（jū 居）：满捧；满握；用手捧起。

⑩ 马蚕同物，故蚕神曰马头：相传高辛氏时有蚕女马头娘，马首人身，后世祀为蚕神。

⑪ "赵邠卿"六句：赵邠卿即东汉经学

家赵岐，字邠卿。著有《三辅决录》《孟子章句》等。曾就医偃师，道经陈留，见此境人皆以种蓝染绀为业。蓝田弥望，黍稷不植。慨其遗本念末，遂作《蓝赋》。

⑫ 蚕丛：《蜀王本纪》载："蜀王之先名蚕丛，后代曰柏濩，后者名鱼凫。"这里代指蜀地。

⑬ 𦨣（bù 步）：短而深的小艇。

⑭ 许浑诗：许浑，晚唐最具影响力的诗人之一，七五律尤佳，后人拟之与诗圣杜甫齐名。唐太和六年进士，历官监察御史、睦郢二州刺史，有《丁卯集》。诗见《岁暮自广江至新兴往复中题峡山寺四首》之四。

⑮ 麧（hé 和）：麦糠里的粗屑，多用以指粗食。

⑯ 比熟：等到收获季节。

⑰ 握粟出卜，其何能穀：见《诗经·小雅·小宛》（原诗为"握粟出卜，自何能穀"）。后用以指祈求神明护佑，祛凶赐吉。

8. 天名精

天名精，《本经》上品。《异苑》①载刘憘②活鹿事③，故有活鹿草、刘憘草诸名。《尔雅》：蘧，麦。《注》：麦句姜。《本草拾遗》非之。又列薽④、豕首，《注》：《本草》曰彘颅⑤。陶隐居以为即豨莶。《梦溪笔谈》以鹤虱、地菘，皆天名精。而《蜀本草》云：地菘抽条如薄荷，与宋《图经》鹤虱小异。今天名精形状俱如宋《图经》所述。

雩娄农曰：天名精，子极臭而刺人衣，南方冬不落尽而新荄生矣，园丁恶之。诸家皆云，子名鹤虱。湘中土医有用鹤虱者，余取视之，乃野胡萝卜子。盖其花白如鹤羽，而子如虱，故有是名。天名精子名此，则所未解。《救荒本草》仅以野胡萝卜根可救饥，而湘南以入药裹，然则即以鹤虱名之亦宜。

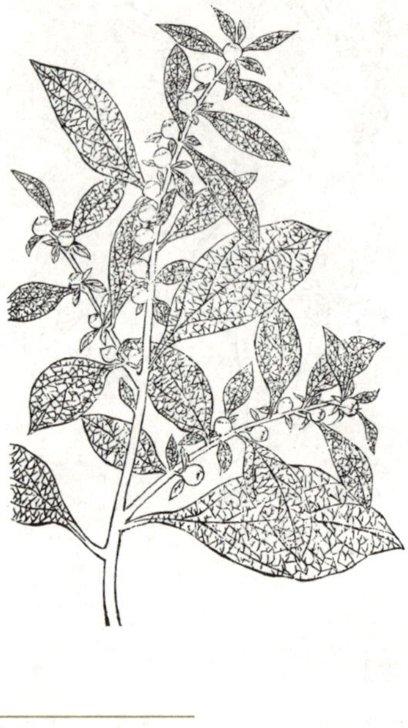

【校注】

① 《异苑》：南朝宋刘敬叔撰。志怪类著作，其书皆言神怪之事。

② 愲（huò 或）：人名。
③ 刘愲活鹿事：《太平广记》引《酉阳杂俎》："天名精，一曰鹿活草。青州刘炳，宋元嘉中射一鹿，剖五脏，以此草塞之，蹶然而起。炳密录此草种之，多愈伤折。俗呼为刘炳草。"
④ 蘣（zhēn 真）：天明精的别名。
⑤ 彘（zhì 至）颅：天名精的别名。彘，猪。

9. 豨莶

豨莶，陶隐居释天名精以为即豨莶，《唐本草》始著录。成讷、张咏皆有进豨莶表[1]。《救荒本草》谓之粘糊菜，叶可煠食，李时珍辨别二种极细，今取以对校，良是。盖一类二种，皆长于去湿，今俗医亦不甚别，故陶隐居合为一也。

雩娄农曰：李时珍以豨莶、天名精互校，可谓详矣。但二物形状都不甚类，豨莶花时，茎跗有腻黏人手，故有猪膏母之名。《救荒本草》谓之粘糊菜亦以此。气亦不如天名精之臭。金棱银线，素根紫荄，极力形绘。山谷有一夕风雨，花药都尽，惟有豨莶一丛，濯濯得意，戏题殆种之，以备煮药掘根也。成张二表，此药始著。然宋以来言服食者，不多及之，岂信者鲜欤？

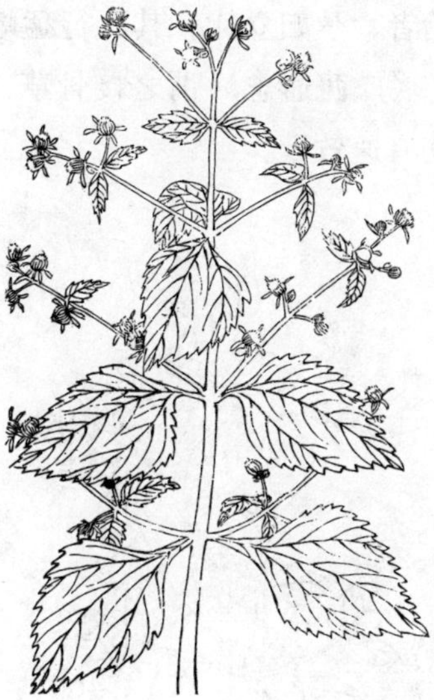

【校注】
① 成讷、张咏皆有进豨莶表：《本草备要》："唐成讷有进豨莶表，宋张咏进豨莶表云：其草金棱银线，素茎紫荄，对节而生，颇同苍耳。臣吃百服，眼目清明，即至千服，须发乌黑，筋力轻健，效验多端。"

10. 牛膝

牛膝，《本经》上品。处处有之，以产怀庆、四川者入汤剂，余皆谓之杜牛膝。《救荒本草》谓之山苋菜，苗叶可煠食，有红白二种。捣汁和盐，治喉蛾；嚼烂罨竹木刺[1]，俱神效。江西俚医有用以打胎者，孕妇立毙，其下行猛峻如此。《广西通志》谓之接骨草，治跌伤有速效云。

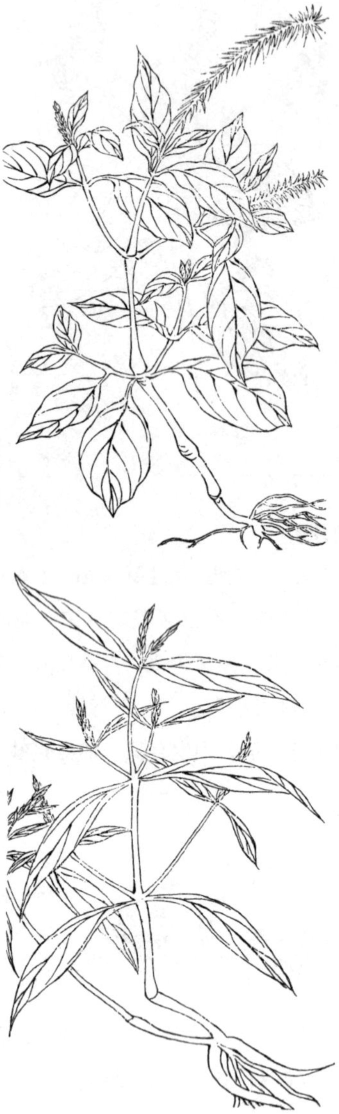

11. 茵陈蒿

茵陈蒿，《本经》上品。宋《图经》列叙数种，讫无定论。今以《蜀本草》注，叶似青蒿而背白、中州俗呼茵陈者当之。江南所用，或石香葇，或大叶薄荷，皆非蒿类。

雩娄农曰：因陈，昔医皆谓因陈根而生，故名。日南多暑，冬草不死，北地之蒿，冻涂如涤。其陈根不拔者，唯此耳。循名责实，何庸聚讼？杜诗：茵陈春藕香[①]。吾乡亦摘其嫩芽食之，谚曰：四月茵陈五月蒿。言至五月则老不中啖。《尔雅》：蘩之丑[②]，秋为蒿。此草春为茵陈，盛夏则蒿矣。其功著于去湿，而医者无的识。河鱼腹疾，奈何？夫百草以蒿类最繁，而为用亦众；尝之为药，茹之为蔬。其臭也，焚以为熏；其明也，燎以为烛。盖天之生物，必随处而各足；圣人制物必尽材而无遗。居陆者取给于陆，居泽者取给于泽，居山者取给于山，民生不见难得之货，俯仰有资，不待他求，故民气朴僿[③]，重地著而贱迁移。其懋迁者不过山

【校注】

① 嚼烂罨（yǎn 眼）竹木刺：竹木刺入肉，嚼烂罨之，即出。罨，覆盖、敷。

人足鱼、水人足木而已；虽有大贾驵侩[④]，不敢以奇异剥民衣食之资。先王重本抑末，其制如此，非待重租税以困之也。后世贵野鹜而贱家鸡，凡日用之具来愈远则愈贵。乳酪之俗而嗜越酝，毡毳[⑤]之乡而服吴绵[⑥]，其桑麻鱼稻之区，则又反之。一闀[⑦]之市，必备南北之珍；万家之邑，必具蕃舶之货；商贾儎五致一，而取赢十倍。由此观之，民安得不靡，而户安得不贫哉？夫取萧祭脂[⑧]，非不为诚也，今则旃檀沈速[⑨]矣。束缊请火，非不为明也，今则川蜡、胡麻矣。所有者视如粪土，所无者视如金玉，何其轻重倒置耶？虽然《管子》之言轻重也，官山府海，重其国之所轻，以轻邻国之所重，其富强亦一时计耳。厥后山之林木，衡鹿[⑩]守之；薮之薪蒸，虞候守之[⑪]；泽之萑蒲[⑫]，舟鲛守之；海之盐蜃[⑬]，祈望[⑭]守之。擅百姓之利以为利，而民利失；又縻其国之所利，以易邻国之利，而其国之利亦失。一轻一重，衡适为动；一重一轻，衡适为平。圣人以耕稼治天下，霸者以商贾治其国。孟子尊王贱霸，其以此欤？

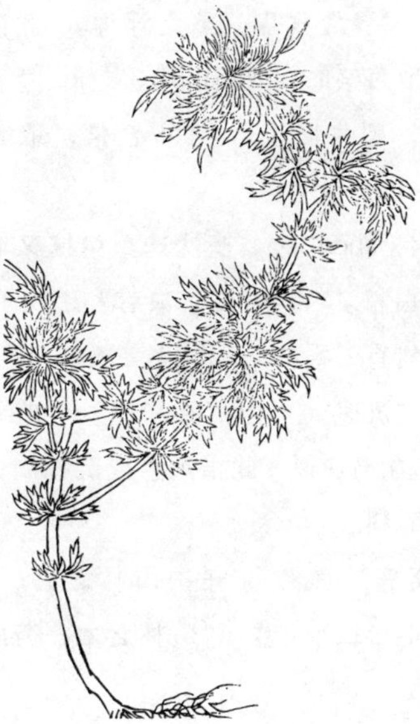

【校注】

① 茵陈春藕香：见杜甫《陪郑广文游何将军山林十首》："棘树寒云色，茵陈春藕香。脆添生菜美，阴益食单凉。"

② 丑：本书原文为"魄"，考《尔雅》原文为"丑"。商务本、中华本为"丑"。

③ 僿（sài 赛）：闭塞；粗鄙。

④ 驵（zǎng）侩：旧时指马匹贩子，亦泛指市场经纪人。

⑤ 毡毳（cuì 脆）：我国古代北方及西南少数民族所穿毛织服装。毳，鸟兽的细毛。

⑥ 吴绵：见白居易诗《新制布裘》："桂布白似雪，吴绵软于云。"

⑦ 闀：街巷；胡同。

⑧ 取萧祭脂：见《诗经·大雅·生

民》："释之叟叟，烝之浮浮。载谋载惟，取萧祭脂，取羝以軷。"萧，香蒿；祭脂，即牛肠脂。祭祀合烧，取其香气。

⑨ 旃（zhān 沾）檀沈速：旃檀又名檀香、白檀。檀香木香味醇和，历久弥香，素有"香料之王"之美誉。沈速，亦作"沉速"。由沉香和速香合成的香料。旃檀沈速，此指沉香或沉香制作的名贵香料。

⑩ 衡鹿：官名。守护山林之官。《左传·昭公二十年》："山林之木，衡鹿守之。"

⑪ 薮之薪蒸，虞候守之：虞候，为古官名，掌管山泽之官。《左传·昭公二十年》："薮之薪蒸，虞候守之。"《疏》曰："水希曰薮，则薮是少水之泽。立官使之候望，故以虞候为名也。"薪蒸，柴木，粗者曰薪，细者曰蒸。

⑫ 萑（huán 环）蒲：杨伯峻注："萑蒲即芦苇之类。"《左传·昭公二十年》："泽之萑蒲，舟鲛守之。"

⑬ 盐蜃（shèn 甚）：食盐和海产品。蜃，《国语·晋语》："小曰蛤，大曰蜃。皆介物，蚌类也。"

⑭ 祈望：官名。春秋时齐置，管海的官。《左传·昭公二十年》："海之盐蜃，祈望守之。"孔颖达疏："海是水之大神，有时祈望祭之，因以祈望为主海之官也。"

12. 茺蔚

茺蔚[1]，《本经》上品。《诗经》：中谷有蓷[2]。《陆疏》：益母也。有白花、红花，李时珍考辨甚晰。今南方湿地，春时生一种野脂麻，其叶与红花益母叶如艾叶有杈歧者不类，俗名谓之白益母草，殆即《尔雅注》所谓叶如荏，白华，华生节间。《本草拾遗》：錾菜生阴地，似益母者耶？

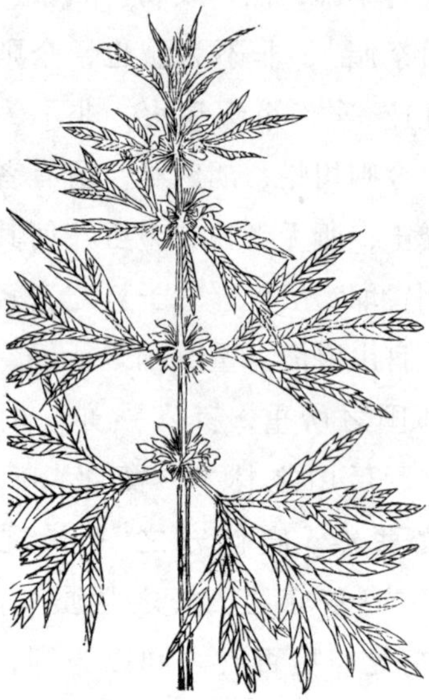

雩娄农曰：益母草，乡人皆识之，而诸书乃多异同。紫花、白花，陆生、泽生，夏枯、夏花，彼此是非，各执其说。按中谷有蓷，旧说以为菴闾[3]，陆元恪[4]宗刘歆[5]说，以为茺蔚；郭注《尔雅》主之。但萑蓷，《注》云白华；《注》蕒[6]、牛蘈[7]，云：华紫缥色[8]。李时珍即以此为益母紫花者，不知《诗》言采其蓫[9]，《郑注》以为即牛蘈，《陆疏》[10]以为羊蹄，殊无茺蔚之说。然则以白华为益母者，其来久矣，紫花者为野天麻，固非有本之言；而返魂丹以紫花为益母，其方实出近世。余至滇南，时已岁暮，满圃星星，则白花益母也，土人皆呼为夏枯草。其别一种夏枯草则曰麦穗夏枯，然白花益母，高仅尺馀，茎叶俱瘦，至夏果枯；其紫花者，高大叶肥。湘中夏花，滇南则冬亦不枯，二物形状虽近，然枯荣肥瘠，迥不相同。前人各执其说，未可全非。《本草》以为生池泽，《毛传》[11]云陆草，生谷中。余所见陆泽皆饶，未可执《本草》以驳《毛传》。此草虽生池泽，然不生于水，伤水之说，乃格物之至者也。故知郁臭、夏枯诸名，洵非误载。近时益母膏，以京师天坛为著，其神妙活人，盖时有之；而羊城之益母丸，救危妇而肉白骨者，功亦大矣。北方生者紫花尤壮，亦有横枝。《救荒本草》：叶似荏，又似艾叶而薄小，开小白花。乃旧说之益母也。药物兴废，莫测由来，今日而执白花之夏枯者，以为妇人胎产良剂，是几訾医师以昌羊引年而进豨苓矣[12]，事有从俗，不可泥古。故曰礼时为大。

【校注】

① 茺蔚：益母草，又名茺蔚草。

② 中谷有蓷（tuī 推）：中谷，同“谷中”，山谷之中。 蓷，即益母草。《诗经·国风·中谷有蓷》：“中谷有蓷，暵其干矣。”

③ 菴闾：指菴闾子，为菊科植物菴闾的果实，有活血散瘀、祛风除湿功效。

④ 陆元恪：指陆玑。

⑤ 刘歆：西汉经学家、数学家。 字子骏。 汉高祖刘邦异母弟楚元王刘交的五世孙、宗正刘向之子。

⑥ 藬（tuī 推）：古书上说的一种草。

⑦ 牛蘈（tuí 颓）：羊蹄，一种草本植物，根茎入药。

⑧ “《注》藬”二句：商务本、中华本为“藬，牛蘈，注云华紫缥色”。

⑨ 言采其蓫（zhú 竹）：见《诗经·小雅·我行其野》。 蓫，羊蹄菜，一种草本植物，根可入药。

⑩ 《陆疏》：为陆玑撰写的《毛诗草木鸟兽虫鱼疏》简称。

⑪ 《毛传》：中国研究《诗经》的著作，即《毛诗故训传》。 简称《毛传》，30卷。 其作者和传授渊源，自汉迄唐，诸说不一。 现代一般根据郑玄的《诗谱》和陆玑的《毛诗草木鸟兽虫鱼疏》，定为鲁人毛亨（大毛公）所作。

⑫ 是几訾医师以昌羊引年而进豨苓矣：唐代韩愈《进学解》：“是所谓诘匠氏之

不以杙为楹，而訾医师以昌阳引年，欲进其豨苓也。”昌，通“菖”。昌羊，菖蒲。豨苓，祝充注：“楚人呼猪为豨，豨苓乃猪苓也。”

13. 蒺藜

蒺藜，《本经》上品。《尔雅》：茨，蒺藜。有刺蒺藜、沙苑蒺藜，形状既殊，主治亦异。北方至多，车辙中皆有之。陶隐居云：长安最饶，人行多着木履。《晋书》[1]：蜀诸将烧营遁走，出兵追之。关中多蒺藜，军士着软材平底木屐前行，蒺藜悉着屐，然后马步得进，则此物盛于西北。今南方间有之，亦不甚茂。近时《临证指南》[2]一书用以开郁，凡胁上、乳间横闷滞气、痛胀难忍者，炒香入气药服之，极效。余屡试之，兼以治人，皆愈。盖其气香，可以通郁；而体有刺横生，故能横行排荡，非他药直达不留者可比。

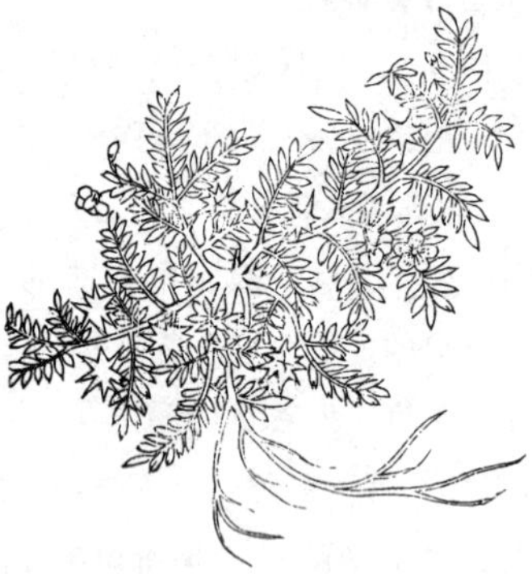

【校注】

① 《晋书》：130 卷，包括帝纪 10 卷，志 20 卷，列传 70 卷，载记 30 卷，记载了从司马懿开始到晋恭帝元熙二年为止，包括西晋和东晋的历史，并用“载记”的形式兼述了十六国割据政权的兴亡。

② 《临证指南》：《临证指南医案》，记录我国清代著名医家叶天士临床经验。该书共 10 卷。卷一至卷八以内科杂病医案为主，兼收外科及五官科医案，卷九和卷十分别为妇科医案和儿科医案。

14. 车前

车前，《本经》上品。《尔雅》：芣苢[1]，马舄[2]；马舄，车前。释《诗》者或以为去恶疾，或以为宜子，皆传闻师说，未可非也。《逸周书》[3]作桴苢；《韩诗》[4]谓是木似李，可食。其说本此，古今草木同名异物、同物异名何可悉数？郭注《尔雅》多存旧说，是可师矣。《救荒本草》谓之车轮菜。

雩娄农曰：《尔雅》：芣苢，马舄；马舄，车前。车前非难识者，《韩诗》说：乃以为泽舄，何耶？盖汉承秦绝学之后，书缺有间。学者力守师说，口耳相承。虽有他解，不敢辄易，谨之至也。王安石出己意为新学，不能通。辄即易一说以解之，而独于新法，以为终不可废。其视治国乃不如治经。车前之名，三尺童子知之。滇南谓之虾蟆叶，即虾蟆衣之转音也。绝域方言，其名犹古。

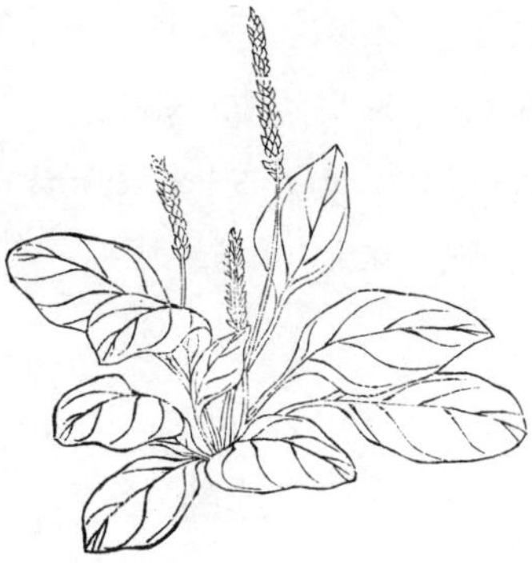

【校注】

① 芣苢（fǒuyǐ 缶已）：车前的别名。

② 马舄（xì 系）：车前的别名。

③《逸周书》：先秦史籍。本名《周书》，隋唐以后亦称《汲冢周书》，是我国古代历史文献的汇编。今本全书 10 卷，正文 70 篇，其中 11 篇有目无文，42 篇有晋五经博士孔晁注。正文基本上按所记事之时代早晚编次，历记周文王、周武王、周公、成王、康王、穆王、厉王及景王时事。

④《韩诗》：文学派之一。此指汉初燕人韩婴所传授的《诗经》。“韩诗”于汉文帝时立为博士，成为官学，西汉时与鲁诗、齐诗并称三家诗。当时传“韩诗”的有淮南赍生、蔡义等。“韩诗”著作甚多，有《学古堂集》《寒山问答》等书。

15. 决明

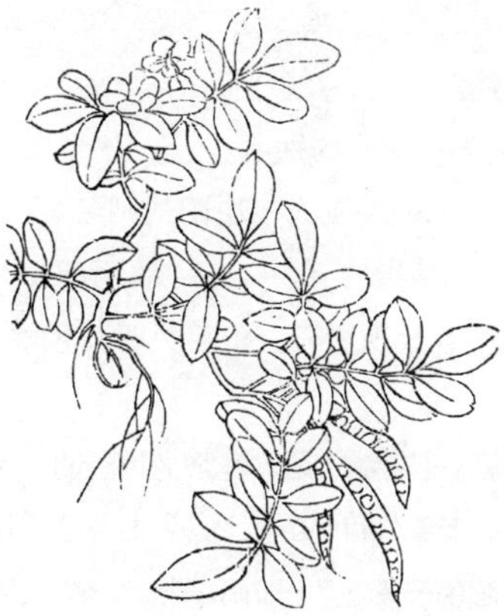

决明，《本经》上品。《尔雅》：薢茩[①]，芵光[②]。《注》：芵明也。有茳芏、马蹄二种。茳芏决明，《救荒本草》谓之山扁豆角，豆可食。马蹄决明，《救荒本草》谓之望江南，叶可食。今京师花圃犹呼为望江南，栽莳盆中也。杜老[③]《秋雨叹》一诗而决明入诗筒矣。东坡云：蜀人但食其花，颍州并食其叶。山谷亦云：缥叶资芼羹[④]。则当列蔬谱。而北地少茶，多摘以为饮。《山居录》谓久食无不中风者。李时珍以为不可信。余谓农皇定谷蔬品，皆取人可常食者。华实之毛，充腹者多矣，久则为患，故不植也。决明味苦、寒。调以五味，尚可相剂。若以泡茶，则祛风者即能引风。观其同水银、轻粉，能治癣疮蔓延，则其力亦劲。《广雅》谓之羊踯躅[5]，恐有脱简，不应有此误也。

【校注】

① 蘼逭：决明的别名。

② 芙（jué 决）光：决明的别名。

③ 杜老：指杜甫。其《秋雨叹》中有“雨中百草秋烂死，阶下决明颜色鲜”的诗句。

④ 缥叶资笔羹：见黄庭坚《种决明》诗。

⑤ 羊踯躅（zhízhú 执竹）：杜鹃花科植物羊踯躅的干燥花。即闹羊花。辛，温；有大毒。有祛风除湿、散瘀定痛功效。

16. 地肤

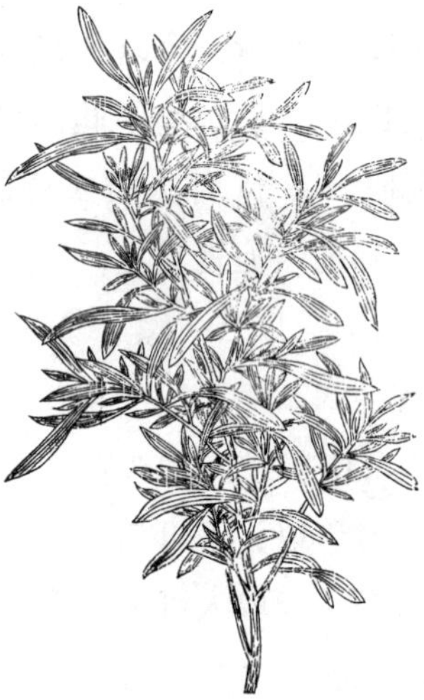

地肤，《本经》上品。《尔雅》：葥[1]、王蔧[2]。《注》：王帚也。江东呼之曰落帚，今河南北通呼扫帚菜。《救荒本草》谓之独帚，可为恒蔬，茎老则以为扫帚。

【校注】

① 葥（jiàn 见）：地肤的别称。

② 王蔧（huì 惠）：古书上说的一种草，可制扫帚。这里为地肤的别称。

17. 续断

续断，《本经》上品。详《唐本草》注及宋《图经》。今所用皆川中产。范汪以为即大蓟根，恐误。但大蓟亦无马蓟之名，或别一种。诸说既异，图列两种，又无蔓生似苎、两叶相当者。此药习用，并非珍品，不识前人何以未能的识。川中所产，往往与《本草》剌戾[1]，今滇中生一种续断，极似芥菜，亦多刺，与大蓟微类，梢端夏出一苞，黑刺如球，大如千日红花苞，开花白，宛如葱花，茎劲，经冬不折。土医习用。滇蜀密迩，疑川中贩者即此种，绘之备考，原图俱别存。大蓟既习见有图，原图亦不甚肖大蓟也。

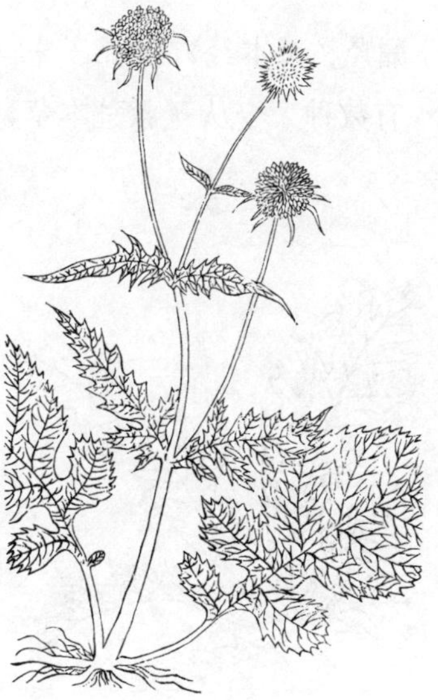

【校注】

① 刺戾：不合情理；违逆。

18. 景天

景天，《本经》上品。宋《图经》叙述极详。今俗呼火焰草，京师谓之八宝，亦名佛指甲，盆盛养于屋上。南方秋深始开花。李时珍以《救荒本草》佛指甲为景天，今景天花淡红繁碎，亦无白汁，非一种也。

雩娄农曰：景天名甚丽，如苏颂言即八宝草。南北种于屋上以辟火，此不待访，询而知也。李时珍乃谓茎有汁，开小白花。并云叶可煠食。抑异矣。广州慎火大三四围，传闻过甚耳。近时岭南皆种仙人掌、金刚纂，以阻逾折，兼辟火。亦有甚巨者，疑慎火之名，不止一草。有星孛于大辰[①]，西及汉，识者以为有火灾，而请灌斝玉瓒[②]，子产以为天道远，人道迩，厌胜之术，古有之矣。南中多火，皆天道耶？抑人道耶？火政不修，恃区区之小草与鸱尾[③]争逐毕方[④]，王梅溪诗[⑤]：禁殿安鸱尾，骚人逐毕方。岂能胜于斝瓒乎？珠足以御火灾则宝之，火炎昆冈[⑥]将奈何？唯善以为宝，如宋郑之卿可矣。

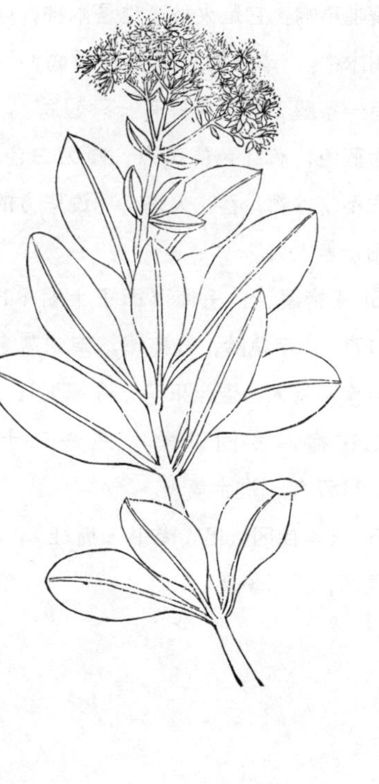

19. 漏芦

漏芦，《本经》上品。宋《图经》有数种，今从《救荒本草》。

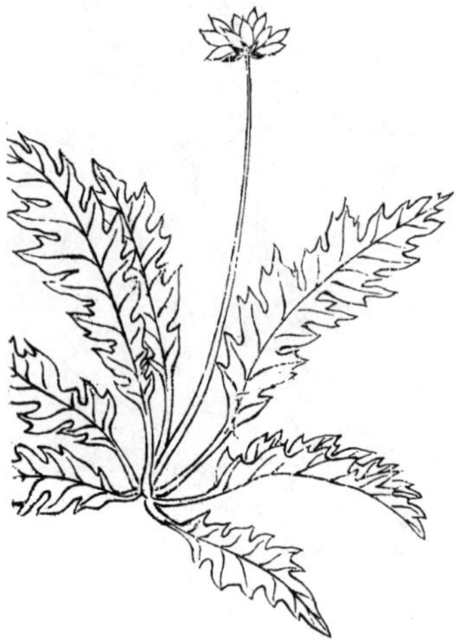

20. 飞廉

飞廉，《本经》上品。《梦溪笔谈》以为方家所用，漏芦即飞廉。《本草纲目》以《图经》漏芦花萼下及根旁有白茸为飞廉，二物盖一种云。

雩娄农曰：今医家罕用飞廉者，不能的识。宋《图经》已云然。然则后之医者，并其名而不知宜矣。余至滇，见土人习用治寒热毒疮以臭灵丹为要药，园圃中多有之，就而审视，乃飞廉也。陶隐居云：极似苦芙[①]，多刻缺，叶下附

【校注】

① 有星孛（bèi 备）于大辰：见《左传·昭公十七年》。星孛，是我国古代对彗星的称呼，此外还有蓬星、长星等称呼。

② 灌斝（jiǎ 甲）玉瓒（zàn 暂）：当为瓘（guàn 灌）斝玉瓒。瓘，古书上指一种玉；斝，古代青铜制的酒器，圆口，三足；瓒，古代礼器，为玉柄金勺，祼祭时用以酌香酒。也泛指酒盏。

③ 鸱尾：也叫鸱吻、螭（chī 吃）吻。螭，一般被认为是龙的第九子。喜欢东张西望，经常被安排在建筑物的屋脊上，做张口吞脊状，并有一剑以固定之。取其灭火消灾。

④ 毕方：中国古代传说中的火灾之兆。毕方的名字来自竹子和木头燃烧时发出的噼啪声响，它是火神，也是木神，居住在树木中。毕方的外形像丹顶鹤，但是只有一条腿（一说为只有一只翅膀），身体为蓝色，有红色的斑点，喙为白色。毕方不吃谷物，吞吃火焰，据说毕方的出现预示着大火。

⑤ 王梅溪诗：王梅溪即王十朋（1112—1171），字龟龄，号梅溪，南宋著名的政治家和诗人，温州乐清（今属浙江）人。初在梅溪乡间讲学。绍兴二十七年（1157 年）进士第一。

⑥ 火炎昆冈：出《尚书·胤征》："火炎昆冈，玉石俱焚。"

茎，轻有皮起似箭羽，其花紫色。《蜀本草》：叶似苦芺，茎似软羽，花紫，子毛白，所在皆有。今滇中所产，独茎高三四尺，叶似商陆辈，粗糙多齿，齿长如针，茎旁生羽，宛如古方鼎棱角所铸翅羽形。飞廉兽有羽善走，铸鼎多肖其形。此草有软羽，刻缺龃龉，似飞廉，故名。梢端叶际开花，正如小蓟，色深紫而柔，刺不甚放展。按之陶、韩诸说无不毕肖。即《图经》谓秦州漏芦，花似单叶寒菊，紫色，五七枝同一干，亦仿佛似之。其苏恭云：生山冈者，叶相似，而无缺多毛，茎赤无羽，自又一种。若《图经》海州漏芦如单叶莲花，紫碧色，殆即《救荒本草》所图漏芦。《滇本草》虽别名臭灵丹，而主治与《本草》《别录》同而加详。又别出漏芦一物，大理、昆明皆产，主治与《本草》亦相表里，而形状与《图经》各种微异，亦别图之。余既喜见诸医所未见，又以此草本生河内，乃中原弃而不用，边陲种人藉手祛患物，固有屈于彼而伸于此者，与士之知己不知己何异？特著其本名，而附《滇本草》于注，以资采订，他时持以还吾里，按图索之，必有得焉。呜呼！尝草之功，圣愚同性；夫妇所知，圣人有所不知。道大无遗，无谓言小。

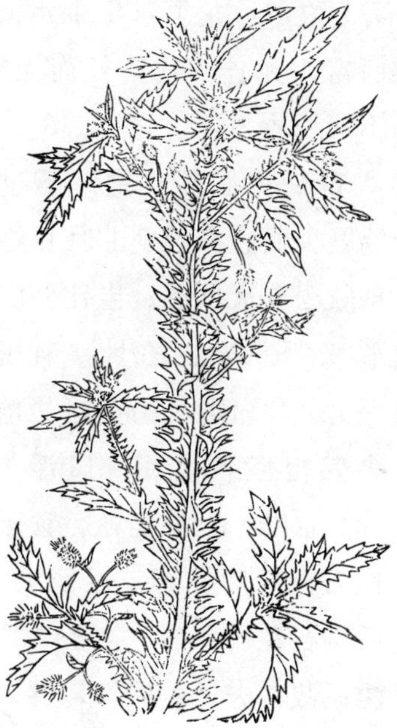

【校注】

① 苦芺（ǎo 袄）：菊科植物蒙山莴苣的全草。有清热解毒、凉血止血功效。《唐本草》："今俗以马蓟似苦芺为漏芦，并非是也。"

21. 石龙刍

石龙刍，《本经》上品。今龙须草，湖南、广西植之田中，织席上供。《山海经》曰龙蓨[①]；《别录》龙常草，有名未用。李时珍以为即鼠莞[②]，似龙须之小者，俗呼粽心草云。

雩娄农曰：龙须草生永州，或云广西富川尤佳。其草长而无节，清而不寒。故为任土之贡。曩臣岁命席人审尚方制度作之，不过六领，物既少而直亦轻，非唯百姓无扰，即牧令亦无所预，岂比弘农得宝之歌[3]，乐天卖炭之什[4]，耗国储而匮民力哉！窃疑《禹贡》[5]厥篚厥贡，多郊祀武备之用。曰浮、曰逾，计其水陆，至详至赅，独于铅松、怪石，仅为器饰。以登天府，致为后世石花所籍口，岂圣人独不料其厉民哉？夫处黄屋作粢器，为神农、黄帝之言者犹或非之。若汤之献令[6]，周之爻间[7]，王会贡图，垂耀奕祀，召康公乃作《旅獒》之诫[8]，盖已默烛白狼、白鹿[9]，观兵生玩，荒服[10]不至之渐，故曰不宝远物，则远人格。其言深切著明矣。然圣人不尽斥贡珍、却地图，何也？天生一物，必畀[11]一物之用，用其材而不时，与知其材而不用，皆曰暴天物。《考工记》[12]曰：智者创物，巧者述之。百工之事，皆圣人所作。是以攻木攻金、攻皮设色、刮摩砖埴，无不曲尽其功致，而别其良苦。如是则天下无弃物，无弃物则无弃财。圣人尽物之性，即以足财之源，非不知玉杯象箸，日即于侈，然以天下之大利即天下之大弊。其始也，利胜于弊；其末也，弊胜于利。利不远则弊不深。盖百工者，治世不竭之府，而乱世之大蠹也。圣人知后世必有以峻宇雕墙亡者，而不能不为上栋下宇；

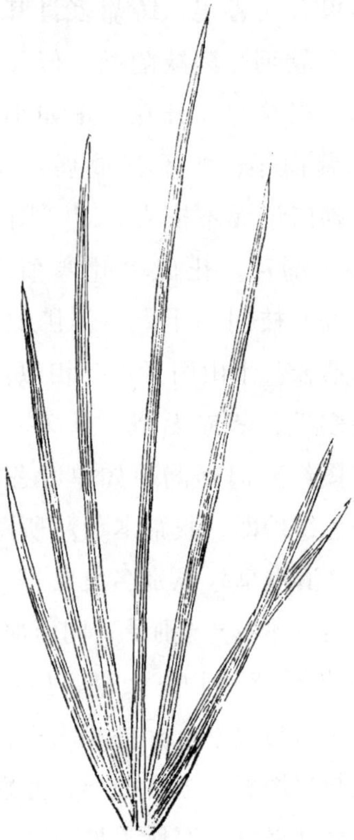

知后世必有以甘酒嗜音亡者，而不能不为醴酪[13]笙簧。以为后有圣君良相，必能推吾制作之精，黜奢崇俭，为疾用舒。而纵欲者，必贵异物，贱用物，故明著其禁曰：无为淫巧以荡上心，兴其源而杜其流，法如是足矣。否则上有茅茨土阶，而下有罔水行舟，圣人其如之何？

【校注】

① 蓨（tiáo 条）：古同“蓧”。羊蹄菜，一种草本植物，根可入药。

② 鼠莞：《本草纲目》引郭璞《尔雅注》云：“纤细似龙须，可为席，蜀中出者好。恐即此龙常也。盖是龙须小者尔，故其功用相近云。”《新华本草纲要》：“具清热解毒之功能。”

③ 弘农得宝之歌：据唐代郑綮《开天传信记》：“唐开元末，于弘农古函关得宝符，……得宝之时，天下歌之曰：‘得宝耶，弘农耶？弘农耶，得宝耶？’得宝之年，遂改元为‘天宝’。”《资治通鉴》和《唐诗纪事》等记载，唐代陕郡一带原来流传着一种“得体歌”，至开元末有人上疏桃林县发现了“宝符”，于是“改桃林为灵宝县”，陕县尉崔成甫把原来的“得体歌”改成了《得宝歌》，让百姓传唱：“得宝弘农耶，弘农得宝耶；潭里船车闹，扬州铜器多。三郎当殿坐，看唱《得宝歌》。”后来《得宝歌》又被附会到杨贵妃身上。弘，原作“宏”，避讳字，今回改。

④ 乐天卖炭之什：唐代诗人白居易有《卖炭翁》诗，《卖炭翁》是白居易讽喻诗中杰出的诗篇。

⑤《禹贡》：《尚书》之一。是战国时魏国的人士托名大禹的著作，因而就以《禹贡》名篇。是研究我国古代经济、地理、社会性质的重要文献。

⑥ 汤之献令：《逸周书·王会解》：“汤问伊尹曰：‘诸侯来献，或无马牛之所生，而献远方之物，事实相反，不利。今吾欲因其地势所有献之，必易得而不贵。其为四方献令。’伊尹受命，于是为四方令。”

⑦ 爻闾：周时，诸侯朝会歇息的帐幕。

⑧ 召康公乃作《旅獒》之诫：《尚书·旅獒》记载周武战胜殷商之后，西方的旅国献巨犬，太保召公写了《旅獒》劝谏武王：“犬马非其土性不畜，珍禽奇兽不育于国。”

⑨ 默烛白狼、白鹿：《国语·周语》载，穆天子西狩犬戎，获其五王，得四白狼四白鹿以归。

⑩荒服：古“五服”之一。称离京师二千到二千五百里的边远地方。亦泛指边远地区。《国语·周语》记载，周穆王时祭公谋父曾阐发过“五服”说：“先王之制，邦内甸服，邦外侯服，侯卫宾服，蛮夷要服，戎狄荒服。……日祭、月祀、时享、岁贡、终王，先王之训也。”具体而言，即以王畿为中心，按相等远近做正方形或圆形边界，依次划分区域为“甸服”“侯服”“宾服”（《汉书》作“绥服”）“要服”“荒服”，是为“五服”。

⑪ 畀：给予。

⑫《考工记》：中国春秋时期记述官营手工业各工种规范和制造工艺的文献。这部著作记述了齐国关于手工业各个工种的设计规范和制造工艺，书中保留有先秦大量的手工业生产技术、工艺美术资料，记载了一系列的生产管理和营建制度。

⑬ 醴酪（lǐlào 李涝）：一种用麦芽糖调制的杏仁麦粥。一直到隋唐时，都还是寒食节的主要食品。

22. 马先蒿 即角蒿

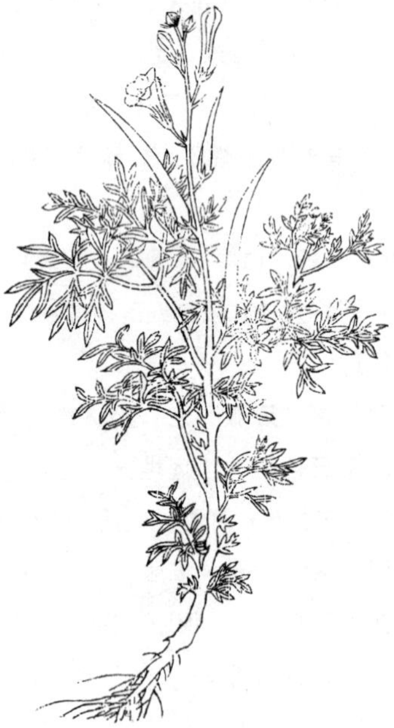

马先蒿，《本经》中品。陆玑《诗疏》：蔚，牡蒿。三月始生，七月华，华似胡麻，华而紫赤；八月为角，角似小豆角锐而长，一名马新蒿。据此则马新蒿即角蒿。《唐本草》角蒿系重出，李时珍但以陆释牡蒿为非，而不知所述形状即是角蒿，则亦未细审。今以马先蒿为正，而附角蒿诸说于后。

23. 蠡实

蠡实[①]，《本经》中品。宋《图经》以为即马蔺，北人呼为马楝子。又据《颜氏家训》[②]荔挺，《郑注》：马薤也。《说文》：荔似蒲而小，根可为刷，其说甚核。余曾以叶、实治喉痹，良验。北地人今犹以其根为刷，柔韧细洁，用久不敝，凡裹角黍、缚花、接木，皆用其叶，亦便。

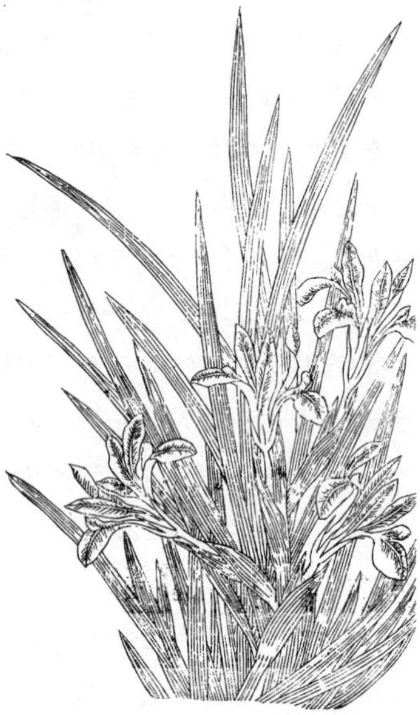

雩娄农曰：马蔺，贱草。而《月令》记之。岂非以西北苦寒，冒土最先欤？三之日，积雪欲消，青青丛芽，于轮蹄间者，非是物耶？其叶可绳，其实可药，其根可刷。明吴宽[③]诗：为帚或为拂，用之材亦良。根长者任之矣。又高岸崩时合用栽，则此草乃堪护堤捍水耶？《诗》有之：虽有丝麻，无弃菅蒯。

【校注】

① 蠡（lǐ 里）实：指现代中药马蔺子，为鸢尾科植物马蔺的种子。有清热利湿、解毒杀虫、止血定痛功效。

② 《颜氏家训》：南北朝时北齐文学家颜之推结合自己的人生经历、处世哲学，写成告诫子孙的书。该书是中国历史上第一部内容丰富、体系宏大的家训，也是一部学术著作。颜氏强调教育体系应以儒学为核心，尤其注重对孩子的早期教育，并对儒学、文学、佛学、历史、文字、民俗、社会、伦理等方面提出了自己独到的见解。

③ 吴宽（1435—1504）：明代诗人、散文家、书法家。明宪宗成化八年（1472年）会试、廷试获第一，入翰林，授修撰。

24. 款冬花

款冬花，《本经》中品。《尔雅》：菟奚，颗冻。《注》：款冬也。《图经》列数种。《救荒本草》：款冬叶似葵而大，开黄花，嫩叶可食。今江西、湖南亦有此草，俗呼八角乌，与《救荒本草》图符，从之。

雩娄农曰：款冬无实而华于冬。傅咸[1]赋序云：冰凌盈谷，积雪被崖，顾见款冬，炜然始敷。《述征记》[2]云：洛水凝厉，款冬茂悦。余走炎乡，久睽坟裂。忆昔燕郊，风飧雪饔，曾未睹植坚冰为膏壤，而吸霜雪以自豪者。章江岁除，始睹其蘤[3]，而咏物之作，辄以傲寒为谀。郭景纯云：吹万不同，阳煦阴蒸，物体所安，焉知涣凝。款冬耀颖，信有征矣。火丘之谷，有鼠与木；雪山之渊，有蛆与莲。阳以阴育，阴以阳全。阴极阳极，其气则偏，偏而不返，所生乃反。曝之不残，其性必寒；敛之不卷，其性必暖。暖者阳和，寒者阴贼，闭雪窖留阴山而全节者，阳和之外溢也。视太阳服硫磺而能敌者，阴贼之内炽也。丽江小雪山有蛆焉，大者如兔，味如乳酥，多食鼻衄而口瘖[4]。其奔子兰栗地坪，有珠参焉，实产雪疆。苦燥而强，纯阴之地，所诞乃阳。永昌南直缅甸，黑壤如灰，得火而煤，是有火把，花毒于蝎虺[5]，束而燎之，其蘖不煨。又有相思草焉，是能为祟，遇妇则低，馈夫则制。阴胜于阳，故居阳地。无阴不生，所生乃阴。无阳不化，所化乃阳。宜化而化，宜生而生，道之至中；不生而生，不化而化，道之至大。物不穷极，不见道大；极而不极，复见道中。万物迴薄，振荡相转，忽然为人，何足控抟？百卉困蠢，乌知其然？顺四时而各有宜，毋辄惑其所偏。

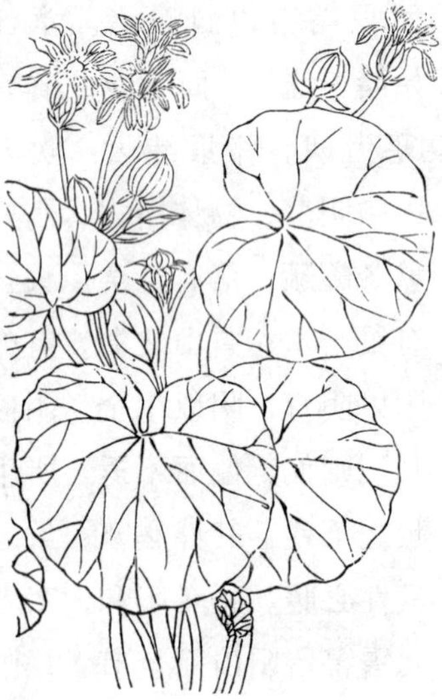

【校注】

① 傅咸：西晋文学家，字长虞。北地泥阳（今陕西铜川市耀州区）人。傅玄之子。曾任太子洗马、尚书左丞、御史中丞职。曾撰有《款冬花赋》。

② 《述征记》：地理类书籍，2 卷。晋代郭缘生撰。

③ 薂（fū 敷）：（花）盛开。

④ 口瘏（tú 涂）：义舌敝唇焦。

⑤ 蜴虺：蜥蜴。

25. 蜀羊泉

蜀羊泉，《本经》中品。《救荒本草》谓之青杞，叶可煠食，今从之。

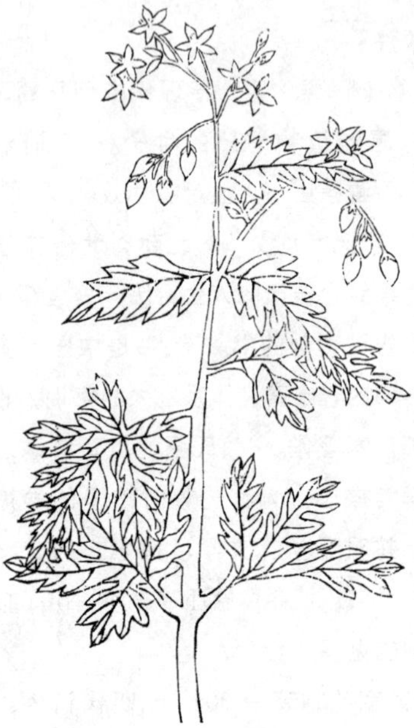

26. 败酱

败酱，《本经》中品。李时珍以为即苦菜。今江西所谓野苦菜也。秋开花如芹菜、蛇床子花。

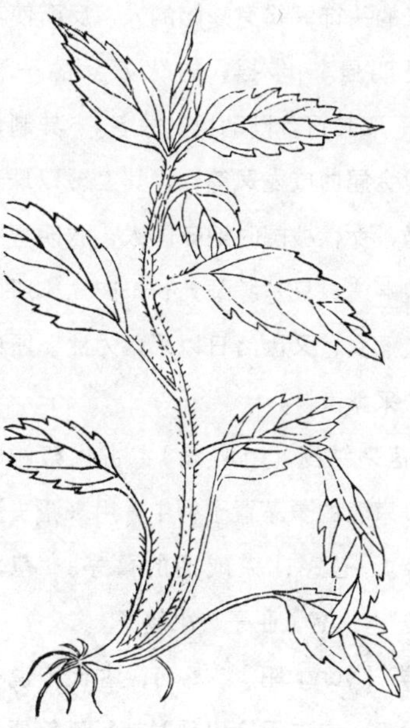

27. 酸浆

酸浆，《本经》中品。《尔雅》：葴，寒浆。《注》：今之酸浆草。《梦溪笔谈》以为即苦耽，今之灯笼草也，北地谓之红姑娘。《救荒本草》谓之姑娘菜，叶子可食。此草有王母珠、皮弁草诸名，皆象其实。元内庭亦植之。《梦溪笔谈》：河西番界中有盈丈者。《庚辛玉册》[1]云：川陕灯笼草最大，叶似龙葵，嫩时可食。滇产高不及丈，而叶肥绿有圭棱，异于北地。俗呼九古牛，亦红姑娘之讹也。又有一种微矮小，即苦耽。其根横长蔓延，数十茎丛茁，花如琖而五角，色白，与《蜀本草》王不留行同，但彼经秋子绿不红，以此为别。

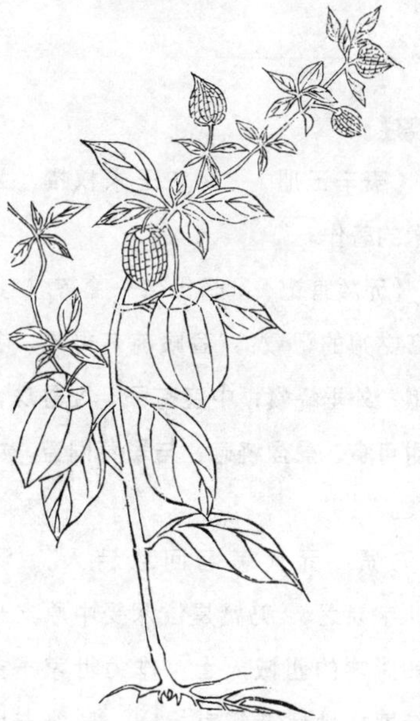

雩娄农曰：《元故宫记》[2]云：棕殿前有红姑娘草，绛囊朱实，颇形咏叹，不知此田塍间物耳。偶然得地，遂与玉树琪花，俱称悬圃灵卉，抑何幸耶？燕赵彼姝，披其橐鄂以簪于髻，渥丹的的，俨然与火齐、木难比丽。元乃贤[3]诗：忽见一枝常十八，摘来插在帽檐前。毡庐板屋，细马明驼，固非翠羽明珰所宜。况乃檀槽[4]牙拨，鹍弦[5]霜劲，歌转玉圆，鬓娇珠颤，得不翩翩其若仙耶？是知厕楛钗于南威，不损其明艳[6]；饰步摇于宿瘤，益增其支离[7]。苞茅纳匭[8]，百神可以来鸯[9]；兰茝渐滫[10]，君子为之不佩，物无常贵，士无常贱，会逢其时，取舍乃判。

【校注】

① 《庚辛玉册》：明宁王朱权撰，为炼丹术的著作。

② 《元故宫记》：明代徐一夔著。其中有红姑娘的记载："金殿前有野果，名红姑娘，外垂绛囊，中空有子，如丹珠，味酸甜可食，盈盈绕砌，与翠草同芳，亦自可爱。"

③ 乃贤：元代著名回族诗人。汉姓马，字易之。乃贤是位深受中原文化熏陶和影响的西域人士，作为世家子弟，他较严格地保持儒家操守，身处末世而仍不忘报效元廷。著述有《金台集》《河朔仿古记》。后人又编有《乃前冈诗集》3卷。

④ 檀槽：檀木制成的琵琶、琴等弦乐器上架弦的槽格。亦指琵琶等乐器。

⑤ 鹍（kūn 昆）弦：指用鹍鸡筋经加工后制作的琵琶弦，光润晶莹，呈淡金色，且极坚韧，馀音清脆。

⑥ 厕楛（kǔ 苦）钗于南威，不损其明艳：义为即使简于修饰，亦不能有碍原有的美丽。南威，亦称"南之威"，春秋时晋国的美女。南威与西施并称"威施"，均是美女的代称。楛，粗劣、不坚固、不精致。

⑦ 饰步摇于宿瘤，益增其支离：义为用精美的头饰装扮有缺陷的人，反而使其缺陷更明显。步摇，古代妇女的一种首饰。取其行步则动摇，故名。其制作多以黄金屈曲成龙凤等形，其上缀以珠玉。宿瘤，女，战国时期齐国人，聪明睿智，形貌端庄，只是脖颈处长一肉瘤，所以人称宿瘤女，又因终日以采桑为业，所以亦称"采桑女"。

⑧ 苞茅纳匦（guǐ 鬼）：古代祭祀时，以裹束着的菁茅置于柙中，用来滤去酒中渣滓。苞茅，束成捆的菁茅。苞，通"包"。匦，匣子、小箱子。

⑨ 鸯（yáng 阳）：鸟名，古代传说中的一种鸟，它在天空出现时就预示着要下大雨。亦作"商羊"。

⑩ 兰茝（chǎi）渐滫（xiǔ 休）：把兰、芷浸泡在泔水里。比喻受恶劣环境的影响。茝，古书上说的一种香草，即"白芷"。渐，浸渍。滫，臭泔水。

28. 葈耳

葈[1]耳，《本经》中品。《诗经》卷耳。《陆疏》：一名苓耳，一名葈耳。今通呼为苍耳。《救荒本草》：子可为面、作饼、熬油。叶可煠食。王逸注《离骚》，以葹[2]为葈耳。《酒经》[3]谓之道人头，以为曲药。北地今尚熬子为油，气清色绿，点灯宜目。

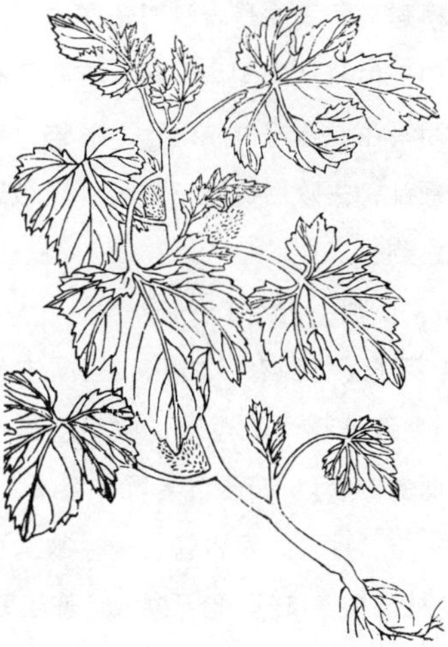

【校注】

① 葈（xǐ 喜）耳：苍耳。

② 葹（shī 湿）：苍耳，果实苍耳子入药。

③《酒经》：又名《北山酒经》，北宋医家朱肱（字翼中）著。是一部描述家庭酿酒的著作。记载了当时加热酒液杀菌保存的新技术。

29. 麻黄

麻黄，《本经》中品。肺经专药，根节能止汗。有一医至蒙古毡庐，见有病寒者，煎麻黄一握，服之即愈。盖连根节并用也。医家去其根节，以数分与服，几委顿不起。今江西南安亦有之，土人皆以为木贼，与麻黄同形、同性，故亦能发汗解肌。俚医用木贼，皆不去节，故误用麻黄，亦不至亡阳耳。

雩娄农曰：麻黄茎发汗，节止汗，一物而相反，或者疑之，此盖未睹造物之大也。万物美恶，皆归于根，由根而干、而枝叶、而华萼[①]、而实核。其去本也渐远，则其气越于外，其性亦漓于内。况自根及实，其形、其色、其味无同者；形色味不同，则性之不同宜矣。非独物也。黄帝之子二十五人，其得姓者十四人。同德则同姓，异德则异姓。以石碏为之父，而有石厚[②]；以桓魋为之兄，而有司马牛[③]。《传》曰：父不父，子不子，兄不友，弟不恭，不相及也。且天之生物，无不自相制也。果蕴虫而生蠹，豆同根而相煎，木伐薪为炭，而植根乃畏炭；人食物为积，而烧灰乃治积。五行之生也，子盛而母衰；生者，克之机也。五行之克也，贪合而忘仇[④]；克者，生之端也。人之于声、色、臭、味，性也，君子不任性之自然，而知命以节性。其于父子、君臣、宾主，贤者天道命也，君子不听命之适然，而尽性以立命。《荀子》[⑤]云：孰知夫士出死要节之所以养生，轻费用之所以养财，恭敬辞让之所以养安，礼义文理之所以养情。以自制为自养，则阴阳舒惨，必无过不及，而存之为中，发之为和，天地万物，可以一理贯之矣。

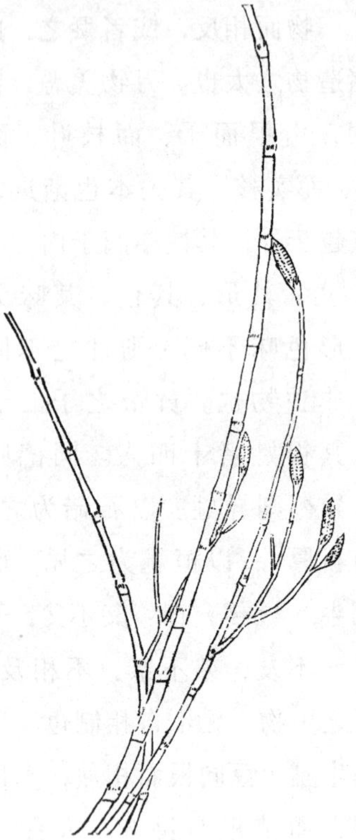

【校注】

① 荂（fū 夫）：茂盛，此谓草木的花。

② 以石碏为之父，而有石厚：石碏，春秋时卫国大夫。石厚与卫庄公儿子州吁狼狈为奸，州吁弑桓公而自立为君。后来，石厚、州吁均被石碏设计杀死。故石碏在历史上被左丘明誉为：为大义而灭亲，真纯臣也。

③ 以桓魋（tuí 颓）为之兄，而有司马牛：桓魋与司马牛是春秋时宋国的一对异母兄弟，桓魋是宋国大司马，与孔子有仇隙，司马牛是孔子的弟子。桓魋，参与宋国叛乱，失败后逃跑，司马牛也被迫离宋逃亡到鲁。

④ 仇：仇恨；仇怨。

⑤《荀子》：现存 32 篇。战国末年荀况著。涉及哲学、逻辑、政治、道德许多方面的内容。荀子，名况，字卿。因“荀”与“孙”二字古音相通，故又称孙卿。战国时期赵国猗氏人。著名思想家、文学家、政治家，儒家代表人物之一，时人尊称“荀卿”。

30. 紫菀

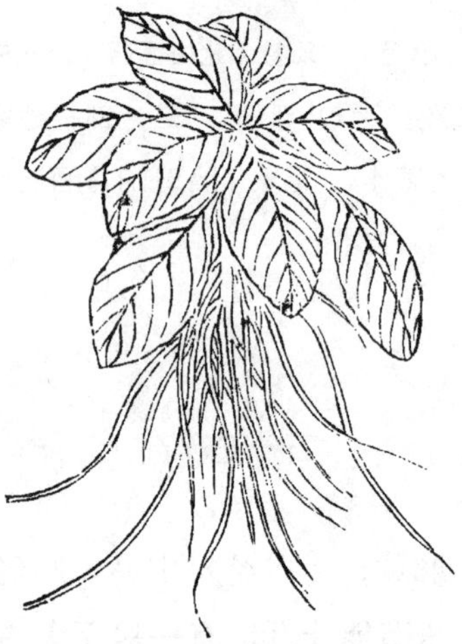

紫菀，《本经》中品。江西建昌谓之关公须，肖其根形。初生铺地，秋抽方紫茎，开紫花，微似丹参。俚医治嗽犹用之。

31. 女菀

女菀，《本经》中品。《唐本草》注以为即白菀，功用与紫菀相似，今湖南岳麓多有之。

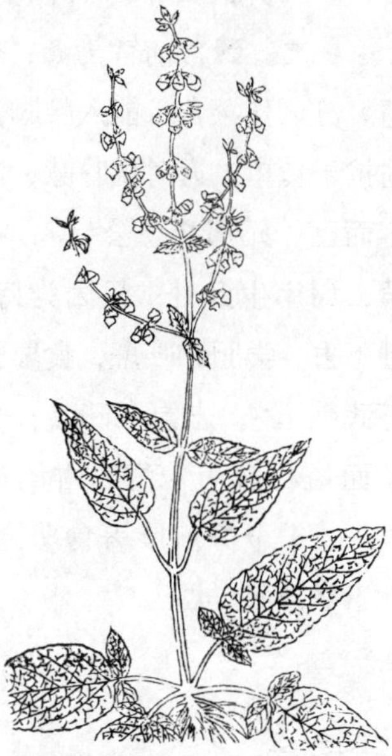

32. 瞿麦

瞿麦，《本经》中品。《尔雅》：大菊，蘧麦[①]。《注》：谓为麦句姜。释《本草》者皆以为即瞿麦。《救荒本草》谓之石竹子，苗叶可食。今南北多呼洛阳花。

零娄农曰：余读贾谊诸赋，而慨其以文胜也，方汉文郅隆[②]之世，而谊之策乃至痛哭太息，岂非循战国宾客著书之习，纵横驰骋而忘其过激哉！观其论诸侯之强，卒有七国之祸[③]，而后行其众建之法；论大臣之体，其后卒有刘屈牦、公孙贺之族诛[④]；论大贾之侈富，其后卒有告缗算轺[⑤]之破产。数十年后之利害，如烛照数计而龟卜也，其亦非托诸空言矣。乃取忌大臣，无一施用，南迁汨罗，悲吊湘粜，惜哉！向使谊非笔舌之士，朴讷无华，信而后谏，以汉文听言若渴之主，必能见用。而绛灌武夫之属，亦不疑其贬刺而心害其能，言行而身显，谓非谊之至幸欤？非汉文之不能用生，生之不能用汉文！苏氏之论，责备当矣。后世以谊早卒，

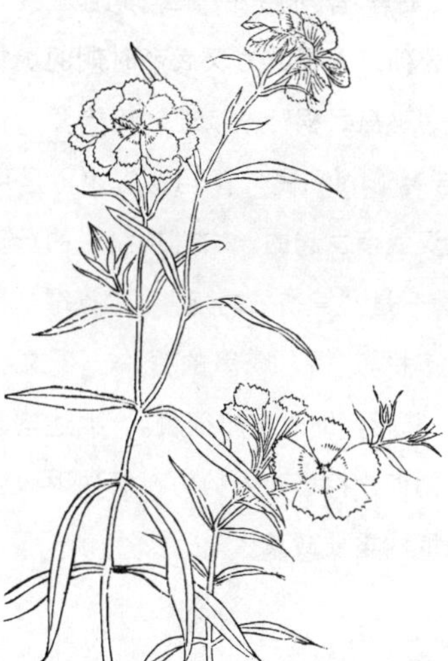

不信谊之能致治安，辄以文章称曰贾、马。夫司马相如以词赋著可已，谊岂其俦？而同为词人之谏，一而劝百哉？药中有瞿麦，其花绝

纤丽，人第玩其装翠翦霞，摹之丹青，咏之雕镂。至其通癃结、决痈疽、出刺去翳、下难产、止九窍血，灼然有殊效者，虽学士大夫，亦罕言之。其与士之以文掩其实者何异？贾生洛阳年少。瞿麦尤艳者曰洛阳花，洛阳古帝都，固极伟丽哉！

【校注】

① 蘧（qú 渠）麦：瞿麦的古名。

② 郅隆：昌盛；隆盛。

③ 观其论诸侯之强，卒有七国之祸：西汉爆发的以吴王刘濞为首的七个诸侯王国的叛乱，史称吴楚之乱，或“七国之乱”。

④ 其后卒有刘屈牦、公孙贺之族诛：刘、公孙二人相继为汉武帝时期的丞相，皆因“巫蛊之祸”被牵连，灭族。

⑤ 告缗（mín 民）算轺：告缗，是中国西汉汉武帝发起的一次打击偷税的行动。“告缗”是“算缗”的延伸。“算缗”是一种财产税。缗，成串的钱，一千文称一缗。算轺，即对车船征税。上述均为汉武帝刘彻为打击商人势力、解决财政困难而采取的重要政策。

33. 蓼

蓼，《本经》中品。古以为味，即今之家蓼也。叶背白，有红白二种，俗以其叶裹肉，煨食之，香烈。蓼种有七，《本经》唯别出马蓼一种。

雩娄农曰：《内则》有蓼无蓼，分别不苟。《齐民要术》有种蓼法，故云：家蓼矣。魏晋前皆为茹，《本草拾遗》亦云作菜食，能入腰脚，不知何时摈于食单？近时供吟咏、饰泽国秋容而已。元郝文忠公[1]诗：嗟嗟好花草，焉用生此处；只因为诗人，故故独不去。尝胆如啖蔗，食蓼犹膳御。苏武啮雪[2]，志岂在味哉？今皆野生，而俗称犹有家蓼，古语尚未堙[3]也。《千金方》屡著食蓼之害，或以此不登鼎鼐[4]欤？

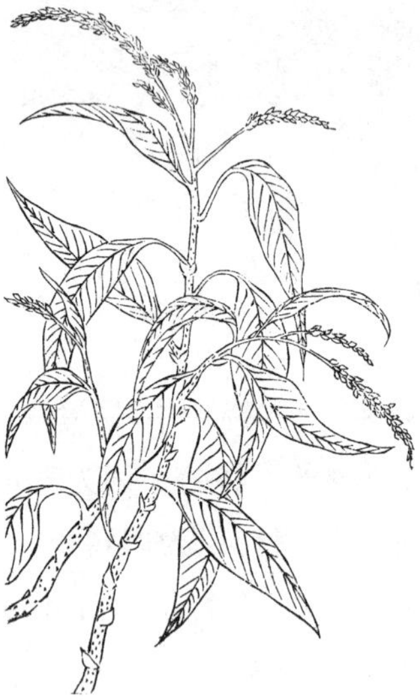

【校注】

① 郝文忠公：指郝经。字伯长。曾充

当元朝使节与宋朝“和谈”，被拘禁16年，死后谥“文忠公”。郝经一生撰有《经史论》《春秋外传》《续后汉书》《陵川文集》等数百卷，其《经史论》所提出无经史之分、“六经皆史”等说，对我国史学研究有重大影响。

② 苏武啮雪：出《汉书·苏武传》。苏武是西汉时期著名的使者。西汉汉武帝派苏武出使匈奴，被匈奴单于扣留下来，叛臣卫律前来劝降，劝降不成，就把苏武囚禁在地窖里，不给吃喝，借此消磨其意志。当时大雪封山，苏武饥渴难耐，只好口吃雪块，吞咽毡毛，即使这样苏武也不向单于屈服。

③ 堙（yīn 音）：古同“湮”。埋没。

④ 鼐鼐（nài 耐）：古代两种烹饪器具。

34. 马蓼

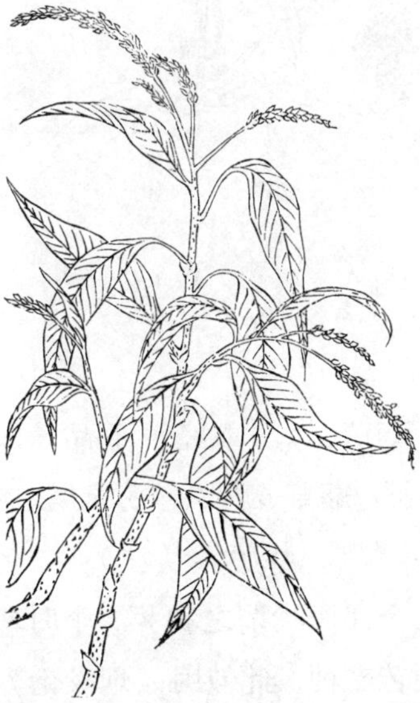

马蓼，《本经》中品。叶有黑点，《本草纲目》以为墨记草。

35. 薇衔

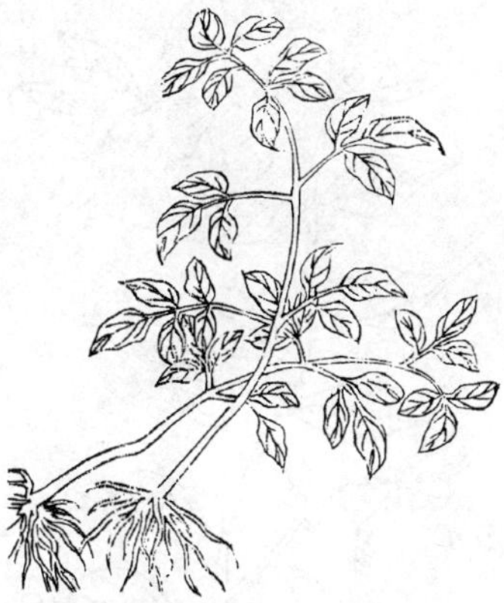

薇衔，《本经》上品。《唐本草》注谓之鹿衔草。言鹿有疾，衔此草即瘥。今鹿衔草，《安徽志》载之，治血病有殊功，而形状与丛生似芜蔚者迥别。《本草拾遗》：一名无心草。今无心草，平野春时多有，形状既与《唐本草》不符，与《图经》无心草亦异。皆别图绘之，未敢合并。盖诸家图说不晰，方药少用，姑存其名而已。

36. 连翘

连翘，《本经》下品。《尔雅》：

连，异翘。《本经》又有翘根，有名未用。李时珍以为即连翘根也。《湖北通志》：黄州出连翘。

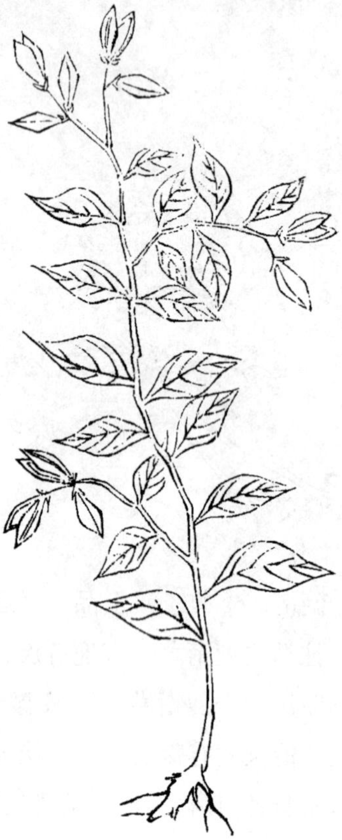

37. 湖南连翘　云南连翘

湖南连翘生山坡。独茎方棱，长叶对生，极似刘寄奴；梢端叶际开五瓣黄花，大如杯，长须迸露，中有绿心，如壶卢形；一枝三花，亦有一花者。土人即呼为黄花刘寄奴，以治损伤败毒。云南连翘俗呼芒种花。赭茎如树，叶短如柳叶而柔厚，花与湘中无异。按宋《图经》大翘青叶，狭长如榆叶、水苏辈，湖南生者同水苏，云南生者如榆。《滇黔纪游》所谓洱海连翘，遍于篱落，黄色可观是也。滇湖皆取茎根用之。盖此药以蜀中如椿实者为胜，他处力薄，故不能仅用其实耳。

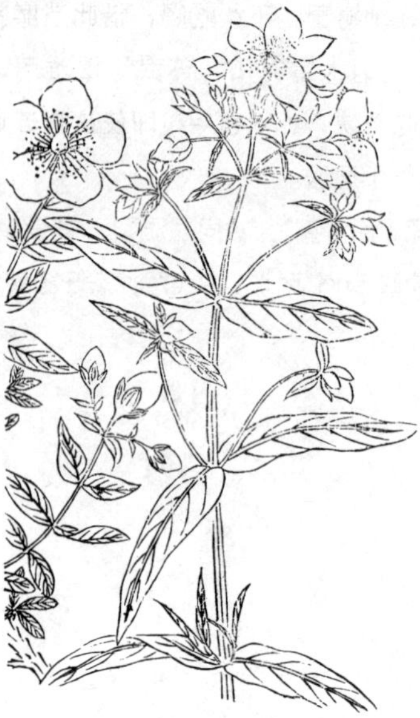

38. 葶苈

葶苈，《本经》下品。郑注《月令》靡草，荠，葶苈之属。《尔雅》：蕇[①]，葶苈。《注》：一名狗荠。今江西犹谓之狗荠。李时珍谓有甜苦二种，此似因《炮炙论》赤须子味甘而云然也。

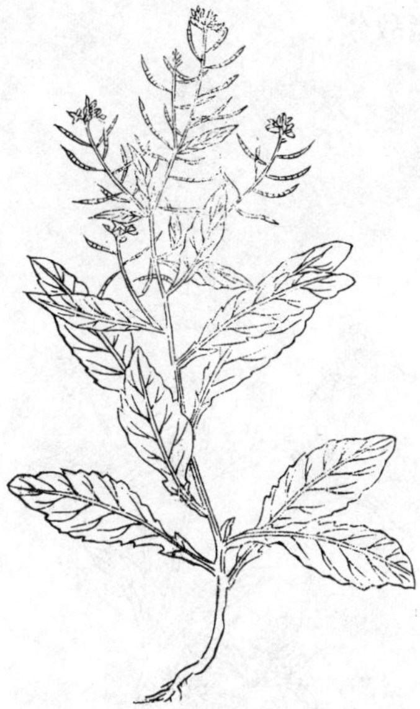

雩娄农曰：《滇本草》葶苈一名麦蓝菜，生麦地。余采得视之，正如荠，高几二尺，叶大无花杈。腌为蔬，脆而不甘，与荠味殊别。其花实亦似荠，盖即甜葶苈也。《尔雅》葶苈，《郭注》：实叶皆似芥，此草正如初生白芥菜。其狗荠一种，南方至多，花黄，叶深绿，不堪入馔。《图经》极详晰，殆苦葶苈耳。陈藏器谓：大荠即葶苈。然《尔雅》本分三种。以余考之，蒫②荠实盖今荠菜，叶长圆，味美，作菹羹皆佳；菥蓂，大荠，即今花叶荠，一名水荠，叶细碎，味淡。犍为舍人③云：荠有小，故言大。此种科叶易肥大。《唐本草》注验其味甘而不辛。《蜀本草》似荠菜而叶细，俗呼老荠。皆此物也。葶苈一名蕇，而又有苦、甘二种，陶隐居云：荠类甚多。《野菜谱》亦列数种，正恐并葶苈为一类耳。

【校注】

① 蕇（diǎn 典）：葶苈，一种草本植物，种子（葶苈子）可入药。

② 蒫（cuó 痤）：荠菜籽。

③ 犍为舍人：犍为，犍为县隶属四川省乐山市，是乐山市第一大县，位于川西平原西南边缘。汉武帝建元六年（前 135 年）置犍为郡。舍人，原为官名，宋元后用以称呼权贵子弟，犹称公子。

39. 蛇含

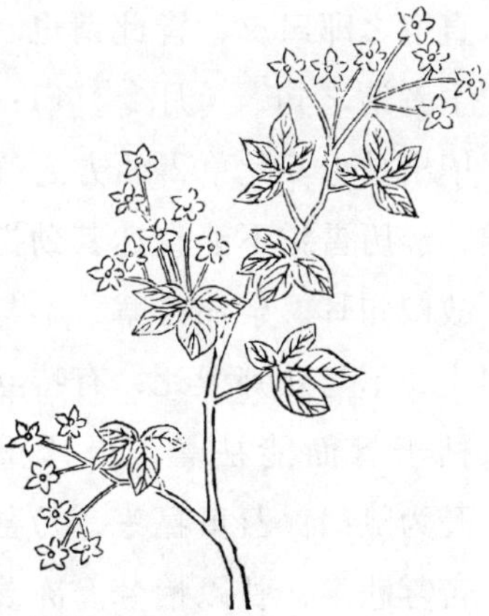

蛇含，《本经》下品。李时珍以为即紫背龙牙。又女青，《本经》下品，《别录》以为即蛇含根。《唐

本草》非之。宋《图经》：蛇含，一茎或五叶，或七叶。有两种，当用细叶黄花者，似即《救荒本草》之龙牙草，未能决定。

40. 夏枯草

夏枯草，《本经》下品。《救荒本草》：叶可煠食，今乡人皆识之。

雩娄农曰：《月令》：孟夏靡草死，荠，葶苈之属，诚靡矣。夏枯草，枝叶花实，擢[①]耸自立，乃当长嬴；而早成以揫[②]，独名夏枯，其以此欤？《本草》一名夕句，前人多未绎其义。按物之西者皆为夕，日东则曰景夕，屋倾则曰室夕，而最晚者亦为夕，非时之谒曰夕，直宿之郎曰夕，皆此谓也。草之屈生者谓之句，《月令》曰：句者，毕出是也。此草得西方之气而晚出，经历雪霜不能直达其劲挺之姿，故曰句耳。余伟兹草，不与众卉俱生，不与众卉俱死，有特立之概。枯于暑而能祛暑，得严重之气。乃为赋曰：苕黄箨零，乃蕃滋兮。苦雾悲泉，甘以怡兮。冻荄温萼，贯四时兮。与麦为秋，避恢台兮。百英炜煌，独沉寂兮。喜肃畏嬴，自忻戚兮。离景风而就不周，其不为诡激兮、非无惧无闷之俦，孰能敌兮？

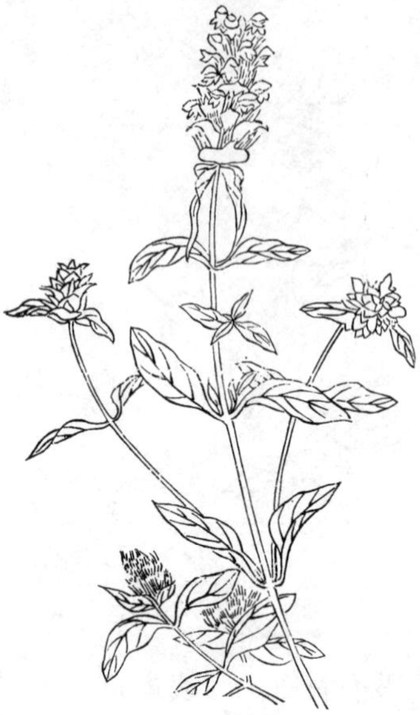

【校注】

① 擢（zhuó 卓）：拔也。

② 揫（jiū 究）：聚集。

41. 旋覆花

旋覆花，《本经》下品。《尔雅》：蕧[①]，盗庚。《注》：旋覆似菊。《救荒本草》：叶可煠食。俗呼滴滴金。

鸳雩娄农曰：蕧，盗庚。释者以为未秋有黄华，为盗金气。《列子》[②]有言：人之于天地四时孰非盗，而况于小草？虽然造物者，亦何尝不时露其所藏，以待人之善盗哉？水方盛而麋角[③]解也，众草芳而鶗鴂[④]鸣也，月晕而础润也，霜降而鹤警也，鸑鷟[⑤]来而周兴也，白蛇死而汉代也，封[⑥]羊无血而亡于高粱也，投龟大诟而辱于干溪也，肥遗[⑦]见而兵也，毕方至而火也，海凫[⑧]为东晋之征也，鹧鸪为南宋之渐也，灯花之集行人也，目瞤[⑨]之得酒食也，大之见于天地山川，细之见于蚑行喙息[⑩]，造物者亦何时不示人以知所盗哉？然而庸人之情，未饥则思食，未寒则思衣，菽水则慕列鼎，布帛则愿文绣，蓬户瓮牖[⑪]则祈广厦洞房，下泽款段[⑫]则羡驷马八骀[⑬]，子孙足则冀锡爵担圭，富贵极则求方丈蓬莱。盖无时而不蕲为盗。而造物乃或慨而使之盗，或吝而拒之盗。其或使、或拒者，非造物之有异于盗，而盗者之不能窥造物也。善为盗者，智察于未然，明烛于无形。商之善盗也，人弃而我取；农之善盗也，修防而潴水；工之善盗也，入山而度木；士之善盗也，谋道而获禄。方其盗也，无知其为盗也；知其为盗，则不足以言盗。蚁未雨而为垤[⑭]，鸟未阴而彻土，豹未雾而惜其毛，驼未风而埋其鼻。鸷鸟[⑮]将搏，必匿其影；文狸将捕，必伏其身。无形之盗，虽天地万物扃鐍固闭[⑯]，不能防善视者之伺其隙，大力者之负而趋，而不然者，则清昼攫金之士耳。古之为政者，星陨日珥，以伺于天；河荥石移，以伺于地，童谣市言，以伺于人；多麋有蜮，以伺于物。兢兢业业，惟恐造物谆谆命之，而忽焉无以应也。于是金穰木康，盗于天而可富矣；土宜物生，盗于地而可富矣；足昼足夜，盗于人而可富矣；不胎不夭，盗于物而可富矣。是故欲取姑与者，使人不觉其为盗；多与少取者，使人乐于其为盗。与与取均者，使人不敢不听其为盗；有取而无与者，将悖入悖出，使人不能听其终于为盗。使人不觉其为盗者，老庄之学是也；使人乐于其为盗者，官礼之法是也；使人不敢不听其盗者，轻重之法是也；使人不能听其终盗者，孔仅、桑弘羊[⑰]之属是也。若乃置天变人言于不顾者，是犹未尝问计于盗；而掩目塞耳，匍匐而入五都之市，贸贸然遇物而摸索之，虽遗簪堕珥，尚未可得，况能探囊胠箧乎？昔有受欺以隐身草者，持以为盗。吏执而纺之，尽褫其衣；既无所盗，而卒以予盗。若而人者，即造物亦无如其不善盗何？

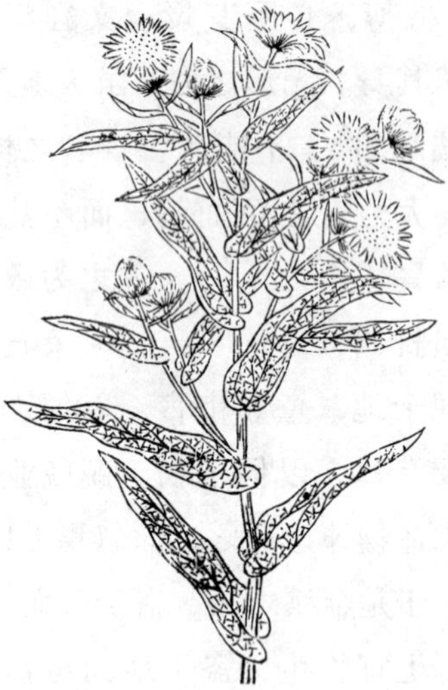

【校注】

① 葍（fù 复）：一种中药草，即旋覆花。花状如金钱菊，故亦称“金钱花”。

② 《列子》：又名《冲虚经》（前450—前375年撰），是道家重要典籍。作者列子，战国前期思想家，是除老子和庄子之外的又一位道家思想代表人物。

③ 麋角：为鹿科动物麋鹿的骨化老角。

④ 鶗鴂（tíjué 提决）：亦作“鶗鴃”。即杜鹃鸟。

⑤ 鸑鷟（yuèzhuó 悦卓）：凤属。古时候传说中的五凤之一，身为黑色或紫色。鸑鷟象征着较为坚贞不屈的品质。据说鸑鷟是很恩爱的生物，配偶去世后活着的一个会为之哭泣至死。

⑥ 刲（kuī 亏）：宰杀。

⑦ 肥遗：中国古代传说中的旱魃之兆。据说肥遗是一种居住在太华山山麓的怪蛇，有一个头、两个身体、六条腿和四只翅膀。也有传说称肥遗是一种黄色的鹌鹑大小的鸟，喙是红色的，据说吃了肥遗能够治病、预防寄生虫。

⑧ 海凫（fú 服）：一种海鸟。古代曾有海凫出、天下乱的传说。

⑨ 瞯（jiàn 见）：窥探。

⑩ 蚑行喙息：本谓虫豸爬行呼吸。借指用脚爬行用嘴呼吸的虫豸。亦泛指人和动物。颜师古注：“跂行，有足而行者也。喙息，谓有口能息者也。”

⑪ 蓬户瓮牖（yǒu 有）：用蓬草编门，用破瓮做窗。指贫苦的人家。蓬户，蓬草做的门。瓮牖，以破瓮为窗。

⑫ 下泽款段：比喻简陋的交通工具。下泽，即下泽车，一种适宜在沼泽地上行驶的短毂轻便车。款段，马行迟缓。

⑬ 驷马八驺：古代贵官出行，有八卒骑马前导，称“八驺”。清《啸亭杂录·优容大臣》：“一朝得位，便高轩驷马，八驺拥护……”

⑭ 垤：蚂蚁做窝时堆在穴口的小土堆。

⑮ 鹫鸟：凶猛的鸟，头秃无毛，喜食尸体。

⑯ 扃（jiōng 驷）鐍（jué 绝）固闭：紧紧关闭门窗和箱箧。扃，上闩关门。鐍，箱子上安锁的环形纽。扃鐍，门窗或箱箧上的关锁。

⑰ 孔仅、桑弘羊：孔仅，西汉大臣，财政家。南阳人，为大冶铁商。孔仅因为精通盐铁生产技术，又对朝廷有所捐赠，因而被汉武帝委以重任——掌握当时国家经济命脉的掌管盐铁事务的大农丞。武帝元鼎二年（前115年）任大农令，领盐铁事，主管盐铁专卖。后任大司农。桑

弘羊（前152—前80），汉武帝时大臣。洛阳人。历任大司农中丞、大司农、御史大夫等重要职务。

42. 青葙子

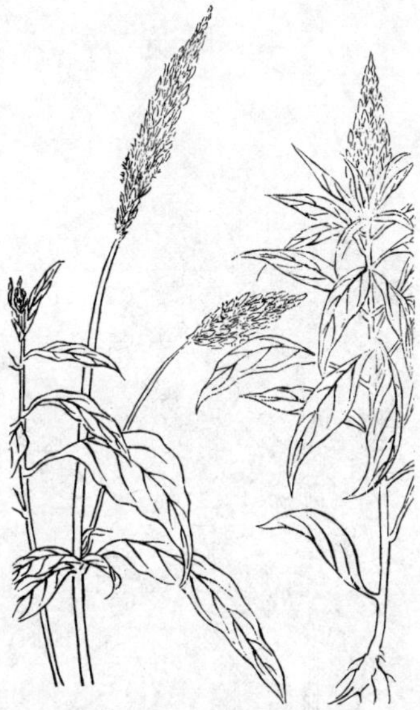

青葙子，《本经》下品。即野鸡冠，有赤白各种。叶可作茹，胜于家鸡冠叶。一名草决明[①]，乡人皆知以治目疾。

【校注】

① 草决明：苋科植物鸡冠花的种子。与《中药大辞典》豆科植物决明子并非一物。豆科决明子别名亦称草决明。

43. 荩草

荩草，《本经》下品。《唐本草》以为即《尔雅》：绿，王刍。《注》：绿，蓐也。此即水中草之似竹者，医者罕用。

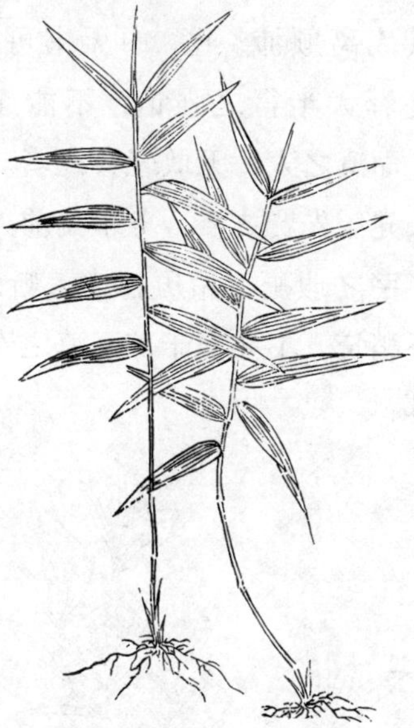

44. 萹蓄

萹蓄，《本经》下品。《尔雅》：竹，萹蓄。《救荒本草》亦名扁竹，苗、叶可煠食。今直隶谓之竹叶菜。

雩娄农曰：淇澳之竹，古训以为萹蓄。此草喜铺生阴湿地，美白如箦[①]，诚善体物矣。《救荒本草》曰：扁竹，犹中州古语也，江以南皆饶，而识者盖寡。《滇本草》独著其功用，按名而求，果得之。滇之草木名，多始于杨慎，此语或有所承。昔苏轼谪[2]儋耳[3]，琼之人至今奉之惟谨。杨慎谪居滇最久，三迤[4]之人，奉之无异琼之奉髯苏。顾其流离颠沛，箧[5]中无书可质，所笺释大半得之强记，不能无讹误。而滇之人，无敢轻訾之者。彼生长先儒先贤之乡，务求摘前人一语半字之瑕疵，诟厉抨击，龂龂[6]然不稍贷，不亦异于琼、滇之奉二子耶？

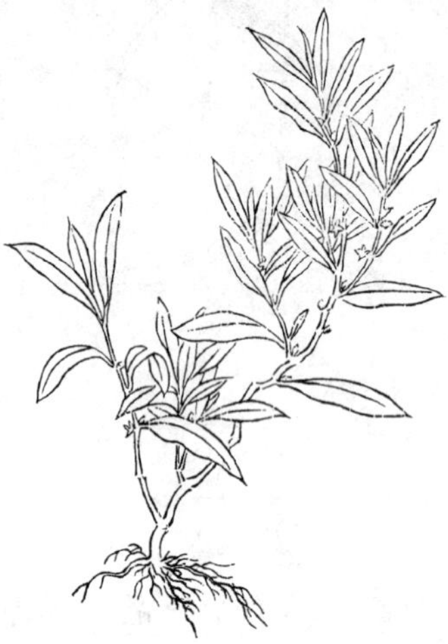

【校注】

① 箦（zé 责）：竹席。

② 谪：封建时代特指官吏被降职或流放。

③ 儋耳：今海南省儋县，苏轼于 1097 年被贬至此。

④ 三迤：云南省的代称。

⑤ 箧（qiè 窃）：小箱子；藏物之具。大曰箱，小曰箧。

⑥ 龂龂（yǎnyǎn 演演）：喜笑貌。

45. 陆英

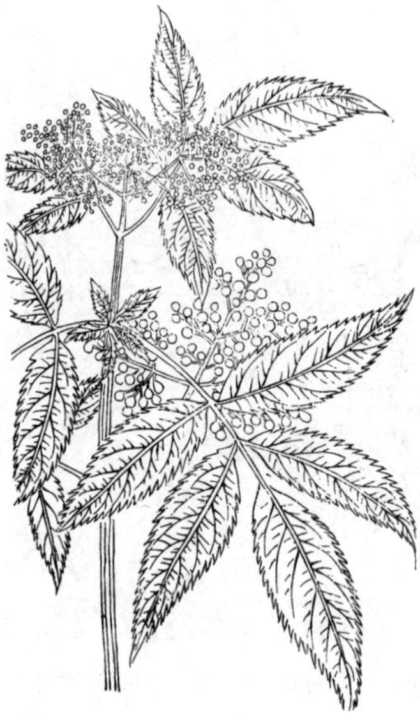

陆英，《本经》下品。《别录》谓之蒴藋，以为即《尔雅》：芨，堇草，与《郭注》乌头苗异。详考各说，盖即今之接骨草。俚医以为治跌伤要药，谓之排风草。固始谓之珊瑚花，象其实；亦曰珍珠花，象其花也。俗名甚伙，不可殚[1]举。《唐本草》注及《图经》皆以陆英为蒴藋，而《本草衍义》所述形状尤详，今从之。

【校注】

① 殚（dān 单）：尽；竭尽。

46. 王不留行

王不留行，《别录》上品[1]。宋《图经》谓之翦金花。《救荒本草》：叶可煠食，子可为面食，今从之。《蜀本草》所述乃俗呼天泡果，又名灯笼科。囊似酸浆而短，实青白不红，南方极多。又一种附于后。

雩娄农曰：王不留行性峻利，而《别录》以为上品，疑其名盖古谚也。席不暖，突不黔，圣贤遇焉[2]。有触昔人远举高蹈之义，辄为赋之其词曰：伊大造之旭卉兮，抟人物其均赋。苟臭味之叶洽兮，胡畛畦[3]夫新故。社枌栎以祈报兮，尸祝[4]之其敢忘夫歆慕。召跋涉而蔽芾兮，勿翦伐而封殖其嘉树。彼杨柳依依而系马兮，小山丛桂馣馤[5]以留人。樾荫暍而扇武兮，松风雨以庇秦。既宿桑其难恝[6]置兮，或班荆而情亲。縶维[7]白驹而食藿苗兮，聊永今夕以逡[8]巡。遽辞条而弃沟水兮，何陨箨[9]泛梗之不仁？刍铩铍[10]以促驾兮，絮漫漫而失踪。纵迷阳而伤足兮，棘榛苯䔿[11]以蒙茸。朅[12]车乘而率旷野兮，赍[13]菖蕢[14]以为宿舂[15]。昔芙蓉之姣好兮，今只转此秋蓬。臣揽茝以行吟兮，姬采蘼而相逢。期椒桂之结邻兮，胡萧艾捷径以先容。荃不察此衷曲兮，鷤鴂簧鼓以讻讻。缅秕莠于鸣条兮，哀暴嬴逐客之不公。羌既扈夫蓠芷兮，岂终萎绝乎不周之风？望悬圃其未达兮，琪葩琳树杂遝[16]乎云中。折琼茅而召彭咸[17]兮，筵莛讯谇以所从。神迟遲[18]而未繇[19]兮，巫振振其有辞。谓汇茹其必有遌[20]兮，明良庆而功巍。扬侧陋而举二八兮，曰俞哉而桑阴未移。济舟楫而药瞑眩兮，置左右而阿衡[21]焉。依渔坐茅而占熊彲[22]兮，发垂白而佐姬。感瓜苦与栗薪兮，勿穆卜而诵鸣鸮之诗。脱堂阜而熏衅兮，管夷吾[23]治于高傒。戈虽逐而誓舅氏兮，投白璧于河麋。萧[24]翊赤以谋将兮，淮阴[25]亡而身追。留辟谷而游赤松兮，强加饭以辅持。谶帝秀以奉赤伏兮，许借寇而雄河内之师。隐草庐而三顾兮，乃遂许以驱驰。相直臣而揽镜兮，勉为瘠而犹羁。信石水之相投兮，岂纤芥之能疑？树桐梧于东厢兮，茁指佞于阶墀。苟方凿而枘圆兮，薰与莸其差池。强指杙以为楹兮，终斧柯其无资。策两马而接淅兮，又伐柯而阽危。昼三宿而侧无人兮，虽濡滞其奚为？宫族行而虞无腊兮，炊扊扅[26]而西归。惨焚林绵上而寒食兮，何从行之不及子推也。问宣室而前席兮，绛灌害之而南吊湘纍。有颇牧而莫能用兮，律不应而坐之。青蝇吊于瘴乡兮，薏苜肆其悽诽。怀鸷鸥而见畏兮，终犹仇其丰碑。陆扶危而厄忠州兮，望赞皇于海涯。亲煨芋而赋黄台兮，避淅东而畏讥。元祐贤而致政兮，麦饭熟而相唏。寇南迁而遂不返兮，楮挂竹以生枝。相乌喙其不可共安乐兮，种受辱而金铸蠡。楚醴废而猖披兮，穆远蹈而申胥靡。物萌芽其兆朕兮，苋陆夬而枯杨稊。奚荆棘之能刺兮，贵履垤而见机。布皞墟之灵蓍兮，再扐卦而咨之。曰将起夫葛陂之龙竹兮，驾言秣脂而游乎八荒。翘蓬莱之金阙兮，揽若木于东皇。陪王公而投莲骁兮，吻欲笑而掣电光。种芝玉以为田兮，俟蟠桃以徜徉。神荼郁垒方执索搏鬼而供晨飧兮，蓍告余以不祥。夕辔崦嵫而经细柳兮，暧暧乎桑榆之昳[27]阳。挹穴居之戴胜兮，将俯昆仑而行觞。扫白云之间隔兮，采聚窟返魂之馝香。拒格之松踆乌所入兮，声隆隆惊人。煮羊脾未熟而天已明，蓐收白毛虎爪，执钺以辟人兮，流沙落木萧萧而增凉。剪鹑首而奏钧天兮，藉帝醉而复下方。察萧丘千里之烈焰兮，林郁郁而腾辉煌。遇丈人于丙丁兮，乞灵药以长生。寻自然之谷于岣嵝石囷兮，执箕舌以簸扬。乘六螭而极南溟兮，瞰鹏图击水以回翔。雄虺[28]封狐往来倏[29]忽兮，黄茅冶葛填巨壑以莽苍。曰瘴疠其难久滞兮，蹑回雁而北征。眺委羽于孤竹兮，曾冰皑皑崩摧以雷硠[30]。木皮三寸堕于天山兮，白草炎暑而戴霜。探赵符于树下兮，挞率然使亘横。烛龙衔景炯彼幽都兮，望斗车作作其有芒。谓暗暧其不可留兮，驷玉虬[31]而上骧[32]。冀帝阍[33]之开关兮，倚闾阖[34]而相望。陶白虎以先导兮，傅乘箕而来迎。媒匏瓜使择匹兮，结柳宿以为营。挹木精而游戏兮，张天厨而饫酒浆。谒神农而敕医星兮，绝恶草使不昌。携棓攙以翦薙兮，鞫蓬藋之碍行。扫茨藜而释屛[35]兮，铺轻荑以走鸾衡。拭铜驼而叩灵琐兮，览天苑草木之欣荣。榆历历而成列兮，枝叶纷拏夫裔卿。倾宝瓮于露坛兮，将以浸沐夫芸生。灵氛为余占以乃吉兮，信爻辞其必当。盍孟晋以勿疑兮，奚独迟乎众芳。

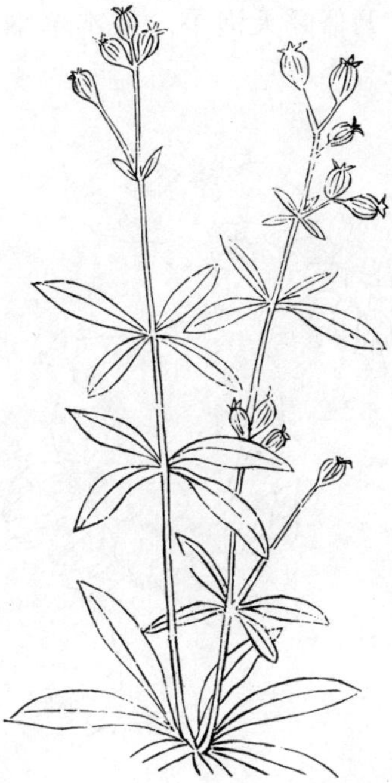

【校注】

① 《别录》上品：商务本、中华本作“《本经》上品”。

② 席不暖，突不黔，圣贤遇焉：《文子》曰：“墨子无黔突，孔子无暖席，非以贪禄慕位，欲起天下之利，除万民之害也。”

③ 畛畦（zhěnqí 诊其）：田间小路。

④ 尸祝：古代祭祀时对神主掌祝的人；主祭人。

⑤ 馣馥（ānfù 安富）：香气浓郁。

⑥ 恝（jiá 夹）：淡然；无动于衷。

⑦ 絷维：拴马的绳索。引申指束缚。示留客之意，后以“絷维”指挽留人才。出《诗经·小雅·白驹》。

⑧ 逡（qūn）：复也。徐灏《说文解字注笺》：“复训往来。往来即逡巡意。”

⑨ 陨箨：剥落笋壳。比喻衰败之势。也指掉下的笋壳。

⑩ 粝钹（lìbá 利拔）：喻行道无艰险。

⑪ 蕁（zǔn）：茂盛。

⑫ 朅（qiè 切）：离去。

⑬ 赍：把东西送给别人。

⑭ 葍蕢（fúxù 浮序）：泛指野生小草。葍，多年生缠绕草本植物，花叶似蕹菜而小，对农作物有害。蕢，草名，生于水中，叶可爍食，本草作“泽泻”。

⑮ 宿舂：《庄子·逍遥游》：“适莽苍者三飡而反，腹犹果然；适百里者宿舂粮；适千里者三月聚粮。”本指隔夜舂米备粮。后以“宿舂”指少量的粮食。

⑯ 杂遝（zátà 砸踏）：众多；重叠。遝，通“沓”。

⑰ 彭咸：指彭祖（祝融），太阳神。上古神话认为日神及其宫殿在大海中。

⑱ 迉迟（qīchí 欺迟）：古同“栖迟”。停留；休息。

⑲ 繇（zhòu 咒）：通“籀”。占卜的文辞。

⑳ 遌（è 饿）：见也。《说文解字》：“遌，相遇惊也。”

㉑ 阿衡：指伊尹，商汤时宰相，发明汤液。

㉒ 彨：“魑”和“螭”，传说中一种没有角的龙。

㉓ 管夷吾：管仲（？—前645），名夷吾，谥曰“敬仲”，颍上（今属安徽）人，史称管子。春秋时期齐国著名政治

家、军事家，周穆王之后代。
㉔ 萧：刘邦为汉王，以萧何为丞相，萧何推荐韩信为大将军。
㉕ 淮阴：韩信（？—前196），淮阴（今江苏淮安市淮阴区西南）人，西汉开国功臣，中国历史上杰出的军事家，与萧何、张良并列为汉初三杰。曾先后为齐王、楚王，后贬为淮阴侯。为汉朝的天下立下赫赫战功，但后来遭到汉高祖刘邦的疑忌，最后以谋反罪处死。
㉖ 扊扅（yǎnyí 演移）：古代木门后的一根木杆，挡插在木门后面，外面推不开。即门闩。
㉗ 昳（dié 叠）：日过午偏斜。
㉘ 雄虺（huǐ 悔）：古代传说中的大毒蛇。《楚辞·招魂》："雄虺九首，往来倏忽，吞人以益其心些。"
㉙ 倏（shū 书）：极快地；忽然。
㉚ 雷硠：山崩声。形容声音的巨大。唐代韩愈《调张籍》诗："垠崖划崩豁，乾坤摆雷硠。"
㉛ 玉虬（qiú 球）：传说中的虬龙。
㉜ 骧（xiāng 乡）：后右蹄白色的马。
㉝ 帝阍（hūn 昏）：古人想象中掌管天门的人。天门，天帝的宫门。
㉞ 阊阖（chānghé 昌和）：天宫的南门，也指皇宫的正门。
㉟ 屩（juē 撅）：草鞋。

47. 王不留行 又一种

王不留行，《蜀本草》所述形状，乃俗呼天泡果，《本草纲目》从之。

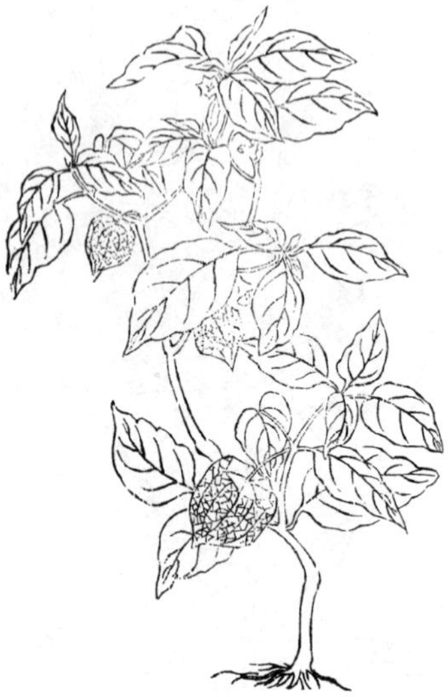

48. 艾

艾，《别录》中品。《尔雅》：艾，冰台。古人以灸百病，其治滞下诸证，亦入煎用之。今以蕲州产者良。

雩娄农曰：民非水火不生活，非独饔飧也。人秉五常之性，水内景而发于液，火外景而聚于目。世徒知水泛则燥之，火扬则润之，而不思涌溢者，其源必塞；焱[1]发者其根必虚。圣人以疏防命水官，以出入均火政。后世钻燧之法湮，而掌火无官。医者治病以汤，而习砭灸者亦鲜。《素问》[2]曰：北方者，天地所闭藏之域也，藏寒生满，病宜艾焫。《注》谓：北方阴寒独盛，阳气闭藏，灸之能通，接元阳于至阴之下。《经》曰：陷下则灸之，盖火郁而不能发，则必违其炎上之性。物以类聚，用外火引内火，故陷者能升。子罕之救火，彻小屋、表火道，亦虑其遏而炽，犹之壅而溃也[③]。凡发背及诸热肿、诸风冷痰，皆可灸。风冷者，温以驱之；毒热者，暖而导之。故治民及治病，务求其通，而不可稍迫，其理一也。《孟子》[④]曰：凡有四端于我者，若火之始然，泉之始达。虽设譬之辞，而人之性情心术，实则本诸水火五事，以配五行，则貌言专与水火为俪，然木者，水之子而火之母；金者，水所生而火所制；土者，火所泄而水所恃。水火得其宜，则性情和平，百病不生，而天机活泼，曰恭，曰从，曰明，曰聪，曰睿，无乖戾之拂其本性矣。《易》[⑤]之书，广大悉备，而终以既济未济。然则，天地万物，水火得则为和甘时节，水火不相得则为灾眚瘥疠[⑥]。医者知用水而不知用火，非所见之偏耶？

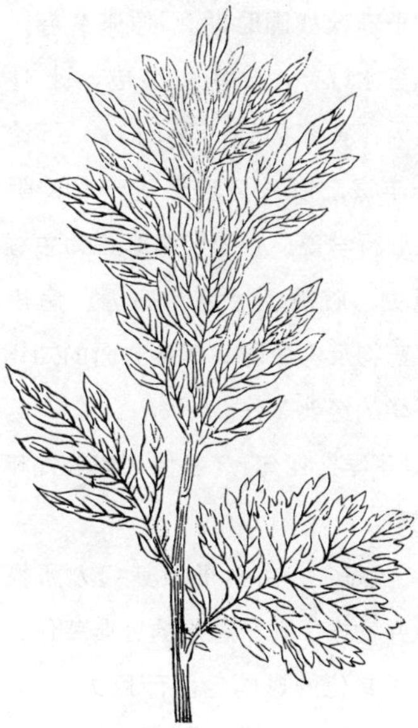

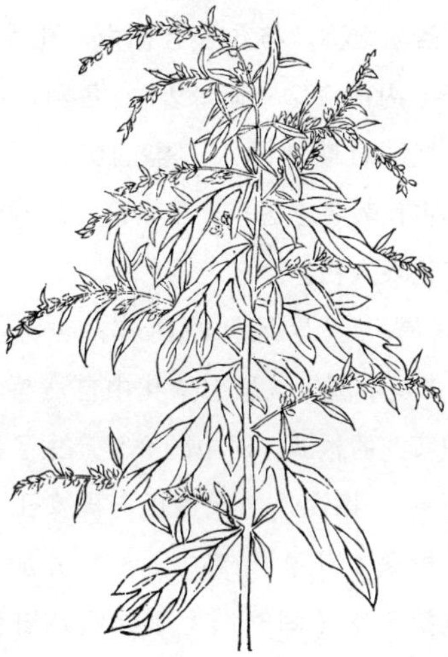

【校注】

① 猋（biāo 标）：古通“飙”。暴风；旋风。

② 《素问》：《黄帝内经·素问》的简称。是现存最早的中医理论著作。大约

成书于春秋战国时期。原来9卷，后经唐代王冰订补，改编为24卷，计81篇，定名为《黄帝内经·素问》。所论内容十分丰富，以人与自然统一观、阴阳学说、五行学说、脏腑经络学说为主线，论述摄生、脏腑、经络、病因、病机、治则、药物及养生防病等各方面的知识，是中医学的经典著作。

③ "子罕"四句：《左传·襄公九年》有此记载。

④《孟子》：由孟子及其门人所撰，是继承并发扬了孔子思想的经典著作，对后世中国文化的影响全面而巨大。孟子因此成为仅次于孔子的一代儒家宗师，有"亚圣"之称，与孔子合称为"孔孟"。孟子（约前372—前289），名轲，字子舆，战国时期邹国人，鲁国庆父后裔。中国古代著名思想家、教育家，战国时期儒家代表人物。

⑤《易》：《易经》的简称，也称《周易》，是中国传统思想文化中自然哲学与伦理实践的根源，对中国文化产生了巨大的影响。据说是由伏羲氏与周文王（姬昌）根据《河图》《洛书》演绎并加以总结概括而来（同时产生了易经八卦图）的，是华夏五千年智慧与文化的结晶，被誉为"群经之首，大道之源"。在古代是帝王之学，政治家、军事家、商家的必修之术。

⑥ 灾眚（shěng 省）瘥疠：指灾害。灾眚，灾殃、祸患。瘥疠，瘟疫。

49. 恶实

恶实，《别录》中品。即牛蒡子。《救荒本草》谓之牛菜，俗呼夜叉头，根叶皆可煮食。今为斑疹要药，盖除风伤之功。

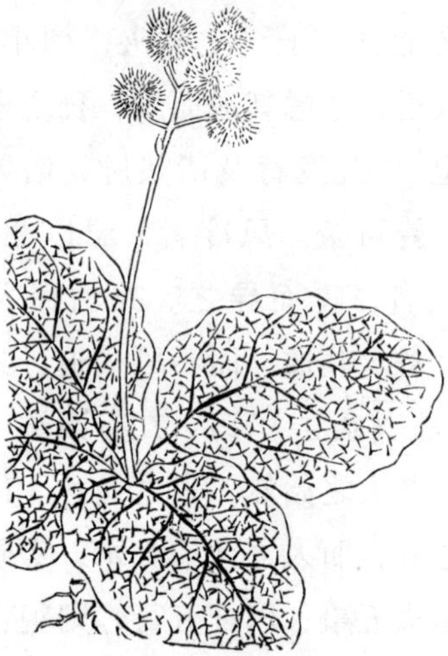

雩娄农曰：牛蒡子多刺，而独以恶名，何也？初生叶大如芋，形固可骇；茎尤肥，宜能果腹；医者蓄其实为良药，竟体皆有功于人，而蒙不韪之名。名顾可凭乎？牛之名，诚不得与驺虞骐骥伍，而为用亦大矣。刘表帐下牛重八百斤[①]，杀而享士，无异常牛。庞其形而枵其实，为人所轻，得名亦幸矣哉？

【校注】

① 刘表帐下牛重八百斤：见《太平御览》卷第八百九十八引《晋书》："颇闻

刘景升有千斤大牛，啖刍豆十倍于常牛，负重致远，曾不若一羸牸，魏武入荆州，以享军士。”此八百斤牛，大约是“千斤大牛”之讹。

50. 小蓟

小蓟，《别录》中品。《救荒本草》谓之刺蓟菜，北人谓之千针草，与红蓝花相类而青紫色，叶为茹甚美。

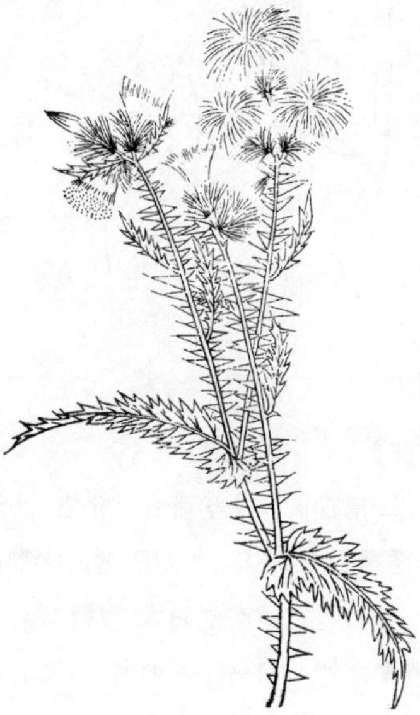

51. 大蓟

大蓟，《别录》中品。性与小蓟同，叶大多皱。《救荒本草》：叶可煠食，根有毒[①]。医书相承，多以续断为即大蓟根。今江西、南赣产者根较肥。土医呼为土人参，或以欺人，其即郑樵所云南续断耶？

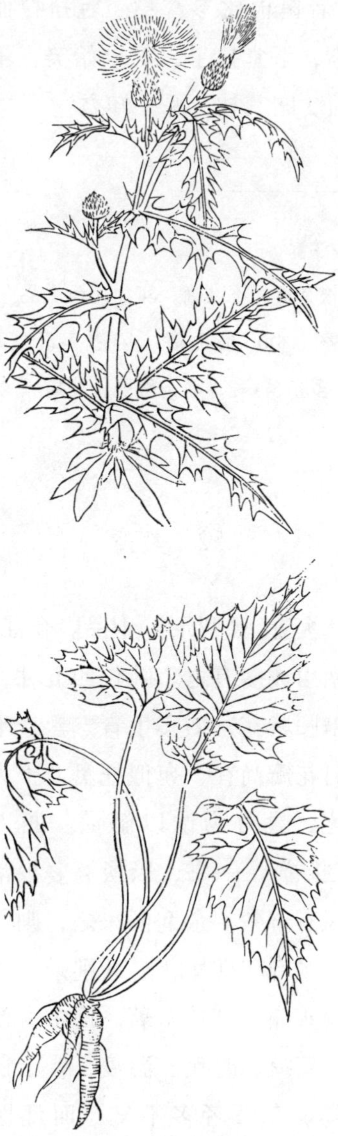

雩娄农曰：蓟以氏州，其山原皆蓟也。刺森森，践之则迷阳，触

之则蜂虿。顾其嫩叶，汋食之甚美。老则揉为茸以引火，夜行之车绳之，星星列于途也。性去湿，宜血剂。滇南生者，高出人上。瘵瘠[②]者饵根比参耆焉。貌狰狞而质和淑，下堂执手，射雉始笑，不聆其言，睹其技，恶乎知之？

【校注】

① 根有毒：不准确，实为无毒之品。

② 瘵（zhài 债）瘠：因患病而瘦弱。瘵，多指痨病。瘠，瘦弱、瘦瘠。

52. 大青

大青，《别录》中品。今江西、湖南山坡多有之。叶长四五寸，开五瓣圆紫花，结实生青熟黑，唯实成时花瓣尚在，宛似托盘。土人皆识之，暑月为饮以解渴。湘人有《三指禅》[①]一书，以淡婆婆根治偏头风有奇效。余询而采之，则大青也。乡音转讹耳。按《别录》主治时气头痛，其功素著。而古方治伤寒、黄疸、时疾、温疫，皆云能回困笃。今医者多不知，而俚医用之，又不知其本名，国士在门而不以国士遇之，欲其相报之速也难矣！柯亭之竹[②]，爨下之桐[③]，得一知音即为千古佳话。安得多识之士，遇物能名，如郭林宗[④]之藻鉴群伦，使山中小草，皆得扬眉吐气于阶前咫尺之地哉？

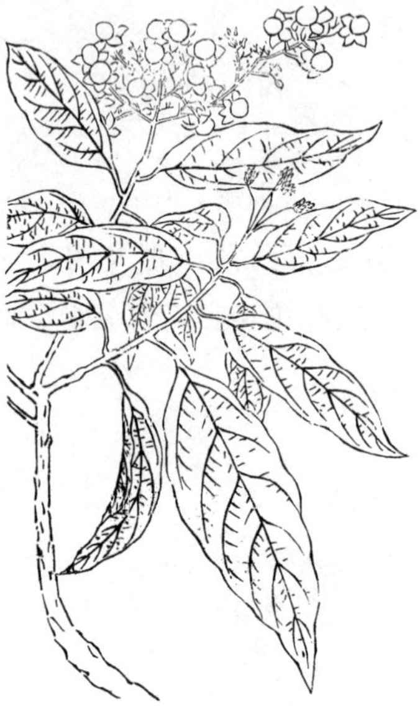

【校注】

① 《三指禅》：脉学著作，3 卷。清代周学霆撰于 1827 年。周学霆，字荆威，号梦觉道人。湖南邵阳人，故称湘人。

② 柯亭之竹：柯亭，古地名。又名高迁亭。在今浙江省绍兴市西南。以产良竹著名。汉代蔡邕取以制笛。“柯亭之竹”后借指美笛或比喻良才。南朝梁武帝《咏笛》：“柯亭有奇竹，含情复抑扬。”

③ 爨（cuàn 窜）下之桐：《后汉书·蔡邕传》：“吴人有烧桐以爨者，邕闻火烈之声，知其良木，因请而裁为琴，果有美

音。”爨，炊也。

④ 郭林宗：名郭泰（128—169），字林宗，东汉太原界休（今山西介休东南）人。东汉著名学者、思想家及教育家，人称“有道先生”，为东汉太学生领袖。与春秋时晋国介子推及宋朝宰相文彦博合称“介休三贤”。

53. 荭草

荭草，《别录》中品。《尔雅》：荭，茏古。陆玑《诗疏》：游龙，一名马蓼。高丈馀。《图经》即水荭也。今北方亦呼为水荭，音讹为蓬。《救荒本草》：嫩叶可煠食。陈藏器以为即《别录》有名未用之天蓼。

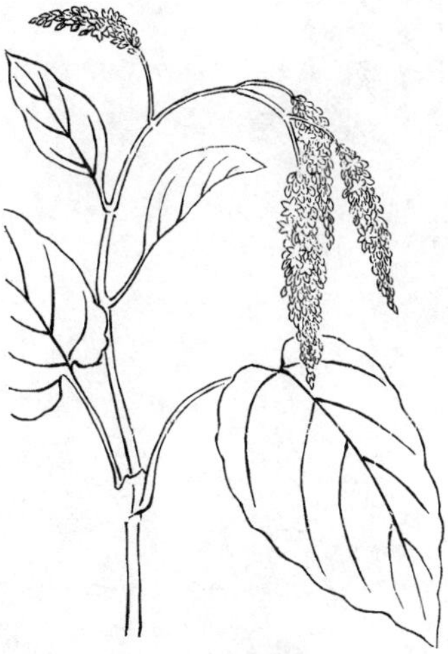

雩娄农曰：水荭至梅圣俞始入吟咏，刘克庄[①]亦有“分红间白、拜雨揖风”之句，其馀咏蓼，盖不分别，放翁诗数枝红蓼醉清秋[②]，非此花不能当也。

【校注】

① 刘克庄（1187—1269）：南宋诗人、词人、诗论家。字潜夫，号后村居士。福建莆田人。词风豪迈慷慨。在江湖诗人中年寿最长，官位最高，成就最大。其《蓼花》诗云：“分红间白汀洲晚，拜雨揖风江汉秋。看渠耐得清霜去，却恐芦花先白头。”

② 数枝红蓼醉清秋：出陆游《蓼花》诗：“十年诗酒客刀洲，每为名花秉烛游。老作渔翁犹喜事，数枝红蓼醉清秋。”

54. 虎杖

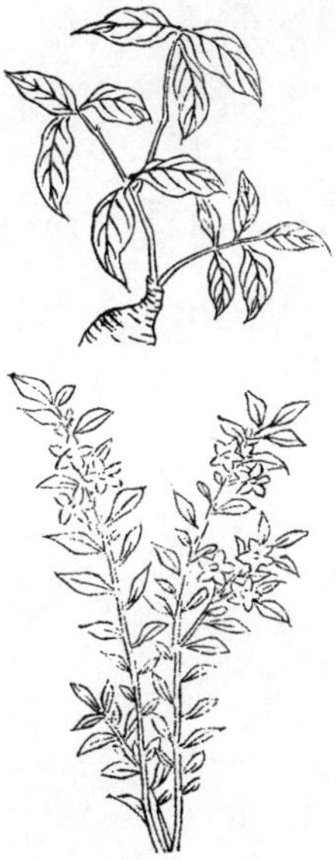

虎杖，《别录》中品。《尔雅》：蒤，虎杖。《注》：似荭草而粗大。《本草纲目》云：茎似红蓼，叶圆似杏，枝黄似柳，花状如菊，色如桃。

55. 黄花蒿

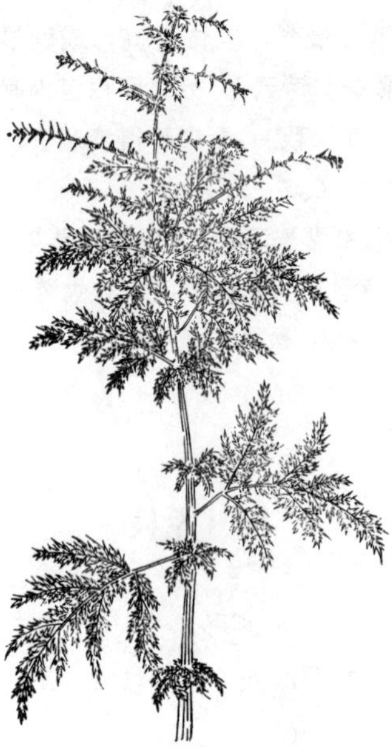

黄花蒿，俗呼臭蒿，以覆酱豉。《本草纲目》始收入药。

56. 青蒿

青蒿，《本经》下品。与黄花蒿无异。《梦溪笔谈》以色深青为别。李时珍云：青蒿结实大如麻子，中如细子。湖南园圃中极多，结实如芡实大。北地颇少。

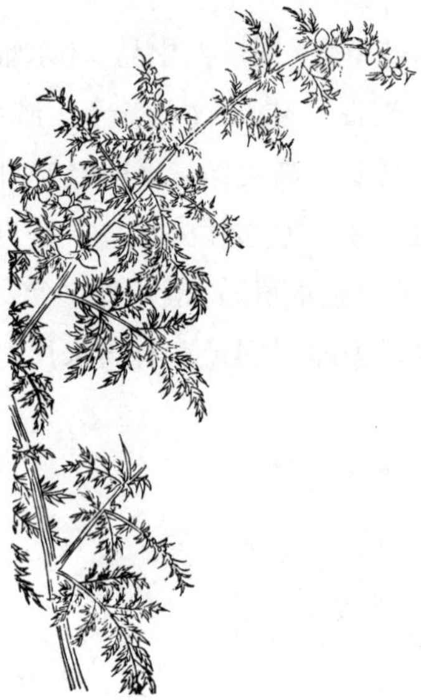

卷之十二　隰草类

1. 翻白草

翻白草，《救荒本草》录入。云即鸡腿儿，根白可食。《本草纲目》收入菜部。考此草仅可充饥，不任烹腌，宜入隰草。

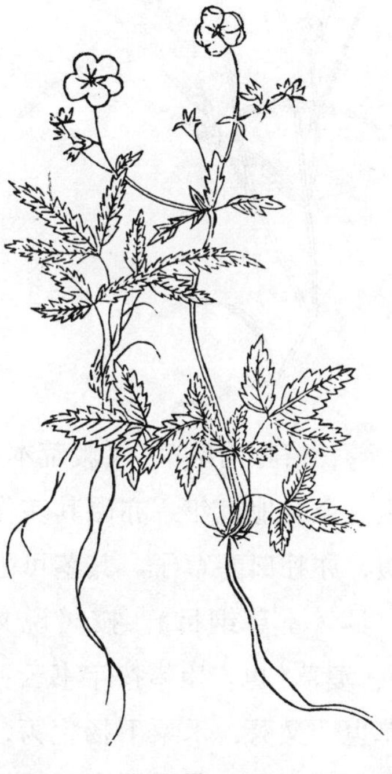

2. 雁来红

《救荒本草》：后庭花一名雁来红。人家园圃多种之。叶似人苋叶，其叶中心红色，又有黄色相间，亦有通身红色者，亦有紫色者，茎叶间结实，比苋实差[1]大，其叶众叶攒聚，状如花朵，其色娇红可爱，故以名之。味甜微涩，性凉。采苗叶煠熟，水浸淘净，油盐调食，晒干煠食尤佳。

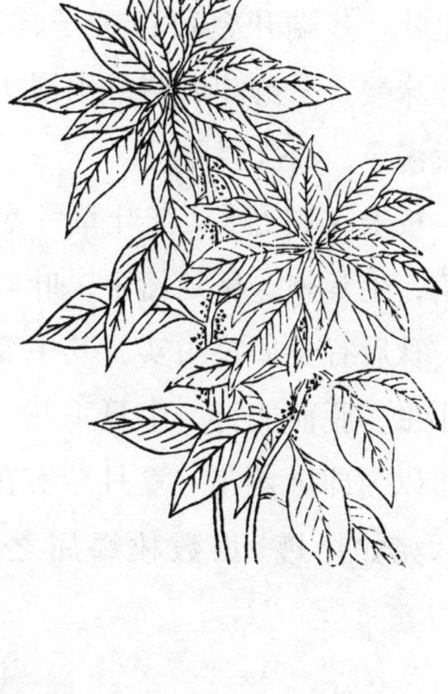

【校注】

① 差：副词。稍微；较；尚。

3. 金盏草

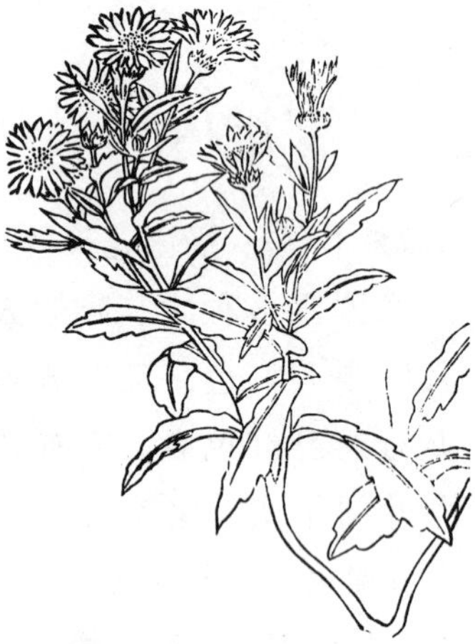

《救荒本草》：金盏儿花，人家园圃中多种。苗高四五寸；叶似初生莴苣叶，比莴苣叶狭窄而厚，抪茎生叶。茎端开金黄色盏子样花。其叶味酸。采苗叶煠熟，水浸去酸味，淘净，油盐调食。

按宋《图经》：杏叶草一名金盏草，生常州。蔓延篱下，叶叶相对；秋后有子如鸡头实，其中变生一小虫，脱而能行。中夏采花。李时珍以为即金盏花。夏月结实在萼内，宛如尺蠖[①]虫数枚蟠屈之状。故苏氏言其化虫，实非虫云。但此草之实不似鸡头，其叶如莴苣，不应有杏叶之名，未敢并入。

【校注】

① 尺蠖（huò 或）：昆虫名。屈伸虫也。

4. 莠

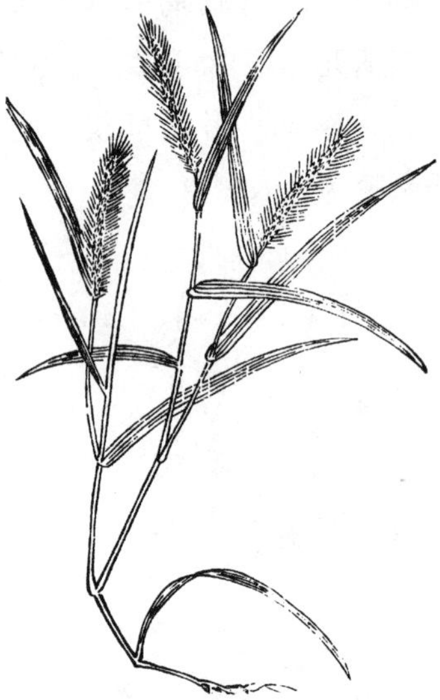

莠，俗呼狗尾草。《救荒本草》收之。今北地饥年，亦碾其实作饭充腹，亦呼曰莠草子。其茎可去赘瘤，具《本草纲目》。按《说文系传》：蓨草[①]也。臣锴按字书云：狗尾草也。又莠，禾粟下扬生莠，臣锴曰：粟下扬，谓禾粟实下播扬而生，出于粟秕。以葽为狗尾草，不审出何字书，其说莠乃与稂皇同类，则非似苗之草矣。

【校注】

① 葽（yāo 邀）草：《说文解字》引刘向说："此味苦，苦葽也。"又草盛貌。

5. 地锦苗

地锦苗，江西园圃平野多有。春初发生茎，叶似胡荽而叶末稍圆，梢杈开紫花如小鱼形，参差偃仰[①]，跗当花中，尾尖首硕，有两小瓣，开合如唇；花罢结角，入夏渐枯。

按《救荒本草》：地锦苗生田野中，小科苗高五七寸，茎叶似园荽，叶间开紫花，结小角豆儿。苗叶味苦。煠熟浸净，油盐调食。即此。滇南谓之金钩如意草，一名五味草。《滇本草》：味有五，故名五味。性微寒，祛风明目，退翳，消散一切风热肺劳、咳嗽发热、肝劳[②]发热、怕冷，走筋络，治筋骨疼、痰火等症。昔太华山赵道人服此药，轻身延年，聪耳明目云。

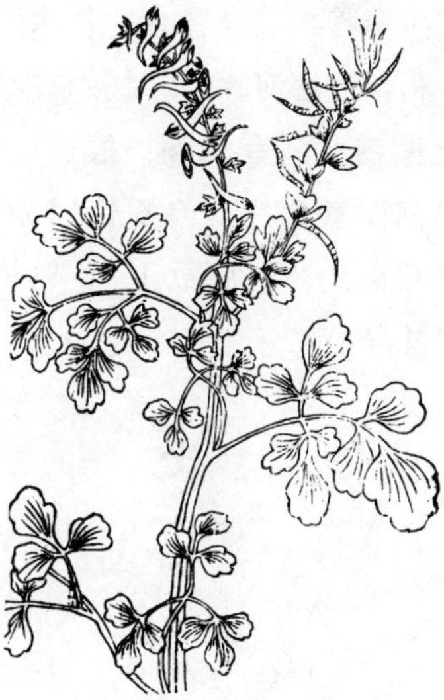

【校注】

①偃仰：俯仰；起伏。宋代苏轼《墨君堂记》："稚壮枯老之容，披折偃仰之势。"

② 肝劳：五劳之一。由于精神刺激，损伤肝气所致。主要症状有视物不明，两胁引胸而痛，筋脉弛缓，活动困难。

6. 蒌蒿

《诗经》：言刈其蒌[①]。陆玑《疏》：蒌，蒌蒿也。其叶似艾，白色，长数寸，高丈馀。好生水边及泽中。正月根芽生，旁茎正白，生食之，香而脆美，其叶又可蒸为茹。

按蒌蒿，古今皆食之，水陆俱生，俗传能解河豚毒。《救荒本草》谓之蔄蒿。洞庭湖濒，根长尺馀，居民掘而煮食之，俭岁恃以为粮。与蒌蒿满地，河豚欲上[②]，风景同而滋味异矣。

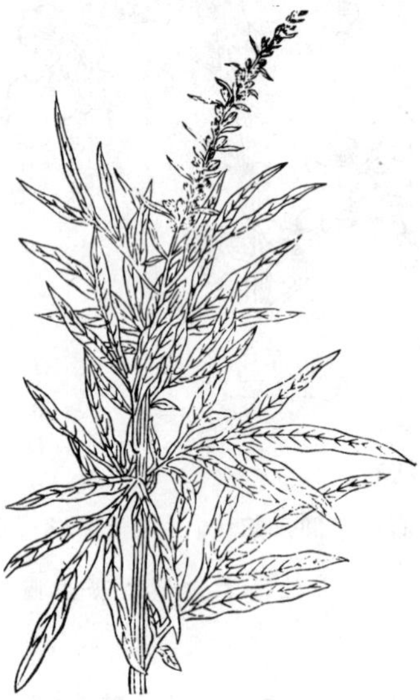

【校注】

①言刈其蒌：见《诗经·国风·汉广》。

② 蒌蒿满地，河豚欲上：出苏轼《惠崇春江晚景》诗："竹外桃花三两枝，春江水暖鸭先知。蒌蒿满地芦芽短，正是河豚欲上时。"

7. 白蒿

《救荒本草》：白蒿生荒野中。苗高二三尺，叶如细丝，似初生松针，色微青白，稍似艾香。味微辣。采嫩苗叶煠熟，换水浸，淘净，油盐调食。

按此白蒿是细叶者，与野同蒿相类，而茎黑褐色，叶如丝，青白相间，稍长则软弱纷披；盖初发则青，老则白。因陈根而生，不至秋即枯，或即以为山茵陈。宋《图经》云：阶州以白蒿当茵陈，其所谓白蒿，乃《唐本草》大蓬蒿，非此蒿也。

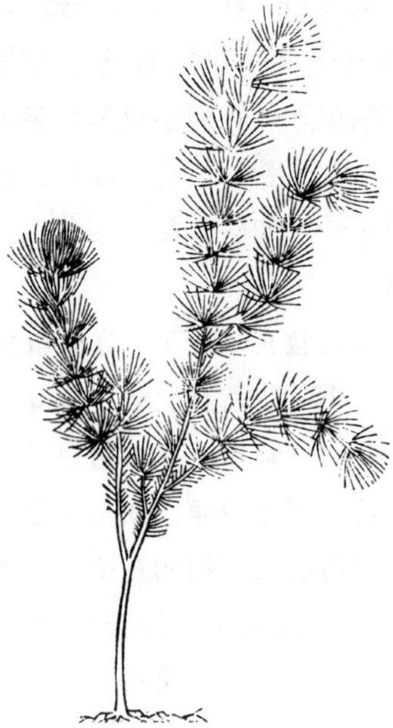

8. 紫香蒿

《救荒本草》：紫香蒿生中牟县

平野中。苗高一二尺，茎方，紫色，叶似邪蒿叶而背白，又似野胡萝卜叶微短，茎叶梢间结小青子，比灰菜子又小。其叶味苦。采叶煠熟，水浸去苦味，油盐调食。

按此蒿江西平隰亦间有之。紫茎亭亭，凡蒿初发茎青，渐老则紫；此蒿初生茎即紫，与他蒿不类；其叶亦似青蒿。宋《图经》阴地厥，生邓州顺阳县内乡山谷。味甘苦，微寒，无毒。主疗肿毒风热。叶似青蒿，茎青紫色，花作小穗微黄，根似细辛。七月采根苗用。核其形状正合。

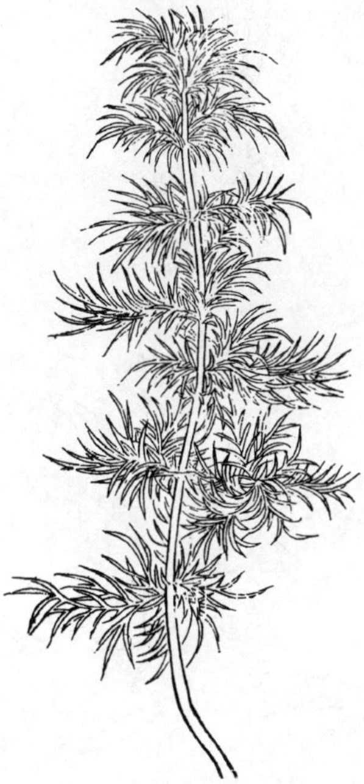

9. 堇堇菜

《救荒本草》：堇堇菜一名箭头草。生田野中。苗初塌地生，叶似铍[1]箭头样，而叶蒂甚长，其后叶间撺葶，开紫花，结三瓣蒴儿，中有子如芥子大，茶褐色。味甘。采苗叶煠熟，水浸淘净，油盐调食。根叶捣傅诸肿毒。

按此草江西、湖南平隰多有之。或呼为紫金锁，又呼为紫花地丁。其结实颇似小白茄，北人又呼为小甜水茄。其叶和面，切食甚滑。实老裂为三叉，子黄如粟，粘于壳上，渐次黑落。俚医用根治火症，功同地丁。

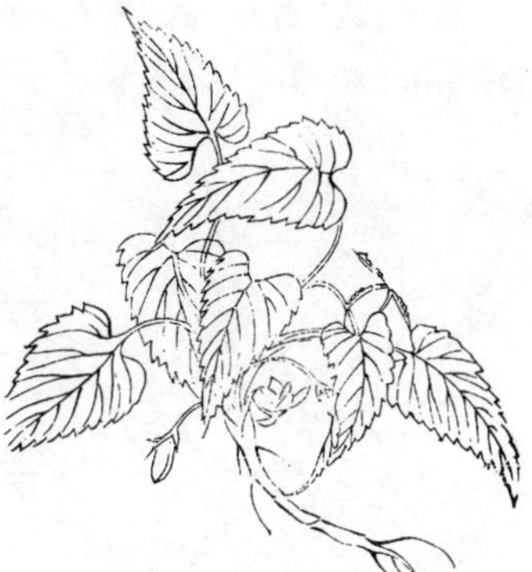

【校注】

① 铍（pī 批）：长矛。

10. 犁头草

犁头草，即堇堇菜。南北所产，叶长圆，尖缺各异；花亦有白紫之别。又有宝剑草、半边莲诸名，而结实则同。滇南谓之地草果，以治目疾乳肿。《滇南本草》：地草果味辛酸，性微温，入肝经，走阳明，破血气，舒郁结，风火眼暴赤疼痛，祛风退翳。盖肝气结而翳成，散结则云翳自退。但肝实可用，肝虚忌之。紫花者治奶头疼痛，或小儿吹着，或身体压注，乳汁不通，头痛，怕冷发热，口干，身体困倦，乳头乳傍红肿胀硬。地草果二钱，天花粉一钱，川芎钱半，青皮五分，北柴胡一钱，白芷一钱，金银花一钱，甘草节五分，水酒煎服。治目疾赤肿，用白花绿花地草果一钱，川芎一钱，白蒺藜一钱，木贼五分，谷精草一钱，白菊一钱，栀子一钱，蝉退一钱，引用羊肝一片。

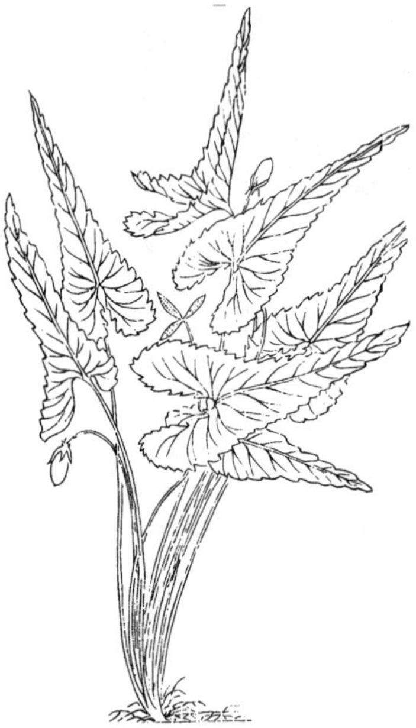

《山西通志》：如意草一名箭头草，象叶形也。夏开紫花，似指甲草而小，有香。土人尝采蒸麦饭。结实三棱似瓜形，如豆大，熟则壳分，三角中各含子十馀粒如粟大，色苍黄。根似远志。味苦辛。近医多采叶阴干，以末涂恶疮，效。

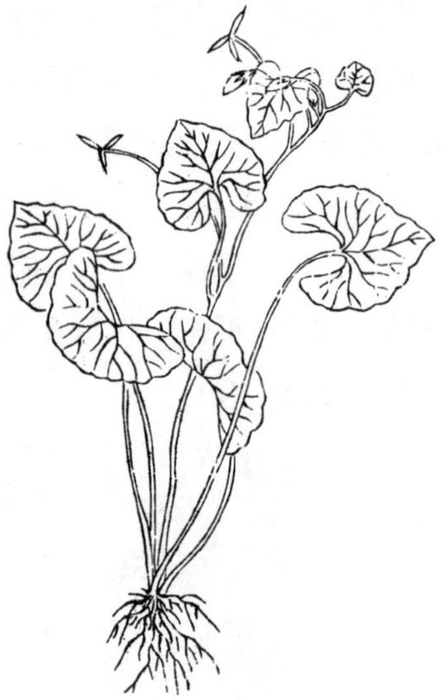

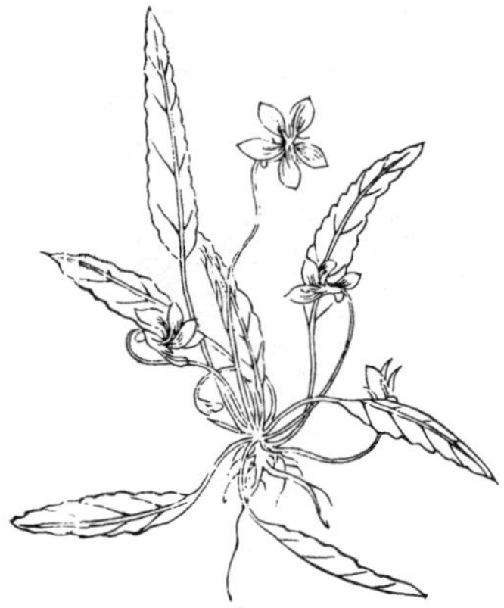

11. 毛白菜

毛白菜，江西、湖南多有之。初生铺地如芥菜，长叶深齿。白毛茸茸。夏间抽茎，抱茎生叶，攒附而上。梢间发小枝，开淡紫花，全似马兰稍大。俚医以根、叶同肉煮服，治吐血。

按《救荒本草》：毛连菜一名常十八，生田野中。苗初塌地生，后擀茎叉高二尺许，叶似刺蓟叶而长大稍尖，其叶边褗①曲皱，上有涩毛，梢间开银褐花。味微苦。采叶煠熟，水浸淘洗，油盐调食。形状极肖。又《天禄识馀》草花中有名长十八者，元葛逻禄乃贤②《塞上曲》云：双鬟小女玉娟娟，自卷毡帘出帐前。忽见一枝长十八，折来簪在帽檐边。下注曰：长十八，草花名。余至塞外，果有是花，未知即此否？

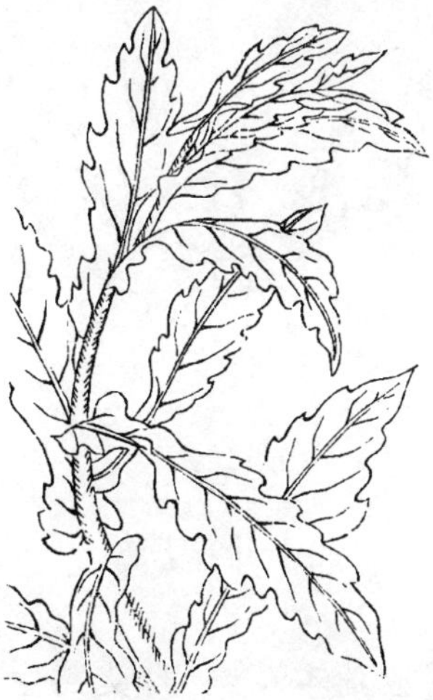

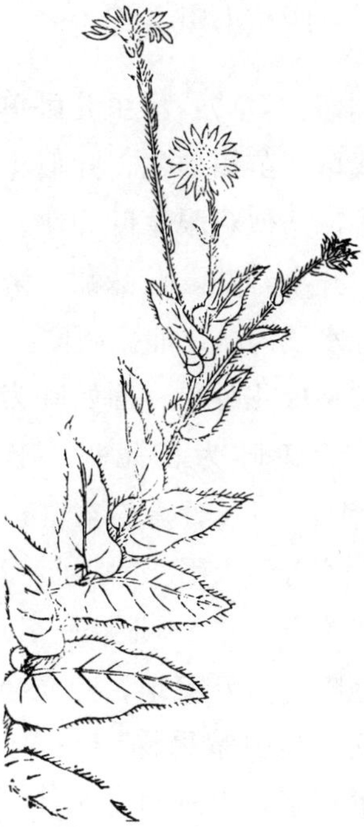

【校注】

① 褗（yǎn 眼）：衣领。引申为叶边。

② 葛逻禄乃贤：葛逻禄，是 7—13 世纪的西突厥别部，亦称葛罗禄，地处北庭西北，金山（今阿尔泰山）之西，与车鼻部接。乃贤（1309—?），字易之，号河朔外史，合鲁（葛逻禄）部人。合鲁部人东迁，散居各地，乃贤家族先居南阳（今属河南）。后其兄塔海仲良入仕江浙，他随之迁居四明（治今浙江宁波）。能文，尤长诗歌。

12. 小虫儿卧单

《救荒本草》：小虫儿卧单，一名铁线草。苗塌地生，叶似星宿叶而极小，又似鸡眼草叶亦小；其茎色红，开小红花。苗味甜。采苗叶煠熟，水浸淘净，油盐调食。

按小虫儿卧单，固始呼为小虫儿盖，直隶呼为雀儿头。李时珍《本草纲目》入《嘉祐本草》地锦下，并入有名未用。《别录》地朕。援据《本草拾遗》：地朕一名地锦，一名地噤。蔓延着地，叶光净，露下有光。又引掌禹锡[①]曰：地锦草生近道田野，出滁州者尤佳。叶细弱，蔓延于地，茎赤，叶青紫色，夏中茂盛，开红花，结细实。取苗子用之。状极相类。而李时珍所说则是奶花草。二种皆布地生，小虫儿卧单茎细叶稀，无白汁，花不黄，非一草也。形状未符，主治俱不载，以俟考。《山西通志》：地锦一名草血竭，一名雀儿单，潞人称为小虫儿卧单。此草既有草血竭之名，则治血症应效。

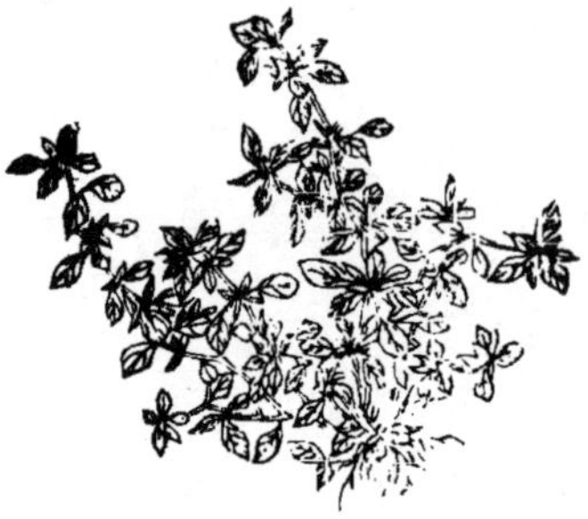

【校注】

① 掌禹锡（992—1068）：字唐卿，北宋郾城（今属河南漯河市）人，天禧进士，博学多闻，好储书，掌禹锡等以《开宝本草》为蓝本，参考诸家本草进行校正补充，编撰《嘉祐补注神农本草》20 卷，于嘉祐五年（1060 年）成书。

13. 地耳草

地耳草一名斑鸠窝，一名雀舌草。生江西田野中。高三四寸，丛生，叶如小虫儿卧单叶；初生甚红，叶皆抱茎上耸，老则变绿；梢端春开小黄花。按《野菜谱》有雀舌草，状亦相类，或即此。

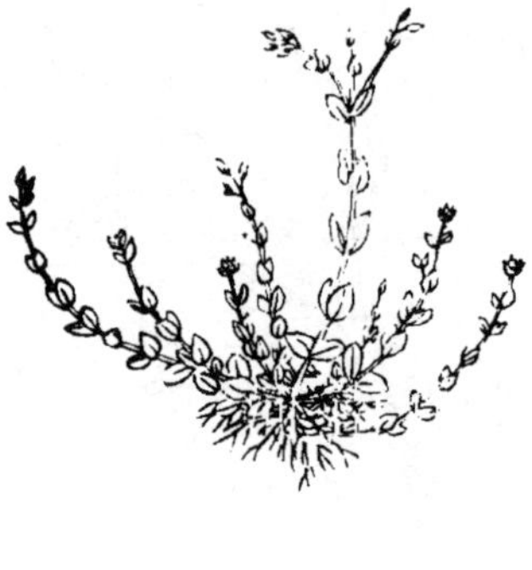

14. 野艾蒿

《救荒本草》：野艾蒿生田野

中。苗叶类艾而细，又多花叉；叶有艾香，味苦。采叶煠熟，水淘去苦味，油盐调食。

按此蒿与大蓬蒿相类，而茎叶白似艾。

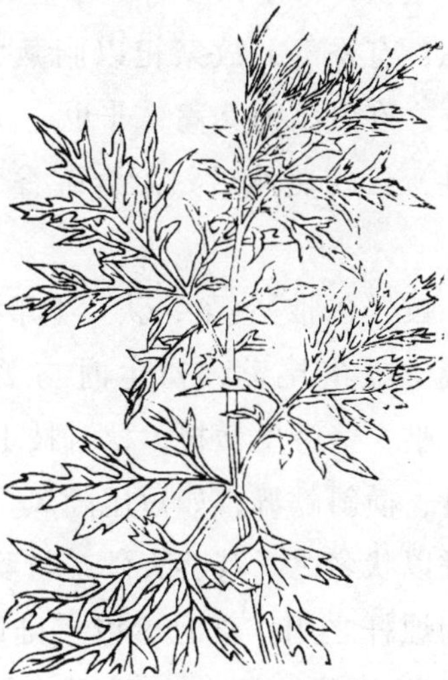

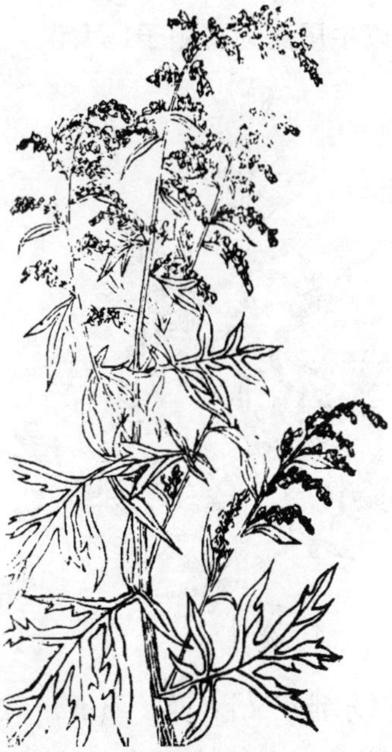

15. 野同蒿

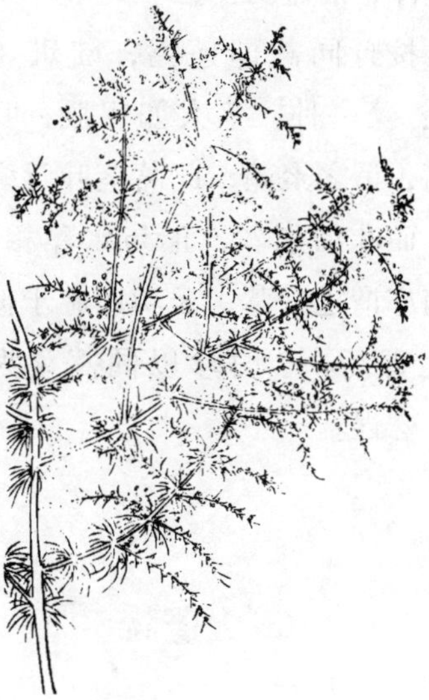

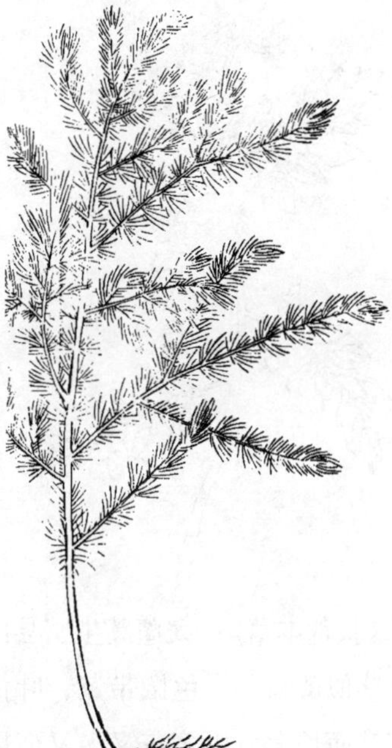

《救荒本草》：野同蒿生荒野中。苗高二三尺，茎紫赤色；叶似白蒿，色微青黄，又似初生松针而

茸细。味苦。采嫩苗叶煠熟，换水浸淘净，油盐调食。

按野同蒿即蓬蒿，陆玑《诗疏》：藻一种，茎大如钗股，叶如蓬蒿，谓之聚藻，此蒿茎叶青绿一色，而叶细如丝，正与水藻相似。湖南亦谓之青蒿，云功用胜于似黄蒿之青蒿。李时珍以同蒿菜为蓬蒿，殊误。

16. 大蓬蒿

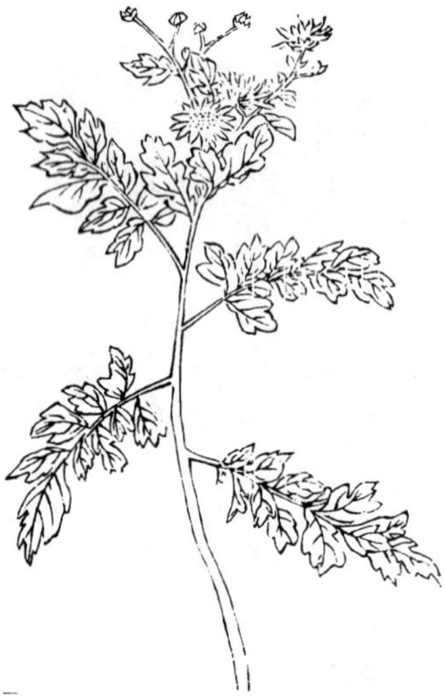

《救荒本草》：大蓬蒿生密县山野中。茎似黄蒿茎，色微带紫，叶似山芥菜叶而长大，极多花叉，又似风花菜叶，叉亦多，又似漏芦叶却微短，开碎瓣黄花。苗叶味苦。采叶煠熟，水浸淘去苦味，油盐调食。

17. 牛尾蒿

牛尾蒿，《诗经》：取萧祭脂[①]。陆玑《疏》：萧，荻。今人所谓荻蒿者是也。或云牛尾蒿似白蒿，白叶，茎粗，科生，多者数十茎，可作烛，有香气，故祭祀以脂爇[②]之为香。许慎以为艾蒿，非也。《郊特牲》云既奠然后熟萧合馨香[③]是也。

按《尔雅》：萧，荻。《郭注》即蒿。盖牛尾蒿，初生时与蒌蒿同，唯一茎旁生横枝，秋时枝上发短叶，横斜欹舞，如短尾随风，故俗呼以状名之。其茎直硬，与蒌蒿同为烛杆之用。李时珍以《陆疏》苹为牛尾蒿，与今本不同。郑渔仲[④]以牛尾蒿为青藾子，大误。

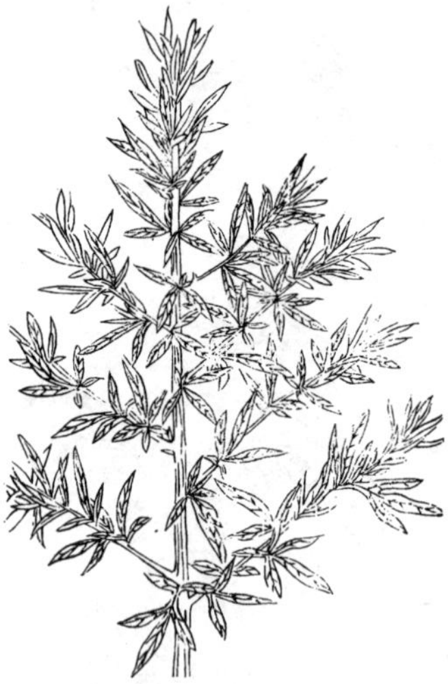

《尔雅正义》：苹，藾萧。《注》：今藾蒿也。初生亦可食。《正义》：

此别蒿之类也。苹一名藾萧，《小雅》云：呦呦鹿鸣，食野之苹⑤。《郑笺》以为藾萧，《疏》引陆玑《疏》云：叶青白色，茎似著而轻脆，始生时可生食，又可蒸食。按藾萧为蒿之别种，俗呼为牛尾蒿，或以为即今白蒿，非也。又萧荻，《注》：即蒿，《正义·诗疏》引李巡⑥云：萩⑦一名萧。《天官·甸师》云：祭祀共萧茅⑧。杜子春⑨以为萧，香蒿也。后郑谓《诗》所云：取萧祭脂，《郊特牲》⑩云：萧合黍稷，臭阳达于墙屋，故既荐然后焫萧⑪为馨香者，是萧之谓也。又《郑注》：《郊特牲》云萧，芗蒿也，染以脂，合黍稷烧之。《生民·诗疏》云：宗庙之祭，以香蒿合黍稷，烧此香蒿，以合其馨香之气。是萧为蒿之香者也。萩，监本误作荻；《唐石经》⑫作萩；《释文》：萩，音秋，今改正。案《春官·郁人》⑬《疏》引王度记云：士以萧，庶人以艾。《白虎通义》亦引之。是萧与艾，定为二物也。萧、艾皆香草，而《离骚》云：何昔日之芳草，今直为此萧艾也⑭。盖萧可以爇，艾可以灸，古之长育群材者，芳草各有其用；而采萧、采艾，亦各以其时。今不辨其为芳草，而与萧、艾并见烧薙，故骚人叹之。说《楚辞》者不达其意，以萧、艾为恶草，误矣。《管子·地员篇》⑮云：苹下于萧，萧下于薜。辨庶草者，固各有其等差也。

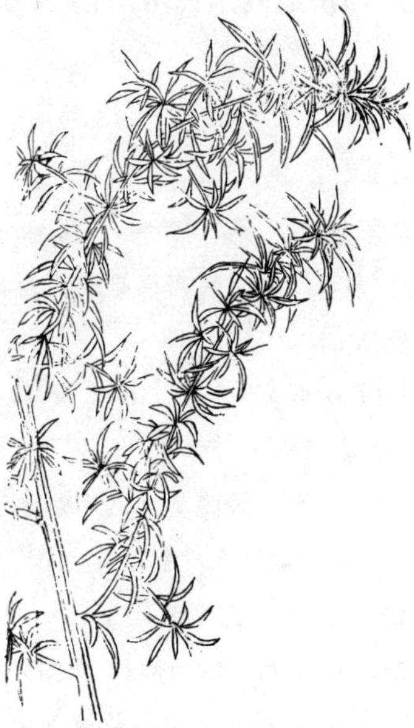

《说文解字注》：萧，艾蒿也。《大雅》：取萧祭脂，《郊特牲》：焫萧合馨香，故毛公⑯曰：萧所以共祭祀。郑君曰：萧，芗蒿也。陆玑曰：今人所谓萩蒿也，或曰牛尾蒿。许慎以为艾蒿，非也。按陆语非是，此物蒿类而似艾，一名艾蒿。许非谓艾为萧也。齐高帝⑰云：萧即艾也，乃为误耳。又按《曹风传》曰：萧，蒿也。此统言之。诸家云芗蒿、艾蒿者。析言之。从草、肃声，苏雕切，古音在三部，音修，亦与肃同音，通用。甸师共肃茅，杜子春读肃为萧。萧墙、萧斧皆训肃，萩萧也。从草、秋声，七由切，三部。古多以萩为楸，如《左氏传》伐雍门之萩[18]，《史》《汉》[19]河济之间千树萩[20]是也。

【校注】

① 取萧祭脂：见《诗经·大雅·生民》。祭脂，古代宗庙祭祀时用以熏香的牛肠脂。

② 爇（ruò 弱）：烧。

③ 既奠然后熟萧合馨香：《礼记·郊特牲》。原文为“故既奠，然后焫萧合羶芗”，其中“羶”为“馨”字之误，“羶芗”指“馨香”，即黍稷。

④ 郑渔仲：郑樵，字渔仲。中国宋代史学家、目录学家。南宋兴化军莆田（今属福建）人。郑樵的著述达80馀种，但流传下来的仅有《夹漈遗稿》《尔雅注》《诗辨妄》《六经奥论》和《通志》等。《通志》为郑樵的代表作。该书收录了郑樵平生著述择要的“二十略”，其中的《昆虫草木略》是中国古代一部重要的、专门论述植物和动物的文献。

⑤ 呦呦鹿鸣，食野之苹：见《诗经·小雅·鹿鸣》：“呦呦鹿鸣，食野之苹。我有嘉宾，鼓瑟吹笙。”

⑥ 李巡（？—189）：汝南汝阳人。东汉末年宦官。汉灵帝时，曾随蔡邕等人校订《五经》。

⑦ 萩（qiū 秋）：古书上说的一种蒿类植物。

⑧ 祭祀共萧茅：见《周礼·天官冢宰·甸师》：“甸师，掌帅其属而耕耨王藉，以时入之，以共粢盛。祭祀共萧茅，共野果蓏之荐。”

⑨ 杜子春（约前30—约58）：东汉时经学家。河南缑氏（今河南偃师南）人，西汉末从刘歆受《周礼》，并成为《周礼》之学的传人。

⑩ 《郊特牲》：《礼记》中关于郊祭的礼仪。

⑪ 焫萧（ruòxiāo 若消）：焚烧艾蒿。《礼记·郊特牲》：“故既奠，然后焫萧合羶芗。”《通典·礼三》：“祭天则燔柴，祭地则瘗（yì 义）血，祭宗庙则焫萧灌鬯。”

⑫ 《唐石经》：又称《开成石经》，唐代的十二经刻石。又称唐石经。始刻于唐文宗太和七年（833年），开成二年（837年）完成。原碑立于唐长安城务本坊的国子监内，宋时移至府学北墉，即今西安碑林。中国清代以前所刻石经很多，唯《开成石经》保存最为完好。

⑬ 《春官·郁人》：见《周礼·春官宗伯·郁人》：“郁人掌祼器，凡祭祀宾客之祼事，和郁鬯以实彝而陈之。”

⑭ 何昔日之芳草，今直为此萧艾也：出屈原《离骚》。

⑮ 《管子·地员篇》：战国时期根据土地与植物的关系论述植物生态对农业生产影响的一篇古典科学著作。

⑯ 毛公：又称“大毛公”。也称毛亨。西汉时期鲁（郡治今山东曲阜一带）人，

一说是河间（郡治今河北献县东南）人，其生卒年月不详，约在公元前3或公元前2世纪。据说他学《诗》于荀子，而其《诗》学则传自于子夏，曾作《毛诗故训传》，传授给毛苌。

⑰ 齐高帝：指萧道成（427—482），字绍伯，小字斗将，汉族，南朝齐的建立者，在位四年。崇尚节俭。

⑱ 伐雍门之萩：见《左传·襄公十八年》。

⑲ 《史》《汉》：指《史记》《汉书》。

⑳ 河济之间千树萩：见《史记·货殖列传》。

18. 柳叶蒿

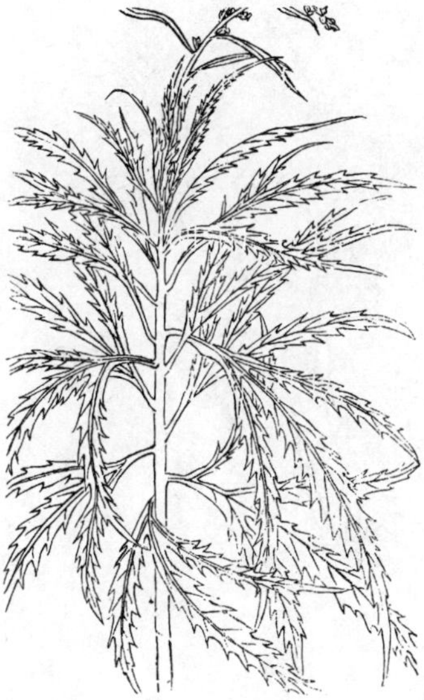

柳叶蒿，茎长二尺许，色青心实，不类蒿，叶面青背白，长而狭，有尖齿，顶端叶单似柳，以下叶渐分三歧，或四歧，味清香似艾。生岳麓山。秋开花如粟。与他蒿同。

19. 扯根菜

《救荒本草》：扯根菜，生田野中。苗高一尺许，茎赤红色，叶似小桃红叶微窄小，色颇绿，又似小柳叶，亦短而厚窄，其叶周围攒茎而生，开碎瓣小青白花，结小花蒴似蒺藜样。叶苗味甘，采苗叶煠熟，水浸淘净，油盐调食。

按此草湖南坡陇上多有之。俗名矮桃。以其叶似桃叶，高不过二三尺，故名。俚医以为散血之药。

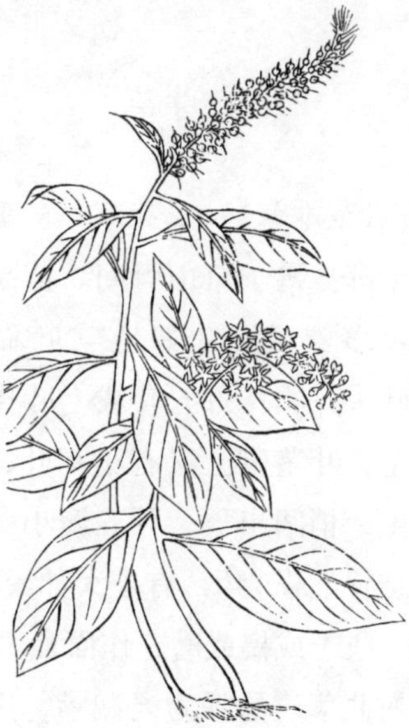

20. 矮桃 又一种

矮桃，生湖南，颇似扯根菜，三叶攒生，柔厚尖长，梢开青白小五瓣花成穗。土人以为即扯根菜一类，故俱呼矮桃。

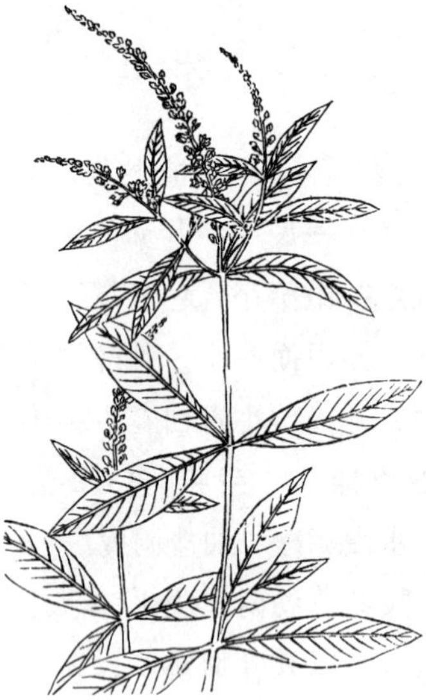

21. 龙芽草

《救荒本草》：龙芽草一名瓜香草。生辉县鸭子口山野间。苗高尺馀，茎多涩毛；叶如地棠叶而宽大，叶头齐团，每五叶或七叶作一茎排生；叶茎脚上又有小芽叶，两两对生；梢间出穗，开五瓣小圆黄花，结青毛蓇葖[①]，有子大如黍粒。味甜。收子或捣或磨，作面食之。

按此草建昌呼为老鹳嘴，广信呼为子母草，湖南呼为毛脚茵。以治风痰腰痛。考《本经》蛇含，陶隐居云用有黄花者，李时珍以为即小龙芽，或即此草。但《图经》未甚详晰。方药久不采用，仍入草药，以见礼失求野[②]之义。《滇南本草》谓之黄龙尾，味苦性温，治妇人月经前后红崩、白带，面寒腹痛，赤白痢疾。杭芍二钱，川芎一钱五分，香附一钱，红花二钱，黄龙尾三钱。行经紫黑加苏木、黄芩；肠痛加延胡、小茴；白带加白芷、木瓜；赤带加土茯苓、赤木通、蛇果草、八仙草、甘草。

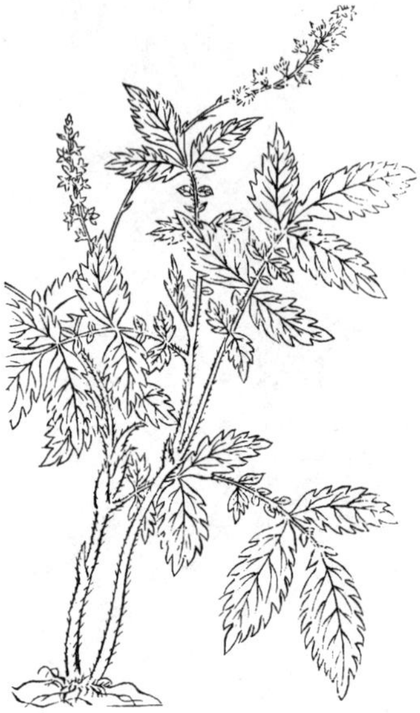

【校注】

① 菁葖（gūtū 估突）：花蕾；尚未开放的花朵。

② 礼失求野：出《左传·昭公十七年》引孔子的话："天子失官，学在四夷。"《汉书·艺文志》引孔子的话："礼失而求诸野。"

22. 满天星

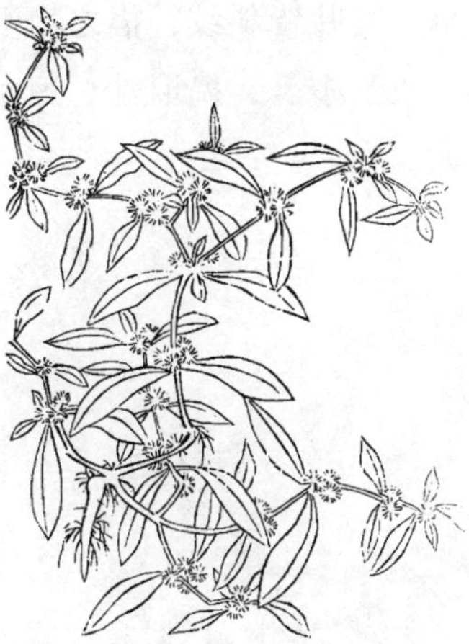

满天星，生水滨，处处有之。绿茎铺地，花叶俱类旱莲草，叶小而花密为异。俚医以洗无名肿毒。按《救荒本草》耐惊菜一名莲子草，以其花之菁葖状似小莲蓬样故名。生下湿地中，苗高一尺馀，茎紫赤色，对生茎叉，叶似小桃红叶而长，梢间开细瓣白花而淡黄心。叶味苦。采苗叶煠熟，油盐调食。核其形味即此。

23. 水蓑衣

《救荒本草》：水蓑衣生水泊边。叶似地梢瓜叶而窄，每叶间皆结小青菁葖。其叶味苦。采苗叶煠熟，水浸淘去苦味，油盐调食。

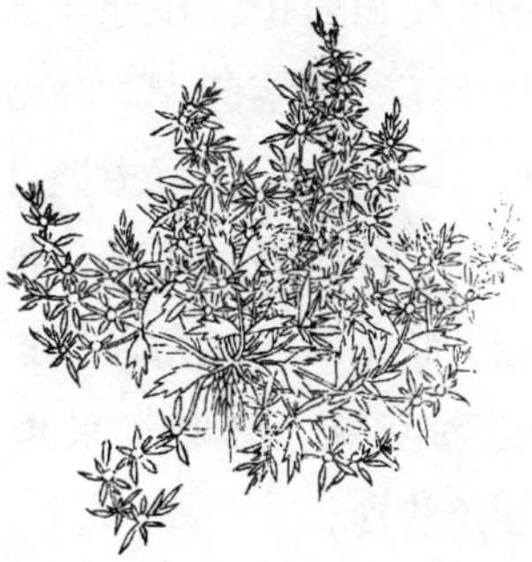

按此草江西沙洲多有之，唯叶间青菁葖略带淡红色。余取破之，其中皆有一小虫跧伏其中。南方湿热，草木蕴结，化生虫蛾，不可细诘，故挑野菜者绝少；不似北地黄壤，几于草根、树皮皆成野蔬也。又小说家谓有仙桃草，四五月麦田中蔓生，叶绿茎红，实大如椒，形如桃，中有一小虫；宜在小暑节十五日内取之，先期则无虫，后时则虫飞出；趁未坼[①]采之，烘干研末，藏以待用。一切跌打损伤，服一二钱可以起死回生。或云其叶煎水浴之亦妙。按状与此草殊肖。

【校注】

① 坼（chè 彻）：裂开。

24. 地角儿苗

《救荒本草》：地角儿苗一名地牛儿苗，生田野中。塌地生，一根就分数十茎，其茎甚稠。叶似胡豆叶微小，叶生茎面，每攒四叶，对生作一处；茎旁另又生葶，梢头开淡紫花，结角似连翘角而小；中有子状似蹮豆颗。味甘。采嫩角生食，硬角熟食。

按此草江西平野亦有之，土人无识之者。

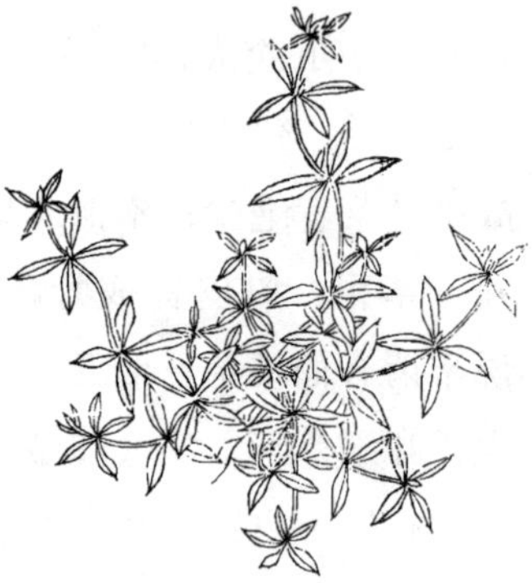

25. 鸡眼草

《救荒本草》：鸡眼草又名掐不齐，以其叶用指甲掐之，作劐[①]不齐，故名。生荒野中。塌地生，叶如鸡眼大，似三叶酸浆叶而圆，又似小虫儿卧单叶而大；结子小如粟粒，黑茶褐色。味微苦，气与槐相类。性温。采子捣取米，其米青色，先用冷水淘净，却以滚水泡三五次，去水下锅，或煮粥，或作炊饭食之，或磨面作饼食亦可。

按江西田野中有之。土人呼为公母草，其叶皆斜纹，掐之辄复相勾连。或云中暑，捣取汁，凉水饮之即愈。

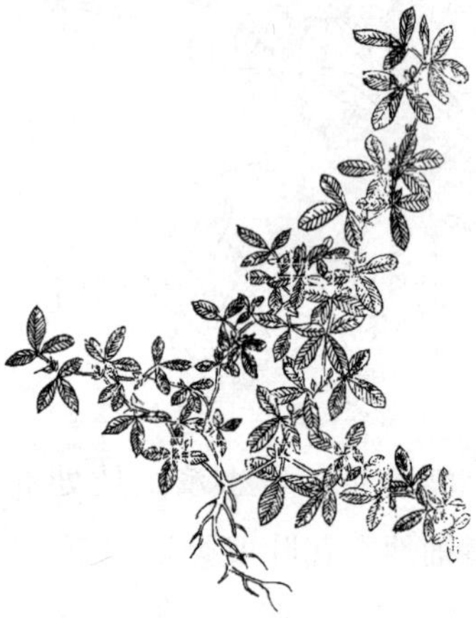

【校注】

① 劐（huō 豁）：用剪刀等刀具插入物体，然后顺势拉开，如把鱼肚子劐开。

26. 狗蹄儿

狗蹄儿，处处平隰有之。初生小叶铺地，圆如狗脚迹，故名。渐长，叶如长柄小匙；春抽细茎，开五瓣小蓝花，与小叶相间。乡人摘其嫩叶茹之。王磐[①]以入《野菜谱》。

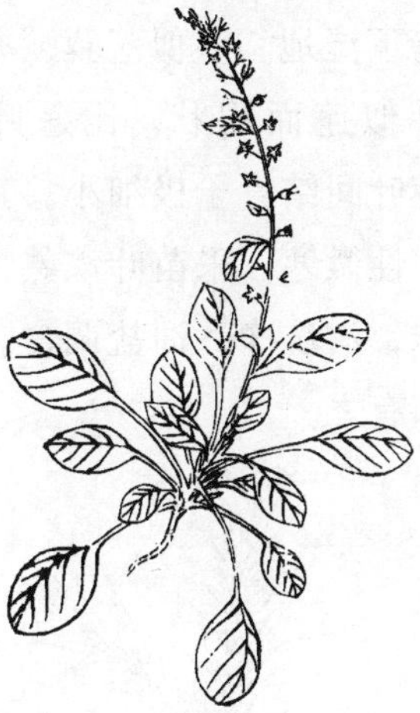

【校注】

① 王磐（约1470—1530）：字鸿渐，号西楼，明代高邮（今属江苏）人。因见当时江淮一带灾荒流行，唯恐灾民误食毒菜毒草，遂精心编成《救荒野谱》（又称《野菜谱》）3卷，以拯灾荒，现有增补本行于世。

27. 米布袋

《救荒本草》：米布袋生田野中。苗塌地生，叶似泽漆叶而窄，其叶顺茎排生；梢头攒结三四角，中有子如黍粒大，微匾。味甘。采角取子，水淘洗净，下锅煮食；苗叶煠熟，油盐调食亦可。

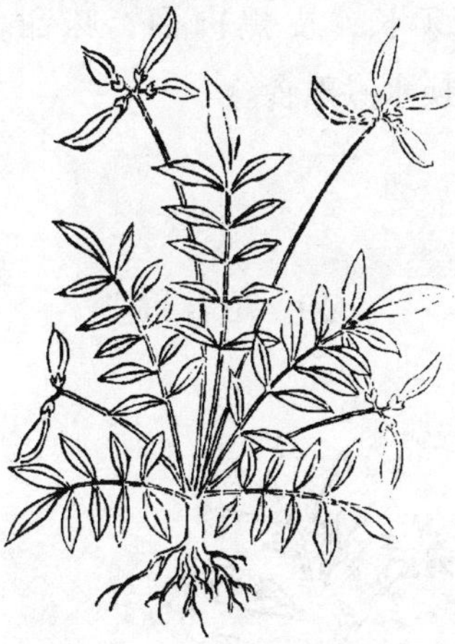

28. 鸡儿头苗

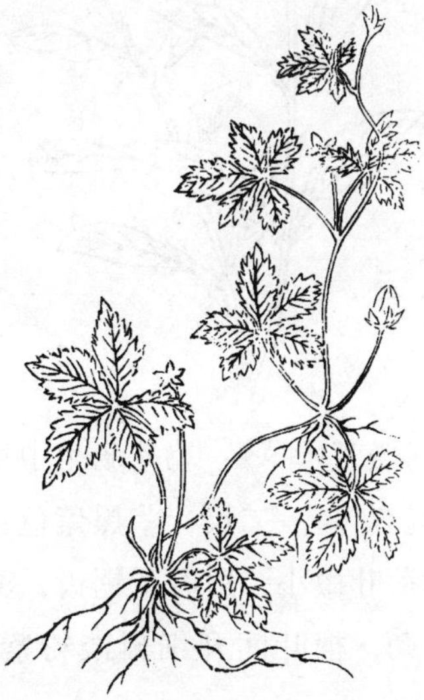

《救荒本草》：鸡儿头苗生祥符西田野中。就地拖秧，生叶甚疏稀，每五叶攒生，状如一叶；其叶花叉，有小锯齿；叶间生蔓，开五瓣黄花，根叉甚多；其根形如香附子而须长，皮黑肉白，味甜。采根，换水煮熟食。

29. 鸡儿肠

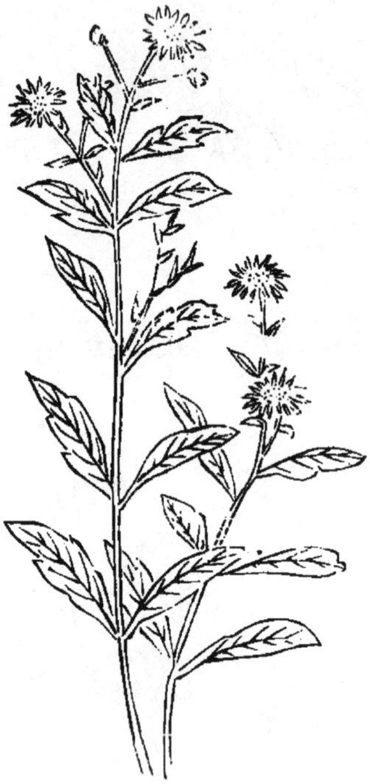

《救荒本草》：鸡儿肠生中牟田野中。苗高一二尺，茎黑紫色；叶似薄荷叶微小，边有稀锯齿，又似六月菊；梢叶间开细瓣淡粉紫花，黄心。叶味微辣。采叶煠熟，换水淘去辣味，油盐调食。

30. 碱蓬

《救荒本草》：碱蓬一名盐蓬，生水傍下湿地。茎似落藜，亦有线楞；叶似蓬而肥壮，比蓬叶亦稀疏；茎叶间结青子极细小。其叶味微咸，性微寒。采苗叶煠熟，水浸去咸味，淘洗净，油盐调食。山西碱地多有之。

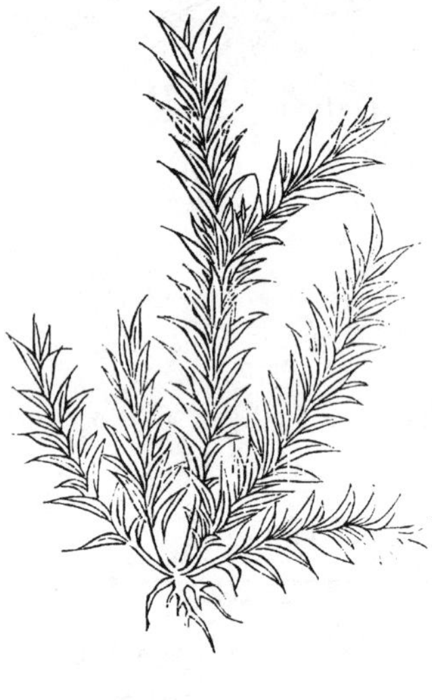

31. 牻牛儿苗

《救荒本草》：牻①牛儿苗又名斗牛儿苗，生田野中。就地拖秧而生，茎蔓细弱，其茎红紫色；叶似蒝荽叶瘦细而稀疏；开五瓣小紫花，结青背葖儿；上有一嘴甚尖锐，如细锥子状，小儿取以为斗戏。叶味微苦。采叶煠熟，水浸去苦味，淘净，油盐调食。按汜水俗呼牵巴巴。牵巴巴者，俗谓啄木鸟也。其角极似鸟嘴，因以名焉。直隶谓之烫烫青，言其叶焯以水则逾青云。山西圃中极多，与苦菜、苣荬同秀叶，味不甚苦，微涩。

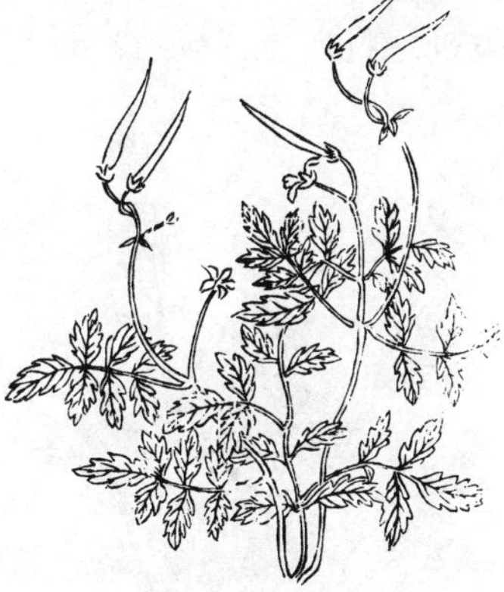

【校注】

① 牻（máng 芒）：黑白杂色的牛。

32. 沙蓬

《救荒本草》：沙蓬又名鸡爪菜，生田野中。苗高一尺馀，初就地上蔓生，后分茎叉；其茎有细线楞，叶似独扫叶狭窄而厚，又似石竹子叶亦窄；茎叶梢间结小青子，小如粟粒。其叶味甘，性温。采苗叶煠熟，水浸淘净，油盐调食。

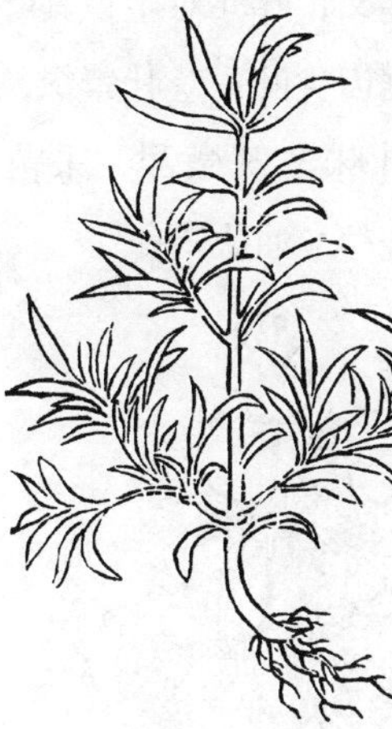

33. 沙消

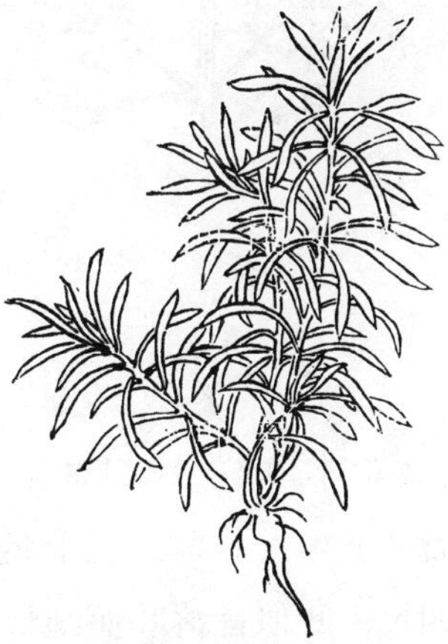

沙消，江西沙上多有之，紫茎，叶如石竹子叶而密。土人以利水道。其形与沙蓬相类。

34. 水棘针

《救荒本草》：水棘针苗又名山油子，生田野中。苗高一二尺，茎方四楞，对分茎叉，叶亦对生，其叶似荆叶而软，锯齿尖叶；茎叶紫绿，开小紫碧花。叶味辛辣微甜，采苗叶煠熟，水淘洗净，油盐调食。

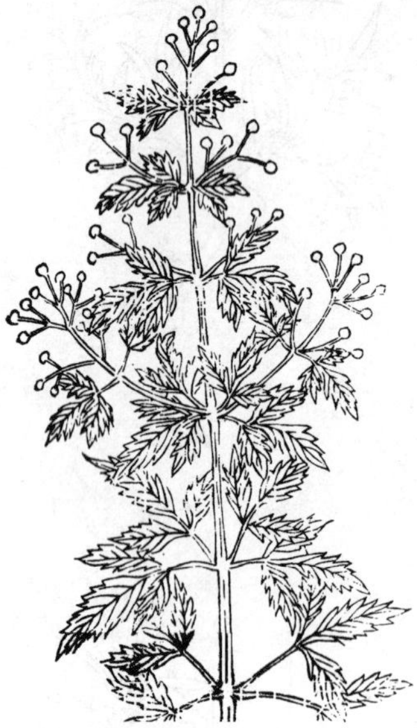

35. 铁扫帚

《救荒本草》：铁扫帚生荒野中。就地丛生，一本二三十茎，苗高三四尺，叶似苜蓿叶而细长，又似细叶胡枝子叶亦短小，开小白花。其叶味苦，采嫩苗叶，煠熟换水，浸去苦味，油盐调食。《尔雅正义》：荓，马帚。《注》：似蓍可以为扫彗[1]。《正义》：荓，一名马帚。《夏小正》云：七月荓秀，荓也者，马帚也。《广雅》云：马帚，屈马第也。《管子·地员篇》云：蒌下于荓，《注》似蓍。至扫彗。《正义》《说文》云蓍，蒿属。生千岁，三百茎。按荓草似蓍，则亦蒿属也。李时珍云：此即蒿草，谓其可为马刷，故名马帚。今河南人谓之铁扫帚。李以荓为铁扫帚，极肖。又云即荔也，殊误。无蒿草之说。

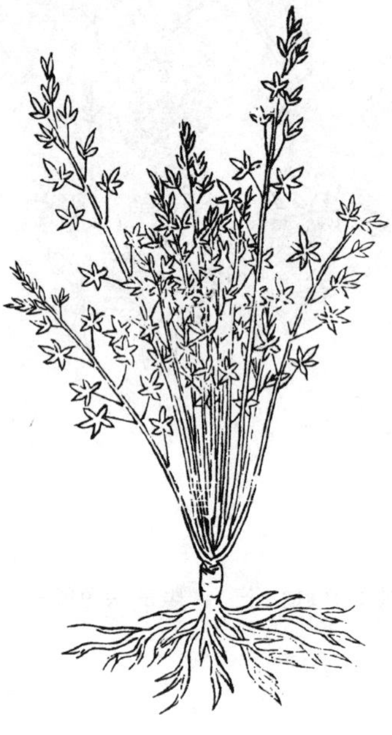

【校注】

① 彗：商务本、中华本作“篲”。篲，古书上说的一种草，可制扫帚。

36. 刀尖儿苗

《救荒本草》：刀尖儿苗生密县梁家冲山野中。苗高二三尺，叶似细柳叶硬而细，长而尖，叶皆两两抪茎对生，叶间开淡黄花，结尖角儿，长二寸许，粗如萝卜角，中有白穰及小匾黑子。其叶味甘。采叶煤熟，水淘洗净，油盐调食。

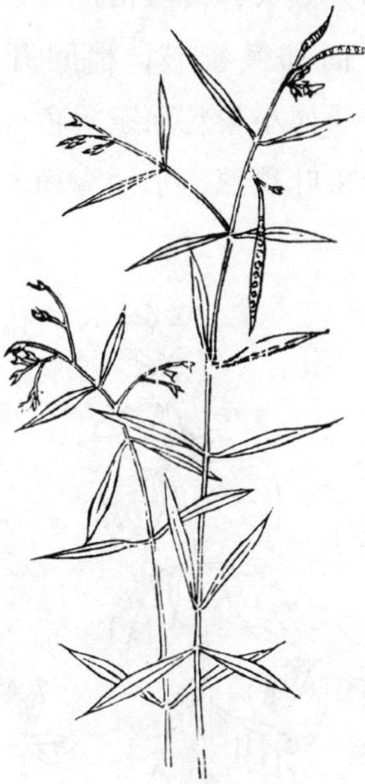

37. 山蓼

《救荒本草》：山蓼生密县山野间。苗高一二尺，叶似芍药叶而长细窄，又似野菊花叶而硬厚，又似水胡椒叶亦硬。开碎瓣白花。其叶味微辣。采嫩叶煤熟，换水浸去辣气，作成黄色，淘洗净，油盐调食。

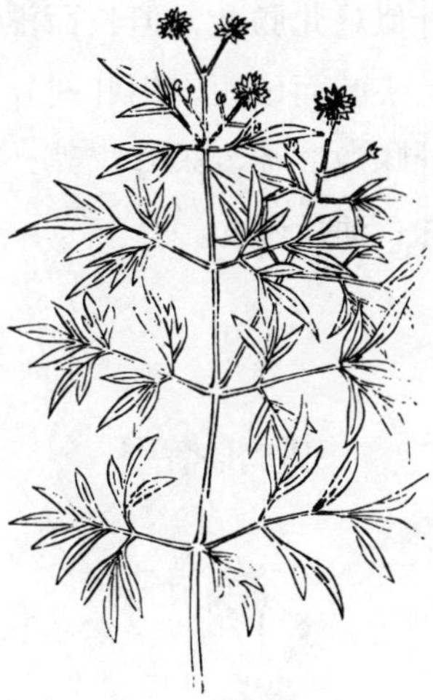

38. 六月菊

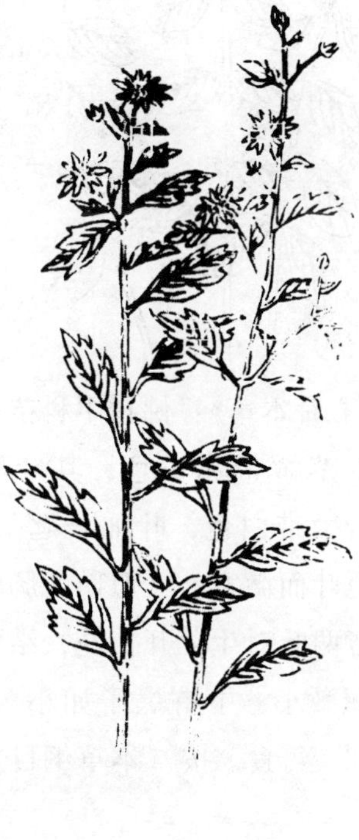

《救荒本草》：六月菊生祥符西田野中。苗高一二尺，茎似铁杆蒿茎。叶似鸡儿肠叶，但长而涩；又似马兰头叶而硬短；梢叶间开淡紫花。叶味微酸涩。采叶煠熟，水浸去涩味，油盐调食。

39. 佛指甲

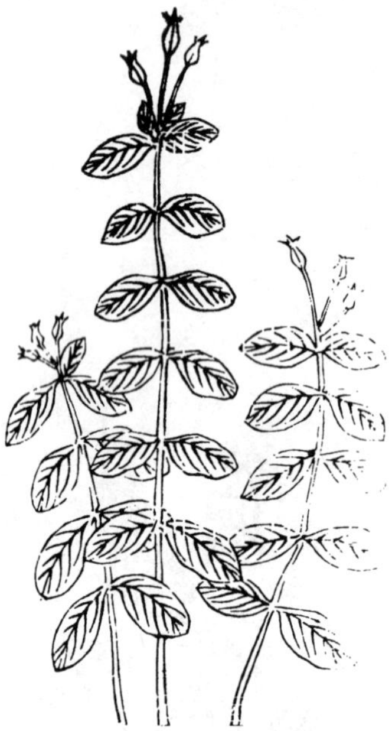

《救荒本草》：佛指甲科苗高一二尺，茎微带赤黄色，其叶淡绿背，皆微带白色，叶如长匙头样，似黑豆叶而微宽，又似鹅儿肠叶甚大，皆两叶对生；开黄花，结实形如连翘微小，中有黑子如小粟粒；其叶甜，可食。按《本草纲目》误以为即景天，其花实绝不相类。

40. 鲫鱼鳞

《救荒本草》：鲫鱼鳞生密县韶华山山野中。苗高一二尺，茎方而茶褐色，对分茎叉，叶亦对生，叶似鸡肠菜颇大，又似桔梗叶而微软薄，叶面却微绞皱；梢间开粉红花，结子如小粟粒而茶褐色。其叶味甜。采叶煠熟，水浸淘净，油盐调食。

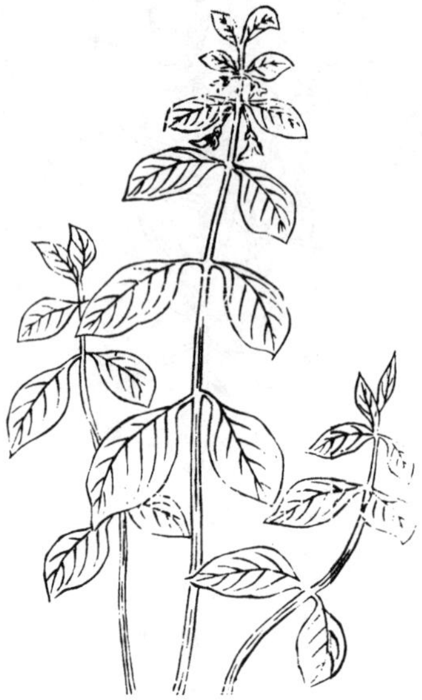

41. 婆婆纳

《救荒本草》：婆婆纳生田野

中。苗塌地生，叶最小，如小面花黡儿，状类初生菊花芽叶，又团边微花，如云头样。味甜。采苗叶煠熟，水浸淘净，油盐调食。

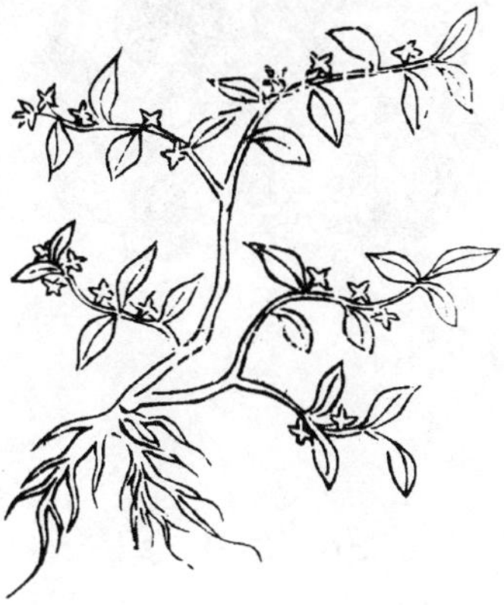

42. 野粉团儿

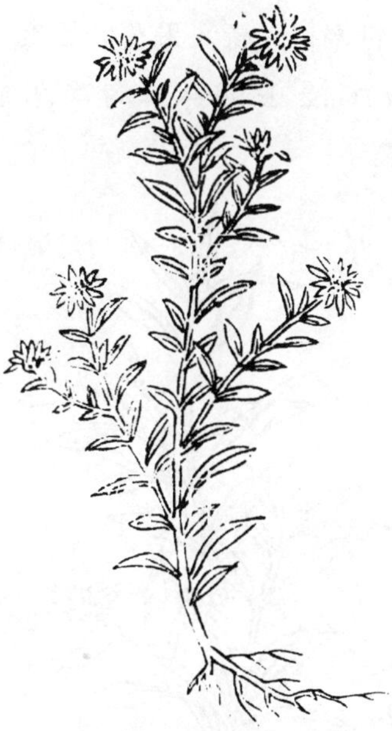

《救荒本草》：野粉团儿生田野中。苗高一二尺，茎似铁杆蒿茎；叶似独扫叶而小，上下稀疏，枝头分叉；开淡白花，黄心。味甜辣。采嫩苗叶，煠熟，水浸淘净，油盐调食。

43. 狗掉尾苗

《救荒本草》：狗掉尾苗生南阳府马鞍山中。苗高二三尺，拖蔓而生，茎方色青；其叶似歪头菜，叶稍大而尖艄，色深绿，纹脉微多；又似狗筋蔓叶，梢间开五瓣小白花，黄心，众花攒开，其状如穗。叶味微酸。采嫩叶煠熟，水浸去酸味，淘净，油盐调食。

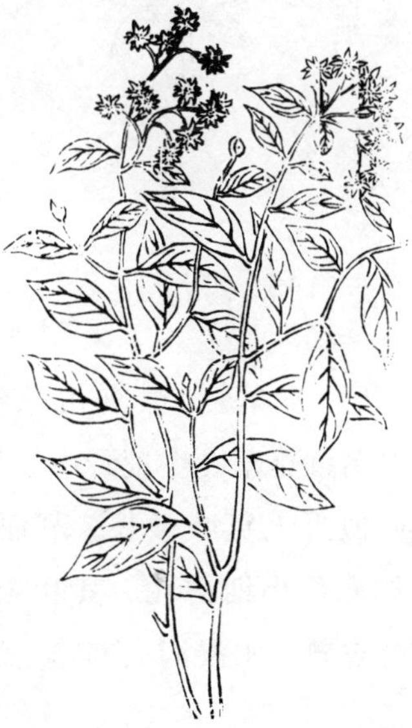

44. 猪尾把苗

《救荒本草》：猪尾把苗一名狗脚菜，生荒野中。苗长尺馀，叶似甘露儿叶而甚短小，其头颇齐，茎叶皆有细毛；每叶间顺条开小白花，结小蒴儿，中有子小如粟粒，黑色。苗叶味甜。采嫩叶煠熟，换水浸淘净，油盐调食。子可捣为面食。

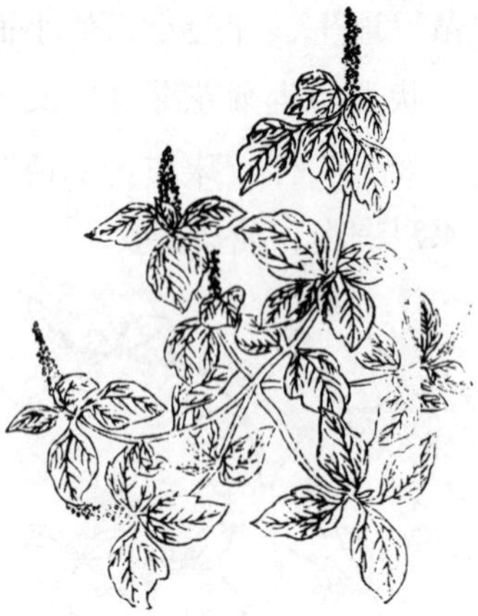

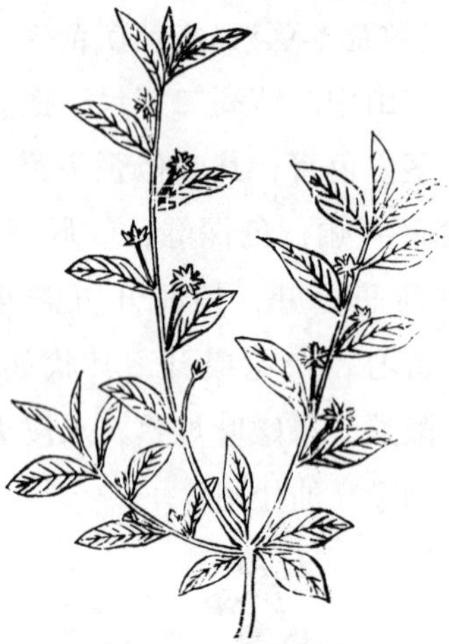

45. 螺黡儿

《救荒本草》：螺黡儿一名地桑，又名痢见草。生荒野中。茎微红，叶似野人苋叶微长，窄而尖；开花作赤色小细穗儿。其叶味甘。采苗叶煠熟，水浸淘去邪味，油盐调食。

46. 兔儿酸

《救荒本草》：兔儿酸一名兔儿浆。所在田野中皆有之。苗比水荭矮短，茎叶皆类水荭；其茎节密，其叶亦稠，比水荭叶稍薄小。味酸，性寒，无毒。采苗叶煠熟，以新汲水浸去酸味，淘净，油盐调食。

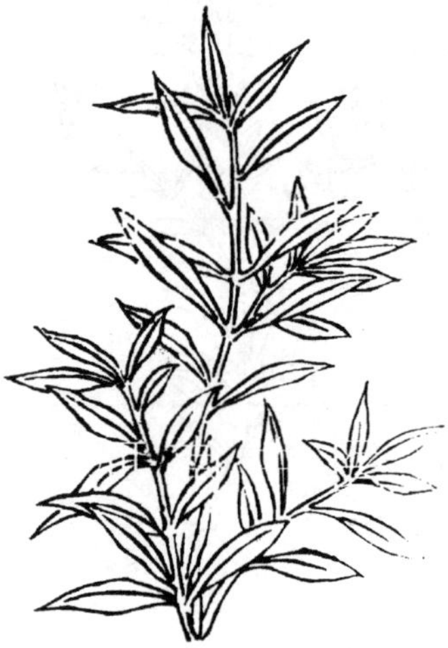

47. 米蒿

《救荒本草》：米蒿生田野中，所在处处有之。苗高尺许，叶似园荽叶微细；叶丛间分生茎叉，梢上开小青黄花，结小细角似葶苈角儿。叶味微苦。采嫩苗叶煠熟，水浸过淘净，油盐调食。

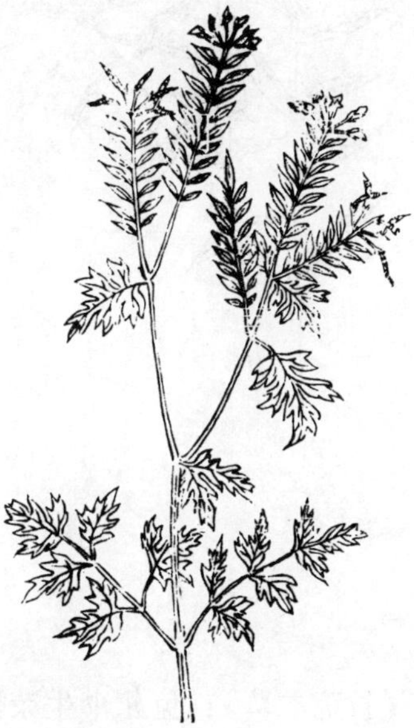

48. 铁杆蒿

《救荒本草》：铁杆蒿生田野中。苗茎高二三尺，叶似独扫叶微肥短，又似扁蓄叶而短小，分生茎叉；梢间开淡紫花，黄心。叶味苦。采叶煠熟，淘去苦味，油盐调食。

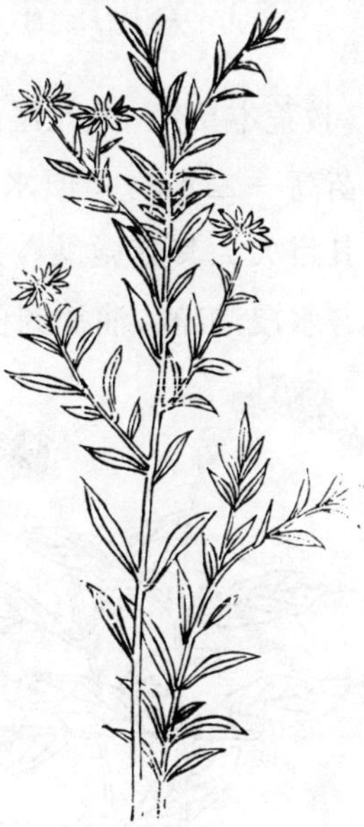

49. 花蒿

《救荒本草》：花蒿生荒野中。花叶就地丛生，叶长三四寸，四散分垂；叶似独扫叶而长硬，其头颇齐，微有毛涩。味微辛。采叶煠熟，水浸淘净，油盐调食。

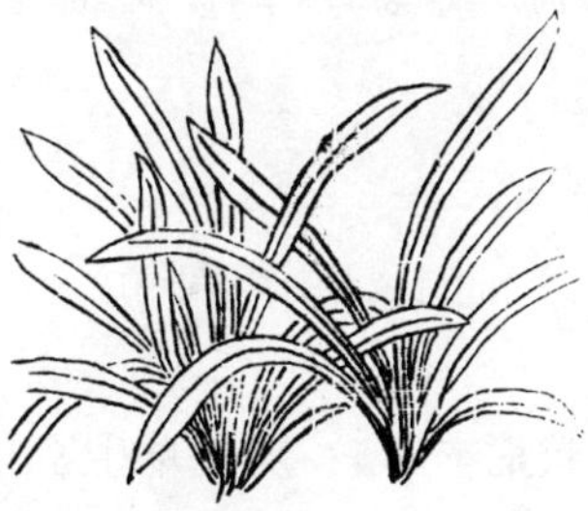

50. 兔儿尾苗

《救荒本草》：兔儿尾苗生田野中。苗高一二尺。叶似水蒗[①]叶而短；其目大，其叶微酸。采嫩苗叶煠熟，水浸淘净，油盐调食。

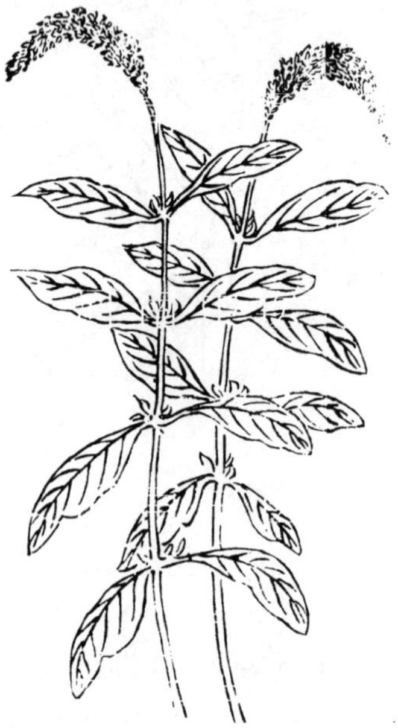

【校注】

① 蒗：同“荭”。水草名，即荭草。

51. 虎尾草

《救荒本草》：虎尾草生密县山谷中。科苗高二三尺，茎圆，叶颇似柳叶而瘦短，又似兔儿尾叶亦瘦窄，又似黄精叶颇软，抪茎攒生。味甜微涩。采苗叶煠熟，换水淘去涩味，油盐调食。

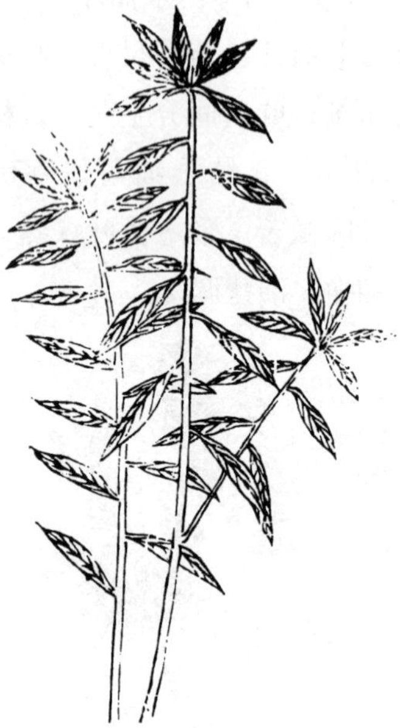

52. 兔儿伞

《救荒本草》：兔儿伞生荥阳[①]塔儿山荒野中。其苗高三二尺许，每科初生一茎，茎端生叶，一层有七八叶，每叶分作四叉排生，如伞盖状，故以为名。后于叶间撺生茎叉，上开淡红白花，根似牛膝而疏短。味苦微辛。采嫩叶煠熟，换水浸淘去苦味，油盐调食。

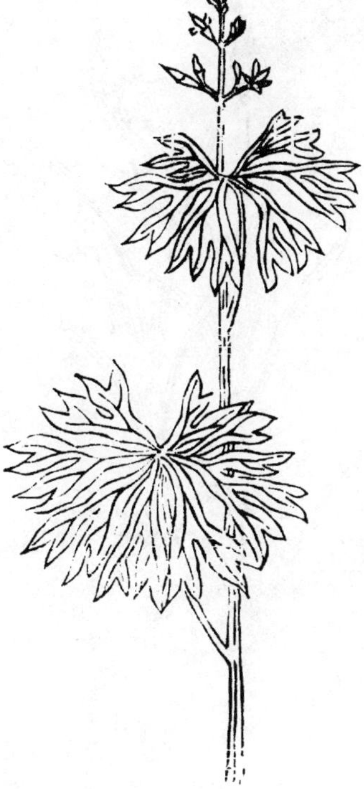

【校注】

① 荥阳：原本作“荣阳”，形误。据商务本、中华本改。

53. 柳叶菜

《救荒本草》：柳叶菜生中牟荒野中。科苗高二尺馀，茎似蒿茎；叶似柳叶而短，抪茎而生；开小白花银褐心。其叶味微辛。采嫩叶煠熟，水浸淘净，油盐调食。

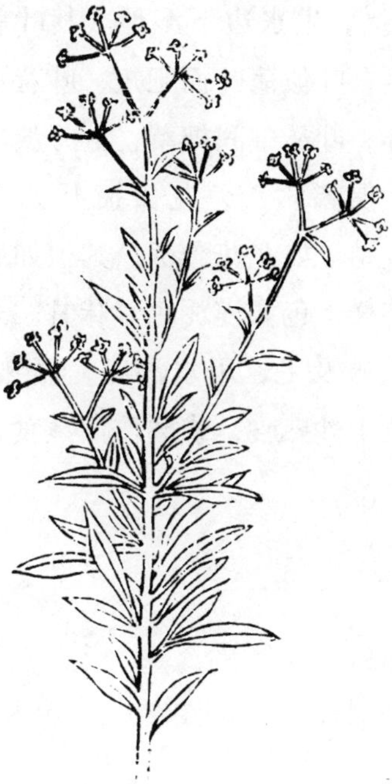

54. 菽蔢根

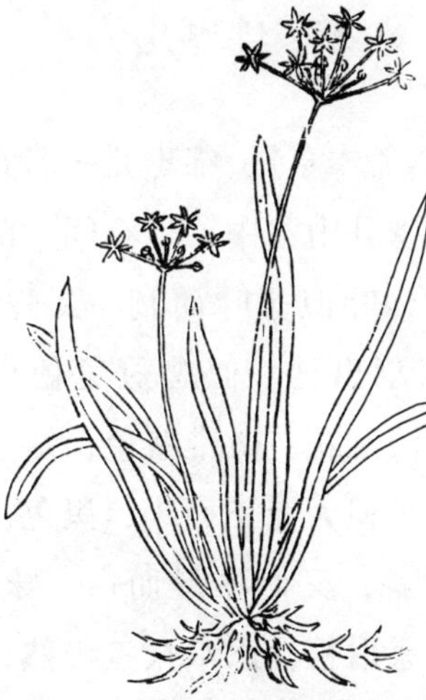

《救荒本草》：菽蔢根[①]俗名面

碌碡②，生水边下湿地。其叶就地丛生，叶似蒲叶而肥短，叶背如剑脊样；叶丛中间撺葶，上开淡粉红花，俱皆六瓣，花头攒开如伞盖状；结子如韭花菁葵；其根如鹰爪黄连样，色如墐泥色。味甘。采根揩去皴及毛，用水淘净，蒸熟食；或晒干炒熟食，或磨作面蒸食，皆可。

【校注】

① 菽蔏（màosǎo 茂嫂）：一种水生植物。

② 碌碡（lùzhóu 录轴）：石制的圆柱形农具，用来轧谷物、平场地。

55. 绵枣儿

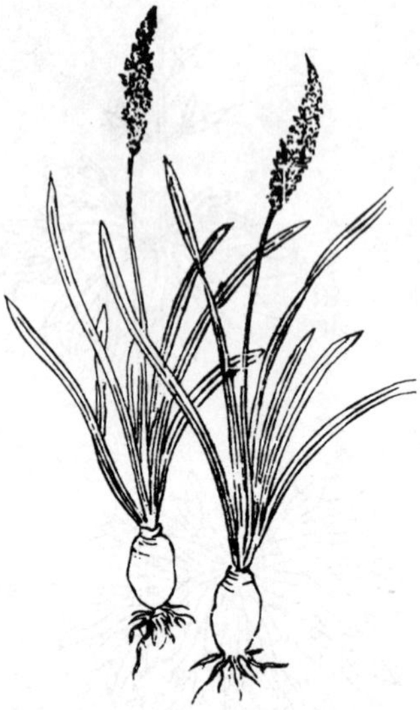

《救荒本草》：绵枣儿一名石枣儿。出密县山谷中，生石间。苗高三五寸，叶似韭叶而阔，瓦陇样；叶中撺葶出穗，似鸡冠苋穗而细小；开淡红花，微带紫色；结小蒴儿，其子似大蓝子而小，黑色；根类独颗蒜，又似枣形而白。味甜，性寒。采取根，添水久煮极熟，食之。不换水煮，食后，腹中鸣，有下气。

56. 土圞儿

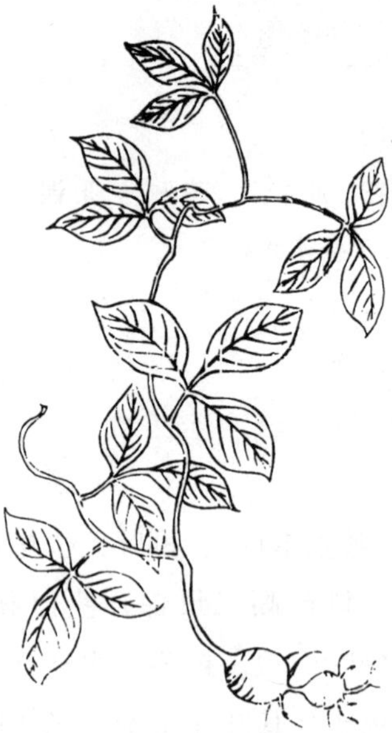

《救荒本草》：土圞①儿一名地栗子。出新郑山野中。细茎延蔓而

生，叶似绿豆叶微尖角肖，每三叶攒生一处；根似土瓜儿根微团。味甜。采根煮熟，食之。

【校注】

① 圞（luán 孪）：圆。

57. 大蓼

《救荒本草》：大蓼生密县梁家冲山谷中。拖藤而生，茎有线楞而颇硬；对节分生茎叉，叶亦对生，叶似山蓼叶微短拳曲；节间开白花。其叶味苦微辣。采叶煠熟，换水浸去辣味，作成黄色，淘洗净，油盐调食。花亦可煠食。

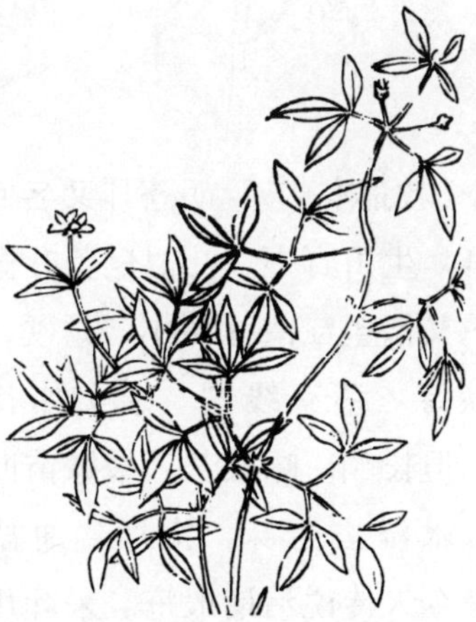

58. 金瓜儿

《救荒本草》：金瓜儿生郑山田野中。苗初生似小葫芦叶而微小，又似赤雹儿叶；茎方，茎叶俱有毛刺；每叶间出一细藤，延蔓而生，开五瓣尖碗子黄花；结子如马瓝①大，生青熟红；根形如鸡弹微小，其皮土黄色，内则青白色。味微苦，性寒。与酒相反。掘取根，换水煮，浸去苦味，再以水煮极熟，食之。

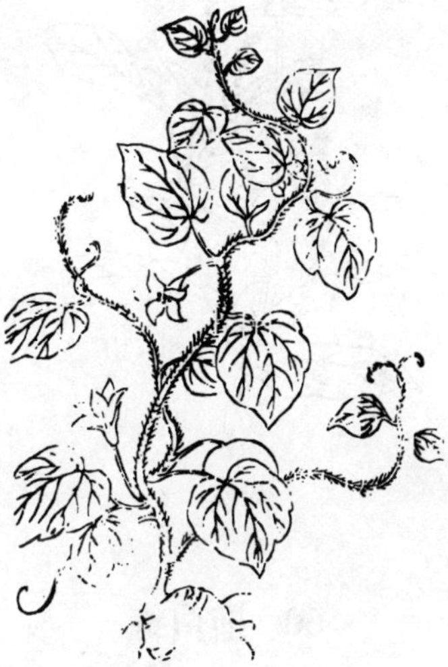

【校注】

① 瓝（bó 勃）：小瓜。

59. 牛耳朵

《救荒本草》：牛耳朵一名野芥菜，生田野中。苗高一二尺，苗茎似莴苣；叶似牛耳朵形而小，叶间分撺葶，又开白花，结子如枣粒大。叶味微苦辣。采苗叶淘洗净，煠熟，油盐调食。

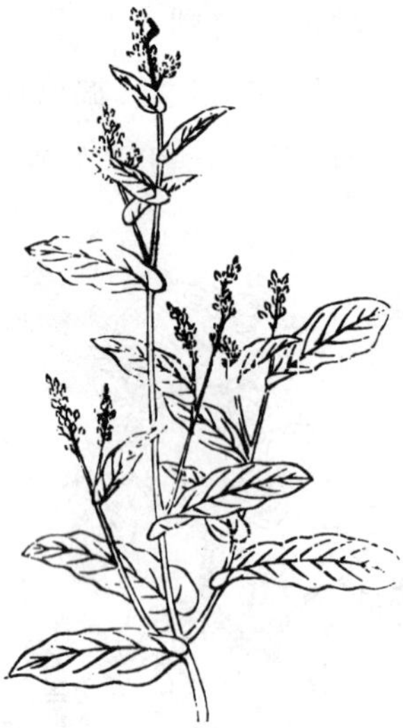

60. 拖白练

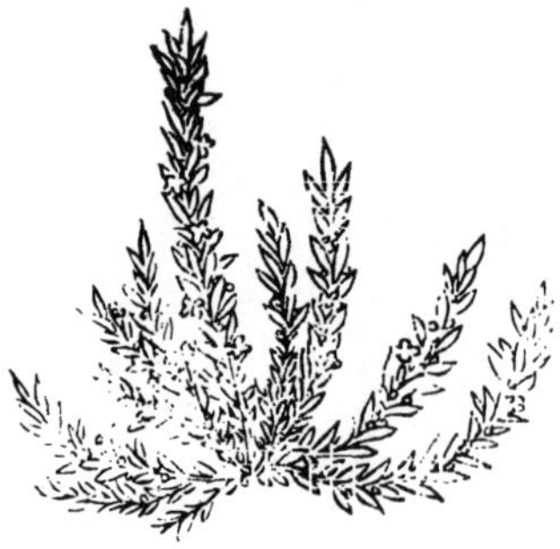

《救荒本草》：拖白练苗生田野中。苗塌地生，叶似垂盆草叶而又小。叶间开小白花，结细黄子。其叶味甜。采苗叶煠熟，油盐调食。

61. 胡苍耳

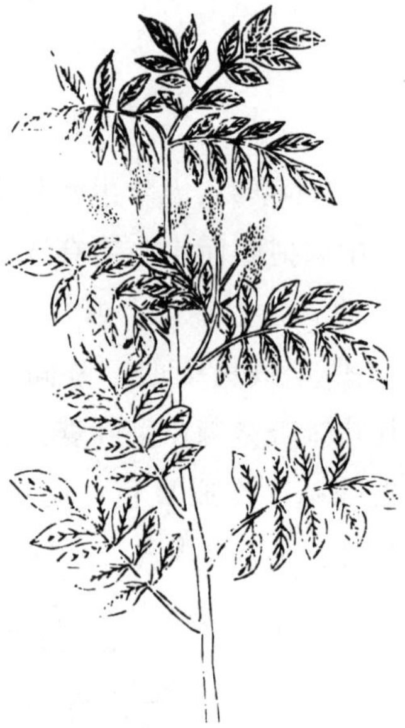

《救荒本草》：胡苍耳又名回回苍耳。生田野中。叶似皂荚叶微长大，又似望江南叶而小，颇硬，色微淡绿。茎有线楞。结实如苍耳实，但长艄。味微苦。采嫩苗叶煠熟，水浸去苦味，淘净，油盐调食。今人传说治诸般疮。采叶用好酒熬、吃，消肿。

62. 野蜀葵

《救荒本草》：野蜀葵生荒野中。就地丛生，苗高五寸许；叶似葛勒子秧叶而厚大，又似地牡丹叶。味辣。采嫩叶煠熟，水浸淘净，油盐调食。

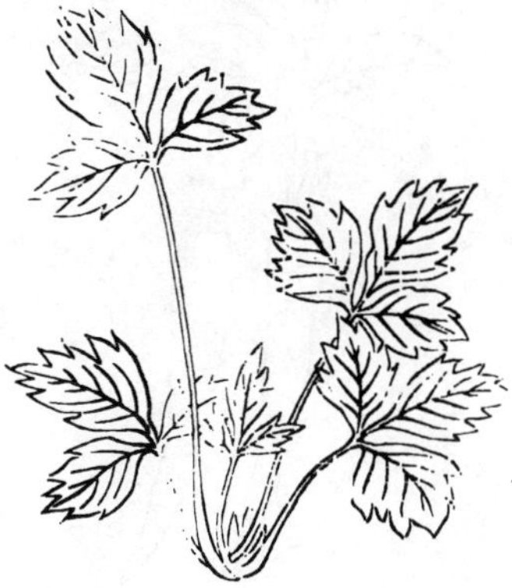

63. 透骨草

《救荒本草》：透骨草一名天芝麻。生中牟荒野中。苗高三四尺；茎方，窊[①]面四楞，其茎脚紫，对节分生茎叉；叶似蔄蒿叶而多花叉，叶皆对生；茎节间攒开粉红花，结子似胡麻子。叶味苦。采嫩苗叶煠熟，水浸去苦味，淘净，油盐调食。今人传说，采苗捣傅[②]肿毒。《本草纲目》：透骨草治筋骨一切风湿疼痛、挛缩、寒湿脚气。《孙氏集效方》：治疠风、遍身疮癣，用透骨草、苦参、大黄、雄黄各五钱，研末，煎汤，于密室中席围先熏，至汗出如雨淋洗之。《普济方》[③]：治反胃吐食，透骨草独科、苍耳、生牡砺各一钱，姜三片，水煎服。《杨诚经验方》[④]：治一切肿毒初起，用透骨草、漏芦、防风、地榆等分，煎汤绵蘸，乘热不住荡之，二三日，即愈。

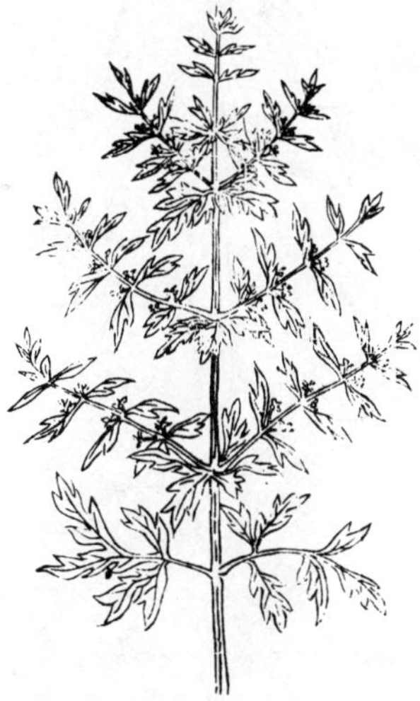

【校注】

① 窊（wā 蛙）：低下。

② 傅：动词，附着。

③ 《普济方》：明初周定王朱橚领衔编著的一部大型医学方书。书中广泛辑集明代以前的医籍和其他有关著作，载方 61 739 首。原书今仅存残本。

④ 《杨诚经验方》：方书，《本草纲目》卷三十五曾引用此书。

64. 酸桶笋

《救荒本草》：酸桶笋生密县韶华山山涧边。初发笋叶，其后分生茎叉；科苗高四五尺，茎杆似水荭茎而红赤色；其叶似白槿叶而涩，又似山格刺菜叶亦涩，纹脉亦粗。味甘微酸。采嫩笋叶煠熟，水浸去邪味，淘净，油盐调食。

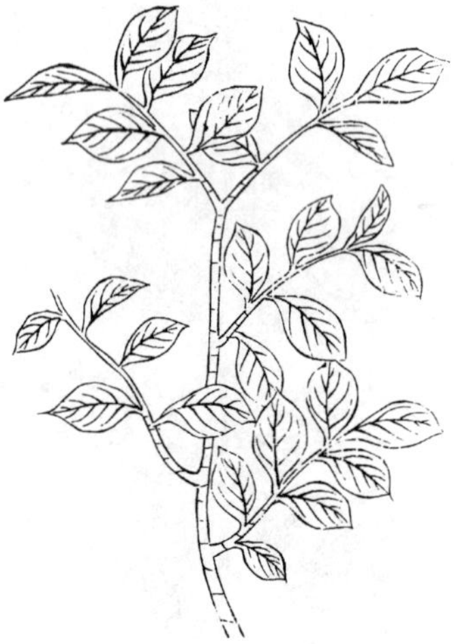

65. 地参

《救荒本草》：地参又名山蔓菁。生郑州沙岗间。苗高一二尺，叶似初生桑，科小叶微短，又似桔梗叶微长。开花似铃铎样，淡红紫花，根如拇指大，皮色苍，内黪白色。味甜。采根煮食。

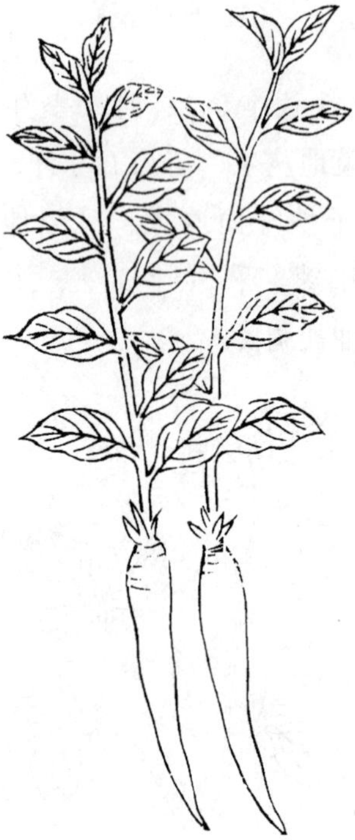

66. 野西瓜苗①

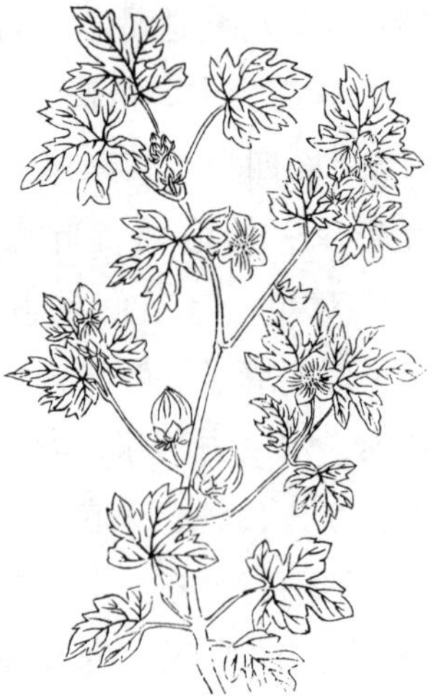

【校注】

① 野西瓜苗：商务本，中华本此处校注云："原本有图无文。"

67. 婆婆指甲菜

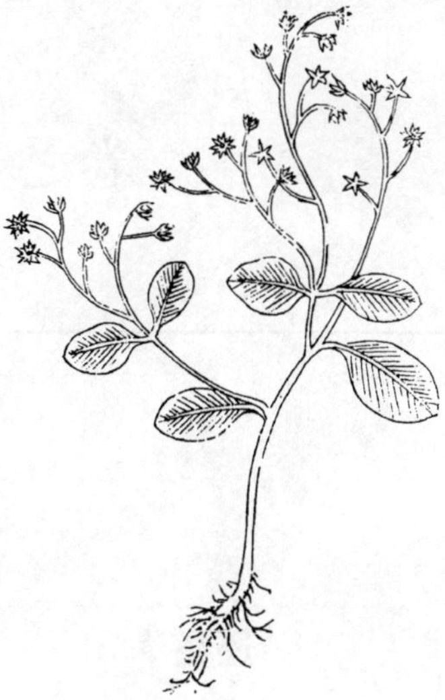

婆婆指甲菜，《救荒本草》：生田野中。作地摊[①]科生，茎细弱。叶像女人指甲，又似初生枣叶微薄，梢间结小花蒴。苗叶味甘。采嫩苗叶煠熟，油盐调食。

按江西俗呼瓜子草，或云可清小便热症。

【校注】

① 摊：原本作"那"，据商务本、中华本改。

卷之十三　隰草类

1. 还亮草

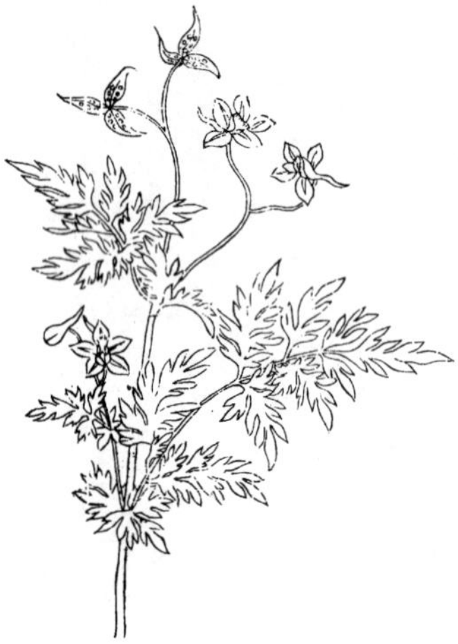

还亮草，临江广信山圃中皆有之。春初即生。方茎五棱，中凹成沟，高一二尺。本紫梢青，叶似前胡叶而薄。梢间发小细茎，横擎紫花，长柄五瓣，柄矗花欹，宛如翔蝶。中翘碎瓣尤紫艳，微露黄蕊。花罢结角，翻尖向外，一花三角，间有四角。一名还魂草，一名对叉草，一名蝴蝶菊。取茎煎水，可洗肿毒。

按《本草拾遗》：桃朱术生园中，细如芹，花紫，子作角。以镜向旁敲之，则子自发。五月五日乃收子带之，令妇人为夫所爱。其形极肖。

2. 天葵

天葵一名夏无踪。初生一茎一叶，大如钱，颇似三叶酸微大，面绿背紫；茎细如丝，根似半夏而小；春时抽生分枝极柔，一枝三叶，一叶三叉，翩反下垂；梢间开小白花，立夏即枯。

按《南城县志》：夏无踪子名天葵，此草江西抚州、九江近山处有之，即郑樵所谓菟葵，即紫背天葵者。春时抽茎开花，立夏即枯，质既柔弱，根亦微细，寻觅极难，秋时复苗，凌冬不萎。土医皆呼为天葵。南城与闽接壤，故渔仲稔知之。此草既小不盈尺，又生于石罅[①]砌阴下，安能与燕麦动摇春风耶？建昌俚医以敷乳毒，极效。

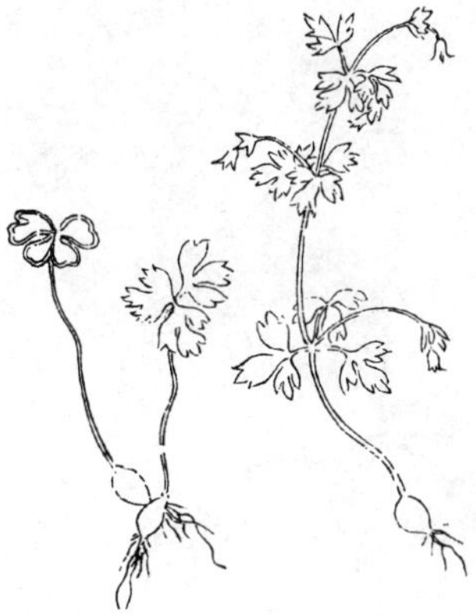

【校注】

① 罅（xià 下）：缝隙；裂缝。

3. 天奎草

天奎草，生九江饶州园圃阴湿地。一名千年老鼠矢，一名爆竹花。春时发细茎，一茎三叶，一叶三叉，色如石绿。梢头横开小紫花，两瓣双合，一瓣上揭，长柄飞翘，茎当花中。赭根颇硬，上缀短须。入夏即枯。俚医以治积年劳伤，酒煎服。

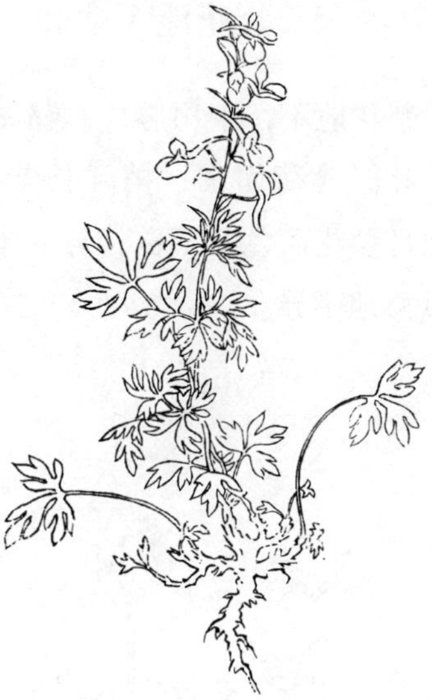

4. 黄花地锦苗

黄花地锦苗，江西、湖南多有之。与紫花者相类，而叶茎瘦弱，茎微赤，叶尖细，花有跗，亦结小角。

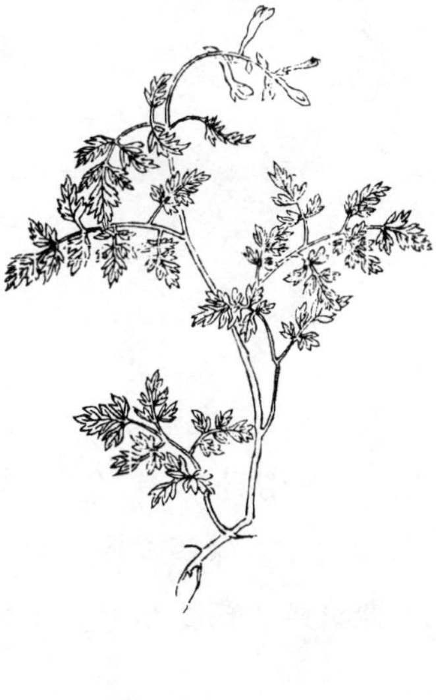

5. 紫花地丁

紫花地丁，生田塍中。赭茎对叶，叶似薄荷而圆；梢开长紫花，微似丹参花而色紫不白，与《本草纲目》地丁异。

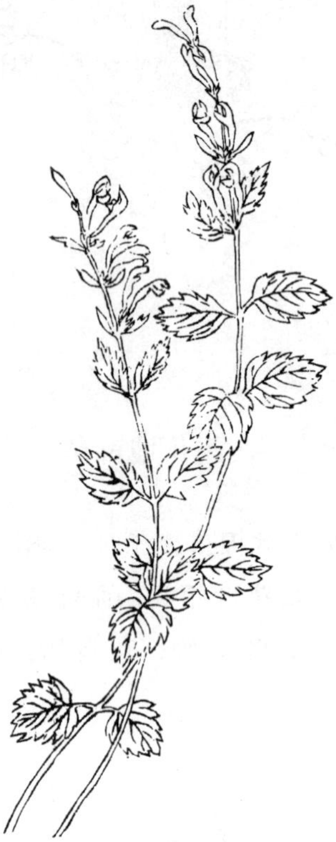

6. 活血丹

活血丹，产九江、饶州，园圃、阶角、墙阴下皆有之。春时极繁，高六七寸，绿茎柔弱，对节生叶；叶似葵菜，初生小叶，细齿深纹，柄长而柔；开淡红花，微似丹参花，如蛾下垂。取茎叶根煎饮，治吐血、下血有验。入夏后即枯，不易寻矣。

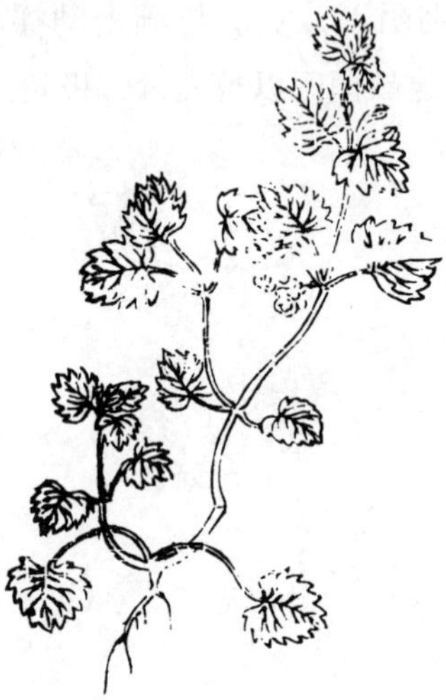

7. 七叶荆

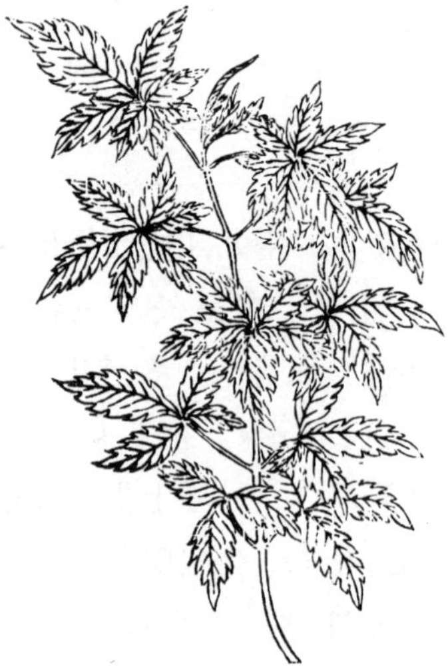

七叶荆，生江西南昌田野中。高二尺馀，叶茎俱微绿，叶如荆叶有齿，近根三叶攒生，上一层四叶，又上一层五叶，梢头至七叶而止。土人以七叶者极难得，云为鬼所畏，语极诞。但《南方草木状》已有指病之说，陶氏《真隐诀》[1]亦有通神之语，民间传讹，固非无本。

【校注】

①《真隐诀》：指《登真隐诀》，梁陶弘景撰。是道教中较早的关于修真法诀的综合性道书。采摭前代道书中的诸真传诀及各家养生术而成，共3卷。

8. 水杨梅

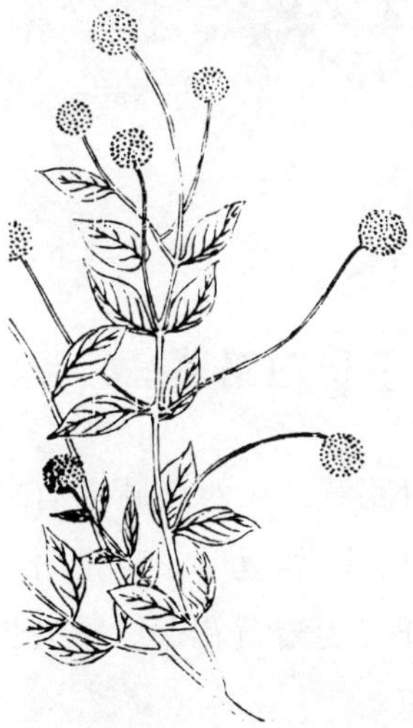

水杨梅，《本草纲目》：生水边，条叶甚多，子如杨梅。

按此草江西池泽边甚多，花老为絮，土人呼为水杨柳。与所引《庚辛玉册》地椒开黄花不类。

9. 消风草

消风草，南安、长沙平野多有之。绿茎有白毛，叶似麻叶有歧，纹极碎乱，面浓绿，背白有毛。叶间开长蒂小粉红花。结圆实五瓣有点纹，微似麻子。

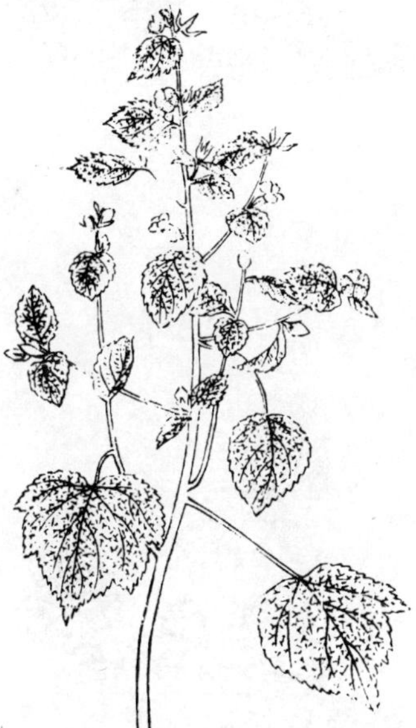

10. 宝盖草

宝盖草，生江西南昌阴湿地。一名珍珠莲。春初即生。方茎色紫，叶如婆婆纳叶微大，对生抱茎，圆齿深纹，逐层生长，就叶中团团开小粉紫花。土人采取煎酒，养筋活血，止遍身疼痛。

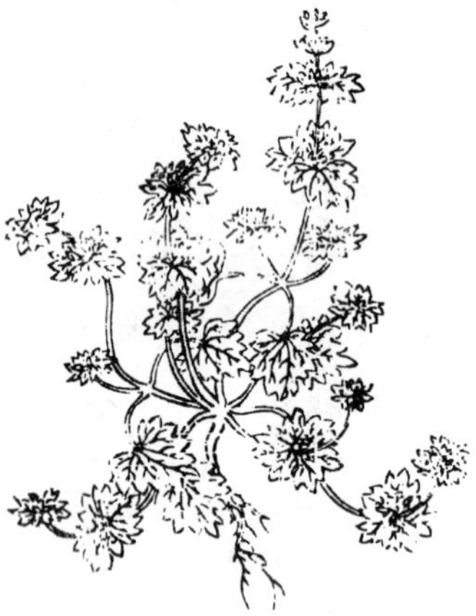

11. 地锦

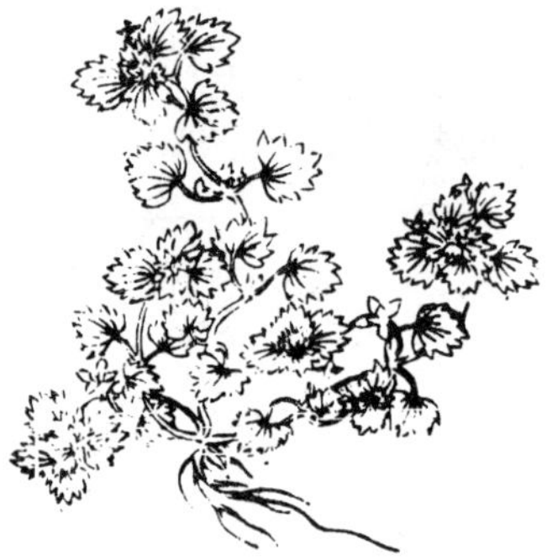

地锦，阴湿处有之。紫茎塌地生，叶如初生菊叶而短，深齿有光，开小粉紫花大如粟。结实作球。味微辛。湖南亦呼为半边莲，可治跌损。疑陈藏器所谓露下有光者是此草。

12. 过路黄

过路黄，处处有之，生阴湿墙砌下。拖蔓铺地，细茎，叶似薄荷，大如指顶，二叶对生。花生叶际，淡红，亦似薄荷而小，逐节开放，历夏逾秋。蔓长几二尺馀，与石香葇、爵床相杂，殊无气味。

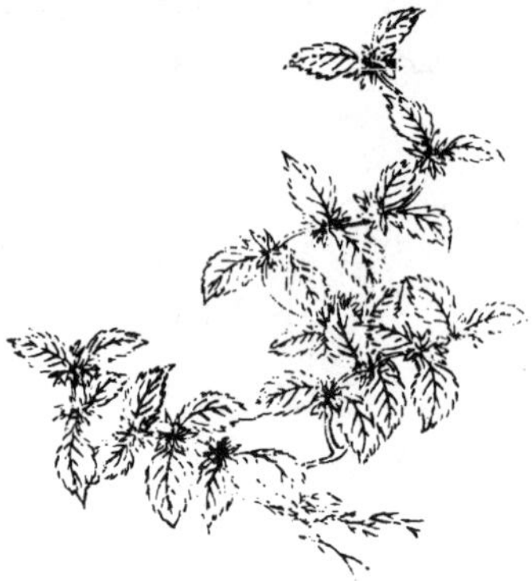

13. 过路黄 又一种

过路黄，江西坡塍多有之。铺地拖蔓，叶如豆叶，对生附茎，叶间春开五尖瓣黄花，绿跗尖长，与叶并茁。

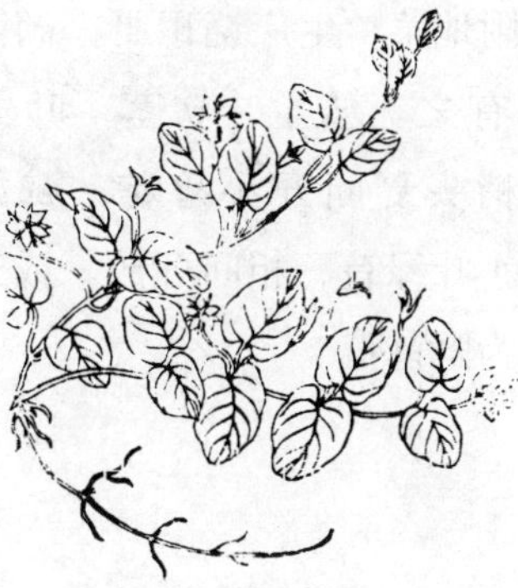

14. 翦草

翦草，生江西九饶山坡。似相思草而叶对生不连，紫茎拖地。俚呼剪草，亦曰刘寄奴。治跌损。

按《本事方》：翦草似茜，治血症有殊功。未知即此草否。

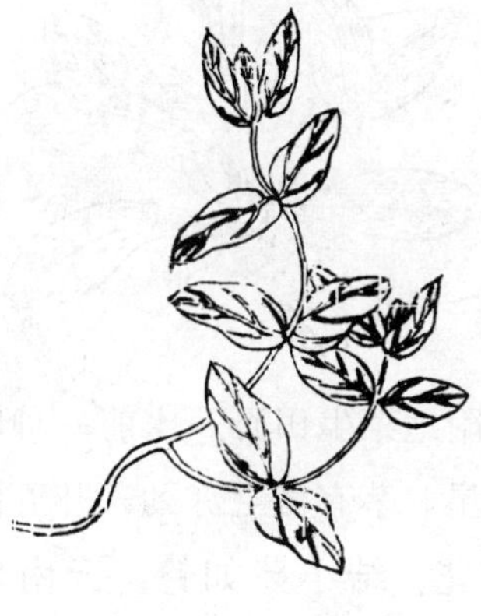

15. 金瓜草

金瓜草，南昌平隰有之。铺地抱叶，似初生车前，糙涩无纹。

按《唐本草》：狗舌草生渠堑湿地，似车前而无文理，抽茎开花黄白色，疑即此。《图经》不具，故不并入。

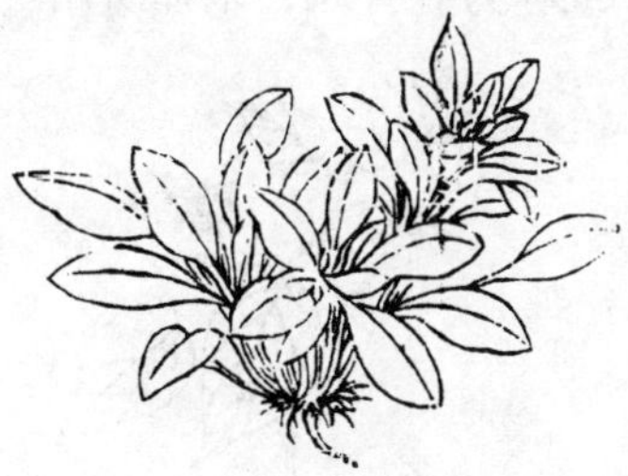

16. 马鞭花

马鞭花，广饶平野有之。丛生赭茎，对节生枝，叶如初生柳叶，枝梢叶际发小枝，开小黄花，大如粟米，颇似山桂而更小。

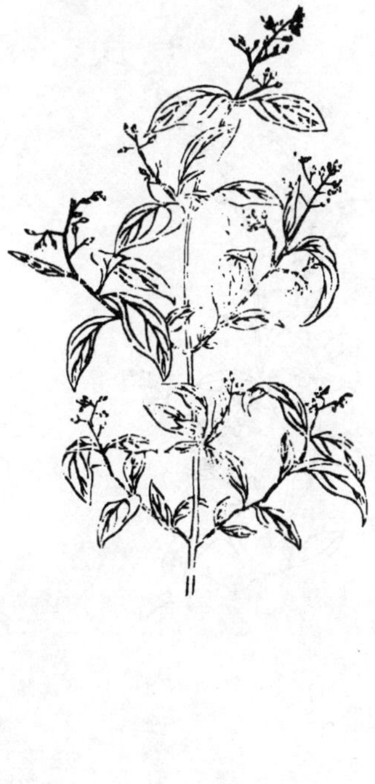

17. 寻骨风

寻骨风，赣南沙田中有之。丛生，青黑茎，叶前尖后团，疏纹，面青背白，结实如粟穗，绿苞白茸。或呼为寻骨风，未知所用。

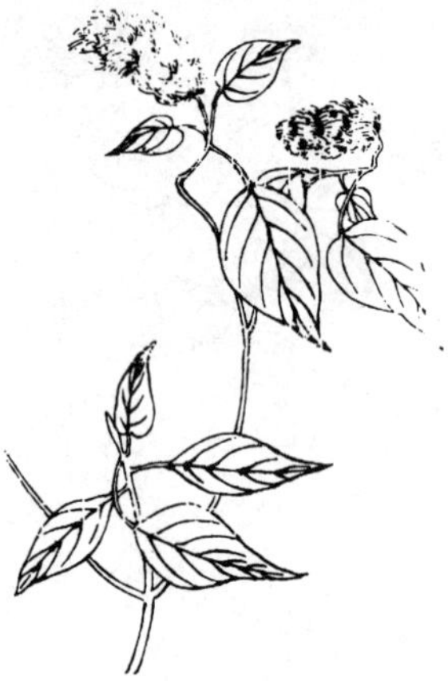

18. 附地菜

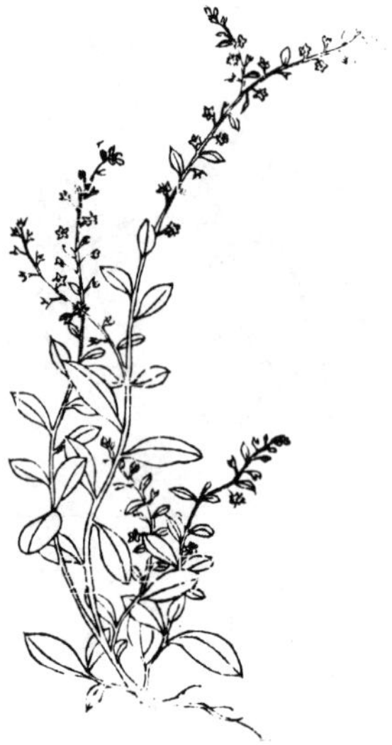

附地菜，生广饶田野，湖南园圃亦有之。丛生，软茎，叶如枸杞，梢头夏间开小碧花，瓣如粟米，小叶绿苞，相间开放。或云北地呼为野苜蓿。

19. 附地菜 又一种

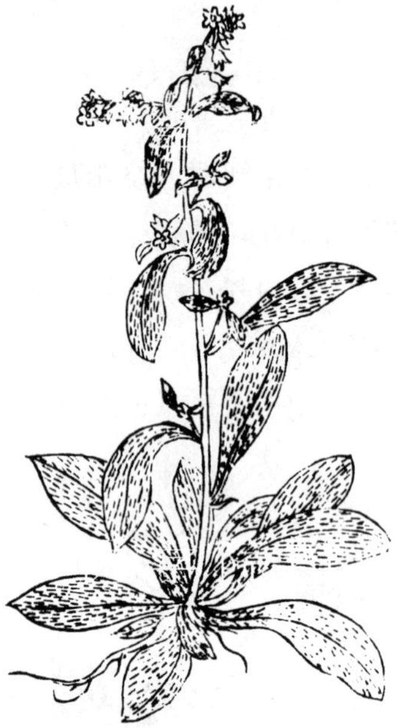

附地菜生田野。比前一种叶长大有星。茎有微毛亦劲，开五圆瓣小碧花，结小蒴如铃。云南生者叶、柔厚多毛，茸茸如鼠耳，俗呼牛舌头花，又名狗屎花。土医用之。《滇南本草》：狗屎花一名倒提壶，一名一把抓。味苦，性寒。入肝肾二经。升降肝气，利小便，消水肿，泻胃中湿热，治黄疸、眼珠发黄、周身黄如金，止肝气疼，治七种疝气。白花者治白带，红花者治赤带，泻膀胱热。

20. 鸡肠菜

鸡肠菜，生阴湿处。初生铺地，叶柄长半寸许，深齿疏纹，如初生车前，叶大抽葶发小叶，开五瓣小粉红花，花瓣不甚分破，四瓣平翘，一瓣下垂。又似云头样，微有黄心。乡人茹之。与《救荒本草》两种皆异，此以其葶细长而名。

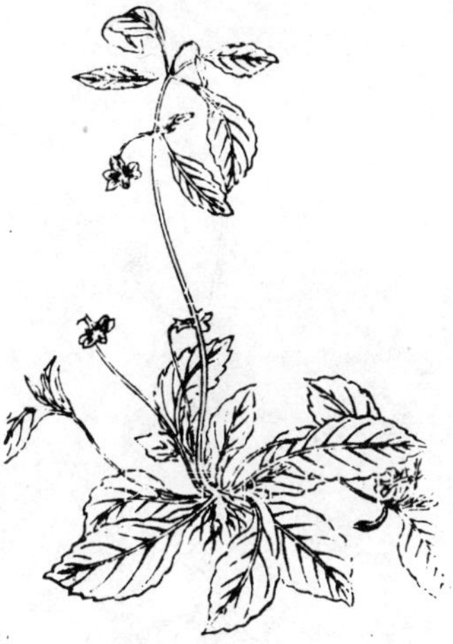

21. 鸭舌草

鸭舌草，处处有之。固始呼为鸭儿觜[①]。生稻田中。高五六寸，微似茨菇叶，末尖后圆，无歧。一叶一茎，中空，从茎中抽葶，破茎而出，开小蓝紫花六瓣，小大相错。黄蕊数点，袅袅下垂，质极柔脆。芸田者恶之。《湘阴县志》云：可煮食。

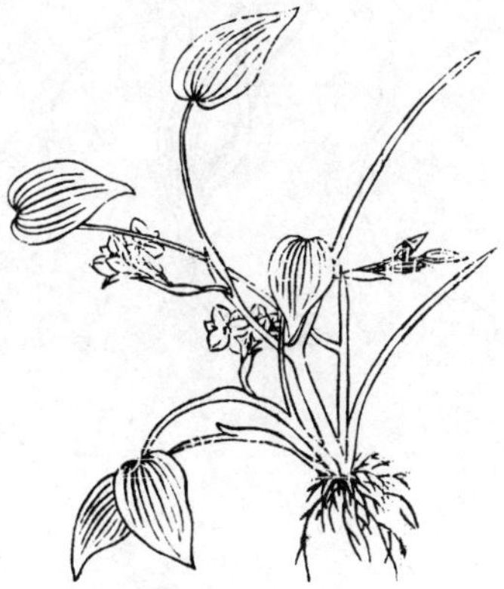

【校注】

① 觜（zuǐ 嘴）：同“嘴”。商务本、中华本作“嘴”。

22. 老鸦瓣

老鸦瓣，生田野中。湖北谓之棉花包，固始呼为老鸦头。春初即生，长叶铺地，如萱草叶而屈曲萦结，长至尺馀。抽葶开五瓣尖白花，似海栀子而狭，背淡紫，绿心黄蕊，入夏即枯。根如独颗蒜。乡人掘食之。味甘，性温补。

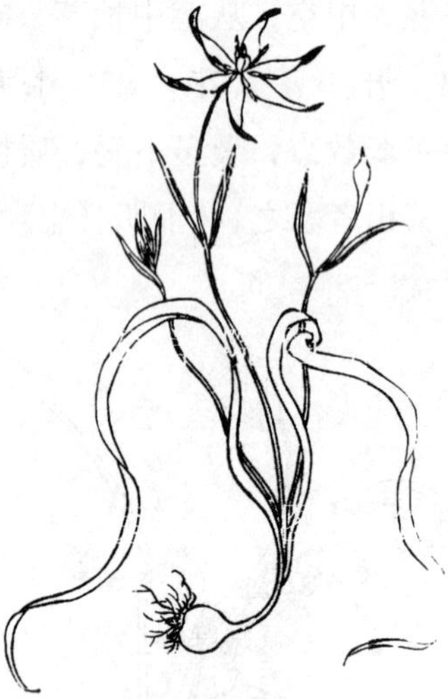

23. 雷公凿

雷公凿，江西平野有之，土人不识其名。固始呼为雷公凿。状如水仙叶长而弱，出地平铺，不能挺立。本白末绿，有黑皮，极类水仙根而无涎滑。

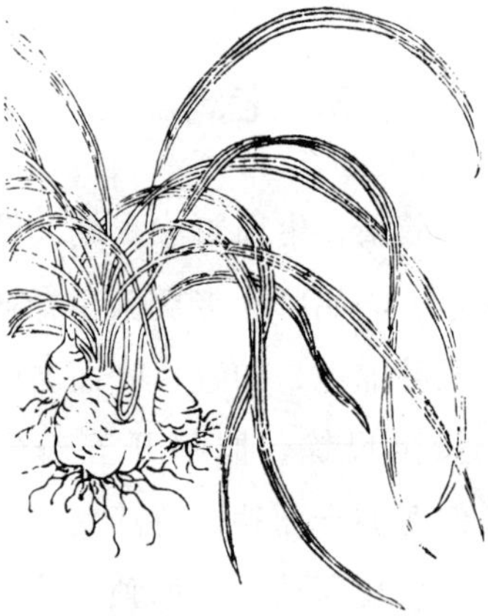

按李时珍以老鸦蒜为即石蒜，引及《救荒本草》。而《湖南志》中或谓荒年食之，有因吐致死者。余谓《救荒本草》断不至以毒草济人，此是《纲目》误引之过。考《救荒本草》并无花叶不相见之语，其图亦无花实。此草根叶与老鸦蒜图符，而生麦田中，乡人取以饲畜，其性无毒。余尝之味亦淡，荒年掘食，当即是此，断非石蒜。

24. 水芥菜

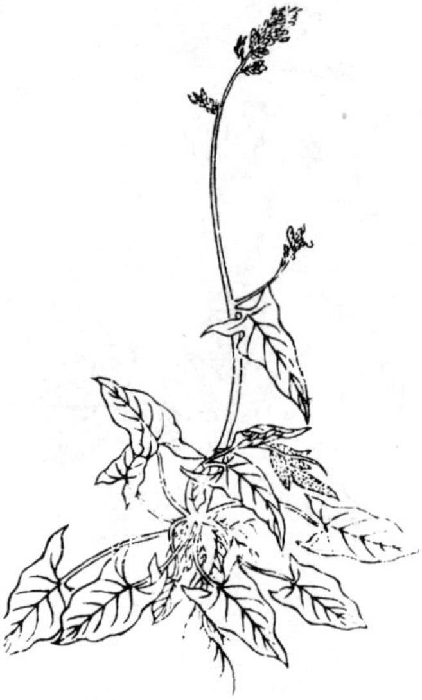

水芥菜，江西濒湖多有之。初生叶如菠菜叶，微带紫色，抽茎开小黄花如穗。按《救荒本草》水芥叶多花叉，与此微异。或开花后叶老多叉耳。

25. 野苦麻

野苦麻，处处有之，多生麦田陂泽中。茎叶俱似苦荬，花如小蓟而针细软，花罢成絮。固始呼为秃女头。江西田中多蓄之以为肥，俭岁亦摘食。

按宋《图经》：水苦荬生宜州。叶如苦荬而厚，根似苍术，不著其花。此草柔茎，花叶似荬而根似术，或即水苦荬耶？

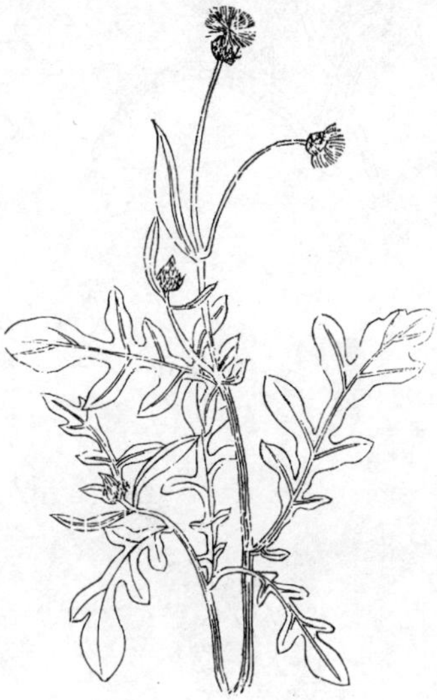

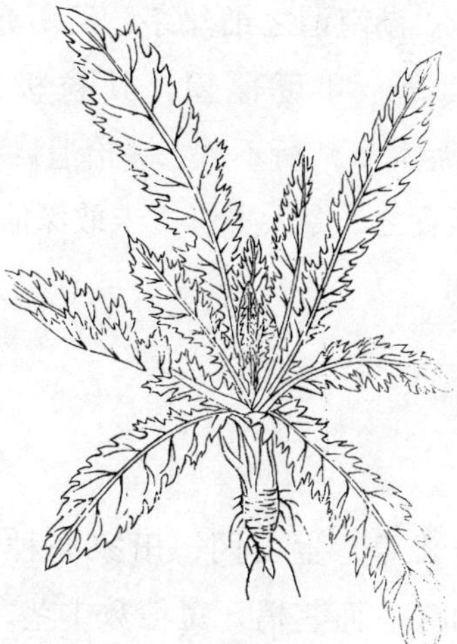

26. 野麻菜

野麻菜，生广饶田泽。长叶布地，花叉如芥，近根微红，根如白菜根，或云可食。

27. 狼尾草

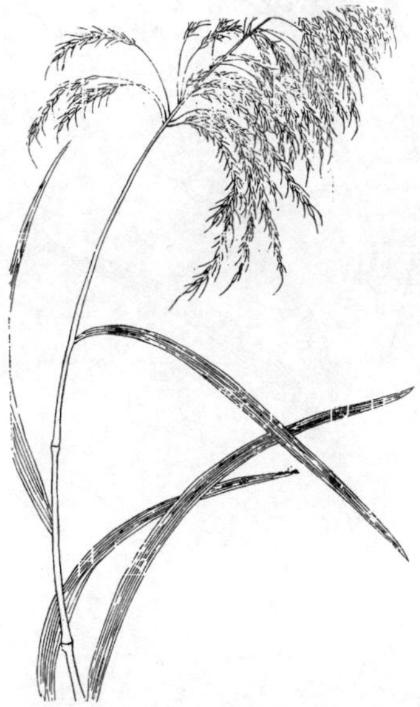

狼尾草，《尔雅》：孟，狼尾。《本草拾遗》始著录。叶如茅而茎紫，穗如黍而极细长，柔纷披粒芒

亦紫。湖南谓之细丝茅，河南亦谓之菵草。叶可覆屋，其粒极细。《救荒本草》所不载，《拾遗》云：作饭食之，令人不饥，未敢深信。

28. 淮草

淮草，生山冈，田家亦种之。叶如茅，而茎梢开短穗数十茎，结实如粟而小。其叶以覆屋，可廿年不易。

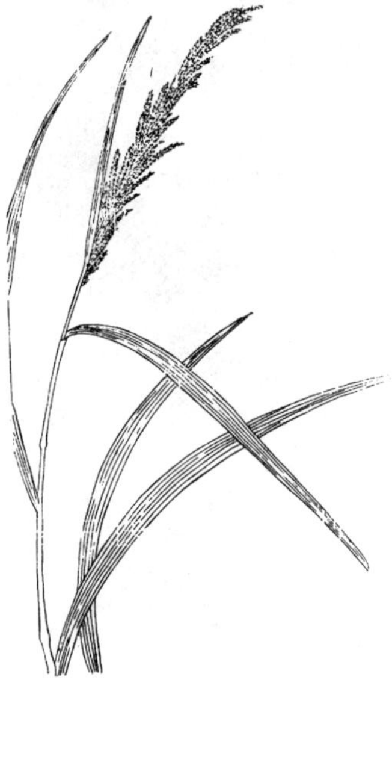

29. 水稗

水稗，田野陂泽极多。铺地生，叶扁，茎如韭，秋抽梢发叉三四五枝，扁齐，结实如稗。经潦不枯，以为牲刍。

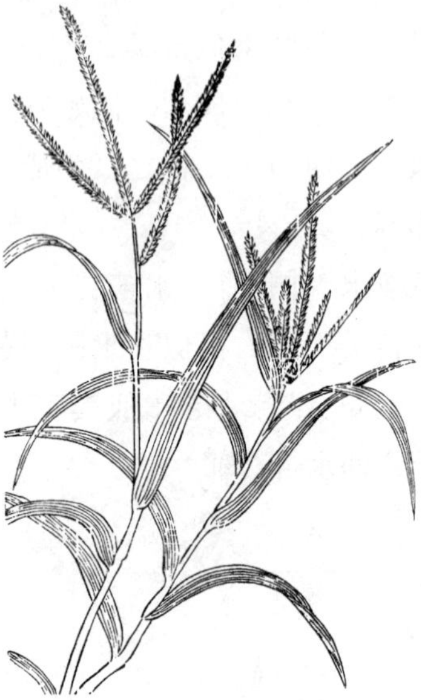

30. 莩草

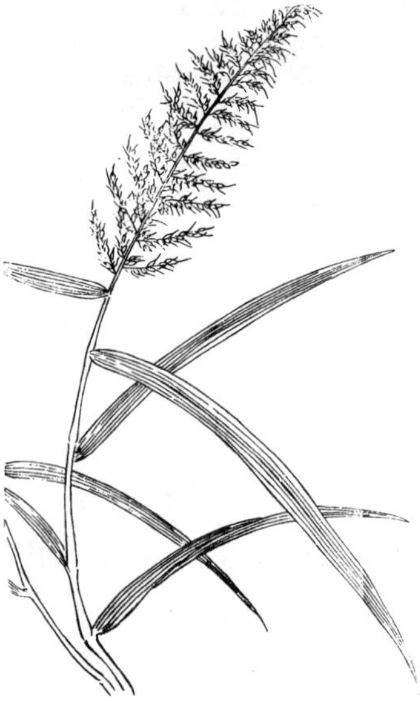

莩草，《湘阴志》：生湖地，色淡白，可盖屋。今平野亦多有之。茎似初生小芦，秋结实作穗，如水稗有针，色青白，固始谓之苓草。

31. 鱼腥草

鱼腥草，生阴湿地。细茎短叶，秋作细穗如线，三叉；天阴则气腥，马不食之。实极小，歉岁则茂。北地谓之热草，亦采以充饥。

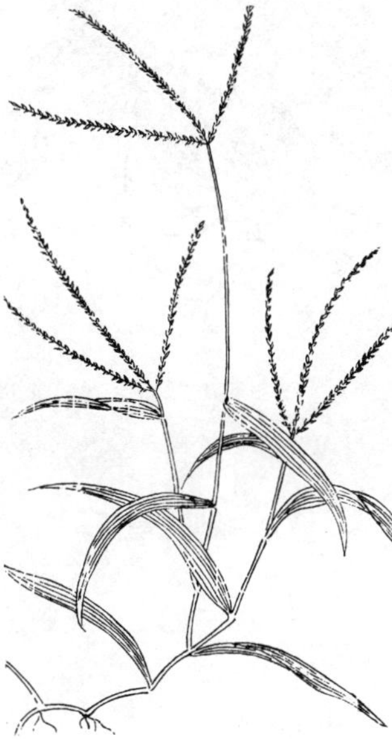

32. 千年矮

千年矮，生田野中。与水蓑相类，而脚叶无齿，大小叶攒生一处；叶间结小青子，或云浸酒服之有益。

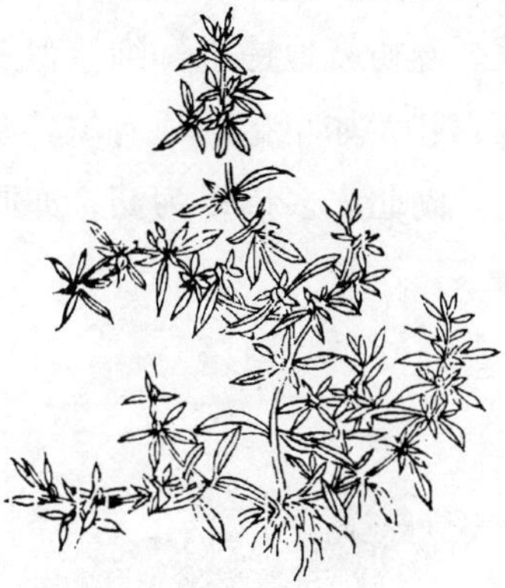

33. 千年矮 又一种

千年矮，生九江。横根丛生，高四五寸，紫茎柔脆，四叶攒生，面青背淡。土医以治牙痛。

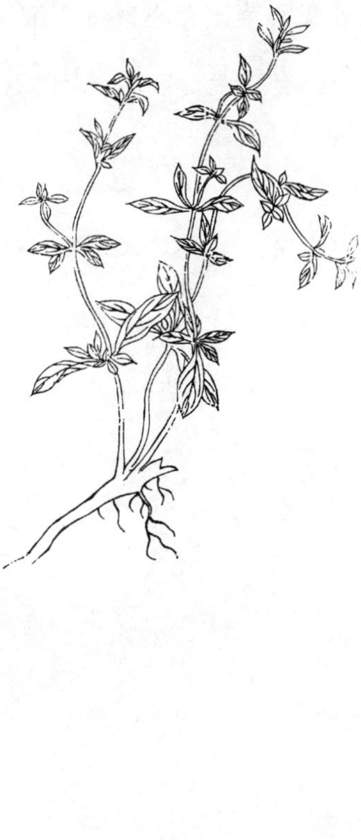

34. 无心菜

无心菜，江西、湖、广平野多有之。春初就地铺生，细茎似三叶酸浆，叶大如小指而顶有缺，密排茎上。湖北人多摘以为茹，亦呼为豆瓣菜。

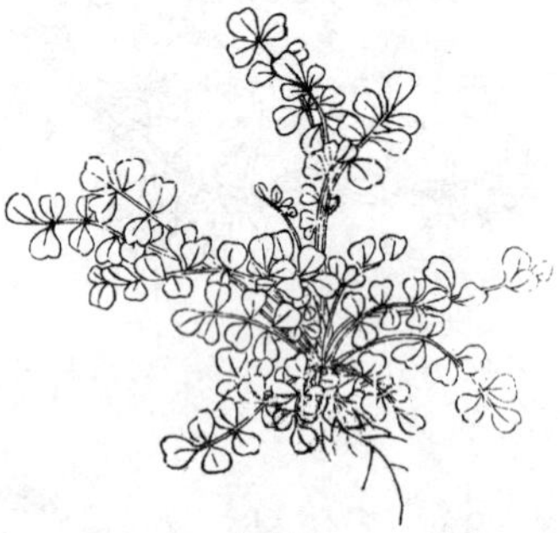

35. 小无心菜

小无心菜比无心菜茎更细，莽如乱丝，叶圆有尖，春初有之。

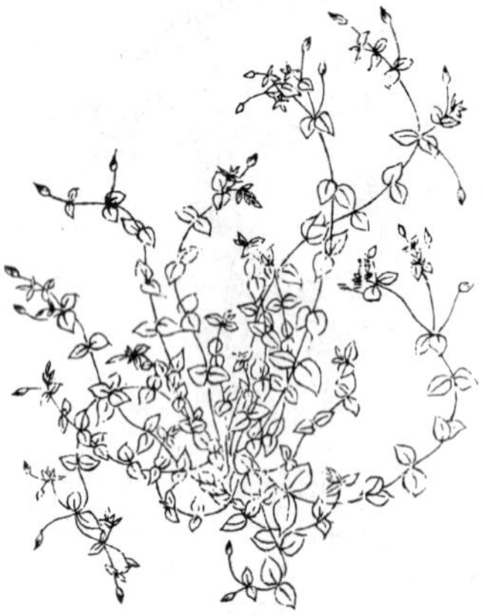

36. 湖瓜草

湖瓜草，生沙洲上。高三四寸，如初生麦苗而细；抽茎结青实三四粒，实下有小叶一二片如三棱草，牲畜食之。

按《救荒本草》：砖子苗，根、子味俱甜。子磨面食，根晒干亦可为面。形状相同，但此瘦而彼肥，此系初生而彼系老根，故大小不类耳。

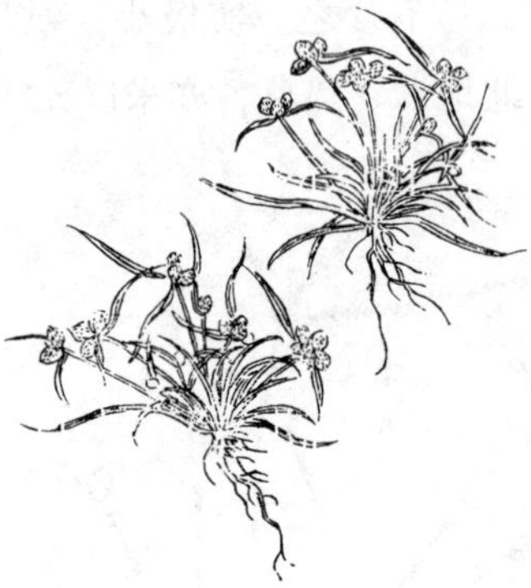

37. 喇叭草

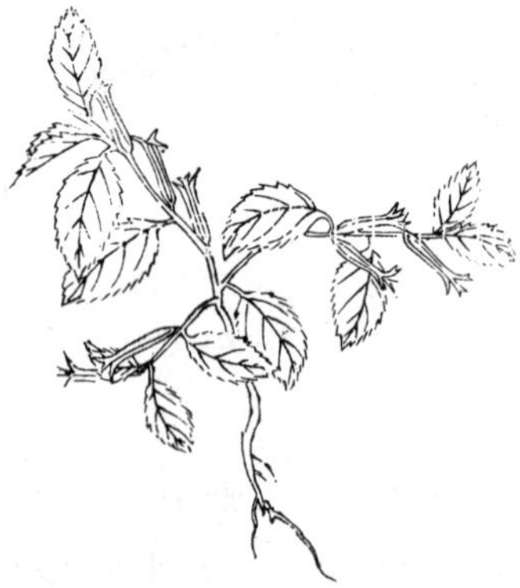

喇叭草，产抚、建荒田中。高三四寸，长根赭茎，叶如榆叶。秋时附茎结实，长筒有三叉外向。乡人呼为喇叭草，肖形也。

38. 臭草

臭草，抚州平野有之。紫茎亭亭，细枝如蔓，一枝三叶，大如指甲。秋开五瓣小黄花，枝弱花疏，偃仰有致。

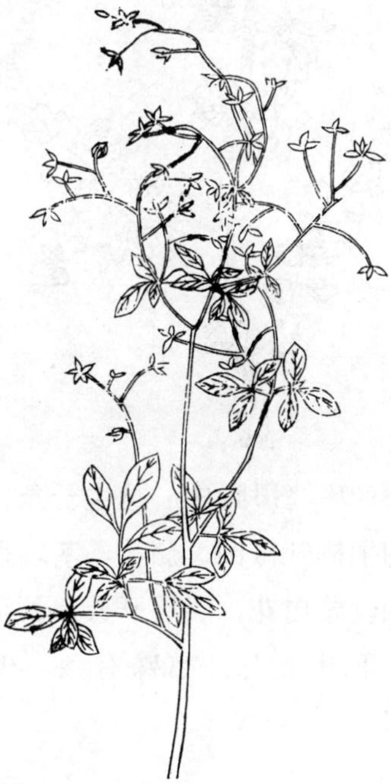

39. 纽角草

纽角草，抚州田野中有之。丛生，似独帚，茎赭有节，叶亦似独帚而稀；秋结小紫角，似绿豆而细，弯翘极繁。

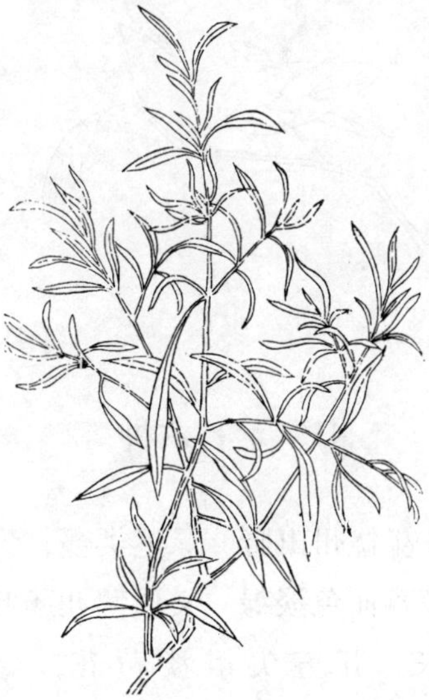

40. 小蓼花

小蓼花，生沟塍浅水中。茎叶皆似水蓼，而花作团，穗上擎，如覆盆子，色尤娇嫩。

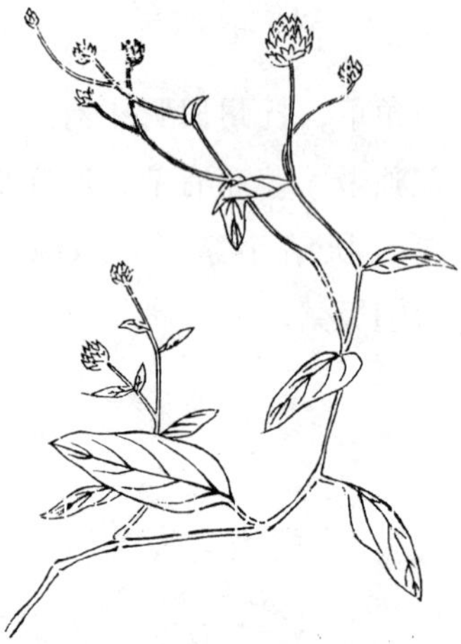

41. 无名六种[①]

生饶州田野。绿茎类蔓，尖叶似萹蓄而色淡绿，又似鹅儿肠叶而瘦长。开五尖瓣淡黄花，蕊色亦淡。

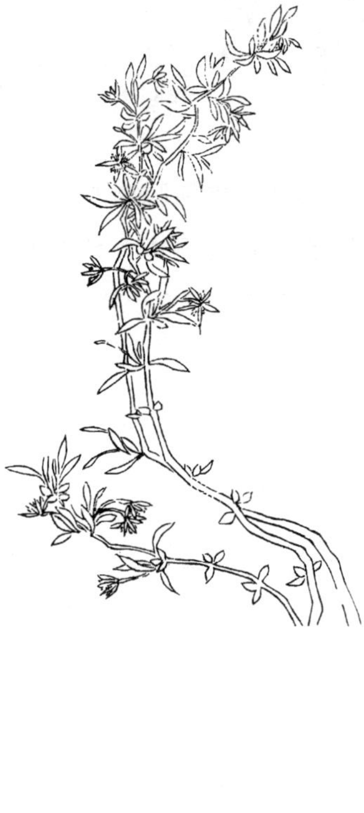

生饶州田野。绿茎直纹，细枝极柔，叶似地锦苗而小，亦繁。梢开四出小白花，绿萼纤丝，平头蓥攒，亦复有致。

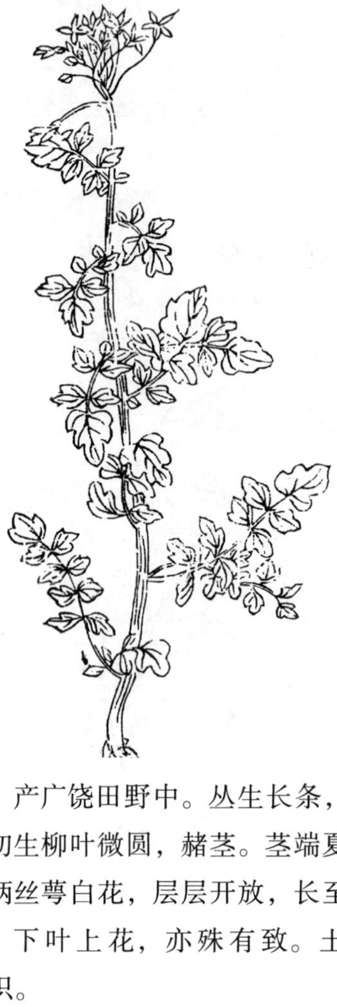

产广饶田野中。丛生长条，叶如初生柳叶微圆，赭茎。茎端夏开长柄丝萼白花，层层开放，长至数尺；下叶上花，亦殊有致。土人不识。

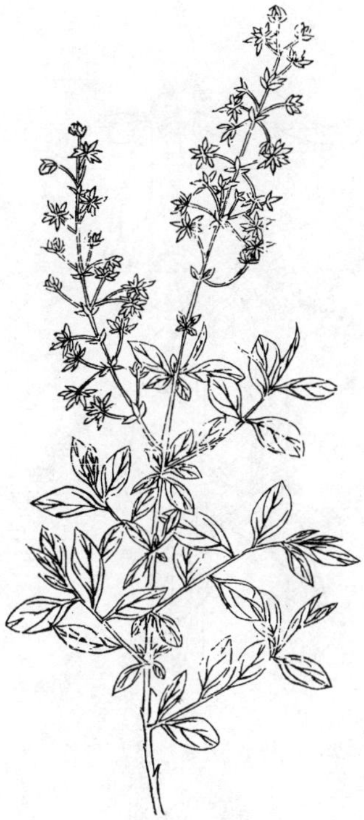

产广饶河壖。硬茎盘屈如梅，叶亦如梅叶而无齿。有细毛，附茎，发长条，开小白花如米粒。土人不识。

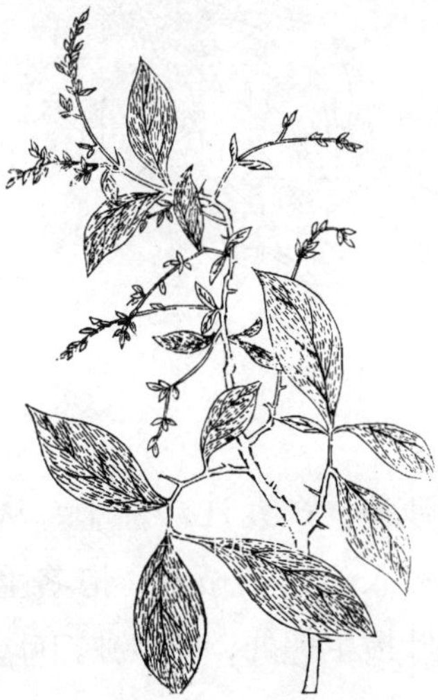

生建昌田野。丛生赭茎，叶似枸杞，本细末团，面绿背淡。梢端叶间，开碎白花如蓼，逐节发小横枝，攒簇开放极密。土人不识。

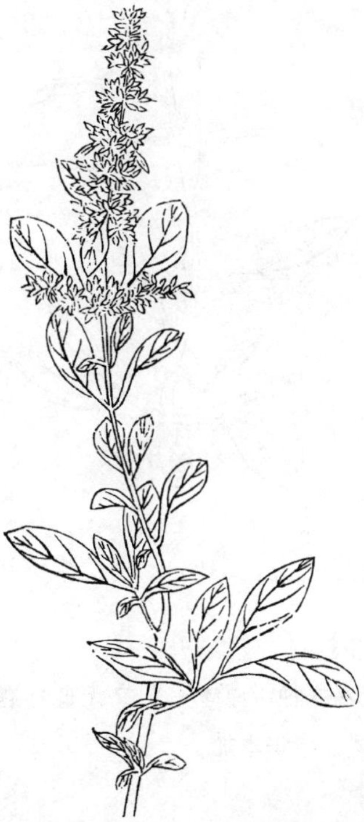

生广饶田野。独茎青赭色，叶如长柄小匙而瘦，面绿，背青白，有直缕，无细纹；梢端结苞如葱韭，开五瓣长筒子小白花。叶间亦抽小葶，发小叶，开花不作苞。

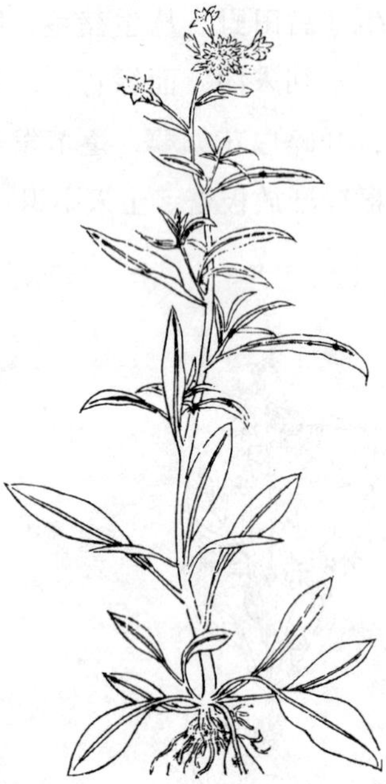

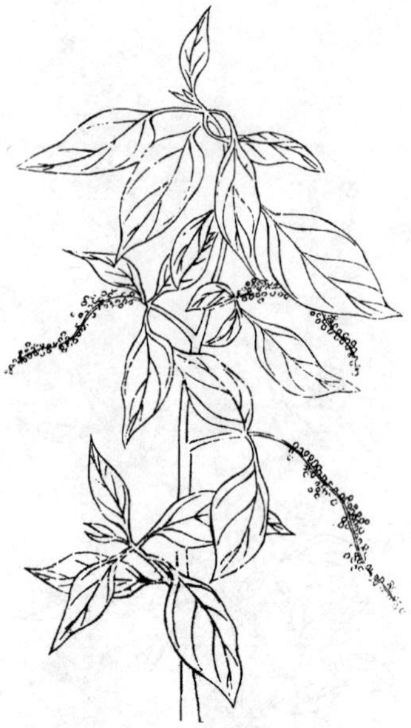

【校注】

① 无名六种：原本有图文无此标题，仿商务本、中华本加。

42. 红丝毛根

红丝毛根，产饶州平野。褐茎高尺馀，就茎生枝。叶如薄荷叶，淡青无齿。枝端开花成穗，细如粟米，青白色，长三四寸，袅袅下垂。

43. 沙消

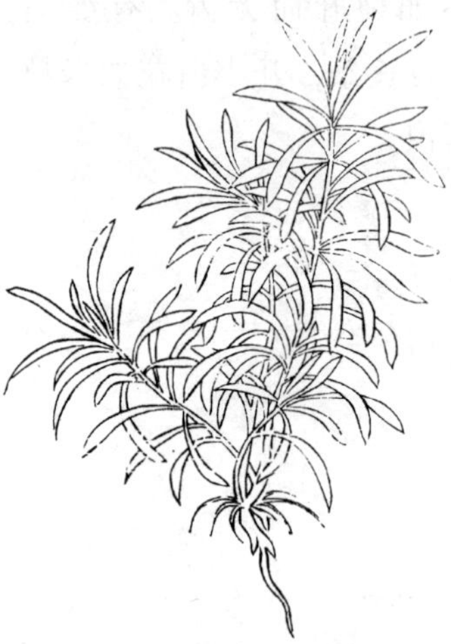

沙消，产九江沙洲上。丛生，高不盈尺。紫茎微节，抱茎生叶，四五叶攒生一处，颇似独扫叶，小

根赭色。九江俚医以根煎酒，治腰痛。亦名铁扫帚。

按《救荒本草》：沙蓬又名鸡爪菜。生田野。苗高一尺馀，初就地蔓生，后分茎叉。其茎有细线楞，叶似独扫叶狭窄而厚，又似石竹子叶亦窄。茎叶梢间结青子，小如粟粒，其叶味甘性温。采苗叶煠熟，水浸淘净，油盐调食。疑即此。

44. 竹叶青

竹叶青，生江西瑞州。初生如苇茅，渐发长叶似茅而阔。面青，背微白，纹如竹叶，有间道而涩。性凉。土人亦以淡竹叶用之。

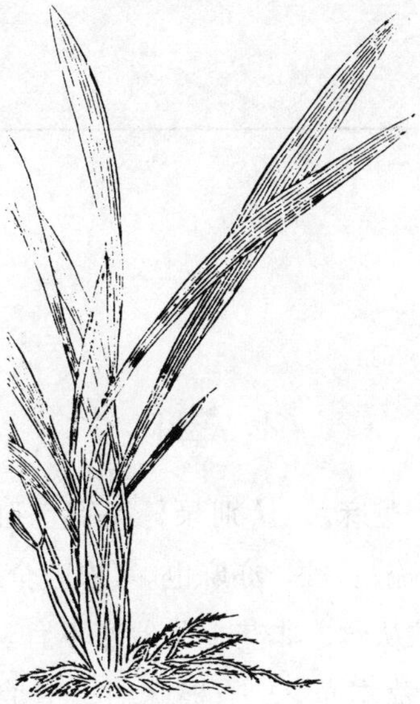

卷之十四　隰草类

1. 苎麻

苎麻，《别录》下品。陆玑《诗疏》：纻，亦麻也。《农政全书》谓纻从丝，非苎。北地寒不宜。考《救荒本草》，苎根味甘，煮食甜美。许州田园亦有种者。盖自淮而北，近时皆致力于棉花，御寒时久，而御暑时暂。絺绤[①]之用，唯城市为殷，故种莳者少耳。野苎极繁，芟除为难，不任绩。山苎稍劲，花作长穗翘出，稍异。

雩娄农曰：徐元扈谓北方无苎，《诗》：可以沤纻[②]。纻为丝，此误也。苎，麻属，故言沤；丝不可沤。菅、麻、苎，皆草，丝则非其类。江南安庆、宁国、池州山地多有苎，要以江西、湖南及闽、粤为盛。江西之抚州、建昌、宁都、广信、赣州、南安、袁州苎最饶，缉紵[③]织线，犹嘉湖之治丝。宜黄之机上白，市者骛其名，然非佳品。宁都州俗，无不缉麻之家，敏者一日可绩三四两，钝者亦两以上。请织匠织成布，一机长者十馀丈，短者亦十丈以上，四五两织成一丈布者为最细，次六七两，次八九两，则粗矣。夏布墟则安福乡之会同集、仁义乡之固厚集、怀德乡之璜溪集，在城则军山集[④]。每月集期，土人商贾，杂遝[⑤]如云，计城乡所产岁鬻数十万缗，女红之利普矣。《石城县志》亦曰：石邑夏布，岁出数十万匹，外贸吴、越、燕、亳间。赣州各邑皆业苎，闽贾于二月时放苎钱，夏秋收苎，归而造布，然不如宁都布洁白细密。苎以瘦韧洁白为上，其黄者曰糙麻。妇功间日缉濯[⑥]柔细，经时累月，织成一衣，曰女儿布。苎之精者无逾此。居人服之，商贾不可得也。

湖南则浏阳、湘乡、攸县、茶陵、醴陵皆麻乡，往时巴陵、道州、武陵、郴州皆贡练[7]纻，今则并浏阳上供。亦栽肥地苎深四五尺，剥至三四次，择避风处莳之，夏有苎市，捆载以售。《溪蛮丛笑》[8]云：汉传载，阑干阑干，僚言纻巾，有绩治细白苎麻，以旬月而成，名娘子布。则亦女儿布之类。非仅僚[9]俗也，苗人据矮机，席地而织，设虚[10]场以麻布易所无也。《寰宇记》[11]：宜州有都洛麻，狭幅布，今语曰多罗麻。《广西志》：梧州出络布，以络麻织成，因名。并苎类也。《桂海虞衡志》[12]：练子出两江、川峒。大略似苎布，有花纹者谓之花练。彼人亦自贵重。《岭外代答》[13]：邕州左右江溪峒产苎麻，土人择其细长者为练子，暑衣之轻凉离汗者也。花练一端长四丈，重数十钱，卷入之小竹筒，尚有馀地。以染真红，尤易著色。厥价不廉，稍细者一匹数十缗也。粤之新会有细苎，盖左思[14]所谓筒中黄润者。凡叠布必成筒，一筒十端；而葛之大者，率以两端为一连；苎则一端为一连；他布则以六丈为端，四丈为匹，此其别也。《禹贡》曰：岛夷卉服。《传》曰，岛夷，南海岛上夷也；卉，草也；卉服，葛越也。葛越，南方之布，以葛为之，以其产于越故曰葛越也。左思曰：蕉葛升越，弱于罗纨。《正义》曰：卉服葛越，蕉竹之属。越即苎麻也。汉徐氏女，赠其夫以越布，邓后赐诸贵人白越是也。《汉书》云：粤地多果布之凑。韦昭[15]曰：布，葛布也。颜师古曰：布谓诸杂细布。皆是也。其黄润者，生苎也，细者为絟，粗者为苎，苎一作纻。《禹贡》曰：厥匪织贝。《传》曰：织细纻也。《疏》曰：细纻布也。其曰花练、曰谷纻、曰细都、曰弱析，皆其类。志称蛮布织蕉竹、苎麻、都落等。麻有青、黄、白、络、火五种，黄白曰苎，亦曰白绪；青络曰麻；火曰火麻；都落即络也。马援[16]在交趾[17]，尝衣都布单衣。都布者，络布也。络者，言麻之可经可络者也。其细者当暑服之，凉爽无油汗气，练之柔熟如椿椒茧绸，可以御冬。新兴县最盛，估人率以绵布易之，其女红治络麻者十之九，治苎者十之三，治蕉十之一，纺蚕作茧者千之一而已。又有鱼冻布，莞中女子以丝兼纻为之，柔滑而白若鱼冻。谓纱罗多浣则黄，此布愈浣则愈白云。

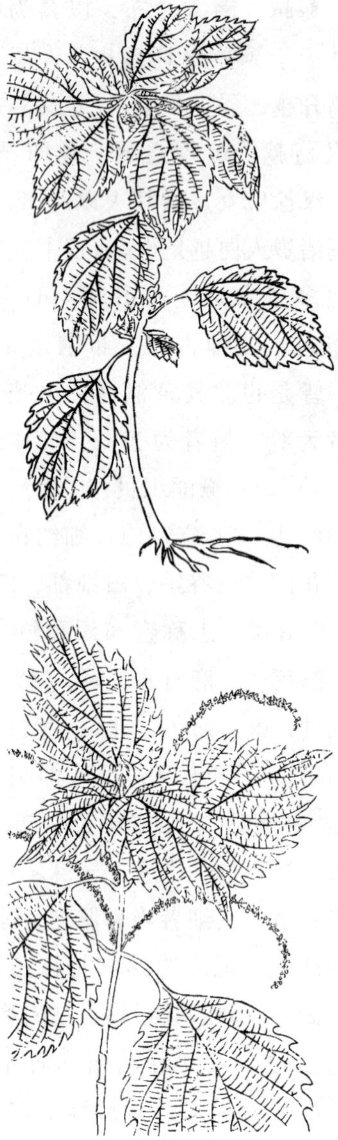

【校注】

① 絺绤（chīxì 吃系）：葛布的统称。

② 可以沤纻：见《诗经·国风·东门之池》："东门之池，可以沤纻。"陆德明释文："'纻'字又作'苎'。"

③ 缉纑（lú 卢）：苎麻。

④ "夏布墟"二句：在宁都夏布交易的四大集镇。

⑤ 杂遝（tà 踏）：众多杂乱的样子。

⑥ 濯（zhuó 卓）：洗。

⑦ 纾（shū 书）：苎麻织成的布。

⑧《溪蛮丛笑》：南宋朱辅所著。该书是研究南宋中后期民族关系和五溪地区少数民族风俗习惯、土产方物、文物古迹的珍贵资料。

⑨ 僚：原作"獠"，据商务本、中华本改。

⑩ 虚（xū 需）：古同"墟""圩"。乡村集市。

⑪《寰宇记》：指《太平寰宇记》。乐史撰。是北宋初期一部著名的地理总志，记述了宋初全国行政区建置，分述各州府之沿革、风俗、姓氏、人物、土产及所属各县之概况、山川湖泽、古迹要塞等。

⑫《桂海虞衡志》：宋代范成大撰，1 卷。是一部记载广西风土人情、生活习俗等内容的著作。

⑬《岭外代答》：南宋周去非撰，共 10 卷。记载了宋代岭南地区（今两广一带）的社会经济、少数民族的生活风俗，以及物产资源、山川、古迹等情况。

⑭ 左思：西晋文学家，字太冲。其所著《三都赋》颇被当时称颂。

⑮ 韦昭（204—273）：字弘嗣，云阳（治今陕西淳化西北）人。三国时期吴国文学家、史学家、经学家。曾作《博

弈论》《吴书》，注《孝经》《论语》及《国语》。

⑯ 马援：东汉开国功臣之一，汉族。字文渊。右扶风茂陵（今陕西兴平东北）人。因战功卓著，封新息侯，伏波将军。

⑰ 交趾：又名交阯，中国古代地名，公元前111年，汉武帝灭南越国，并在今越南北部地方设立交趾、九真、日南三郡，实施直接的行政管理；交趾郡即位于今越南北部红河流域。

2. 苦芙

苦芙[①]，《别录》下品。李时珍以为《尔雅》钩芙即此。今江西有一种野苦菜，南安谓之地胆草，与李说符。

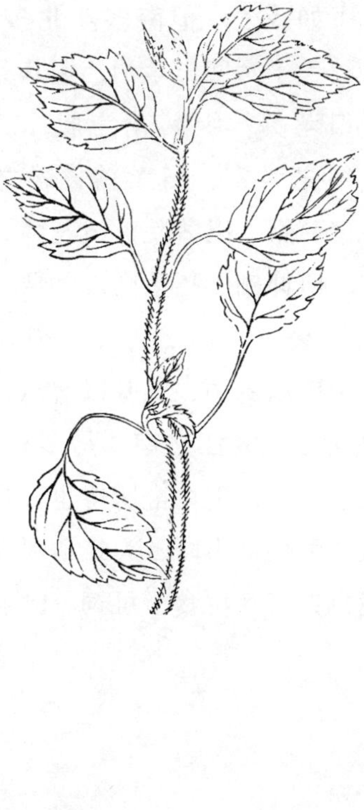

【校注】

① 芙（ǎo 袄）：古书记载的一种草，亦称"苦芙"，嫩苗可食用。

3. 甘蕉

甘蕉，《别录》下品。生岭北者开花，花苞有露极甘，通呼甘露。生岭南者有实，通呼蕉子，种类不一，具详《桂海虞衡志》诸书。李时珍以甘露为蘘荷，说本杨慎，殊不确。

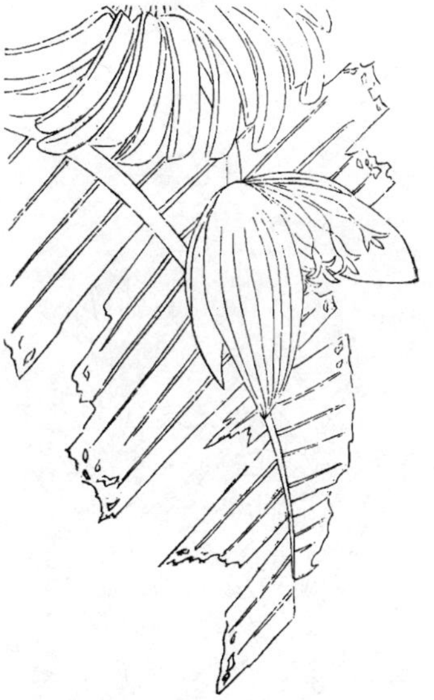

4. 马鞭草

马鞭草，《别录》下品。李时珍以为即《图经》龙牙草，处处有之。人皆知煎水以洗疮毒。

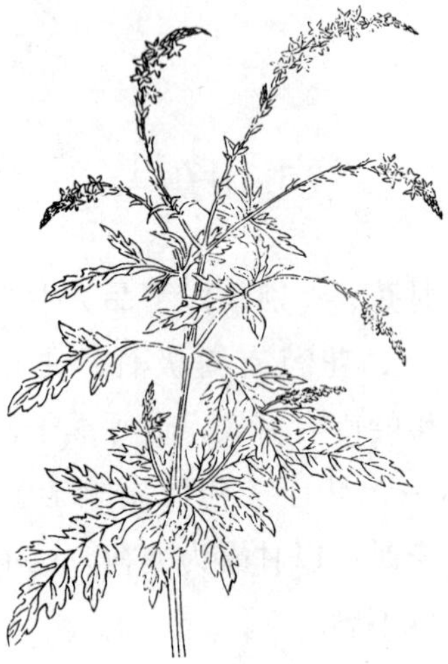

5. 牡蒿

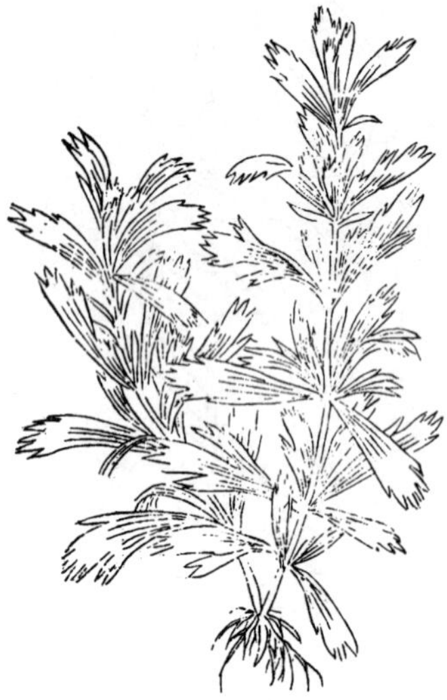

牡蒿，《别录》下品。《尔雅》：蔚，牡蒿。陆玑《诗疏》以为即马新蒿。《本经》《别录》分为二物。《唐本草》注以为齐头蒿。李时珍所述形状正似《救荒本草》之水辣菜。今泽濒亦有之，微作蒿气，姑存之。

6. 芦

芦，《别录》下品。《梦溪笔谈》以为芦、苇是一物，药中宜用芦，无用荻理，然今江南之荻，通呼为芦，俗方殆无别也。毛晋[①]《诗疏广要》引证颇核，附以备考。

雩娄农曰：强脆而心实者为荻，柔纤而中虚者为苇，泽国妇孺，了如菽麦。但南多荻北多苇。北人植苇于污凹曰苇泊，掘其芽为蔬，曰苇笋；织其花为履，曰苇絮；纬之为帘，曰苇簿；缕之为藉，曰芦席；以藩院，曰花障；以幕屋，曰仰棚。朽茎则以炒栗，新叶则以裹粽，提之为笼，围之为囤，覆墙以御雨，筑基以避碱，皆芦之功也。大江之南，是多荻洲，为柴、为炭，则灶窑所恃也。其灰可煨、可烘，为防、为筑，则堤岸所亟也；其芽可食、可饲。幽燕以苇代竹，江湖以荻代薪，故北宜苇而南宜芦，又苇喜止水，荻喜急流，弱强异性，固自不同。

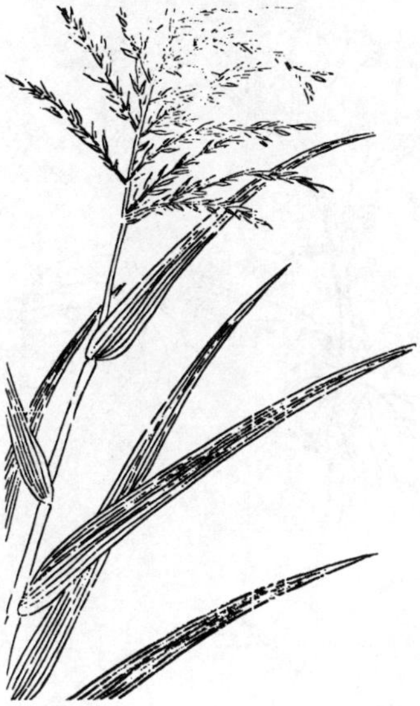

【校注】

① 毛晋：明代后期著名藏书家、刻书家。字子晋，号潜在。常熟（今属江苏省）人。约30岁开始经营校刊刻书。建汲古阁、目耕楼，藏书达数万卷。先后刻书600多种，缮写精良，后人称为“毛钞”，极受重视。著有《隐湖题跋》，并集注《毛诗陆疏广要》。

7. 鼠尾草

鼠尾草，《别录》下品。《尔雅》：葝，鼠尾。《注》：可以染，皂草也。《救荒本草》谓之鼠菊，叶可煠食，细核所绘形状，与马鞭草相仿佛。

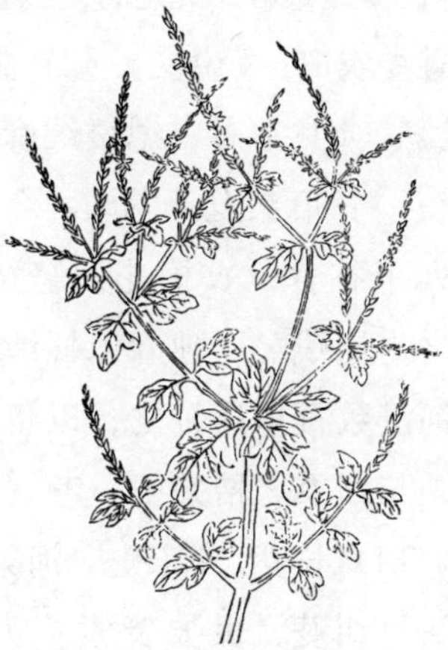

8. 龙常草

龙常草，《别录》有名未用。李时珍以为即粽心草，龙须之小者。

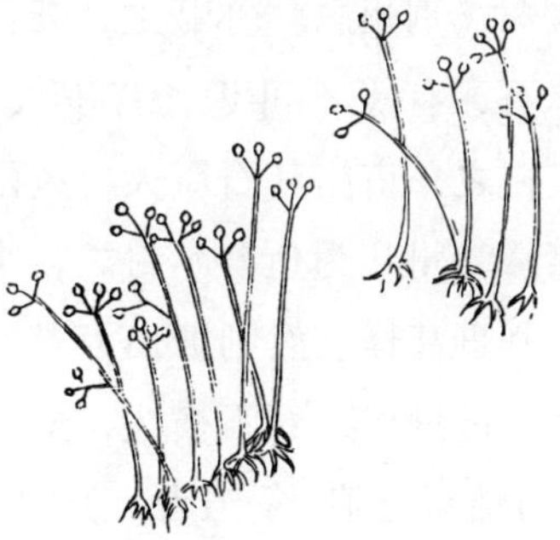

9. 苘麻

苘麻，《唐本草》始著录。今作檾[①]麻，作绳索者，北地种之为业。

雩娄农曰：《说文》檾，枲属。《周礼》：典枲掌布，缌缕纻麻草之物。《注》：麻枲苴草葛蔶。今枲苴已不列于谷食，衣棉花而缝絺葛、苎麻之为用贱矣。独檾以捆缚取用多。河滨数百里广种之，以备堤工之购，与蜀黍之秸并亟。考《瓠子之歌》曰搴长茭。《宋史·河渠志》曰：辫竹纠芟，大要皆索草为绹[②]耳。檾之直既逾于草而经久，岂止相什百？然昏垫之患不息。汉武有曰：为我谓河伯兮，何不仁？今齐、豫、扬州间，其间殚为河，可胜纪哉？或谓堤防始于鲧，而旧说皆以为鲧窃帝之息壤以堙洪水。息壤在荆州，罗泌《路史》胪[③]叙綦详，今《荆州志》亦载之，云：非金非石，有篆不可识，昔岁大旱，邑人掘之，甫露其石屋大，风雨江水骤涨，州几为鱼，亟封之，水乃退，其事甚怪。然则群山万壑，下彝陵，逾荆门，而不横决，郊郢蔃澨[④]与嶓冢沧浪[⑤]争道者，其息壤[⑥]之为之耶？呜呼！世无神禹，不能厮二渠以导九河，还之高地。倘复有息壤可窃，用塞冲决之口，其视以秸檾区区，投黄金于虚牝者，其可同日语哉？

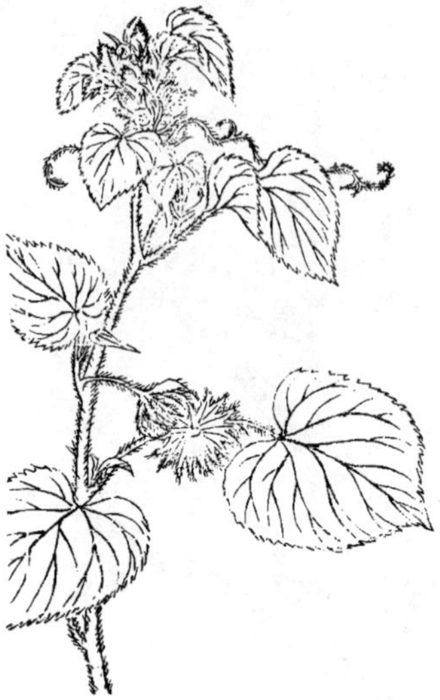

【校注】

① 檾（qǐng 请）：同“苘”。

② 绹（táo 逃）：绳索。

③ 胪：叙也（《尔雅》）。

④ 郊郢蔃澨：郊郢，湖北地名。蔃澨，古水名，属汉水支流，与沧浪交汇。

⑤ 嶓冢（bōzhǒng 播种）沧浪（cānglánq 苍狼）：嶓冢，山名。在今甘肃省天水与礼县之间。古人称是汉水上源［江汉河源头为陕西省宁强县大安镇的汉王山（嶓冢山）］。沧浪，古水名。有汉水、汉水之别流（均水）、汉水之下流、夏水诸说。《尚书·禹贡》：“嶓冢导漾，东流为汉。又东为沧浪之水。”

⑥ 息壤：大禹治水在荆州古城留下的一处遗迹。也指传说中能自己生长，永不耗减的土壤。

10. 蒲公草

蒲公草，《唐本草》始著录。即蒲公英也。《野菜谱》谓之白鼓钉，又有孛孛丁、黄花郎、黄狗头诸名。俚医以为治肿毒要药。淮江以南，四时皆有，取采良便。

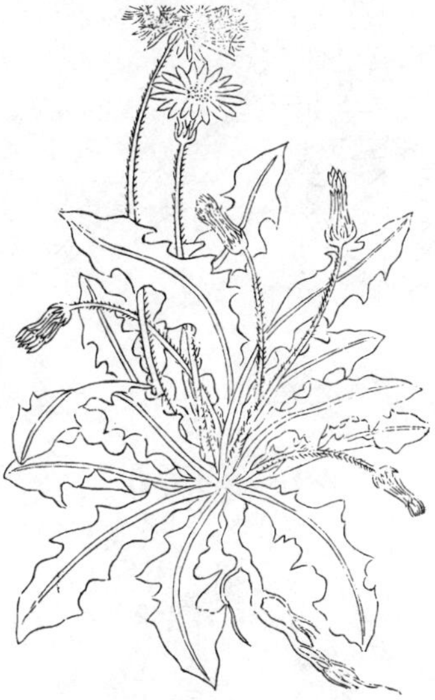

11. 鳢肠

鳢肠，《唐本草》始著录。即旱莲草。李时珍谓有两种：白花者为鳢肠，黄紫花而结房如莲房者，为小连翘。《救荒本草》：莲子草结实如莲房，即此。

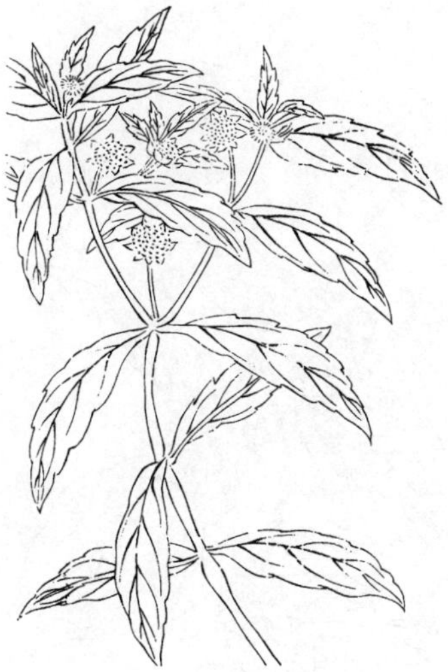

12. 三白草

三白草，《唐本草》始著录。《酉阳杂俎》亦载之。形状详《本草纲目》。湖南俚医治筋骨及妇人调经多用之。

雩娄农曰：三白草，江南农候也。余验之，其叶白，不愆于素，移植过时，乃不复白，不似他草木花可迟早也。望杏瞻蒲[①]，此为的矣。陶苏皆未识，苏所说乃马蓼有黑点者。此草喜近水滨，江右、湘南土医习用其方，多于《本草纲目》所载，大约江南诸药，惟陈藏器搜罗最博核，惜不尽得其图。《嘉祐本草》引列而未能详释，半为有名未用，可谓遗憾。

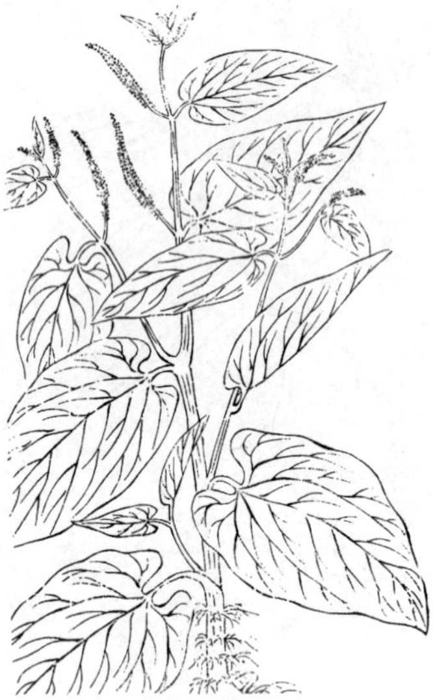

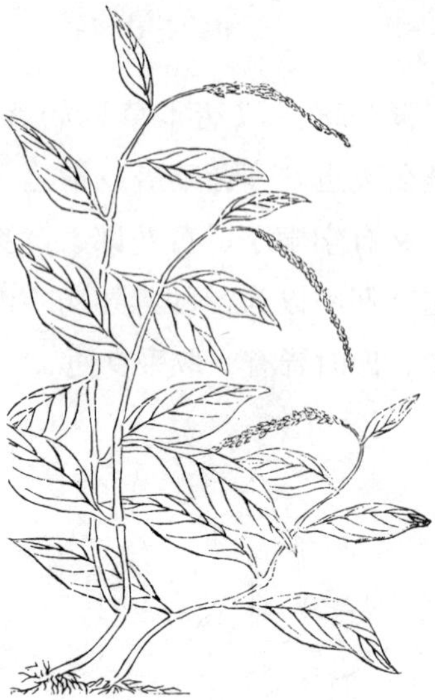

【校注】

① 望杏瞻蒲：出南朝徐陵《徐州刺史侯安都德政碑》："望杏敦耕，瞻蒲劝穑。"比喻按照时令劝勉耕种。

13. 水蓼

水蓼，《尔雅》：蔷，虞蓼。《注》：泽蓼。《唐本草》始别出。与陆生者同。唯随水深浅有大小耳。俚医以陆生者为曲蓼，不入药，生水中者为地蓼，能治跌打损伤，通筋骨，方书不载。

14. 刘寄奴

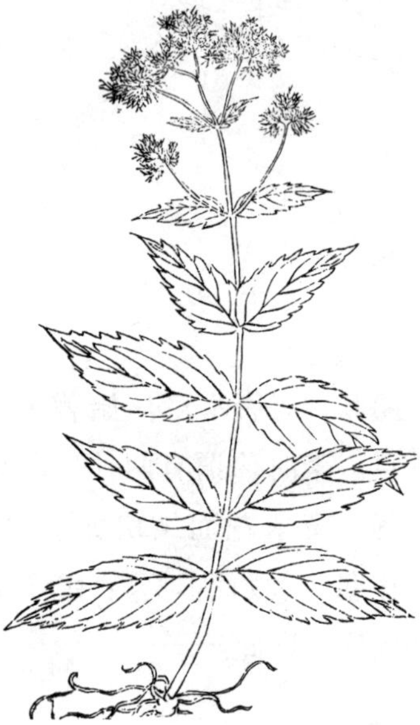

刘寄奴，《南史》载宋高祖射蛇事，故名刘寄奴。《唐本草》始

著录。所述形状与《本草纲目》微相类。今江西、湖南，人皆识之。《蜀本草》：叶似菊花白色，与《救荒本草》野生姜一名刘寄奴相类，盖别一种，即菊叶蒿也。南方草药治损伤有效者，多呼刘寄奴，别无他名，皆附于后。

15. 刘寄奴 又一种

刘寄奴即野生姜。《蜀本草》以为刘寄奴。叶如菊，排生，茎花俱如蒿，而花色白，结黄白小蒴，俗呼菊叶蒿。

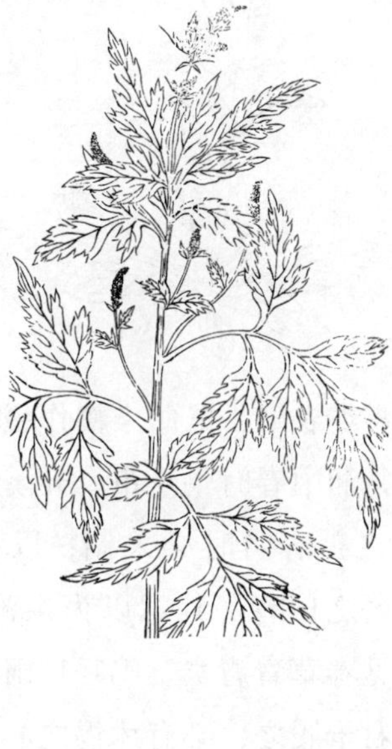

16. 龙葵

龙葵，《唐本草》始著录。李时珍以为《图经》老鸦眼睛草。俚医亦曰天泡果，其赤者为龙珠，处处有之。

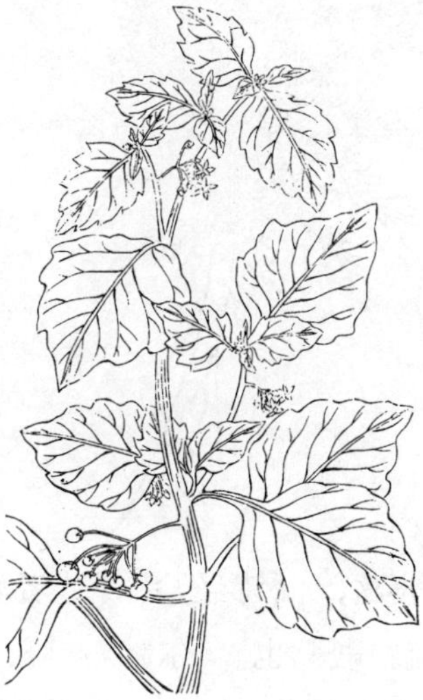

17. 狗舌草

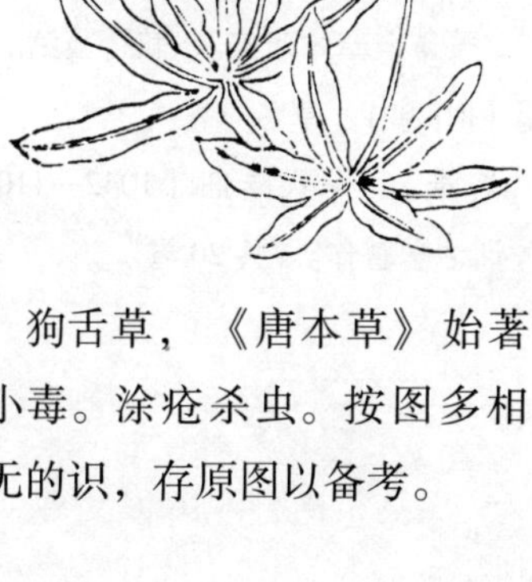

狗舌草，《唐本草》始著录。有小毒。涂疮杀虫。按图多相肖，而无的识，存原图以备考。

18. 莪蒿

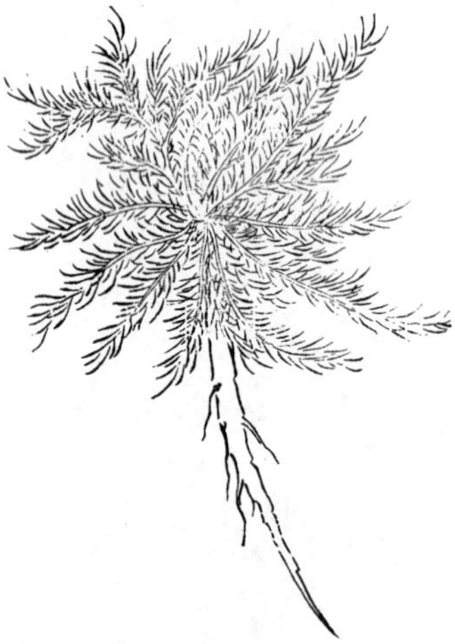

莪蒿，《诗经》：菁菁者莪[1]。《陆疏》莪蒿也。《尔雅》：莪，罗。《郭注》：藁[2]蒿。《本草拾遗》始著录。《本草纲目》以为即抱娘蒿。《救荒本草》作掩娘蒿。叶碎，茸细如针，色黄绿。嫩则可食。与《陆疏》符合。《埤雅》[3]以角蒿为藁蒿，殊为臆说。

【校注】

① 菁菁者莪：出《诗经·小雅·菁菁者莪》。菁菁，草木茂盛。莪，莪蒿。

② 藁（lǐn 凛）：草名。

③ 《埤雅》：宋代陆佃（1042—1102）撰。训诂学著作。共20卷。

19. 鼠曲草

鼠曲草，《本草拾遗》始著录。李时珍以为即《别录》鼠耳、《药对》佛耳草，《酉阳杂俎》蚍蜉酒，鼠耳也，即此。今江西、湖南皆呼为水蚁草，或即蚍蜉酒之意，煎饼犹用之。

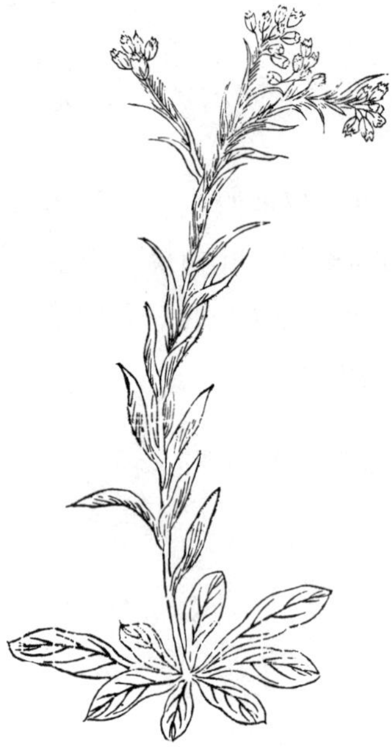

雩娄农曰：鼠曲染糯作糍，色深绿，湘中春时粥于市。五溪峒中尤重之，清明时必采制，以祀其先，名之曰青。其意以为亲没后，又复见春草青青矣。呜呼！雨露既濡，君子履之，必有怵惕之心。彼虽蛮僚[1]，其报本追远有异性乎？宋徽宗[2]有诗曰：鼠耳初生认禁烟。寒食赐火，戚里寻春。《清明上河图》中一段美景，不知南渡后遥忆帝京景物，犹有庙貌如故，钟簴不移之念否[③]？

【校注】

① 僚：原作“獠”，据商务本、中华本改。

② 宋徽宗：指赵佶。北宋第八代皇帝（1082—1135），是著名的书画家。

③ 犹有庙貌如故，钟簴（jù 巨）不移之念否：出《长生殿》中“收京”一折，郭子仪对暂居灵武的德宗表示“务使钟簴不移，庙貌如故”。簴，古代挂钟磬的架子上的立柱。

20. 捶胡根

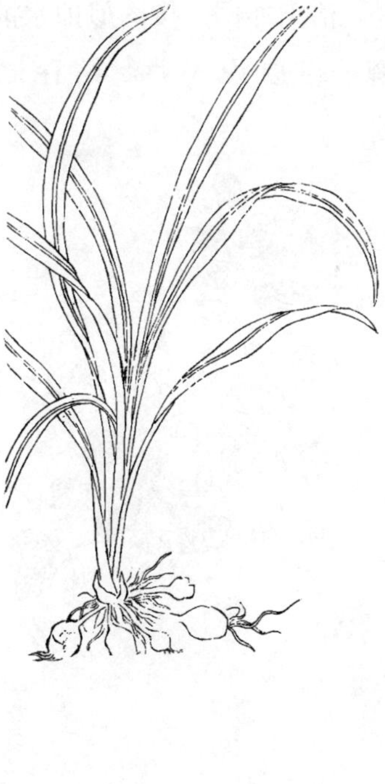

捶胡根，《本草拾遗》始著录。今江西、湖南亦有之，俗皆谓之土当归。根似麦门冬而微黄，亦甜。

21. 鸭跖草

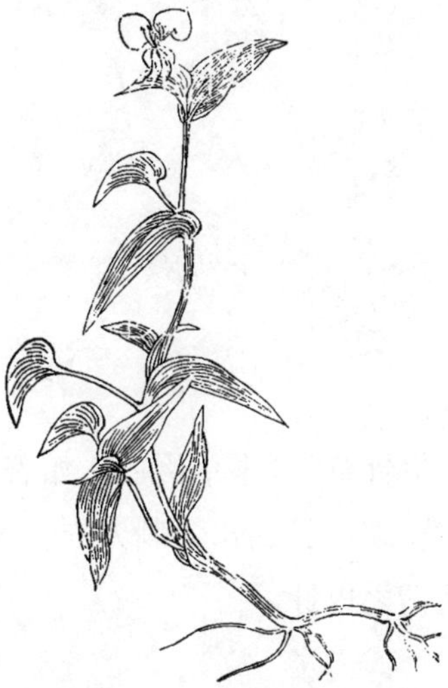

鸭跖草，《本草拾遗》始著录。《救荒本草》谓之竹节菜，一名翠蝴蝶，又名笪[①]竹。叶可食。今皆呼为淡竹，无竹处亦用之。

【校注】

① 笪（dá 达）：牵船索，或指用粗竹篾编成的像席的东西。

22. 鬼针草

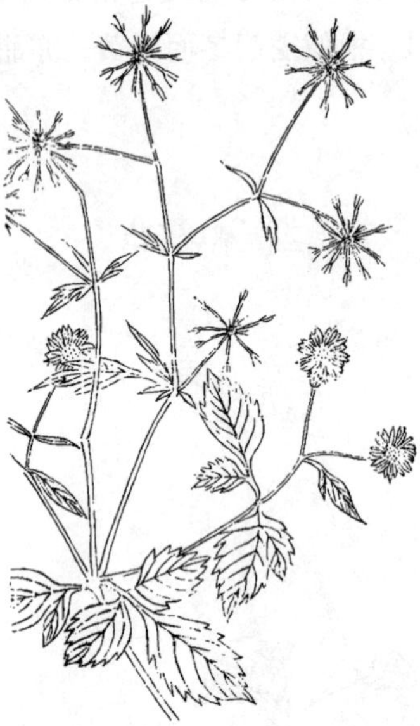

鬼针草，《本草拾遗》始著录。秋时茎端有针四出，刺人衣。今北地犹谓之鬼针。

23. 毛蓼

毛蓼，《本草拾遗》始著录。主治痈肿、疽瘘，引脓、生肌。今俚医亦用之。其穗细长，花红，冬初尚开，叶厚有毛，俗呼为白马鞭。

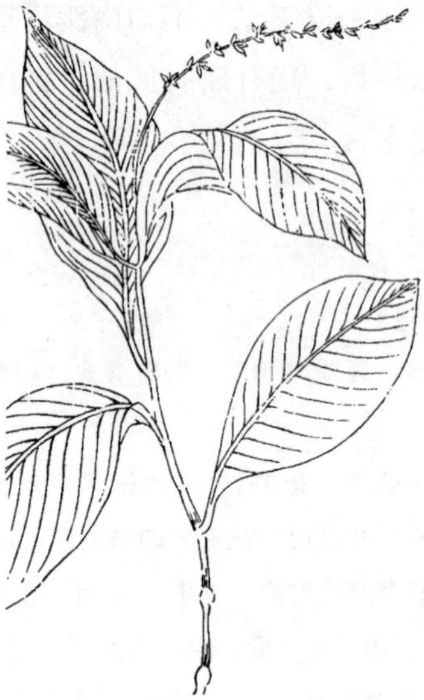

24. 地杨梅

地杨梅，《本草拾遗》始著录。云如莎草，有子似杨梅。今小草中有之。治痢亦同。按图似即水滨水杨柳。与原说不肖。姑存之以备考。

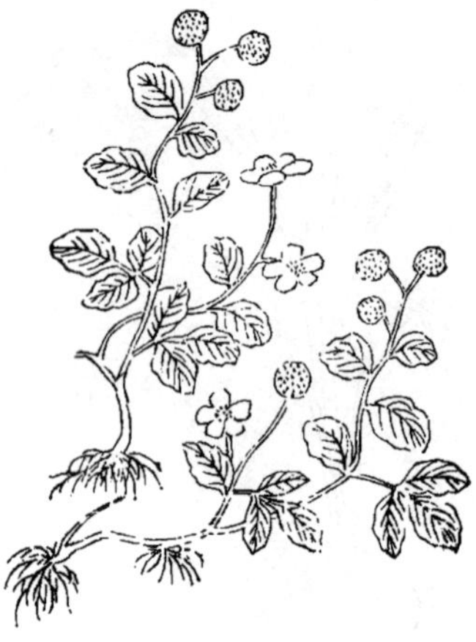

25. 錾菜

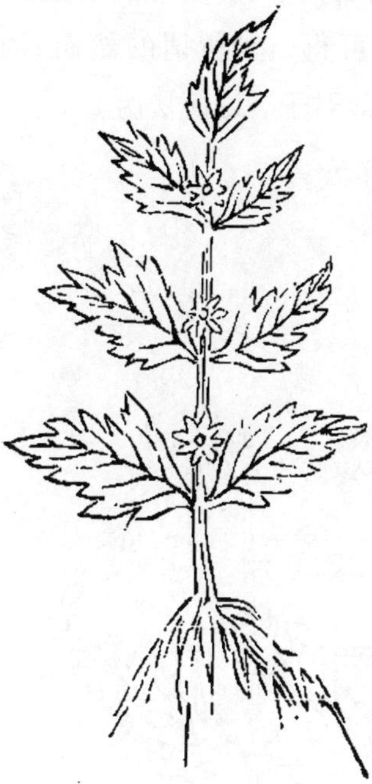

錾菜[1]，《本草拾遗》始著录。李时珍以其似益母草白花，遂以为白花益母草。然原书谓味甜有汁，则非益母一类，存原图俟考。

【校注】

① 錾（zàn 赞）菜：与益母草同属唇形科植物。益母草为唇形科植物益母草的全草，而錾菜为唇形科植物錾菜的全草。

26. 莤

莤[1]，《尔雅》：莤，蔓于。《注》：多生水中，一名轩于。《本草拾遗》：生水田中，状如结缕草而长，马食之。李时珍并入《别录》有名未用之马唐，又以为即薰莸之莸，恐未确。江西水莤草极多，作志者多以为即蔓草，按蔓亦非草名。

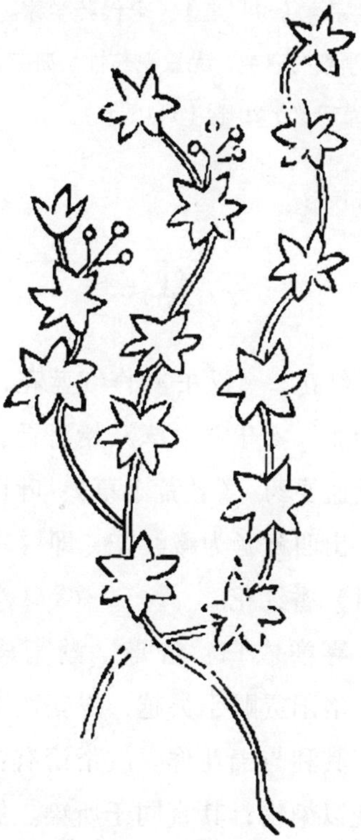

雩娄农曰：子产曰：吾臭味也，而敢有差池。《大学》曰：如恶恶臭，臭必恶而后屏，非与香对称。周人尚臭，臭阴臭阳，灌用鬯臭，皆芳气也。薰莸有臭，后人以莸为秽草，然则薰之臭亦秽耶？寇宗奭[2]以《拾遗》之水莸释薰莸，

《孙公谈圃》以香薷为莤，二说皆未知所本。然《谈圃》说长。李时珍宗《衍义》而驳之，盖未深考。

【校注】

① 莤（yóu 由）：一种水草。

② 寇宗奭（shì 是）：宋代药学家。对本草学颇有研究，尤重视药性之研究，撰《本草衍义》20 卷（1116 年）。

27. 红花

红花，《汉书》作红蓝花，种以为业。《开宝本草》始著录。今为治血要药。《救荒本草》：叶可煠食。出西藏者为藏红花，即《本草纲目》番红花。

雩娄农曰：红蓝，湖南多艺之。洛阳贾贩于吴越，岁获数十万缗，其利与棉花侔。故俗谚有：红白花以染物，其直同于所染。然历久不渝，红既正色，又不为燥湿寒暑变节，有士君子之行，顾价必善，或岁不登则益贵。江以南煮苏方木浸之以为朴，而润色以红蓝，色近紫有耀，价贬易售，其殆士之乏其实，而骛其名以自衒[①]者，然风日炎曝、雨霉沾湿，辄斑驳点涴，失其所耀，妇稚皆贱之。有其始不能要其终，求与黑黄苍蓝为伍而不可得，非所谓的然而日亡者欤？故君子著诚而祛伪。

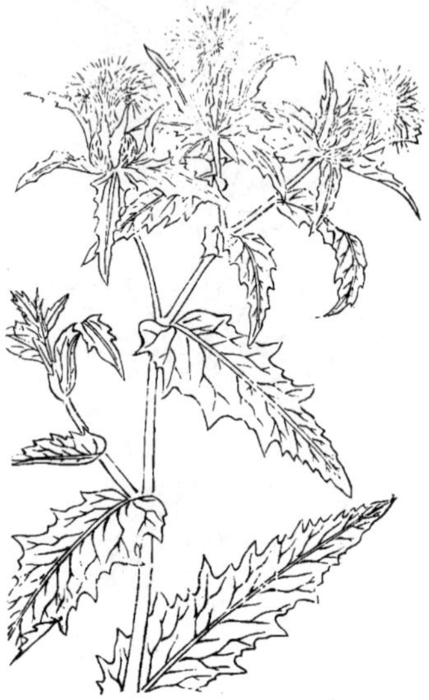

【校注】

① 衒（xuàn 炫）：炫耀。

28. 灯心草

灯心草，《开宝本草》始著录。草以为席，瓤以为灯炷，江西泽畔极多，细茎绿润，夏从茎傍开花如穗，长不及寸，微似莎草花。俚医谓之水灯心，盖野生者，性尤清凉。

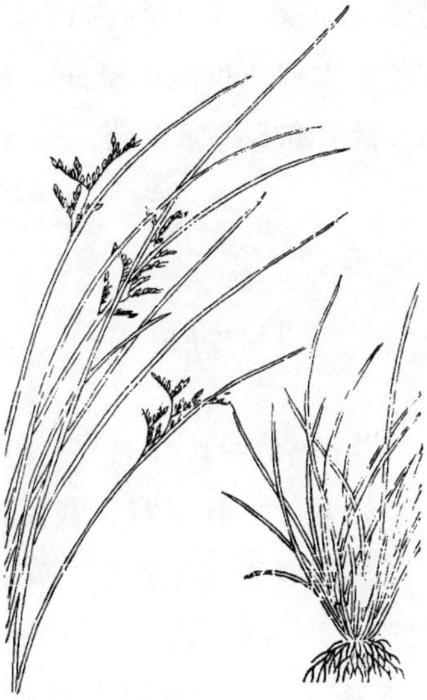

29. 谷精草

谷精草，《开宝本草》始著录。《本草纲目》述状颇确，今以为治目疾要药。

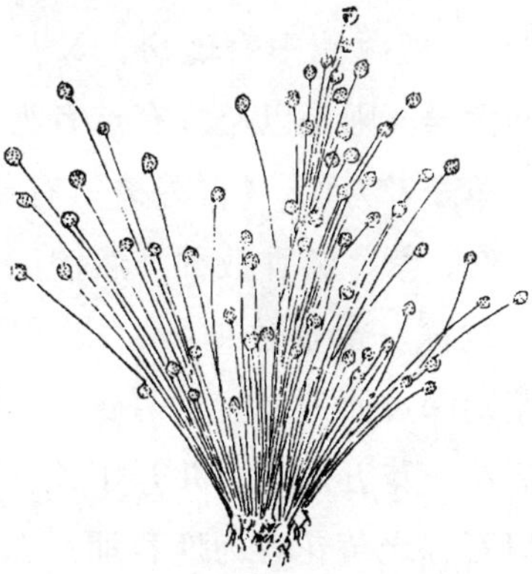

30. 狼杷草

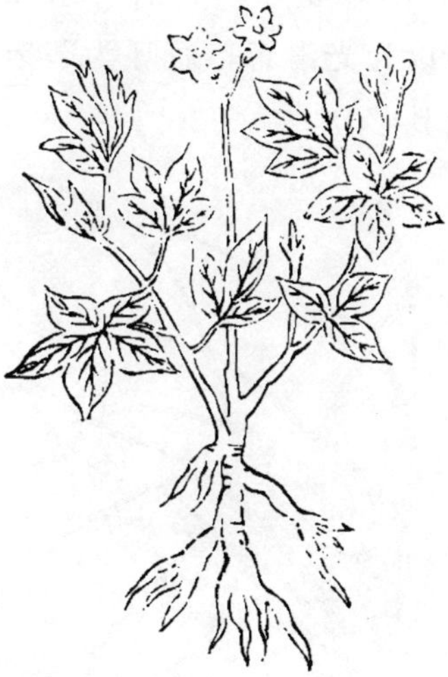

狼杷草，宋《开宝[①]》始著录，疗血痢至精。《尔雅》：欔[②]，乌阶。《注》：乌杷也，子连著，状如杷，可以染皂。《疏》：今俗谓之狼杷是也。李时珍并入《拾遗》郎耶亦可，但欔杷注释甚晰，改杷为罢，出于臆断，亦近轻侮。

【校注】

① 开宝：商务本、中华本后有“本草”二字。

② 欔（qú渠）：古同“欋”。（木根）盘错。

31. 木贼

木贼，《嘉祐本草》始著录。

今惟治目，医用之。《物类相感志》：木贼软牙，盖治木角之工，所恃以为光滑者。通呼为节节草，亦肖其形。

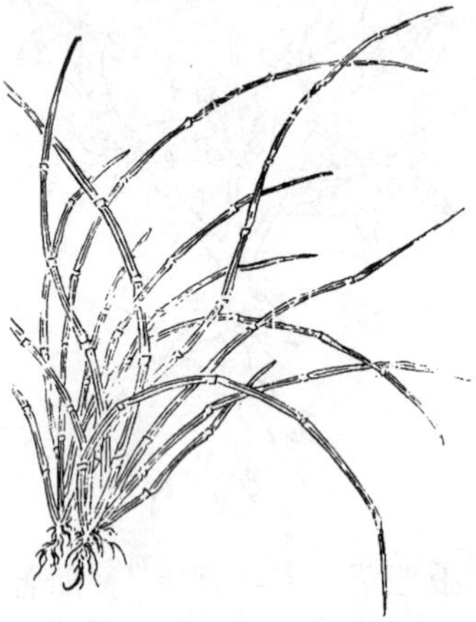

32. 黄蜀葵

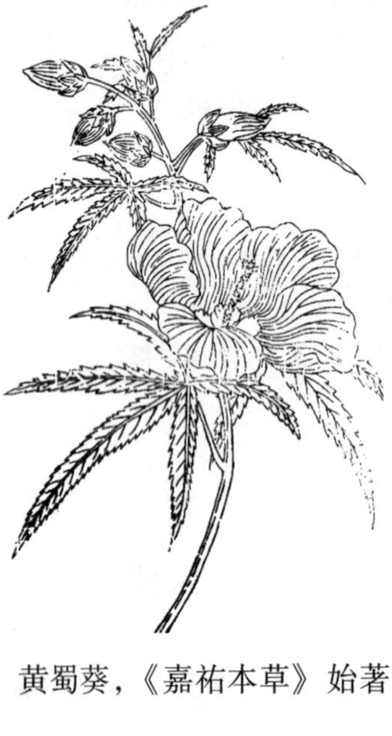

黄蜀葵，《嘉祐本草》始著录。与蜀葵绝不类，俗通呼为棉花葵，以其色似木棉花也。花浸油，涂汤火伤，效。亦为疮家要药。

33. 萱草

萱草，《诗经》作蘐[1]。《嘉祐本草》始著录。有单瓣、重瓣，兖州、亳州种以为菜。皋苏[2]蠲[3]忿，萱草忘忧。《尔雅翼》以焉得蘐草，谓安得善忘之草，世岂有此物哉？萱、蘐同音，遂以命名。但《说文》藼[4]，令人忘忧草，引《诗》作藼，又作蕿[5]，则忘忧之名其来已古。《南方草木状》：水葱，花、叶皆如鹿葱，出始兴。妇人佩其花生男，非鹿葱也，则所谓宜男者，又他属矣。萱与鹿葱一类，晏文献[6]云：鹿葱花中有鹿斑，又与萱小同大异。则是以层多有点者为鹿葱，单瓣者为萱。《群芳谱》有黄、白、红、紫、麝香数种，然皆以黄色分浅深。蜜萱色如蜜，浅黄色，黄紫则深黄而近赤。至谓鹿葱叶枯而后花，花五六朵，并开于顶，得毋以石蒜之黄花者为鹿葱耶？忘忧宜男，乡曲托兴，何容刻舟胶柱？世但知呼萱草，摘花作蔬。惟滇南妇稚皆指多层者为鹿葱，边地人质其名，宜有所自。

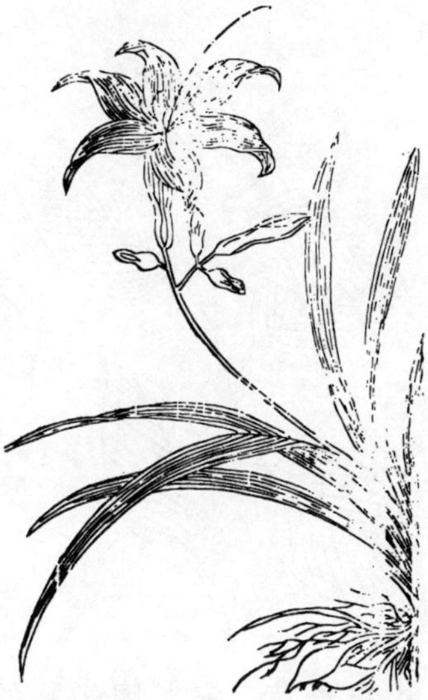

雩娄农曰：宋林洪[7]《萱草赞》序：何处顺宰六合时常食此，无亦边事未平，忧心不忘耶？余观丁谓之南窜也，其诗曰：草解忘忧忧底事[8]。丁盖不知忧底事。

【校注】

① 蘐（xuān 宣）：同“萱”。

② 皋苏：木名。传说木汁味甜，食者不饥，可以释劳。汉代应玚《报庞惠恭书》：“虽萱草树背，皋苏在侧，悒愤不逞，只以增毒。”

③ 蠲（juān 捐）：除去；免除。

④ 藼（xuān 宣）：同“萱”。

⑤ 蕿（xuān 宣）：同“萱”。

⑥ 晏文献：当是晏元献之误。元献即北宋政治家、文学家晏殊，字同叔，抚州人。卒谥元献。故后世称“晏元献”者。

⑦ 林洪：南宋晚期泉州人。《山家清事》作者。对园林、饮食颇有研究。

⑧ “余观丁谓”三句：丁谓，北宋真宗时宰相，有《山居》诗，中有“草解忘忧忧底事，花名含笑笑何人”诗句。

34. 海金沙

海金沙，《嘉祐本草》始著录。江西、湖南多有之。俚医习用，如《本草纲目》主治。

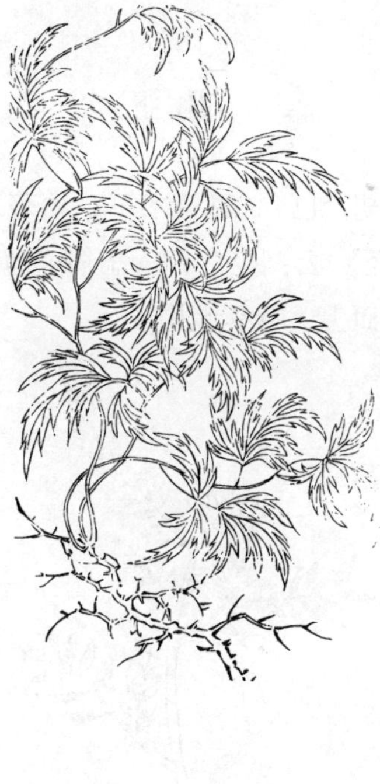

35. 鸡冠

鸡冠，《嘉祐本草》始著录。

俚医亦多以治红白痢、崩带血症。其性极峻，虚弱者慎之。

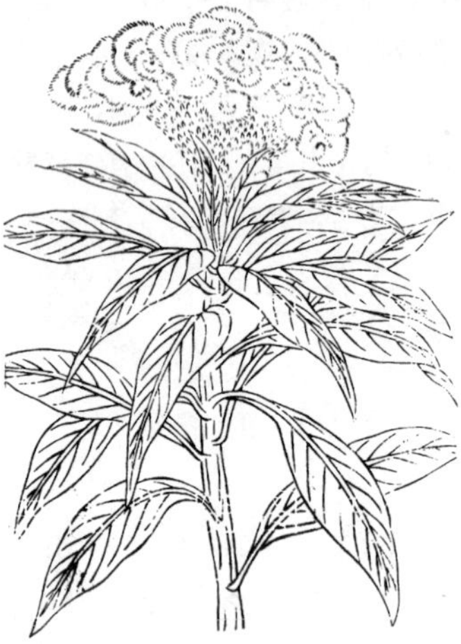

36. 胡卢巴

胡卢巴，《嘉祐本草》始著录。《图经》云：生广州。盖番芦菔子种之而生，不具形状。

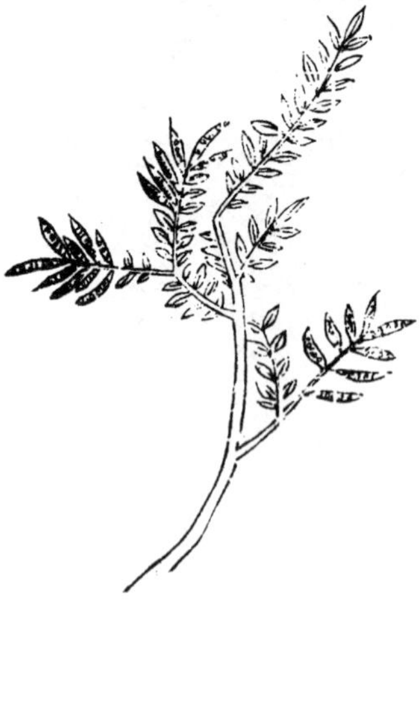

37. 火炭母草

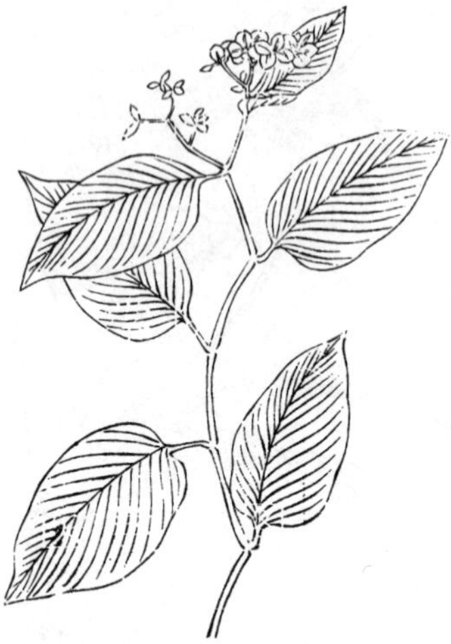

火炭母草，宋《图经》始著录。今南安平野有之，形状与图极符。俗呼乌炭子，以其子青黑如炭。小儿食之。冬初尚茂。俚医亦用以洗毒消肿。

38. 小青

小青，宋《图经》始著录。亦无形状，今江西、湖南多有之。生沙壖地，高不盈尺，开小粉红花，尖瓣下垂，冬结红实。俗呼矮茶。性寒，俚医用治肿毒、血痢，解蛇毒，救中暑，皆效。

雩娄农曰：此草短而凌冬，命曰小青。微之也。然粉花丹实，弥满坑谷[①]而移植辄不茂。百尺之松、盈握之梅，断而揉之，盘屈于尊缶间，以供世俗之狎[②]玩。彼干霄傲雪之概，亦安在哉？此小草乃有介然不可易者，因为歌曰：猗彼寸茎，被于陵阿[③]。根发如寄，叶棱不柯；生机斯浅，渺此幺麽。从其幺麽，霜霰若何？彼尔者华，其实则赤；在瘠而丰，处沃而腊。亦既封之，其叶有泽；虽则有泽，终不我怿[④]。不怿奈何，亦返其初。岩岩苦雾，萋萋紫芜，如鹪悬苕，如鸠抢榆，以生以蕃，何罦[⑤]何笯[⑥]。

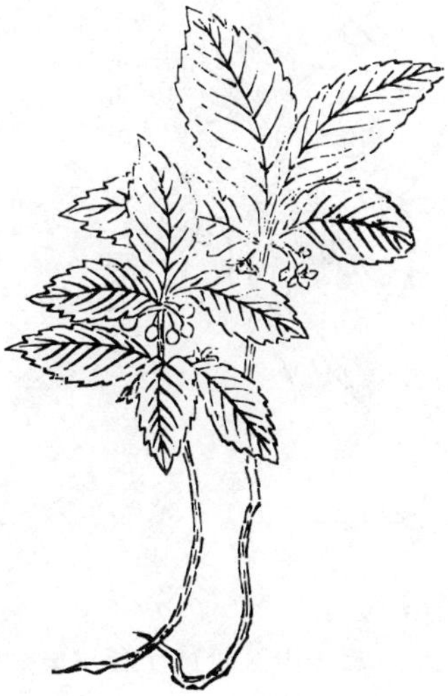

【校注】

① 坑谷：山谷。 坑，洼地、土坑。

② 狎（xiá 侠）：亲近戏弄。

③ 陵阿：丘陵；山陵。

④ 怿（yì 义）：悦也。

⑤ 罦（fù 复）：一种捕鸟的网。

⑥ 笯（nú 奴）：鸟笼。

39. 地蜈蚣草

《本草纲目》：地蜈蚣草生村落塍野间。左蔓延右，右蔓延左；其叶密而对生，如蜈蚣形，其穗亦长，俗呼过路蜈蚣；其延上树者呼飞天蜈蚣。根苗皆可用，气味苦寒，无毒。主治解诸毒及大便不通。捣汁疗痈肿，捣涂并末服，能消毒排脓。蜈蚣伤者，入盐少许，捣涂或末傅之。

按此草湖南田野多有之。俚医以为通经行血之药。宋《图经》：地蜈蚣生江宁州村落间。乡人云：水磨涂肿毒，医方鲜用。即此草也。李时珍遗未引及。

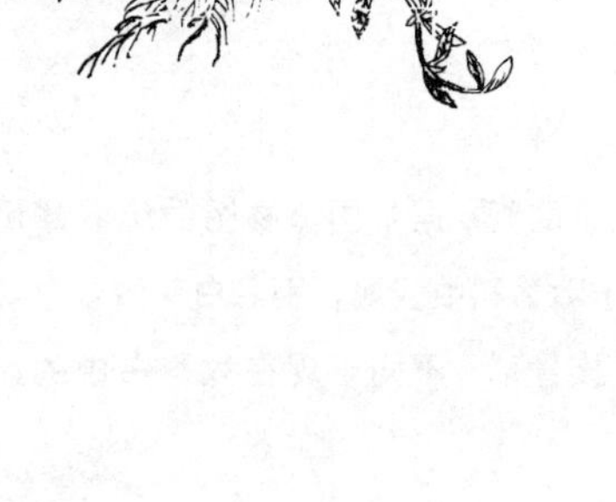

40. 攀倒甑

《图经》：攀倒甑①生宜州郊野，味苦辛，寒。主解利风壅、热盛、烦渴、狂语。春夏采叶，研捣，冷水浸绞汁，服之甚效。其茎叶如薄荷，一名接骨草②，一名斑杖茎。

按攀倒甑，湖南土呼攀刀峻，声之转也。形正似大叶薄荷，茎圆，枝微紫，对节生叶，梢头开小黄白花如粟米。俚医云：性凉能除瘴。与《图经》主治亦同。《新化县志》作斑刀箭，饲牛易肥。谚云：要牛健，斑刀箭。

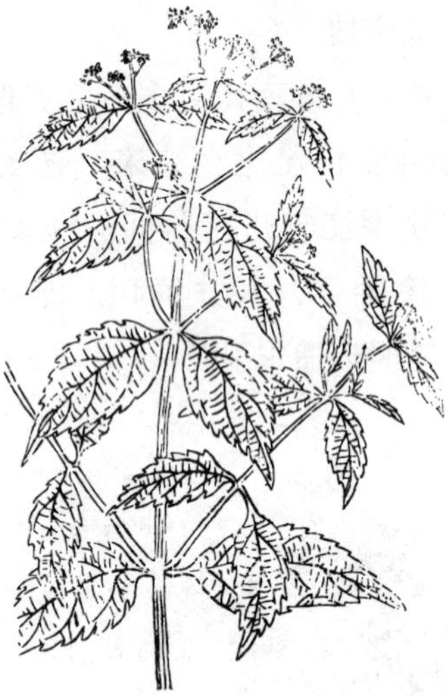

【校注】

① 攀倒甑：据中国植物图像记载攀倒甑属于败酱科败酱属，别名白花败酱草。

② 接骨草：不同于现在教科书中的接骨草，教科书中的接骨草属于忍冬科接骨木属的植物。

41. 秦州无心草

宋《图经》：无心草生商州及秦州。性温，无毒。主积血，逐气块①，益筋节，补虚损，润颜色，疗澼泄②腹痛。三月开花，五月结实，六七月采根苗，阴干用之。

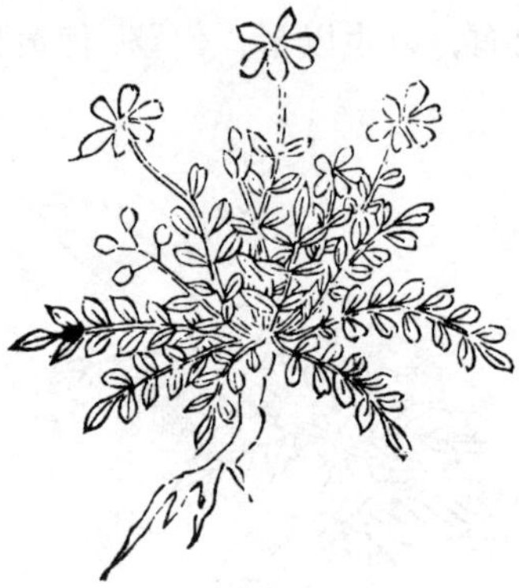

【校注】

① 气块：属于中医所述症瘕积聚病症中的“瘕”和“聚”的范畴，表明病变部位在气分，聚散无定出。

② 澼泄：指“肠澼”。历代医家多认为是痢疾。痢疾以便脓血为主要临床特征。如《中藏经·论脏腑虚实寒热生死》：“病肠澼者，下脓血，病人脉急皮热，食不入，腹胀，目瞪者，死。”

42. 丽春草

《图经》：丽春草味甘，微温，无毒。出檀嵎山川谷。檀嵎山在高密界，河南淮阳郡、颍川及谯郡、汝南郡等并呼为龙羊草；河北近山邺郡、汲郡名蒉兰艾；上党紫团山亦有，名定参草，一名仙女蒿。今所在有。甚疗阴黄，人莫能知。唐天宝中，因颍川杨正进，名医尝用有效，单服之，主疗黄疸等。其方云：丽春草疗因时患伤热，变成㾶[①]黄，遍身壮热，小便黄赤，眼如金色而又青黑，心头气痛，绕[②]心如刺，头旋欲倒，兼胁下有瘕气[③]及黄疸等。经用有验。其药春三月采花阴干。有前病者，取花一升，捣为散。每平明空腹，取三方寸匕，和生麻油一盏，顿服之。日惟一服，隔五日再进，以知为度。其根疗黄疸，患黄疸者，捣根取汁一盏，空腹顿服之。服讫须臾即利，三两行其疾立已。一剂不能全愈，隔七日更一剂，永瘥。忌酒、面、猪、鱼、蒜、粉、酪等。

游默斋[④]《花谱》：丽春紫二品，深者须青，淡者须黄。白亦二品。叶大者微碧，叶细者窃黄。而窃黄尤奇。素衣黄里芳秀，茸若新鹅之毳；窃红似芍药中粉红楼，特差小，视凡花之粉红十倍。

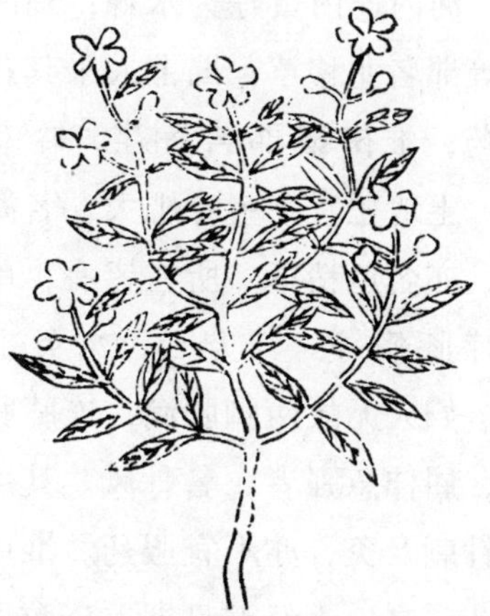

《本草纲目》李时珍曰：此草有殊功而不著其形状，今罂粟亦名丽春草，九仙子亦名仙女娇，与此同名，恐非一物也，当俟博访。

【校注】

① 㾶（yìn 印）：古通“印”，痕迹。“凡自缢者，血㾶直入发际。”

② 绕：围着转。

③ 瘕气：胁下胀痛，似有气聚。

④ 游默斋：南宋文人游九言（1142—1206），号默斋，建阳（今属福建）人。后人辑其作有《默斋遗稿》2 卷。

43. 水英

《图经》：水英，味苦，性寒，无毒。元生永阳池泽及河海边。临汝人呼为牛荭草；河北信都人名水节；河内连内黄呼为水棘；剑南遂宁等郡名龙移草；蜀郡人采其花合面药；淮南诸郡名海茌。岭南亦有，土地尤宜，茎叶肥大，名海精木，亦名鱼精草。所在皆有，单服之疗膝痛等。其方云：水英主丈夫、妇人无故两脚肿满，连膝胫中痛，屈伸急强者，名骨风。其疾不宜针刺及灸，亦不宜服药。惟单煮此药浸之，不经五日即差。数用神验。其药春取苗，夏采茎叶及花，秋冬用根。患前病者每日取五六斤，以水一石煮取三斗，及热浸脚兼淋膝上，日夜三四，频日用之，以差为度。若肿甚者，即于前方加生椒目三升、加水二大斗，依前煮取汁。将淋疮肿，随汤消散。候肿消，即摩粉避风乃良。忌油腻、蒜、生菜、猪、鱼肉等。

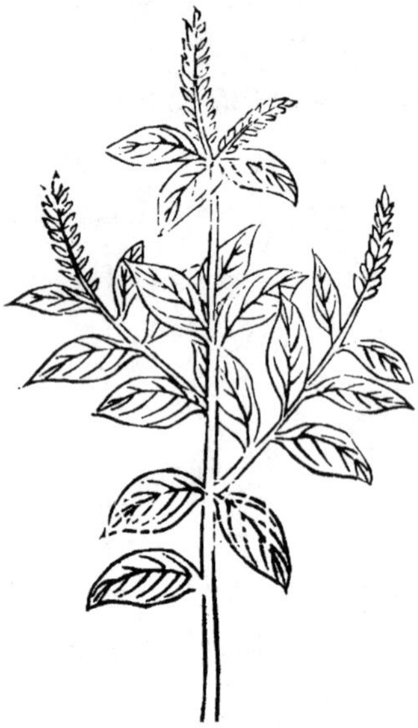

按水英当对陆英而言。滇南有草，绝类蒴藋而实黑，茎中有红汁，俗名血满草，浸脚气湿肿甚效，或即此。别入草药，按图形不类也。

44. 见肿消

《图经》：见肿消生筠州。味酸涩，有微毒。治狗咬疮，消痈肿。春生苗叶，茎紫色，高一二尺，叶似桑而光，面青紫赤色，采无时。土人多以生苗叶烂捣贴疮。

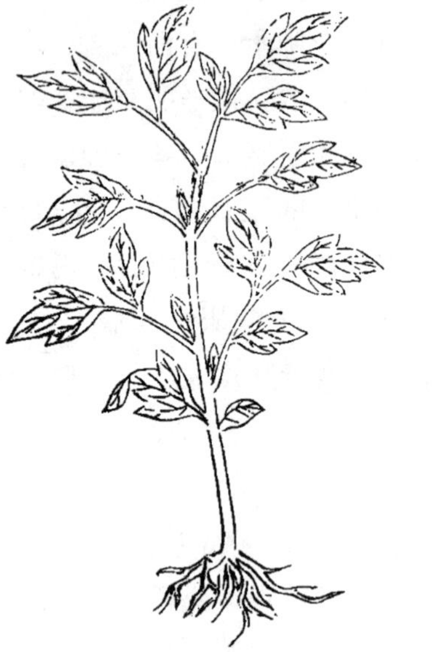

45. 九牛草

《图经》：九牛草生筠州山冈上。味微苦，有小毒，解风劳，治身体痛。二月生苗，独茎高一尺，叶似艾叶，圆而长，背有白毛，面青。五月采。与甘草同煎服，不入众药用。李时珍斥《蒙筌》以为蕲艾①之误，甚确。余至瑞州访之未得。《滇本草》有九古牛草，味苦，性寒。走肝经，筋骨疼、通经络、破血、散瘰疬、攻痈疽红肿。又治跌打损伤。治症相类，未知即此草否也。仍分图之。

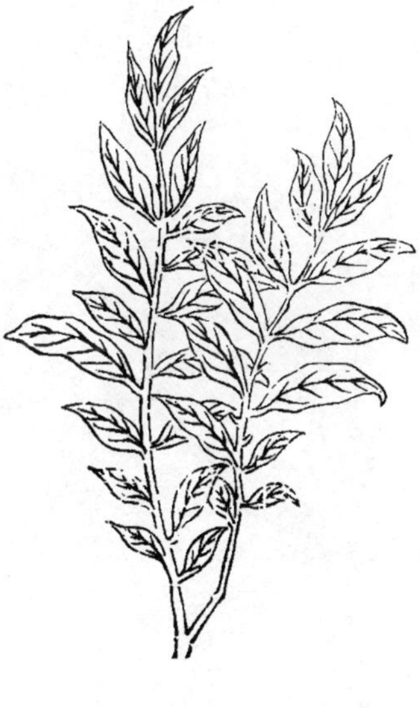

【校注】

① 蕲艾：艾草的一种，因产于蕲州（蕲春县旧称）而得名，湖北省蕲春县“蕲春四宝”（蕲竹、蕲艾、蕲蛇、蕲龟）之一。

46. 曲节草

《图经》：曲节草生均州。味甘，平，无毒。治发背疮，消痈肿，拔毒。四月生苗，茎方色青，有节。七月、八月着花似薄荷，结子无用。叶似刘寄奴而青软。一名蛇蓝，一名绿豆青，一名六月凌。五月、六月采茎叶阴干，与甘草作末，米汁调服。李时珍以为六月霜不知何草。按鬼箭羽，湖南呼为六月冷，亦结青实，或恐一物。原图不晰，存以备考。

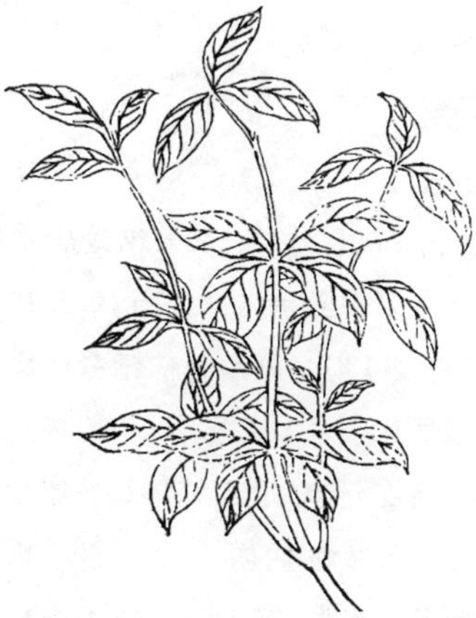

47. 阴地厥

阴地厥，宋《图经》收之，云生邓川内乡山谷。叶似青蒿，茎青紫色，花作小穗微黄。按图不作穗形。李时珍云江浙有之，引《圣济总录》[①]治男妇后胸愊[②]虚热吐血。依原图绘，以俟访。

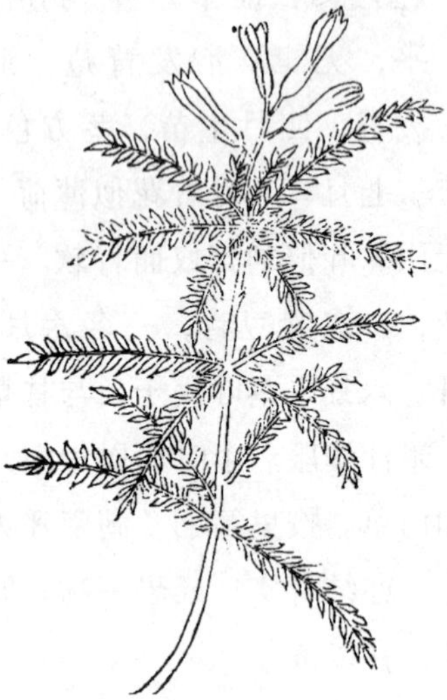

【校注】

① 《圣济总录》：北宋末年政府主持医家编纂，以宋徽宗名义颁行。政和年间（1111—1118），徽宗赵佶诏令征集当时民间及医家所献大量医方，又将内府所藏的秘方合在一起，由圣济殿御医整理汇编而成。全书包括内、外、妇、儿、五官、针灸、养生、杂治等，共66门。

② 愊（bì 碧）：烦闷；心情郁结。

48. 水甘草

《图经》：水甘草生筠州。味甘，无毒。治小儿风热、丹毒疮，与甘草同煎饮服。春生苗，茎青色，叶如杨柳，多生水际，无花。十月、八月采。彼土人多单服，不入众药。

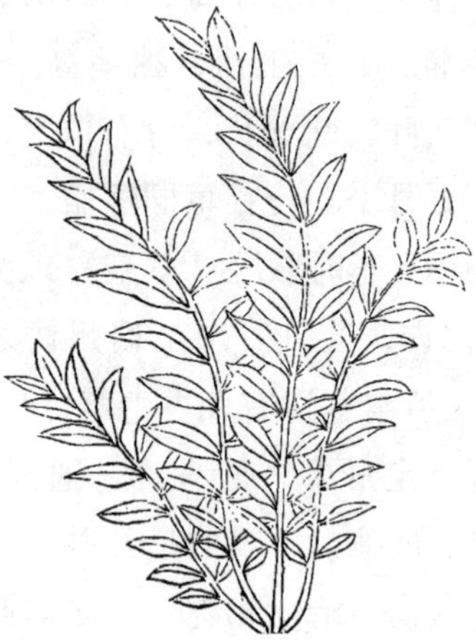

49. 竹头草

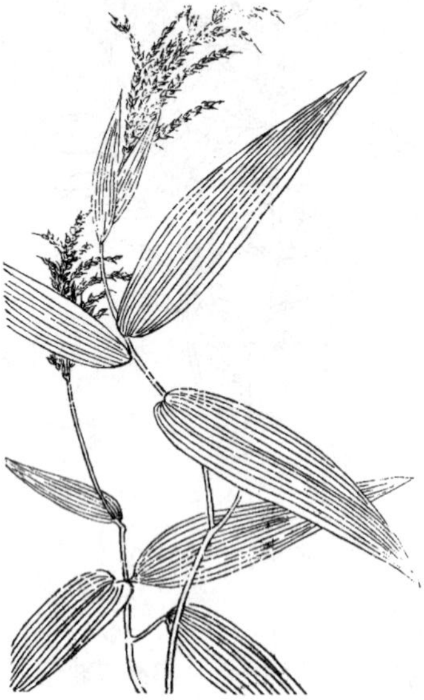

李衎《竹谱》：竹头草在处有

之，枝如莠，叶长五七寸，宽一寸许，有细勒道。望之如簝竹丛丛，秋生白花如菰蒋状。或云无竹处卒欲煮药，取此药以代之。其性与淡竹同。今东阳酒匠真①呼此为淡竹叶。每岁夏伏采之。按《陆疏》，芩草茎如钗股，叶如竹，蔓生，泽中下地咸处为草真实，牛马皆喜食之，按其形状与此正合，牛马皆喜食，信然。此草《本草》诸书不载，故注《诗》者皆无引据。毛晋云药中黄芩，与《陆疏》不同种，又按葴菜亦名芩草，其叶亦不似竹。

【校注】

① 真：疑是“直”字，形误。

50. 莠竹

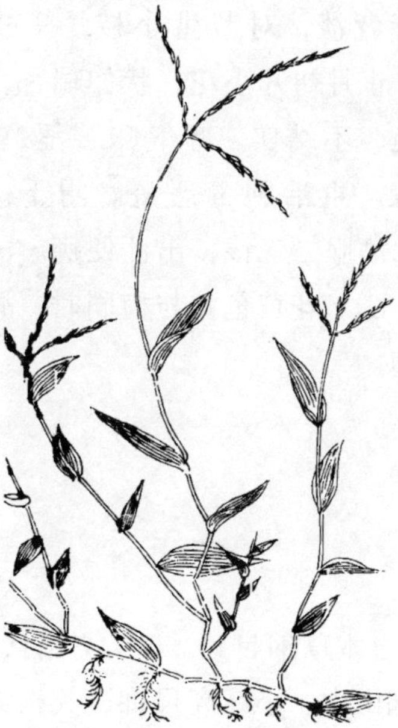

李衎《竹谱》：莠竹喜生池塘及路傍，茎细节高，近下曲屈，状若狗脚。南土多茅少草，马见此物必欲食之。

51. 迎春花

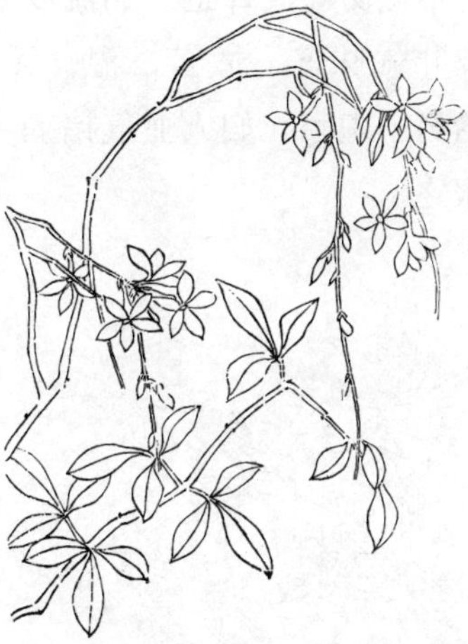

《本草纲目》：迎春花，处处人家栽插之。丛生，高者二三尺，方茎厚叶。叶如初生小椒叶而无齿，

面青背淡，对节生小枝，一枝三叶。正月初开小花，状如瑞香，花黄色，不结实。叶气味苦涩，平，无毒。主治肿毒恶疮。阴干，研末，酒服二三钱，出汗便瘥。《滇志》云：花黄色，与梅同时，故名金梅。

52. 千年艾

《本草纲目》：千年艾出武当、太和山中。小茎高尺许，其根如蓬蒿，其叶长寸馀，无尖丫，面青背白，秋开黄花如野菊而小，结实如青珠丹颗之状。三伏日采叶，暴干。叶不似艾而作艾香，搓之即碎，不似艾叶成茸也。羽流以充方物。叶气味辛、微苦，温，无毒。主治男子虚寒，妇人血气诸痛。水煎服之。

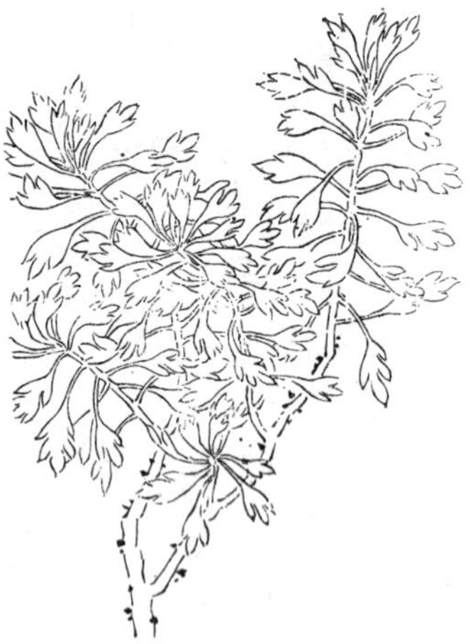

按《南越笔记》，洋艾本不甚高，宜种盆盎，绿叶茸茸如车盖，可疗疾，兼却火灾。当即此草。而俗间以广中所植皆呼为洋，作记者仍其陋习，殆未深考。今京师多蓄于暖室，经冬不凋，尚呼为蕲艾。

53. 翦春罗

《证治要诀》：火带疮绕腰生者，采翦春罗花叶，捣烂蜜调，涂之，为末亦可。

《本草纲目》李时珍曰：翦春罗，二月生，苗高尺馀；柔茎绿叶，叶对生，抱茎；入夏开花深红色，花大如钱，凡六出，周回如翦成可爱。结实大如豆，内有细子，人家多种之为玩。又有剪红纱花，茎高三尺；夏秋开花，状如石竹花而稍大，四围如剪，鲜红可爱；结穗亦如石竹穗，中有细子。方书不见用者，其功亦应利小便、主痈肿也。

李衎《竹谱》：箭竹生江浙，广右永湘间甚多。枝间有节，有叶似桃；其花如石竹差大，丹红一色，人家盆槛内亦有种者，俗名翦春罗。

按江西、湖南多呼为剪金花；

又雄黄花，以其色名之。

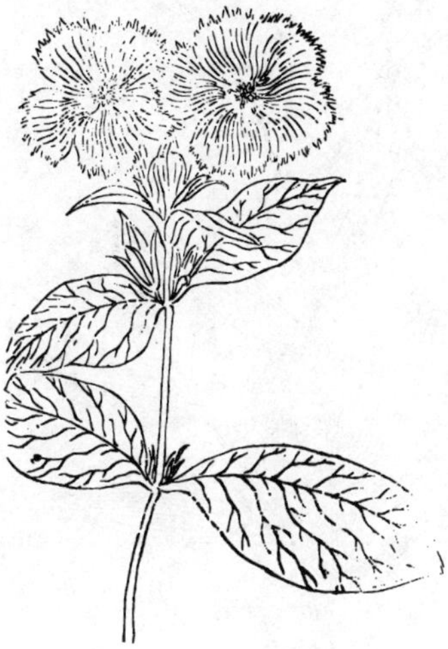

54. 箬

箬，古今以为笠蓬，亦呼为蓧[①]。御湿所亟。《本草纲目》始著录。弃物有殊功，故备载诸方，以著无弃菅蒯之义。

雩娄农曰：箬之用广矣，笠以御雨，蓬以行舟，裹以避湿，摘以习书。《南史》：徐伯珍少孤贫，学书无纸，常以竹箭箬叶、甘焦学书。叶如竹与芦，而用胜于竹、芦。乃字书皆未详及。《说文》若训择菜，馀皆以箬训竹、箬训笋，唯诗家间有咏及耳。夫杜若既无定诂，若木乃涉荒渺，文人摭扯[②]，如数家珍，而民间日用之物，忽焉不察，非所谓画家喜画鬼神而不画犬耶？李时珍采以入药，品其气味，胪[③]其治疗，拔真才于灌莽[④]，袚濯[⑤]而熏盥[⑥]之，脱堂阜[⑦]于缧绁[⑧]，握緵葼[⑨]于庭阶。得一知己，沉沦者亦良幸矣。吾前过章贡山中，捋之、撷之于芜秽蒙密间，始识其全体。土人皆呼为辽叶。李时珍谓其叶疏辽故名。按字书蓬[⑩]，则亦可作蓧。吾谓凡物之逖远者皆曰辽，火燎于原，其光远也；窗疏曰寮，目朗曰瞭，其见远也；山民曰獠，外之至矣[⑪]。此草不生平原而远依山泽，谓之曰辽，亦外之而已。夫物为人所外而有殊功，古所云破天荒者，非此类耶？荜门圭窦之人，而皆陵其上，其难为上矣。春秋世禄，恃以为狱，乌可为训？

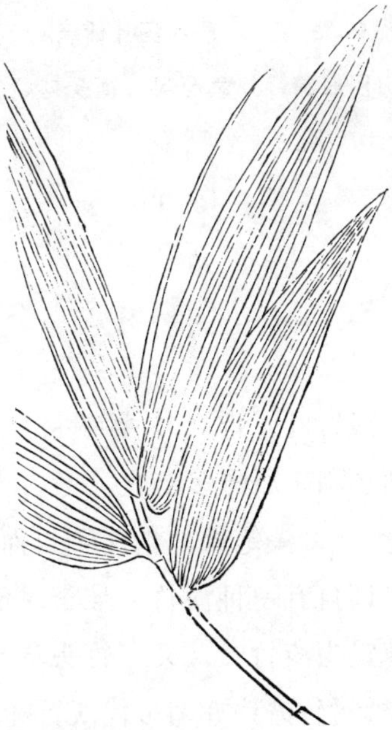

【校注】

① 蓼（liáo）：音辽。

② 摭扯：摭，拾取、摘取。扯，不拘形式、不拘内容地谈。

③ 胪：传语；陈述。

④ 灌莽：指草木丛生的原野。

⑤ 袚濯（fúzhuó 服卓）：除垢使洁；清除污毒。

⑥ 釁盥（guàn 惯）：祭祀活动。釁，用同“衅”，以香料涂身。盥，祭名，灌祭，酌酒浇地降神。

⑦ 堂阜：春秋时地名。

⑧ 缧绁（léixiè 雷泄）：捆绑犯人的黑绳索。借指监狱、囚禁。

⑨ 鬷（zōng 宗）蔑：春秋时人名，齐国大夫。见《左传·襄公二十五年》。

⑩ 蓼（liáo 辽）：草木茎叶稀疏。

⑪ 山民曰獠，外之至矣：商务本、中华本无此八字。

55. 淡竹叶

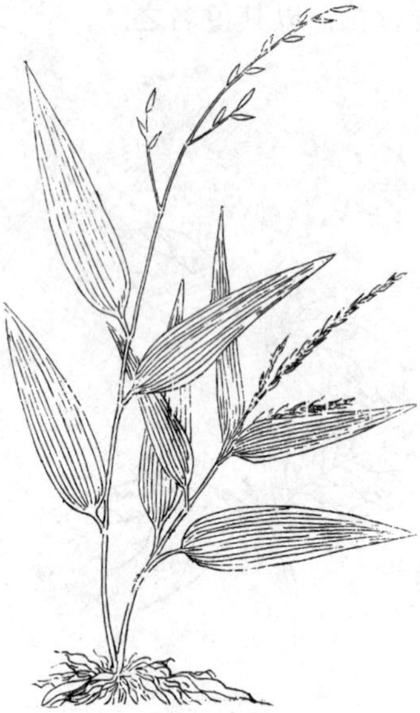

淡竹叶，详《本草纲目》。今江西、湖南原野多有之。考古方淡竹叶，《梦溪笔谈》谓对苦竹而言；或又谓自有一种淡竹。唯李时珍以此草定为淡竹叶，又有竹头草与此相类，《竹谱》亦谓可代淡竹叶。

56. 半边莲

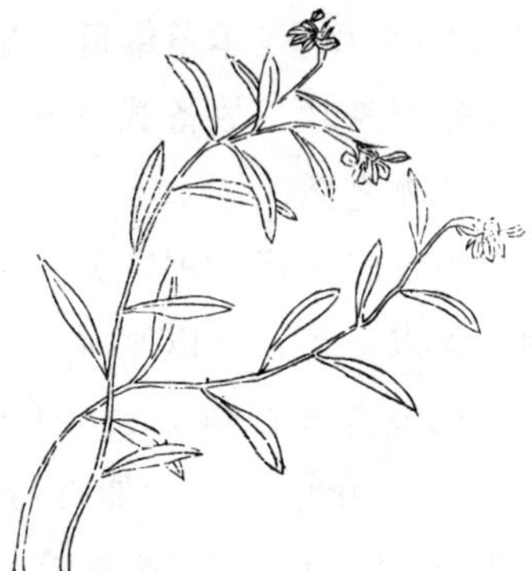

半边莲，详《本草纲目》。其花如马兰，只有半边。俚医亦用之。

57. 鹿蹄草

鹿蹄草，《本草纲目》本轩辕述《宝藏论》[①]，收入隰草。阙气味。盖亦未经尝也。主治金疮、蛇犬咬毒，有图存之。

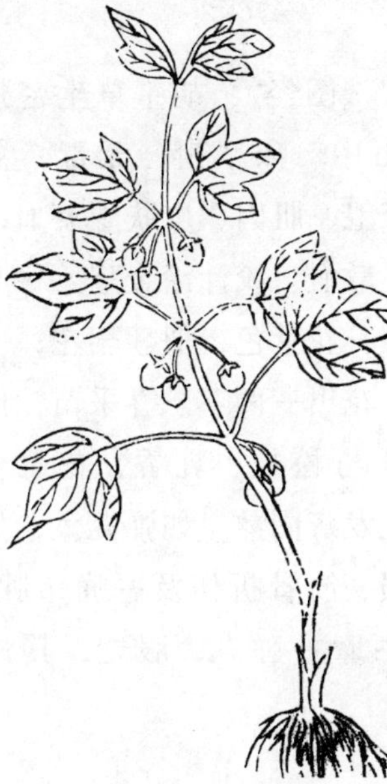

【校注】

① 轩辕述《宝藏论》：轩辕述，人名，生平事迹不详。《宝藏论》，五代初著作，为道教服饵炼丹类的著作，又名《宝藏畅微论》。

58. 水杨梅

水杨梅，《本草纲目》始著录。按图亦与水滨水杨相类，生子微似杨梅，老则飞絮。俗无水杨梅之名，恐即一物。而两存图之。

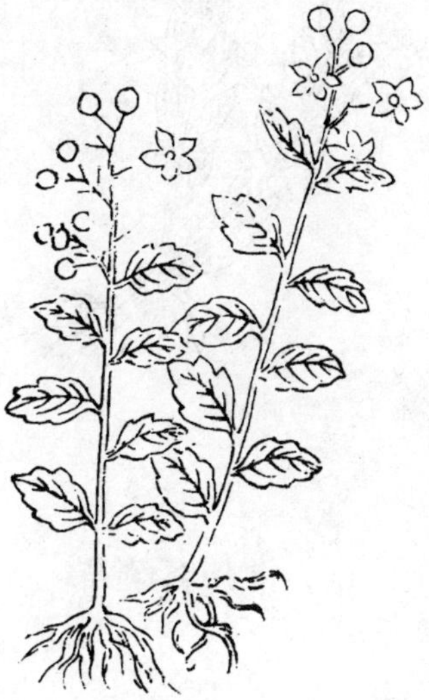

59. 紫花地丁

《本草纲目》：紫花地丁，处处有之。其叶似柳而微细，夏开紫花，结角；平地生者起茎，沟壑边生者起蔓。《普济方》云：乡村篱落生者，夏秋开小白花，如铃儿倒垂，叶微似木香花之叶。此与紫花者相戾。恐别一种也。气味苦、辛，寒，无毒。主治一切痈疽发背，疔肿、瘰疬、无名肿毒、恶疮。

按各处所产紫花地丁皆不同，此又一种。依原图绘。

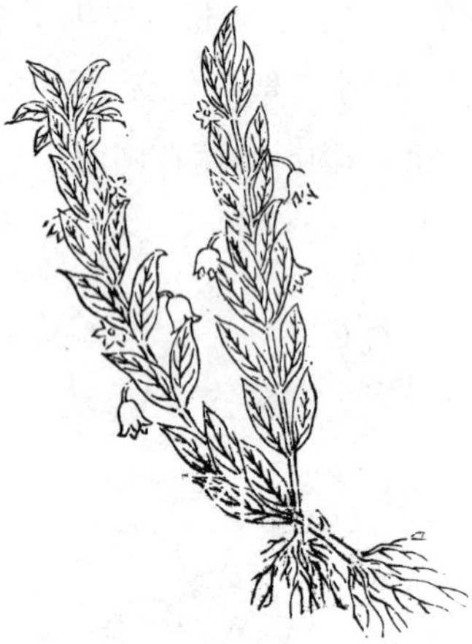

60. 常州菩萨草

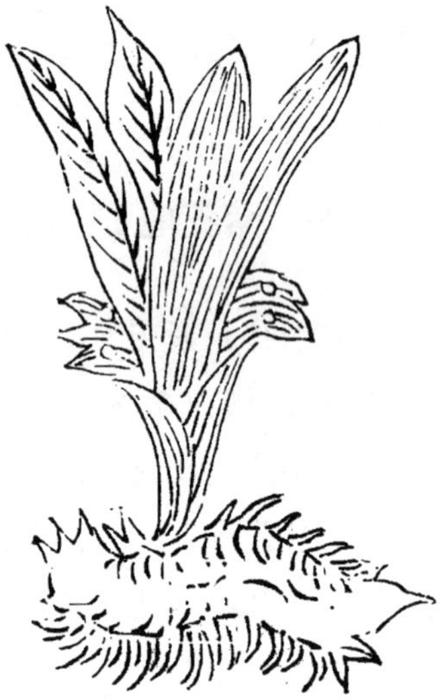

宋《图经》：菩萨草生江浙州郡，近京亦有之。味苦，无毒。中诸药食毒者，酒研服之。又治诸虫蛇伤，饮其汁及研傅之，良。亦名天主。妇人妊娠咳嗽，捣筛蜜丸，服之立效。此草凌冬不凋，秋中有花直出，赤子似蒴头，冬月采根用。

61. 密州胡堇草

宋《图经》：胡堇草生密州东武山田中。味辛滑，无毒。主五脏、荣卫、肌肉、皮肤中瘀血，止疼痛，散血。绞汁涂金疮。科叶似小堇菜；花紫色，似翘韶花；一枝七叶，花出三两茎。春采苗，使时捣筛，与松枝、乳香、花桑、柴炭、乱发灰同熬，如弹丸大，如有打扑损、筋骨折伤及恶痈疖肿破，以热酒摩一弹丸，服之，其疼痛立止。

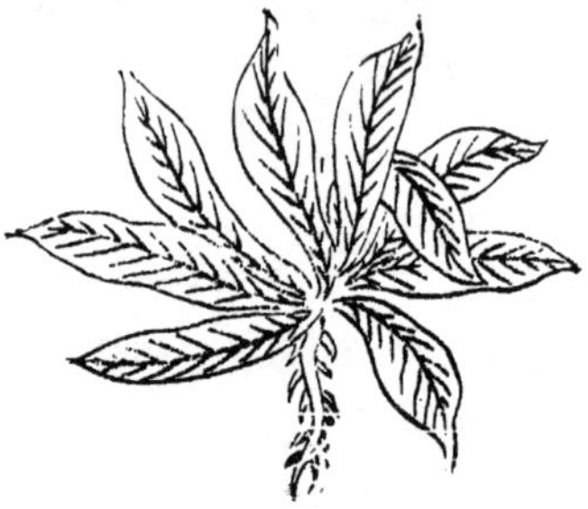

62. 常州石逍遥草

宋《图经》：石逍遥草生常州。味苦，微寒，无毒。疗瘫痪、诸风、手足不遂。其草冬夏常有，无花，实生亦不多。采无时。俗用捣为末，炼蜜丸如梧桐子大，酒服二十粒，日三服，百日差。久服益血轻身，初服微有头疼，无害。

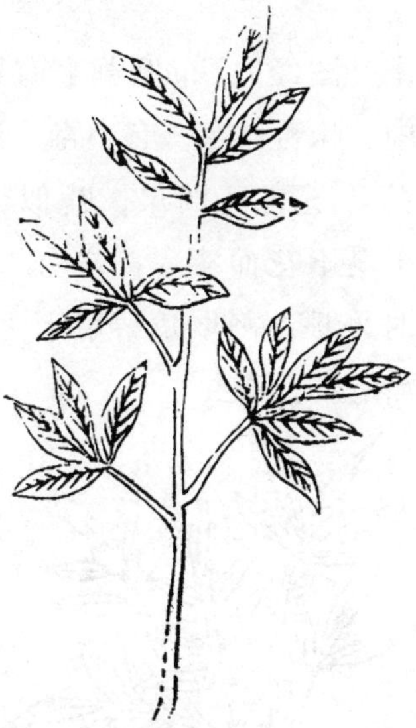

63. 秦州苦芥子

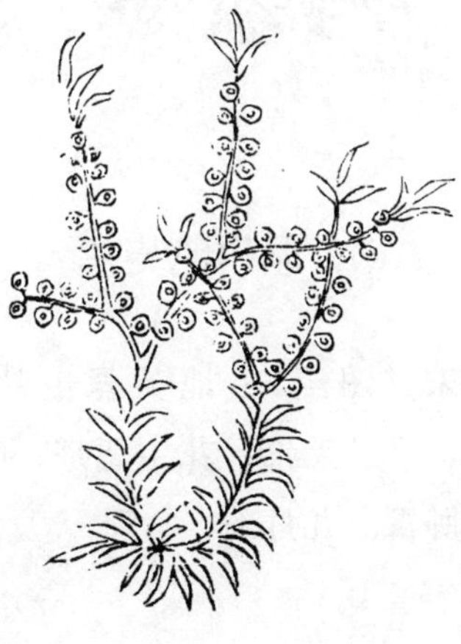

宋《图经》：苦芥子生秦州。苗长一尺已来，枝茎青色，叶如柳，开白花似榆荚，其子黑色。味苦，大寒，无毒。明眼目，治血风烦躁。

64. 密州翦刀草

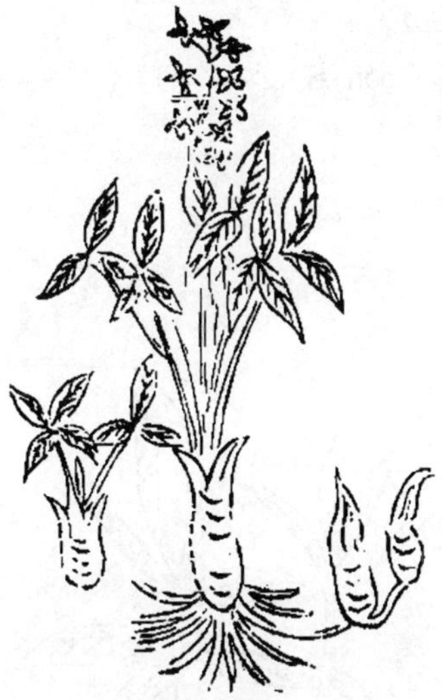

宋《图经》：翦刀草生江湖及京东近水河沟、沙碛中。味甘、微苦，寒，无毒。叶如翦刀形，茎薛[1]似嫩蒲；又似三棱，苗甚软；其色深青绿；每丛十馀茎，内抽出一两茎，上分枝，开小白花，四瓣，蕊深黄色；根大者如杏，小者如杏核，色白而莹滑。五月、六月、七月采叶，正月、二月采根。一名慈菰，一名白地栗，一名河凫茨。土人烂捣其茎叶如泥，涂傅诸恶疮肿及小儿游瘤、丹毒，以冷水调此草，膏化如糊，以鸡羽扫上，肿便消退，其效殊佳。根煮熟，味甚甘甜，时人作果子常食，无毒。福州别有一种小异，三月生花，四时采根叶，亦治痈肿。

【校注】

① 䕨（gǎn 赶）：同“秆”。

65. 临江军田母草

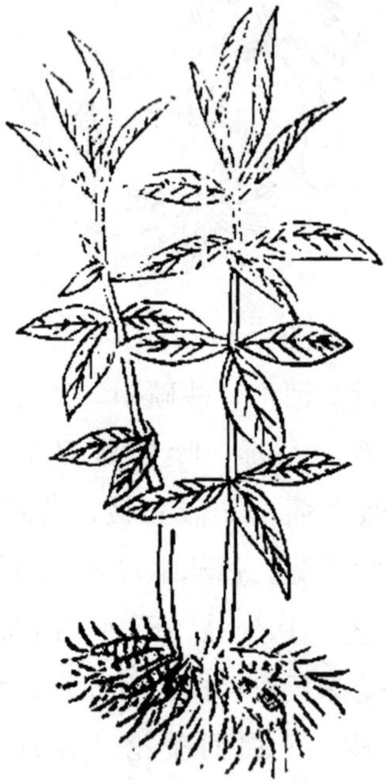

宋《图经》：田母草生临江军。性凉。无花实，二月采根用。主烦热及小儿风热，用之尤效。

66. 南恩州布里草

宋《图经》：布里草生南恩州原野中。味苦，寒，有小毒。治皮肤疮疥。茎高三四尺，叶似李而大，至夏不花而实。食之令人泻。不拘时采根，割取皮，焙干为末，油和涂疮疥，杀虫。

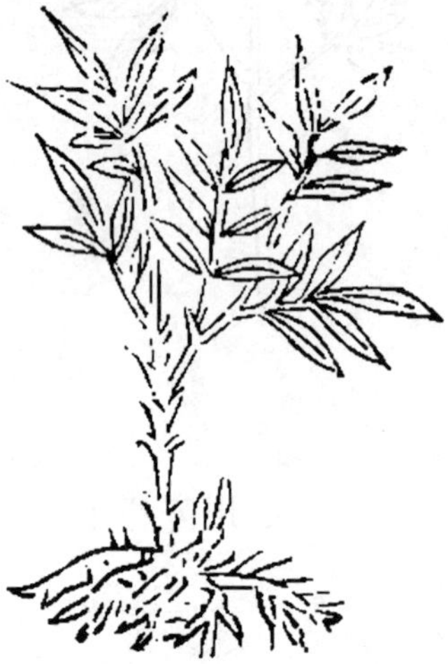

67. 鼎州地芙蓉

宋《图经》：地芙蓉生鼎州。味辛，平，无毒。花主恶疮；叶以傅贴肿毒。九月采。

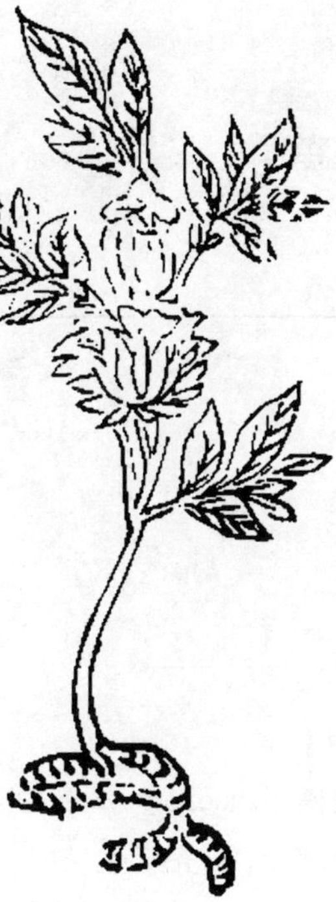

宋《图经》：黄花了生信州。春生青叶，至三月而有花，似辣菜花，黄色，至秋中结实。采无时。疗咽喉口齿。

69. 信州田麻

宋《图经》：田麻生信州田野及沟涧傍。春、夏生青叶，七月、八月中生小荚子，冬三月采叶。疗痈疖肿毒。

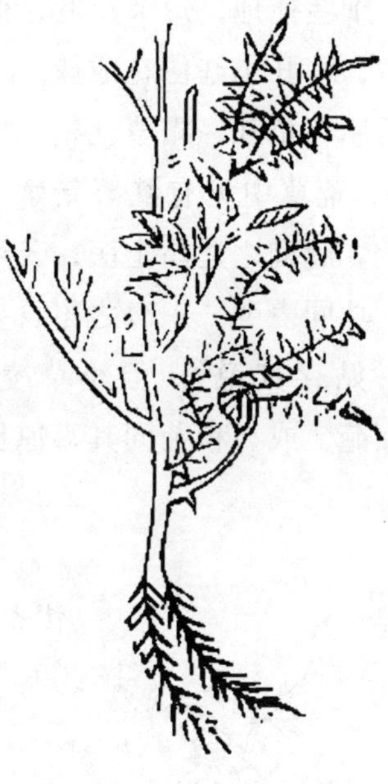

68. 信州黄花了

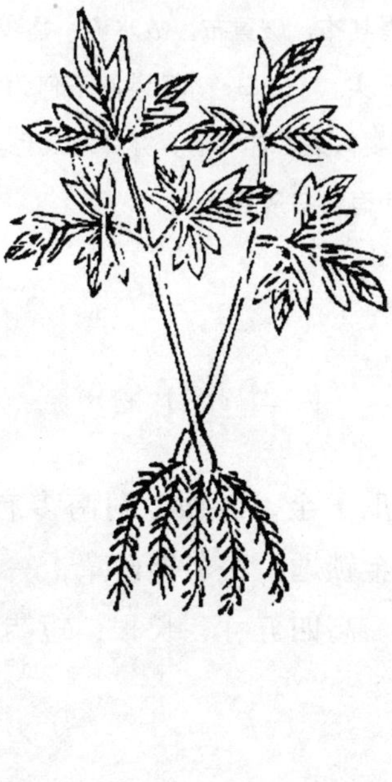

卷之十五　隰草类

1. 竹叶麦冬草

竹叶麦冬草，生赣州、吉安荒田中。细茎拖地，短节小叶，似秋时小竹，梢开小红白花成簇。余以十月后船行章江，霜草就枯，场圃濯濯[①]，荒草中见有红萼新娇，取视得此。后询之建昌土医，云可泻心火，功同麦冬。东海之枣，妄言妄对，姑存其说[②]。但小草凌冬，得霜而葩，或与秋菊同其喜凉畏炎之性。

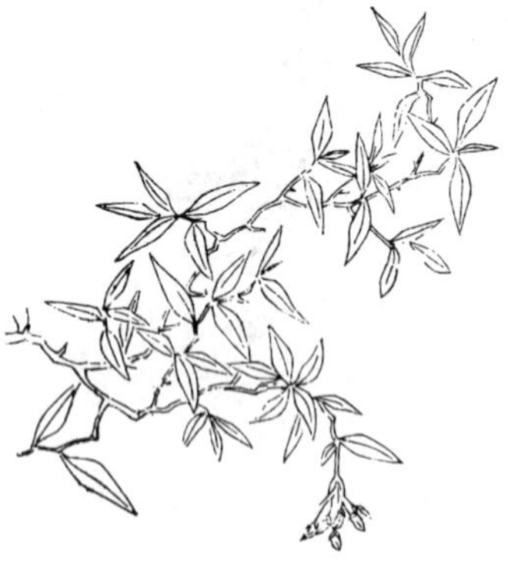

【校注】

① 濯濯（zhuózhuó 卓卓）：光秃貌。形容无草木，光秃秃的。

② 东海之枣，妄言妄对，姑存其说："东海之枣"见《晏子春秋》："景公谓晏子曰：'东海之中，有水而赤，其中有枣，华而不实，何也？'晏子对曰：'昔者秦缪公乘龙舟而理天下，以黄布裹烝枣，至东海而捐其布，破黄布，故水赤；烝枣，故华而不实。'公曰：'吾详问子何为？'对曰：'婴闻之，详问者，亦详对之也。'"全三句有信口应答之意。

2. 瓜子金

瓜子金，江西、湖南多有之。一名金锁匙，一名神砂草，一名地藤草。高四五寸，长根，短茎，数茎为丛，叶如瓜子而长，唯有直纹一线，叶间开小圆紫花，中有紫蕊，气味甘。俚医以为破血、起伤、通关、止痛之药，多蓄之。云南名紫花地丁。《滇南本草》：紫花地丁味苦，性寒。破血，解诸毒，攻痈疽肿毒，治疥癞癣疮。治小儿走马牙疳溃烂，用紫花地丁新瓦焙为末，搽患处效。

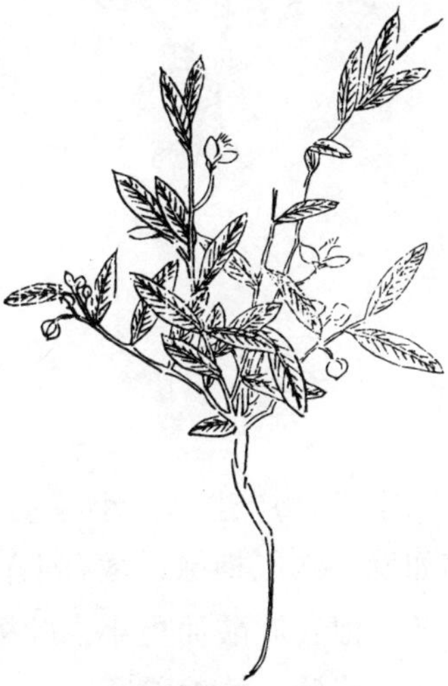

3. 虾须草

虾须草，生阴湿地，处处有之。细茎淡赭色，柔弱不能植[①]立；叶似萹蓄而薄，色亦淡绿，梢叶更细；叶间茎端出小枝，开三瓣淡粉红花，瓣大如粟。性凉。

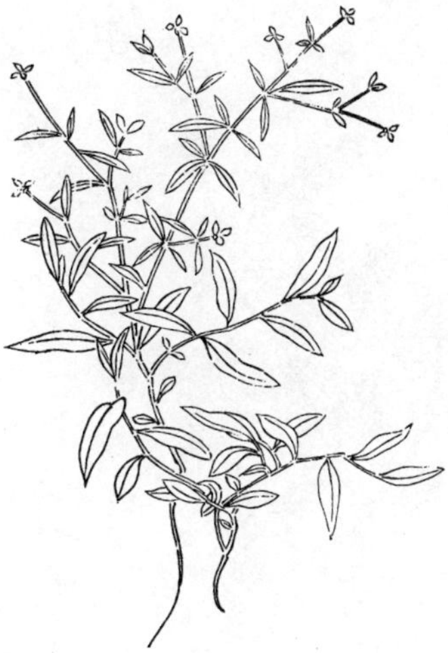

【校注】

① 植：竖立，竖起。

4. 奶花草

奶花草，田塍阴湿处皆有之。形状似小虫儿卧单，而茎赤、叶稍大，断之有白汁。同鲢鱼煮服，通乳有效。

按《嘉祐本草》：地锦茎赤，叶青紫，红花，细实，当即此草。李时珍误以小虫儿卧单，并为一条。乃云黄花黑实，与《图经》相戾。今俗方治血病不甚采用，而通乳则里妪皆识，故标奶花之名，以著其功用云。

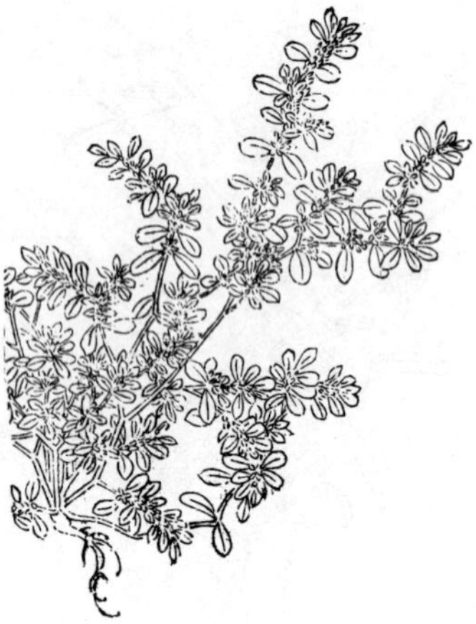

5. 公草母草

公草母草，产湖南田野间。高五六寸，绿茎细弱似鹅儿肠而不引蔓，公草叶尖，长半寸许，附茎三叶攒生，叶间梢头，复发细长茎，开小绿黄花，大如黍米，落落清疏；母草叶短微宽，两叶对生，叶间抽短茎，一茎一花。俚医以治跌

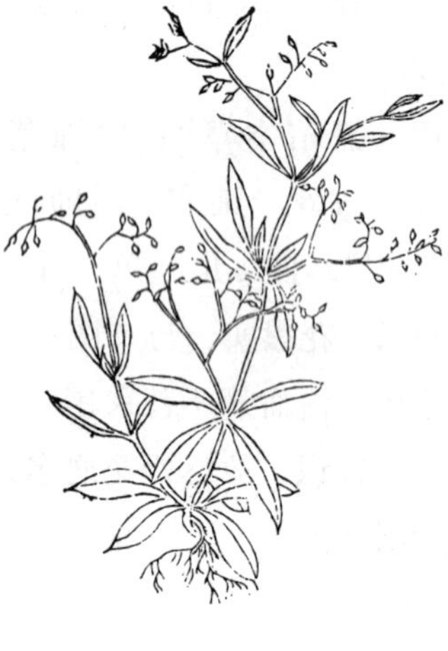

打，并入妇科通经络。二草齐用，单用不验。

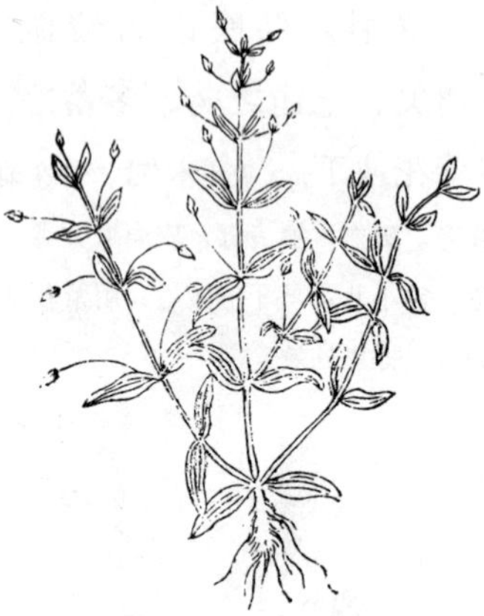

6. 八字草

八字草，产建昌。小草蔓生，茎细如发，本红梢绿，微有毛；一枝三叶，似三叶酸而更小，叶极稀疏。土人捣碎，敷漆疮①。

按《本草拾遗》：漆姑草如鼠迹大，生阶墀②间阴处。气辛烈。挼敷漆疮，亦主溪毒。主治既同，形亦相类，而《本草》不图其形，未敢遽定。

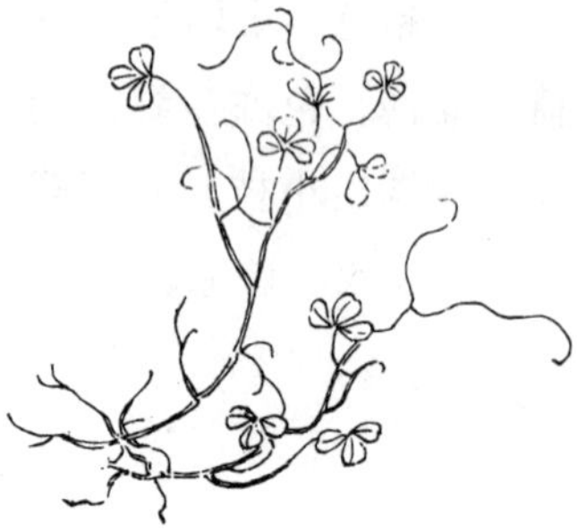

【校注】

① 漆疮：病名。出《诸病源候论》。因禀性畏漆，感受漆气而发，多发生在暴露部位。

② 墀（chí 迟）：台阶上的空地。

7. 夏无踪

夏无踪，产宁都。小草也。一茎一叶，叶如葵，多缺有毛，而小如钱。高数寸。长根多须生。治手指毒。又一种紫背，根如小麦冬者，同名异类。

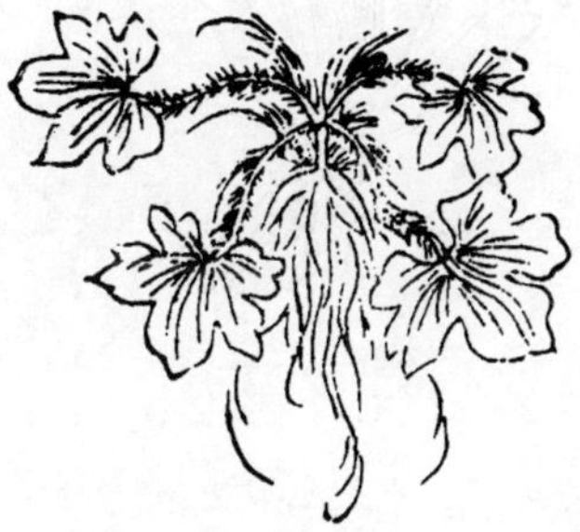

8. 天蓬草

天蓬草一名凉帽草，生建昌河壖。铺地，细茎如乱发，百馀茎为族。茎端有叶三两片，如初生小柳叶。黑根，粗如指。土人以洗肿毒。

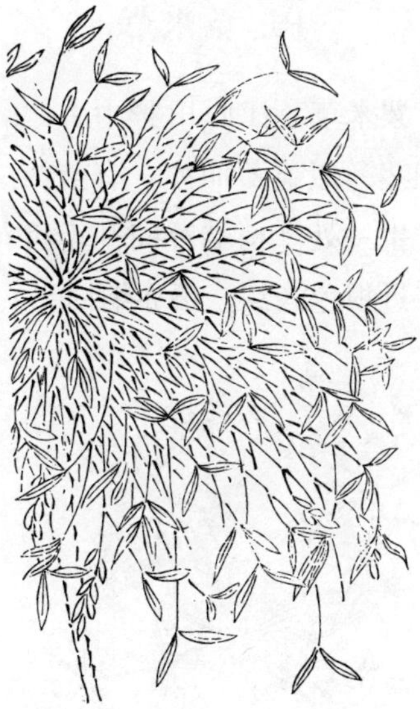

9. 天蓬草 又一种

天蓬草，比前一种茎赤而韧，附茎对叶，梢开小白花如菊，根细短。

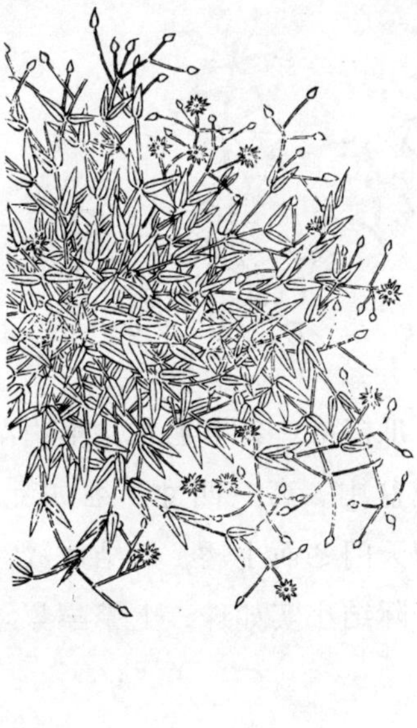

10. 粟米草

粟米草，江西田野中有之。铺地细茎，似萹蓄而瘦，有节。三四叶攒生一处。梢端叶间开小黄花如粟。近根色淡红。根亦细韧。

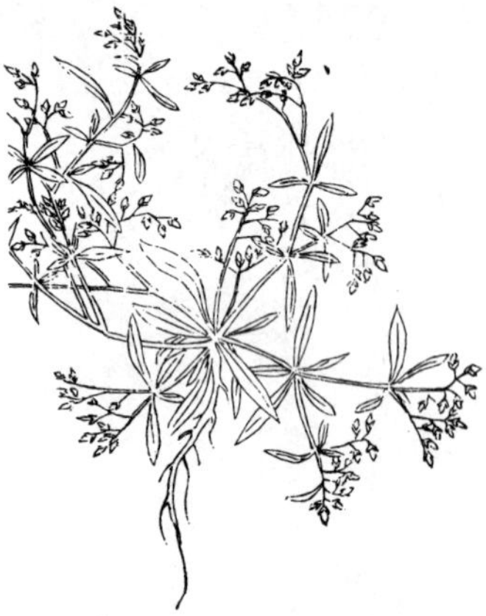

11. 瓜槌草

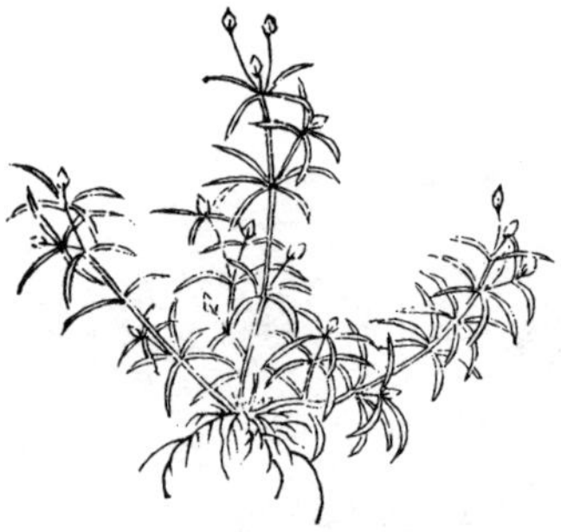

瓜槌草一名牛毛黏，生阴湿地及花盆中。高三四寸，细如乱丝，微似天门冬而小矮，纠结成簇。梢端叶际结小实如珠，上擎累累。瓜槌、牛毛，皆以形名。或云能利小便。云南谓之珍珠草。俗方以治小儿乳积。《滇南本草》：珍珠草味辛，性温。治面寒痛。新瓦焙为末，热烧酒服。

12. 飘拂草

飘拂草，南方墙阴砌下多有之。如初发小茅草，高四五寸。春时抽小茎，结实圆如粟米，生青老赭。或云煎水饮能利小便。

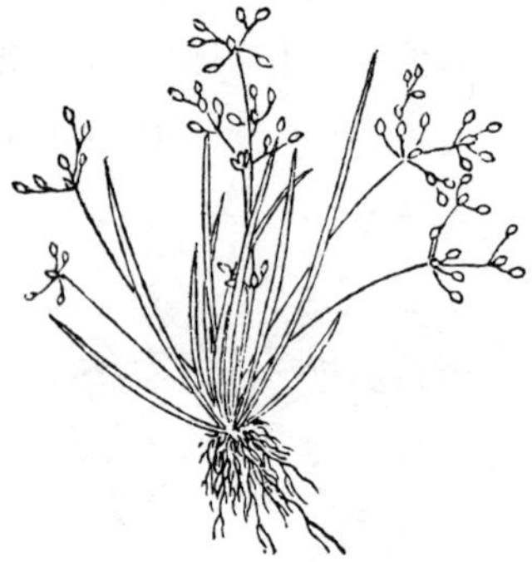

13. 水线草

水线草，生水滨，处处有之。丛生，细茎如线，高五六寸。叶亦细长，茎间结青实如绿豆大，颇似牛毛黏而茎稍韧，叶微大。赭根有须。俚医以洗无名肿毒。

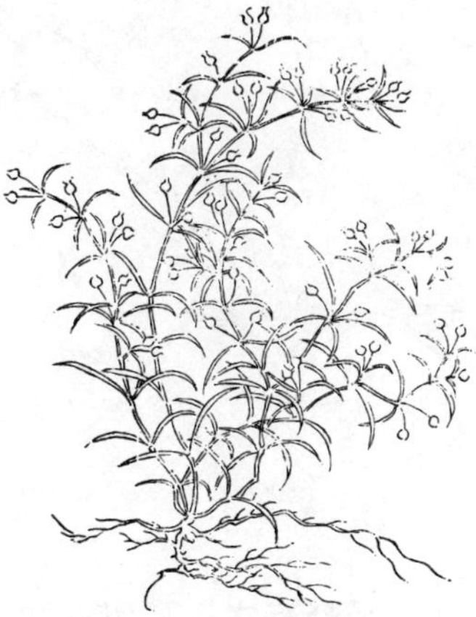

14. 画眉草

画眉草，抚州山坡有之。如初生茅草，高三四寸。秋时抽葶，发小穗数十条，淡紫色，似蓼而小，殊有动摇之致。或云可治跌打损伤，亦名榧子草。

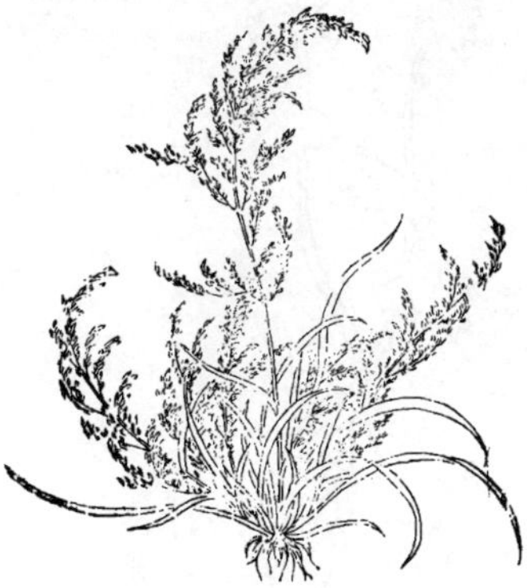

15. 绊根草

绊根草，平野水泽皆有。俚医谓之堑头草。扁者、白根有须者、味甜者，可用；圆者、生水边、味淡者，不可用。治跌打损伤，破皮止血。寸节生根，志书多以为即蔓草。《尔雅》：茵，蔓于。或即此。《本草衍义》谓即薰莸之莸，恐未的。

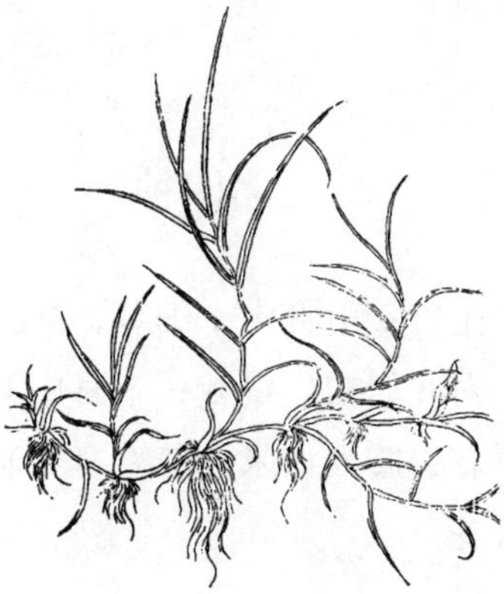

16. 水蜈蚣

水蜈蚣生沙洲，处处有之。横根赭色多须，微似蜈蚣形。发青苗如茅芽，高三四寸，抽茎结青球如指顶大，茎上复生细叶三四片。俚医以为杀虫、败毒之药。

按《本草拾遗》：地杨梅苗如莎草，四五月有子似杨梅。形颇相肖，唯主治赤白痢不同，但湿地小草，多利湿当可通用。

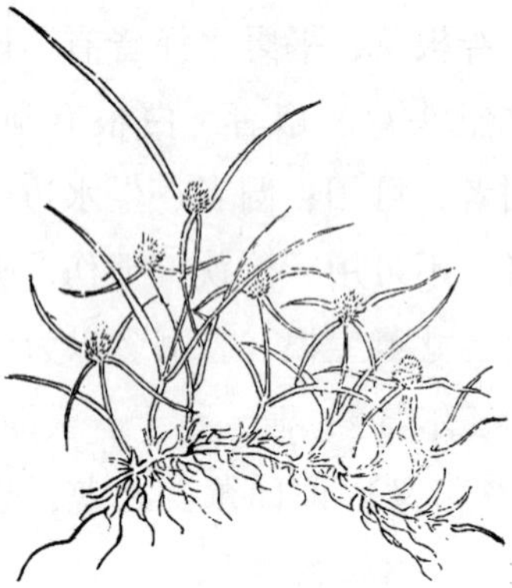

17. 无名四种[①]

生吉安田野中。细茎，高三四寸，对叶如初生榆叶，十月中开小粉红花，瓣大如米，盖春草冬暖而已开花。

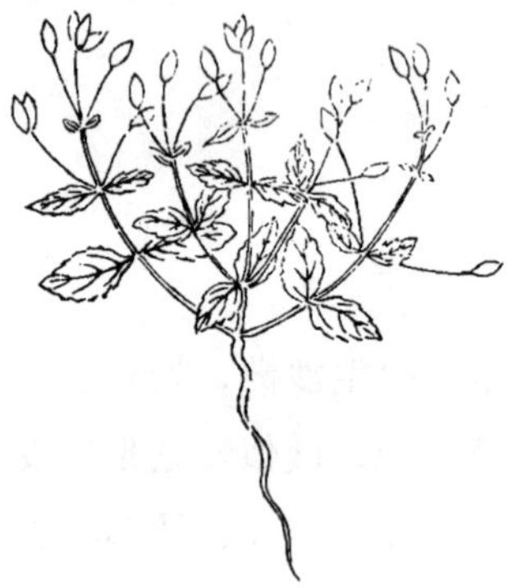

生赣州沙田中。宛似小麦门冬，高六七寸；有横根，细须攒之；抽葶，冬结圆实，亦如麦门冬而黑紫色。

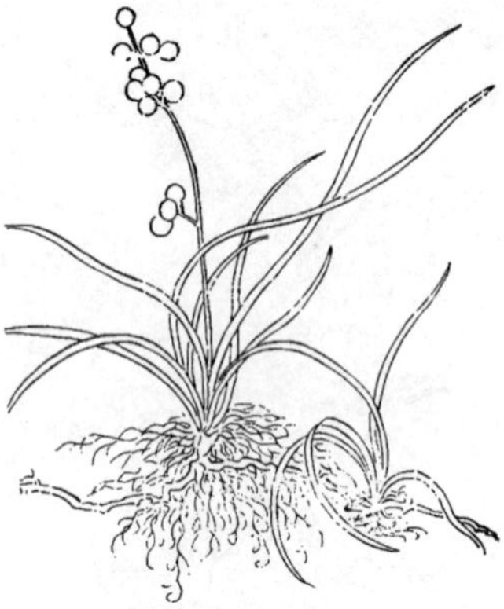

江西平野有之，高四五寸，绿茎细柔，附茎生叶，如初生小菊叶，叶间开五圆瓣小白花，如梅花而小。

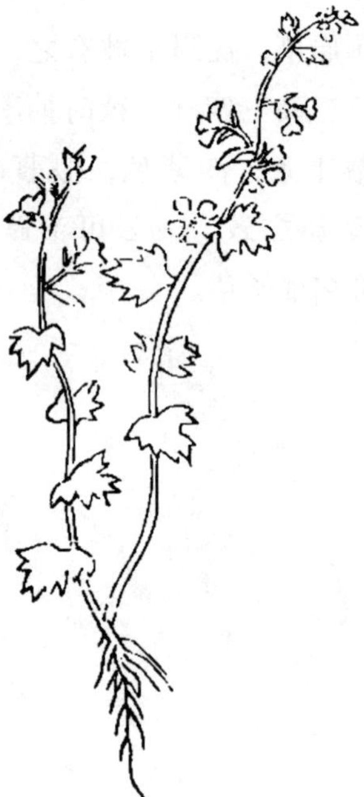

生南康洲渚间。小草铺地，细茎，淡赭色；叶大如指，面浓绿，背淡青而尖微红，无纹理，宛似小桃。

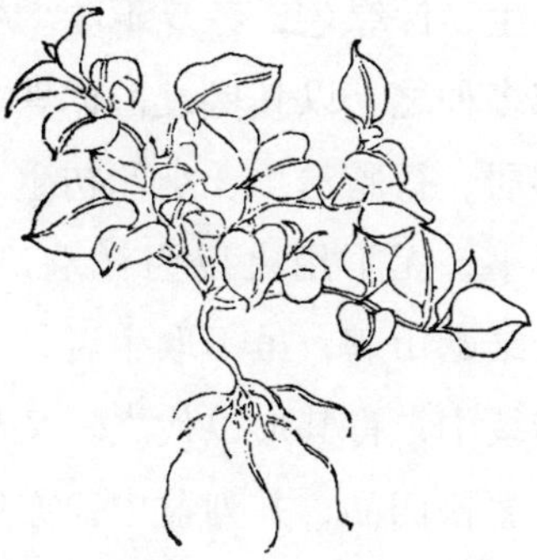

【校注】

① 无名四种：原本无名，据商务、中华本加。

18. 仙人掌

《岭南杂记》：仙人掌，人家种于田畔以止牛践；种于墙头亦辟火灾。无叶，枝青嫩而扁厚有刺，每层有数枝，杈枒而生，绝无可观。其汁入目，使人失明。《南安府志》《三国志》载孙皓时，有菜生工人吴平家，高四尺，厚三分，如枇杷形，上广尺八寸，下茎广三寸，两边生绿叶，东观案图作平虑草①，按此即今仙人掌，人呼为老鸦舌。郡中有高至八九尺及丈许者。《桂平县志》：龙舌，青色，皮厚有脂，妇人取以泽发。种土墙上可以辟火。《通志》附仙人掌下，当是浔州土名。《南越笔记》：琼州有仙人掌，自下而上，一枝一掌，无花叶，可以辟火。臣谨按，《南安志》据《吴志》以仙人掌为即平露，足称该洽。《南越笔记》云广州种以辟火，殆即昔所谓慎火树者。臣前在京师曾见之，生叶成簇，新绿深齿，缀于掌边，道光乙未，供奉内廷。上命内侍出此草示臣，勅臣详考以补《群芳谱》所未备，惜彼时未检及《吴志》，深惭疏陋。又据内侍口述，此草顷在禁籞②，忽开花，色如芙蓉，大若月季，禁中皆称仙人掌上玉芙蓉云。向阳花木，雨露曲承，舒葩献媚，物理常然。固不足言异征也。越八年，臣备员湘抚，绘草木图，敬述斯事，以见无知之物。偶经宸顾，尚能效灵；忝窃③槐棘，有惭葵藿，亦恐草木笑人。又三年，臣移抚云南，检《滇志》云，仙人掌肥厚多刺，相接成枝，花名玉英，色红黄，实如小瓜，可食。节署颇多，大者高及人肩，春末夏初开花结实，俱如志所述。因俾画手补绘。回忆持节岭峤，依光禁籞，皆目睹斯卉。万里昆明，与奇葩异萼，晨夕染濡，盖是夙缘。独怪岭南纪载，殊不周详，岂秉笔者未及审核，抑滇产异于他处耶？臣谨识。

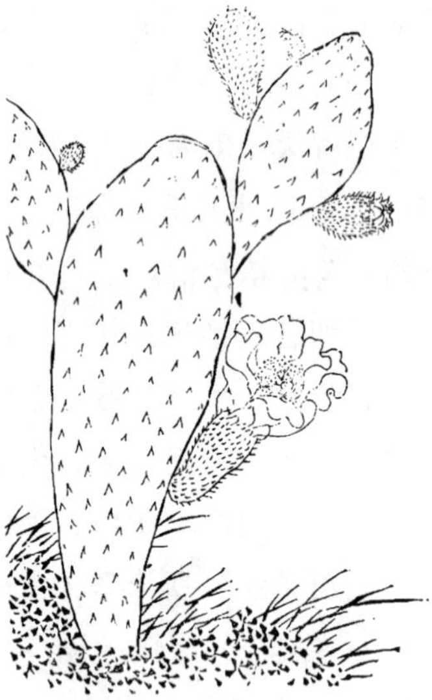

【校注】

① 东观案图作平虑草：见《三国志·吴书三》中“有鬼目菜生工人黄耉家，依缘枣树，长丈馀，茎广四寸，厚三分。又有买菜生工人吴平家，高四尺，厚三分，如枇杷形，上广尺八寸，下茎广五寸，两边生叶绿色。东观案图，名鬼目作芝草，买菜作平虑草，遂以耉为侍芝郎，平为平虑郎，皆银印青绶”。

② 禁籞（yù 遇）：帝王的禁苑。

③ 忝（tiǎn 舔）窃：谦恭之言，意为辱居其位或愧得其名。

19. 万年青

《花镜》：万年青一名蒀[1]，阔叶丛生，深绿色，冬夏不萎。吴中人家多种之，以其盛衰占休咎。造屋移居、行聘治圹、小儿初生、一切喜事，无不用之以为祥瑞口号。至于结姻币聘，虽不取生者，亦必翦造绫绢，肖其形以代之。又与吉祥草葱松四品，并列盆中，亦俗套也。种法：于春秋二分时分栽盆内，置之背阴处。俗云：四月十四是神仙生日，当删翦旧叶，掷之通衢[2]，令人践踏，则新叶发生必盛，喜壅肥土，浇用冷茶。

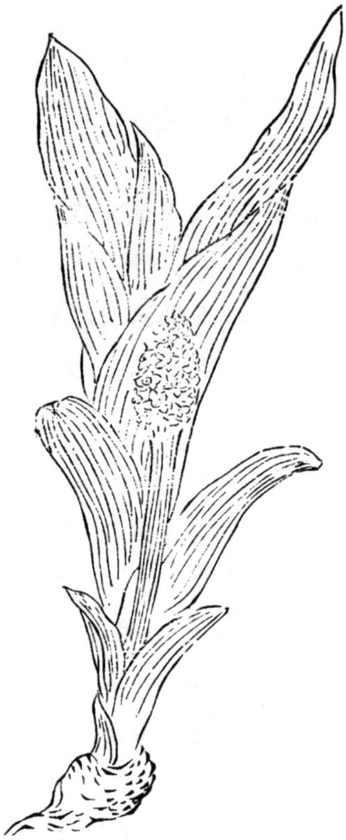

按九江俚医，以治无名肿毒、

疔疮、牙痛。隐其名为开口剑。或谓能治蛇伤，亦呼为斩蛇剑。

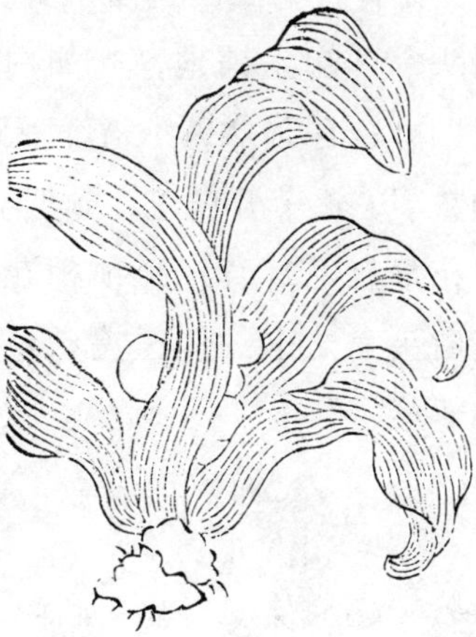

【校注】

① 蒀（yūn 晕）：万年青。

② 通衢（qú 渠）：四通八达的道路，宽敞平坦的道路。出自汉代班昭《东征赋》："遵通衢之大道兮，求捷径欲从谁。"

20. 牛黄伞

牛黄伞，江西、湖南有之。一名千层喜，长叶绿脆，纹脉润，层层抽长，如抱焦心，长者可三四尺，断之有涎丝。俚医以治肿毒，目为难得之药。亦间有花，即广中文殊兰。逾岭经冬叶陨，故少花，其叶甚长。仍两图之。又滇南有佛手兰，叶亦相类。

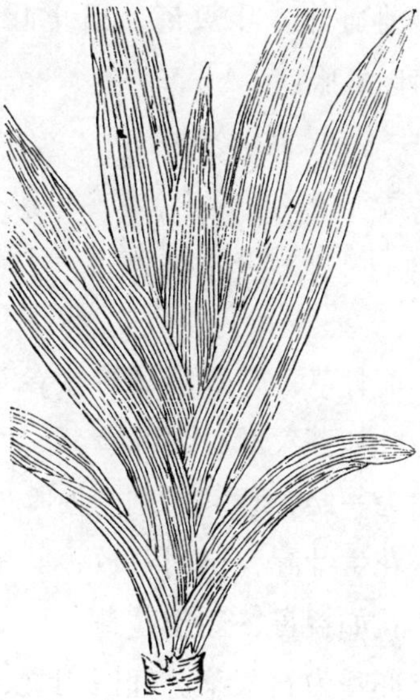

21. 金不换

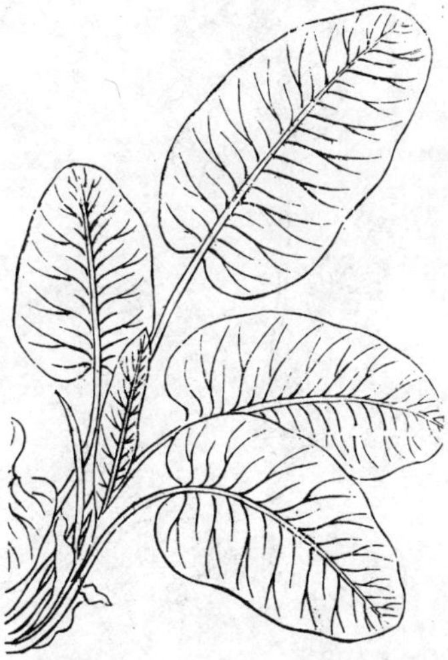

金不换，江西、湖南皆有之。叶似羊蹄菜而圆，无花实。或呼为

土大黄。性凉。俚医以治无名肿毒，消血热。叶敷疮，根止吐血，同猪肉煮服。

22. 筋骨草

筋骨草，产南康平野。春时铺地生叶如芥菜叶，面绿背紫，面上有白毛一缕，茸茸如刺。抽葶发小叶；花生叶际，相间开放；叶紫花白，花如益母，遥望蓬蓬，白如积灰，亦呼为石灰菜。俚医用之，养筋和血散寒，酒煎服，乡人亦掘以饲豕。

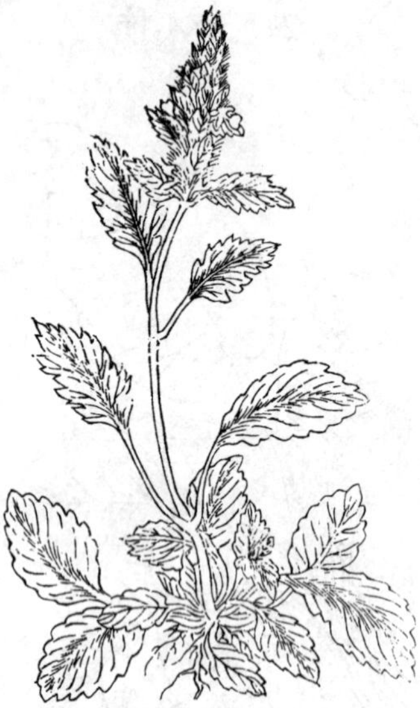

23. 见血青

见血青，生江西建昌平野。亦名白头翁，初生铺地，叶如白菜，长三四寸；深齿柔嫩，光润无皱；中抽数葶，逐节开白花，颇似益母草，花蒂有毛茸茸；又顶梢花白，故有白头翁之名。俚医捣敷疮毒。殆亦鳌菜之类。

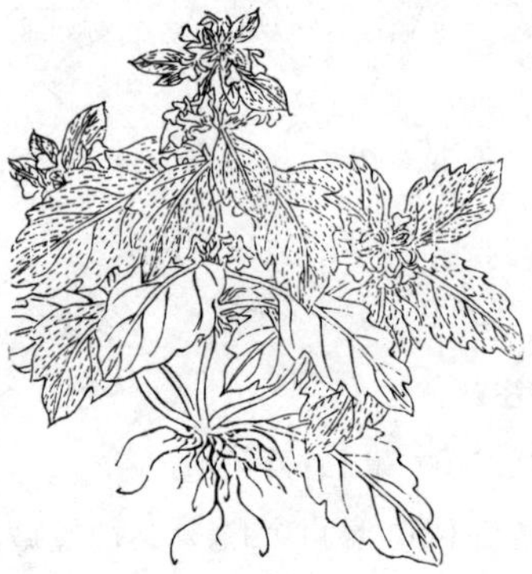

24. 见肿消

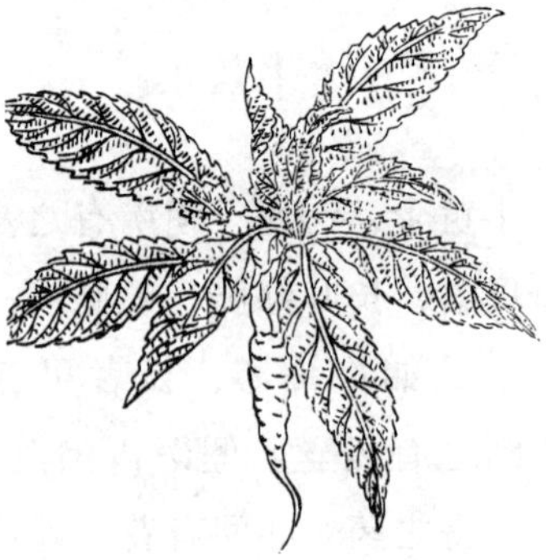

见肿消，产南昌。铺地生，叶如芥菜，多皱而尖长，又似初生天

名精叶亦狭，中有白脉一道；根如初生小萝菔，直下无须，赭褐色，有横纹。南昌俚医蓄之，以治肿毒。

25. 鱼公草

鱼公草，江西、湖南有之。绿茎丛生，茎有细毛；附茎生叶，长如芍药叶有斜齿，历落如锯。俚医云性寒，一名青鱼胆。能通肢节，止痛行血。

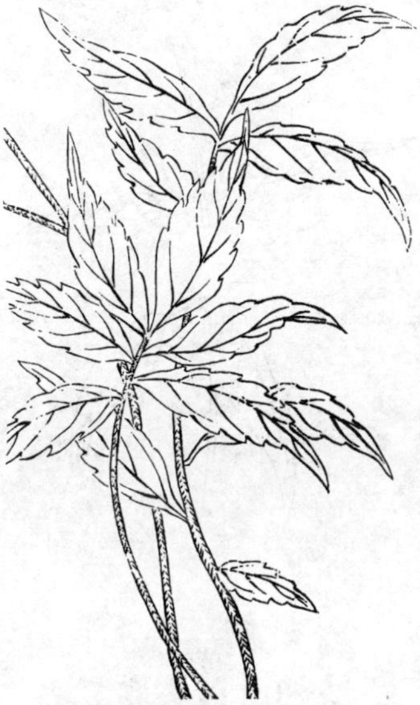

26. 野白菊花

野白菊花，处处平野有之。绿茎圆细，叶如凤仙、刘寄奴，不对生。梢端开花，宛如野菊，白瓣黄心，大如五铢钱。俚医云性凉，亦可煎洗无名肿毒。

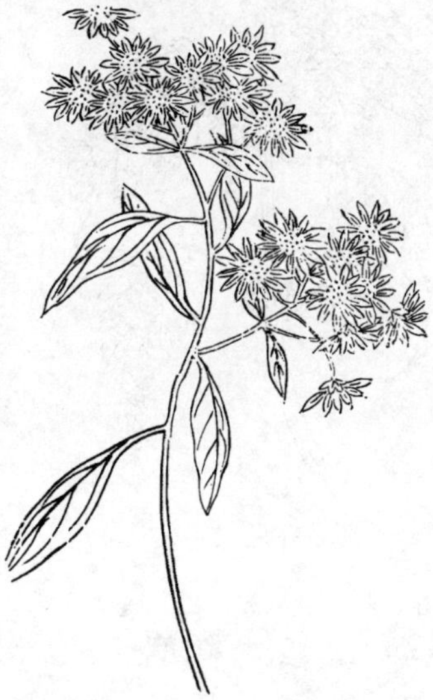

27. 野芝麻

野芝麻，临江九江山圃中极多。春时丛生，方茎四棱，棱青茎微紫。对节生叶，深齿细纹，略似麻叶，本平末尖，面青背淡，微有涩毛。绕节开花，色白，皆上矗，长几半寸，上瓣下覆如勺，下瓣圆小双歧，两旁短缺，如禽张口，中森扁须，随上瓣弯垂，如舌抵上腭，星星黑点，花萼尖丝，如针攒簇。叶茎味淡微辛，作芝麻气而更腻。湖南圃中尤多，芟夷不尽。或即呼为白花益母草。

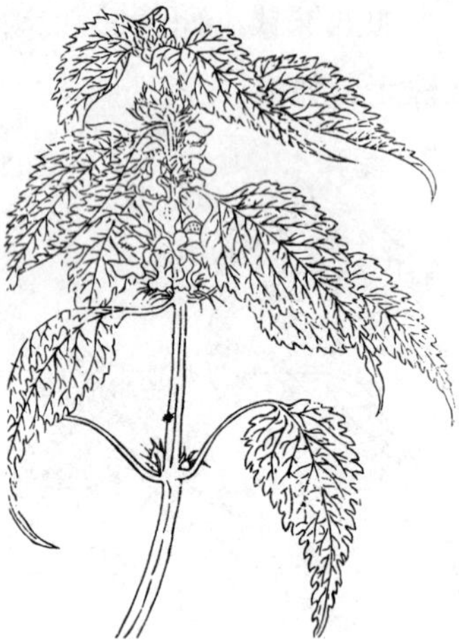

28. 鹤草

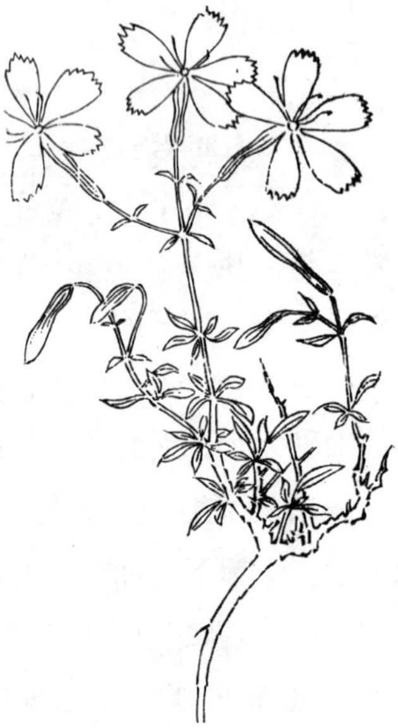

鹤草，江西平野多有之。一名洒线花，或即呼为沙参。长根细白，叶似枸杞而小，秋开五瓣长白花，下作细筒，瓣梢有齿如剪。

按《救荒本草》：沙参有数种，此殆细叶开白花者。

29. 刘海节菊

刘海节菊似黄花刘寄奴，而茎叶细瘦，花亦无长蕊。建昌俚医采根治风火。

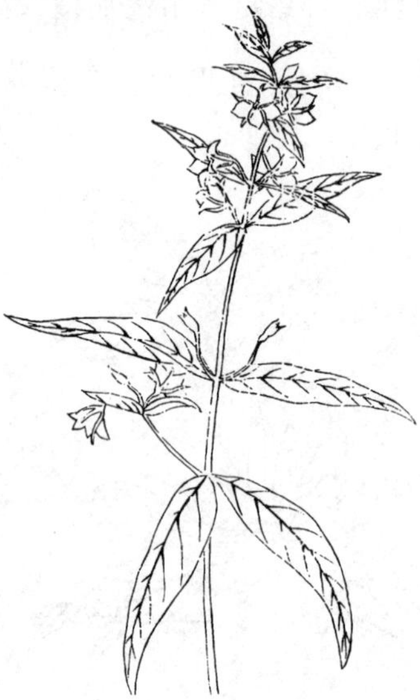

30. 白头婆

白头婆，生长沙山坡间。细茎直上，高二三尺；长叶对生，疏纹微齿，上下叶相距甚疏；梢头发葶，开小长白花，攒簇稠密，一望如雪，故有白头之名。性凉。

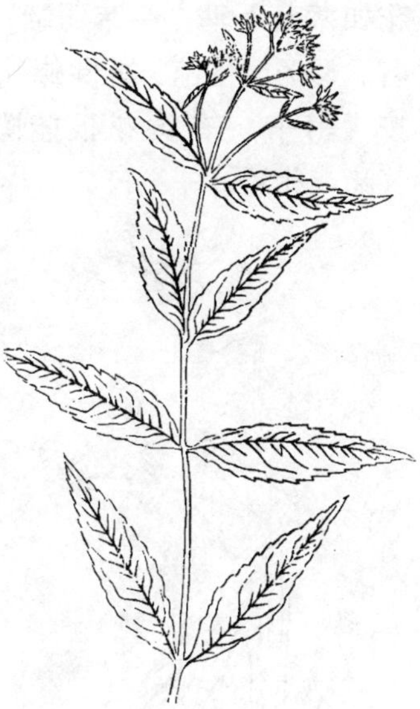

31. **天水蚁草**

天水蚁草，生湖南平野。荆湘间呼鼠曲草为水蚁草，盖与《酉阳杂俎》以鼠曲为蚍蜉酒同义。此草叶有白毛，极似鼠曲，而茎硬如蒿，亦微作蒿气，高二尺许。俚医以为补筋骨之药。

32. 黄花龙芽

黄花龙芽，湖南园圃中多有之。高三四尺，绿茎如蒿，长叶花叉，皱纹如马鞭草而大，色稍淡，茎叶皆微有毛涩；秋开五瓣黄花，瓣小如粟；长枝分叉，点缀颇繁。俚医与龙芽草同用。

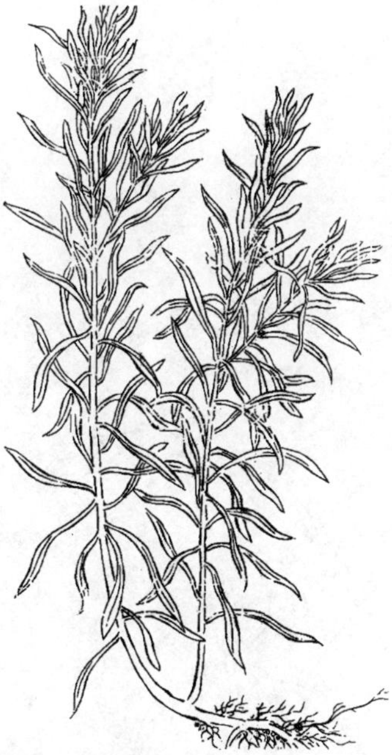

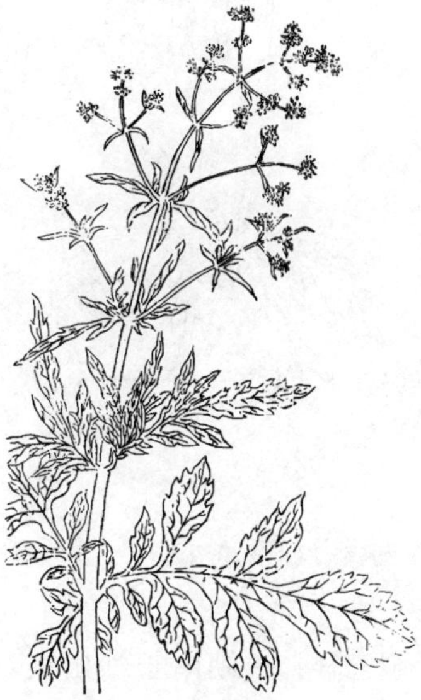

按县志中多云黄花龙芽胜于紫花者，湖南谓《救荒本草》中龙芽

草为毛脚茵，则黄花当以毛脚茵为正。而俚医无别。

33. 黄花龙芽 又一种

黄花龙芽，生岳麓，比前一种茎矮而黄，直硬有节，亦有毛脚叶微瘦，馀皆四五叶攒生一处，细尖有歧，如初生蒌蒿；梢开小黄花，攒如黄粟米。盖一类，而生于山陆，故肥瘦不同。

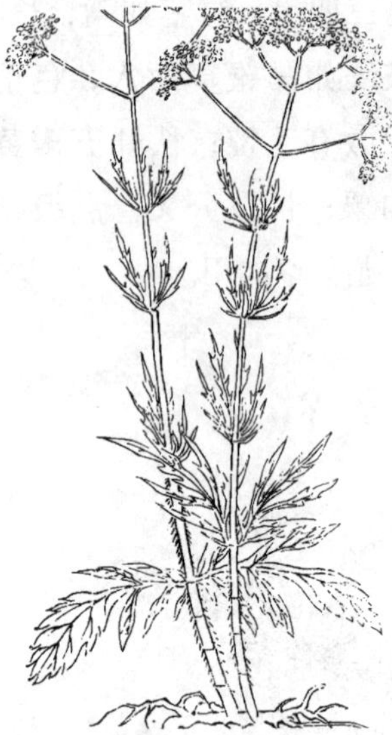

34. 金𰸰耳

金𰸰耳，产湖南长沙山坡。高二尺馀，独茎褐紫，参差生叶，叶如凤仙花叶，面青背白，微齿，秋开黄花如寒菊下垂，旁茎弱欹，故有是名。俚医云性凉，能除瘴气。

按《黔书》有黄花根能除蛊瘴，气味或相近。

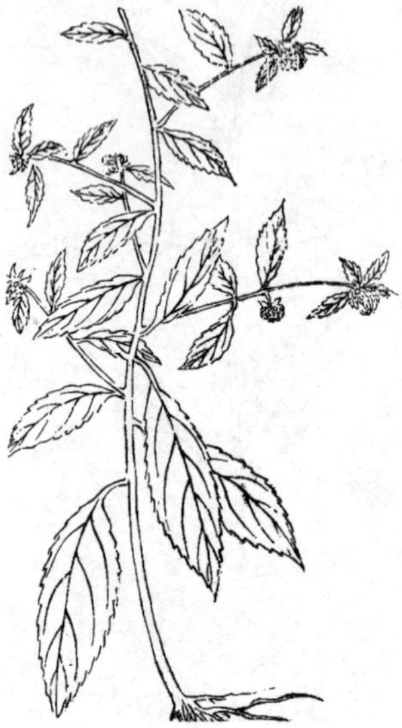

35. 土豨莶

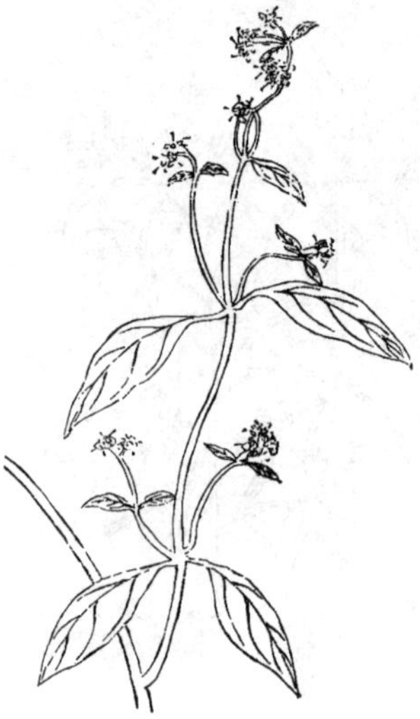

土豨莶，生南昌园圃中。红茎对叶，叶如凤仙花叶而无齿，梢端叶际发细葶，柔嫩如丝；开黄花如寒菊，绿跗如蝇足抱之。土人或即以代豨莶。

36. 田皂角

田皂角，江西、湖南坡阜多有之。丛生绿茎，叶如夜合树叶，极小而密，亦能开合；夏开黄花如豆花；秋结角如绿豆，圆满下垂。土人以其形如皂角树故名。俚医以为去风杀虫之药。

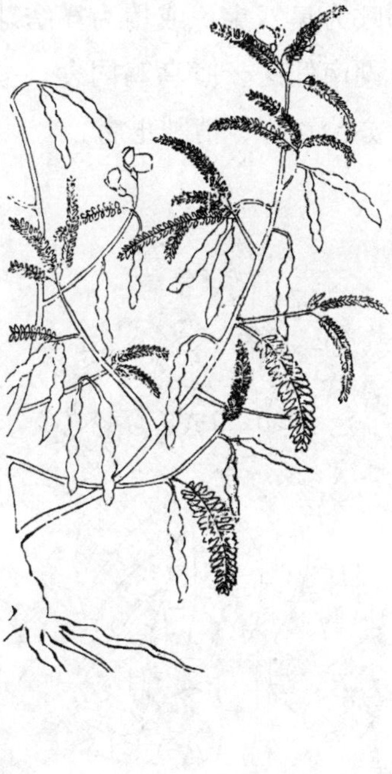

37. 七篱笆

七篱笆，生建昌。细茎翠绿，近根微红；叶如小竹枝梢，三叶，旁枝二叶对生，共成七叶，状亦娉婷。土医以根治烦热。

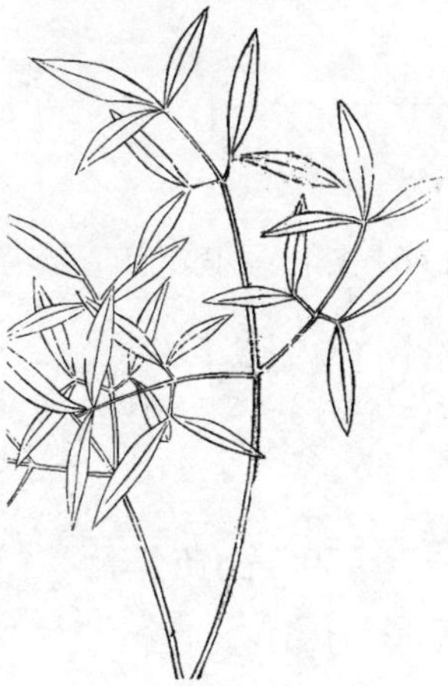

38. 水麻艻

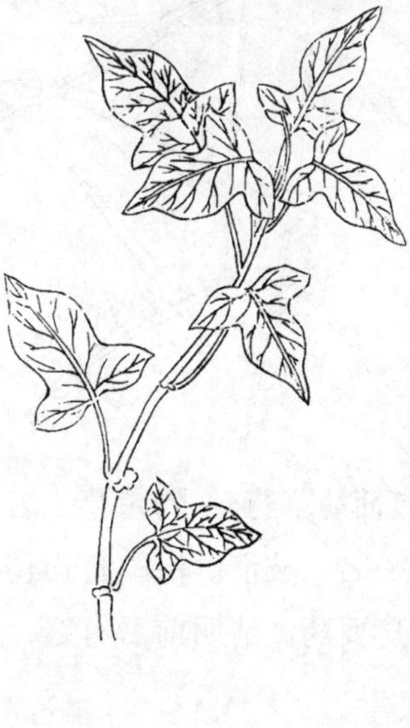

水麻艻[①]，生建昌。丛生，茎如蓼，淡红色，绿节；叶三叉，前尖长后短，面绿背淡有毛。俚医捣浆，以新汲水冲服。疗痧症。

按《本草纲目》有牛脂麻艻，无形状，草药多有以艻名者。

【校注】

① 艻（tiáo 条）：古同"苕"，芦苇的花穗。

39. 钓鱼竿

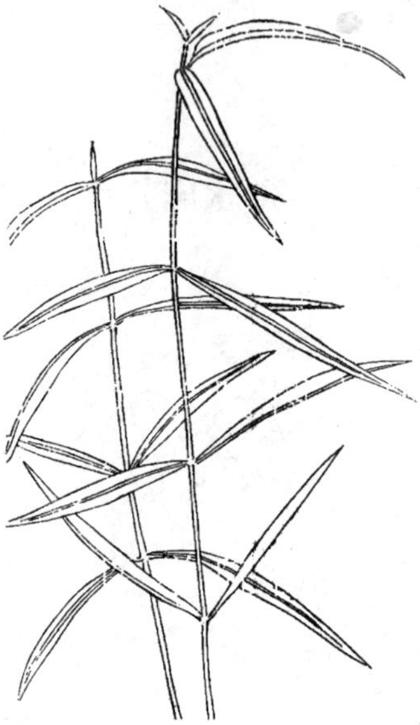

《简易草药》：钓鱼竿一名逍遥竹，一名一枝箭。治跌打损伤、筋骨痛疼要药。清明前后有之，夏至后即难寻觅。

按此草，建昌俗呼了鸟竹，细茎亭亭，对叶稀疏，似竹而瘦，中惟直纹一道。土医以治劳伤。

40. 臭牡丹

臭牡丹，江西、湖南田野废圃皆有之。一名臭枫根，一名大红袍。高可三四尺，圆叶有尖，如紫荆叶而薄，又似油桐叶而小，梢端叶颇红；就梢叶内开五瓣淡紫花成攒，颇似绣球而须长如聚针。南安人取其根，煎洗脚肿。其气近臭，京师呼为臭八宝。或伪为洋绣球售之。湖南俚医云煮乌鸡同食，去头昏。亦治毒疮，消肿止痛。

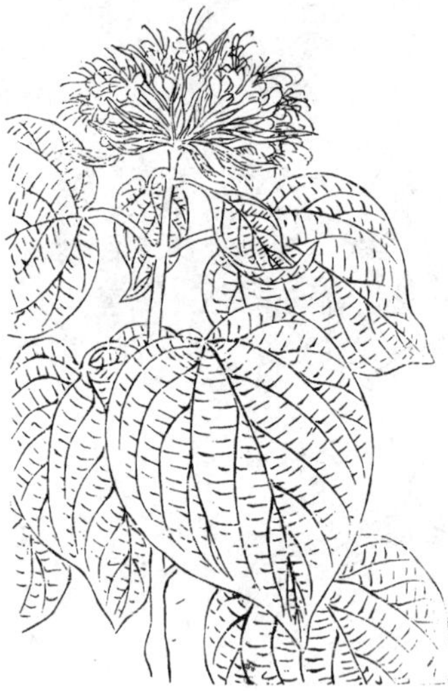

41. 斑珠科

斑珠科，生长沙平野。一丛数十茎，高尺馀，枝杈繁密，三叶攒生，极似鸡眼草。俚医以除火毒。

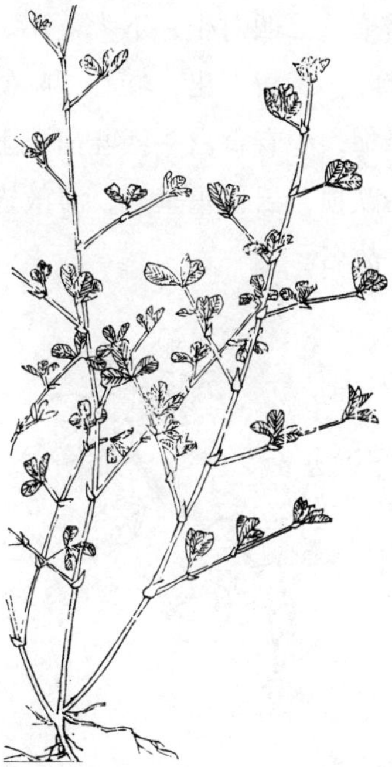

42. 铁马鞭

铁马鞭，生长沙冈阜。绿茎横枝，长弱如蔓，三叶攒生，似落花生叶而小，面青背白，茎叶皆有微毛。俚医以为散血之药。

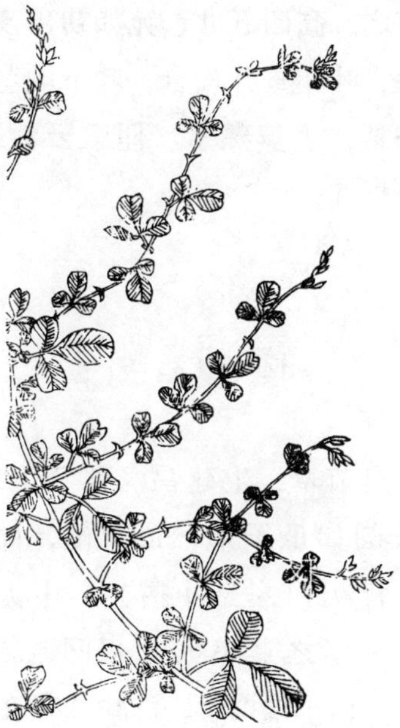

43. 叶下珠

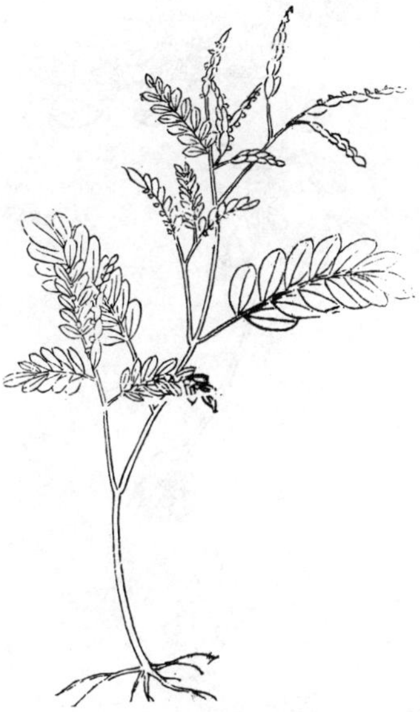

叶下珠，江西、湖南砌下墙阴

多有之。高四五寸，宛如初出夜合树芽，叶亦昼开夜合，叶下顺茎结子如粟，生黄熟紫。俚医云性凉，能除瘴气。

44. 臭节草

臭节草，生建昌。独茎细绿，叶长圆如瓜子形，顶微缺，面深绿，背灰白，三叶攒生，中大旁小，一茎之上小大叶相间，颇繁碎。土医采根捣浆，洗肿毒有效。

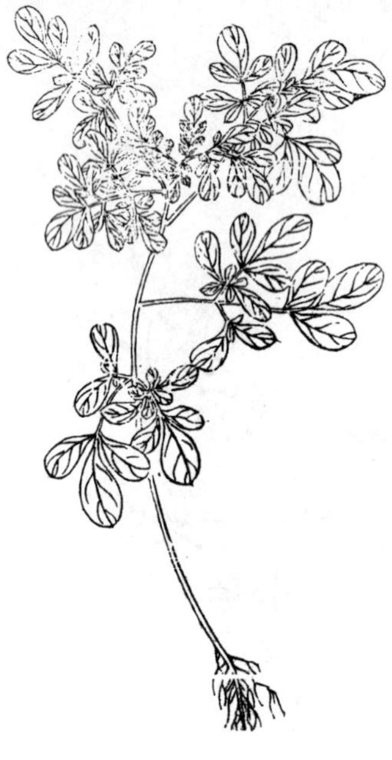

45. 临时救

临时救，江西、湖南田塍山足皆有之。春发弱茎，就地平铺。厚叶绿软尖圆，微似杏叶而无齿。茎端攒聚，二四对生，下大上小。花生叶际，黄瓣五出，红心，颇似磬口腊梅，中有黄白一缕吐出。土医以治跌损，云伤重垂毙，灌敷皆可活，故名。

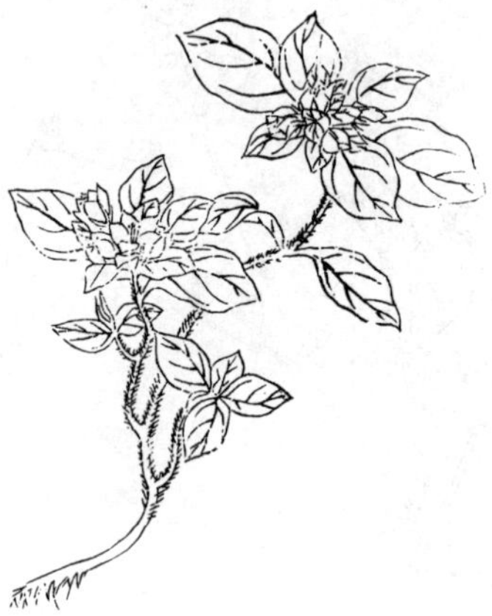

46. 救命王

救命王，湘南平隰、废圃多有之。丛生十数茎为族，高五六寸，一茎三叶，初生时颇似蛇莓叶，渐大长七八分，深齿浓绿，微似刺榆。俚医以治跌打。全科捣碎，用童便或回龙汤冲服。虽年久重伤，皆能有效。

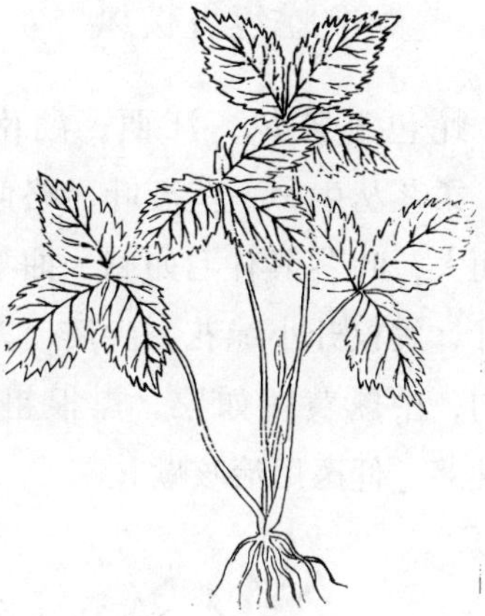

47. 鹿角草

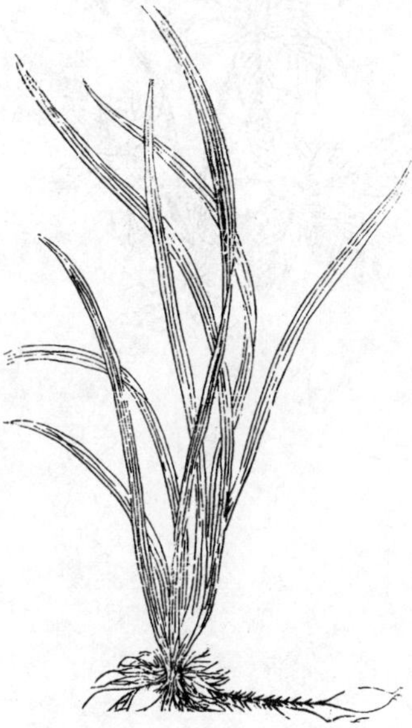

鹿角草，产建昌，或谓之草麦冬，叶根俱似麦门冬而柴硬，与萱草根相类。土人取根煎水，亦可退热。

按《本草纲目》，捶胡根与此草甚肖，惟捶胡叶宽大如萱草，颇柔润，根味甘，似天门冬。又一种竹叶草根，亦如麦冬，昔人谓麦冬有数种，皆其同类。

48. 天草萍

天草萍，产建昌。赭根横短，抽茎如萱草茎，就茎发叶，亦如萱草而狭；茎上开花，作苞如兰花青葵。建昌俚医用之，未及询其所治何病。

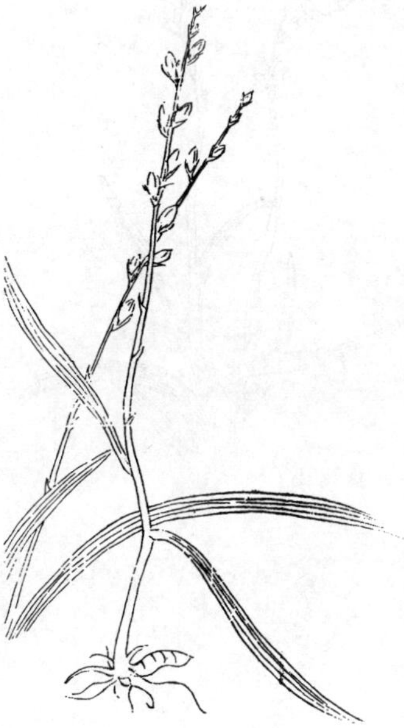

49. 盘龙参

盘龙参，袁州、衡州山坡皆有之。长叶如初生萱草而脆肥，春时抽葶，发苞如辫绳斜纠，开小粉红花，大如小豆瓣，有细齿上翘，中吐白蕊，根有黏汁。衡州俚医用之，滇南以治阴虚之症。其根似天门冬而微细色黄。

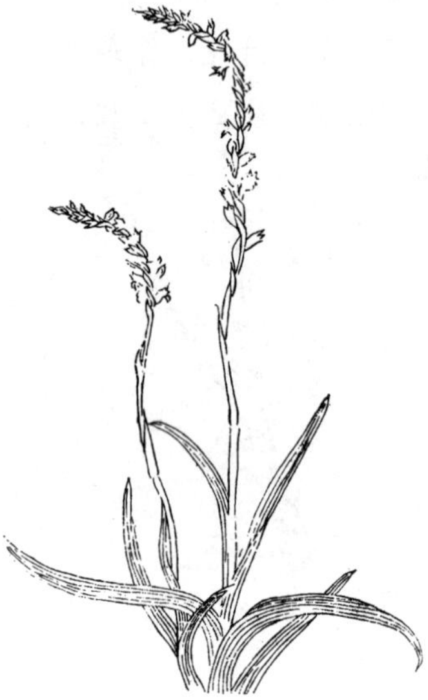

50. 蛇包五披风

蛇包五披风，江西、湖南有之。柔茎丛生，一茎五叶，略似蛇莓而大，叶茎俱有毛如刺。抽葶生小叶，发杈开小绿花，尖瓣，多少不匀，中露黄蕊如粟。黑根粗须，似仙茅。俚医用治咳嗽。

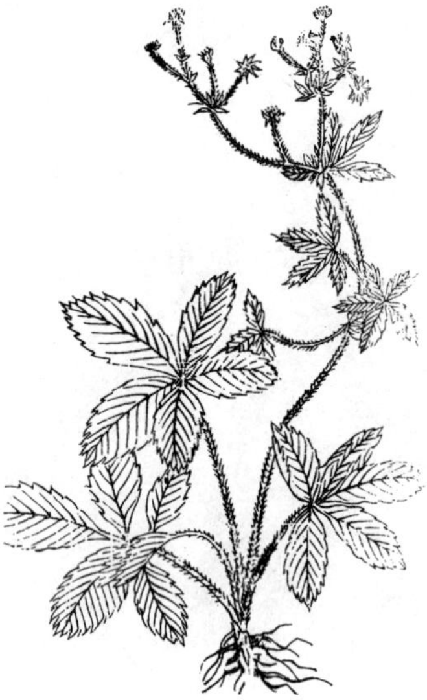

卷之十六　石草类

1. 石斛

石斛，《本经》上品。今山石上多有之。开花如瓯兰而小，其长者为木斛；又有一种，扁茎有节如竹，叶亦宽大，高尺馀，即《竹谱》所谓悬竹。衡山人呼为千年竹，置于笥[①]中，经时不干，得水即活。

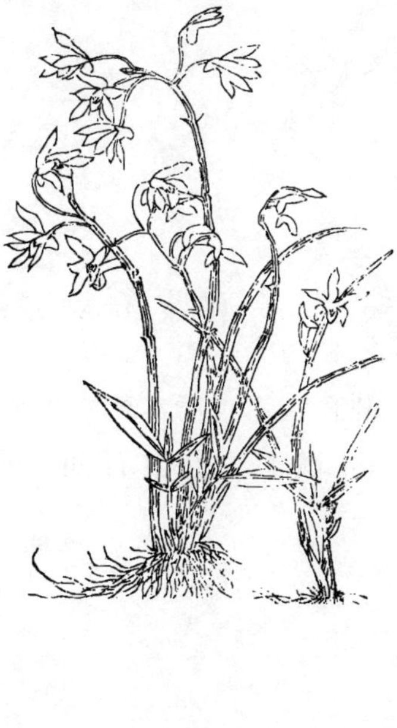

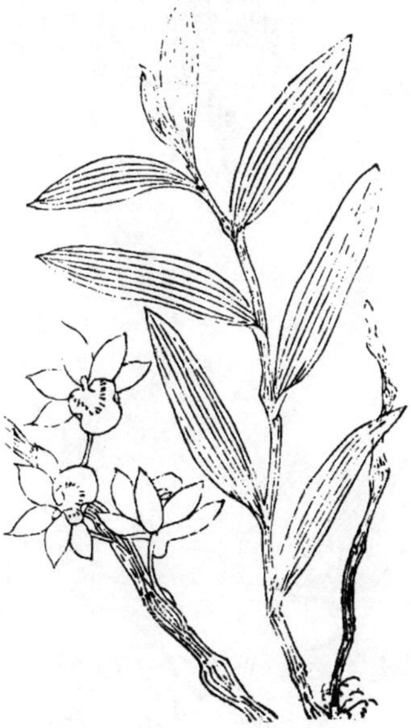

【校注】

① 笥（sì 四）：盛物的方形竹器。

2. 卷柏

卷柏，《本经》上品。详宋《图经》。今山石间多有之。

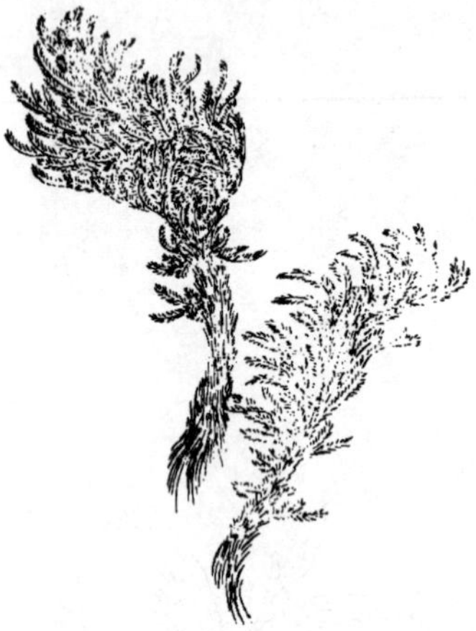

3. 石韦

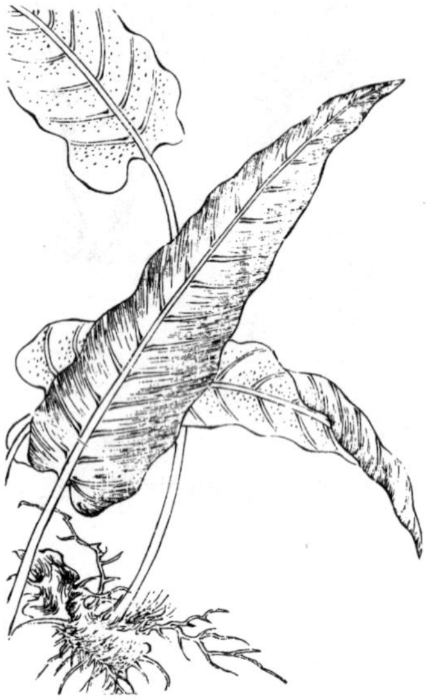

石韦，《本经》中品。种类殊多，今以面绿背有黄毛、柔韧如韦者为石韦。馀皆仍俗名以别之。

4. 石长生

石长生，《本经》下品。陶隐居云：似蕨而细，如龙须草，黑如光漆。今蕨地多有之。

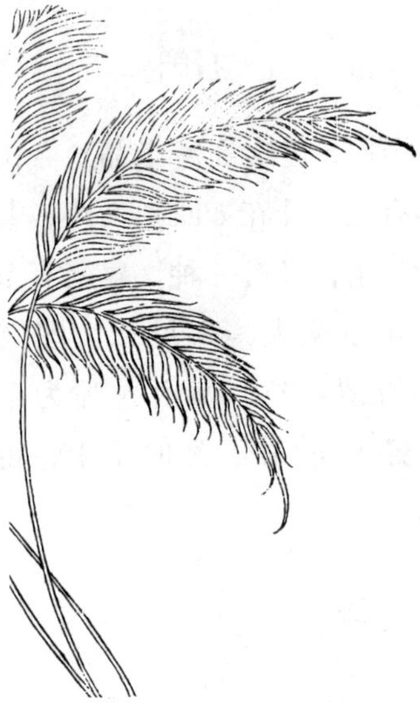

5. 酢浆草

酢浆草，《唐本草》始著录。即三叶酸浆，生山石间，叶大如钱。

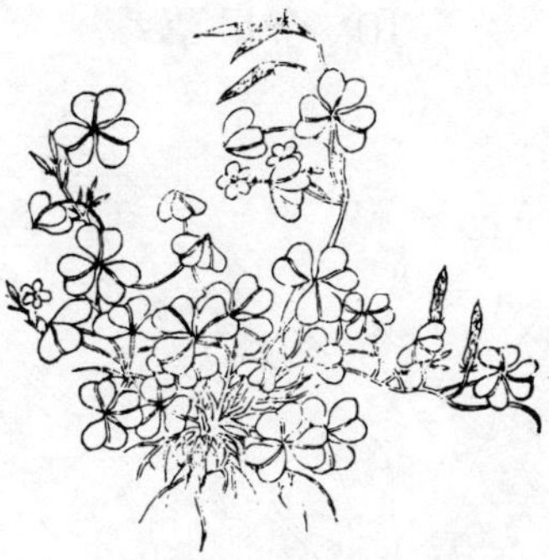

6. 老蜗生

老蜗生，生长沙田塍。铺地细蔓，似三叶酸浆而蔓赭叶小，根大如指，微硬。俚医以治损伤。

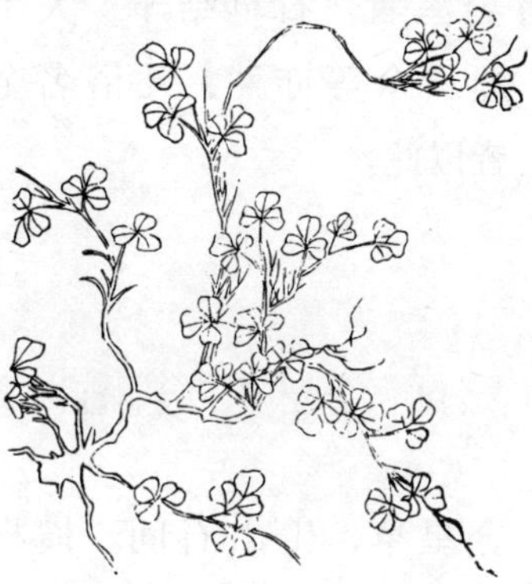

7. 石胡荽

石胡荽，《四声本草》[①]收之，即鹅不食草。详《本草纲目》。以治目翳，研末嗅之。《简易草药》有满天星、沙飞草、地胡椒、大救驾诸名，亦治跌打损伤。或云能治痧症，盖取其辛能开窍。

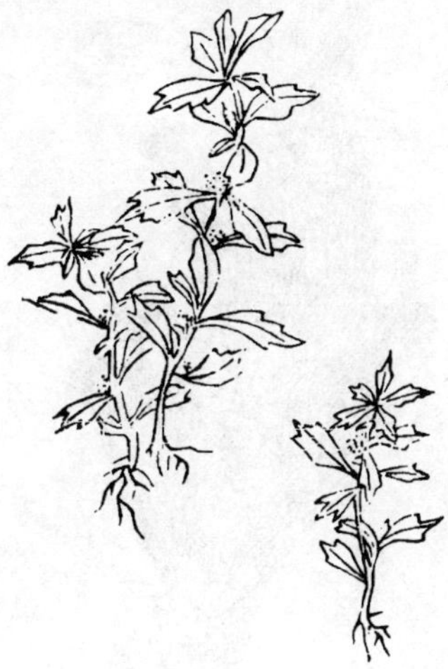

【校注】

① 《四声本草》：唐代萧炳撰。掌禹锡《嘉祐补注本草》称此书“取本草药名，每上一字，以四声相从，以便讨阅”。原书已佚，部分佚文见《证类本草》等书中。

8. 骨碎补

骨碎补，《本草拾遗》谓之猴姜，开元时以其主伤折、补骨碎命名。凡古木阴地皆有之。

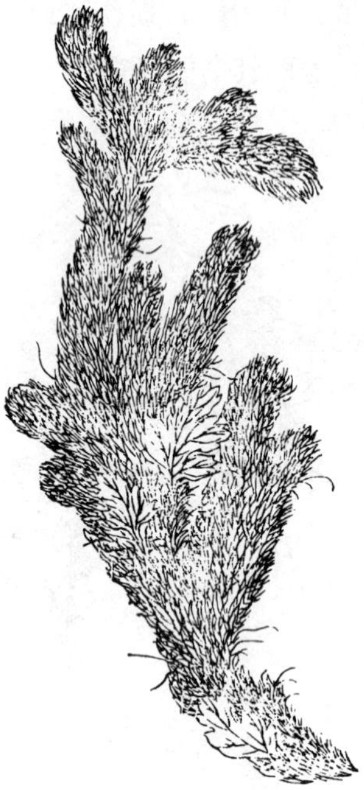

9. 草石蚕

草石蚕，《本草拾遗》始著录。山石上多有之。毛茎如蚕，叶如卷柏，干瘁得湿则生。俚医呼为返魂草。《本草纲目》附注菜部石蚕下，盖未的识。

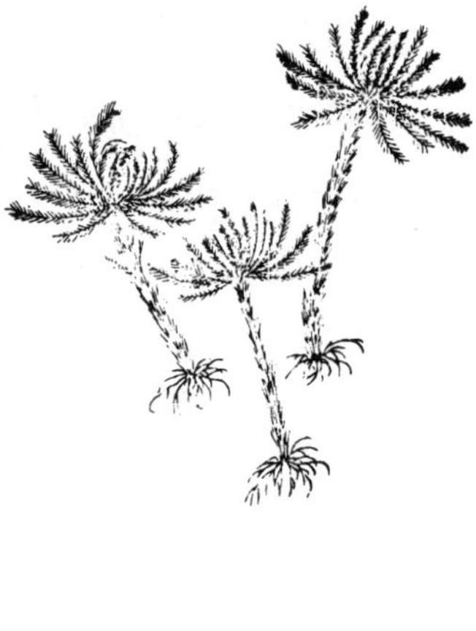

10. 金星草

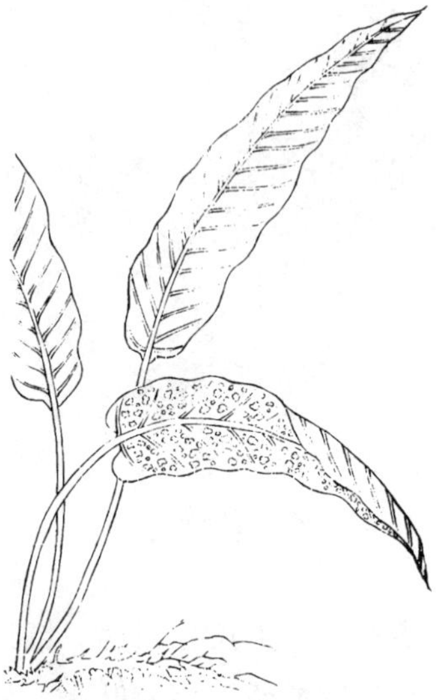

金星草，《嘉祐本草》：即石韦之有金星者。石草结子，大率相类，即贯众等亦然，凡俗名金星者，皆以此。

11. 金星草 又一种

金星草，生山石间。横根多须，抽茎生叶，如贯众而多齿，似狗脊而齿尖，叶背金星极多。盖狗脊之别种。

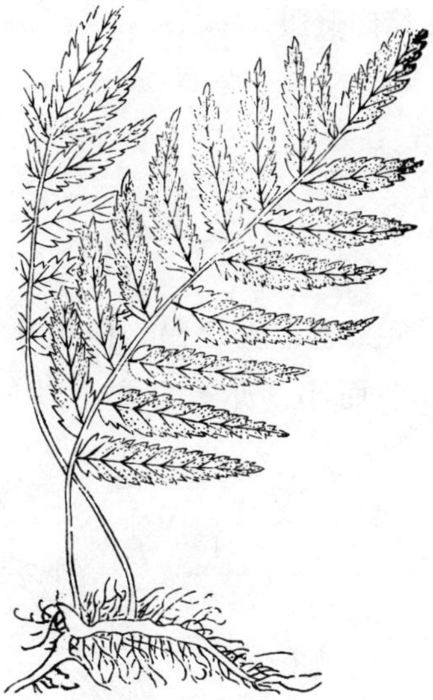

12. 鹅掌金星草

鹅掌金星草，生建昌山石间。横根，一茎一叶，叶如鹅掌，有金星。《滇本草》谓之七星草。云此草形如鸡脚，上有黄点，贴石生。味甘，性寒，无毒。治五淋白浊。又包敷无名大疮，神效。又熨脐，治阴寒。

13. 石龙

石龙一名石茶。横根丛生，一茎一叶，高三四寸，叶如茶而厚，如石韦重叠堆砌。李时珍谓石韦有如杏叶者，殆即此。

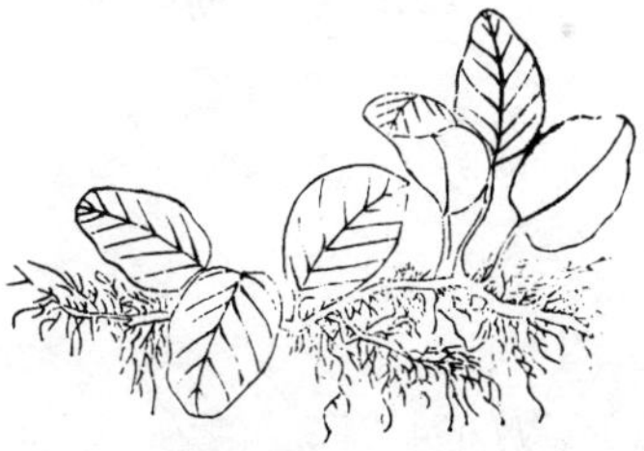

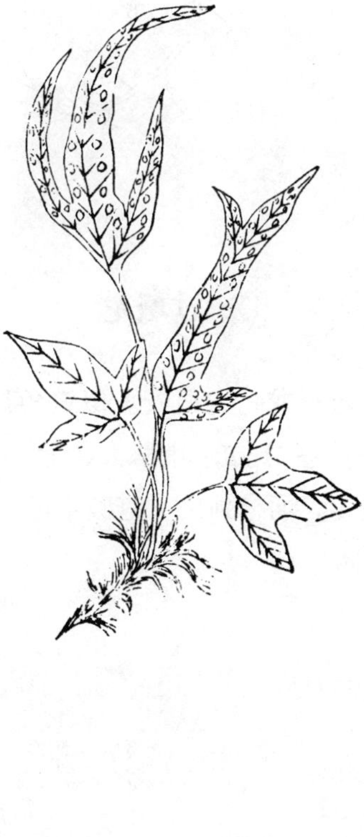

14. 剑丹

剑丹，生赣州山石上。丛生，长叶如初生萬苣，面绿背淡，亦有金星如骨牌点。治跌打损伤，酒煎服。

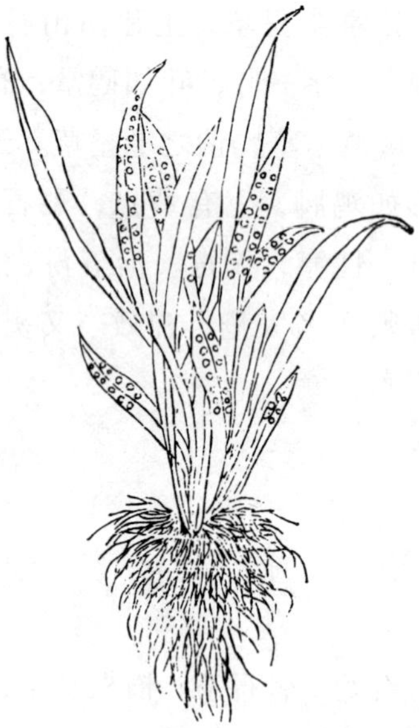

15. 飞刀剑

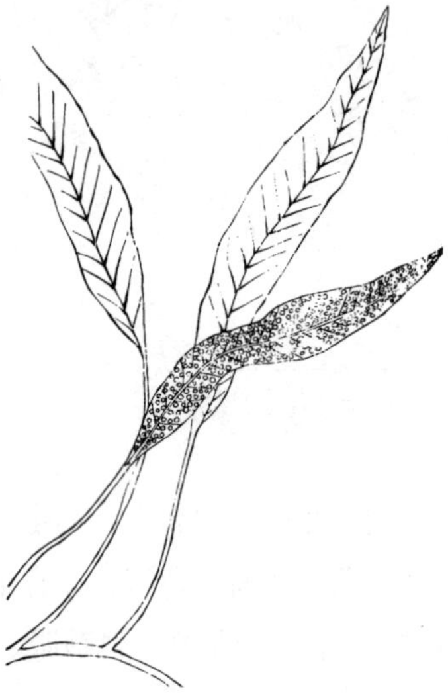

飞刀剑，生南安。即石韦之瘦细者。亦有金星。俚医以治痰火，同瘦猪肉蒸服。

16. 金交翦

金交翦，生建昌。横根生叶，似石韦而小，亦有金星，功同石韦。

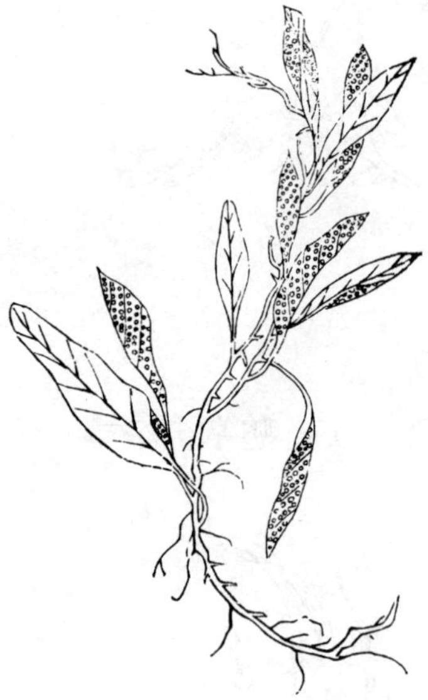

17. 过坛龙

过坛龙，生南安。似铁角凤尾草，长茎分枝，叶稍大，盖一类。治疮毒，研末傅之。疮破不可擦。

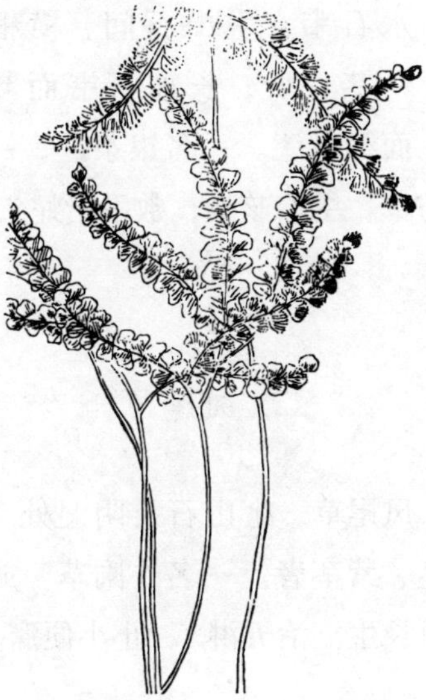

18. 铁角凤尾草

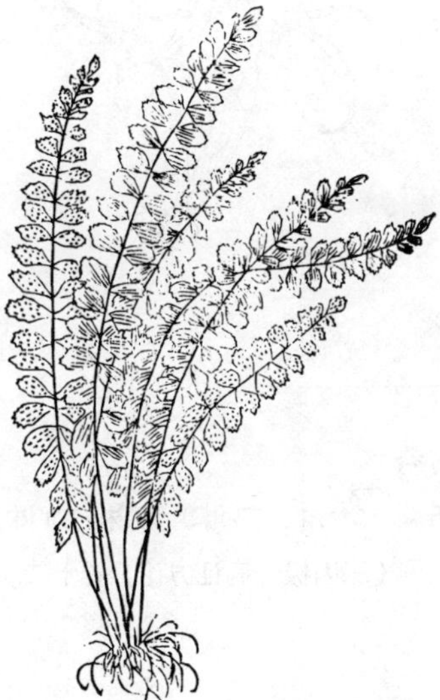

铁角凤尾草，生建昌山石上。高四五寸，丛生，紫茎，对叶排生；生如指肚大而末作细齿，背有细子小如粟。治红白痢，连根叶酒煎服。岳麓亦多有之。

19. 紫背金牛

紫背金牛，生四川山石间。似铁角凤尾草而叶微团，面绿背紫，抽茎开小紫花，微似薄荷花。按宋《图经》有紫金牛似小青，与此异。

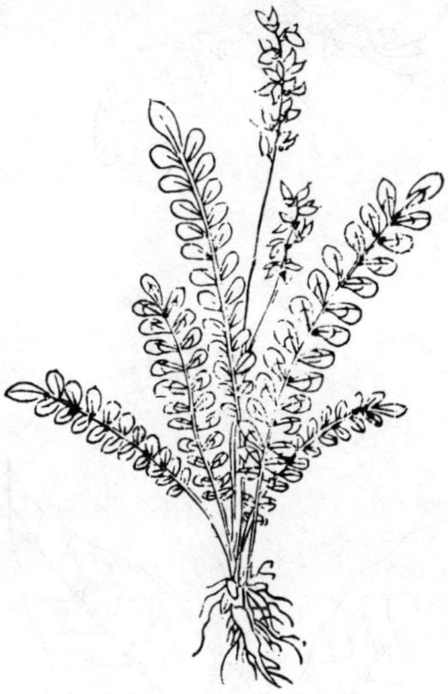

20. 水龙骨

水龙骨，生山石间。圆根横出分杈，蓝白色，多斑，破之有丝，疏须数茎，抽茎红紫，一茎一叶，叶长厚如石韦，分破如猴姜而圆，有紫纹。主治腰痛，酒煎服。

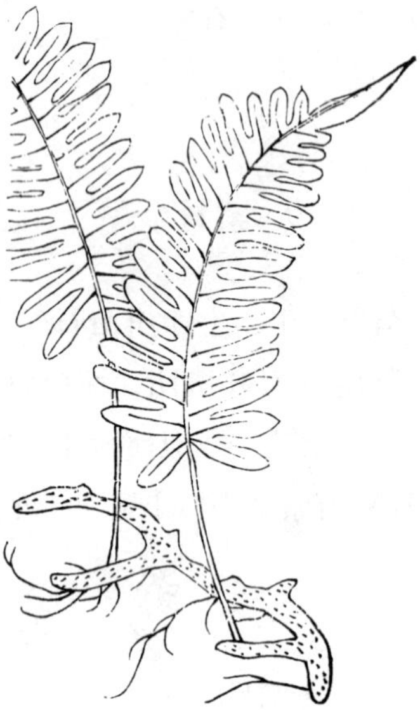

21. 水石韦

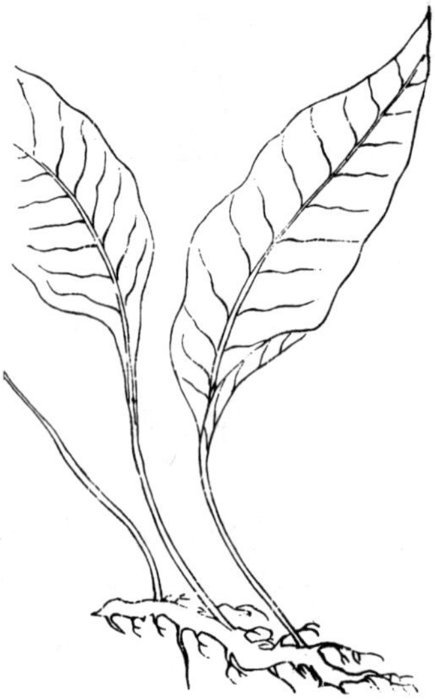

水石韦，生山石间。横根赭色，一茎一叶；长如石韦而叶薄软，面绿背淡。一名银茶匙，一名牌坊草。主治咳嗽，敷手指蛇头。

22. 凤尾草

凤尾草，生山石及阴湿处。有绿茎、紫茎者。一名井阑草。或谓之石长生。治五淋[1]，止小便痛。

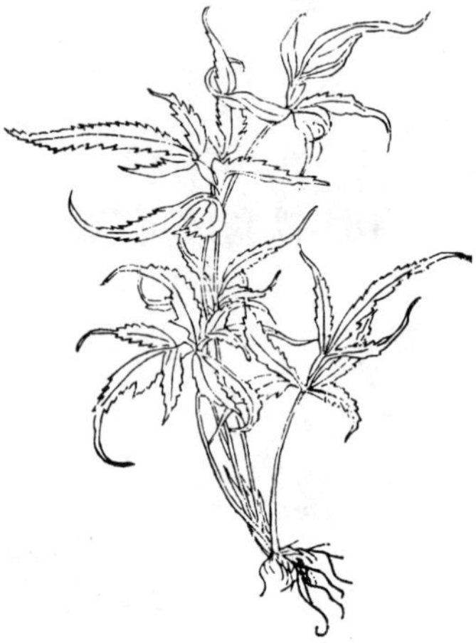

【校注】

① 五淋：冷淋、热淋、膏淋、血淋、石淋。见《三因极一病证方论》卷十二。

23. 凤了草

凤了草，生庐山。横根黑圆多

须，紫茎似蕨，而叶长大对生。盖即大蕨之类。

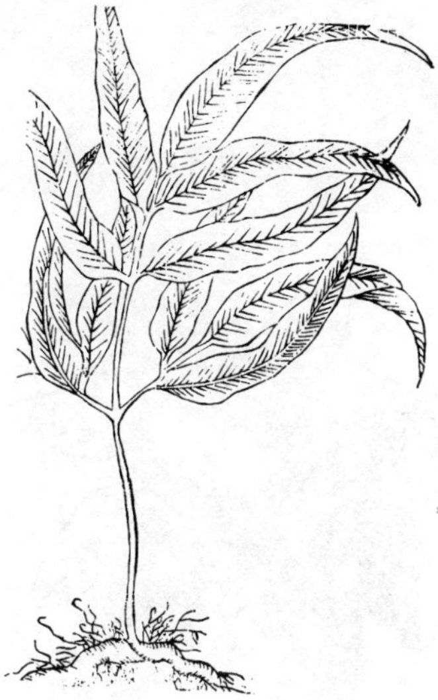

24. 地胆

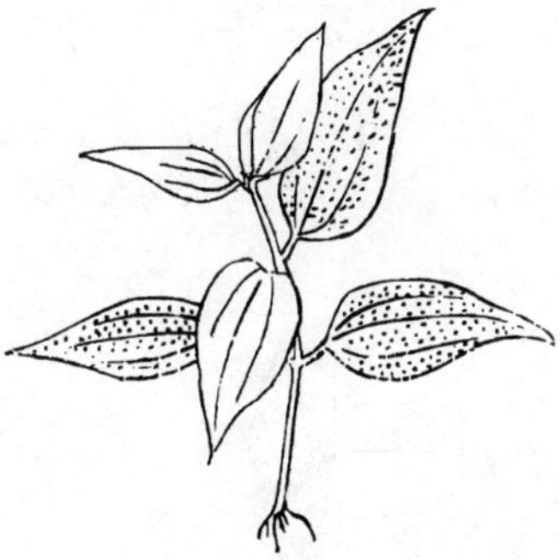

地胆，产大庾岭。或呼为录段草。高三寸许，叶如水竹子叶而宽厚，面绿有直纹，紫白圆点相间；背紫，光滑可爱。或云治妇科五心热症。

按《南越笔记》有还魂草，一名地胆。叶如芥，花如地茶。以蛤试之，能取死回生。产阳江山中。未知即此否。

25. 双蝴蝶

双蝴蝶，建昌山石向阴处有之。叶长圆二寸馀有尖，二四对生，两大两小；面青蓝有碎斜纹，背红紫有金线四五缕，两长叶铺地如蝶翅，两小叶横出如蝶腹及首尾；短根数缕如足，极为奇诡。捣敷诸毒，见日即萎。

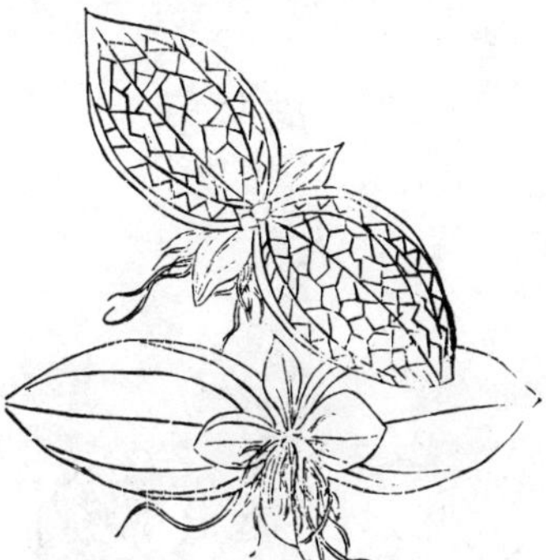

26. 紫背金盘

宋《图经》：紫背金盘生施州。苗高一尺以来，叶背紫，无花。李时珍谓湖湘水石处有之。今湖南所产引紫蔓长尺馀，叶背紫，面绿有圆齿。土名破血丹。与《图经》主治妇人血气痛、能消胎气相符。李时珍所云蔓似黄丝，恐非此种。

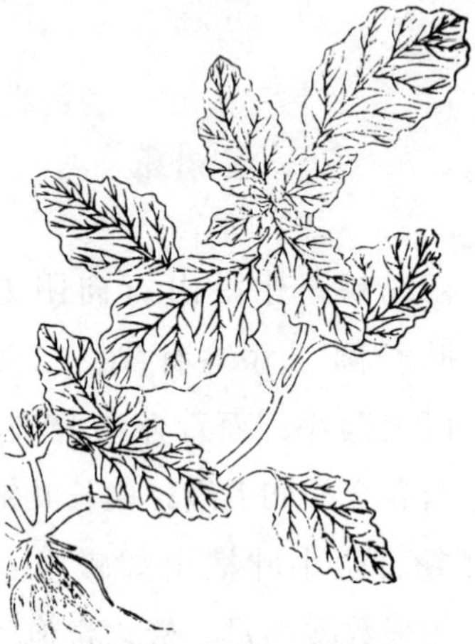

27. 虎耳草

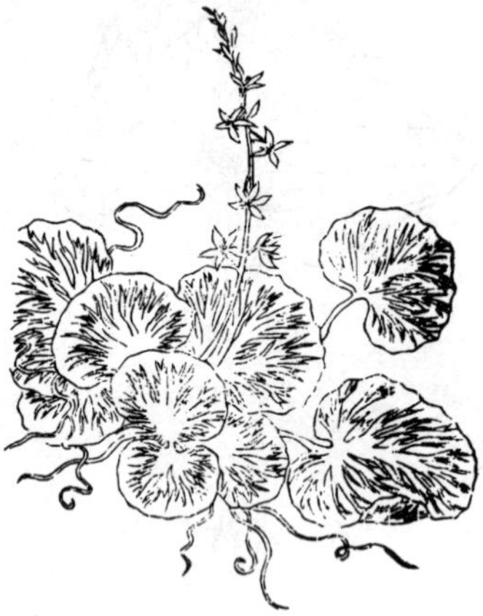

虎耳草，《本草纲目》始著录。栽种者多白纹；自生山石间者淡绿色，有白毛却少细纹。治聤耳。过用或成聋闭、喉闭、无音。用以代茶，亦治吐血。《简易草药》名为系系叶。

28. 岩白菜

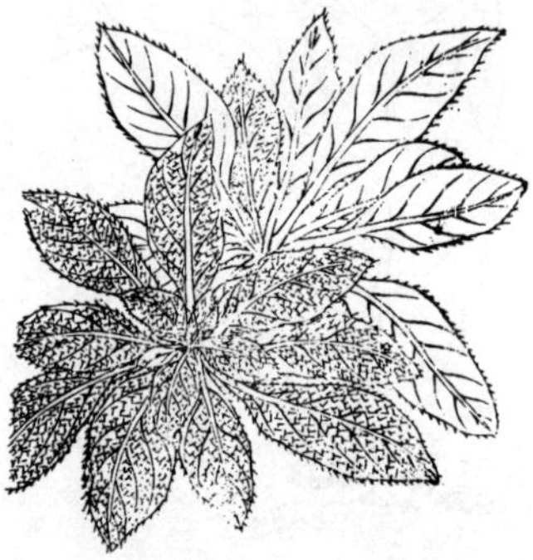

岩白菜，生山石有溜处。铺生如白菜，面绿背黄，有毛茸茸。治吐血有效。

29. 呆白菜

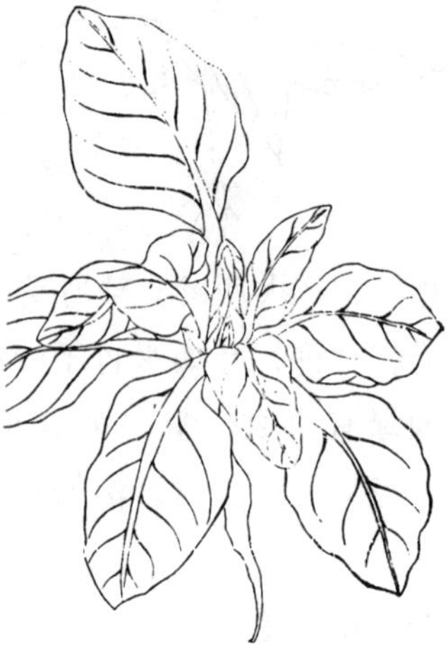

呆白菜，生山石间。铺生不植立。一名矮白菜。极似莙荙[①]。长根数寸。主治吐血。

【校注】

① 莙荙（jūdá 君达）：水藻名。

30. 石吊兰

石吊兰，产广信宝庆山石上。横根赭色，高四五寸，就根发小茎生叶，四五叶排生，攒簇光润，厚劲有锯齿，大而疏。面深绿背淡，中唯直纹一缕，叶下生长须数条，就石上生根。土人采治通肢节、跌打、酒病。

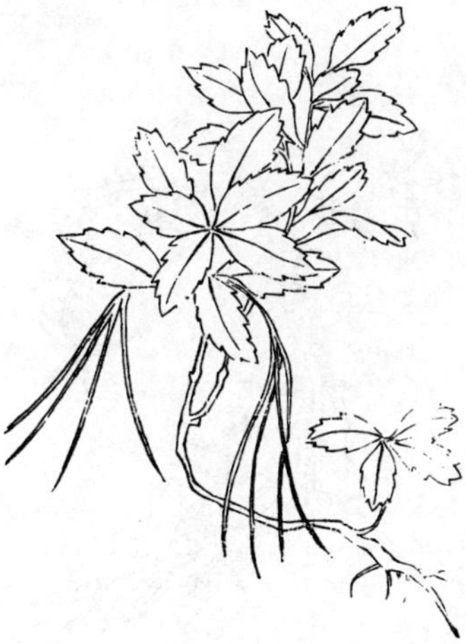

31. 七星莲

七星莲，生长沙山石上。铺地引蔓，与石吊兰相似，而叶阔薄有白脉。本细，末团圆，齿乱，根如短发。又从叶下生蔓，四面傍引，从蔓上生叶，叶下复生根、须一丛居中，六丛环外。根既别植，蔓仍牵带，故有七星之名。俚医以治红、白痢。

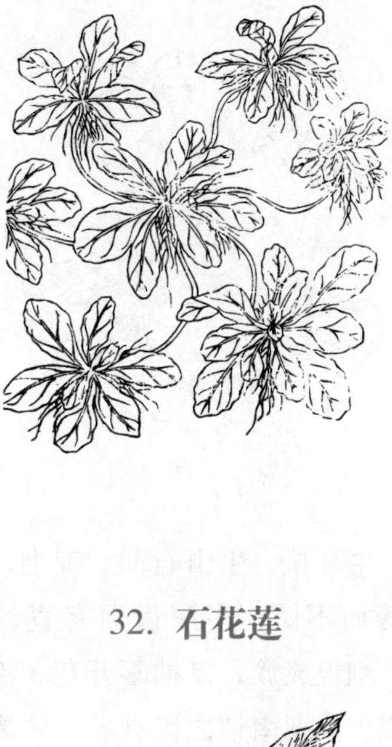

32. 石花莲

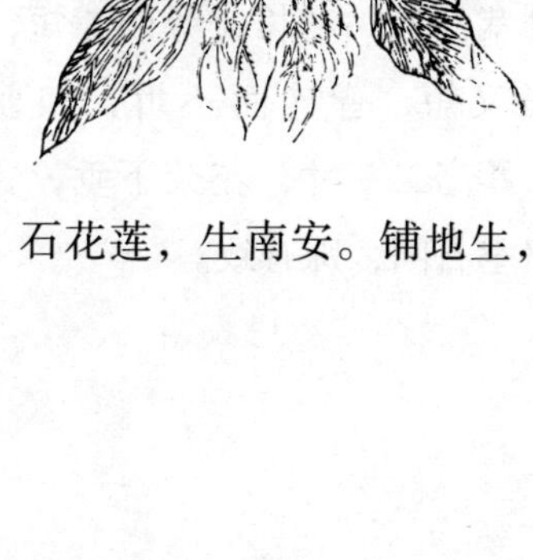

石花莲，生南安。铺地生，短

茎长叶，似地黄叶而尖，面浓绿，有直纹极细，上浮白茸；背青灰色，浓赭纹，亦有毛。根不甚长，极稠密，黑赭相间。气味寒。主治心气疼痛、汤火、刀枪，煎服。

33. 牛耳草

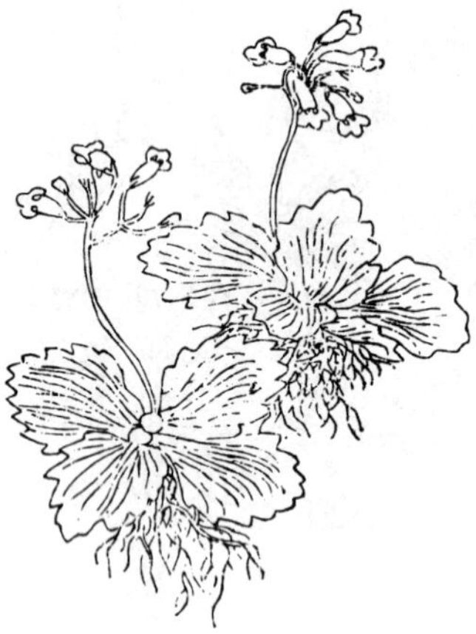

牛耳草，生山石间。铺生，叶如葵而不圆，多深齿而有直纹隆起，细根成簇，夏抽葶开花。治跌打损伤。湖南谓之翻魂草。《滇本草》谓之石胆草。云生石上，贴石而生，开花形似车前草。味甘，无毒。同文蛤为末，乌须良。叶捣烂敷疮，神效。按此花作筒子，内微白外紫，下一瓣长，旁两瓣短，上一瓣又短，皆连而不坼，如翦缺然。葶高二三寸，花朵下垂，置之石盎拳石间，殊有致。

34. 千重塔

千重塔，江西山中近石处皆有之。细茎密叶，丛生，高五六寸；叶微似落帚而短，稍宽。土人云同螺蛘肉煎水服，能治咳嗽。

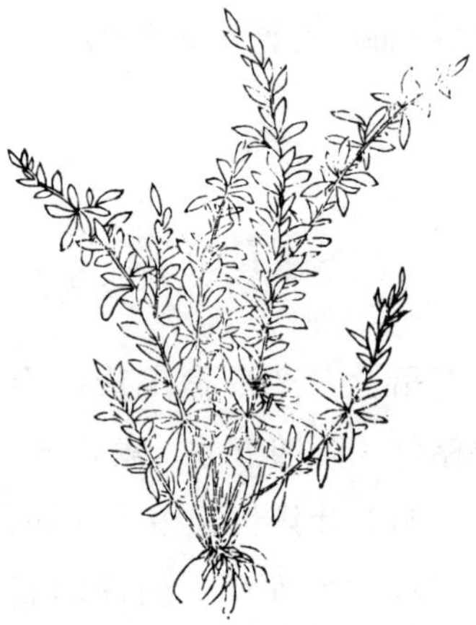

35. 千层塔

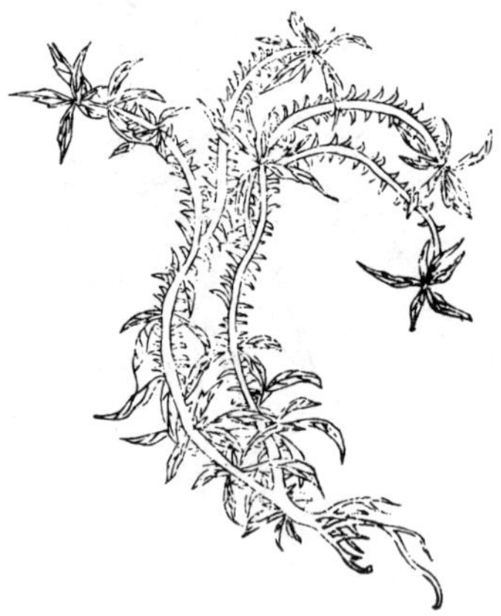

千层塔，生山石间。蔓生绿茎，小叶攒生，四面如刺，间有长

叶及梢头叶，俱如初生柳叶。可煎洗肿毒、跌打及鼻孔作痒。

36. 风兰

风兰，产闽、粤，江西赣南山中亦有之。一名吊兰。根露石上，茎叶向下，倒卷而上，高四五寸。扁叶长二寸许，双合不舒。五月开花似石斛，瓣与心均微似兰而小。以竹筐悬之檐间，得风露之气。自生自开，或寄生老树上。

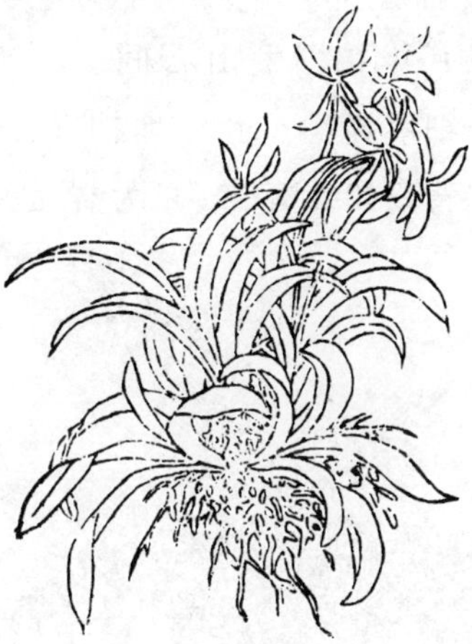

37. 石兰

石兰，南安山石有之。横根，先作一蒂如麦门冬色绿，蒂上发两小叶，叶中抽小茎开花，瓣如瓯兰而短，心红瓣绿，与瓯兰无异。花罢结实，仍如门冬累累相连，盖即石斛一种。

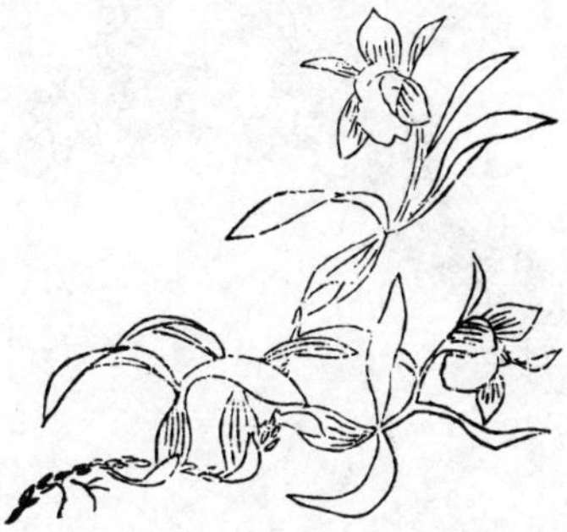

38. 石豆

石豆，生山石间。似瓜子金，硬茎。初生一蒂大如豆，上发一叶如瓜子微长而圆，厚分许。一名石仙桃，一名鱼鮀草。性与瓜子金同。

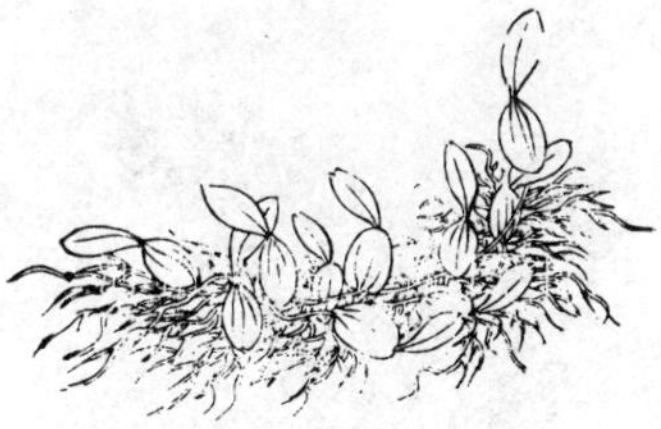

39. 瓜子金

瓜子金，山石上皆有之。毛根如猴姜，横蔓细茎，叶如瓜子稍长，厚一二分，背有黄点。治风损，煎酒冲白糖服。

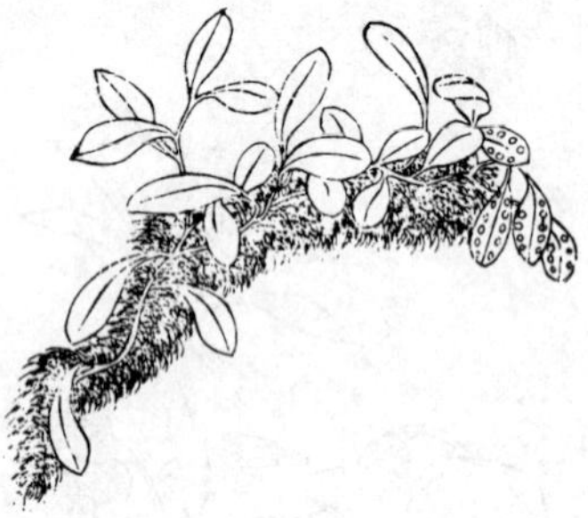

40. 地柏叶

地柏叶，湖南山坡多有之。高四五寸，细茎，花叶似侧柏而光，色亦淡绿，四五茎作小丛。盖与卷柏、千年松同类，而生于土不生于石。俚医用以去肺风[①]。

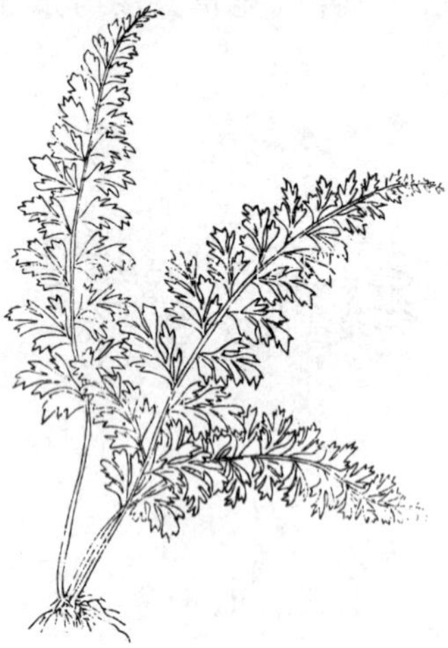

【校注】

① 肺风：病名。一是指肺受风邪所致的疾患，《素问·风论》："肺风之状，多汗恶风，色皏然白，时咳短气，昼日则差，暮则甚，诊在眉上，其色白。"二是指类似酒渣鼻的病证，见《丹溪心法·鼻病》："面鼻紫赤刺瘾疹，俗呼肺风。"《类证治裁·鼻口症论治》："有不饮酒而鼻色赤，名肺风。"

41. 万年柏

万年柏，生山石间。高三四寸，细茎光黑，叶如地柏叶而硬，面绿背白如纸剪成，可为盆玩。

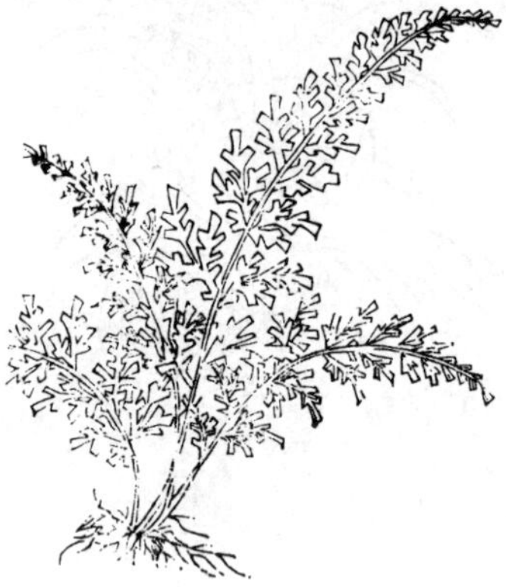

42. 万年松

万年松，产峨眉山。置之箧[①]

中经年，得水即生，彼处以充馈问。其似柏叶为千年柏，深山亦多有之。李时珍以释《别录》玉柏，但与紫花不符。

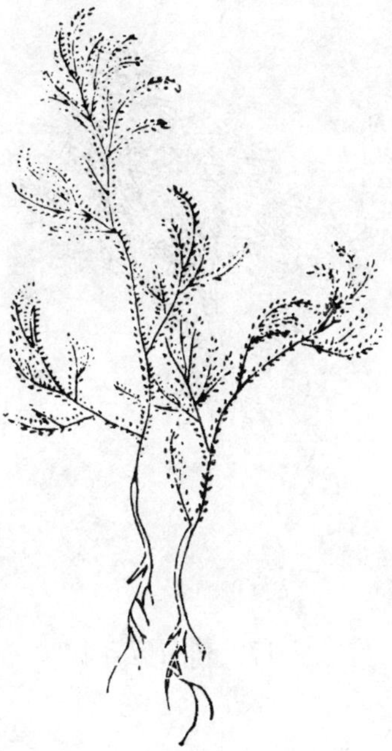

【校注】

① 箧（qiè 切）：小箱子；藏物之具。

43. 鹿茸草

鹿茸草，生山石上。高四五寸，柔茎极嫩，白茸如粉；四面生叶，攒密上抱，叶纤如小指甲；春开四瓣桃红花，三瓣似海棠花，微尖下垂，一瓣上翕，两边交掩，黄心全露。《进贤县志》录入药类，不著功用。《别录》：玉柏生石上如松，高五六寸，紫花，用茎叶。殆此类也。又《庐山志》：千年艾触油即萎，此草色白如艾，是矣。

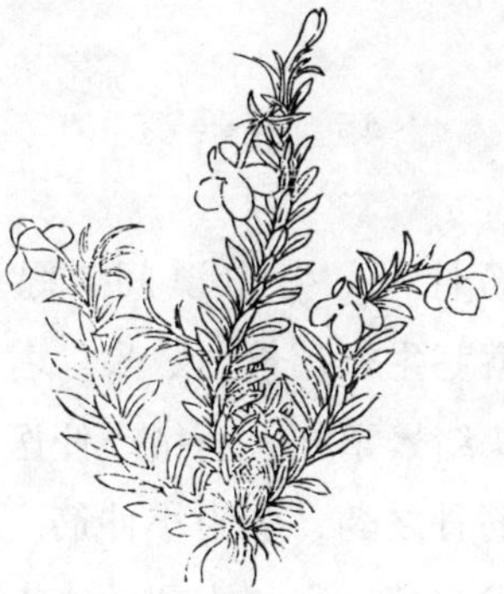

44. 石龙牙草

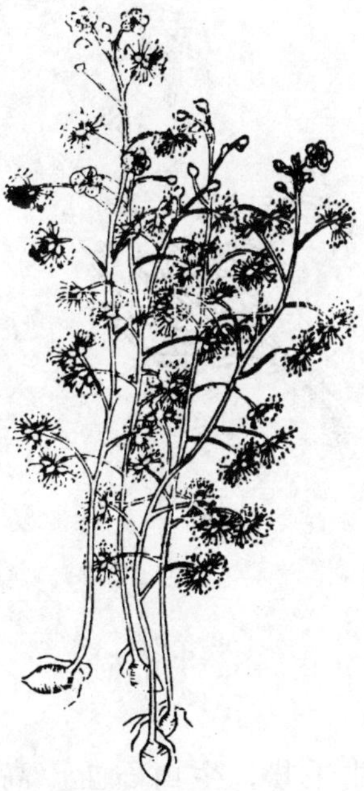

石龙牙，草生山石上。根如小半夏，春无叶有花，细茎如丝参差，开五瓣小白花，花罢黄须下垂，高三四寸。小草尤纤。

45. 筋骨草

筋骨草，生山溪间。绿蔓茸毛，就茎生杈，长至数尺。着地生根，头绪繁挐如人筋络。俚医以为调和筋骨之药，名为小伸筋。秋时茎梢发白芽，宛如小牙。滇南谓之过山龙，端午日俘俘采以入市鬻之。云小儿是日煎水作浴汤，不生疮毒受湿痒。

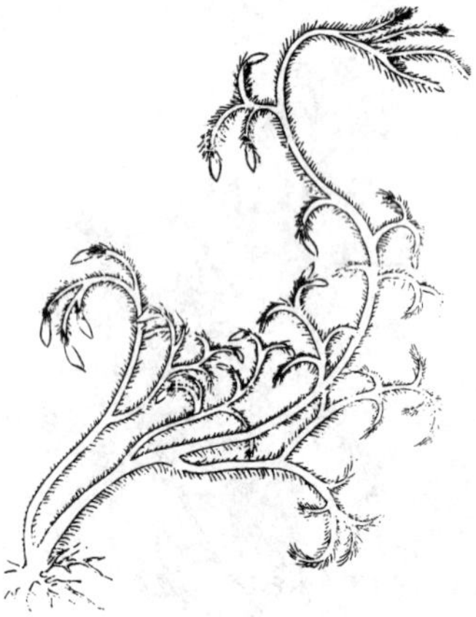

46. 牛毛松

牛毛松，生山石上。高三四寸，数十茎为丛，叶细如毛而硬，似刺松，梢头春开小黄花。置之巾箱，得雨可活。俚医以治跌损。

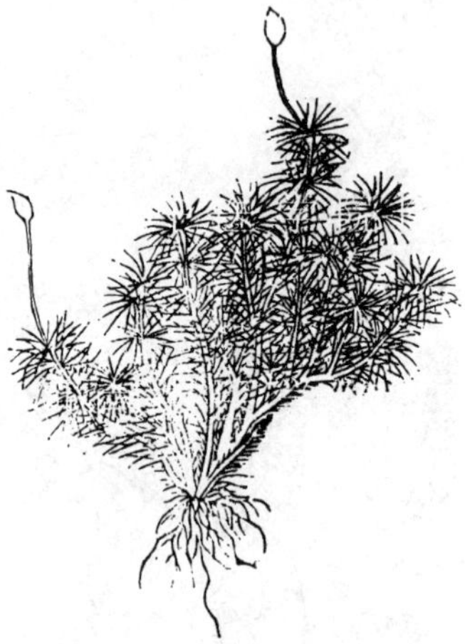

47. 佛甲草

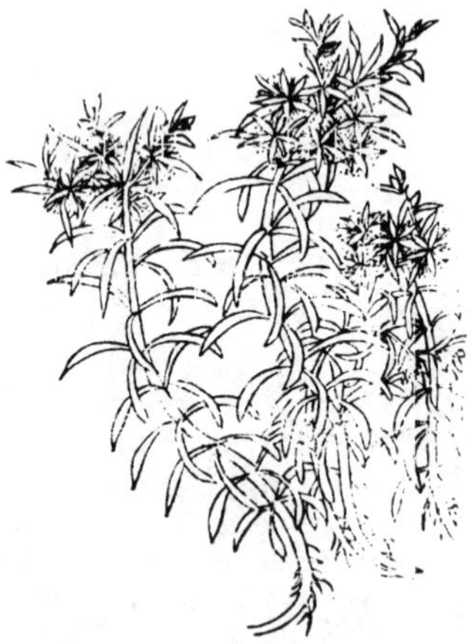

佛甲草，宋《图经》始收之。南方屋上、墙头至多，北方罕见。详《本草纲目》。今人亦以治汤火灼疮。

48. 佛甲草 又一种

佛甲草，生山石上及瓦上。茎叶淡绿，高三四寸，叶如小匙，大若指顶，微有白粉，厚脆；夏开黄花，五瓣微尖。与前一种以茎不紫、叶不尖为别，根亦微香。

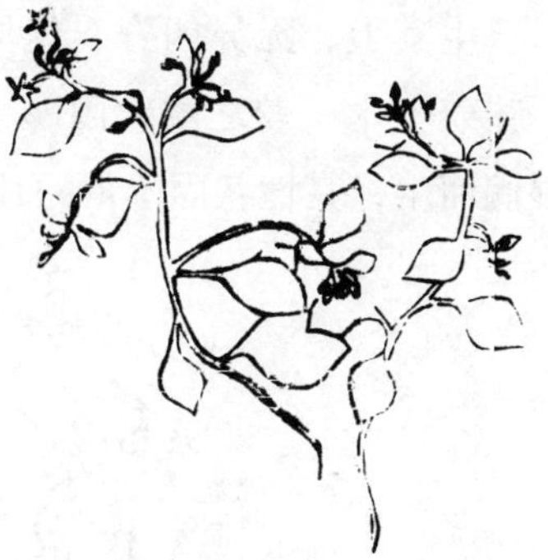

49. 水仙

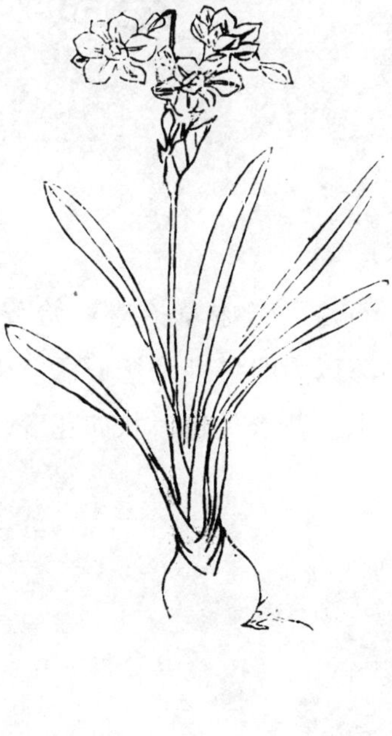

水仙花，《本草会编》始收之。俗谓其根有毒。而《卫生易简方》①疗妇人五心发热，同干荷叶、赤芍等分为末，白汤服之。恐未可信。其花不藉土而活，应入石草。

【校注】

①《卫生易简方》：方书。明代胡濙撰。约刊于1410年。作者为官期间出使四方，留心医学，广泛收集各地民间单方验方编成此书。

50. 乌韭

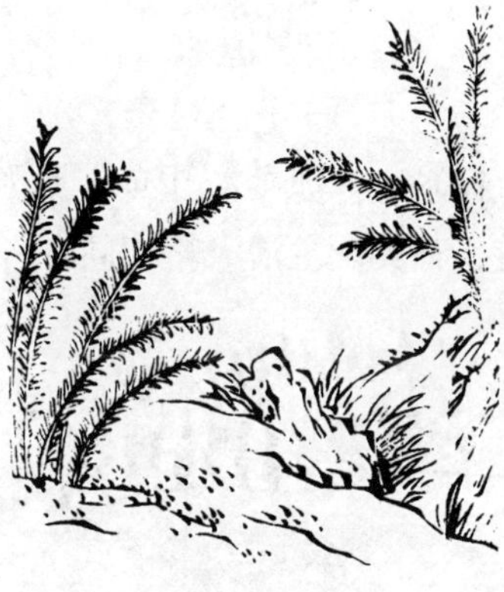

乌韭，《本经》下品。又名石发。生石上及木间阴处。青翠茸茸，似苔而非苔也。

51. 马勃

马勃，《别录》下品。生湿地及腐木上，紫色虚软，状如狗肝，大如升斗，为清肺、治咽痛要药。

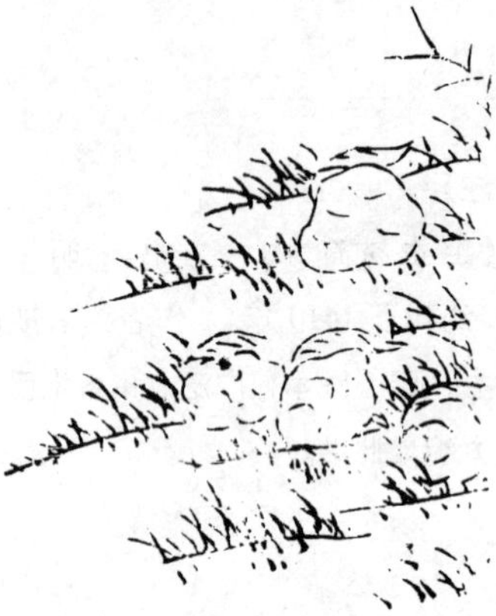

52. 垣衣

垣衣，《别录》中品。在瓦曰屋游，苔类。主治大略相同。

53. 昨叶何草

昨叶何草即瓦松。《唐本草》始著录。惟此草俗云有大毒，未可轻服。烧灰沐发，捣涂汤火伤，皆常用之。且南北老屋皆生，而《唐本草》独云生上党屋上，初生如蓬，高尺馀，远望如松栽，酸平无毒。余至晋，见此草，果与他处有异。秋时作粉红花极繁，五瓣白须，黑蕊数点。阳骄瓦灼，益复郁茂。盖山西风烈，屋上皆落土尺许，草生其上，无异冈脊。气饱霜露，味兼土木，较之鳞次雨飘，仅藉湿润而生，其性状固不得同耳。

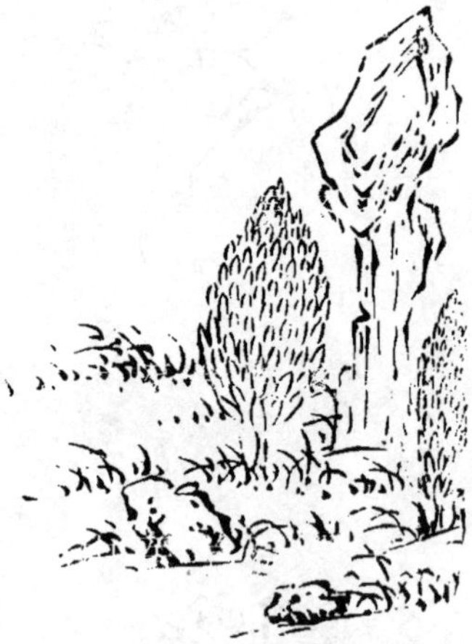

54. 石蕊

石蕊，《本草拾遗》始著录。李时珍以为即《别录》石濡。生高山石上，苔衣类也。状如花蕊，故名。

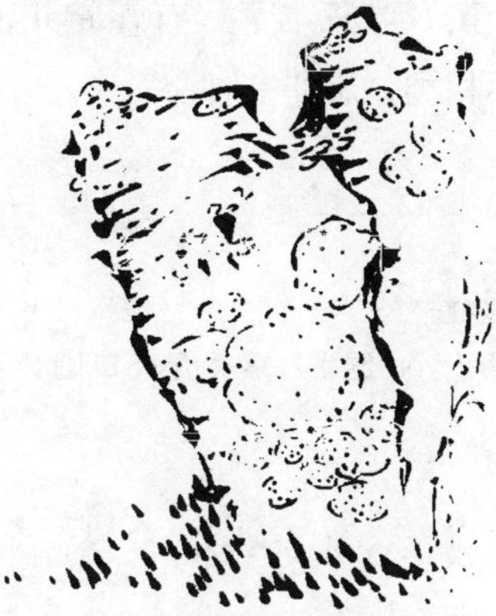

55. 地衣

地衣，《本草拾遗》始著录。阴湿地苔藓，经日晒起皮者，故名仰天皮。治中暑、阴疮、雀盲；又主马反花疮，生油调傅。

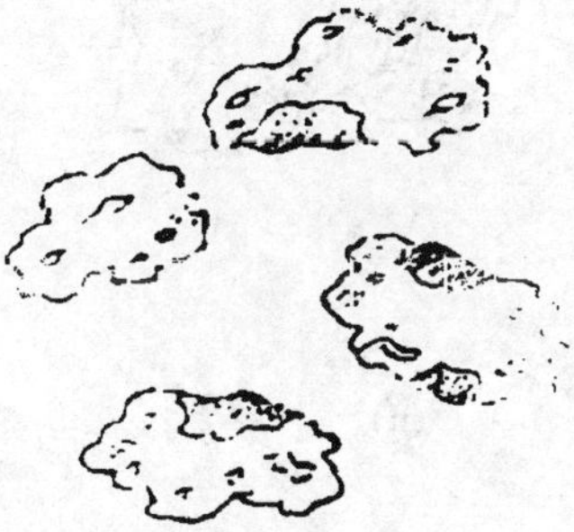

56. 离鬲草

离鬲草，味辛，寒。有小毒。主瘰疬丹毒，小儿无辜寒热，大腹痞满，痰饮，膈上热，生研绞汁服一合，当吐出胸膈间宿物。生人家阶庭湿处，高三二寸，苗叶似羃䍥[①]，去疟为上。江东有之，北土无。

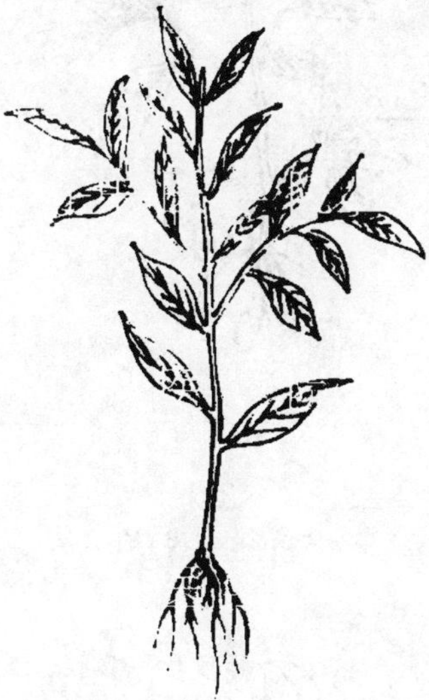

【校注】

① 羃䍥（mìlí 密离）：古代遮盖脸部的巾。

57. 仙人草

仙人草主小儿酢疮，煮汤浴，亦捣傅之。酢疮头小而硬，小儿此疮，或有不因药而自差者。当丹毒入腹，必危。可预饮冷药以防之，兼用此草洗疮。亦明目去肤翳，捋汁滴目中。生阶庭间，高二三寸，叶细有雁齿，似离鬲草，北地不生也。

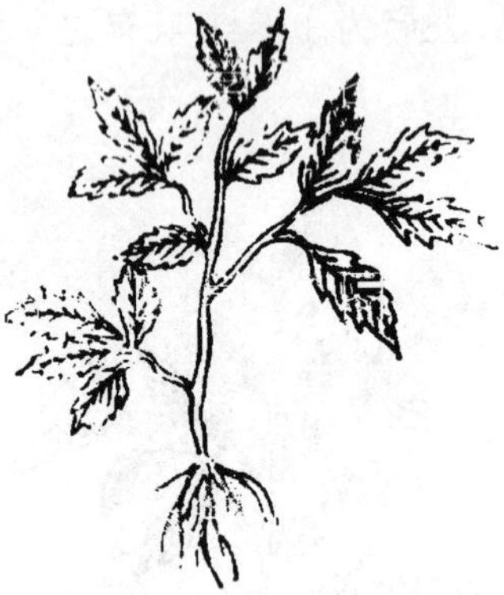

58. 螺厣草

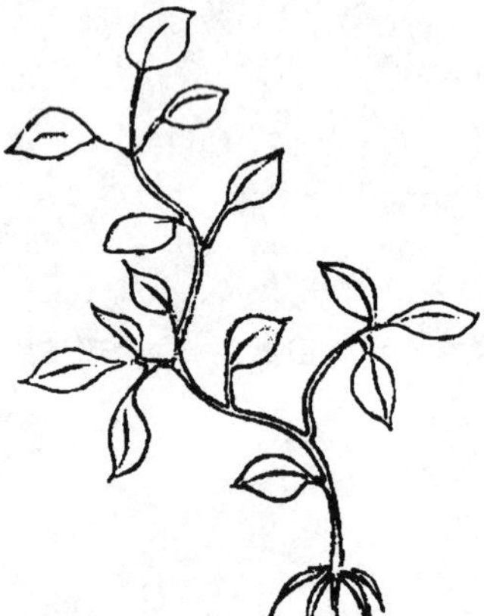

《本草拾遗》：螺厣[1]草，蔓生石上。叶状似螺厣，微带赤色，而光如镜，背有少毛，小草也。气味辛。主治痈肿、风疹、脚气肿。捣烂傅之，亦煮汤洗肿处。

按《救荒本草》有螺厣儿，形状不相类，恐非一种。

【校注】

① 厣（yǎn 眼）：螺类介壳口圆片状的盖。

59. 列当

列当，《开宝本草》始著录。生原州、秦州等州。即草苁蓉。治劳伤，补腰肾，代肉苁蓉即此。

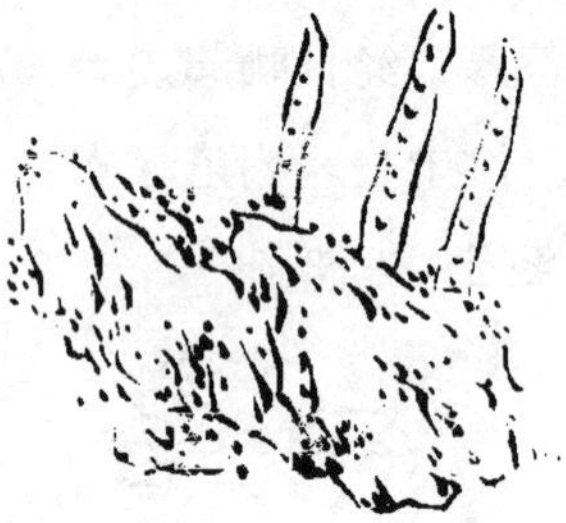

60. 土马鬃

土马鬃，《嘉祐本草》始著录。垣衣生于土墙头上者，性能败热毒。

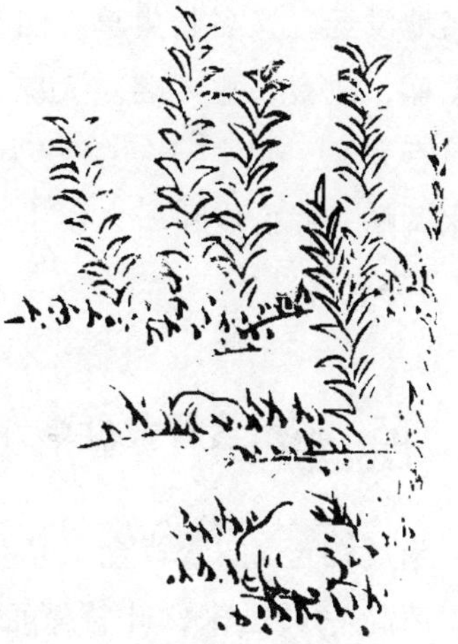

61. 河中府地柏

宋《图经》：地柏生蜀中山谷，河中府亦有之。根黄，状如丝，茎细，上有黄点子；无花叶；三月生，长四五寸许；四月采，暴干用。蜀中九月，药市多有货之。主脏毒，下血神速。其方与黄耆等分末之，米饮服二钱。蜀人甚神此方，诚有效也。

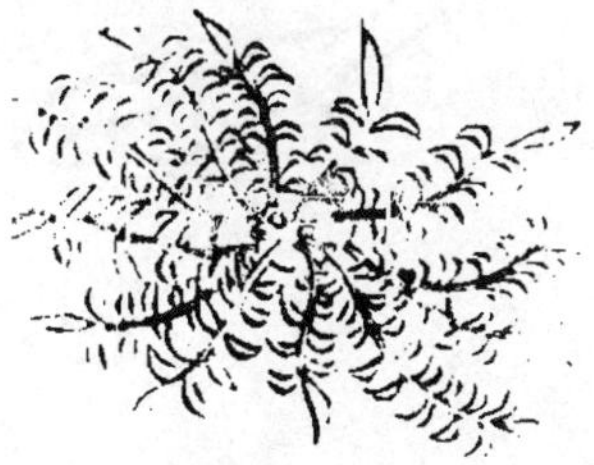

62. 施州崖棕

宋《图经》：崖棕生施州石崖上。味甘辛，性温，无毒。苗高一尺已来，四季有叶无花。彼土医人，采根与半天回、鸡翁藤、野兰根等四味，净洗焙干，去粗皮，等分捣罗，温酒调服二钱匕。疗妇人血气，并五劳七伤。妇人服忌鸡鱼湿面，丈夫服无所忌。

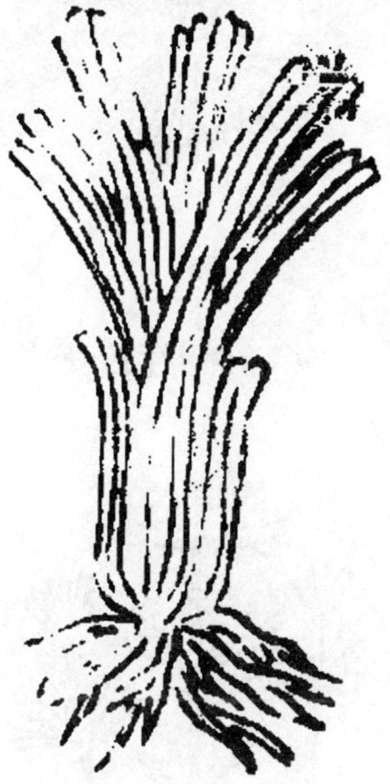

63. 秦州百乳草

宋《图经》：百乳草生河中府、秦州、剑州。根黄白色，形如瓦松，茎叶俱青有如松叶，无花。三月生苗，四月长及五六寸许。四时采其根，晒干用。下乳，亦通顺血脉，调气甚佳。亦谓之百蕊草。

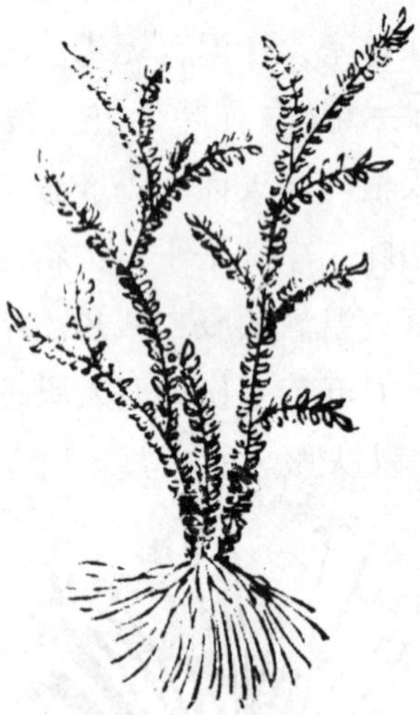

64. 施州红茂草

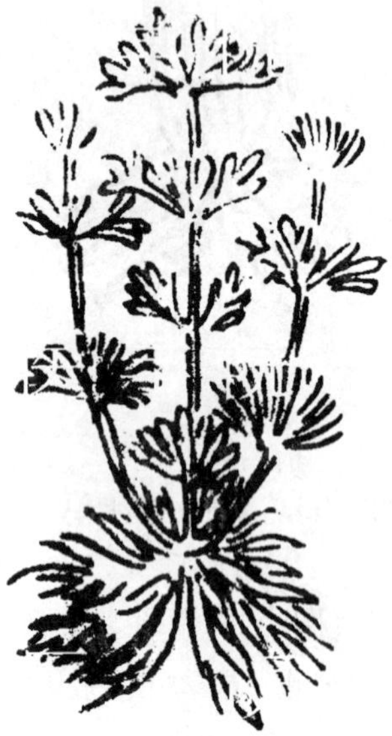

宋《图经》：红茂草生施州。又名地没药，又名长生草。四季枝叶繁盛，故有长生之名。大凉，味苦，春采根、叶焙干，擣罗为末，冷水调贴，痈疽疮肿。

65. 施州紫背金盘草

宋《图经》：紫背金盘草生施州。苗高一尺已来，叶背紫面青。根味辛涩，性热，无毒。采无时。土人单用此物，洗净去粗皮，焙干擣罗，温酒调服半钱匕。妇人血气，能消胎气，孕妇不可服，忌鸡鱼湿面羊血。

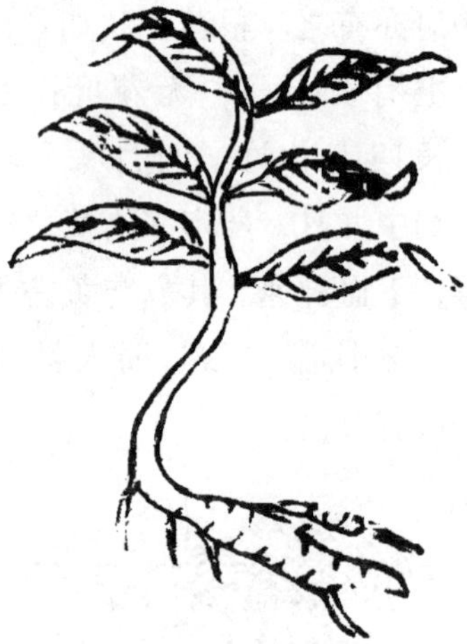

66. 福州石垂

宋《图经》：石垂生福州山中。三月有花，四月采子，焙干，生捣罗，蜜丸。彼人用治蛊毒甚佳。

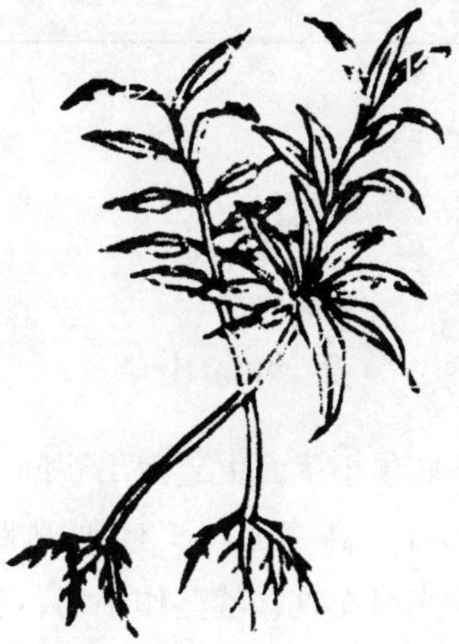

卷之十七　石草类　水草类

石草类

1. 翠云草

翠云草，生山石间。绿茎小叶，青翠可爱。《群芳谱》录之。人多种于石供及阴湿地为玩。江西土医谓之龙须，滇南谓之剑柏，皆云能舒筋络。

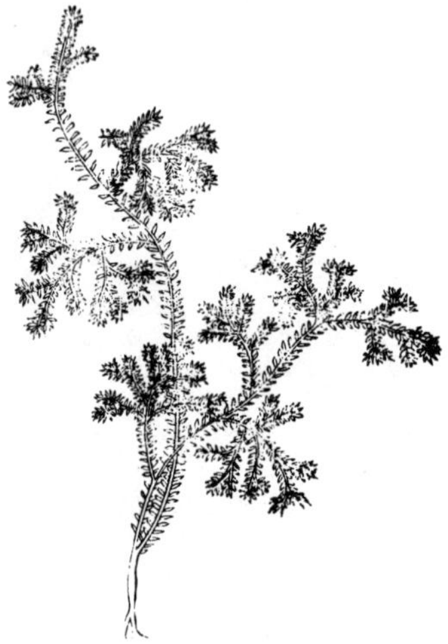

2. 瓶尔小草

瓶尔小草，生云南山石间。一茎一叶，高二三寸。叶似马蹄有尖，光绿无纹，就茎作小穗，色绿微黄，贴叶如著[①]。

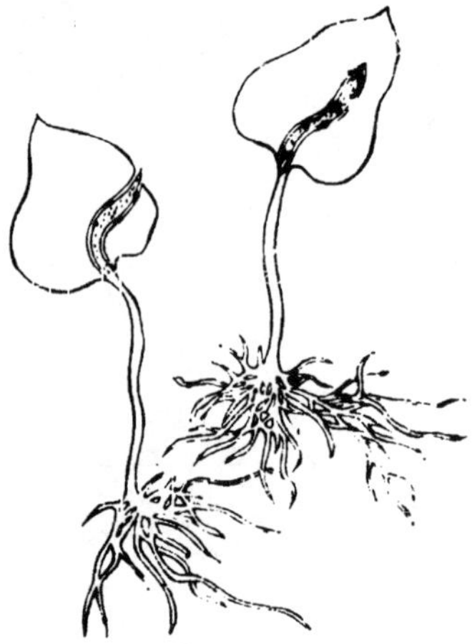

【校注】

① 著（zhuó 着）：附着；穿着。同“着”。

3. 石盆草

石盆草，生云南山石间。铺地长叶，秃歧拖蔓，色紫，叶如马齿苋微长，顶有小缺，绿蒂白花。

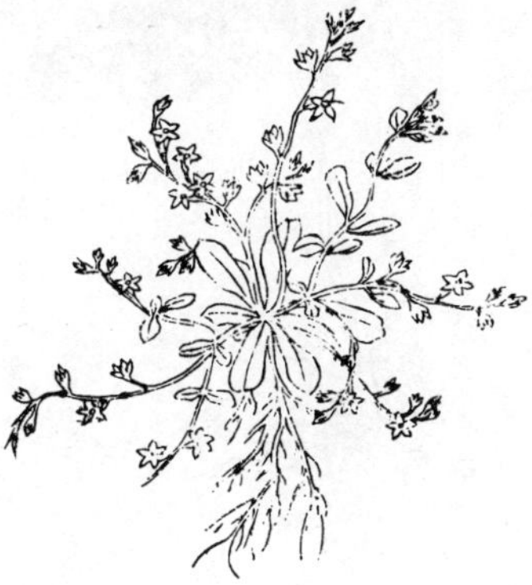

4. 地盆草

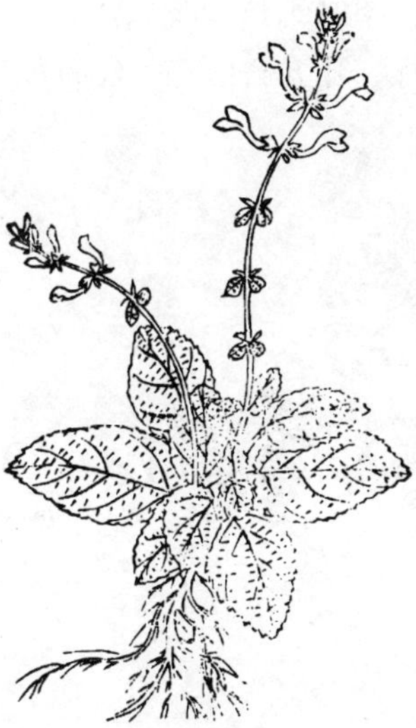

地盆草，生云南山石间。铺地生，叶粗涩如芥菜，紫葶高四五寸，开花如牛耳草而色更紫。

5. 石松

石松，生云南山石间。矮草大根，长叶攒簇似罗汉松叶，叶脱剩茎，粗痕如错。

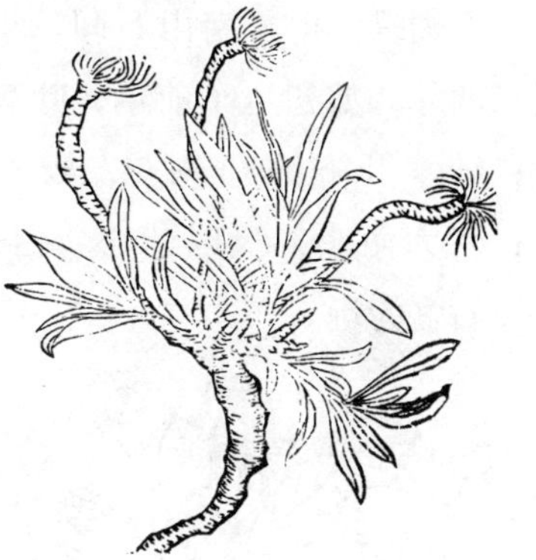

6. 金丝矮它它

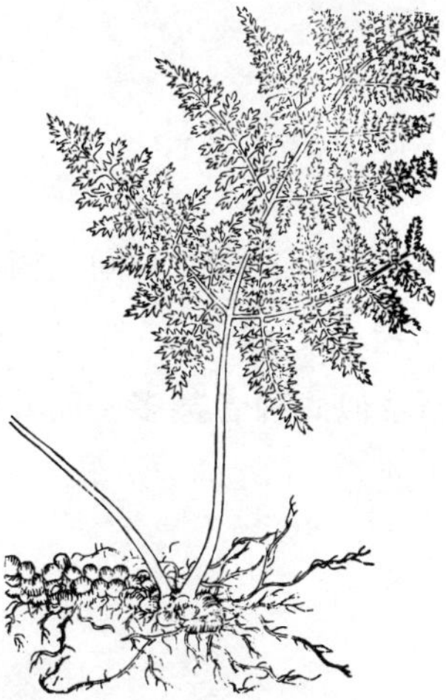

金丝矮它它，生云南山石间。茎叶皆如蕨，而高不逾尺，横根；一茎一臼，臼皆突起如节。土医以治筋骨痰火。

7. 石蝴蝶

石蝴蝶，生云南山石间。小草高三四寸，如初生车前草，叶有圆齿；细葶开五瓣茄色花，瓣不分拆；三大两小，缀以紫心、白蕊，可植石盆为玩。

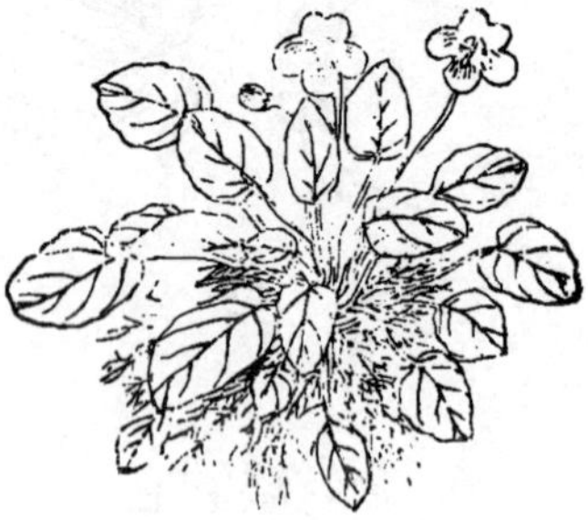

8. 碎补

碎补，生云南山石间。横根丛茎，茎极劲，细叶如前胡、藁本辈，石草似此种者甚多，而叶细碎无逾于此。

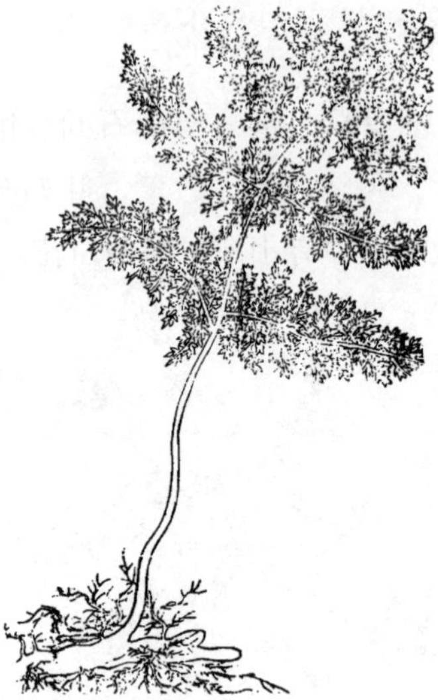

9. 黑牛筋

黑牛筋，生云南山石间。粗茎铺地，逐节生枝，小叶木强，大体类络石。开五瓣白花，红苞如珠。

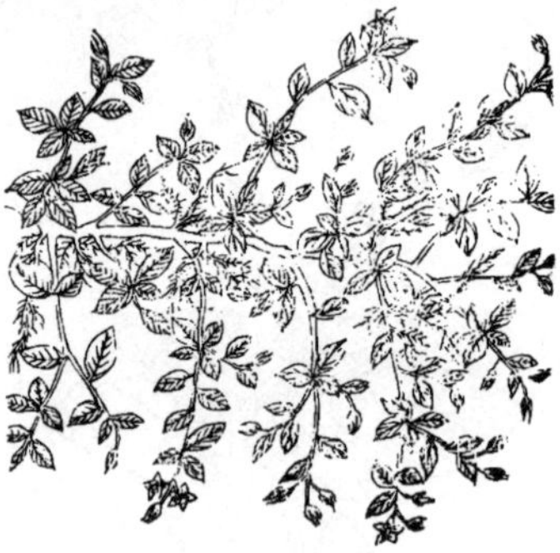

10. 蜈蚣草

蜈蚣草，生云南山石间。赭根纠互[①]，硬枝横铺；密叶如锯，背有金星。其性应与石韦相类。

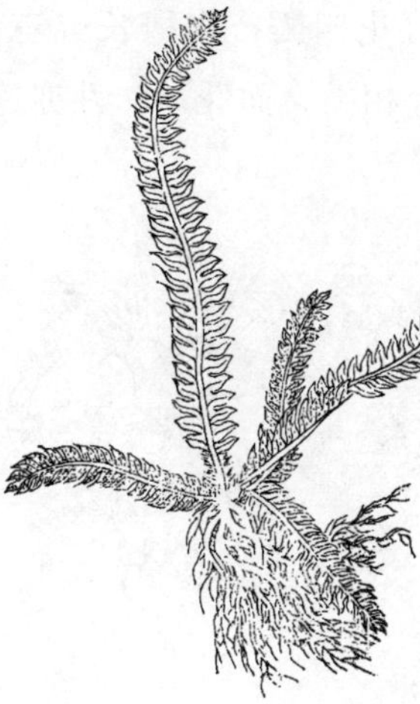

【校注】

① 纠互：缠绕交错。

11. 石筋草

石筋草，生滇南山石间。丛生易繁，紫绿圆茎，叶似乌药叶，淡绿深纹，劲脆有光。叶间抽细紫茎，开青白花，碎如黍米，微带紫色。《滇本草》：性微温，味辛酸，主治风寒湿痹、筋骨疼痛、痰火痿软、手足麻痹，活筋舒络方中用之良效。

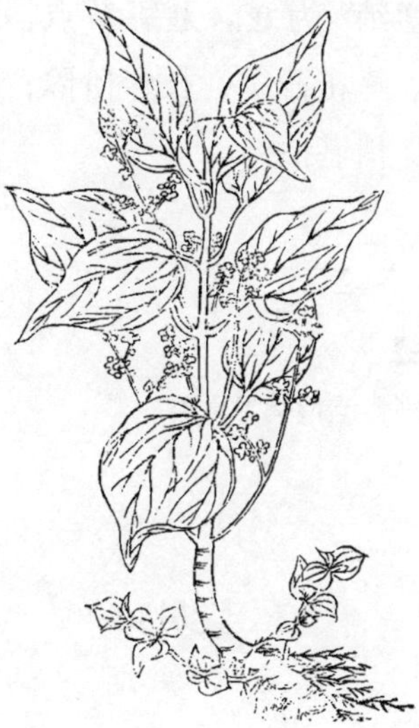

12. 紫背鹿衔草

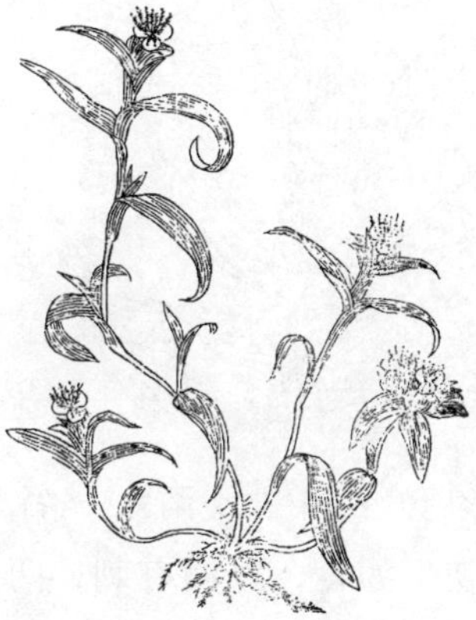

紫背鹿衔草，生昆明山石间。如初生水竹子叶细长，茎紫，微有毛。初生叶背亦紫，得湿即活。人家屋瓦上多种之。夏秋间，梢端叶际作扁苞，如水竹子，中开三圆瓣碧蓝花。绒心一簇，长三四分，正如翦缯绡[①]为之。上缀黄点，耐久不敛。藓花苔绣，长伴阶除；秋雨萧条，稍堪拈笑。

【校注】

① 缯绡：泛指绢帛之类。

13. 象鼻草

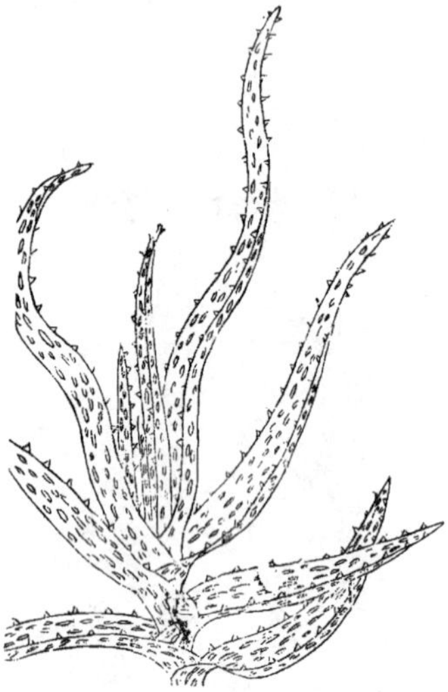

象鼻草，生云南。一名象鼻莲。初生如舌，厚润有刺，两叶对生，高可尺馀，边微内翕。外叶冬瘁，内叶即生，栽之盆玩，喜阴畏暵。盖即与仙人掌相类。《云南府志》：可治丹毒。产大理者，夏发茎，开小尖瓣黄花如穗，性凉，敷汤火伤，良。

14. 对叶草

对叶草，生云南山石上。根如麦门冬，累缀成簇，下有短须甚硬，根上生叶如指甲，双双对生；冬开小白花四瓣，作穗长二三分。与瓜子金相类，而花异，性亦应同石斛。

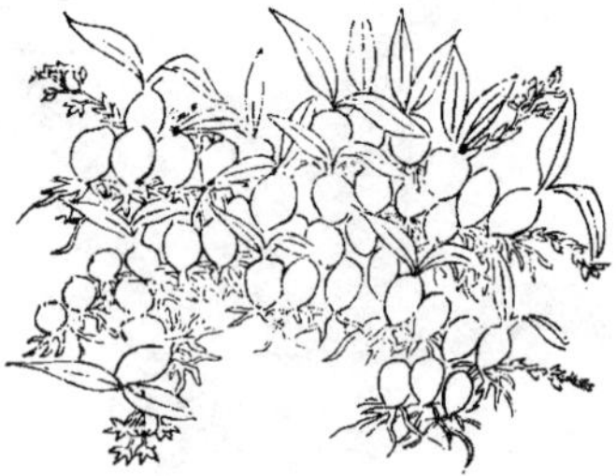

15. 树头花

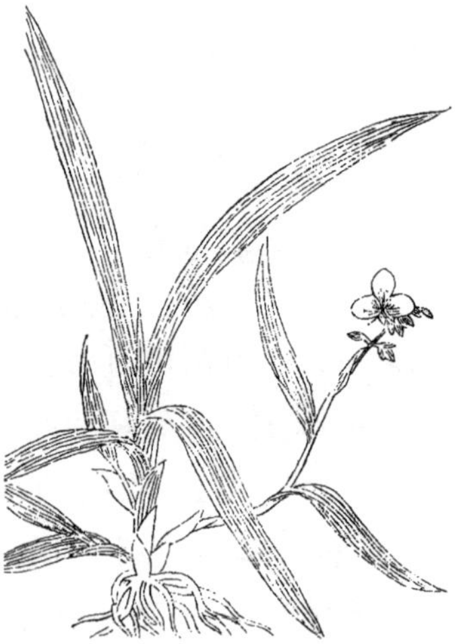

树头花，云南老屋木板上皆有之。开三瓣紫花。《古今图书集成》：顺宁府产树头花，年久枯树

上所生，状似吉祥草而叶稍大，开花如穗；一茎有花十馀朵，香逊幽兰。状颇相类。

16. 金兰

金兰即石斛之一种。花如兰而瓣肥短，色金黄，有光灼灼；开足则扁阔，口哆[1]中露红纹尤艳；凡斛花皆就茎生柄，此花从梢端发杈生枝，一枝多至六七朵，与他斛异。滇南植之屋瓦上，极繁，且卖其花以插鬓。滇有五色石斛，此其一也。

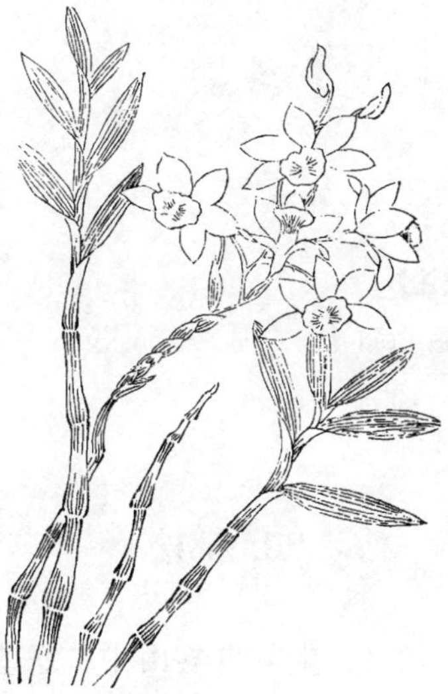

17. 石交

石交，生云南山坡。高尺馀，褐茎如木，交互相纠；初附茎生叶，渐出嫩枝，三叶一簇，面绿背紫；大者如豆，小者如胡麻，参差疏密，自然成致。《滇本草》：性温，味苦辣，有小毒。走筋络，治膈气痛、冷寒攻心、胃气疼、腹胀，发散疮毒。

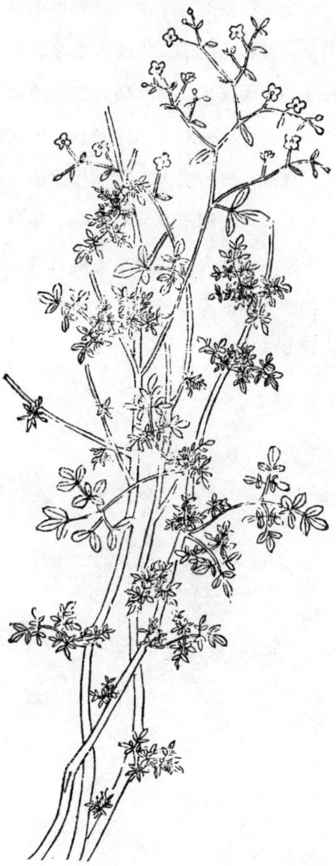

【校注】

① 哆（duō 多）：张口的样子。

18. 豆瓣绿

豆瓣绿，生云南山石间。小草高数寸，茎叶绿脆；每四叶攒生一层，大如豆瓣，厚泽类佛指甲；梢端发小穗长数分，亦脆。土医云性寒，治跌打。顺宁有制为膏服之，或有验。惟滇南凡草性滋养者皆曰鹿衔，诞词殊未可信，姑存其方。六味鹿衔草膏：六味鹿衔草皆生顺宁县瑟阴洞林岩。扳岩采取豆瓣鹿衔草、紫背鹿衔草、岩背鹿衔草、石斛鹿衔草、竹叶鹿衔草、龟背鹿衔草六味，加大茯苓，用桑柴合煎去渣，更加别药熬一日夜。冰糖融膏。性平和，男女老幼皆可服，忌酸冷。治痰火，用苎根酒服。年老虚弱、头晕眼花，用福圆大枣汤服。年幼先天不足、五痨七伤，火酒调服。患病日久、难以起欠，福圆大枣茯苓姜汤服。此膏长服，益寿延年，须发转黑。

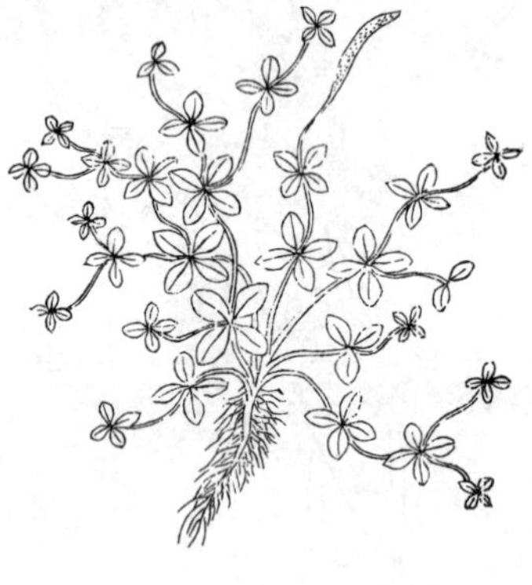

19. 草血竭

草血竭一名回头草。生云南山石间。乱根细如团发，色黑，横生；长柄长叶，微似石韦而柔，面绿背淡，柄微紫；春发葶开花成穗，如小白蓼花。《滇本草》：味辛苦，微涩，性温。宽中消食，化痞。治胃疼寒湿、浮肿症瘕、瘀血。男妇痞块、症瘕积聚，草血竭一钱焙末，砂糖热酒服。气盛者加槟榔、台乌。寒湿浮肿，草血竭、茴香根、草果子共为细末，煮鳝[1]鱼吃三四次，效。

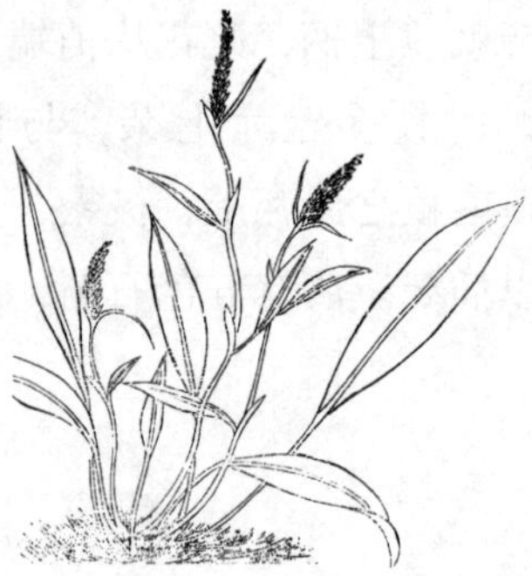

【校注】

① 鳝（qiū 秋）：同“鳅”。

20. 郁松

郁松，生蒙自县山中。绿茎细叶，蒙茸荏柔，一丛数本，经冬不萎，故名为松，而枝叶俱扁。土医采治牙痛，无论风火虫蚀，揉熟，塞入患处即止。

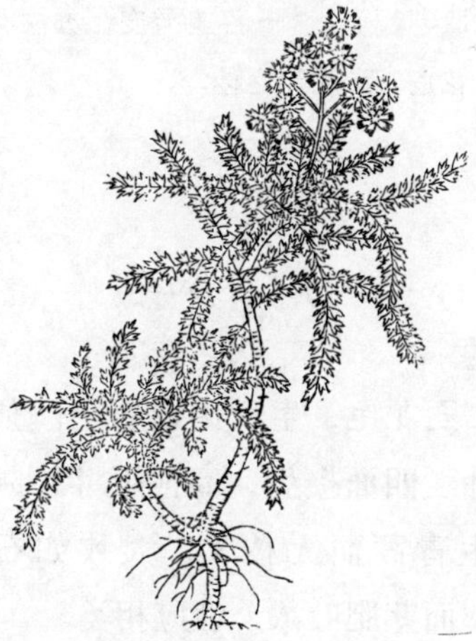

21. 镜面草

镜面草，生云南圃中。根茎黑糙，附茎附根发叶；叶极似莼，光滑厚脆，故有镜面之名。《云南志》录之云可治丹毒。此草性、形，大致同虎耳草。

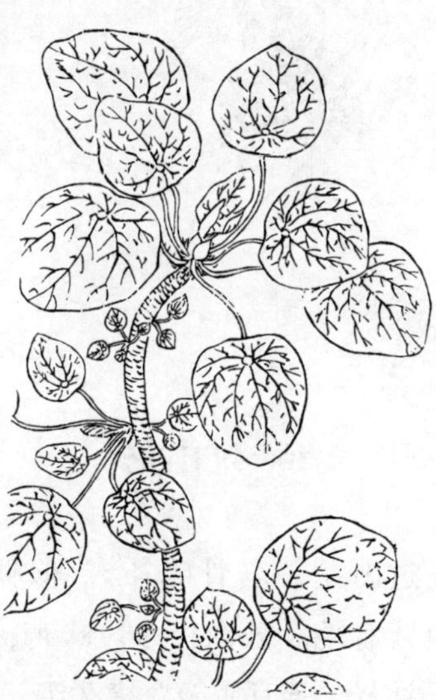

22. 石风丹

石风丹，生大理府。似石韦有茎，梢开青花，作穗如狗尾草。俚医用之，云性温，味苦，无毒。通行十二经络，养血舒肝，益气滋肾。入筋祛风，入骨除湿。盖亦草血竭一类。

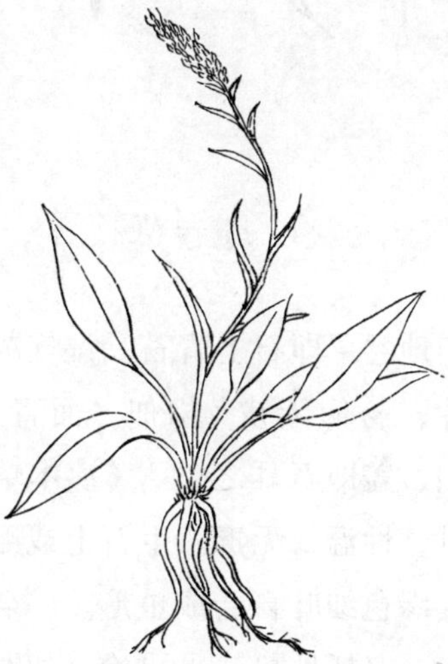

23. 一把伞

一把伞，生大理府石上。似峨眉万年松而叶圆。俚医用之，云味甘涩，性温，入足少阴，补腰肾，壮元阳。

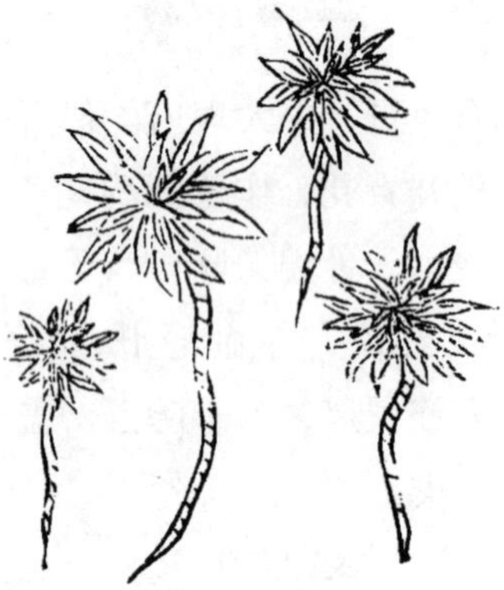

24. 地卷草

地卷草即石上青苔。湿气凝结成片，与仰天皮[①]相似。面青黑，背白，盖即石耳之类。《滇本草》：味甘，性温，无毒。生石上或贴地上。绿色细叶自卷成虫形。一名虫草，一名抓地松。采取治一切跌打损伤筋骨如神。不可生用，生则破血。夷人呼为石青苔，治鼻血效。

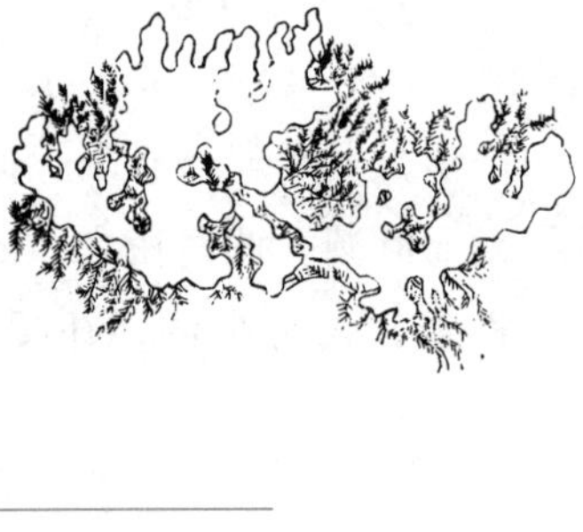

【校注】

① 仰天皮：唐代唐慎微《证类本草》："仰天皮者，是中庭内停污水后，干地皮也，取卷起者。一名掬天皮，亦主人、马反花疮，和油涂之佳。"

25. 石龙尾

石龙尾，生云南山石上。独茎细叶，四面攒生，高四五寸；颇似初生青蒿而无枝叉，大致如石松等，而茎肥叶浓，性应相类。

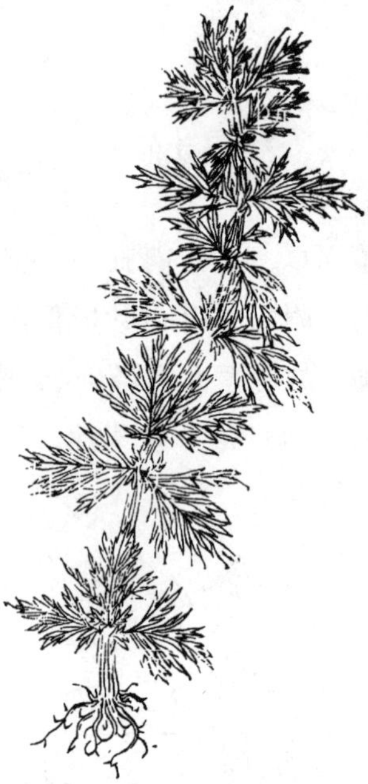

26. 过山龙

过山龙一名骨碎补[①]。似猴姜而色紫有毛。云南极多。味苦，性温。补肾，治耳鸣及肾虚久泻。

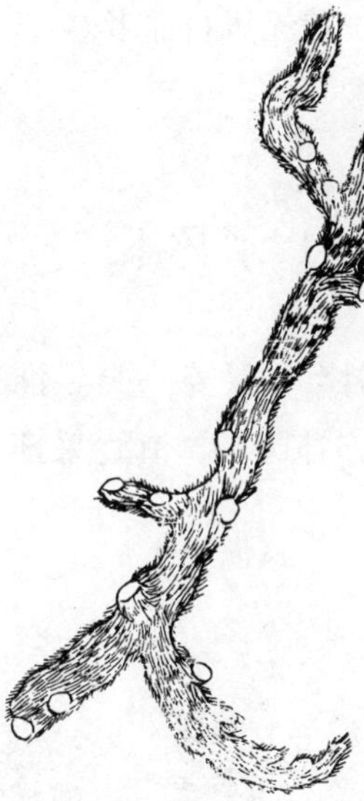

【校注】

① 骨碎补：本书卷之十六已记载骨碎补。据《中华本草》，骨碎补的别名为过山龙。这里过山龙一名骨碎补，与卷之十六中骨碎补的品种不同。

27. 玉芙蓉

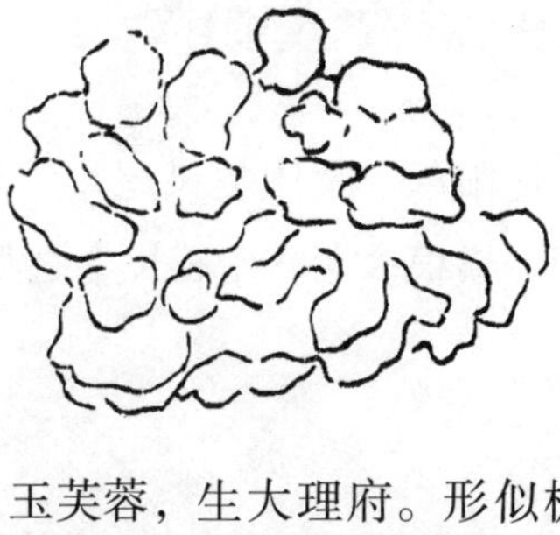

玉芙蓉，生大理府。形似枫松树脂，黄白色，如牙相粘，得火可然。俚医云味微甘，无毒。治肠痔泻血。

28. 独牛

独牛，生云南山石间。初生一叶，似秋海棠叶而光滑无锯齿，淡绿厚脆，疏纹数道，面有紫晕如指印痕。茎高三四寸，从茎上发苞开花。花亦似海棠，只二瓣，黄心一簇。盆石间植之，有别趣，且耐久。

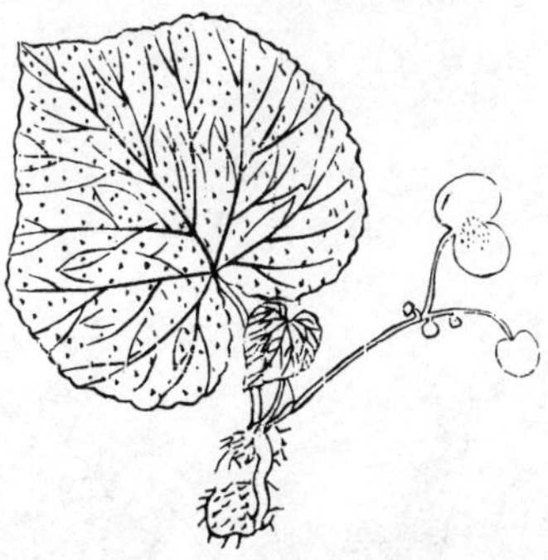

29. 半把伞　一名雄过山

半把伞，生云南山石上。横根，黑须如乱发；茎端生叶，长二三寸，披垂如伞而阙其半，背有点如金星。

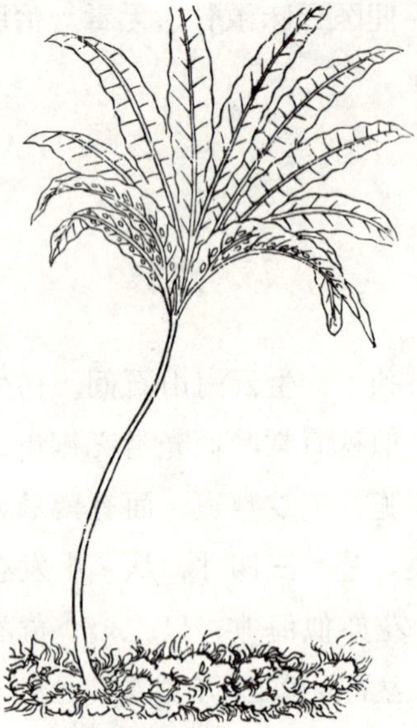

30. 大风草

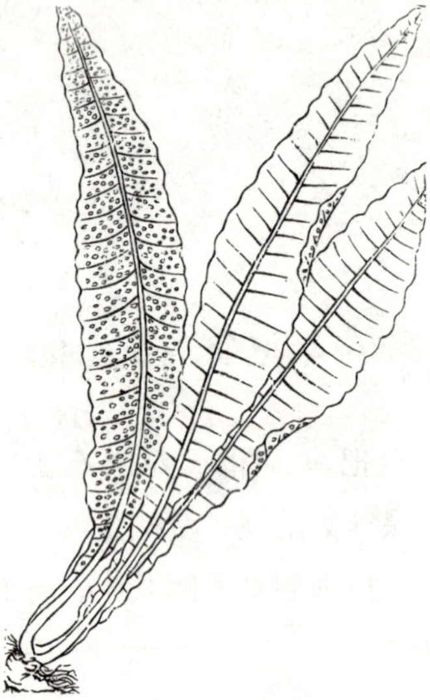

大风草，石韦之类，而叶长尺许，薄脆，横直纹，皆类蕉叶，背有白绿点。盖无风自摇者。

31. 骨碎补

骨碎补[①]与猴姜一类。惟猴姜扁阔，骨碎补圆长，滇之采药者别之。

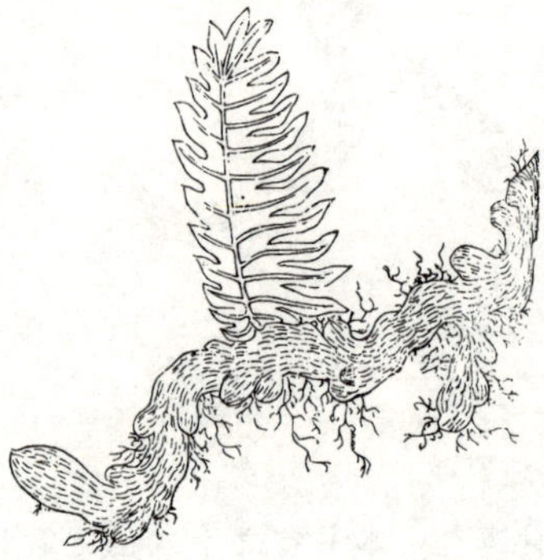

【校注】

① 骨碎补：根据《中华本草》记载，骨碎补有四种，这里是又一品种。

32. 还阳草

还阳草，大体类凤尾草，细茎如漆，横根多毛，殆石长生之类。

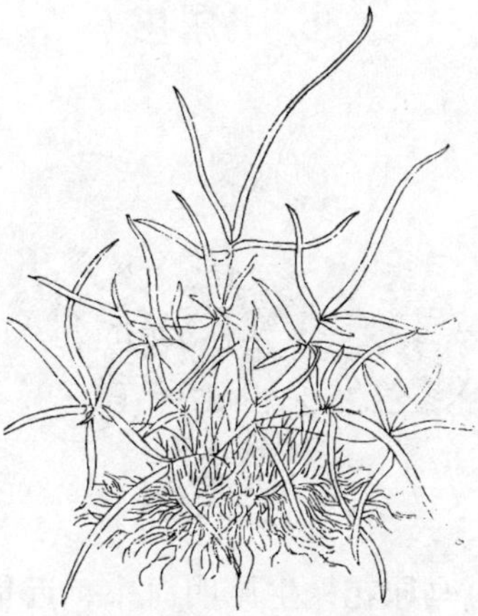

33. 石龙参

石龙参，生昆明山石间。一茎一叶，如荇[①]叶；根白，有黑横纹，宛似小蚕；复有长须十数条。

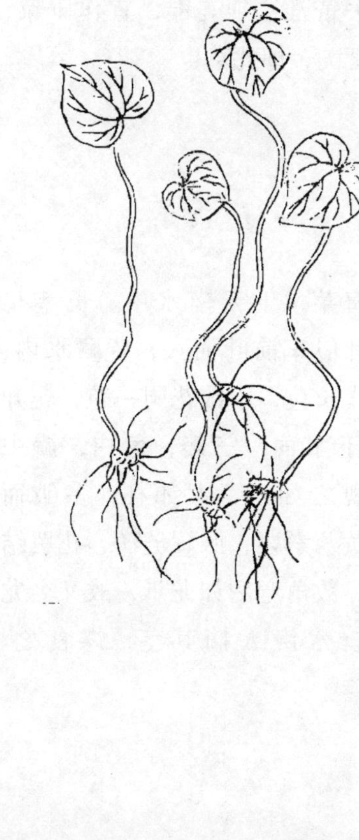

【校注】

① 荇（xìng 性）：指荇菜。多年生草本植物，叶略呈圆形，浮在水面，根生水底，夏天开黄花，结椭圆形蒴果。

34. 小扁豆

小扁豆，生云南山石上。长三四寸；红茎对叶；开小紫花作穗；结实如扁豆，极小。

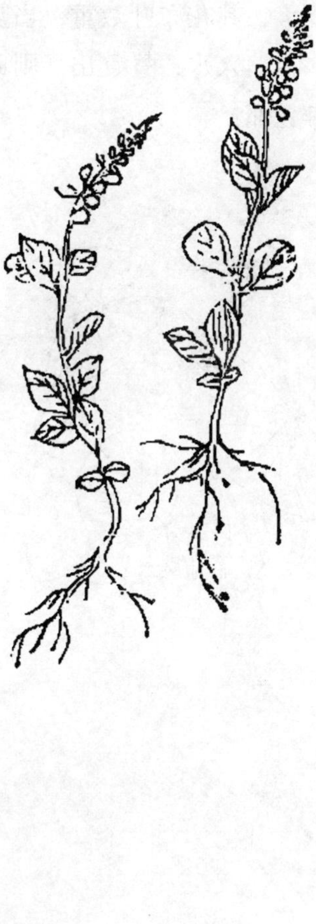

水草类

35. 子午莲

子午莲，滇曰此碧花。生泽陂中。叶似莼有歧，背殷红；秋开花作绿苞，四拆为跗，如大绿瓣，内舒千层白花如西番菊，黄心；亦作千瓣，大似寒菊。《浪穹县志》：茎长六七丈，气清芬，采而烹之，味美于莼。八月花开满湖，湖名茈碧，以此。按《本草拾遗》，萍蓬草叶大如荇，花亦黄。李时珍谓叶似荇而大，其花布叶数重，当夏昼开花，夜缩入水，昼复出。则此草其即萍蓬耶？

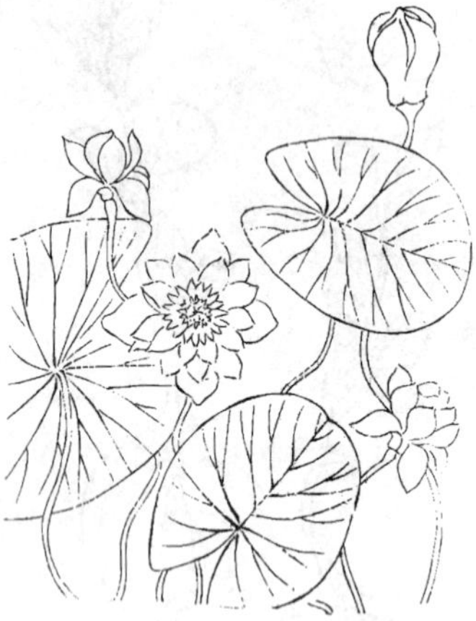

36. 马尿花

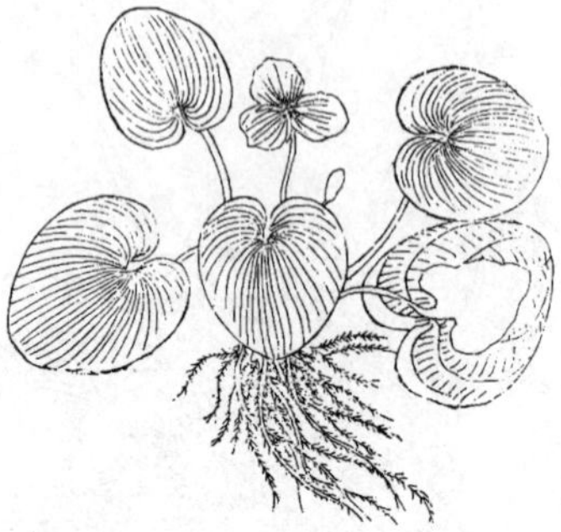

马尿花，生昆明海中，近华浦尤多。叶如荇而背凸起，厚脆无骨，数茎为族，或挺出水面；抽短葶开三瓣白花，相叠微皱，一名水旋覆。《滇本草》：味苦，微咸，性微寒。治妇人赤白带下。按《野菜赞》云：油灼灼，蘋类。圆大一缺，背点如水泡。一名芣菜，沸汤过，去苦涩，须姜醋，宜作干菜，根甚肥美，即此草也。

37. 海菜

海菜，生云南水中。长茎长叶，叶似车前叶而大，皆藏水内；抽葶作长苞，十数花同一苞；花开则出于水面，三瓣，色白，瓣中凹，视之如六，大如杯，多皱而薄；黄蕊素萼，照耀涟漪，花罢结尖角，数角弯翘如龙爪，故又名龙爪菜。水濒人摘其茎，煠食之。

《蒙自县志》：茎头开花，无叶，长丈馀，细如钗股，卷而束之，以鬻于市，曰海菜，可瀹[①]而食。盖未见植根水底，漾叶波际也。《滇海虞衡志》：以为其根即莼，则并不识莼。考《唐本草》有蘋菜，叶似泽泻而小，形差相类。语即未详，图亦失真，不并入。

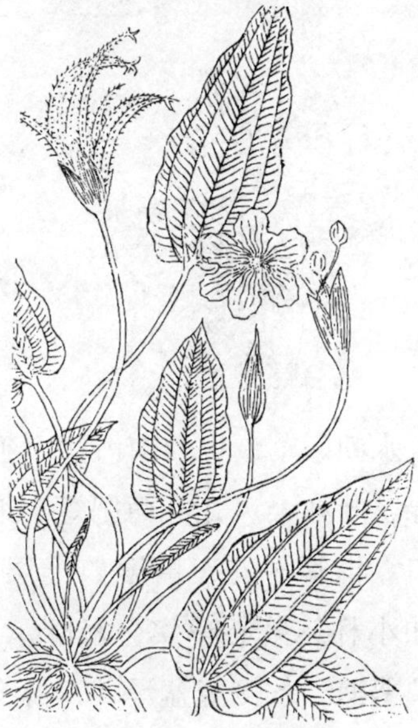

38. 滇海水仙花

滇海水仙花，生海滨。铺生，长叶如车前草而瘦，粗厚涩纹，层层攒密；夏抽葶开粉红花，微似报春花，团簇作球，映水可爱。疑即龙舌草之类，根甚茸细。

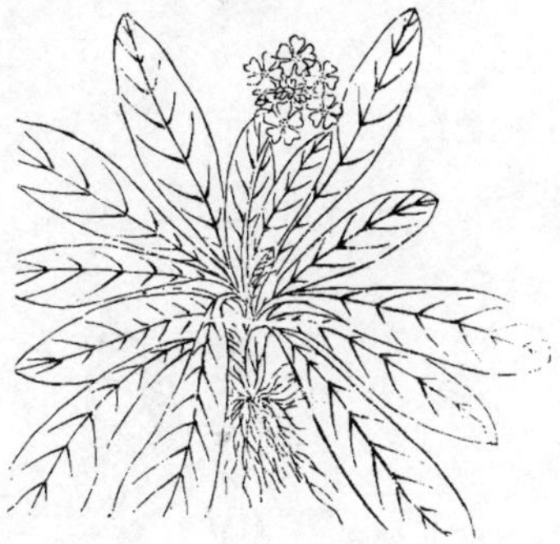

39. 水毛花

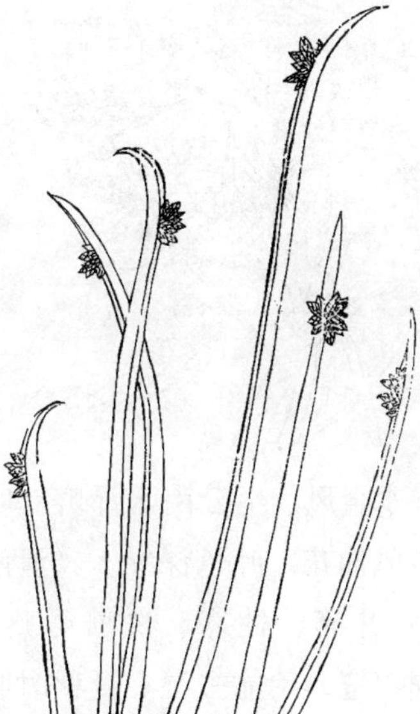

水毛花，生滇海滨。三棱，丛

【校注】

① 瀹（yuè 月）：煮。

生，如初生茭蒲，高二三尺；梢下开青黄花，似灯心草微大，一茎一花；根如茅根。

40. 水金凤

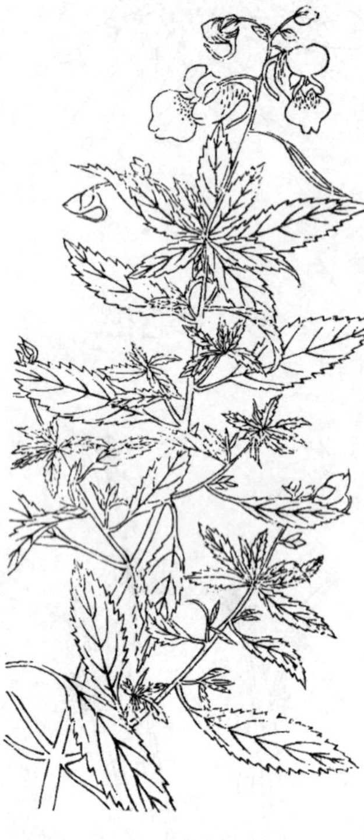

水金凤，生云南水泽畔。叶茎俱似凤仙花，叶色深绿。《滇南本草》：味辛，性寒。洗筋骨疼痛、疥癞癣疮，殆能去湿。夏秋时叶梢生细枝，一枝数花，亦似凤仙，而有紫黄数种，尤耐久。

41. 水朝阳草

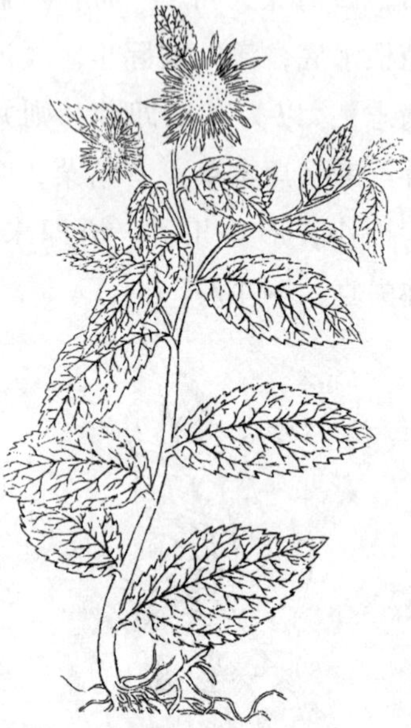

水朝阳草，生云南海边。独茎柔绿，叶如金凤花叶而肥短，细纹密齿。梢端开花，黄瓣如千层菊，大如小杯。繁心孕实，密叶承跗，掩映蓼蒲，欹侧金盆泽畔，褥绚不亚江南菰芦中矣。《滇本草》：味甘辛，无毒，性热。似鼓捶草包叶而生花，子朝阳生，故名。采煮灵砂成丹，名纯阳丹。救一切病，其效如神云。

42. 水朝阳花

水朝阳花，生云南海中。独茎

高四五尺，附茎对叶，柔绿有毛。梢叶间开四瓣长筒紫花，圆小娇艳，映日有光。《滇本草》有水朝阳草与此异。此草花罢结角，细长寸许，老则迸裂，白絮茸茸，如婆婆针线包而短，应亦可敷刀疮。

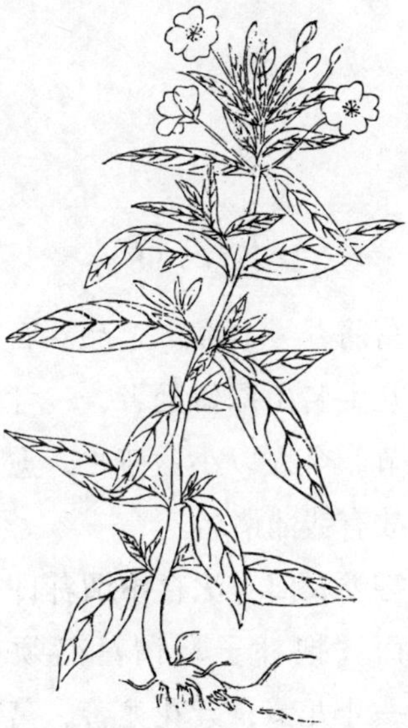

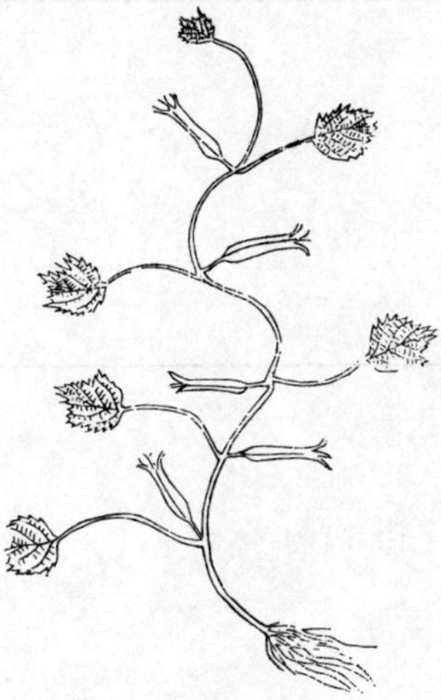

43. 荠米

荠米，生陂塘。直隶谓之荠米；固始谓之茶菱；江西义宁谓之藻心。蔓生水中，长柄圆叶，似初生小葵而扁；一边生叶，一边结筒子，长四五分；端有三叉，俗亦呼三叉草。筒内实如莲，须长二寸许。以芝麻拌炒，香气扑鼻，可以饤盘；亦用为茶素，洁馨，颇宜脾胃。

44. 牙齿草

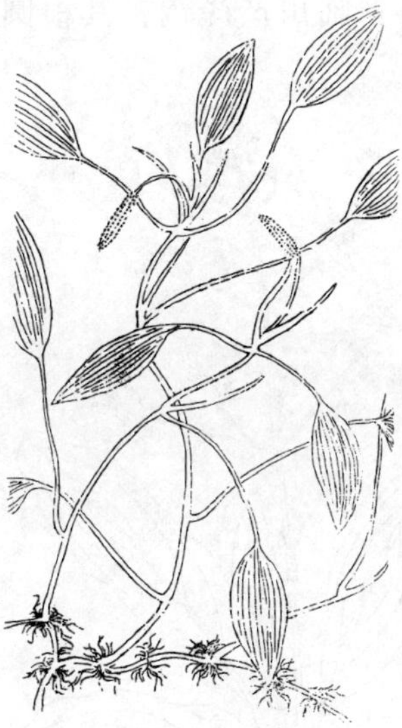

牙齿草，生云南水中。长根横生，紫茎，一枝一叶，叶如竹，光滑如荇，开花作小黄穗。《滇本草》：味苦涩，止赤白痢、大肠下血、妇人赤崩、带下恶血。

卷之十八 水草类

1. 泽泻

泽泻，《本经》上品。《救荒本草》谓之水菩菜[①]，叶可煠食。《抚州志》：临川产泽泻，其根圆白如小蒜。

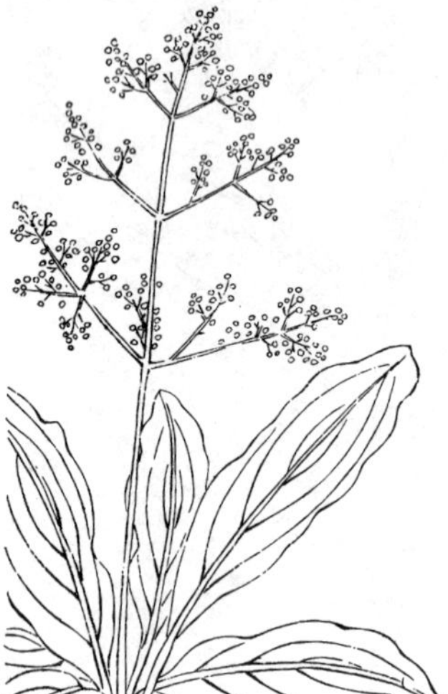

【校注】

① 水菩（tà 踏）菜：古植物名，生水中，叶大。

2. 菖蒲

菖蒲，《本经》上品。石菖蒲也。凡生名山深僻处者，一寸皆不止九节。今人以小盆莳之，愈剪愈矮，故有钱蒲诸名。

雩娄农曰：沈存中谓荪即今菖蒲，而《抱朴子》谓菖蒲须得石上，一寸九节，紫花尤善。菖蒲无花，忽逢异萼，其可遇不可必得者耶？然《平泉草木记》[①]又谓茅山溪中有溪荪，其花紫色，则似非灵芝天花，神仙奇药矣。若如陶隐居所云，溪荪根形气色，极似石上菖蒲，而叶如蒲无脊，俗人误呼此为石上菖蒲。按其形状，乃似今之吉祥草，不入药饵。沈说正是。隐居[②]所谓俗误，而《抱朴子》乃并二物为一汇耶？《离骚草木疏》[③]引证极博，不无调停。诗人行吟，徒揣色相；仙人服饵，尤务诡奇；隐居此注，似为的矣。

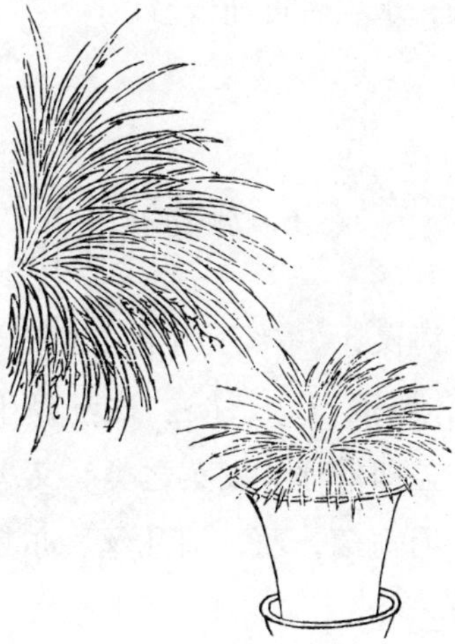

【校注】

① 《平泉草木记》：唐代李德裕撰。

② 隐居：指陶隐居，即陶弘景。

③ 《离骚草木疏》：对《离骚》中植物进行注解的著作。宋代吴仁杰著。

3. 香蒲

香蒲，《本经》上品。其花为蒲黄，俗名蒲棒。《唐本草》注：根可菹者为香蒲，菖蒲为臭蒲。李时珍谓香蒲有脊而柔；泥菖蒲根大，节白而疏；水菖蒲根瘦，节赤稍密，即溪荪云。

雩娄农曰：蒲槌怒擎池中物耳。而《本草》以为香，《楚词》岂独纫夫蕙茝，旧说皆以茝为白芷，独《草木疏》据《说文》楚蓠、晋虈[①]、齐茝之说，以为即莞苻。蓠乃莞蒲也，然则蒲为香草信矣。出污不染，沁粉屑金，媲之莲芰[②]芝兰，纵不邻其发越，亦当结此幽贞。吴氏之说，独标颖异，故不糠粃[③]其言。

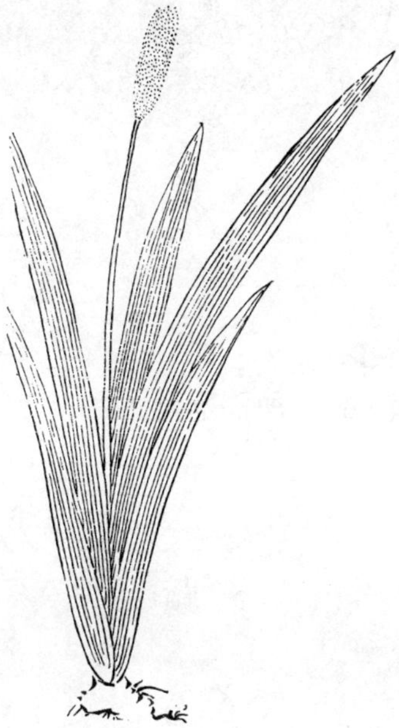

【校注】

① 虈（xiāo 消）：亦作“藃”。一种香草，即“白芷”。

② 芰（jì 记）：古书上指菱。一年生水生草本植物。果实称菱角。两角的叫菱，四角的叫芰。

③ 糠粃：比喻没有价值的东西。

4. 水萍

水萍，《本经》中品。《尔雅》：萍，蓱[①]，其大者蘋。《吴普本草》始别出。蘋即俗呼田字草。

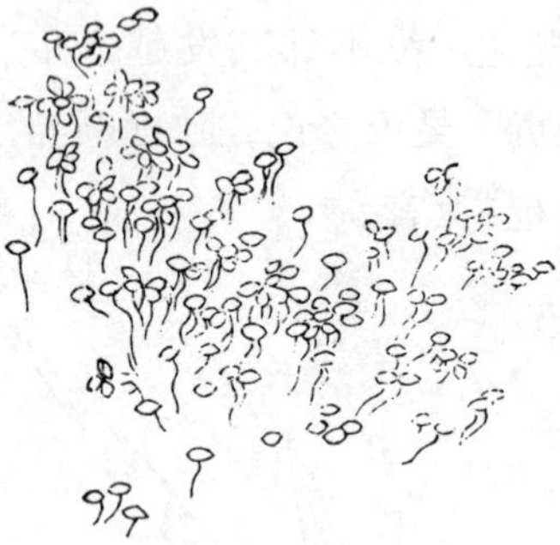

【校注】

① 蓱（píng 平）：古同“萍”。

5. 蘋

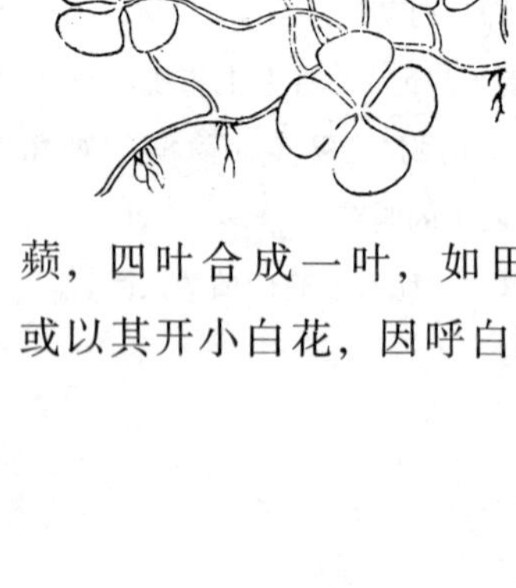

蘋，四叶合成一叶，如田字形。或以其开小白花，因呼白蘋。或谓生水中者为白蘋，生陆地者为青蘋，水生者可茹云。

6. 海藻

海藻，《本经》中品。《尔雅》：薚[①]，海藻[②]。《注》：如乱发生海中。盖即俗呼头发菜之类。又《拾遗》有海蕴，蕴，训乱丝。亦其类也。

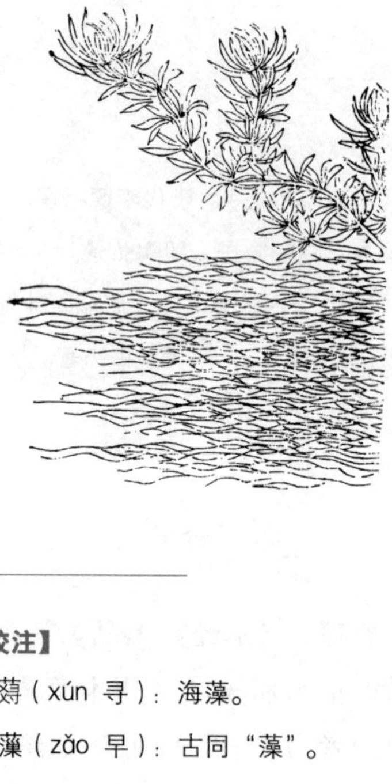

【校注】

① 薚（xún 寻）：海藻。

② 藻（zǎo 早）：古同“藻”。

7. 羊蹄

羊蹄，《本经》下品。《诗经》：

言采其蓫[1]。《陆疏》：蓫，牛颓[2]。扬州人谓之牛蹄。《毛传》：蓫，恶菜。《尔雅》：蘈[3]，牛蘈。《郭注》未指为蓫，所述状亦与羊蹄稍异。今通呼牛舌科，亦曰牛舌大黄，子名金荞麦，以治癣疥。

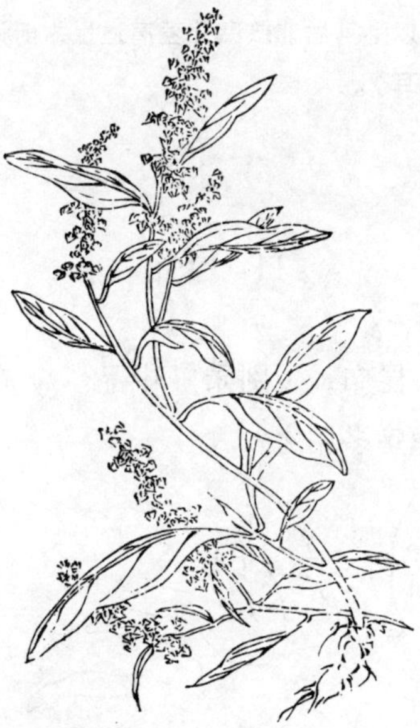

【校注】

① 言采其蓫：见《诗经·小雅·我行其野》。

② 牛颓（tuí 颓）：羊蹄，草本植物，根茎入药。

③ 蘈（tuī 推）：草本植物羊蹄的别名。

8. 酸模

酸模，陶隐居云，一种极似羊蹄而味醋，呼为酸模，亦疗疥。《日华子》[1]始著录。《本草拾遗》以为即山大黄。引《尔雅》：须，薞芜。《郭注》：似羊蹄而稍细，味酸可食为证。亦可通。但《诗经》采葑，《毛传》：葑，须也。《郑注》：坊记以葑为蔓菁，掌禹锡之说本此。李时珍驳之，过矣。

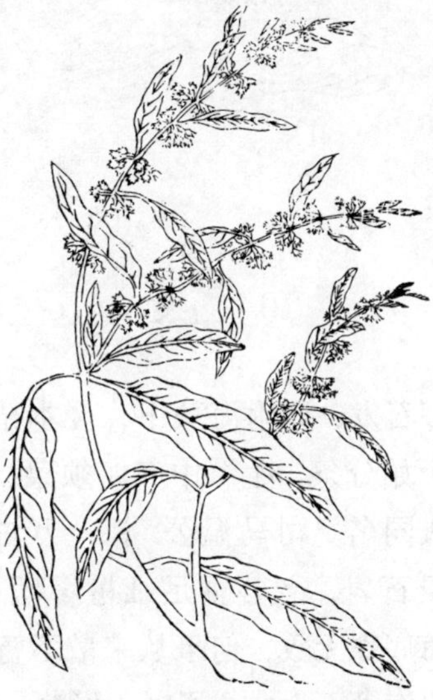

【校注】

① 《日华子》：指《日华子本草》，著作年代不详。宋代掌禹锡谓“国初开宝中四明人撰，不著姓氏”。关于本书的作者，李时珍认为《千家姓》有大姓，“日华子盖姓大名明也”，故本书又称为《大明本草》。本书早已散佚，但其内容还可从《证类本草》《本草纲目》中见到。

9. 陟厘

陟厘，《别录》下品。即侧理海中苔，缠牵如丝绵之状。以为纸，亦可干为脯。

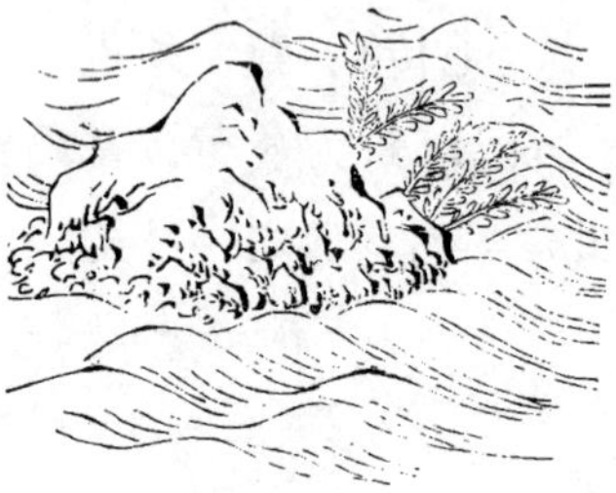

10. 石发

石发，原附海藻下，《本草纲目》始分条。生海中曰龙须菜，与石衣同名。司马温公[1]诗：万古风涛浸石岩，老苔垂足细鬛鬖[2]。传闻海底珠无数，何事从来散不簪[3]。盖生海涯石上，今通呼头发菜。

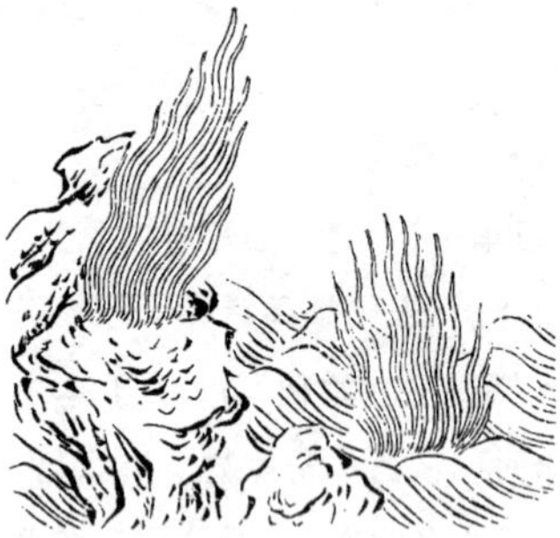

【校注】

① 司马温公：司马光，北宋政治家、史学家，《资治通鉴》的编辑者。司马光死后被封以“温国公”的称号，故称司马温公。

② 鬛鬖（lǎnsān 览三）：长发披散貌。

③ “万古风涛浸石岩”四句：见司马光诗《昌言有咏石发诗三章模写精楷殆难复加仆虽未睹兹物而已若识之久者辄复强为三诗以继其后非敢庶几差肩适足为前诗之舆台耳》。

11. 昆布

昆布，《别录》中品。今治瘿瘤瘰疬多用之。

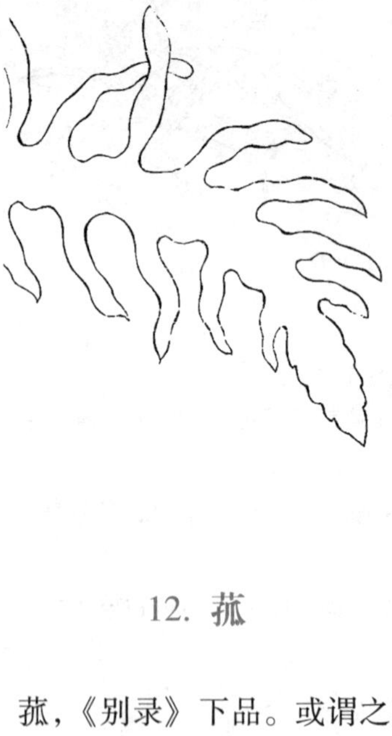

12. 菰

菰，《别录》下品。或谓之茭，亦谓之蒋。中心苔谓之菰首，俗呼茭白，亦曰茭瓜。宋《图经》谓[1]《尔雅》出隧，蘧蔬，即此。秋时结实，谓之雕胡米。《救荒本草》：菰根谓之茭笋，今京师所谓茭耳菜也。《湘阴志》：茭草吐穗，开小黄花，实结茎端，细子相胶，大如指，色黑。小儿剥出，煨熟食之。味亦香美，谓之茭杷，即菰米也。

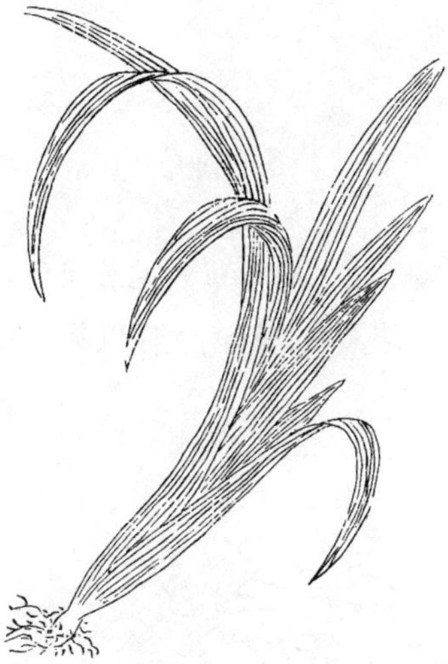

【校注】

① 谓：商务本、中华本作“调”。

13. 莼

莼，《别录》下品。《诗经》：言采其茆[①]。《陆疏》：茆与荇菜相类。江东谓之莼菜，或谓之水葵。今吴中自春及秋皆可食，湖南春夏间有之，夏末已不中啖。昔人有谓张季鹰秋风莼鲈[②]及杜子美《祭房太尉诗》[③]，为非莼菜时者，盖因湘中之莼而致疑也。

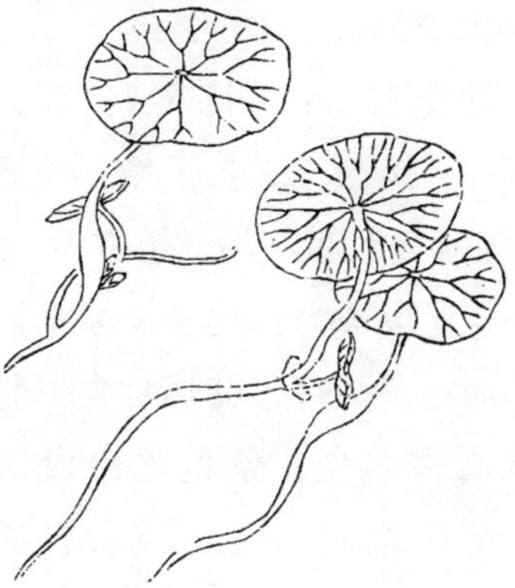

【校注】

① 言采其茆：出《诗经·鲁颂·泮水》。原诗：“思乐泮水，薄采其茆。”

② 张季鹰秋风莼鲈：《世说新语·识鉴》记载了西晋张翰（季鹰）“莼鲈之思”的故事：“张季鹰辟齐王东曹掾，在洛，见秋风起。因思吴中菰菜羹、鲈鱼脍，曰：‘人生贵得适意尔，何能羁宦数千里以要名爵?’”于是辞官还乡。

③ 杜子美《祭房太尉诗》：杜子美即杜甫，房太尉即房琯，玄宗幸蜀时拜相，为肃宗所贬，卒于阆州。死后赠太尉。

14. 莕菜

莕[①]菜，《尔雅》：莕，接馀。陆玑《诗疏》谓可以按酒。《唐本草》云凫葵即此。《救荒本草》谓之荇丝菜，一名金莲儿。《湘阴志》：水荷茎叶柔滑，茎如钗股，根如蕅[2]，人多以为糁食，亦即此类。

雩娄农曰：《诗传》：茆，凫葵；荇，接馀。二名了然。《唐本草》注以猪莼为荇，遂并凫葵属之。盖误以莼为荇也。《埤雅》从之。而凫葵为荇、莼通称矣。物之在水者多名凫，象凫之出没波际耳。芍曰凫茈，人之泅水者亦曰凫，其义同也。古人于菜之滑者多曰葵；终葵，叶不似葵，其滑同也。二物处水而滑，故名易淆。陆元恪云：可案酒。后世食者绝鲜。《南史》：沈觊采莼荇根供食[3]。《救荒本草》：嫩苗煠熟，皆为荒计。《岩栖幽事》[4]云：烂煮味如蜜，曰荇酥。然亦得于所闻。

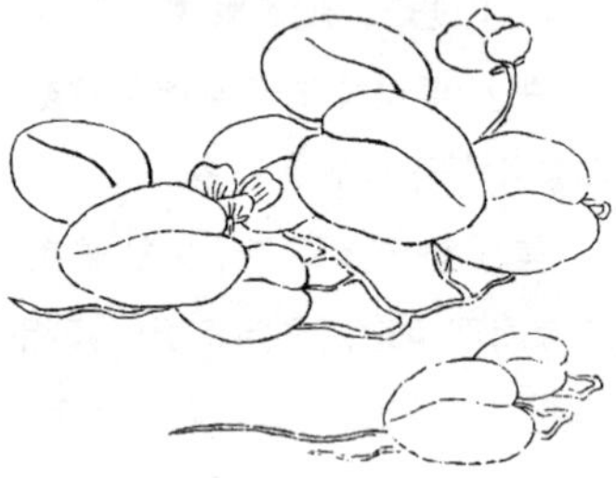

【校注】

① 莕（xìng 杏）：同“荇”。

② 蕅（ǒu 偶）：同“藕”。

③ 沈觊采莼荇根供食：“沈觊”当为“沉觊”之误。见《南史》卷三十六：“觊字处默，幼清静有至行，……读书不为章句，著述不尚浮华。……遭齐末兵荒，……闭门不受，唯采莼荇根供食，以樵采自资，怡怡然恒不改其乐。”

④《岩栖幽事》：明代陈继儒撰，所载皆“山居琐事”。

15. 蔛草

蔛草，《唐本草》始著录。叶似泽泻，堪蒸啖，江南人用以蒸鱼云。

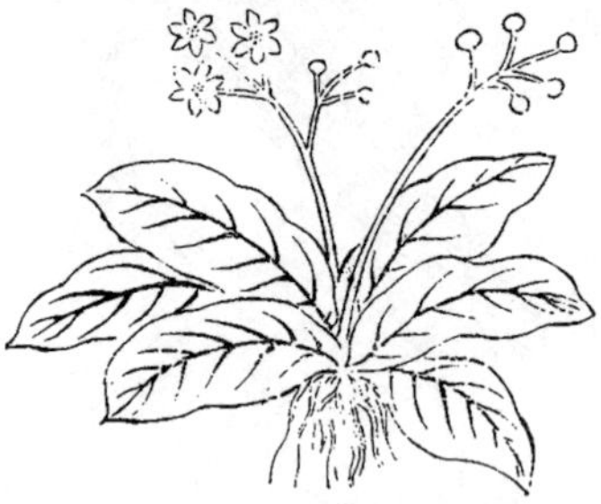

16. 紫菜

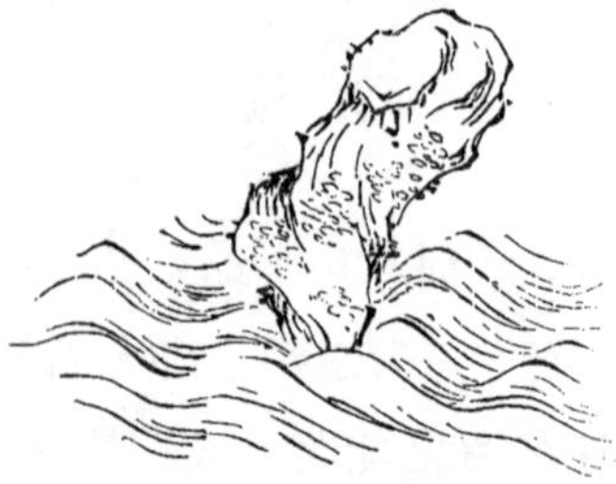

紫菜，《本草拾遗》始著录。诸家皆以附石。正青色，干之即

紫。然自有一种青者。滇南谓之石花菜，深山石上多有之。或生海中者色紫，生山中色青耳。

17. 海蕴

海蕴，《本草拾遗》始著录。主治瘿瘤结气在喉间，下水。盖海藻之细如乱丝者。

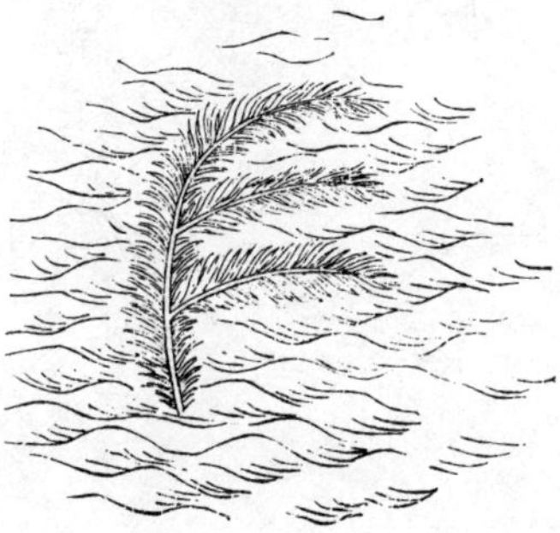

18. 海带

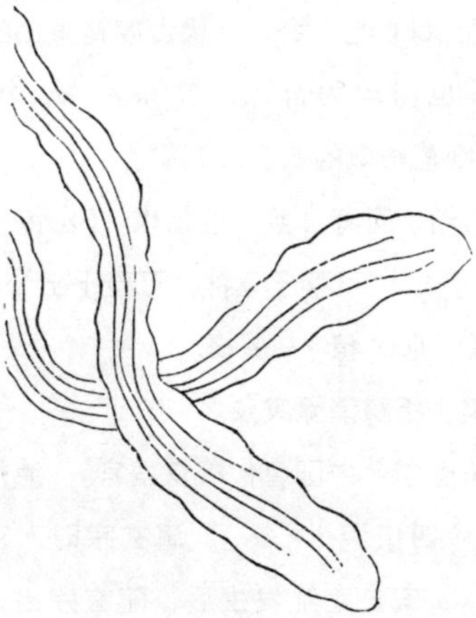

海带，《嘉祐本草》始著录。今以为海错[①]，俗云食之能消痰去痔。

【校注】

① 海错：指众多的海产品。《尚书·禹贡》："厥贡盐𫄨，海物惟错。"孔传："错，杂非一种。"

19. 鹿角菜

鹿角菜，《食性本草》[①]始著录。《通志》以为即纶。李时珍所述即今鹿角菜，与原图不甚符，存以俟考。

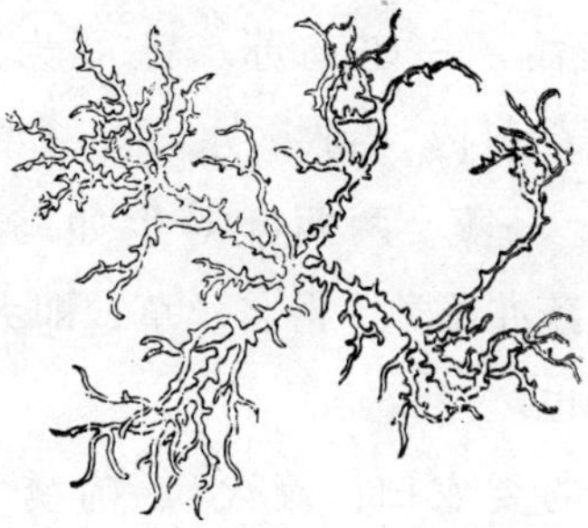

【校注】

① 《食性本草》：食疗著作。本书是南唐（937—975）陈仕良所撰。类集各种本草中有关食疗内容而成。今佚。

20. 石花菜

石花菜，《本草纲目》始著录。生海礁上，有红白二花，形如珊瑚。粗者为鸡脚菜。今海菜中有凤尾菜，如珊瑚而扁，亦其类也。

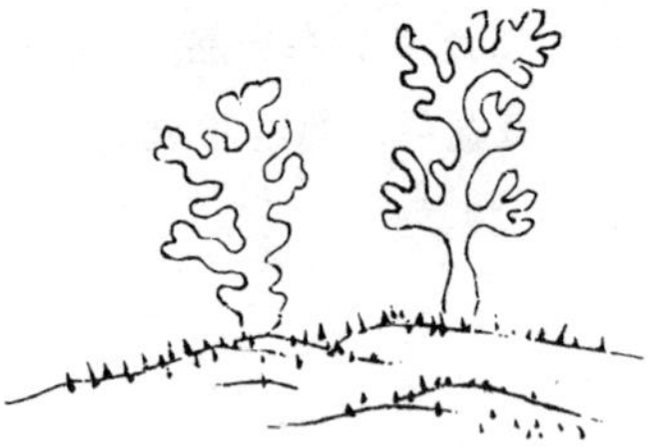

21. 藻

藻，《尔雅》：莙，牛藻。《注》：似藻而大。陆玑《诗疏》有二种：一似蓬蒿，一如鸡苏。皆可为茹。《本草纲目》始收入水草。《湘阴志》：马藻，两两叶对生如马齿。牛尾蕴亦藻类，俗名丝草，即大小二种也。

雩娄农曰：藻火[①]、絺绣[②]尚矣。涧溪蕰藻，可羞、可荐[③]。后世屋上覆橑[④]谓之藻井，以画以织，名之曰罽，取其洁，取其文，取其禳[⑤]火，不以贱而遗之也。鱼朝恩[⑥]有洞，四壁夹安琉璃，板中贮水及鱼藻，号鱼藻洞，侈极矣。富者亦复效之。杨子云：吾见斧藻其楶，未见斧藻其德[⑦]。惟师旷[⑧]云：岁欲恶，恶草先生。恶草者，藻也。藻为恶草，岂以水潦将至之征耶？凡浮生不根芨者，生于萍藻，君子观于藻，得澡身[⑨]之义，而戒其无根，则免于恶矣。

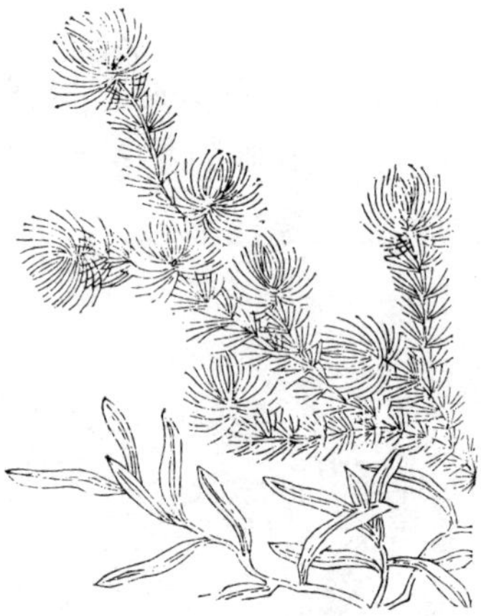

【校注】

① 藻火：古代官员衣服上所绣作为等差标志用的水藻及火焰形图纹。也借指官服。

② 絺（chī 吃）绣：古代贵族礼服上的刺绣。也引申为辞采、文采。絺，细葛布、细葛布做的衣服、刺绣。

③ 可羞、可荐：羞，进献也。《左传·隐公三年》："可荐于鬼神，可羞于王公。"

④ 橑（liáo 僚）：屋椽。

⑤ 禳：祈祷消除灾殃。

⑥ 鱼朝恩：中国唐代擅权宦官。泸州泸川（今四川泸州）人。唐玄宗时入宫当太监。安史之乱发生后，随玄宗出逃，

侍奉太子李亨，颇得信用，历任三宫检责使、左监门卫将军，主管内侍省，成为宦官中的显赫人物。《南康记》："鱼朝恩有洞房，四壁夹安琉璃板，中贮江水及萍藻、诸色虾，号鱼藻洞。"

⑦ 吾见斧藻其楶（jié 杰），未见斧藻其德：出扬雄《扬子法言·学行卷》："吾未见斧藻其德若斧藻其楶者也。"斧藻，修饰。楶，斗拱。

⑧ 师旷：春秋时晋国著名的音乐家。

⑨ 澡身：引申为修持操行。

22. 水豆儿

《救荒本草》：水豆儿一名葳菜，生陂塘水泽中。其茎叶比蒩草又细，状类细线，连绵不绝。根如钗股而色白。根下有豆，如退皮绿豆瓣。味甘，采秧及根豆，择洗洁净，煮食，生腌食亦可。

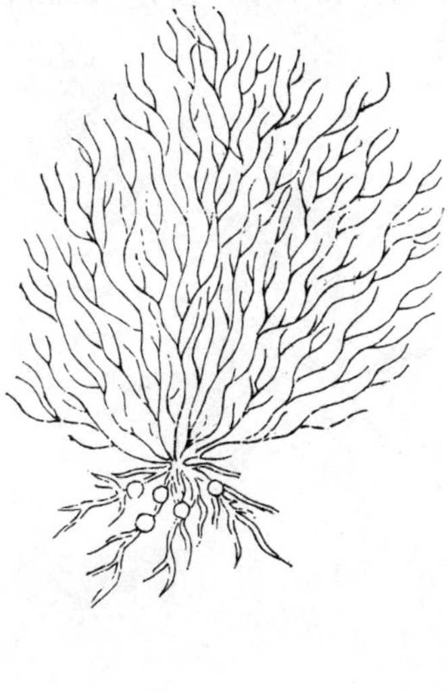

23. 黑三棱

《救荒本草》：黑三棱，旧云河、陕、江、淮、荆、襄间皆有之，今郑州贾峪[①]山涧水边亦有。苗高三四尺，叶似菖蒲叶而厚大，背皆三棱剑脊。叶中撺葶，葶上结实，攒为刺球，状如楮桃样而尖，颗瓣甚多。其颗瓣形似草决明子而大，生则青，熟则红黄色。根状如乌梅而颇大有须，蔓延相连。比京三棱体微轻，治疗并同。其葶味甜，根味苦，性平，无毒。采嫩葶，剥去麄[②]皮，煠熟，油盐调食。

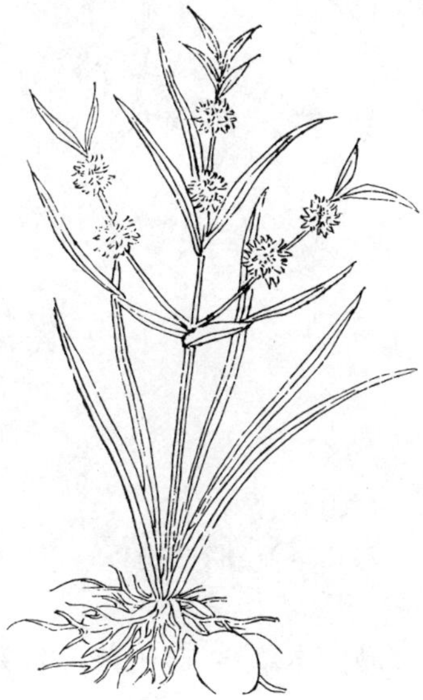

【校注】

① 贾峪：位于郑州市西南 20 公里（1 公里 =1 000 米）、荥阳市东南 16 公里、新

密市东北 25 公里的“金三角”地带。

② 麄（cū 粗）：古同“粗”。

24. 水胡芦苗

《救荒本草》：水胡芦苗生水边，就地拖蔓而生。每节间开四叶，而叶如指顶大，其叶尖上皆作三叉。味甜。采嫩秧连叶煠熟，水浸淘净，油盐调食。

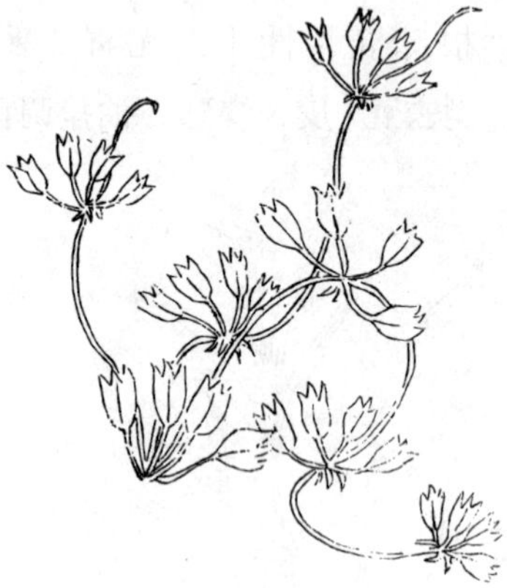

25. 砖子苗

《救荒本草》：砖子苗一名关子苗。生水边。苗似水葱而粗大，内实又似蒲，葶梢开碎白花，结穗似水莎草穗，紫赤色。其子如黍粒大。根似蒲根而坚。实味甜，子味亦甜，采子磨面食，及采根择洗净，换水煮食；或晒干磨为面食亦可。

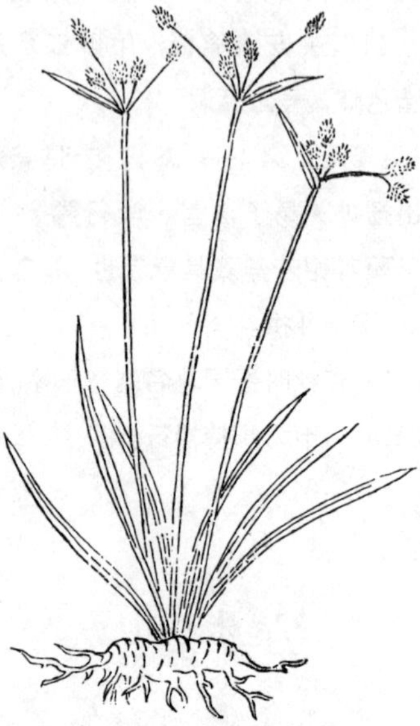

26. 鱼蘘草

鱼蘘草，生湖北陂泽，独茎，淡紫色。长叶如柳叶，圆齿，黄筋。

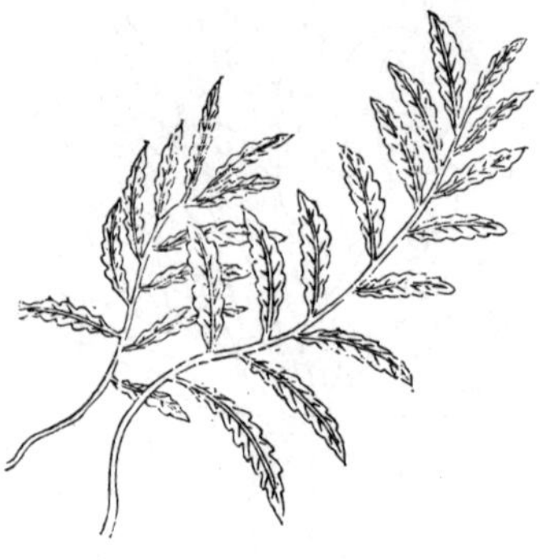

27. 水栗草

水栗草，生湖北陂泽，独茎，褐色。叶似菊而瘦，梢端开小黄花，如野菊而小。

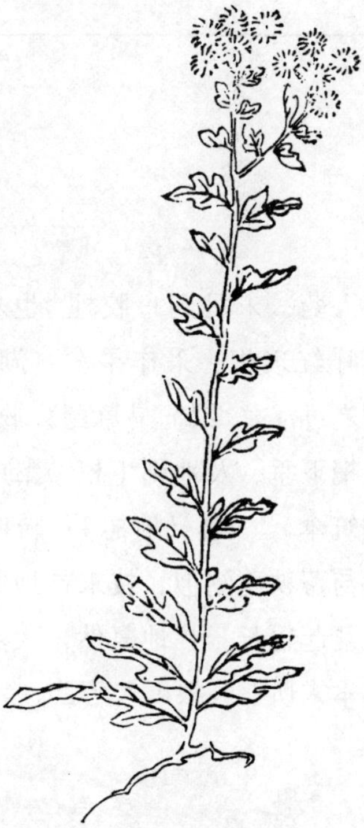

卷之十九　蔓草类

1. 红梅消

红梅消，江西、湖南河滨多有之。细茎多刺，初生似丛，渐引长蔓，可五六尺，一枝三叶，叶亦似藕田藨[①]。初发面青背白，渐长背即淡青，三月间开小粉红花，色似红梅，不甚开放；下有绿蒂，就蒂结实，如覆盆子，色鲜红，累累满枝，味酢甜可食。

按藨属甚多，李时珍亦未尽考，故不云有红花者。《辰溪县志》：山泡有三月泡、大头泡、田鸡泡、扒船泡。泡即藨语音轻重耳。名随地改，殆难全别。江西俚医以红梅消根浸酒，为养筋、治血、消红、退肿之药。又取花汁入粉，可去雀斑。盖色形味与蓬蘽[②]、覆盆相类，其功用应亦不远。李时珍分别入药不入药，亦只以《本草》所有者言之。而山乡则可食者即多入药，未可刻舟胶柱[③]也。此草滇呼红琐梅，采作果食。湖南、北谓之过江龙。《简易草药》收之，其枝梢下垂，及地则生根。黔中谓之倒筑伞。《遵义府志》：枝叶结子，与薅秧藨绝似，枝末拄地则生根，复起再长，拄地复然，大者不知其本末所在。根可入药云。

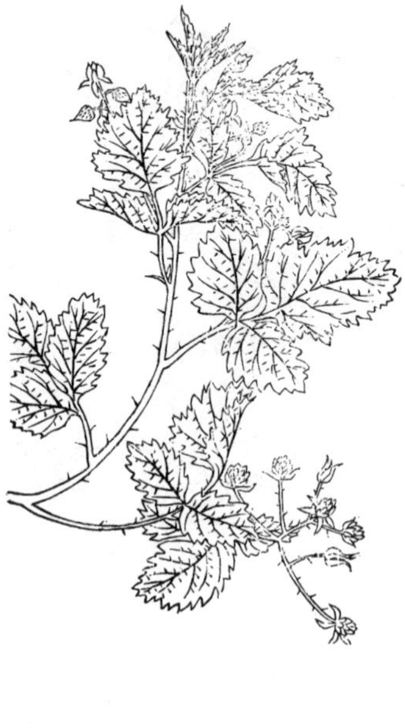

【校注】

① 藕田藨（biāo 标）：《本草纲目》载有薅（hāo 蒿）田藨，为蔷薇科植物茅莓的全草。“藕”可能为“薅”之误。

② 蓬藟：蔷薇科悬钩子属植物。分布在日本、朝鲜及中国的台湾、江西、福建、浙江、安徽、广东、河南、江苏等地。

③ 刻舟胶柱：成语“刻舟求剑”和“胶柱鼓瑟”的缩合。

2. 泼盘

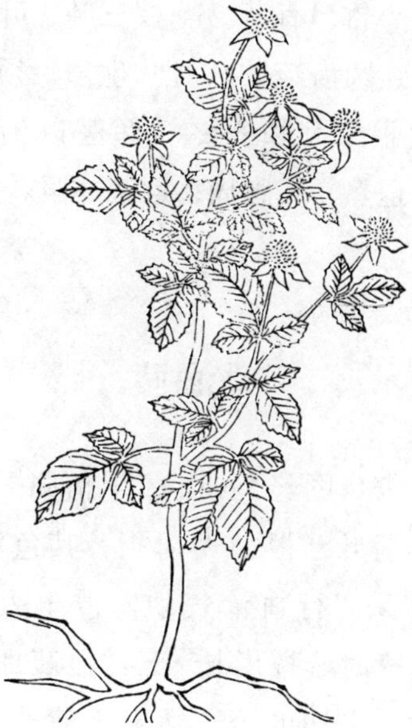

《救荒本草》：泼盘一名托盘，生汝南荒野中。陈蔡间多有之，苗高五七寸，茎叶有小刺。其叶仿佛似艾叶稍团，叶背亦白，每三叶攒生一处。结子作穗，如半柿大，类小盘堆石榴颗状，下有蒂承，如柿蒂形。味甘酸，性温，以泼盘颗粒红熟时采食之。彼土人取以当果。

按李时珍云，一种蔓小于蓬藟，一枝三叶，叶面青背淡白而微有毛，开小白花，四月实熟，其色红如樱桃者，俗名藕田藨，即《尔雅》所谓藨者也。故郭璞《注》云：藨即莓也。子似覆盆而大，赤色，酢甜可食，此种不入药用，即此。

3. 蛇附子

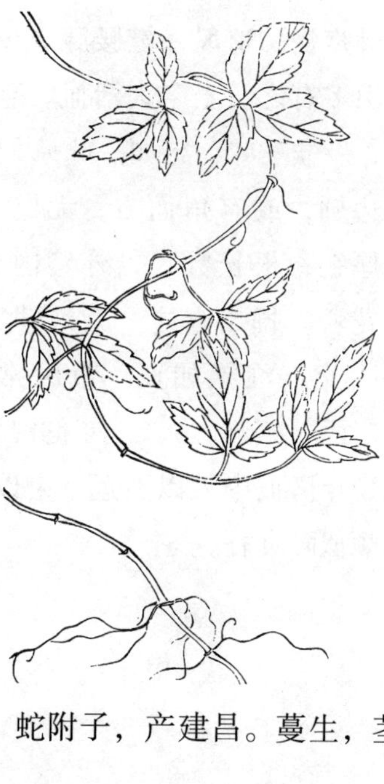

蛇附子，产建昌。蔓生，茎如

初生小竹，有节。一枝三叶，叶长有尖，圆齿疏纹。对叶生须，须就地生根，大如麦冬。俚医以治小儿，退热、止腹痛，取浆冲服。

4. 大血藤

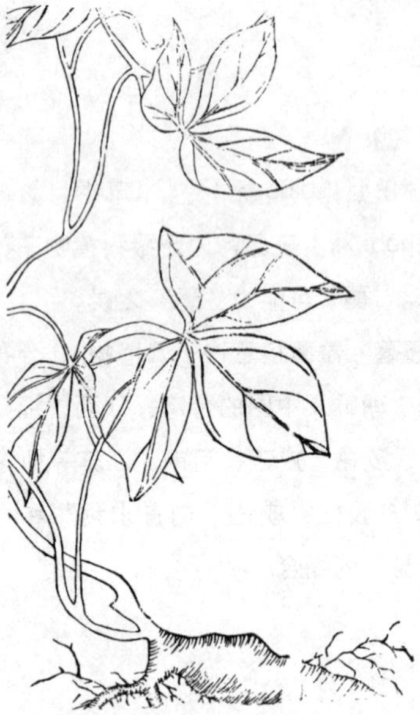

宋《图经》：血藤生信州。叶如蕿荷叶，根如大拇指，其色黄。五月采。行血治气块。彼土人用之。李时珍按虞抟①云：血藤即过山龙，未知的否。姑附之茜草下。

按过山龙俗名甚多，不图其形，无从审其是否。罗思举《简易草药》：大血藤即千年健，汁浆即见血飞，又名血竭。雌、雄二本。治筋骨疼痛，追风，健腰膝。今江西庐山多有之。土名大活血。蔓生紫茎，一枝三叶，宛如一叶擘②分；或半边圆，或有角而方，无定形，光滑厚韧；根长数尺，外紫内白；有菊花心。掘出曝之，紫液津润。浸酒一宿，红艳如血。市医常用之。广西《梧州志》：千年健浸酒，祛风延年。彼中人以遗远，束以色丝，颇似降真香。

【校注】

① 虞抟（1438—1517）：字天民，自号华溪恒德老人（华溪在今义乌市廿三里镇），明代中期著名医学家。

② 擘（bò 薄）：同“掰”，分开。

5. 三叶挐藤

三叶挐藤，生长沙山中。蔓生，黑茎，新蔓柔细，一枝三叶，叶长寸馀，而末颇团；面青背白，直横纹皆细。俚医以为治跌损和筋骨之药。

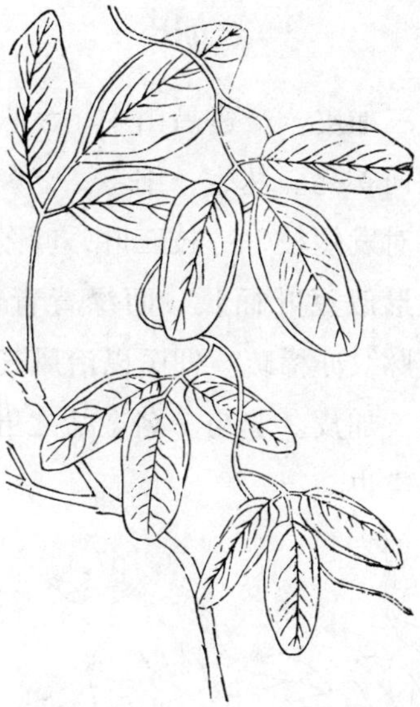

6. 山木通

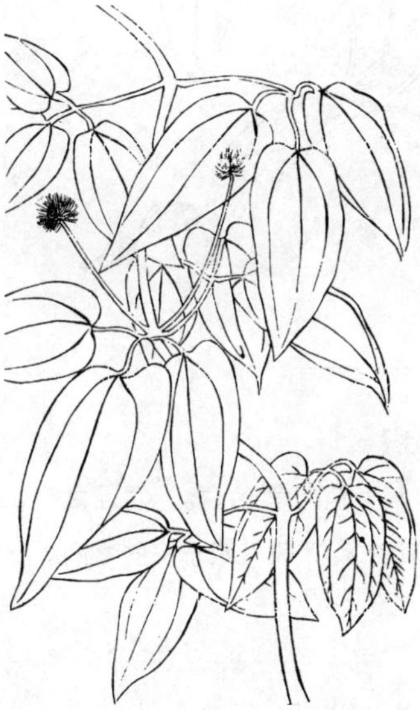

山木通，长沙山中有之。粗茎长蔓，三叶攒生一枝，光滑厚韧。叶际开花，花罢残蕊茸茸，尚在茎上。俚医用以通窍利水。

按《图经》木通一枝五叶，叶如石韦。此藤老茎亦中空，叶亦似石韦，而只三叶，无实。又别一种。

7. 小木通

小木通，产湖口县山中。茎叶深绿，长蔓袅娜；每枝三叶，叶似马兜铃而细。俚医用以利小便。

按俗间木通多种，以木通本功通利九窍，故藤本能利水者，多以木通名之。

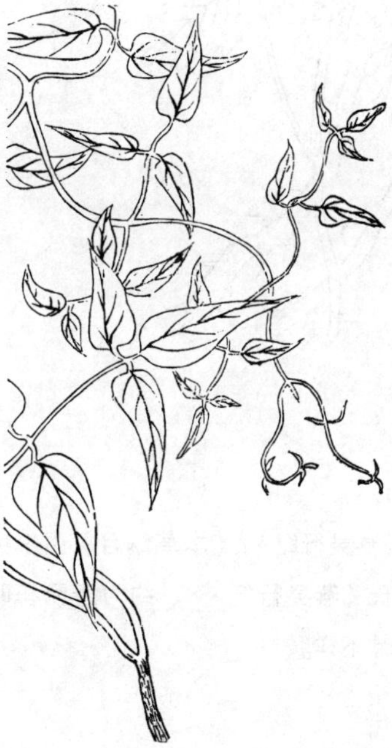

8. 大木通

大木通，产九江山中。一名接骨丹。粗藤如树，短枝青绿；对叶排生，浓绿大齿，俚医捣叶敷治脚疮、烂毒；茎利小便。

按形状与《本草》图异。苏颂引《燕吴行纪》[①]：扬州甘泉东院有通草，其形如椿子垂梢际。所说不同，或别一物。此草颇似椿叶，惟大齿不类。

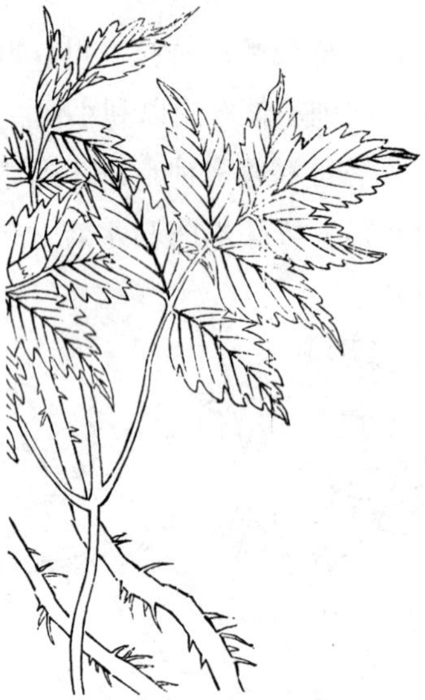

【校注】

① 《燕吴行纪》：《本草纲目》引书中有“张氏《燕吴行纪》”，约为唐元和时作品，馀不详。

9. 三加皮

三加皮，产建昌山中。大根赭黑似何首乌。丛生，细茎，老赭新绿。对发短枝，一枝三叶，叶劲无齿，形似豆叶而长，面绿背青白，中直脉纹亦稀疏。俚医以治风气[①]，故名三加皮。非与一名金盐之五加皮一类也。

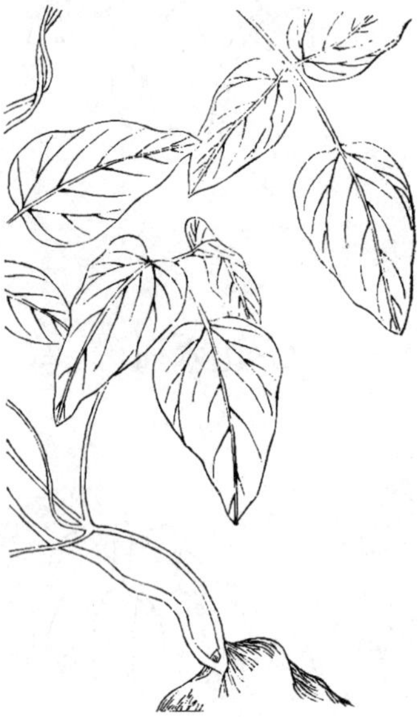

【校注】

① 风气：病因学名词。六淫之一。《素问·风论》：“风气藏于皮肤之间。”

10. 石猴子

石猴子，产南安。蔓生细茎，茎距根近处有粗节手指大，如麦门冬黑褐色，节间有细须缭绕，短枝三叶，叶微似月季花叶。气味甘温。土人取治跌打损伤、妇人经水不调，敷一切无名肿毒。

按《本草拾遗》：江西山林间有草，生叶头有瘿子似鹤膝，叶如柳，亦名千金藤，或即此。

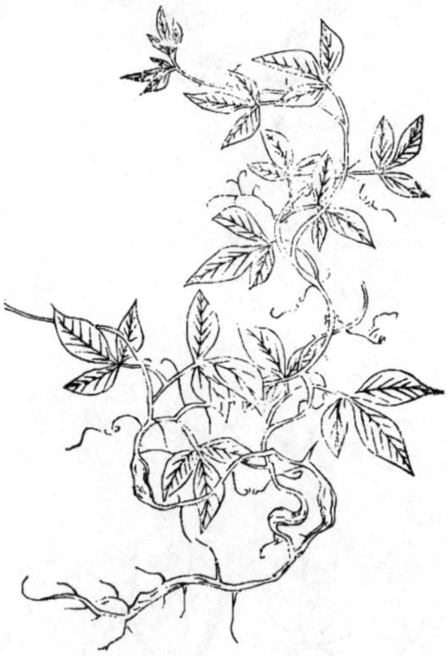

11. 贴石龙

贴石龙，生南安。赤根无须，细茎青赤。一枝三叶，叶如柳叶。俚医以治头痛、脑风、牙痛，井水煎服。蛇咬擦伤处亦可服。

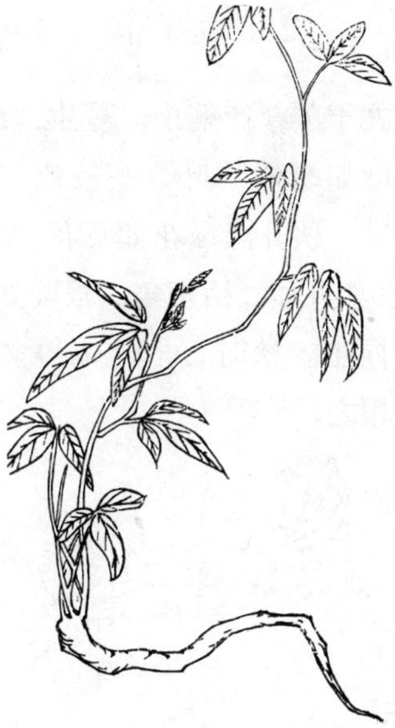

12. 野扁豆

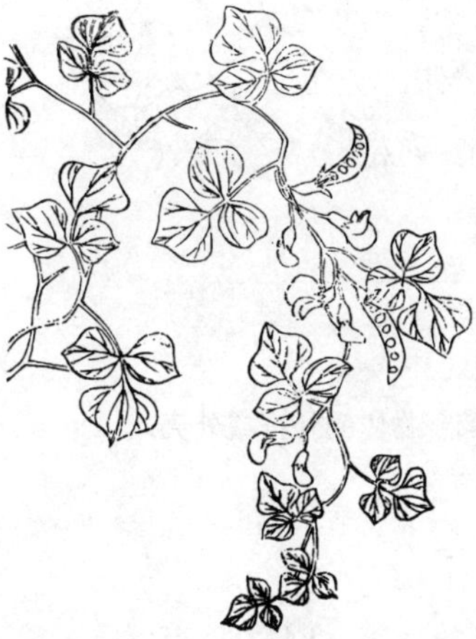

野扁豆，长沙坡阜有之。茎叶俱似扁豆而小，开花亦如扁豆花而色黄；结扁角长寸许，子大如蒺藜。俚医以洗无名肿毒。

13. 九子羊

九子羊，产衡山。蔓生，细绿茎。叶如蛾眉豆叶，一枝或三叶，或五叶。秋开淡绿花如豆花，而内有郭①如人耳。结短角。根圆如卵，数本同生。秋时掘取，辄得多枚。俚医用之。

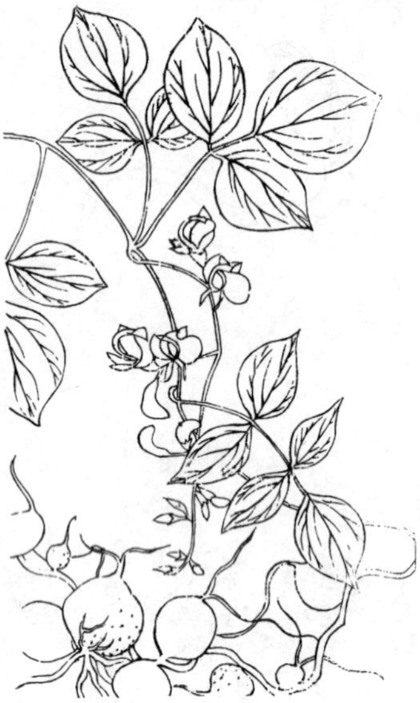

【校注】

① 郭：物体的外框或外壳。

14. 山豆

山豆，产宁都。赭茎小科，茎短而劲，一枝三叶，如豆叶而小，面青背微白。秋结小角，长三四分，四五成簇，有豆两粒。赭根如树根，长四五寸。俚医以治跌打，能行两脚，与广西山豆根主治异。

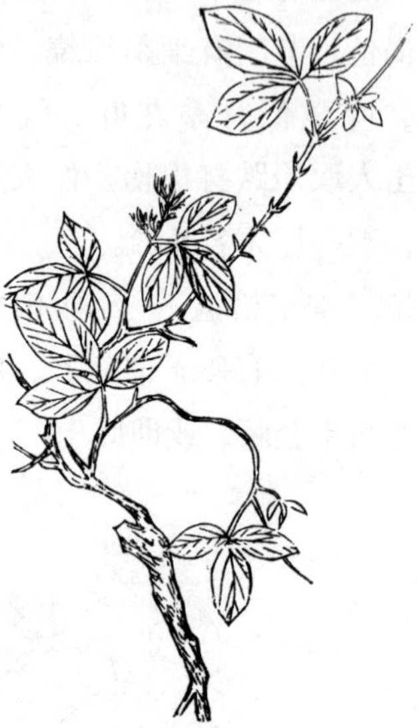

15. 金线草

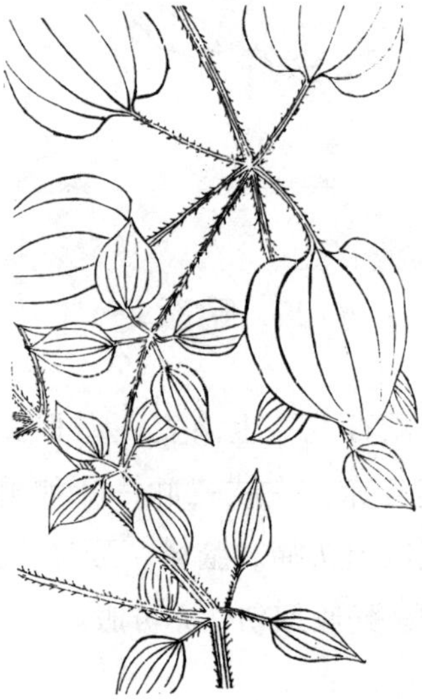

金线草，生长沙冈阜间。蔓生方茎，四叶攒生一处。茎叶皆有涩毛，棘人衣。与茜草同，唯叶大而圆为异。考《本事方》蒴草似茜，治血证极效。此草能行血，治腰痛，俚医用之。或即《本事方》之蒴草。湖南呼茜草皆曰锯子草，二草形颇相类，而土人分辨甚晰。

16. 五爪金龙

五爪金龙产南安。横根抽茎，茎叶俱绿。就茎生小枝，一枝五叶，分布如爪。叶长二寸许，本宽四五分，至末渐肥。复出长尖，细纹无齿。根褐色，硬如萆薢。

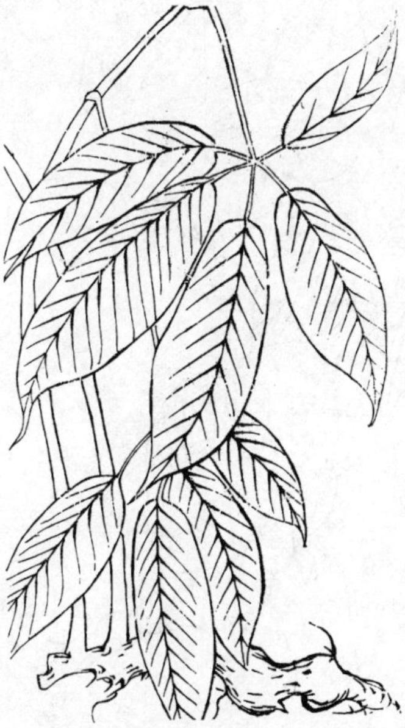

17. 无名一种①

江西、湖南多有之。长蔓缘壁，圆节如竹。对节发小枝，五叶同生，似乌蔹莓而长，叶头亦秃，深齿粗纹，厚涩如皱。节间有小须，粘壁如蝇足，与巴山虎相类。

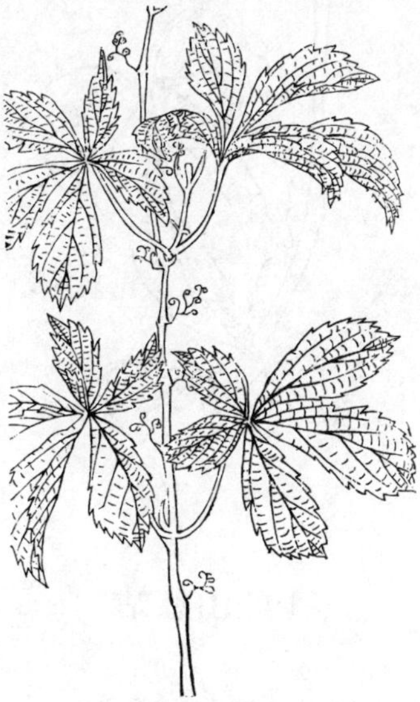

【校注】

① 无名一种：原本无名称。依商务本、中华本加。

18. 过山龙

过山龙，江西山中有之。根大如小儿臂，长硬赭黑，茎碧有节。附茎对叶，大如油桐，有歧不匀，粗纹大齿。俚医以治闭腿风，敷肿毒。

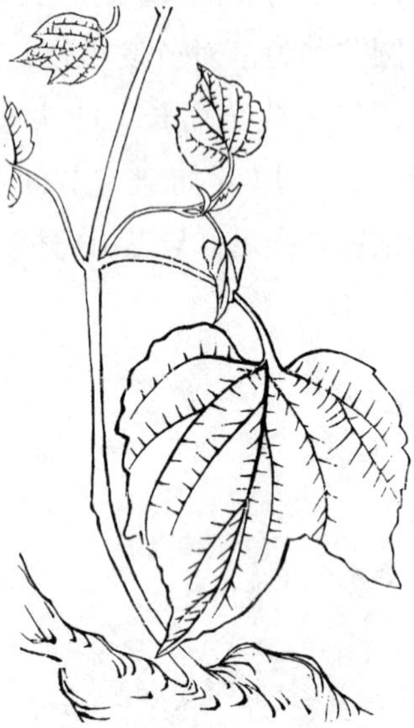

19. 山慈姑

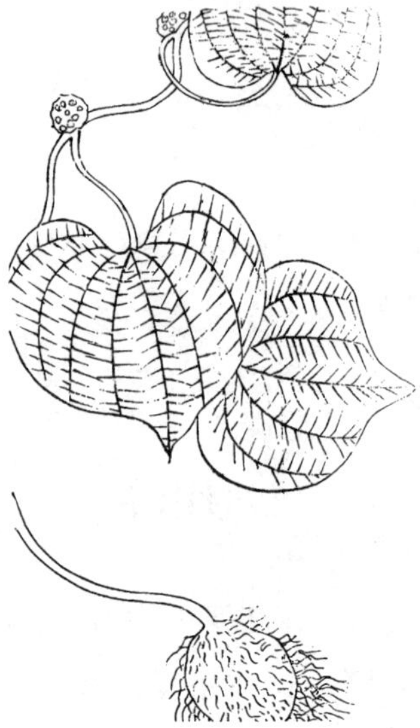

山慈姑，江西、湖南皆有之。非花叶不相见者。蔓生绿茎，叶如蛾眉豆叶而圆大，深纹多皱。根大如拳，黑褐色，四围有白须长寸馀，蓬茸如猬。建昌土医呼为金线吊虾蟆，微肖其形。以为败毒、通气、散痰之药。余曾求坐拏草于永丰令，以此草应命，殆未必确。

20. 万年藤

万年藤，产建昌山中。蔓生硬茎，就茎两叶对生，圆如马蹄有微尖，横直细纹，梢叶有缺，颇似白英。赭根长尺许，圆节。俚医以洗疮毒，滋阴生凉。

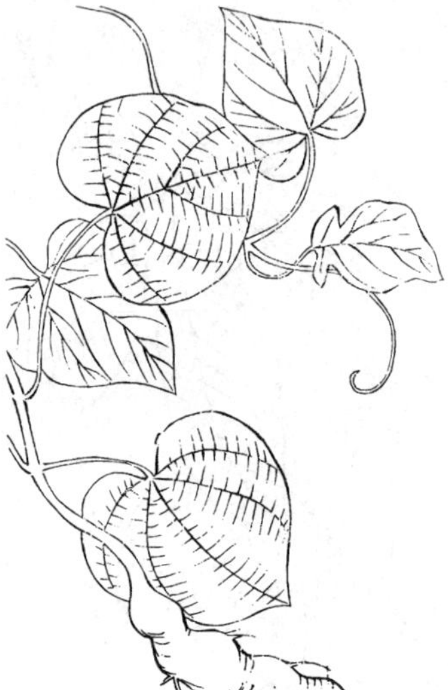

21. 大打药

大打药，产建昌山中。蔓生，绿茎，紫节如竹，一叶一须；须赭色。叶圆大如马蹄有尖，绿润疏纹。赭根长一二尺馀。俚医以治打伤，取根一段煎酒服。

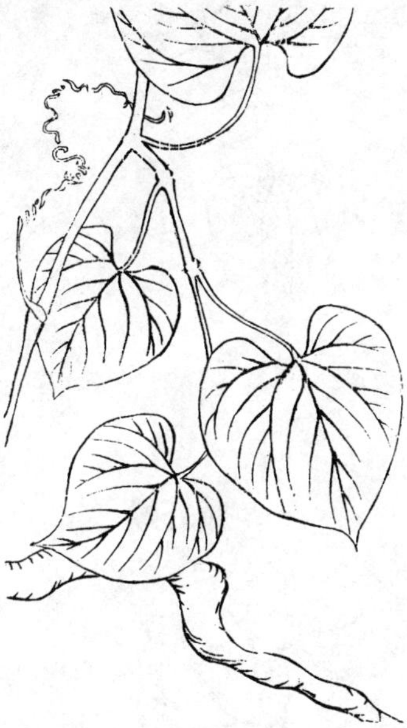

22. 钻地风

钻地风，长沙山中有之。蔓生，褐茎，茎根一色，不坚实。叶如初生油桐叶而圆，碎纹细齿。俚医以治筋骨，行脚气。

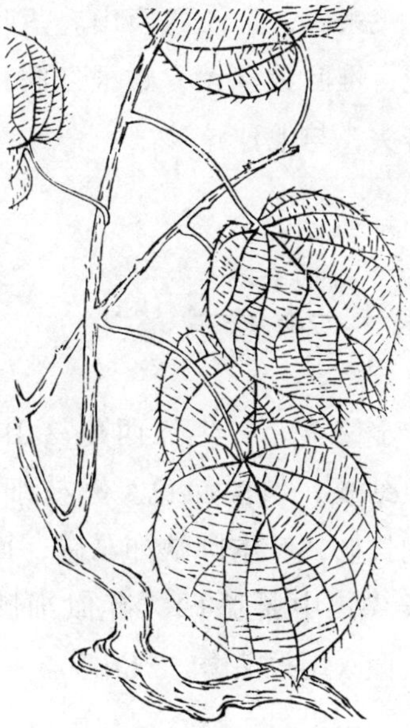

23. 飞来鹤

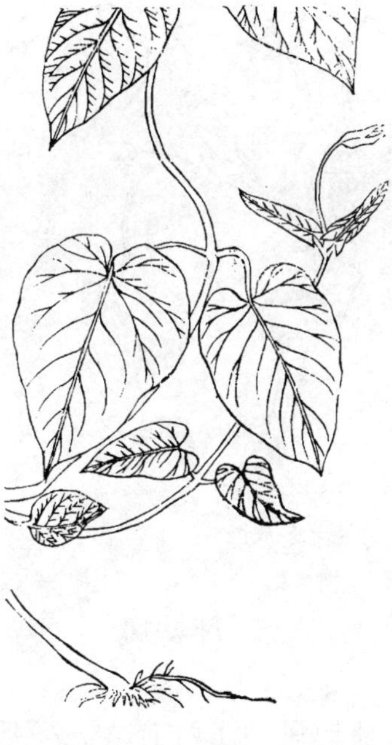

飞来鹤，生江西庐山。茎叶似旋花，惟叶纹深紫，嫩根红润，小如箸头，与他种异。

24. 金线壶卢

金线壶卢，生江西建昌山中。硬根劲蔓，俱黑赭色。嫩枝细绿，叶柄长韧，叶本圆缺如马蹄，而末出长尖，中腰微凹，有似细腰壶卢。俚医用根醋磨，敷乳吹。

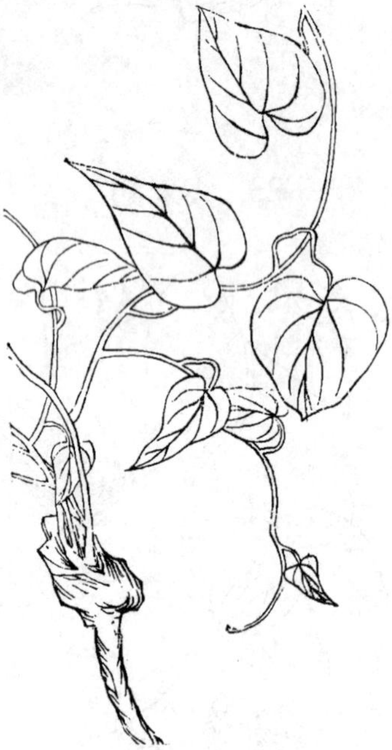

25. 秤钩风

秤钩风，江西有之。蔓延墙垣，绿茎柔韧，叶有尖而秃涩糙，有直纹数缕。土人未知所用。

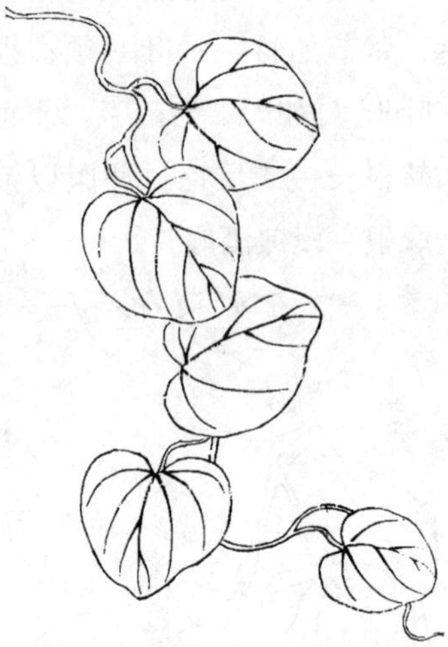

26. 癞虾蟆

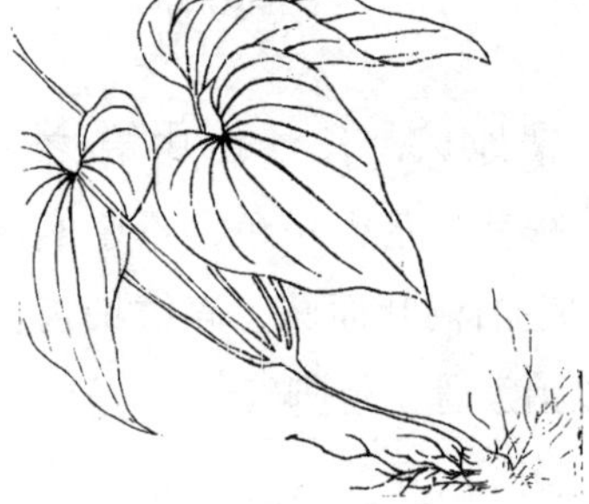

癞虾蟆，产南康庐山。赭根细须，大如指，青茎蔓生。近根四叶

对生，极似玉簪花叶而小，梢叶错落。近叶发小枝，上缀青蓇葖，细如粟米成穗，开五瓣小黄花。庐山灵药塞壑填溪，记载缺如，服食无方。余遣采访，多不识名，偶逢樵牧，随其指呼。姑纪形状，以俟将来。

27. 阴阳莲

阴阳莲一名大叶莲，产建昌山中。蔓生细绿，茎淡红，节有小刺。就节参差生叶，叶本如马蹄，宽寸馀，末尖长二寸许；面浓绿背黄白，粗纹微涩。根大如指，横发枝蔓。俚医以治妇科调经，取根干同桃仁煎酒服。

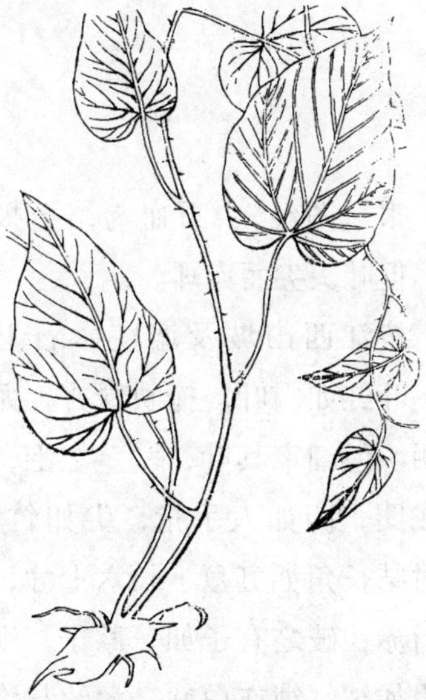

28. 狂风藤

狂风藤，江西赣南山中有之。赭根绿茎，蔓生柔苒；参差生叶，长柄细韧，似山药叶而长，仅有直纹数道。土人以治风疾。

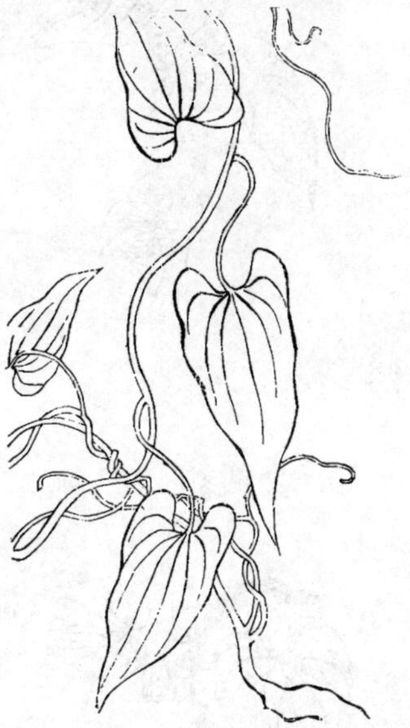

29. 金钱豹

金钱豹，产南安。蔓生，绿茎，叶圆而尖，近枝有微缺，深纹有皱，似牛皮冻叶而长。梢头结实，赭壳垒垒，薄如蝉蜕，内含青子。土人以治嗽。又一种同名异类，余再至南安，遣人寻采，仅一见之。

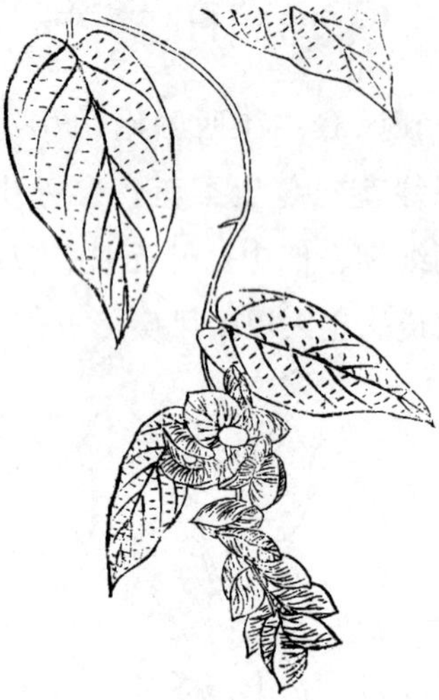

30. 金钱豹 又一种

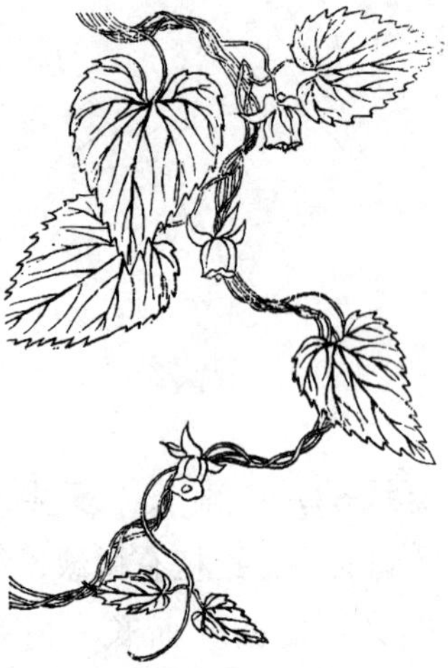

金钱豹，亦生南赣。蔓生，绿茎细柔，叶似婆婆针线包而窄，有细齿。绿蒂紫花，花瓣层叠下垂作筒子，微向外卷，不甚开放。与前一种名同类异。

31. 挐藤

挐藤一名毛藤梨，产南城麻姑山。黑茎。大叶如麻叶，深齿疏纹，叶端尖长。结青实如棠梨而小。

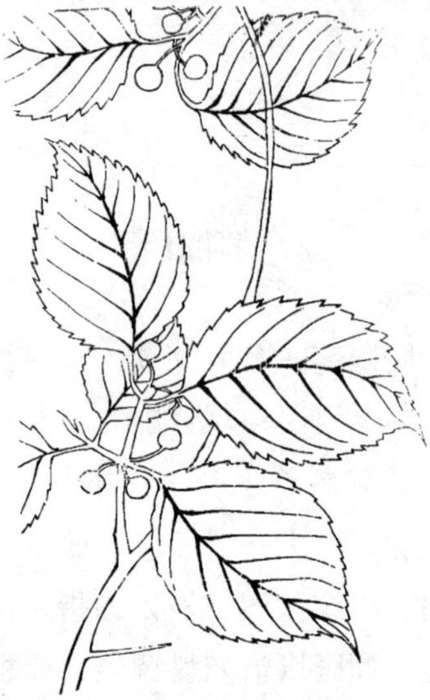

32. 石血

宋《图经》：石血与络石极相类，但叶头尖而赤耳。

按江西山坡及墙壁木石上极多。叶红如霜叶，掩映绿卉，尤增鲜明。但细审其叶，一茎之上，或尖或团，团如人手指，尖如竹叶。秋时结长角如豇豆，长六七寸，初青后赤；破之有子如萝藦子，半如针半如绒，绒亦白软，大约与络石同种，而结角则异，或以为雌雄耳。

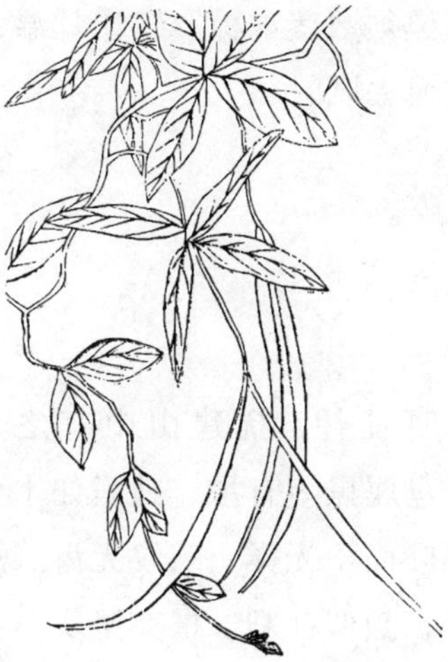

33. 百脚蜈蚣

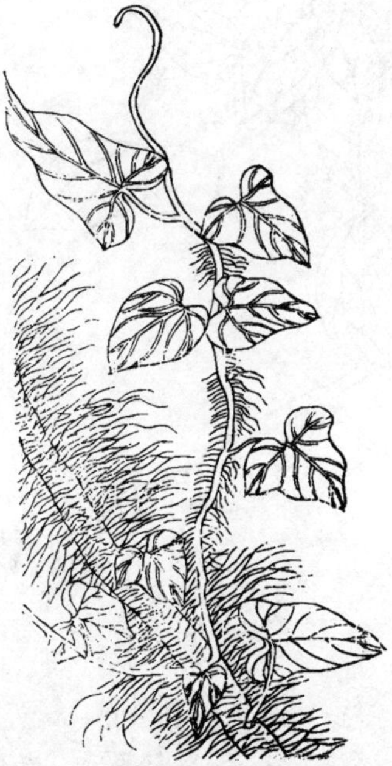

百脚蜈蚣，生江西庐山。缘石蔓衍，就茎生根，与络石、木莲同。叶似山药有细白纹，面绿背淡，新茎亦绿。

34. 千年不烂心

千年不烂心，产建昌山中。蔓生如木根，茎坚硬；就老茎发软枝。附枝生叶，微似山药叶，色淡绿背青黄。秋结圆实攒簇，生碧熟红。俚医用之。

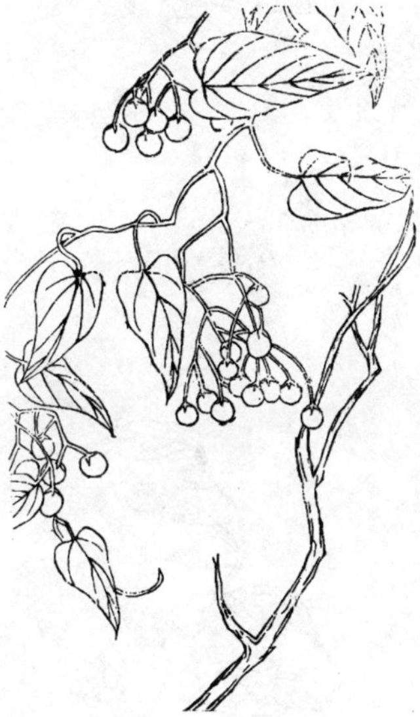

35. 石盘龙

石盘龙，江西山中多有之。横根

赭黑，络石蔓衍，绿茎纠结。叶比木莲小而尖，亦薄弱，面青背黄绿。俚医采根，同槟榔煎酒，治饱胀。

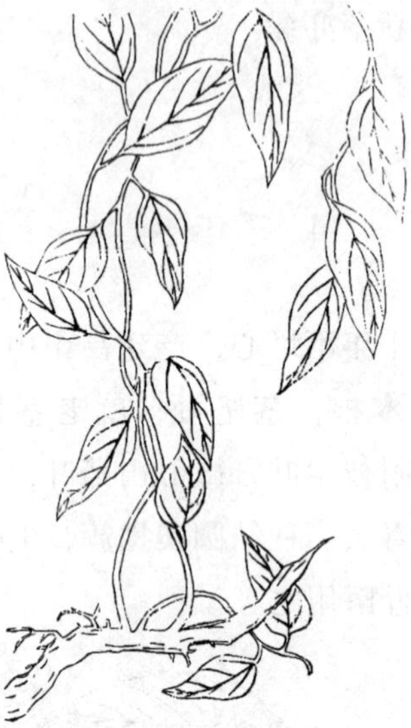

36. 香藤

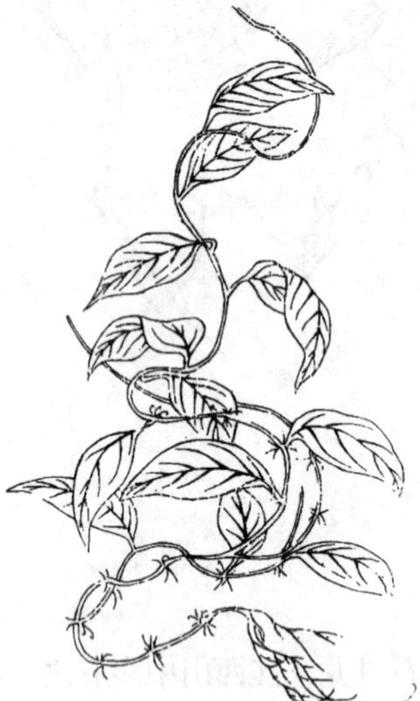

香藤，产南安。蔓生，褐茎有节，节间有须。叶如柳叶而宽，叶本有黑须数茎如棕。气味甘温，主治和血去风。

37. 野杜仲

野杜仲，抚建山中有之。蔓生，盘屈黑茎有星，劲脆如木。叶如橘叶而不光泽，疏纹无齿。短枝枯槎，颇似针刺。根亦坚实。俚医以治腰痛，取皮浸酒，功似杜仲，故名。

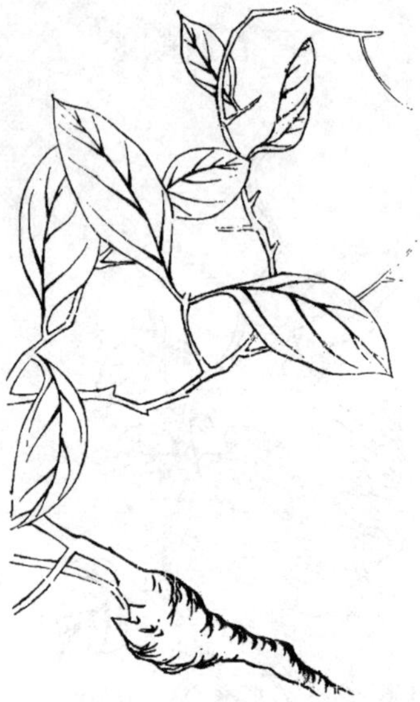

38. 广香藤

广香藤，产南安。绿叶毛涩，黄背赭纹，极似各树寄生，惟褐茎长劲为异。俚医用以解毒，养血，清热。

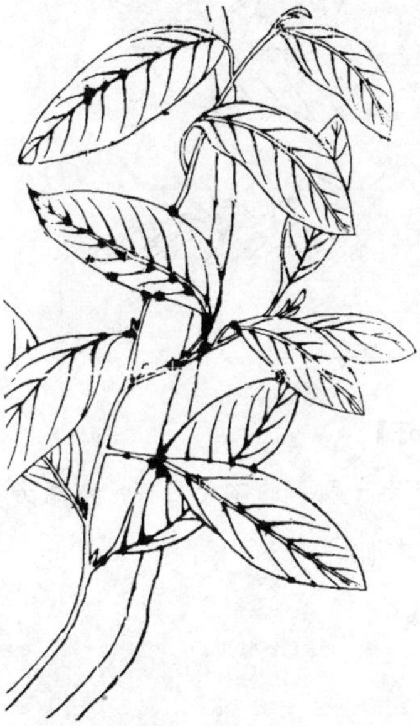

39. 清风藤

《图经》：清风藤，生天台山中。其苗蔓延木上，四时常有。彼土人采其叶入药，治风有效。

按清风藤近山处皆有之。罗思举《草药图》[①]云：清风藤又名青藤，其木蔓延木上，四时常青。采茎用治风疾、风湿，凡流注、历节、鹤膝、麻痹、瘙痒、损伤、疮肿，入酒药中用。南城县寻风藤即清风藤，蔓延屋上，土人取茎治风湿。余询之南城人，云藤以夤缘[②]枫树而出树梢者为真，夺枫树之精液，年深藤老，故治风有殊效。余皆无力。遣人求得，大抵与木莲相类，厚叶木强，藤硬如木，粗可一握，黑子隆起，盖即络石一种而所缘有异。又《本草拾遗》：扶芳藤以枫树上者为佳，恐即一物，清风、扶芳，一音之转，土音大率如此。

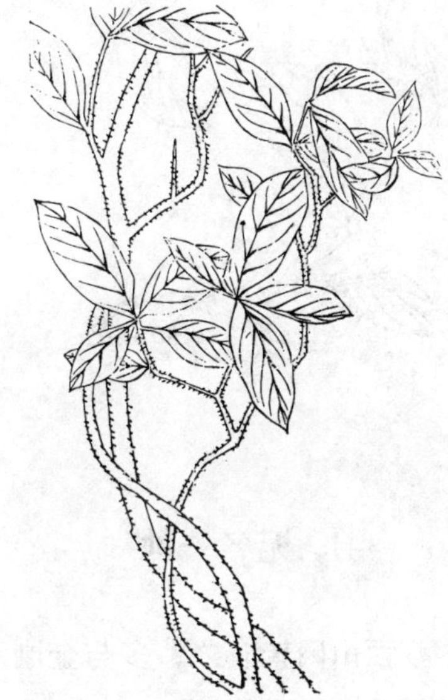

【校注】

① 罗思举《草药图》：不详。或与罗思举《简易草药》为同一书。

② 夤（yín 银）缘：攀缘上升。

40. 南蛇藤

南蛇藤生长沙山中。黑茎长韧，参差生叶。叶如南藤，面浓绿背青白，光润有齿。根茎一色，根圆长，微似蛇，故名。俚医以治无名肿毒，行血气。

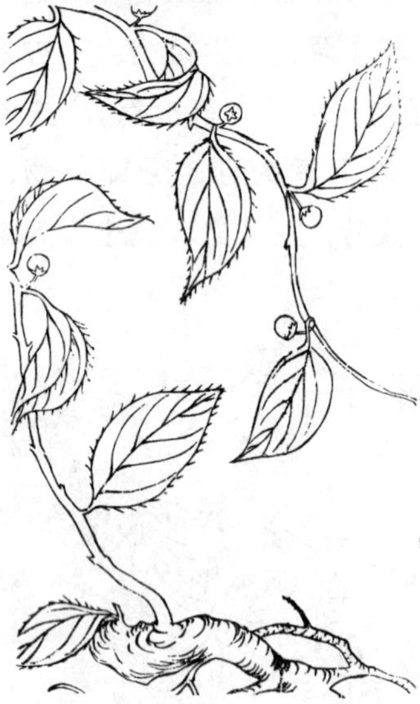

41. 无名一种[①]

江西山冈皆有之，多与金刚萆薢丛厕纠缠。绿茎柔细，一叶一须；长叶大齿，深纹粗涩；根紫黑色，大于萆薢而坚。

按《本草从新》有开金锁，根叶亦如萆薢、菝葜，皆此类。

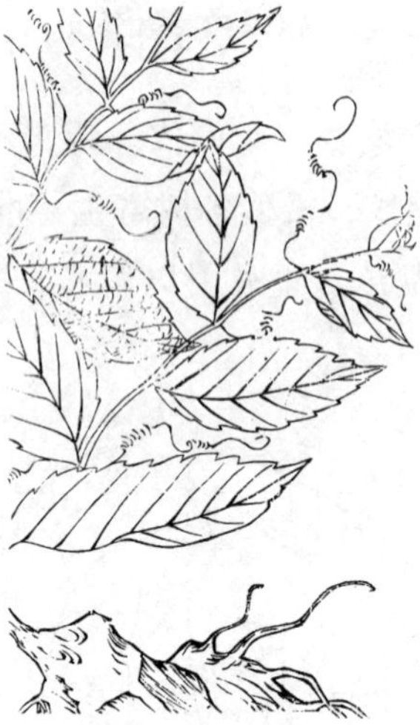

【校注】

① 无名一种：原本无名称，依商务本、中华本加。

42. 川山龙

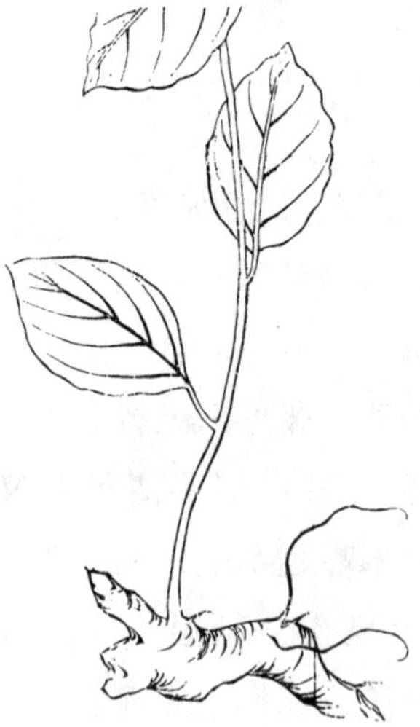

川山龙，产南安。蔓生挺立，赤茎有星。参差生叶，叶圆而长，面绿背青黄，直纹稀疏，圆齿不匀。根如老姜，褐黄色，赭须数茎。俚医以为跌打损伤要药。

43. 扳南根

扳南根，湖南园圃多有之。蔓生如葛，茎细而韧，叶亦似葛而小，褐根粗如巨擘。俚医以治疔毒，江西呼为鸡屎葛根。

按苏恭注黄环云：今太常所收剑州者，皆鸡屎葛根。当即此。

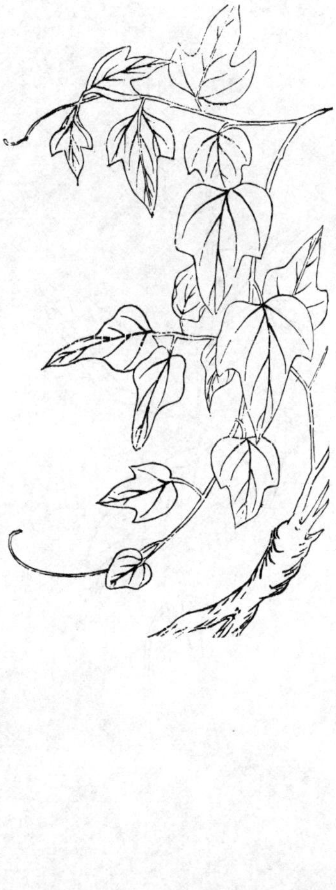

44. 鹅抱蜑

鹅抱蜑[1]，生延昌山中。蔓生，细茎有节，本紫梢绿；叶如菊叶，深齿如歧，叶下有附茎，叶宽三四分；根如麦冬而大，赭长有横黑纹，五六枚一窠。俚医取根炖酒，云散寒气，能补益。

按宋《图经》有鹅抱蔓，似大豆，治热毒。形与此异，主治亦别。

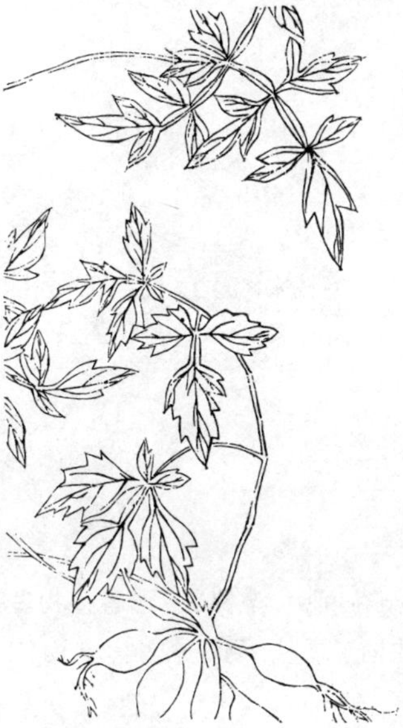

【校注】

① 蜑（dàn 但）：古同“蛋”，鸟、龟、蛇等生的带有硬壳的卵。商务本、中华本作“蛋”。另指中国古代南方少数民族或蜑民的船。

45. 顺筋藤

顺筋藤，南安长沙皆有之。蔓生缭曲，绿茎赤节，节间有绿须缠绕。叶如威灵仙叶，无歧斜纹。叶间结小青实如豆硬。根赭红色，磥砢[1]盘错，复有长叶攒之。气味甘温，土人取通经络、和血温补。

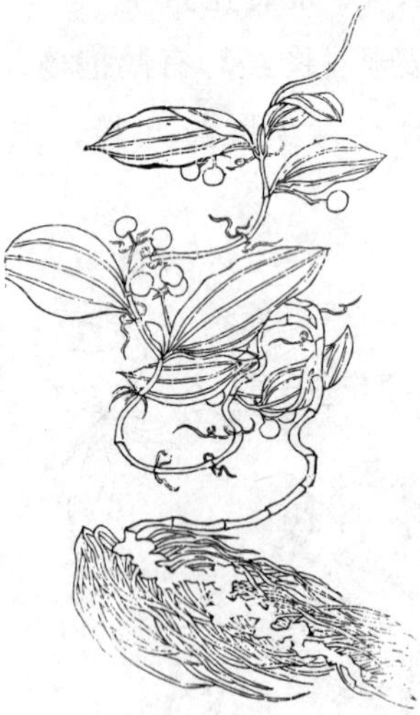

【校注】

① 磥砢（lěiluǒ 垒裸）：形容植物多节。磥，古同“磊”；砢，众多。

46. 紫金皮

紫金皮，江西山中多有之。蔓延林薄，紫根坚实，茎亦赭赤。叶如橘柚，光滑无齿。叶节间垂短茎，结青蒂，攒生十数子，圆紫如球，鲜嫩有汁出。俚医用根藤治饱胀腹痛，有效。兼通肢节。

按宋《图经》有紫金藤，不具形状，《和剂方》有紫金藤丸。

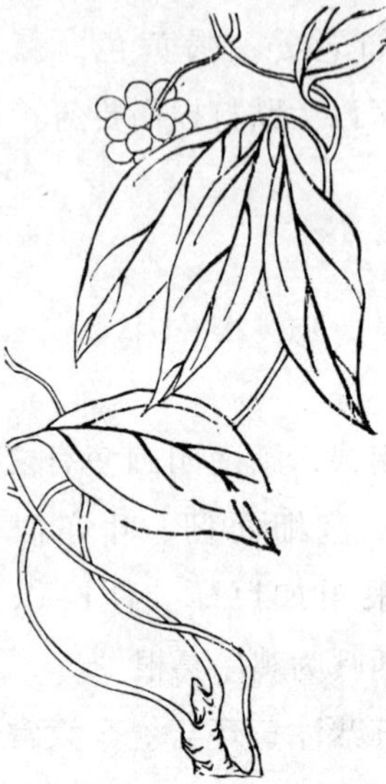

47. 内风消

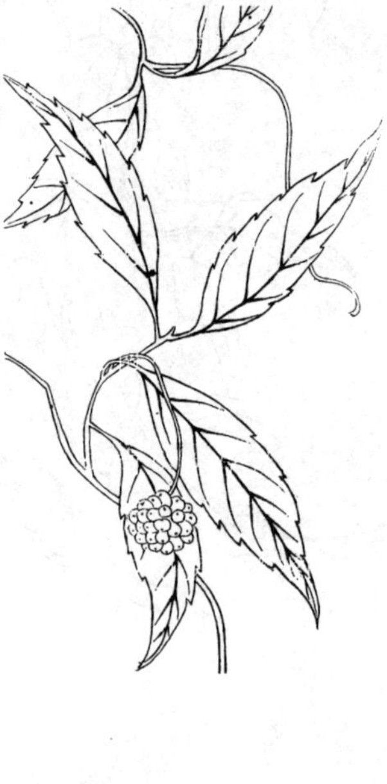

内风消，江西、湖南皆有之。蔓生，紫茎，结实攒聚如球，极类紫金皮；惟叶不攒排，有细齿，无光泽。俚医以为内托和血之药。

48. 无名一种[①]

生抚州山坡。蔓生，赭藤对叶，如柳叶而柔润。秋结青实七八粒，圆簇下垂，顶有白晕。

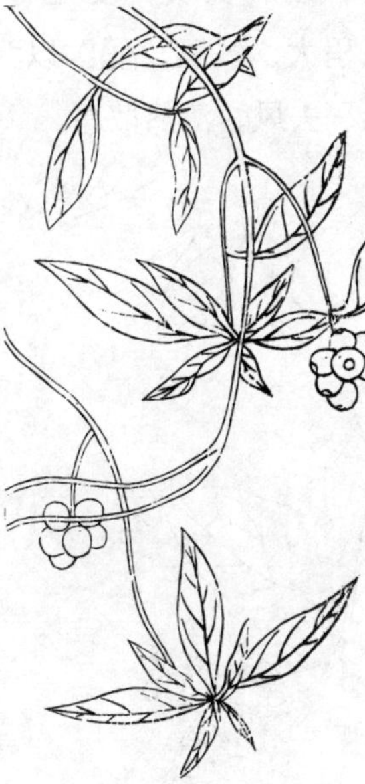

【校注】

① 无名一种：原本无名称。依商务本、中华本加。

49. 臭皮藤

臭皮藤，江西多有之。一名臭茎子，又名迎风子，蔓延墙屋，弱茎纠缠。叶圆如马蹄而有尖，浓纹细密。秋结青黄实成簇，破之有汁甚臭。土人以洗疮毒。

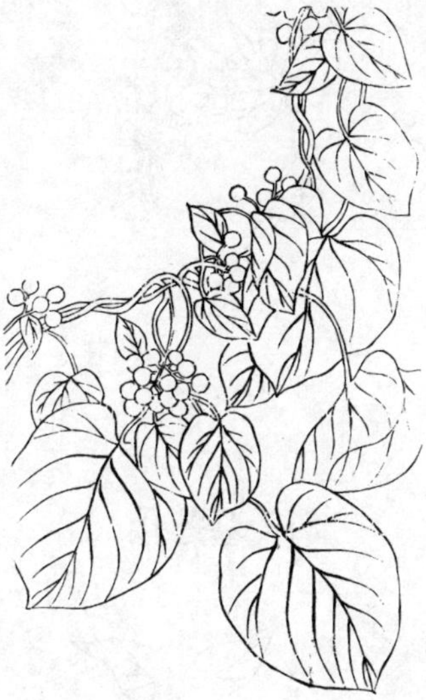

50. 牛皮冻

牛皮冻，湖南园圃林薄极多。蔓生，绿茎。长叶如腊梅花叶，浓绿光亮。叶间秋开白筒子花，小瓣五出，微卷向外，黄紫色。结青实有汁。俚医云与臭皮藤一种，圆叶为雌，长叶为雄，用敷无名肿毒，兼补筋骨。

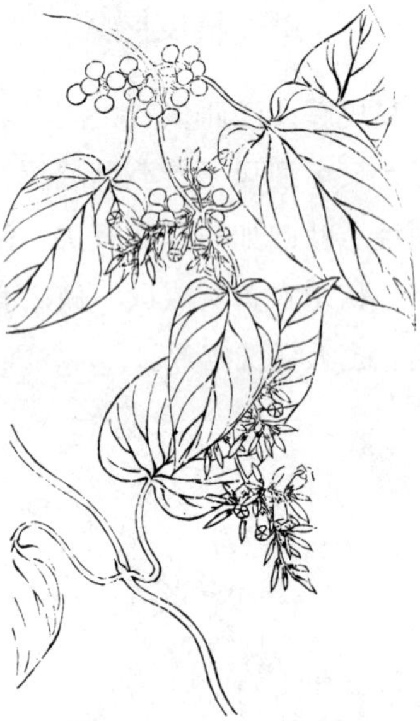

绿茎蔓延，附茎对叶，如王瓜叶微尖无毛；秋开五瓣小白花，数十朵攒簇；长根近尺，色赭。土人以治吐血。

51. 墓莲藕

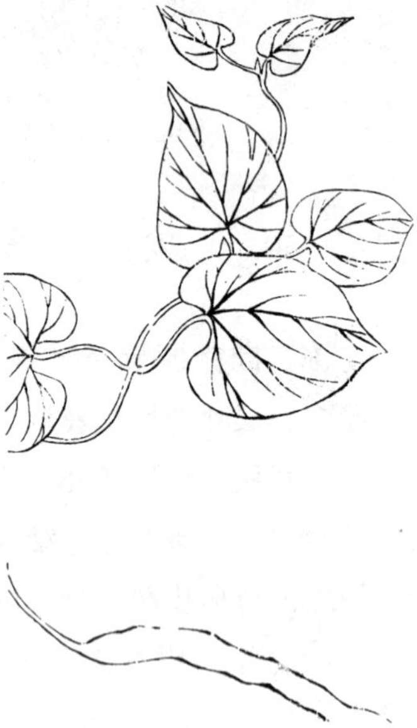

墓莲藕，湖广园圃中多有之。

52. 鸡矢藤

鸡矢藤，产南安。蔓生，黄绿茎；叶长寸馀，后宽前尖，细纹无齿；藤梢秋结青黄实，硬壳有光，圆如绿豆稍大，气臭。俚医以为洗药，解毒、去风、清热散寒。

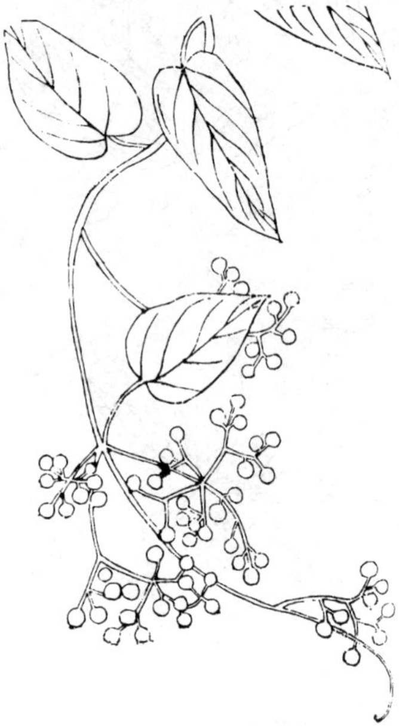

53. 金灯藤

金灯藤，一名毛芽藤，南赣皆有之。寄生树上，无枝叶；横抽一短茎，结实密攒如落葵而色青紫。土人采洗疮毒，兼治痢证，同生姜煎服。

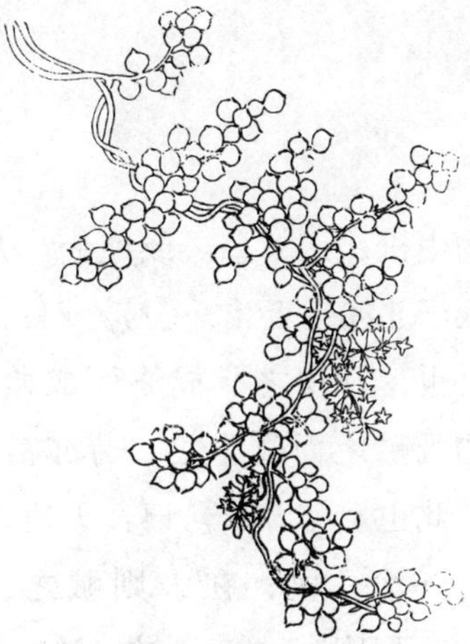

54. 两头挐

两头挐，生广信。草似野苎麻，有淡红藤一缕，寄生枝上。盖即毛芽藤生草上者。土医以治跌打，利小便。

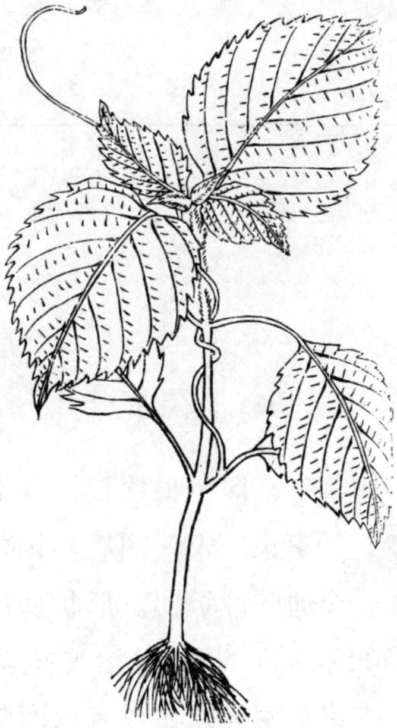

卷之二十　蔓草类

1. 土茯苓

土茯苓，即草禹馀粮。《本草拾遗》始著录。宋《图经》谓之刺猪苓，今通呼冷饭团。形状功用具《本草纲目》。近时以治恶疮为要药。多以萆薢充之，或有以商陆根伪充者。萆薢去湿，性尚不远，若商陆则去水峻利，宜慎辨之。

雩娄农曰：土茯苓出近世，俗医治恶疾，邀重利，如操左券[①]。吾于是见造物之好生也，且旋贼之而旋生之也。五行递嬗[②]，遘厉纷拏[③]，人生口体之奉，所以戕其四端之性，而诱之以四奸者，盖无一息之或逭[④]，乃病以歧黄[⑤]未论之病，即药以农皇未尝之药；病既不择人而生，药亦不择地而育。甚至垢腐溃臭，妻孥远避；而医者衅沐之，而投以草木之滋；或起行尸而肉白骨，卒不使之尽戕其生，又非造物生机，无一息之或停哉？夫万物死于北亦生于北，《易》曰：坎，劳卦也，万物之所成终而成始也。造物既贼之而复生之，劳亦甚矣。非特此也。《孟子》曰：天地之生也，一治一乱；在人则贼之、生之；在天下则治之、乱之。造物果何心哉？虽然，死至思生，乱极思治，

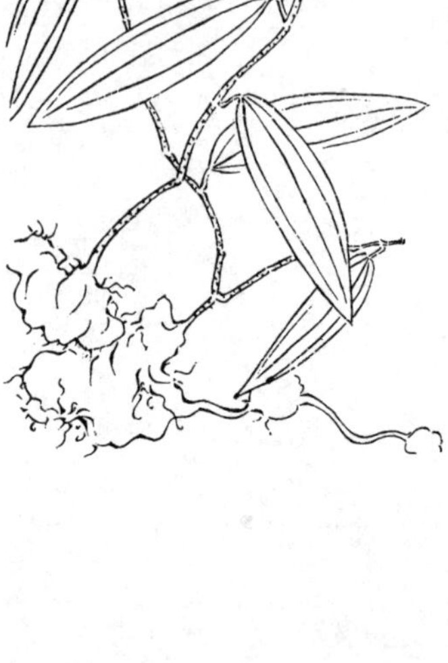

造物之心，亦人心耳。人劳劳于生死治乱之途，造物亦不得不劳之于生之、死之、治之、乱之之故。然则代造物而理物者，欲听人物之扰攘而无所劳，焉得乎！

【校注】

① 如操左券：古代契约分左右两片，双方各执其一，作为凭据，左券由债权人收执，右券由债务人收执。“操左券”比喻很有把握。

② 递嬗：依次更替，逐步演变。

③ 遘（gòu 够）厉纷拏（rú 如）：意为遭遇纷杂的疮疾。遘，相遇。厉，古同“疠”“癞”，恶疮。纷拏，同“纷挐”，混乱貌、错杂貌。

④ 逭（huàn 换）：逃避。

⑤ 歧黄：应为“岐黄”。

2. 木莲

木莲即薜荔。《本草拾遗》始著录。自江而南，皆曰木馒头。俗以其实中子浸汁为凉粉，以解暑。《图经》《纲目》，备载其功用，多验。

雩娄农曰：薜荔以楚词屡及，诗人入咏，遂目为香草。今江南阴湿，墙瓦攀援殆遍，何曾有臭？罔薜荔兮为帷[①]，则山居柴扇石户间皆是矣。宋李彦发物供奉，大抵类朱勔[②]。农不得之田，牛不得耕垦，殚财靡刍，力竭饿死，或自缢辕轭间[③]。如龙鳞薜荔一本，辇致[④]之费逾百万，不知此有何好而必辇致，非诗人口孽耶？徐谐诗：雨久莓苔绿，霜浓薜荔红。梅圣俞诗：春城百花发，薜荔上阴阶。但诵好诗，那得不神往？密雨斜侵，窗户凉生，时乎贫贱者，盗天地之菁英，以自适其适；富贵者，又欲盗贫贱之逍遥以穷其所穷。汉武以蒟酱、蒲萄而开边[⑤]，魏太[⑥]武以甘蔗而返旆[⑦]，侈心之萌，谁能刃斩[⑧]？克己复礼，仁也。楚灵王若能如此，岂其辱于干溪[⑨]？宋徽宗若能如此，岂至北以牛车[⑩]？

按薜荔，李时珍以为即木莲。而《图经》以为一类二种。滇南有一种，与木莲绝相类，而叶实皆略小，其即《图经》所谓薜荔耶？《楚词》薜荔拍兮蕙绸[⑪]、罔薜荔兮为帷，皆言其能缘墙壁也。又曰贯薜荔之落蕊[⑫]。木莲花极细，词人寓言，未可拘执。而《注》以为香草，不知薜荔殊无气味，释《离骚》者，斤斤于香草美人，拘文牵义，诚无当于格物耳。《山海经》有萆荔，状如乌韭而生石上，应是苔类。《汉书》房中歌：都荔遂芳[13]。方是香草。非络石蔓延山木者也。

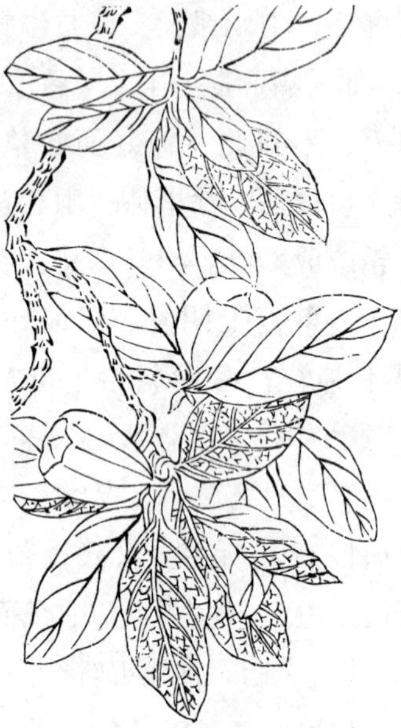

【校注】

① 罔薜荔兮为帷：语出《楚辞·九歌》。

② 宋李彦发物供奉，大抵类朱勔：李彦，宋徽宗时宦官，与蔡京、童贯、王黼（fǔ 府）、梁师成、朱勔（miǎn 勉）齐名，为"六贼"之一，杨戬死后，李彦继之，《宋史》载其"发物供奉，大抵类朱勔"，言其贪婪。

③ "农不得之田"五句：见《宋史·宦者传三·杨戬》。

④ 辇（niǎn 碾）致：送达。

⑤ 开边：用武力开拓疆土。

⑥ 太：原本作"大"，据文义改。

⑦ 返旆（pèi 配）：回师。

⑧ 侈心之萌，谁能刃斩：用汉武帝因喜爱蒟酱、葡萄美酒而武力开拓疆域，魏太武因甘蔗、美酒而罢战，说明奢侈享乐之心，难以克制。侈心，奢侈之心。

⑨ 楚灵王若能如此，岂其辱于干溪：春秋时楚灵王耗民力修宫殿楼台，八年干溪之役，百姓之力不足而自息也。楚国内乱，公子比自立为王，楚灵王自杀。

⑩ 宋徽宗若能如此，岂至北以牛车：北宋末年，宋徽宗骄奢淫逸，任用宵小，导致民不聊生，金兵灭国，被掳北方，身死他乡。

⑪ 薜荔拍兮蕙绸：见《楚辞·九歌》。

⑫ 贯薜荔之落蕊：见《楚辞·离骚》。

⑬ "《汉书》"二句：《汉书·礼乐志》中《安世房中歌》有"都荔遂芳，窅窊桂华"句。

3. 常春藤

常春藤即土鼓藤。《本草拾遗》始著录。《日华子》以为龙鳞薜荔。《谈荟》以为即巴山虎。今南北皆有之。结子圆碧如珠，与《拾遗》说符，功用长于治痈疽肿毒。

雩娄农曰：京师浩穰，营园亭者，皆能致南中花木，即岭峤异产。亦时附婆罗船，越重洋，随拍趠风[1]而达析津[2]。然冬寒皆为窟室以避霜雪。若薜荔、络石之属，缘墙壁而亘冬夏者，则天时、地气皆不宜之。惟常春藤，被缭垣、带怪石，绿叶匼匝[3]，为庭榭之饰焉。细花惹蜂，青实啅[4]雀，于药果皆无取。然枝蔓下有细足，黏瓴甋极牢，疾风甚雨，不能震撼。人之有墙，以蔽恶也，墙之隙坏，藤有赖焉。然则彼都人士，庇焉而不纵寻斧焉，宜矣。

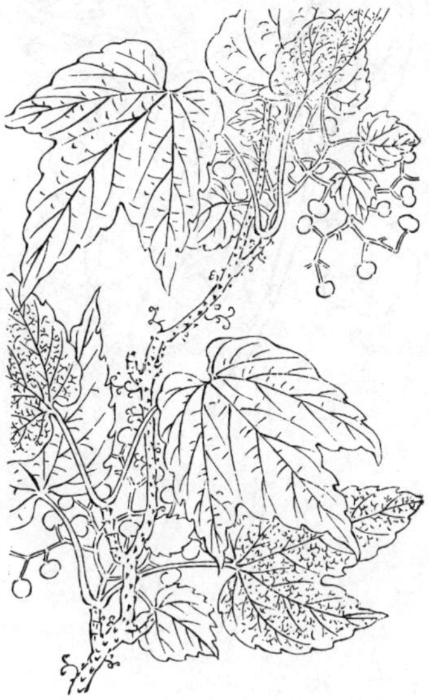

【校注】

① 拍趠（chào）风：指舶趠风。苏轼《舶趠风》诗序："吴中梅雨既过，飒然清风弥旬，岁岁如此，湖人谓之舶趠风。是时海舶初回，云此风自海上与舶俱至云尔。"

② 析津：府名。辽开泰元年（1012年）改幽都府置，建为燕京。治所在析津、宛平（今北京城西南）。

③ 匼（kē 科）匝：亦作"匼帀"。周围环绕。见白居易《仙娥峰下作》诗："参差树若插，匼匝云如抱。"

④ 啅（zhuó 卓）：古同"啄"。

4. 千里及

千里及，《本草拾遗》始著录。《图经》千里光、千里及，形状如一。李时珍并之，良是。其黄花演，花同叶异，则非一种。今俚医用以治目，呼为九里明。

雩娄农曰：药物异地则异名，而千里光之名起岭峤，下豫章，逾彭蠡、洞庭，达于夜郎牂牁[1]、无弗同者。闻名而知其必有功于目已。其花黄如菊，盛于秋，得金气，殆菊之别子耶？花老为絮，则与蒲公英又类族也。滇医以洗疮毒，盖以此。吾睹其物而愧不能为光明烛也，虽有良药，其如余何？乃作诗曰：登临滇海，亦既观止。悠悠极目，思在千里。左眄[2]千里，洞庭始波。滔滔江汉，舟楫若何？右睇[3]千里，一线澜沧。赤发金齿，逖矣穷荒。前望千里，九嶷苍梧。愁云曷极，海波天吴。后顾千里，金沙岷江。东流不息，去矣吴艭[4]。

玉京何在，三万六千。白云间之，众星醉天。露冷之柏，霜陨之桑。安得神瞳，窥彼帝乡。芙光蘼莶，与尔实族。且信人言，以拭吾目。

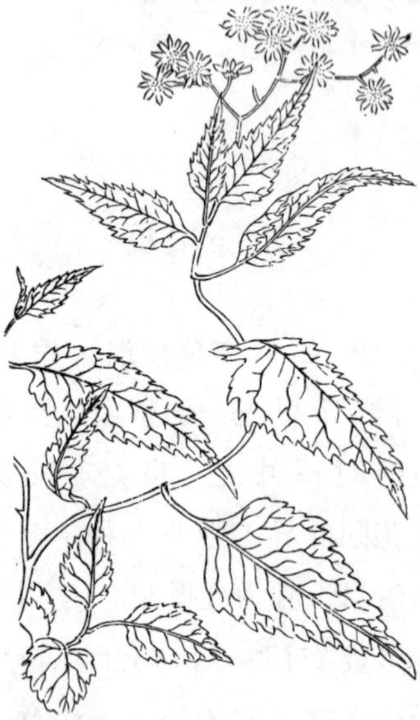

【校注】

① 牂牁（zāngkē 赃柯）：古地名，在今贵州省。司马迁《史记》："夜郎者，临牂牁江，江广百馀步，足以行船。"

② 眄（miǎn 免）：旁视曰眄。

③ 睇：斜着眼看。

④ 吴艭（shuāng 双）：古书上说的一种小船。见明代袁宏道诗："露稍千缕扑斜窗，黄笙藤枕梦吴艭。"

5. 榼藤子

榼藤子即象豆。详《南方草木状》。《本草拾遗》《开宝本草》始著录。《南越笔记》云：子炒食，味佳。

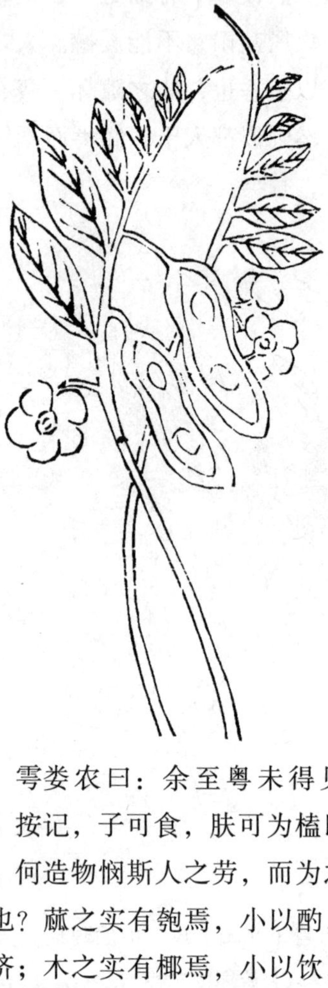

雩娄农曰：余至粤未得见斯藤。按记，子可食，肤可为榼以贮药。何造物悯斯人之劳，而为之代斫也？蓏之实有匏焉，小以酌，大以济；木之实有椰焉，小以饮，大以掬。古者祭祀器用匏，非仅尚其质，亦以见天地之为人计者，纤悉俱备用之，以示报也。彼靡天地之物，而不知天地之心，必以暴殄致天罚。榼藤惜不植于岭北。近世蜀中模柚皮以为器，以无用为用，且轻而洁；南岳断大竹以为甑，至省工力。若而人也，以尝巧也，不为病矣。

6. 悬钩子

悬钩子，《本草拾遗》始著录。李时珍以为即《尔雅》葥，山莓。《郭注》：今之木莓也。小树高不盈丈，江南山中多有之。与杨梅同时熟，或亦呼为野杨梅。

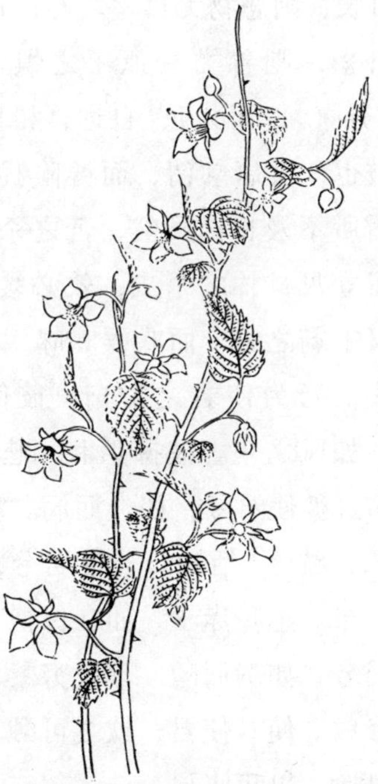

雩娄农曰：湖湘间莓至多，皆春时熟。然多蔓生。此草得之袁州，居然木也。岭南及滇，蔓者皆类木，殊不易别。凡莓皆以果视之，不仅充猿粮而供扈粟矣。山居之民，饮木叶，蔬涧毛，糗藤根、果实之具甘酸者。妇稚[①]缘嵌巇[②]而掇之，以为佳品，其天性全而滋味薄，故能与猱[③]鼯[④]争捷，而岚气不得刺其肤革。通都大邑，甜榴、好李，无非栽接，种则珍矣。譬如一麦而有桃、李、柰三味焉，欲持此以证农皇所尝之味，岂有合耶？

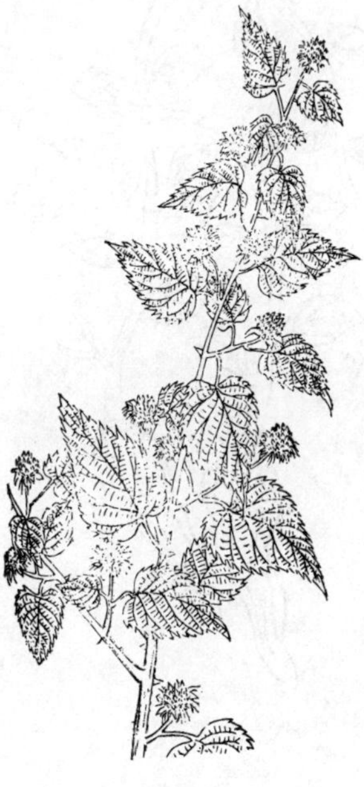

【校注】

① 妇稚：妇孺。

② 巇（xī 西）：险峻。

③ 猱（náo 挠）：古书上说的一种猴。
④ 鼯（wú 吴）：哺乳动物，形似松鼠，能从树上飞降下来。住在树洞中，昼伏夜出。

7. 伏鸡子根

伏鸡子根，《本草拾遗》始著录。生天台山。根似乌形者良。治黄疸、疟瘴、痈肿。

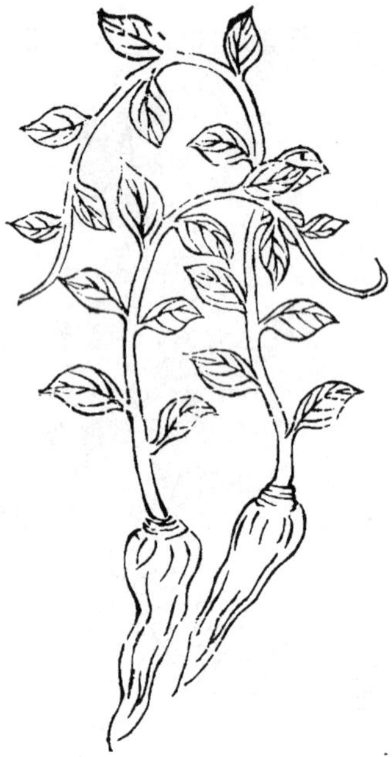

8. 使君子

使君子即留求子。形状详《南方草木状》。《开宝本草》始著录。今以治小儿蛔虫。实长如榧实。《本草衍义》谓用肉难得仁，盖绝小，殊未确。

雩娄农曰：药之杀虫者，味皆辛苦。留求子味至甘且馨，小儿嗜之。无推除之迹，而杀虫尤峻。然则风雨和甘，皆可以化无形之寄，不必陨霜降雪，而后能歼蠡贼螟螣[①]矣。三代以前，去恶如锄草，朝野晏然，而祸根已尽；三代以后，去恶如拔山，国法甫行而死灰复起。盖和甘者所以植善类，善类长则稂莠消；霜雪者，所以毒恶物，恶物不尽则禾黍不滋。且和甘之日长，则恶物无冀幸之心；霜雪之日短，则善类有孤孑之惧。稷契[②]升庸[③]，而共兜[④]自远，和甘之普被也；汉唐廓清，而谗险犹在，霜雪所不及也。虽然，苦之杀虫，效可立见；甘之杀虫，效必缓臻。是又王霸之分，而欢娱皞皞[⑤]之异形矣。乃为使君之赞曰：彼使君兮，如风之东。披拂惠和，虺蜴[⑥]遁穷。彼使君兮，如炎而润。浸沐洗濯，跂喙[⑦]恬顺。彼使君兮，如霜而杲。惠我赤子，如在保抱。彼使君兮，如冽而瞟。曝我穷黎，为扫虻蚊。使君使君，饮之可醺。载含载吮，思我使君。

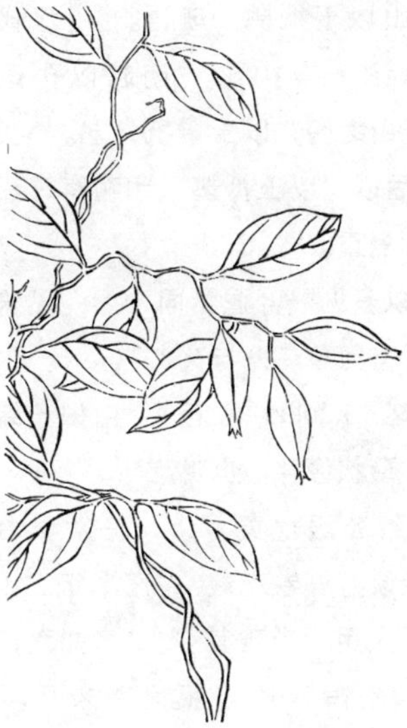

9. 何首乌

何首乌，详唐李翱①《何首乌传》②。《开宝本草》始著录。有红、白二种。近时以为服食大药。《救荒本草》：根可煮食，花可煠食。俚医以治痈疽毒疮，隐其名曰红内消。《东坡尺牍》③以用枣或黑豆蒸熟，皆损其力。文与可④诗亦云：断以苦竹刀，蒸曝凡九为。夹罗下香屑，石蜜相和治。然则世传七宝美髯丹，其功力不专在交藤矣。近时价日增而药益伪，其大者多补缀而成。以余所至居处间，皆紫绿双蔓，贯篱萦砌，如拳如杯，抛掷屑越⑤。昆山以玉抵鹊⑥，又文与可所谓盖以多见贱，蓬藋同一亏⑦也。滇南大者数十斤，风戾经时，肉汁独润，然不闻有服食得上寿者。岂所忌鱼肉未能尽绝，而炮制失其本性耶？三斗栲栳⑧，大号山精，滇人得之，不必有缘，唯博善价，籴谷事育耳。寇莱公服地黄萝卜，使发早白⑨。《闻见近录》⑩作服首乌，而食三白。余怪近之服饵者，发辄易皤⑪，殆缘于此。则亦读《本草》未熟也。服食求仙，固为妄说；节嗜通神，药乃有效。醉饱中而乞灵草木，南辕北辙，相去益远。若其活血治风之功，则明时怀州知州李治所传一方，吾以为

【校注】

① 螟螣（míngténg 名腾）：泛指害虫。

② 稷契（jìxiè 记谢）：传说为舜时的贤臣。稷掌管农业，契掌管教育。传说稷是周的祖先；契是商的祖先。

③ 升庸：升，一作登。庸，选拔任用。

④ 共兜：共工、驩兜。泛指凶逆之臣，是被舜放逐的“四凶”中的二人。

⑤ 皞皞：广大自得之貌。皞，古通“昊”。孟子：“王者之民，皞皞如也。”

⑥ 虺蜴（huīyì 灰亦）：毒蛇和蜥蜴。

⑦ 跂喙（qǐhuì 起会）恬顺：意为动静吐纳调和。跂喙，跂行喙息，指含有人在内的各种动物用口呼吸。跂行，虫爬行，喻指有足能行者；喙，鸟嘴，指动物的嘴；喙息，用口呼吸。

不妄⑫。

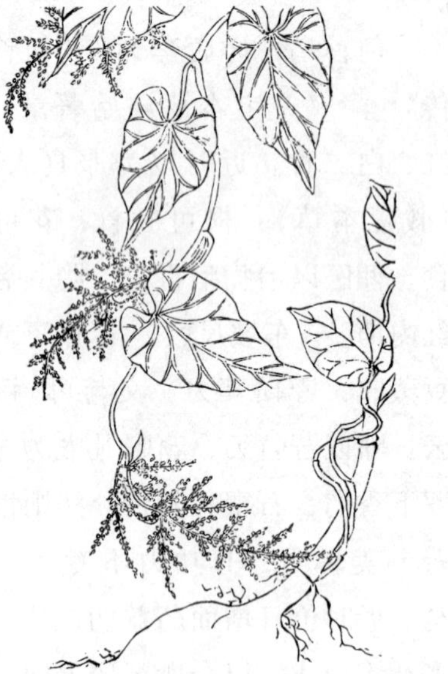

【校注】

① 李翱（772—836）：字习之。唐代哲学家、散文家。陇西成纪（今甘肃静宁西南）人。一说赵郡人。著《李文公集》《论语笔解》。

②《何首乌传》：约成于唐元和七年（812年）之后，为较早的单味药专论。

③《东坡尺牍》：苏东坡著。共有15卷，总计1 500馀篇，是作者生活和思想的实录，内容贯穿了四十年仕宦生涯的全过程。尺牍，指信件。

④ 文与可：文同（1018—1079），字与可，号笑笑居士、笑笑先生，人称石室先生。北宋梓州永泰（今四川盐亭东）人。著名画家、诗人。

⑤ 屑越：轻易捐弃；糟蹋。

⑥ 昆山以玉抵鹊：成语。出汉代桓宽《盐铁论·崇礼》："南越以孔雀珥门户，昆山之旁，以玉璞抵乌鹊。"抵，抛掷。后以"以玉抵鹊"比喻有珍贵之物而不知爱重。

⑦ 盖以多见贱，蓬藋同一亏：见宋代文同诗《寄何首乌丸与友人》。

⑧ 栲栳（kǎolǎo 考老）：由柳条编成的容器，形状像斗，也叫笆斗。

⑨ 寇莱公服地黄萝卜，使发早白：据《国老谈苑》卷二载："寇準年三十馀，太宗欲大用，尚难其少。準知之，遽服地黄，兼饵芦菔以反之，未几，髭发皓白。"

⑩《闻见近录》：宋代王巩撰。笔记类著作。所记上起周世宗，下迄宋神宗。而太祖、太宗、真宗、仁宗朝记载尤详。

⑪ 皤（pō 颇）：形容老人白发。

⑫ "若其活血治风之功"三句：见《本草纲目》："宋怀州知州李治，与一武臣同官。怪其年七十馀而轻健，面如渥丹，能饮食。叩其术，则服何首乌丸也。乃传其方。后治得病，盛暑中半体无汗，已二年，窃自忧之。造丸服至年馀，汗遂浃体。其活血治风之功，大有补益。其方用赤白何首乌各半斤，米泔浸三夜，竹刀刮去皮，切焙，石臼为末，炼蜜丸梧子大。每空心温酒下五十丸。亦可末服。"

10. 木鳖子

木鳖子，《开宝本草》始著录。

《图经》云：岭南人取嫩实及苗叶作茹，蒸食。药肆唯贩其核，形宛似鳖，大如钱。《霏雪录》[1]著其毒能杀人。俗传丐者用以毒狗。《本草纲目》所列诸方，宜慎用之。又番木鳖，形状功用具《本草纲目》，亦云毒狗至死。

雩娄农曰：天之生物，非物物刻而雕之也。然睹斯物之类斯形也，其不疑为般输[2]之肖物欤？夫人，一类也，一物而备万物者也，而心不同如其面。天下之人，固无有内外无弗类者，至人之视物，则飞潜动植，第以为各从其类而已。然其牝牡之相依，巢穴之相聚，肥硗[3]雨露之相养，彼一类也，又乌能无弗类耶？乃人与物、物与物，又往往离于其类而互为类。虎头燕颔，蜂目豺声，人之类物者，亦既以其类类之；而羽渊之熊、使君之虎、梦之为蝶、肘之生柳，方其类物也，不知其类人也。海上之国，有长尾者，有比肩者，有夜飞者，有足如鸡者，有头如狗者，人之类耶？物之类耶？吾乌从类之耶？若乃马之似鹿也、驳[4]之似马也、狒狒之被[5]发也、猩猩之能言也、人都之燔炙也、天刑之弓矢也、人参之啼也、灵根之吠也、海上之树实如婴儿也、当道之梓精为青牛也、笋之为蛇也、瓜之为蝶也、蚓之为百合也、谷之飞蛊也、葱韭之互变也，凡世之以此物类彼物者，皆物之异于其类而相类也。夷坚之志[6]，恢诡神异，或以人类物，或物类人，或物类物，变化不类而成怪类。而鲲池之中，何有何无？凡陆居所有之类，无不类焉。岂天之生物，固不可测；而坯陶[7]模范，非物者之物物也，亦必有物焉，为之类族而成物耶？《九畴》[8]之锡曰：五行，金、木、水、火、土，皆物也。《易》之策：万有一千五百二十，当万物之数，而说卦一翼，乾、坤、艮、巽、震、离、坤、兑，所为变动不居，周流六虚者，皆析而为物。后世术者，即五行八卦之物，以穷天下之物，而皆能物其物。如东方朔[9]、赵达[10]及管郭[11]辈，皆以其所知之物，以类所不知之物。然则物之类而不类、不类而类者，岂非有物焉为之参伍而错综其类耶？通其变，遂成天下之文；极其数，遂定天下之象。造物之与开物，均是物也。夫天地神鬼，不可端倪而致之者。必以其物则非物者，亦必求其物之类类之，而偃师之为人[12]。墨子之为鸢[13]，以非其物而为物，其亦有得于物物者之物欤？

又按近世《信验方》[14]治舌长数寸，用番木鳖四两，刮净毛，切片，川连四钱煎水，将舌浸，良久即收。盖以异物治异病也。

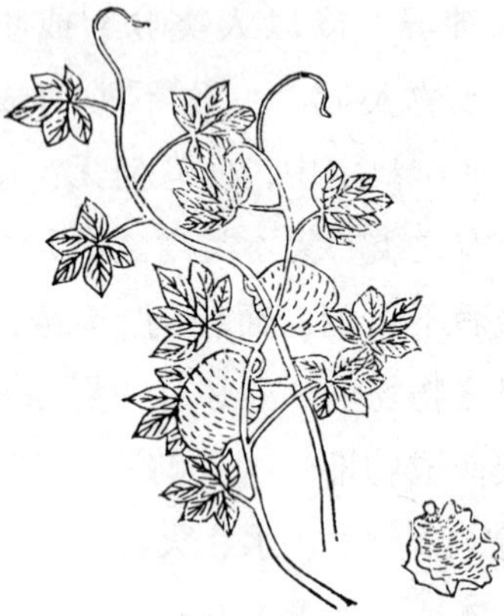

【校注】

① 《霏雪录》：明代镏绩撰。本书主要记录先世传闻、梦幻诙谐之事和对旧诗词进行辨核疑义等，内容较为庞杂。

② 般输：古代巧匠公输般，又称鲁班。《文选·班固》："逢蒙绝技于弧矢，般输摧巧于斧斤。"李周翰注："般输，工巧者也。"

③ 硗（qiāo 敲）：形容土地坚硬而瘠薄。

④ 驳：马色不纯也。

⑤ 被（pī 披）发：谓发不束而披散。《左传·成公十年》："晋侯梦大厉，被发及地，搏膺而踊。"

⑥ 夷坚之志：指《夷坚志》，是南宋笔记小说集。全书原分初志、支志、三志、四志，每志按甲、乙、丙、丁顺序编次。

⑦ 坯陶：谓制作陶器。喻指造就、培养。

⑧ 《九畴》：指传说中天帝赐给禹治理天下的九类大法。即《洛书》。

⑨ 东方朔：西汉武帝时臣，以诙谐滑稽著称。

⑩ 赵达：三国时期东吴文官之一，南郡（今河南洛阳）人。赵达年少时跟随单甫求学，后来避乱江东研究九宫算数，深得奥妙，能够准确地进行预测。

⑪ 管郭：春秋时管仲、晋时郭璞，皆精术数。

⑫ 偃师之为人：《列子·汤问》记载周穆王南巡途中，遇到了一个名叫偃师的奇人，他献给了周穆王一个"神奇木偶"，偃师造出的偶人和常人的外貌极为酷肖。

⑬ 墨子之为鸢：《韩非子·外储说左上》记载："墨子为木鸢，三年而成，蜚一日而败。弟子曰：'先生之巧，至能使木鸢飞。'"

⑭ 《信验方》：又作《信验方录》，医方著作。清代卢荫长辑。文字简要，选方颇实用而多效验。

11. 马兜铃

马兜铃，《开宝本草》始著录。俗皆呼为土青木香，即《唐本草》独行根也。俚医亦曰云南根。李时珍以为即都淋藤。其形状功用具

《图经》。《救荒本草》云：叶可食。今湖南山中多有之，唯花作筒，似角上弯，又似喇叭，色紫黑。与《图经》花如枸杞花殊戾，其叶实及仁俱无差，或一种而地产有异耶？

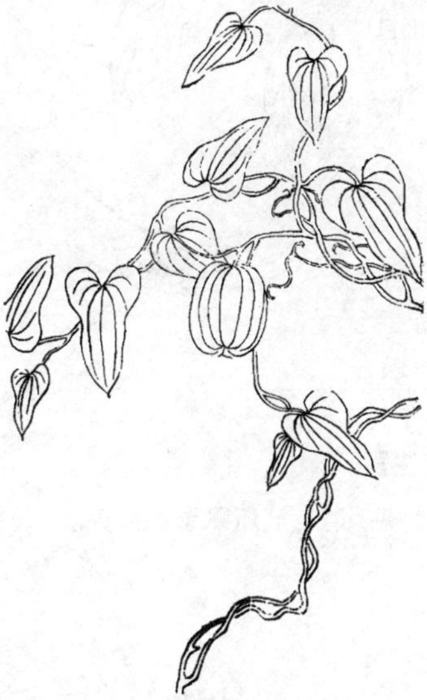

12. 南藤

南藤即丁公藤。事具《南史》，解叔谦得丁公藤，渍酒，治母疾，有神效[①]。

《开宝本草》始著录。今江西、湖南市医，皆用以治风，亦呼石南藤，或作蓝藤，音近而讹。

雩娄农曰：南藤，山中多有之。或谓之搜山虎，盖言其疏风入筋络也。解叔谦遇丁公，纯孝所感，信矣。但丁公者，殆深山采药之叟，非必神仙变化。而用南藤者，亦未必自此始也。顾吾谓人子平日不能知药，临时求之而不得，得之而不达，其敢以不能名之草木相尝试乎？人神感格，渺不可凭，一息之缓，悔何及矣？虽然，天下岂有不悔之人子哉？

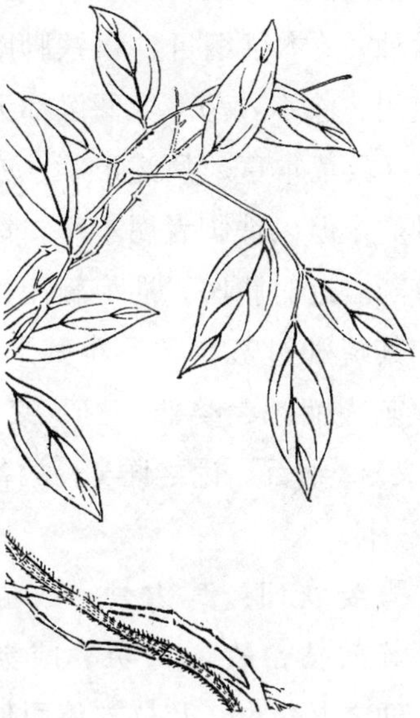

【校注】

① “解叔谦得丁公藤”四句：事见《南史》卷七十三：“解叔谦，学楚梁，雁门人也。母有疾，叔谦夜于庭中稽颡祈福，闻空中语云：‘此病得丁公藤为酒便差。’即访医及本草注，皆无识者。乃求访至宜都郡，遥见山中一老公伐木，问

其所用，答曰：'此丁公藤，疗风尤验。'叔谦便拜伏流涕，具言来意。此公怆然，以四段与之，并示以渍酒法。叔谦受之，顾视此人，不复知处。依法为酒，母病即差。"

13. 威灵仙

威灵仙，《开宝本草》始著录。有数种。《本草纲目》以铁脚威灵仙堪用，馀不入药。今俚医都无分别。《救荒本草》所述形状，亦别一种。今但以铁脚者属本草，馀皆附草药。近时庸医，遇疟辄用，既不知其疏利过甚，又不辨其形状。何似刺人而杀，委罪于药。哀哉！《衍义》《纲目》论之详矣，故备载以戒。

雩娄农曰：其力劲，故谥曰威；其效捷，故谥曰灵。威灵合德，仙之上药也。乃秘方传而他族滋，则丹灶有外道矣。昔有石穴，候云气出，蹑之则飞升。相传仙去者不知几辈矣。穴之外，暴骨如莽，皆曰仙者之委蜕[①]也。有睹之者，乃巨虺之窟，其云气则所嘘之毒焰也。然则世之矜曰仙者，将毋有蕴虺蜴之毒者耶？

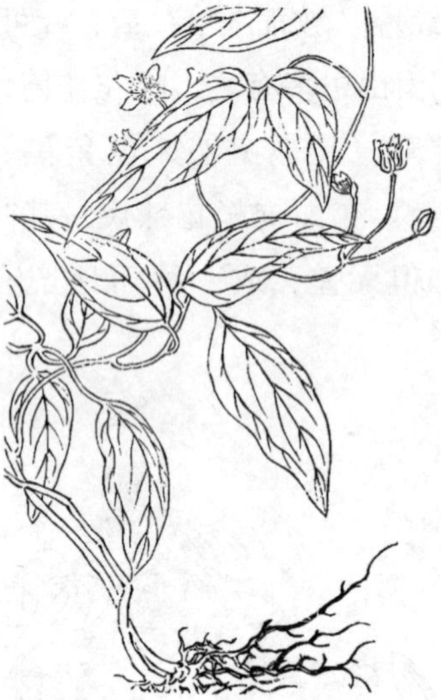

【校注】

① 委蜕：谓自然所赋予的躯壳。

14. 黄药子

黄药子，《开宝本草》始著录。沈括以为即《尔雅》：蘦[①]，大苦。前此未有言及者。其根色黄，入染家用。味亦不甚苦，叶味酸。《救荒本草》酸桶笋即此。湖南谓之酸杆，其茎如蓼有斑。江西或谓之斑根。

雩娄农曰：甚矣！草木之同名异物，而多识之难也。郭景纯以甘草释大苦，而谓其叶如荷。沈括驳之，是矣。然沈所谓黄药者，究不识其为何产。李时珍以今之黄药当之，而易荷为薄荷，则改窜而附会之矣。宋《图经》谓忠州、万州者，茎似小桑；秦州谓之红药；施州谓之赤药。叶似荞麦，开白花，已明列数种。又引苏恭叶似杏花，红白色，子肉味酸之说，以为不同，则又一种矣。李时珍所谓黄药，即今之酸杆。滇谓之斑庄根。俚医习用，或以其根浸酒。《滇本草》云：味苦涩，性寒。攻诸疮毒，止咽喉痛，利小便，走经络，治筋骨疼、痰火痿耎[②]、手足麻木、五淋白浊、妇人赤白带下，治痔漏亦效。与古方仅治项瘿、咯血者不同。然则以李时珍所据之黄药，而强以治古人所治之证，其能效乎？滇南又有一种与斑庄绝肖者，秋深

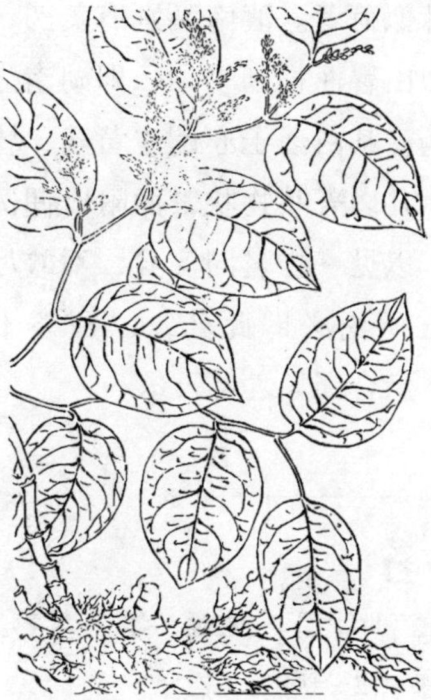

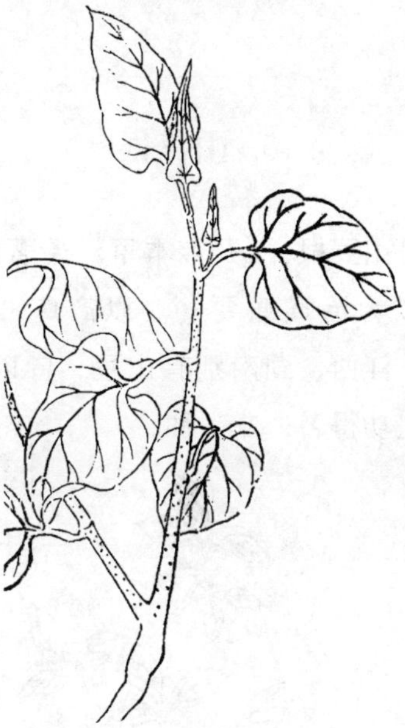

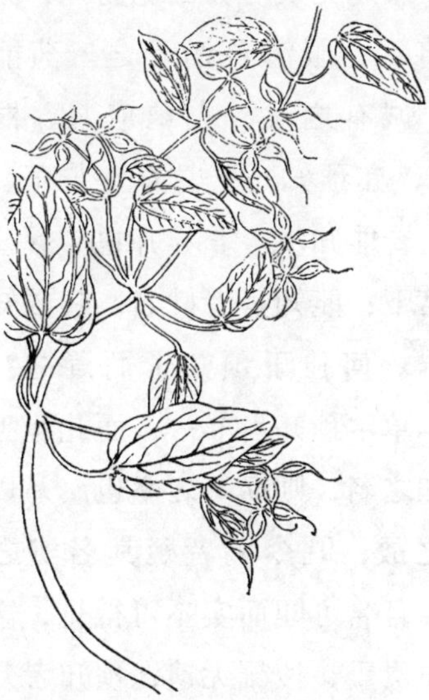

开小白花，叶亦微似杏。土人谓之扒毒散，治恶疮有殊效。插枝即生，人家多植之。或即苏恭所谓黄药者欤？若忠、万、秦州所产，吾所未见，不敢臆揣。然皆非沈括所

谓叶似荷者。滇南又别有黄药，乃极似山薯而根圆多须，即湖南之野山药。其白药子亦谓之黄药，皆别图。凡以著其物状，而附以俚医之说，以见一物名同实异，不敢尽以古方所用必即此药，以贻害于后世，庶合阙如之义云尔。

【校注】

① 蘦（líng 零）：古通“零”，零落。

② 耎：通“软”。

15. 山豆根

山豆根，《开宝本草》始著录。今以为治喉痛要药。以产广西者良。江西、湖南别有山豆，皆以治喉之功得名，非一种。

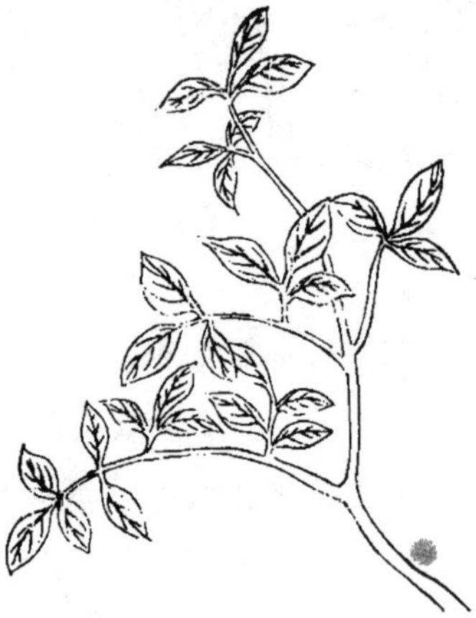

雩娄农曰：甚矣！物之利于人者易于售伪，而欲利人者，不可不博求而致意也。山豆根治喉痛，举世知之、赖之。然余所见江右、湘、滇之产，味皆薄，而与原图异，而原图又非如小槐者。不至其地，乌知其是耶？非耶？

16. 预知子

预知子，《开宝本草》始著录。相传取子二枚缀衣领上，遇有蛊毒则闻其有声，尝预知之，故有是名。《图经》言之甚详。但谓蜀人贵重之，亦难得。《蒙筌》则谓无其物，存原图以俟访。

雩娄农曰：预知之名甚奇，《蒙筌》汰之宜矣。但唐人有知命丸，服之无疾。如微觉胁痛，则知数将尽，服海藻汤下之。药能预知，诚有之矣。夫藕应月、桐知闰[①]，亦预知也。甘草、苦草、病草，皆能知岁。非异卉也。蘘荷叶置席下，能知蛊者姓名，其预知尤足异。何独于预知子而疑之？虽然，草木预知者非一，而此藤独得预知之名，则斯草之幸也。乃以预知之故，既令闻者疑其名实之未副，且名可闻而实不可得见，岂以世争贵重，搜掘无遗，预知者乃不能庇其本根，如古之喜谈休咎[②]者之卒不免耶？抑深藏榛芜[③]，识之者希。如真有道术之士，遁迹韬晦，虽日杂市贩稠众之中，而终无踪迹者耶？是皆未可知也。

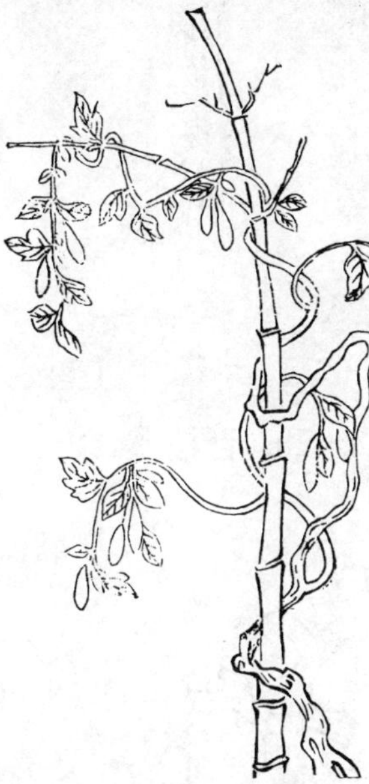

【校注】

① 藕应月、桐知闰：古人认为藕和桐能感应闰月的存在。《花镜》："藕，应月而生，遇闰则十三节。"《夜航船》："桐知日月正闰，生十二叶，……闰则十三叶，叶小者即知闰何月也。"

② 休咎：测吉凶、善恶。

③ 榛芜：指丛杂的草木。

17. 仙人掌草

《图经》：仙人掌草生台州、筠州。味微苦而涩，无毒。多于石壁上贴壁而生，如人掌，故以名之。叶细而长，春生，至冬犹青，无时采。彼土人与甘草浸酒服，治肠痔泻血，不入众药使。

明黄佐[①]《仙人掌赋·序》：仙人掌者，奇草也，多贴石壁而生，惟罗浮黄龙金沙洞有之。叶劲而长，若龃龉状。发苞时外类芋魁，内攒瓣如翠球，各擎子珠如掌。然青赤转黄，而有重壳。剖之，厚者在外如小椰，可为匕勺；薄者在里如银杏衣而裹圆肉。煨食之，味兼芡栗，可补诸虚，久服轻身延年。俗呼为千岁子，云移植惟宜沙土，粤州书院精舍中庭、后圃皆有之。予以其奇赋焉。

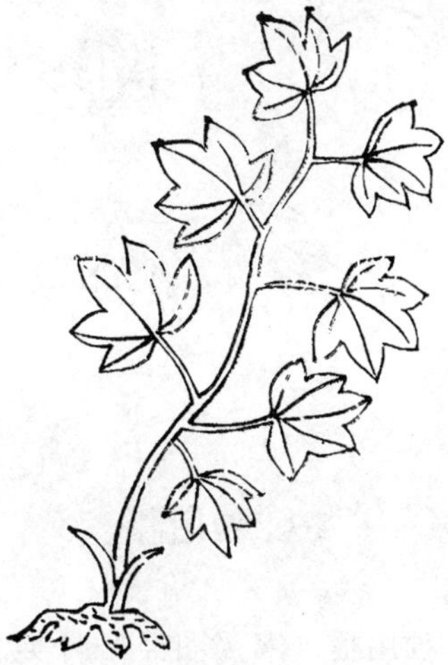

【校注】

① 黄佐：字才伯，广东香山（今中山市）人。明正德五年（1510年）中解元，嘉靖元年（1522年）中进士。《明儒学案》称他是个博通经史的思想家，在岭南思想史上占有一席之地。其藏书丰富，家有藏书楼为“宝书楼”，收藏各类书籍，为岭南之冠，秘籍善本亦为最多之家。

18. 鹅抱

鹅抱，宋《图经》外类。生宜州山林下，附石。治风热咽喉肿痛，解毒箭，涂热毒。

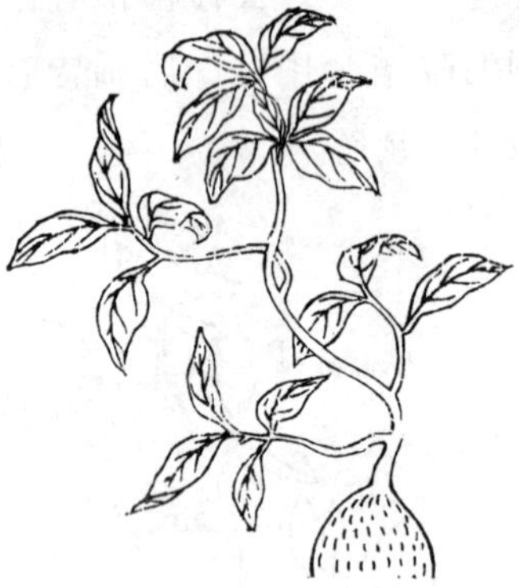

19. 独用藤

独用藤，宋《图经》外类。生施州，叶上有倒刺，主心气痛。

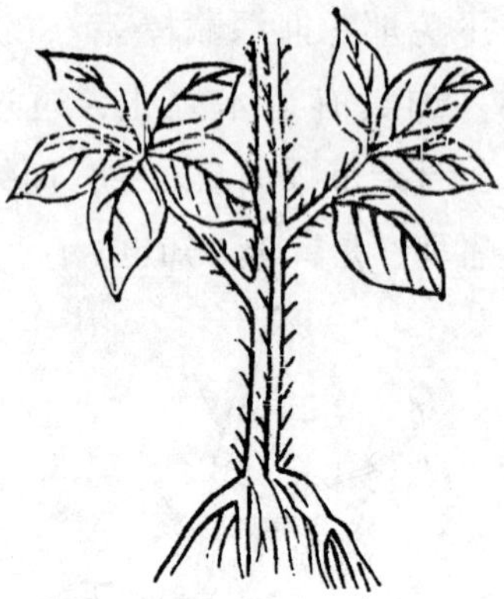

20. 百棱藤

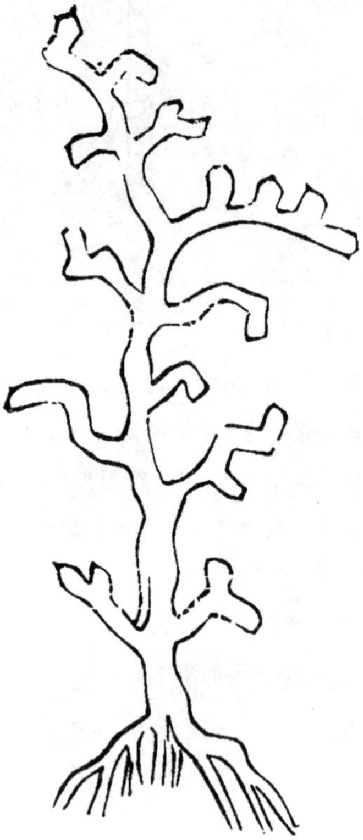

百棱藤，宋《图经》外类。生台州。治风痛，大风疮疾，亦作百灵。

21. 天仙藤

天仙藤，宋《图经》外类。生江、淮、浙东山中。治疝气、妊娠腹痛，皆有方。

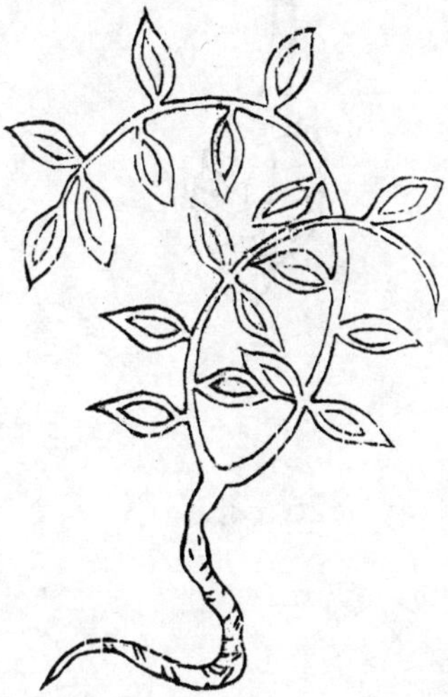

22. 金棱藤

金棱藤，宋《图经》外类。生施州。有叶无花。主筋骨疼痛。

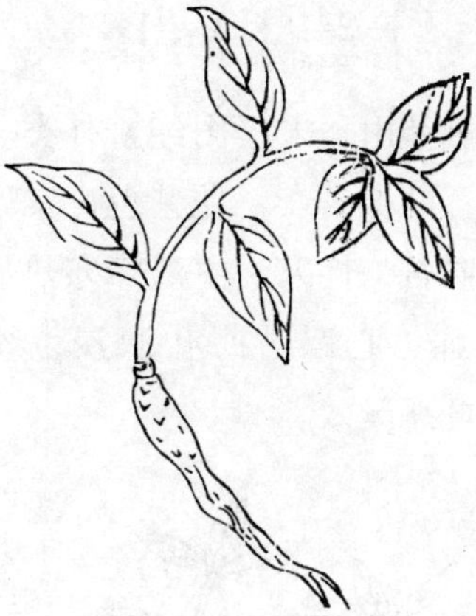

23. 野猪尾

野猪尾，宋《图经》外类。生施州。有叶无花。主心气痛，解热毒。

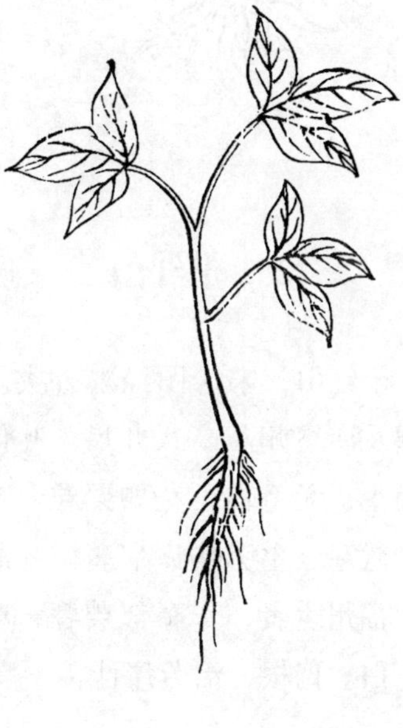

24. 杜茎山

杜茎山，宋《图经》外类。生宜州。叶似苦荬，花紫色，实如枸杞。味苦，性寒。主温瘴寒热、烦渴头痛、心躁。捣叶酒浸，绞汁服。吐恶涎效。

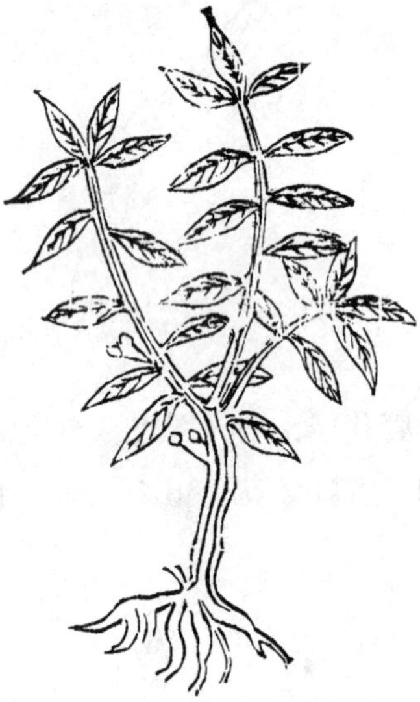

25. 土红山

土红山，宋《图经》外类。生福州及南恩州。高八九尺，叶似枇杷而小，无毛白，花如粟粒。味甘苦，微寒。主劳热瘴疟。捣叶酒渍服。福州生者，作藤似芙蓉，叶上青下白。捣根，治劳瘴佳。

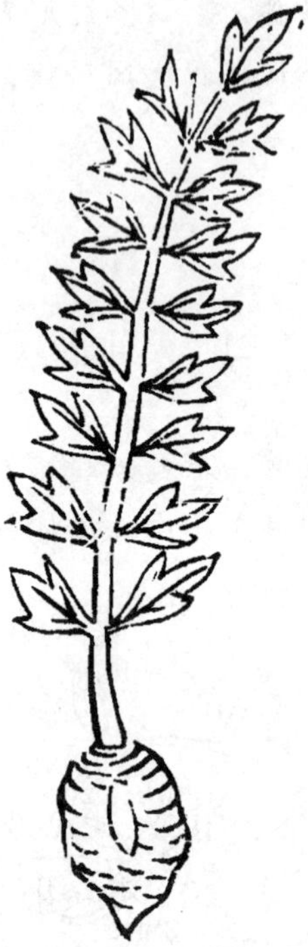

26. 芥心草

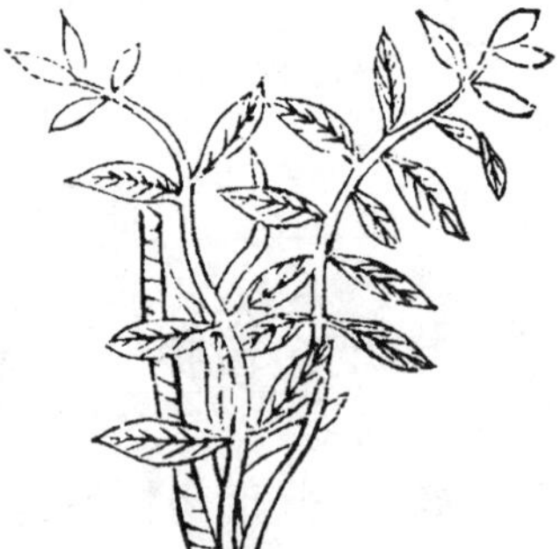

芥心草，宋《图经》外类。生淄州。引蔓白色。捣汁，治疮疥甚效。

27. 含春藤

含春藤，宋《图经》外类。生台州。蔓延木上。治风有效。

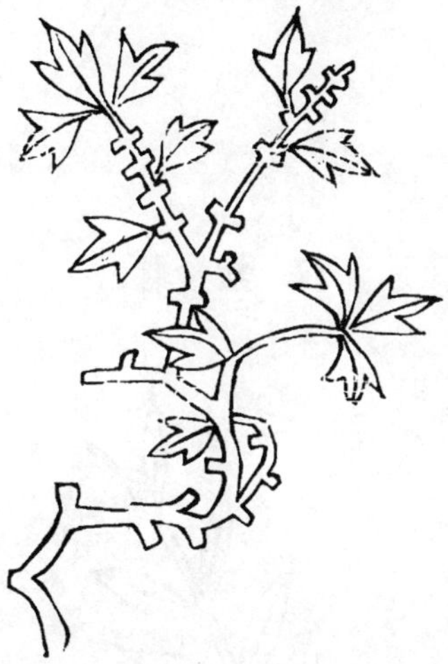

28. 大木皮

大木皮，宋《图经》外类。生施州。主疗一切热毒气。

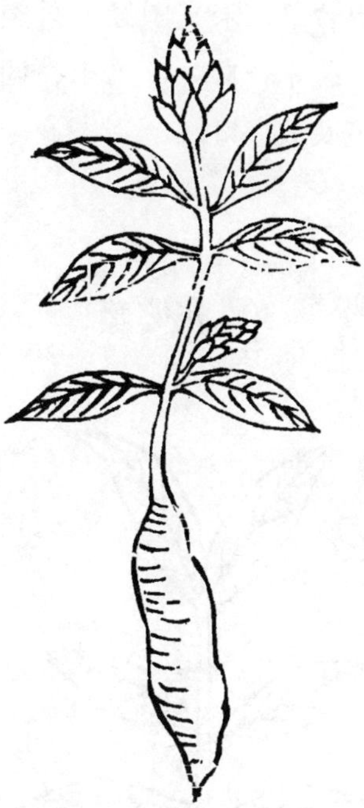

29. 石合草

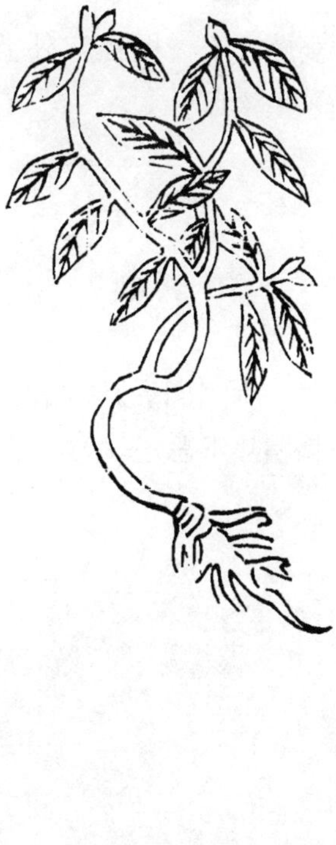

石合草，宋《图经》外类。生施州。缠木作藤。叶为末，调贴一切恶疮及敛疮口。

30. 祁婆藤

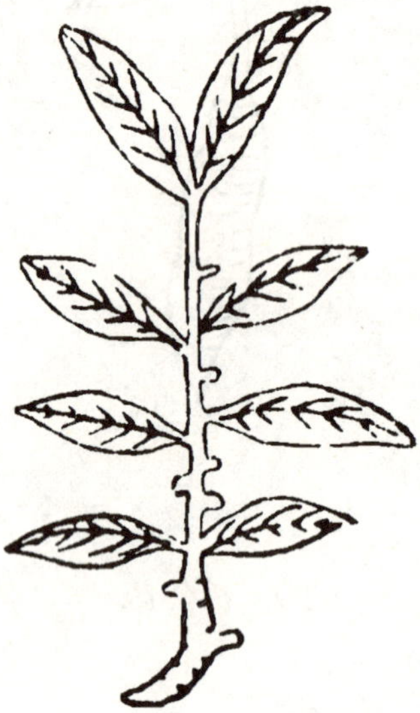

祁婆藤，宋《图经》外类。生天台山。主治风。

31. 瓜藤

瓜藤，宋《图经》外类。生施州。皮捣贴热毒恶疮。

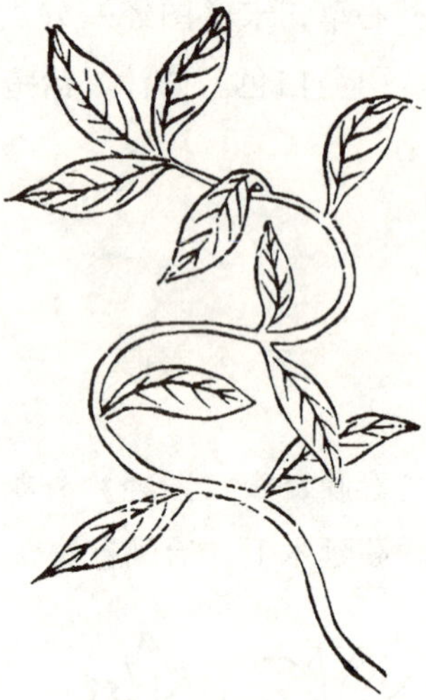

32. 紫金藤

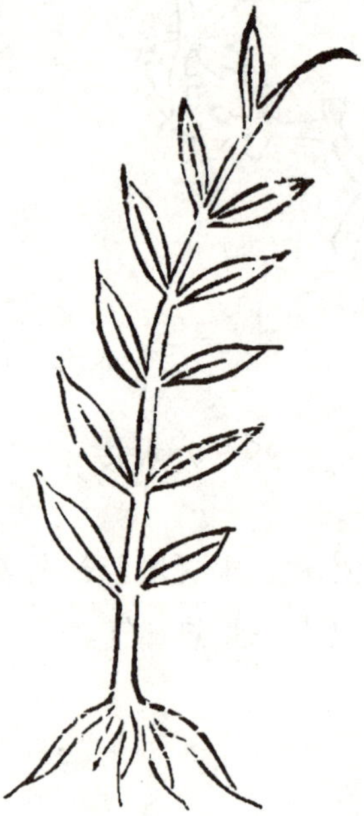

紫金藤，宋《图经》外类。生福州。皮主丈夫肾气。

33. 鸡翁藤

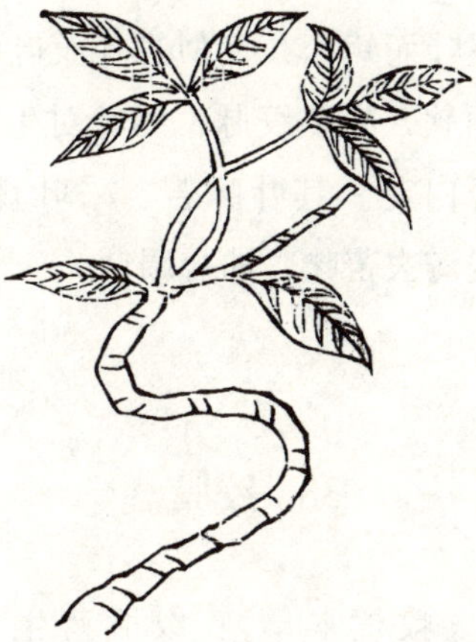

鸡翁藤，宋《图经》外类。生施州。蔓延大木。治劳伤、妇人血气。

34. 烈节

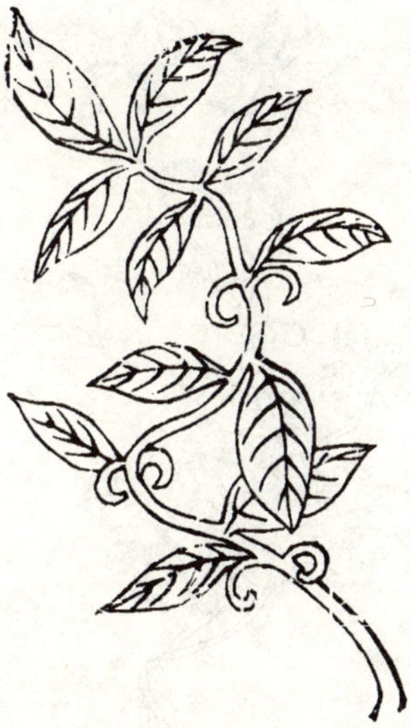

烈节，宋《图经》外类。生荣州。似丁公藤而细。主筋脉急痛、肢节风冷。作浴汤佳。

35. 马接脚

马接脚，宋《图经》外类。生施州。皮治筋骨疼痛。

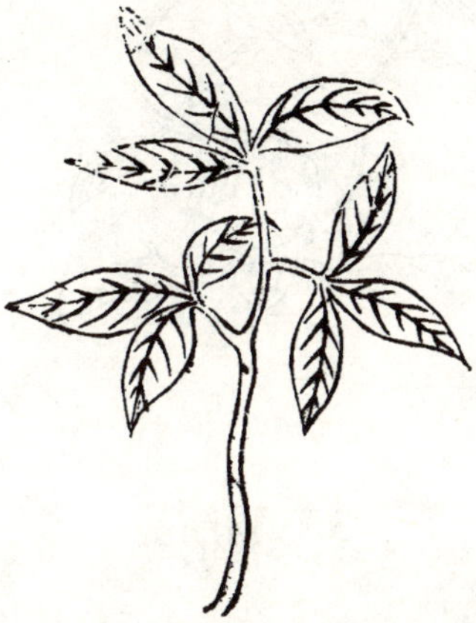

36. 藤长苗

《救荒本草》：藤长苗又名旋菜，生密县山坡中。拖蔓而生，苗长三四尺馀，茎有细毛，叶似滴滴金叶而窄小，头颇齐，开五瓣粉红大花，根似打碗花根。根、叶皆味甜。采嫩苗、叶煠熟，水浸淘净，油盐调食。掘根换水，煮熟亦可食。

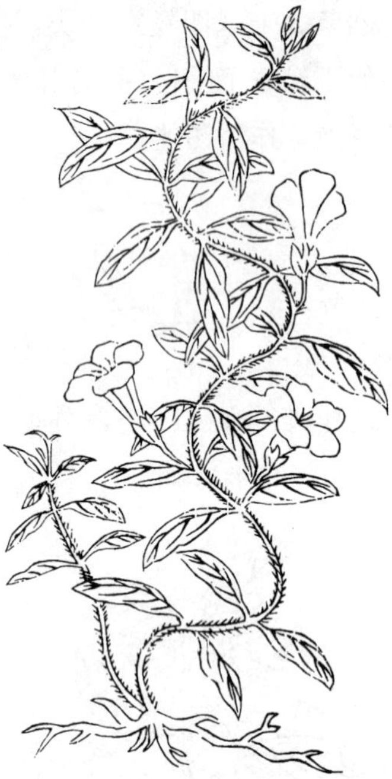

37. 狗筋蔓

《救荒本草》：狗筋蔓生中牟县沙冈间。小科就地拖蔓生；叶似狗掉尾叶而短小，又似月芽菜叶微尖艄而软，亦多纹脉，两叶对生；梢间开白花。其叶味苦。采叶煠熟，水浸淘去苦味，油盐调食。

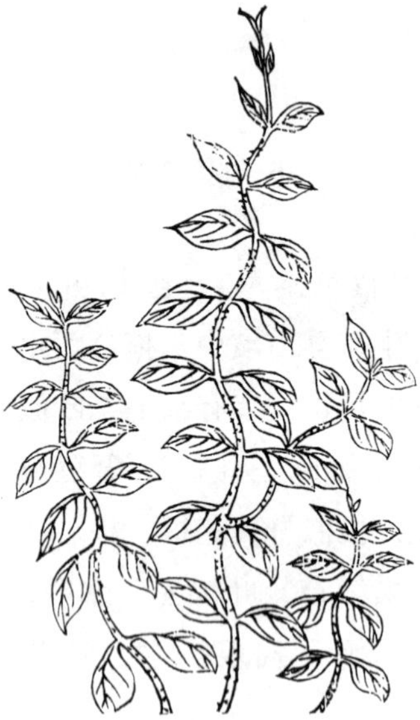

38. 绞股蓝

《救荒本草》：绞股蓝生田野中。延蔓而生，叶似小蓝叶，短小软薄，边有锯齿；又似痢见草叶亦软，淡绿，五叶攒生一处；开小花黄色，又有开白花者；结子如豌豆大，生则青色，熟则紫黑色。叶味甜，采叶煠熟，水浸去邪味、涎沫，淘洗净，油盐调食。

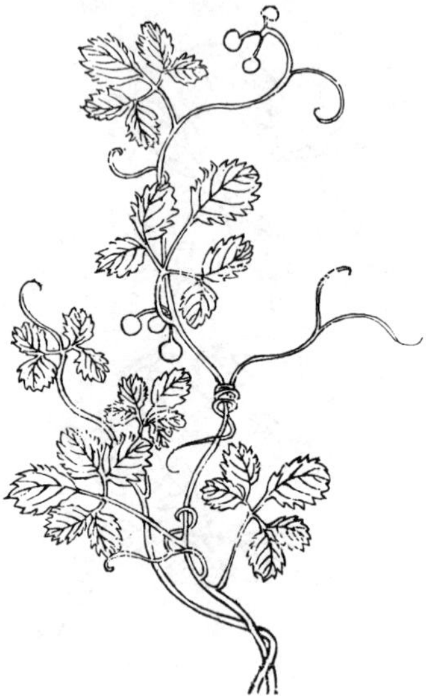

39. 牛皮消

《救荒本草》：牛皮消生密县野中。拖蔓而生，藤蔓长四五尺；叶似马兜铃叶，宽大而薄，又似何首乌叶，亦宽大；开白花，结小角儿；根类葛根而细小，皮黑肉白。味苦，采叶煠熟，水浸去苦味，油盐调食；及取根去黑皮，切作片，换水煮去苦味，淘洗净，再以水煮极熟食之。

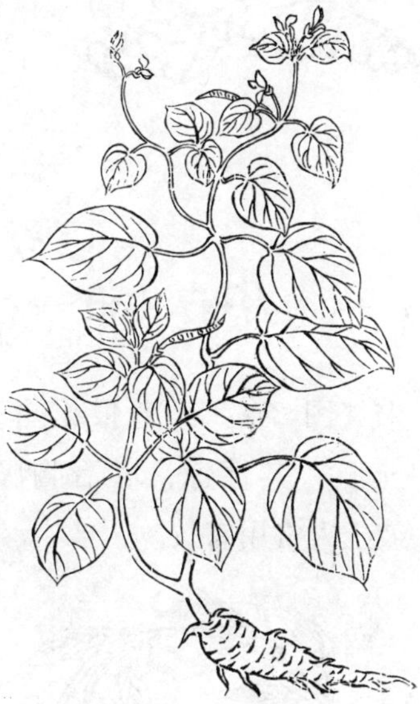

40. 猪腰子

猪腰子，《本草纲目》始著录。生柳州。蔓生，结荚色紫肉坚，长三四寸。主一切疮毒。

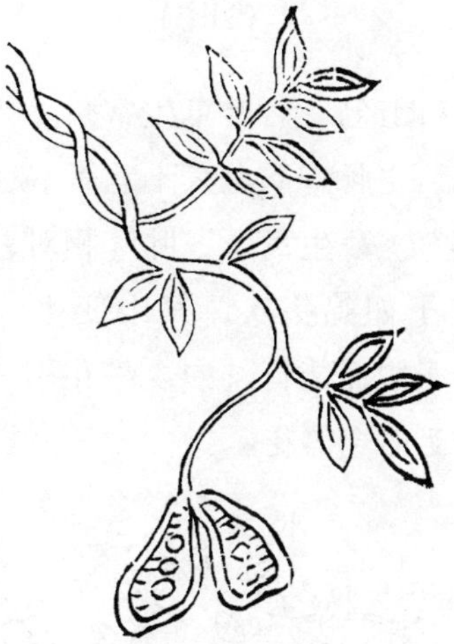

41. 九仙子

九仙子，《本草纲目》收之。出均州太和山。治咽喉痛，散血。

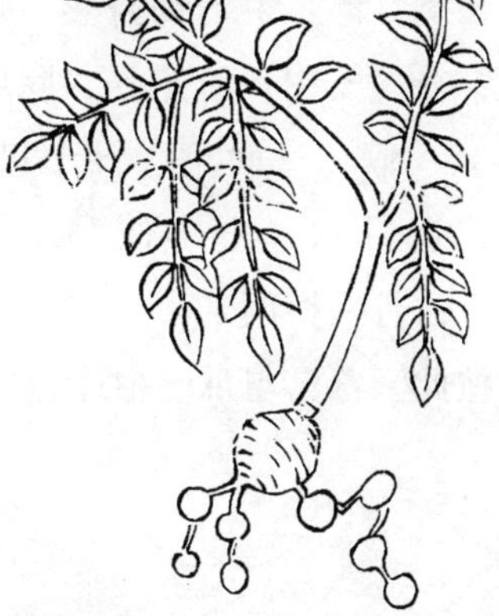

42. 杏叶草

《图经》：杏叶草生常州。味酸无毒。主肠痔下血久不差者。一名金盏草。蔓生篱下，叶叶相对，秋后有子如鸡头实，其中变生一小虫，子脱而能行。中夏采花用。按图非近时金盏花。

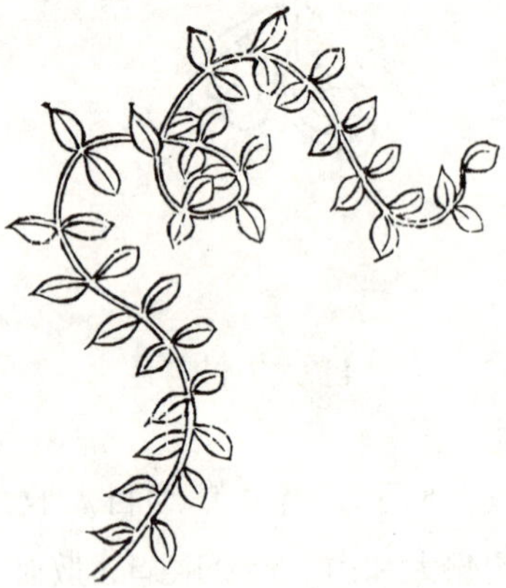

43. 明州天花粉

宋《图经》：天花粉生明州。味苦，寒，毒。主消渴身热、烦满大热，补气安中，续绝伤，除肠中固热、八疸、身面黄、唇干口燥、短气，通月水，止小便利。十一月、十二月采根用。

按此云毒，与瓜蒌根或异类。

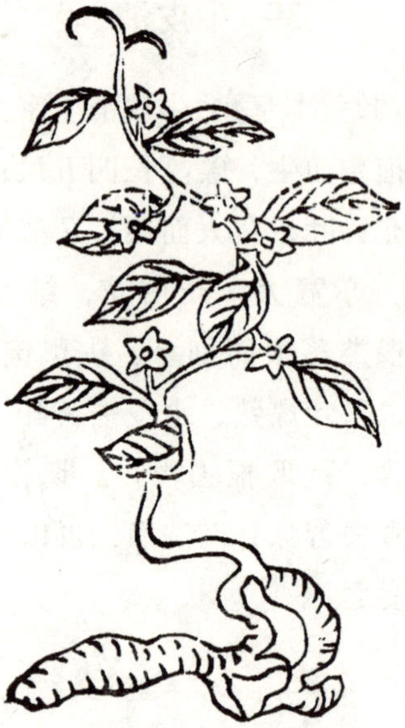

44. 台州天寿根

宋《图经》：天寿根出台州。每岁土贡，其性凉，堪治胸膈烦热。彼土人常用有效。

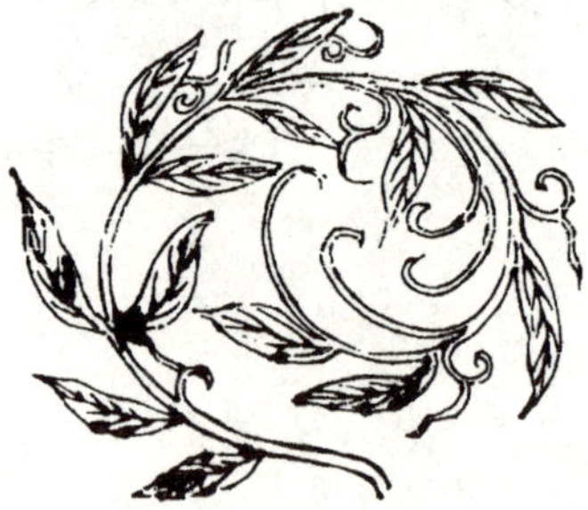

45. 老鹳筋

《救荒本草》：老鹳筋生田野中。就地拖狭而生，茎微紫色，茎叉繁稠；叶似园荽叶而头不尖，又似野胡萝卜叶而短小；叶间开五瓣小黄花。味甜。采嫩苗叶煠熟，水浸去邪味，淘洗净，油盐调食。

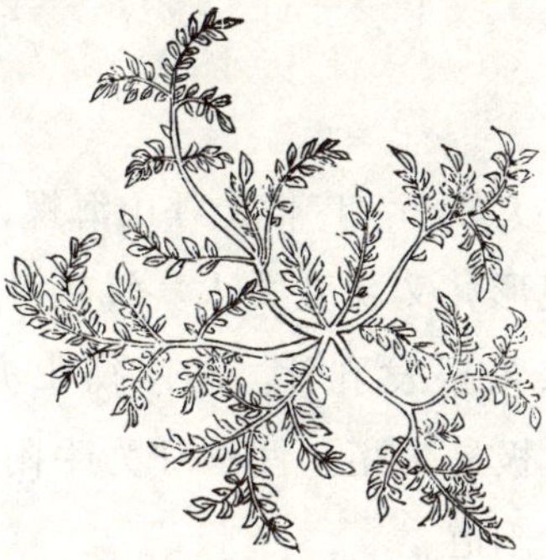

46. 木羊角科

《救荒本草》：木羊角科又名羊桃，一名小桃花。生荒野中。紫茎，叶似初生桃叶光俊，色微带黄；枝间开红白花；结角似豇豆角，甚细而尖艄，每两角并生一处。味微苦酸。采嫩梢叶煠熟，水浸淘净，油盐调食；嫩角亦可煠食。

按《本草》所述羊桃皆猕猴桃，黔中以胶石者，亦是其类，造纸者所用又一种树。此羊桃形状正与《陆疏》符合。

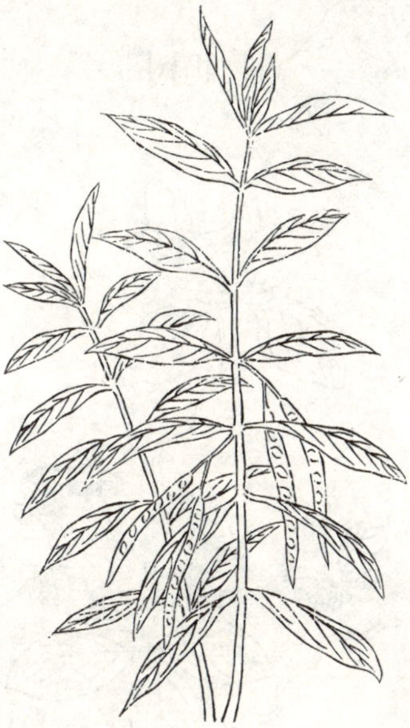

卷之二十一　蔓草类

1. 奶树

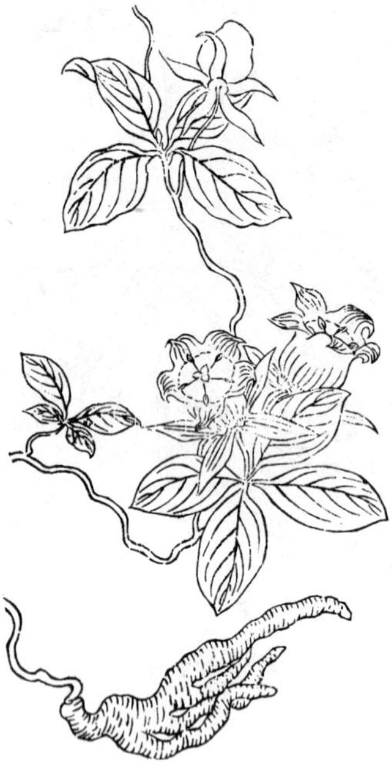

奶树，产南安。蔓生，四叶攒聚。茎端绿苞，开紫筒子花，如牵牛而短瓣，苞下复有青蒂。秋结实有子，蔓中白汁极浓，气臭。根黄白色，横纹如上党人参，肥圆有瘰疬，大如拳。广信土呼山海螺，象其根形。又名乳夫人。气味甘热，土人采根发乳汁。湖南衡山亦有之，极易繁衍。俚医呼为牛附子，能壮阳道。

按《南越笔记》有乳藤如悬钩倒挂，叶尖而长，断之有白汁如乳，妇人产后，以藤捣汁，和米作粥食之，乳湩[①]自通，皆此类也。

【校注】

① 湩（dòng 动）：乳汁。

2. 土青木香

土青木香，长沙山坡间有之。蔓生，细茎，叶、实皆与马兜铃同。根黄瘦，亦有香气。俚医以清火毒、通滞气。唯开花作筒子形，本小末大，弯如牛角，尖梢上翘，紫黑颇浓，中露黄蕊，与马兜铃开花如枸杞者迥别。

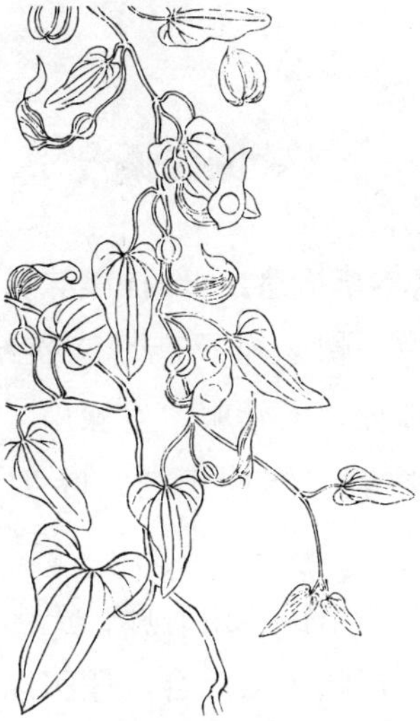

3. 寻骨风

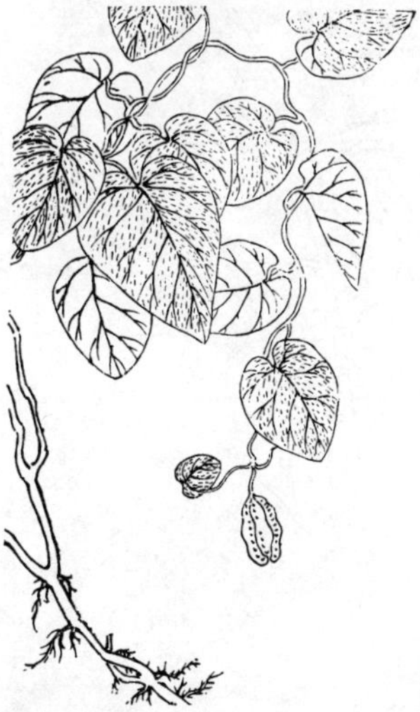

寻骨风，湖南岳州有之。蔓生，叶如萝藦，柔厚多毛，面绿背白。秋结实六棱似使君子，色青黑，子如豆。

4. 内风藤

内风藤，生湖南山坡。横根引蔓，俱赭色；叶如柳叶，有光而韧。以治内风，故名。

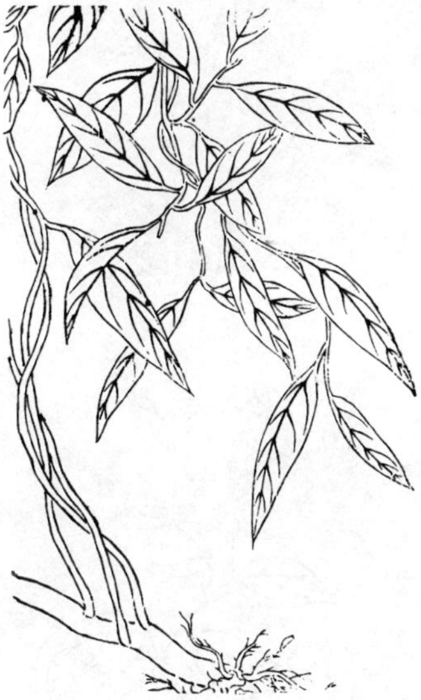

5. 铁扫帚

铁扫帚，产建昌山中。蔓生，绿茎，柔细纠结。叶长几寸，后圆有缺，末尖，相距稀阔。细根硬须，赭色稠密。俚医以为行血、通骨节之药。用根煎酒服。

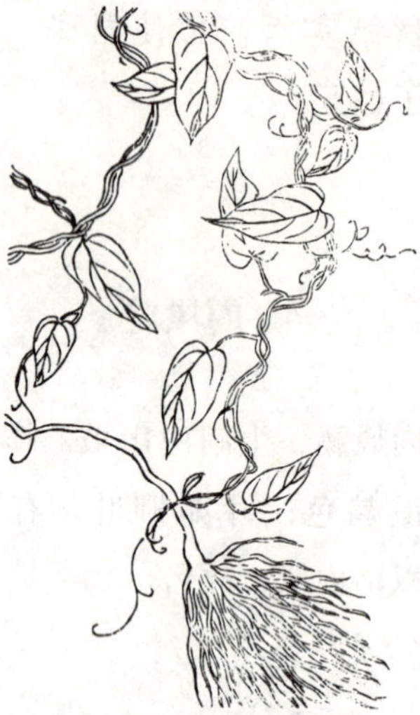

6. 凉帽缨

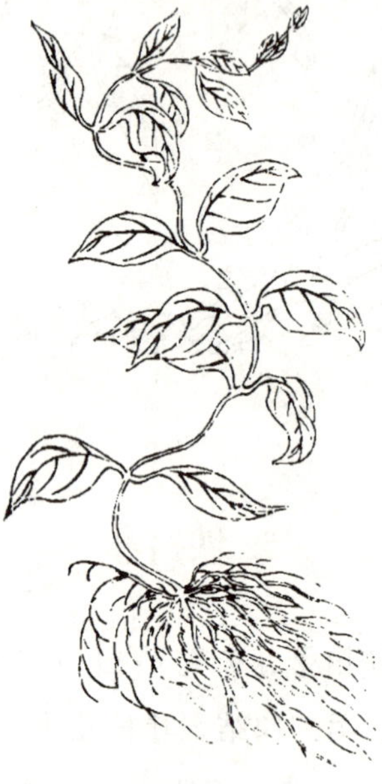

凉帽缨，生南安。细茎蔓生，叶大如大指，圆长有尖，淡赭。根蓬松如缨，故名。俚医以治喉痛，消肿毒。气味平温。喉痛一作喉病。

7. 倒挂藤

《本草拾遗》：倒挂藤味苦，无毒。主一切老血及产后诸疾结痛，血上欲死。煮汁服。生深山，如悬钩有逆刺，倒挂于树，叶尖而长也。

按湖南岳麓山有藤，土名倒挂金钩，形状正与此合。俚医以为散血达表之药，主治亦同。

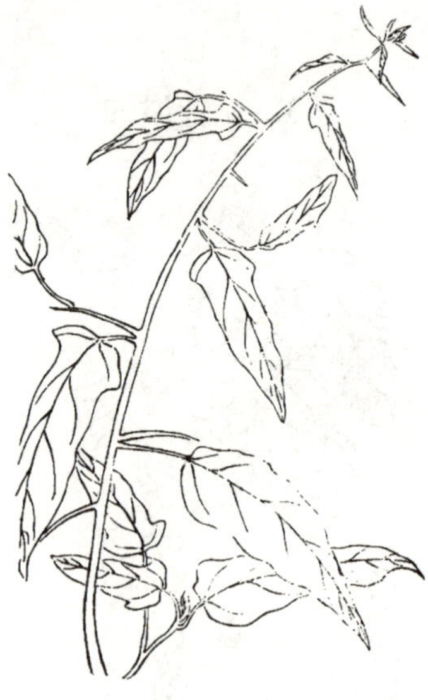

8. 白龙须

白龙须，生长沙山中。绿茎细长，对叶疏阔，叶如子午花叶而尖瘦，细纹无锯齿。长根如蜈蚣形，四周密须如细辛、牛膝。俚医以治痰气。

按宋《图经》：白前根长于细辛，今用蔓生者。味苦，非真。疑即此蔓生者。

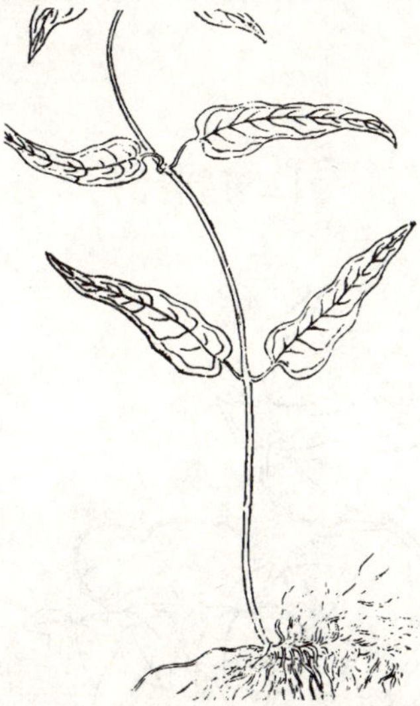

9. 大顺筋藤

大顺筋藤，生长沙岳麓。绿茎赭节，弱蔓细圆。长叶寸许，本宽腰细，近梢长匀出尖，面黄绿，背青白，有直纹数缕。叶际出短茎，开五瓣小赭色花，一茎一花。根须繁稠似牛膝而瘦。俚医以治筋骨，通关节。

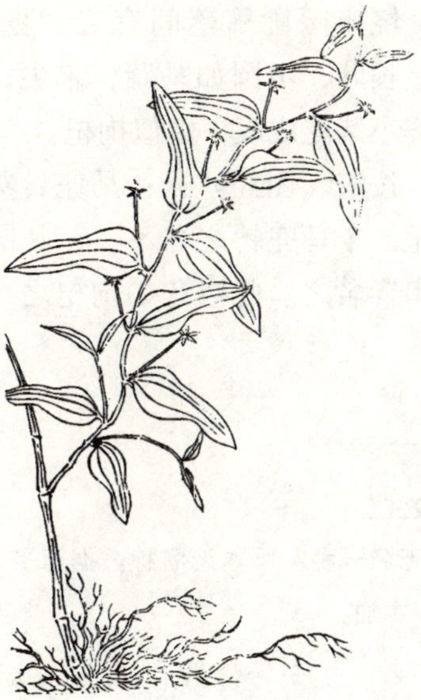

10. 无名一种[1]

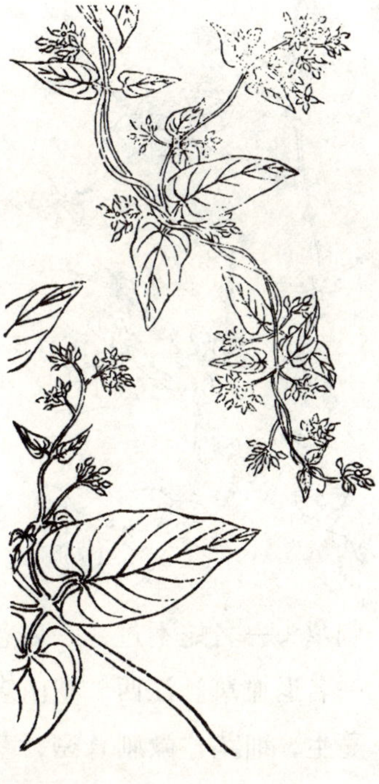

饶州园圃篱落间有之。蔓生，细茎长叶，本圆如马蹄，末尖，开五瓣小紫花成簇，极似枸杞。

按宋《图经》云：马兜铃花如枸杞。今马兜铃之名不一，凡圆实成串皆名之。此岂花如枸杞之一种耶？

【校注】

① 无名一种：原本无名称，据商务本、中华本加。

11. 刺犁头

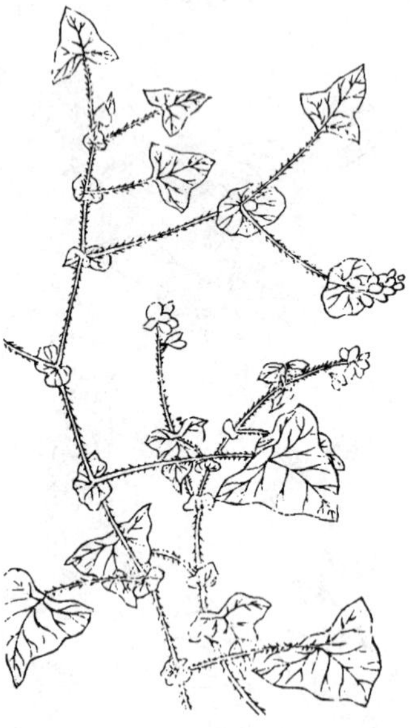

刺犁头一名蛇不过，一名急改索，一名退血草。江西、湖南多有之。蔓生，细茎，微刺茸密，茎叶俱似荞麦。开小粉红花成簇，无瓣；结碧实，有棱不甚圆。每分杈处有圆叶一片似蓼。江西剩船者多蓄之，以为浴汤，云暑月无疮疖。湖南俚医以为行血气、治淋浊之药。

按宋《图经》：成德军所产萆薢，叶似荞麦子三棱，殆即此草。其主治去湿通利，亦与萆薢相近。

12. 透骨消

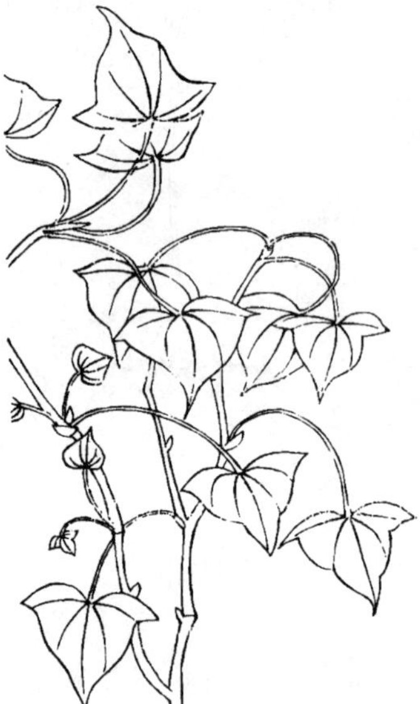

透骨消，产南安。形状俱同赤地利，唯赤茎为异。俚医以治损伤，活血止痛，通关节。盖一种也。

按李时珍以五毒草、赤地利并为一条。但蔓草似荞麦者亦非一类。色味既别。称名互异。其外科敷洗，大略相通。若入饮剂，则经络须分，故并存以俟详考。

13. 酸藤

酸藤，产建昌。蔓生，绿茎赤节，参差生叶。叶圆有缺，末尖，锯齿深刻。对叶发短枝，开小白花如粟。结实大于龙葵，生青碧，熟深紫。土人以洗疮毒。

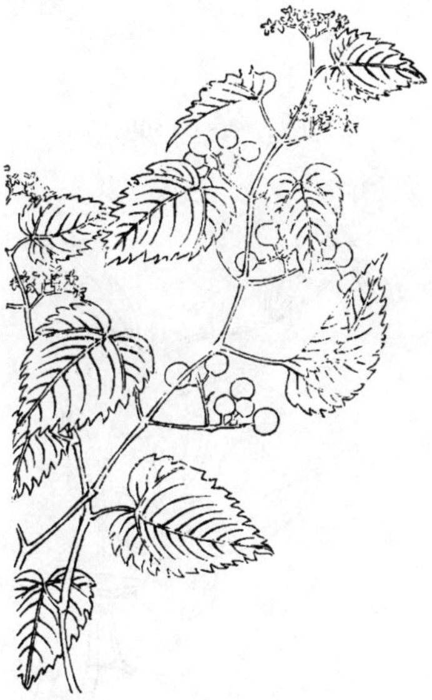

14. 野苦瓜

野苦瓜，产建昌。蔓生，细茎，一叶一须。叶作三角，有疏齿，微似苦瓜叶无花杈。就茎发小枝，结青实有汁，大如衣扣，故又名扣子草。俚医以治鱼口、便毒，为洗药。

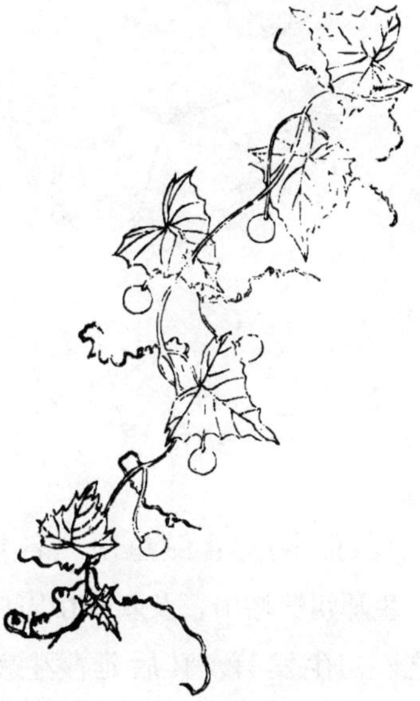

15. 野西瓜

野西瓜，赣南山坡中有之。蔓延林薄，细茎长须。叶作五叉，似西瓜、丝瓜叶，大者可寸许。秋结青白实，宛如莲子，捻之中断，内有清汁。俚医以治火疮。取浆收贮，敷用。

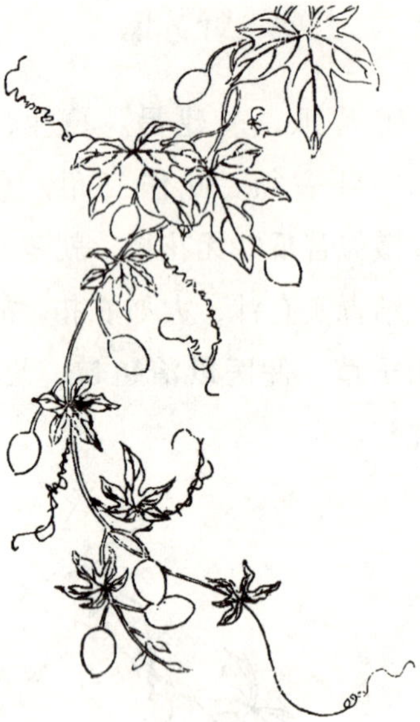

16. 鲇鱼须

《救荒本草》：鲇鱼须一名龙须菜。生郑州贾峪山，及新郑山野中亦有之。初生发笋，其后延蔓生茎发叶。每叶间皆分出一小叉，及出一丝蔓。叶似土茜叶而大。又似金刚刺叶，亦似牛尾菜叶，不涩而光泽。味甘。采嫩笋叶煠熟，油盐调食。

按《简易草药》：金岗藤本名鲇鱼须，温平无毒，可做小菜吃；能通筋血，去死血，消肿痛。又《湖北志》：鲢鱼须，藤本，初生茁土中，色紫，巅拳曲若鱼须，炒肉殊妙。

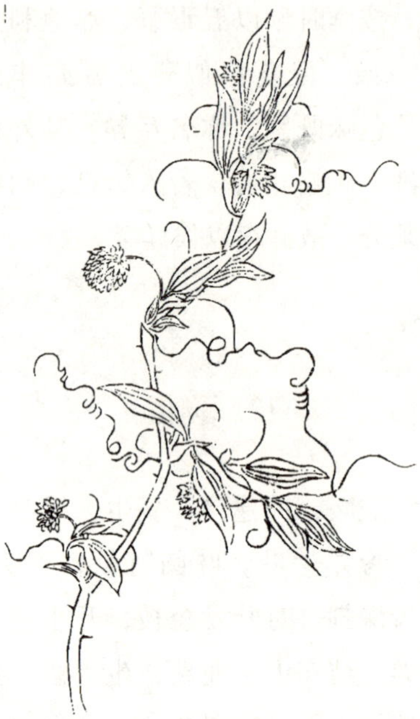

17. 鲢鱼须

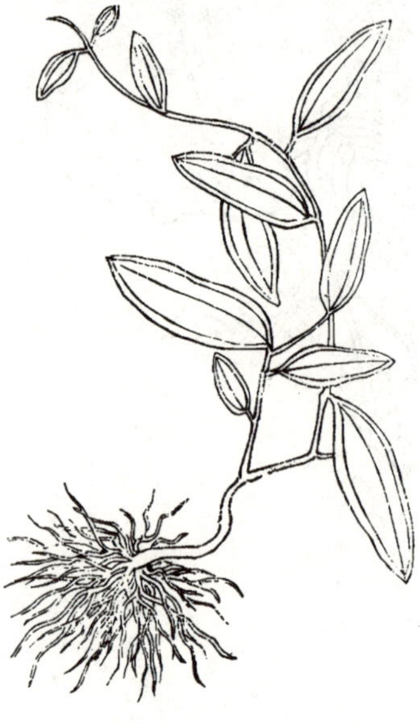

鲢鱼须，生建昌。蔓生有节，叶如竹叶，紫根多须。土医以治热。鲇鱼须以蔓名，此以根名。

18. 金线吊乌龟

金线吊乌龟，江西、湖南皆有之。一名山乌龟。蔓生，细藤微赤。叶如小荷叶而后半不圆，末有微尖，长梗在叶中，似金莲花叶。附茎开细红白花，结长圆实，如豆成簇，生青熟红黄色。根大如拳。

按陈藏器云：又一种似荷叶，只大如钱许，亦呼为千金藤。当即是此。患齿痛者，切其根，贴龈上即愈。兼能补肾养阴。为俚医要药。

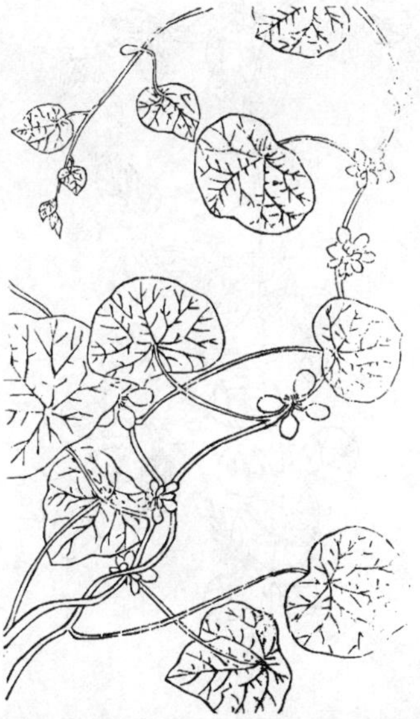

19. 金莲花

金莲花，直隶圃中有之。蔓生，绿茎脆嫩，圆叶如荷，大如荇叶。开五瓣红花，长须茸茸。花足有短柄，横翘如鸟尾。京师俗呼大红鸟。山西五台尤多，以为佛地灵葩。性寒。或干其花入茶瓯中。插枝即生，不喜骄阳。《山西通志》：金莲花一名金芙蓉，一名旱地莲。出清凉山。金世宗尝幸金莲川，周伯琦[①]纪行诗跋：金莲川草多异花，有名金莲花者，似荷而黄[②]。即此种也。

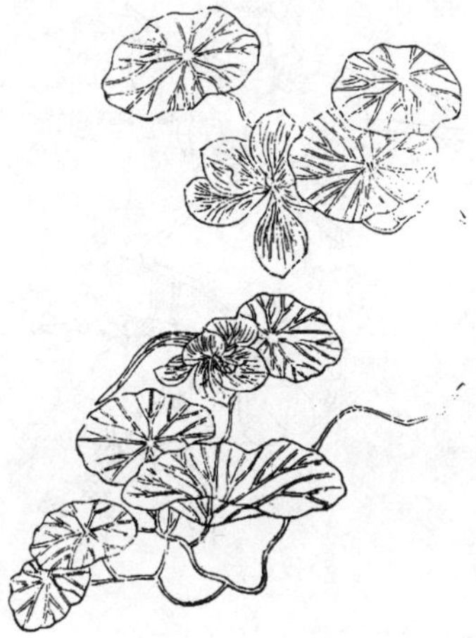

【校注】

① 周伯琦（1298—1369）：字伯温，号玉雪坡真逸，饶州人。元代书法家。《元史》记载其“博学工文章，而尤以篆、隶、真、草擅名当时”。

② “金莲川草多异花”三句：见元代周伯琦《扈从北行记》。

20. 小金瓜

小金瓜，长沙圃中多植之。蔓生，叶似苦瓜而小，亦少花杈；秋结实如金瓜，累累成簇，如鸡心柿而更小，亦不正圆。《宁乡县志》作喜报三元，从俗也。或云番椒属，其青脆时以盐醋炒之可食。大抵以供几案，赏其红润，然不过三五日即腐。

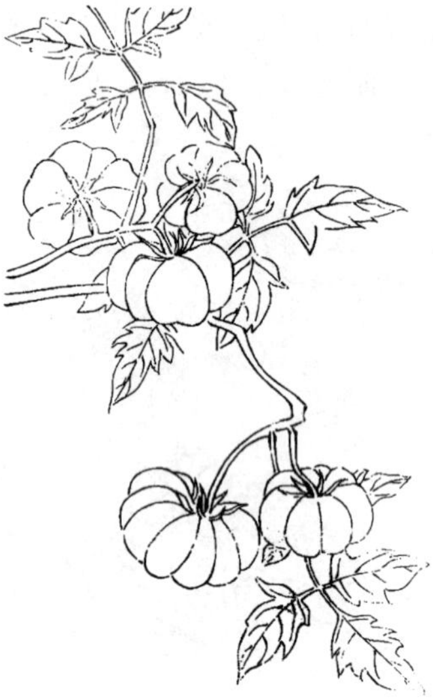

21. 马蹄草

马蹄草，江西、湖南皆有之。绿茎细弱，蔓生对叶；叶大于钱，末微尖，后缺如马蹄，圆齿光润；茎近土即生须。俚医以为跌打损伤要药。虽伤重捣敷即愈。故又名透骨消。

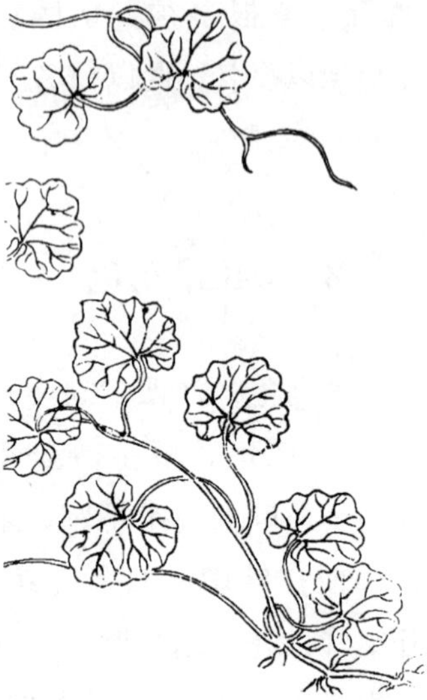

22. 瓜耳草

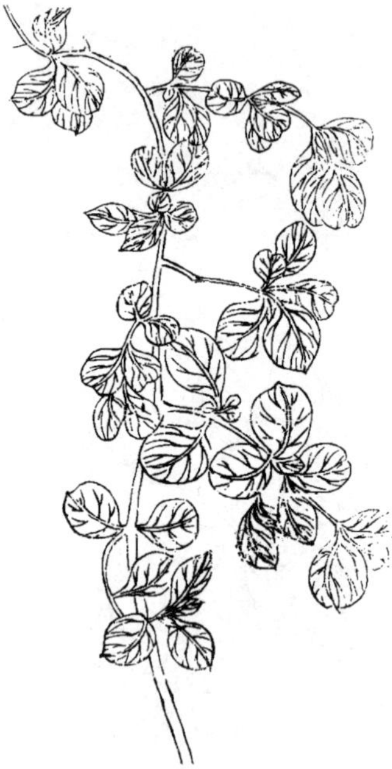

瓜耳草，江西山坡有之。赭茎，长条挺立，不附茎。傍发枝，排生圆叶，微似豆叶，厚绿茸茸，中有白纹一线。土人以治跌打，酒煎服。但未数见，不得确名。

23. 碧绿藤

碧绿藤，江西广饶山坡有之。茎叶碧绿一色，枝头叶稍长，馀叶正圆，面绿背淡，疏纹细齿。土人以藤煎水，洗红肿，有效。

按《南城县志》有铜钱树，叶圆如钱，此殆肖之。

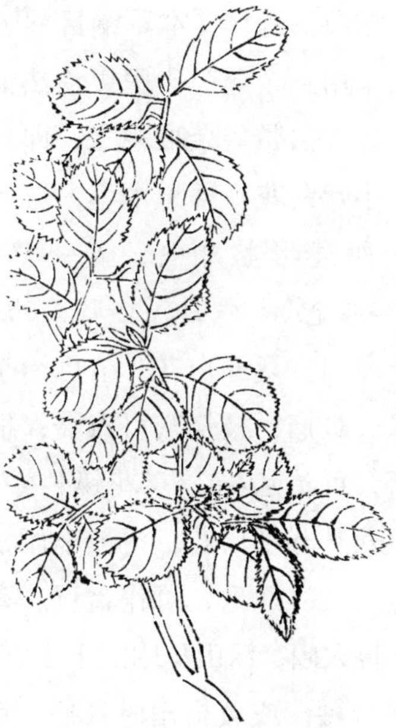

24. 金鸡腿

金鸡腿，产建昌。一名日日新。丛生长条，纠结交互，似月季花茎而无刺，叶亦相类微小。俚医以为壮精行血之药。

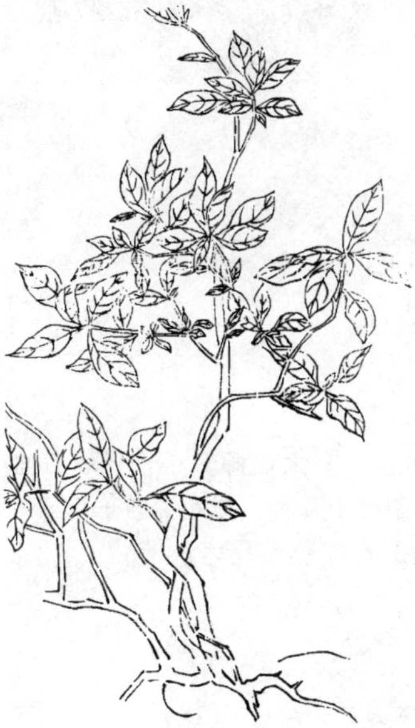

25. 血藤

血藤[①]产九江山坡。蔓生，劲茎，赭色，一枝一须。附枝生叶，如菊花叶柔厚，有花叉，而末不尖，面绿背白。春时枝梢开花如簇金粟，与千年健同名血藤。

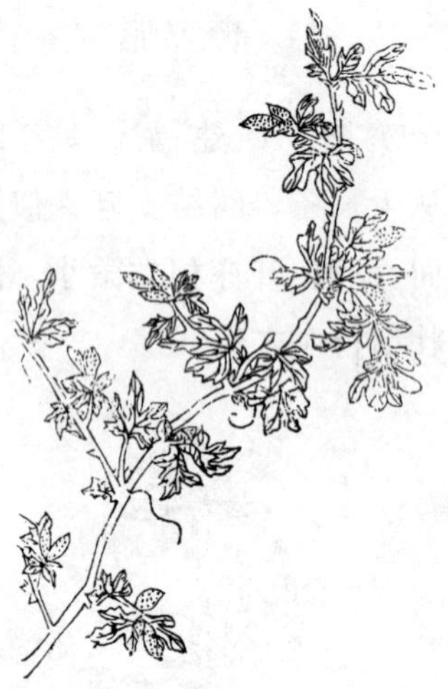

【校注】

① 血藤：有大血藤、小血藤、红血藤、黑血藤等十几种，按此说与千年健同名的应该是大血藤。待考。

26. 黄鳝藤

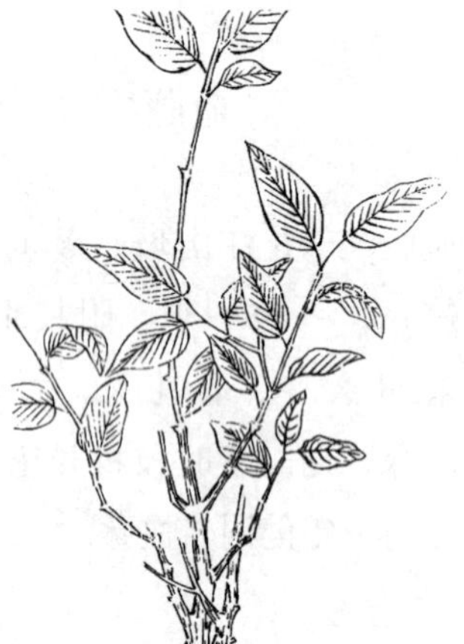

黄鳝藤，产宁都。长茎黑褐色。根纹斑驳，起粟黑黄如鳝鱼形，故名。叶如薄荷，无锯齿而劲。主治漂蛇毒。

27. 白马骨

《本草拾遗》：白马骨无毒。主恶疮。和黄连、细辛、白调、牛膝、鸡桑皮、黄荆等烧末淋汁，取治瘰疬恶疮。蚀息肉、白癜风，揩破涂之。又单取茎叶煮汁服，止水痢。生江东，似石榴而短小，对节。

按白马骨，《本草纲目》入于有名未用。今建昌土医以治热证疮痔、妇人白带。余取视之，即六月雪。小叶白花，矮科木茎，与《拾遗》所述形状颇肖，盖一草也。《宁乡县志》：六月雪俗呼路边金，生原隰间，夏开白花。节可治小儿惊风、腹痛；枝烧灰可点翳；根煮鸡子，可治齿痛。《花镜》：六月雪，六月开细白花，树最小而枝叶扶疏，大有逸致，可作盆玩。喜清阴，畏太阳，深山丛木之下多有之。春间分种，或黄梅雨时扦插，宜浇浅茶。其性喜阴，故所主皆热证。《宁都州志》：疑即《图经》曲节草，一名六月霜。与图形殊不类。

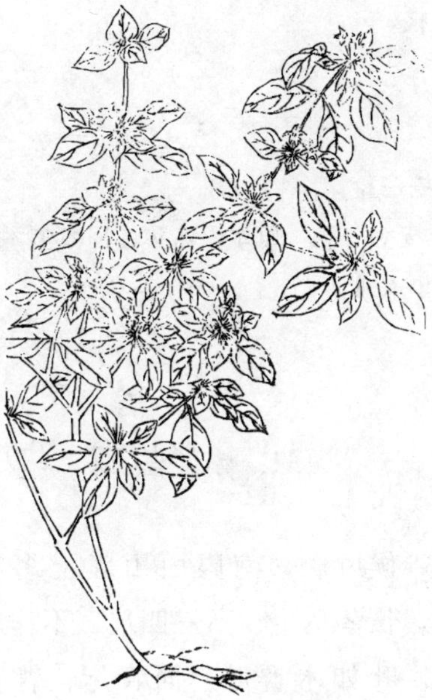

28. 锦鸡儿

《救荒本草》：坝齿花本名锦鸡儿，又名酱瓣子，生山野间。中州人家园宅间亦多栽。叶似枸杞子叶而小，每四叶攒生一处。枝梗亦似枸杞，有小刺。开黄花，状类鸡形。结小角儿。味甜。采花煤熟，油盐调食，炒熟吃茶亦可。

按此草，江西、湖南多有之。摘其花炒鸡蛋，色味皆美云。或呼黄雀花。俚医以为滋阴补阳之药。花蒸鸡蛋，治头痛；根去皮，煮猪心治痨证。《滇南本草》：金雀花味甜性温，主补气补血，劳伤，畏凉发热，劳热咳嗽，妇人白带，日久气虚下陷，良效。头晕耳鸣，腰膝酸疼，一切虚损，服之效。此性不热不寒，或煨鸡猪肉食。

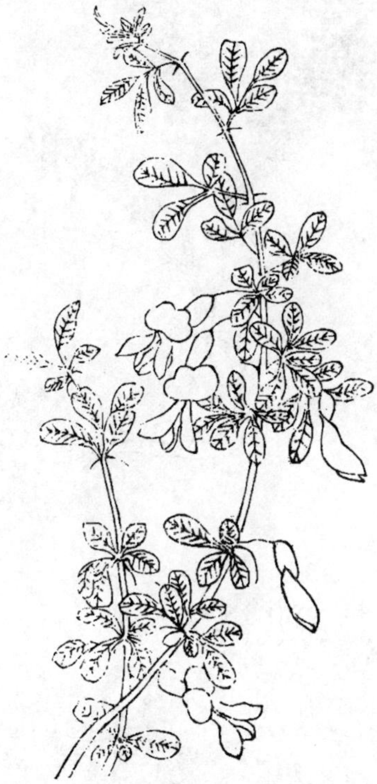

29. 白心皮

白心皮，生长沙山坡。丛生，细茎，高尺馀。附茎，四叶攒生一处，叶小如鸡眼草叶，叶间密刺，长三四分。自根至梢，叶刺四面抱生，无着手处。横根无须，褐黑色。俚医以为补筋骨之药。

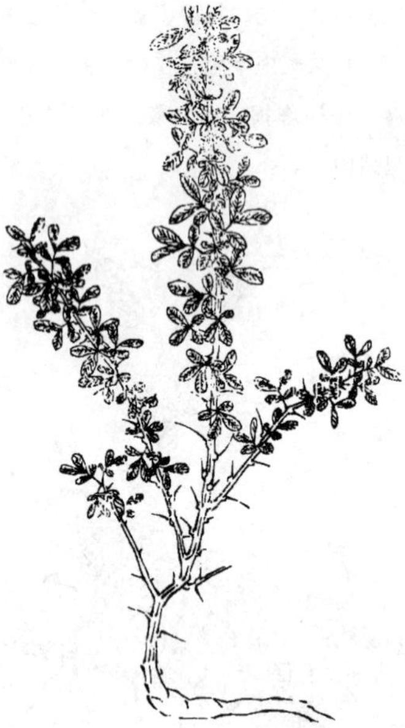

30. 无名一种[①]

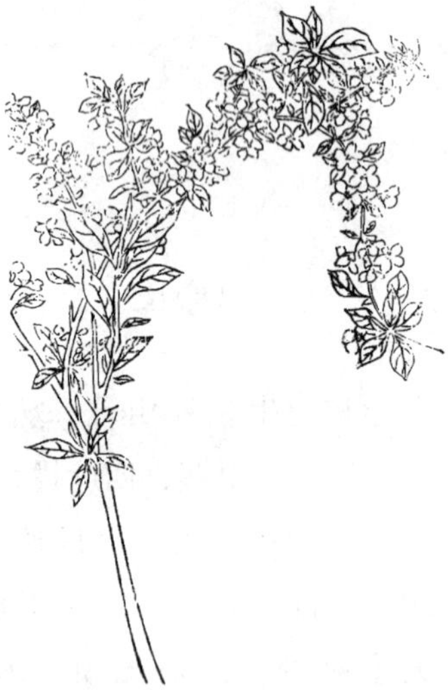

饶州园圃中有之。丛生，长条。密叶如六月雪叶。三四月间开小白花，圆瓣五出，黄心，稠密满枝。

【校注】

① 无名一种：原本无名称，据商务本、中华本加。

31. 候风藤

候风藤，南康山田塍上多有之。长茎丛生，高三四尺，不作藤蔓。叶如木樨叶，面青绿，背黄白，有赭纹。春开白花下垂，如橘柚花，长瓣五出，反卷向上，中突出黄蕊一簇。

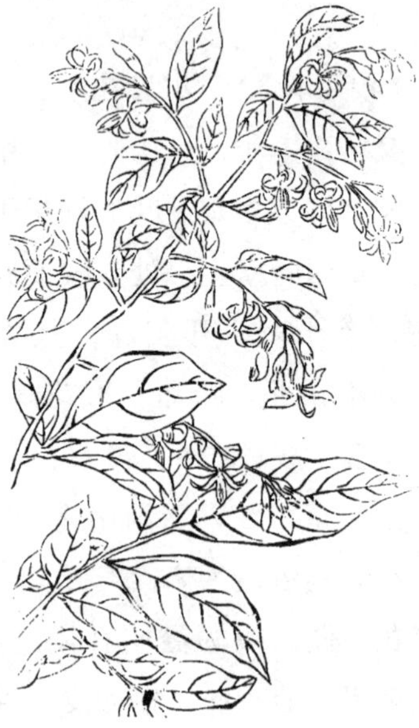

32. 白花藤

白花藤，江西广饶极多。蔓延墙垣，与薜荔杂厕。叶光滑如橘，凌冬不凋。开五瓣白花，形如卍字。土人无识之者。

按《唐本草》有白花藤，叶似女贞，茎叶无毛，颇相似。但白花并无形状，而《蜀本》又云叶有细毛，亦自不同，未敢合并。滇南谓之山豇豆，结角长几尺，色紫红，正如豇豆，炒食甚香，儿童嗜之。

附程征君瑶田《图芄兰花记》

嘉庆三年三月廿日立夏，其明日，访芄兰于定光寺。僧寮后山，花正大放。此藤本，花叶浓密，可谓伞条而结繁矣。其藤缭曲纷乱，对节生叶，亦对节歧出，生条开花，歧条两股。或一股生叶，一股生花，整齐之中，复参差有致。生花一股，又必再出歧条，然后相对生花。其生叶一股，亦必再出歧条，亦又相对生花。其花必小，抽歧茎而生两花。去秋所见结实者，亦茎末对生两角。总之，歧叶、歧条、歧花，每出必歧，如两仪、四象、八卦之生生不已也。其花五出，遍绕周遭，而中成一孔，空空如也，不见心，亦不见须。然五出同本，本作一苞，剥开中藏五须，共绕一心，其心盖即结角生，芄兰之仁也。世人以其偏绕成形如卍字，故呼卍字花。而误以为四出，又呼车轮花，亦象其形也。其花苞有足承之，所谓鄂不也，亦五出，如末利之花鄂[①]相承然。兹不画其藤叶，画正面五出者一，又画背面连鄂者一，以为多识之一助云。

按征君所述并图，即此野豇豆也。花作卍字，藤本浓叶，其角双生，皆与此毕肖而非芄兰也。盖征君前所见如羊角荚子戴白荼者是芄兰。后询之灵山人云，俗呼卍字花，不知即此豆。因以僧寮所见，谓为芄兰，而未尝审其叶蔓，剖看其荚也。芄兰，蔓草，经冬即枯，花开于夏秋，征君自注，亦以花开时为疑。荚折于霜，南方间有之。园圃中无是物也。野豇豆藤本，耐寒，花开于春，荚着于夏，墙头篱角，无不延缘。余尝访之江右人家，多不知其名。滇人知食其实，故以为野豇豆。芄兰之名，既非野人所知，其花甚微。而征君独索观其花，宜为不识芄兰者，姑妄对之矣。若见北人而访以羊角科，南人而访以婆婆针线包，则必以所知告。又一种石血藤，其荚长尺，与芄兰子荼同，而叶瘦硬，秋时色红如血，未见其花。与征君所图叶本团末狭、经冬不黄落者，亦非类。

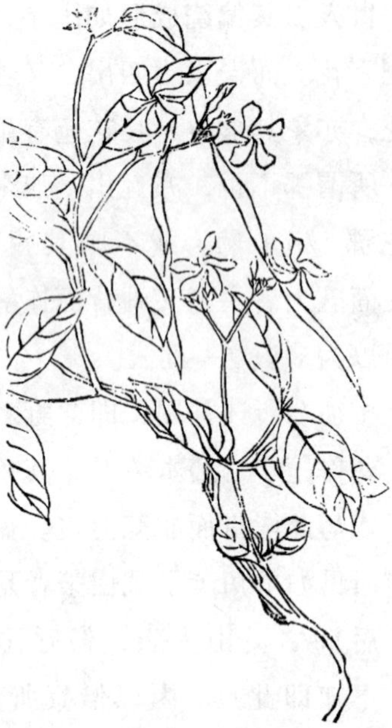

【校注】

① 鄂：通“萼”。

33. 洋条藤

洋条藤，产南赣山中。蔓生，细茎淡红，圆节。一叶一须，叶如凤仙花叶而宽，锯齿亦深，面绿细纹，中有紫白缕一道，背边绿中紫，亦有白纹。俚医以治妇科红白崩带，同大蕨煎酒服。

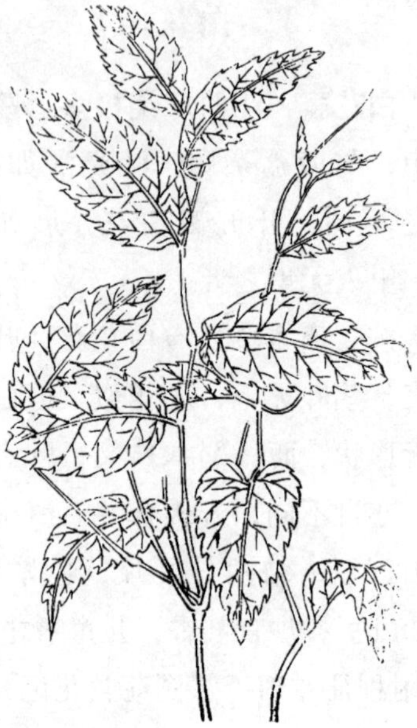

34. 拉拉藤

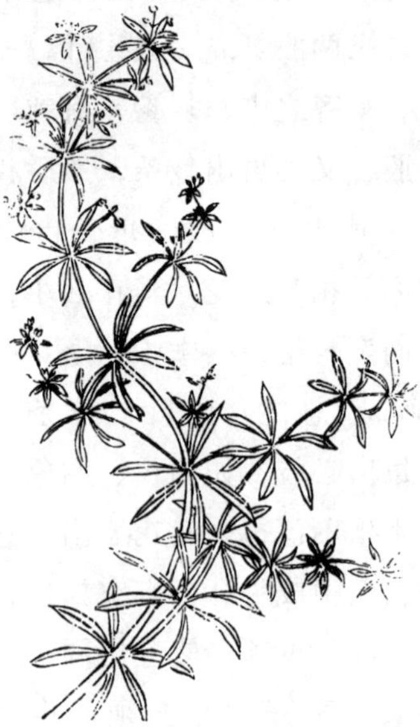

拉拉藤，到处有之。蔓生，有

毛刺人衣，其长至数尺，纠结如乱丝；五六叶攒生一处；叶间梢头，春结青实如粟。

按《救荒本草》：蓬子菜形状颇类，云南呼八仙草。俚方用之。《滇南本草》：八仙草味辛苦，性微寒。入少阳、太阴二经。治脾经湿热、诸经客热、劳症、筋骨疼痛，走小肠经，治五种热淋，利小便、赤白浊、玉茎疼痛，退血分烦热，止小便血。滑石二钱，甘草一钱，八仙草三钱，双果草二钱，点酒少许，煎服。

35. 月季

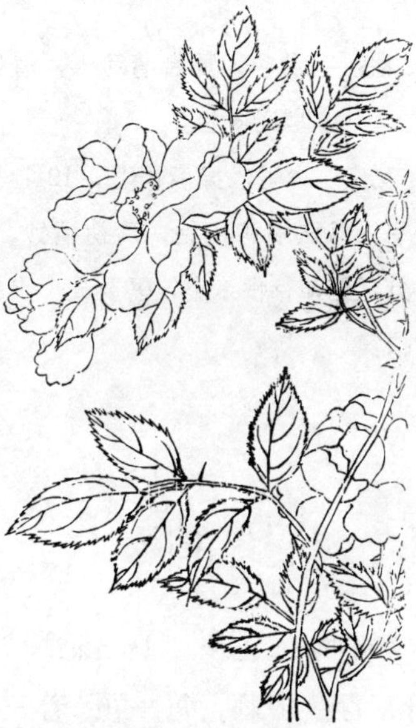

《益部方物记》：花亘四时，月一披秀，寒暑不改，似固常守。右月季花。此花即东方所谓四季花者，翠蔓红花。蜀少霜雪，此花得终岁，十二月辄一开。

按《南越笔记》：月贵花似荼蘼，月月开，故名月贵，一名记。有深浅红二色。据此则月季乃月贵、月记之讹，宋子京[①]原本当是月贵也。《本草纲目》李时珍曰：月季花处处人家多栽插之，亦蔷薇类也，青茎，长蔓，硬刺，叶小于蔷薇，而花深红，千叶厚瓣，逐月开放，不结子也。气味甘温，无毒。主治活血消肿，傅毒。瘰疬未破，用月季花头二钱，沈[②]香五钱，芫花炒三钱，碎锉，入大鲫鱼腹中，就以鱼肠封固，酒水各一盏，煮熟食之即愈。鱼须安粪水内游死者方效，此是家传方，活人多矣。出《谈野翁试验方》[③]。

【校注】

① 宋子京：宋祁，字子京。北宋史学家、文学家。与兄宋庠同举进士，当时称为“二宋”。参与编修《新唐书》，拜翰林学士承旨。嘉祐六年卒，年六十四。

② 沈：通“沉”。

③《谈野翁试验方》：又作《谈野翁试验小方》，4卷，方书。谈野翁，即谈纶，号野翁，上海人，明代天顺丁丑进士，工部侍郎，另撰有《医家便览》1卷。

36. 玫瑰

《敬斋古今黈》[1]张祜[2]咏蔷薇花云：晓风采尽燕支颗，夜雨催成蜀锦机。当昼开时正明媚，故乡疑是买臣归。蔷薇花正黄，而此诗专言红，盖此花故有红黄二种，今则以黄者为蔷薇，红紫者为玫瑰云。

《群芳谱》：玫瑰一名徘徊，灌生，细叶多刺，类蔷薇茎短；花亦类蔷薇色淡紫；青鄂，黄蕊，瓣末白点，中有黄者，稍小于紫。嵩山深处有碧色者。

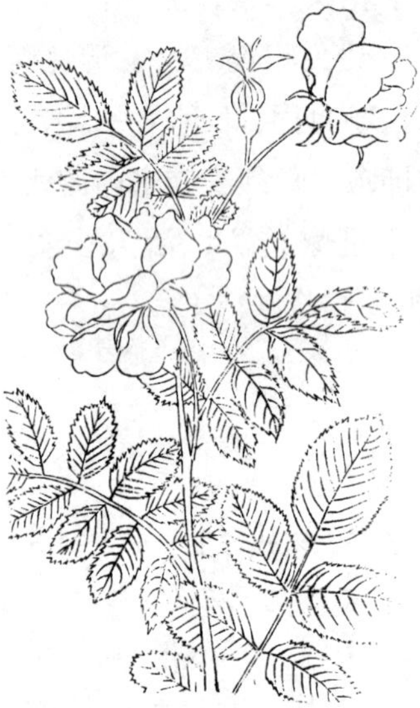

《花史》[3]曰：宋时宫中采花，杂脑麝作香囊，气甚清香。《花镜》：玫瑰香腻馥郁，愈干愈烈；每抽新条，则老本易枯，须速将根旁嫩条移植别所，则老本仍茂，故俗呼离娘草。此花之用最广。因其香美或作扇坠、香囊；或以糖霜同乌梅捣烂名玫瑰糖，收于瓷瓶内，曝过，经年色香不变。

按李时珍谓玫瑰不入药，今人有谓性热动火，气香平肝，亦非无征。

【校注】

① 《敬斋古今黈（tóu 头）》：为考据著作，以“词锋骏利，博辨不穷”著称，其书皆订正旧文，以考证佐其议论。金代李治撰。李治原作李冶，字仁卿，自号敬斋，真定栾城（今河北栾城）人。金正大进士，元世祖召拜翰林学士。黈，增添。

② 张祜：字承吉，邢台清河人，唐代著名诗人。以宫词得名。

③ 《花史》：明代吴彦臣著，10卷，精工抄写，书法堪称一绝，清初精抄。该书十分罕见，存佚未卜，需要进一步的查访和核实。

37. 酴醾

《格物总论》[1]曰：酴醾[2]花，藤身，青茎多刺，每一颖[3]着三叶，叶面光绿，背翠，多缺刻。

《群芳谱》曰：一名独步春，一名百宜枝，一名琼绶带，一名雪缨络，一名沈香蜜友。大朵千瓣，香微而清，本名荼蘼。一种色黄似酒，故加酉字。唐时寒食宴，宰相用酴醾酒。

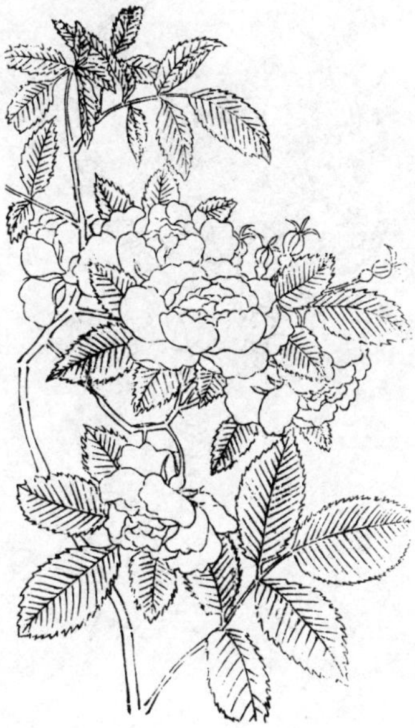

【校注】

① 《格物总论》：书名，待考。

② 酴醾（túmí 图迷）：蔷薇科蔷薇属，分布陕西秦岭南坡及湖北、四川、贵州、云南等省。

③ 颖：指植物花卉基部的苞片。

38. 佛见笑

佛见笑，荼蘼别种也。大朵千瓣，青跗红萼，及大放则纯白。

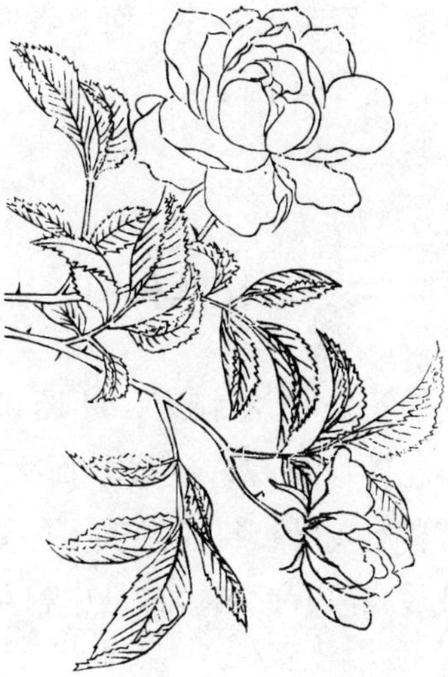

39. 黄酴醾

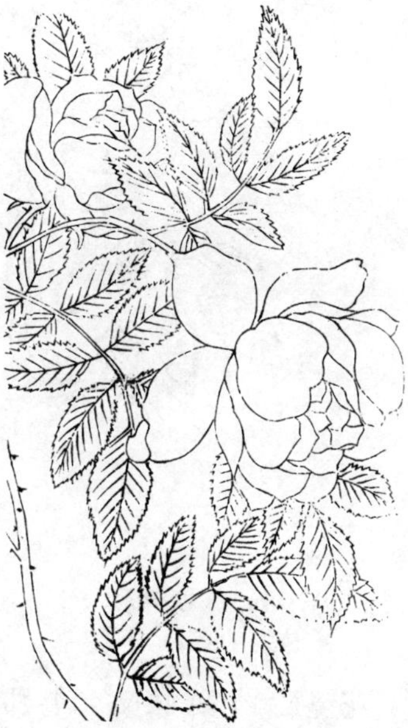

《益部方物记》：人情尚奇，贱白贵黄。厥英略同，实寡于香。右

黄酴醾。蜀荼蘼多白，而黄者时时有之，但香减于白花。

40. 缫丝花

缫丝花一名刺縻，叶圆细而青；花俨如玫瑰，色浅紫而无香；枝萼皆有刺针，每逢煮茧缫丝时花始开放，故有此名。二月中根可分栽。

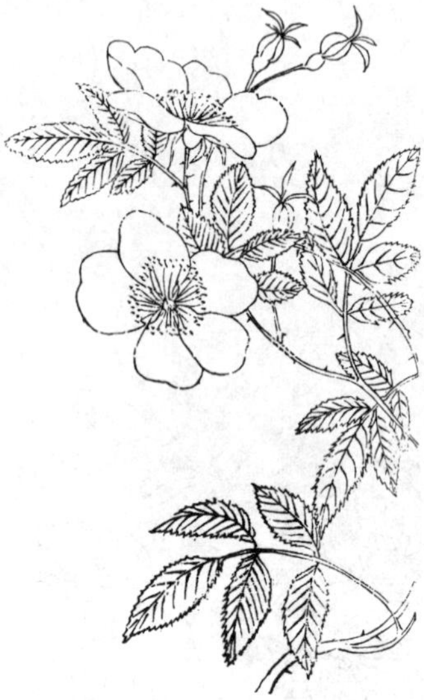

41. 十姊妹

《花镜》：十姊妹又名七姊妹，花似蔷薇而小，千叶磬口，一蓓十花或七花，故有此二名。色有红白紫淡四样。正月移栽，或八九月扦插，未有不活者。

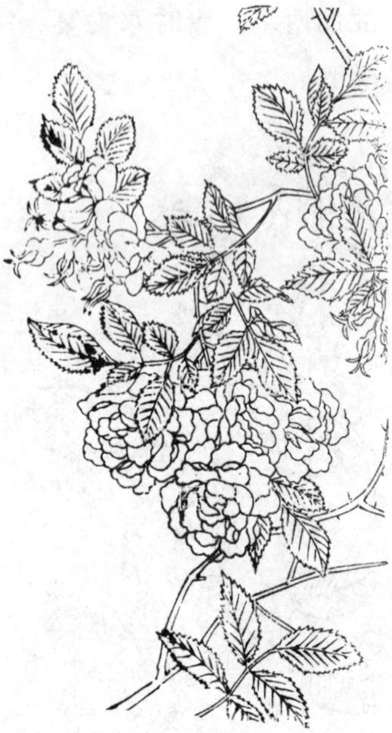

42. 木香

《花镜》：木香一名锦棚儿。藤蔓附木，叶比蔷薇更细小而繁。四月初开花，每颖三蕊。极其香甜可爱者，是紫心小白花。若黄花则不香；即青心大白花者，香味亦不及。至若高架万条，望如香雪，亦不下于蔷薇。翦[1]条扦种亦可，但不易活。惟攀条入土壅泥压护，待其根长，自本生枝外，翦断移栽即活。腊中粪之，二年大盛。

《曲洧旧闻》[2]：木香有二种，

俗说檀心者号酴醿，不知何所据也。京师初无此花，始禁中有数架，花时民间或得之相赠遗，号禁花，今则盛矣。

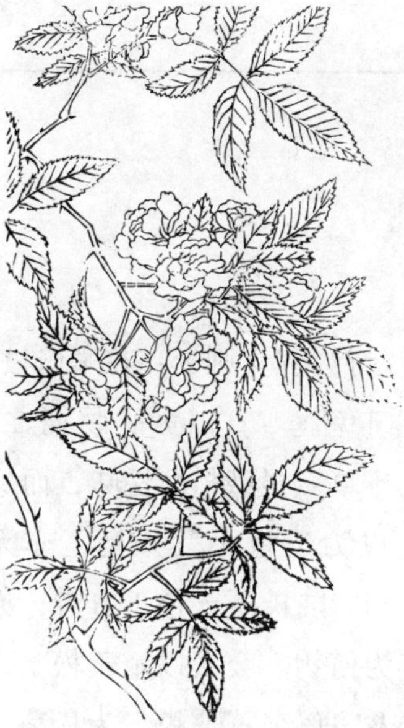

【校注】

① 翦：同“剪”。

② 《曲洧（wěi 伟）旧闻》：宋代朱弁著，是南宋一部比较重要的文言小说集，记录了北宋及南宋初期的朝野遗事、社会风情和士大夫逸闻。洧，古水名，源出河南登封县阳城山，东南流至新郑县与溱水合，至西华县入颍水。

43. 转子莲

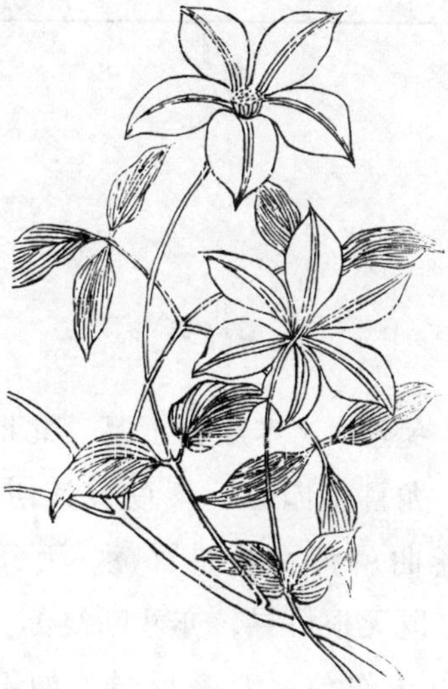

转子莲，饶州水滨有之。蔓生拖引，长可盈丈；柔茎对节，附节生叶；或发小枝，一枝三叶，似金樱子叶而光无齿，面绿背淡，仅有直纹；枝头开五瓣白花，似道海栀而大，背淡紫色，瓣外内皆有直缕一道，两边线隆起。或云有毒，不可服食。

卷之二十二　蔓草类

1. 兔丝子

兔丝，《本经》上品。北地至多，尤喜生园圃。菜豆被其纠缚，辄卷曲就瘁。浮波羃䍦，万缕金衣；既无根可寻，亦寸断复苏。初开白花作包，细瓣反卷，如石榴状。旋即结子，梂[①]聚累累，人亦取其嫩蔓，油盐调食。《诗》云采唐，或即以此。江以南罕复见之。

雩娄农曰：唐蒙，女萝；女萝，兔丝；又：蒙，玉女，一物而五名。《本草》兔丝草，上品；松萝木，中品。又云一名女萝。《广雅》：女萝、松萝；兔丝、兔丘。虽分二物，而松萝复冒女萝之名。陆玑《诗疏》菟丝，蔓连草上生，色黄赤如金，非松萝。松萝正青，与菟丝异。辨别甚晰。《诗》：茑与女萝[②]。《传》云：女萝，兔丝、松萝。则兔丝又可称松萝，不止五名矣。《诗》释文则云：在木曰松萝，在草曰兔丝。直以为一物而二种。考《本草》虽载松萝性味，而《图经》以为近世不复入药，亦无采者。则即陆氏所云色正青者，亦不知其为何物。今人以施于松上，绿蔓赤花，俗名茑萝松者为松萝，未敢定为《本经》之松萝也。《广雅疏证》据《吕氏春秋》《淮南子》茯苓、菟丝之说，谓兔丝亦生于松上。据《汉书》丰草葽，女萝施。女萝亦生于草上。今生兔丝之处，不尽有松；而产茯苓之深山僻薮，尤无从稔其有兔丝与否。古书传疑，莫能确定。大抵草木同名，无妨兼通，而形状不具，则从盖阙。若古诗菟丝附女萝，则但言无根之物，依附难久，以意逆志，无取刻舟。若谓兔丝又复寄生松萝，则直纠缠，无了时矣。

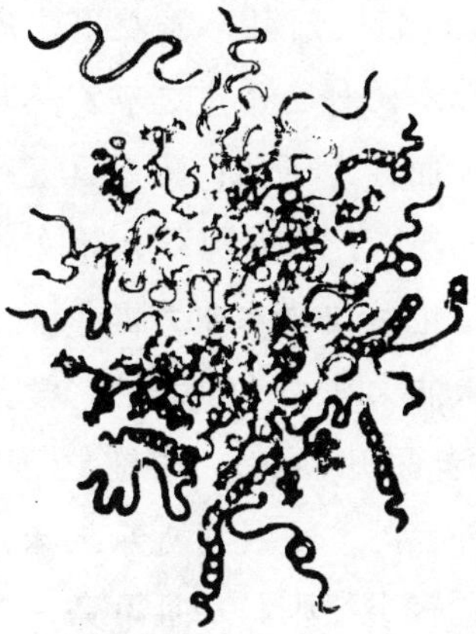

【校注】

① 球（qiú 球）：本指栎的果实。此指类球形果实。

② 茑（niǎo 鸟）与女萝：茑，即茑萝，又名密萝松，俗称五角星花、狮子草。一年生草本观赏植物。茎细长，卷络他物而上升。夏季开花，色有红有白。女萝，即松萝。多附生在松树上，成丝状下垂。一说泛指菟丝子。《诗经》云："茑为女萝，施于松柏。"茑萝、女萝都是寄生植物，形态颇似，故合二名以名之。

2. 菟丝子

菟丝子，《本经》上品。《尔雅》：唐蒙，女萝；女萝，菟丝。今北地荒野中多有之。药肆以其子为饼，制法具《本草纲目》。

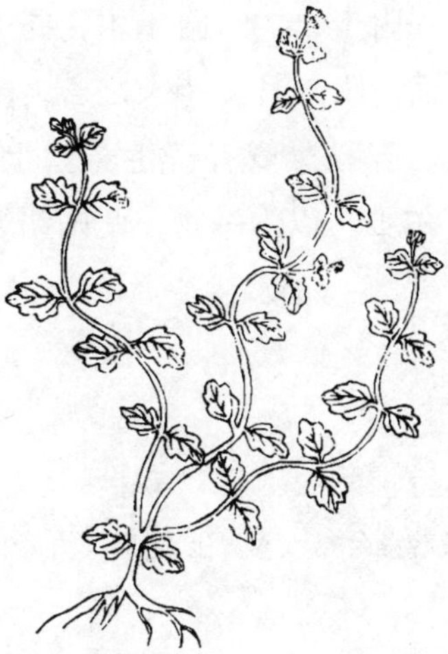

雩娄农曰：《尔雅》：唐蒙，女萝；女萝兔丝。又曰：蒙，玉女。释者以为五名一物。陆元恪谓：女萝非松萝。松萝自蔓延松上，枝正青，与兔丝异。《诗》有唐蒙、女萝，无菟丝。故《尔雅》以菟丝释之，其义明显矣。菟丝入药，人皆知之，蔓细如丝而色黄；松萝蔓松上，必不能如菟丝之细而色正青。二物自异。《本草》以松萝入木，已有区别；特经传无松萝之名，而医方亦不甚用，故知之者少。《楚词》：被薜荔兮带女萝[1]。《本草》松萝一名女萝。草木同名，相沿至多。古诗菟丝附女萝，此女萝自是松萝，非菟丝之一名女萝也。茑与女萝，《毛传》以菟丝、松萝为一，所见与《陆疏》异。陆云非松萝，正驳毛义耳。古诗菟丝花、女萝树，而云同一根者，盖皆寄生浮蔓，一附于草，一附于木，同为无根，而所附异耳。诗人之言，未可胶滞。若谓女萝有寄生菟丝上者，故《尔雅》以为一物，此则纠缠无了时矣。

【校注】

① 被薜荔兮带女萝：见屈原《九歌·山鬼》。

3. 五味子

五味子，《本经》上品。《尔雅》：味[①]，荎藸[②]。《注》：五味也。《唐本草》注以皮、肉、核五味具，故名。以北产者良。

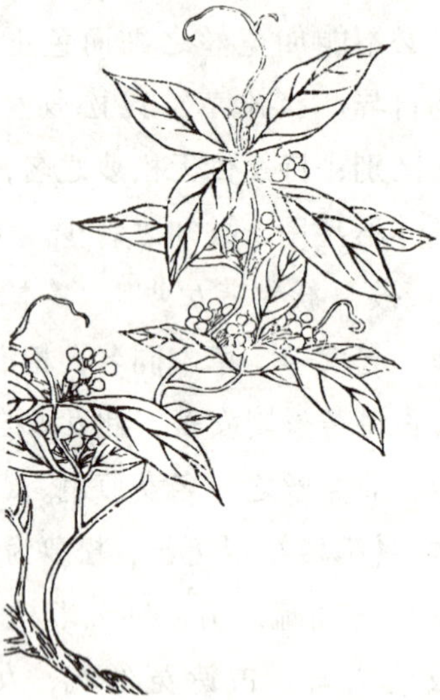

雩娄农曰：五味子具五味，《尔雅》名之曰菋，盖农皇之所锡矣。草木两释，殆重之欤？然味虽具五，而性专于敛；犹人具五行之秀，而毗[③]于刚柔阴阳，此亦各有真性情也。夫草木非大毒，不仅一味；人非大恶，不尽僻性。尝药者品其味而知所专，既施之于散、敛、补、泻，而因其所兼之味，以为缓急轻重，则其功且可旁及。故一药治一病，而不仅治一病。用人者别其性，而知其所毗，既试之宽猛文武，而必悉其所全之性以备任使辅翼，则其功且可兼综。故一人治一事，而不仅治一事也。三代后知人者无如汉高，王陵[④]戆、陈平[⑤]智，而皆属以为相；周勃[⑥]少文，知其安刘，以为太尉。其人不同，而付托者一。盖知其材力所及，而又知其真性情矣。自古人主将相能用人者，无不灼知其人之性情，故虽博取宏揽，而逆料其成败得失如烛照数计而龟卜。而藻鉴人伦若郭林宗[⑦]辈，则又如良医品药，虽分两锱铢[⑧]皆不少差。此固有得之于心，而有不能以言传者。若用卢杞[⑨]、吕惠卿而不知其奸邪，是诚不知其真性情；而如褚彦回[⑩]、冯道等，则直无真性情者也。世之草木，投之而即生、啮之而无味者多矣。造物意所不属，而力所不及，虽农皇亦不能定其上下之品。乃有庸医，欲用之以试人之生死，则不知用者之罪，抑为所用者之罪矣。

【校注】

① 味：商务本、中华本作“菋”字。

② 茎藸（chíchú 池除）：五味子别名。

③ 毗：附和。

④ 王陵：西汉人。《史记》中记载，其人耿直不阿，深受汉高祖赏识。

⑤ 陈平：阳武（今河南原阳东南）人，西汉王朝的开国功臣之一。在楚汉相争时，曾多次出计策助刘邦。汉文帝时，曾任右丞相，后迁左丞相。

⑥ 周勃：沛县（今属江苏）人，秦末汉初的军事家和政治家、西汉开国功臣。汉高祖刘邦认为周勃可以托付大事，以军功高，封为绛侯。汉文帝时，拜右丞相。

⑦ 郭林宗：东汉人，博学有德，淡于名利，却有鲜明的政治观点和精辟的政治见解，性善识人，洞察世事。

⑧ 锱铢：古代的重量单位。锱为一两的四分之一，铢为一两的二十四分之一。比喻极其微小的数量。

⑨ 卢杞：唐代奸臣。字子良，滑州灵昌（今河南滑县西南）人。

⑩ 褚彦回：褚渊（435—482），字彦回，阳翟（今河南禹州）人，中国南北朝时期南朝宋皇朝宋明帝所倚赖的重臣。

4. 蓬藟

蓬藟，《本经》上品。今废圃篱落间极繁。秋结实如桑椹，湖广通呼乌泡果。泡即藨[1]之讹。《尔雅》：藨，麃[2]。《注》：麃即莓也。今江东呼为麃莓子，似覆盆而大赤，酢甜可啖，即此类也。湖南俚医端午日取其叶阴干，六月六日研为末，以治刀伤。名曰具龙丹。李时珍以苗叶功用似覆盆，未的。

雩娄农曰：《史记》述老子之言曰：得时则驾，不得时则蓬累而行。释者皆不甚详。《礼》曰：环堵之室，蓬户瓮牖。飞蓬不可为户。余常溯湘澧，下豫章[3]，崎岖行万山中，每见谷口缭复，蓬藟塞径，未尝不念此中或有异人。顾岩阿中，累石藉树，藤蔓交垂，居人出入，披长条而搴蒙密，无异排闼而数阖也。入我室者，唯有清风；履我闼者，唯有明月；萧条踽凉[4]，至此极矣。然则蓬累而行，盖岩栖之士，唯恐入林不深，而蓬户者，贫家搴萝补屋之景况耳。宋之隐士如种放[5]，至烦朝廷，图其别墅，营园林而勤封殖，乌能甘寂寞长贫贱哉？

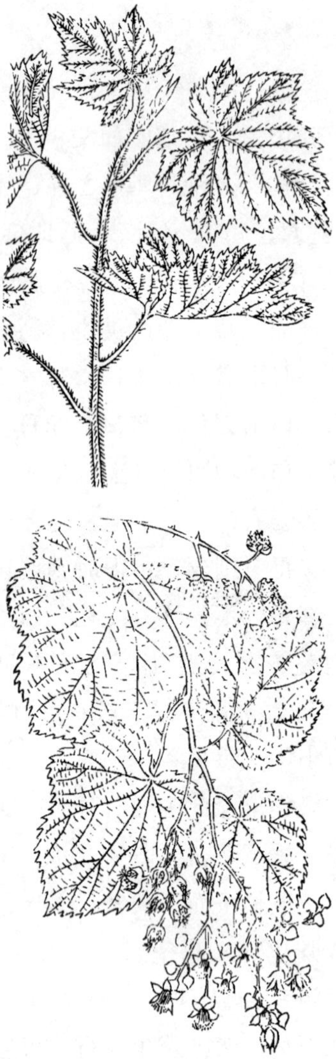

【校注】

① 藨（pāo 抛）：莓的一种，可食。

② 麃（biāo 标）：草莓。

③ 豫章：古郡名，唐才子王勃在其《滕王阁序》中写道：“豫章故郡，洪都新府。星分翼轸，地接衡庐。”所谓豫章郡，即今江西省，这也是广义而言的豫章概念。狭义而言，豫章指今南昌地区一带。

④ 踽凉：亦作“踽踽凉凉”。落落寡合貌；独行貌。《孟子·尽心章句下》：“行何为踽踽凉凉？生斯世也，为斯世也，善斯可矣。”

⑤ 种放：北宋早期的著名隐士之一。他才识过人，传教著述，参与时政，受到了真宗及时人的高度尊宠。种放与其他同时代隐士一样积极有为，其人生丰富多彩，体现了不“隐”不“仕”的宋代隐士风格。

5. 天门冬

天门冬，《本经》上品。《尔雅》：蘠蘼，虋冬。《注》：一名满冬。《本草》云：今本草无满冬之名，有大小二种，曰颠棘，曰浣草，皆一类也。《救荒本草》：根可煮食。今多入蜜煎。湖南俚医用以拔疔毒，隐其名曰白罗杉。医方所不载。

雩娄农曰：杜拾遗诗：天棘蔓青丝①。天棘即颠棘。目曰青丝，体物之浏亮也。古人阶前多种药，故曰药栏。非唯养生有资，亦多识之一助。注诗者纠缠辨驳，固由读书未半袁豹②，亦缘未知善药不可离手也。

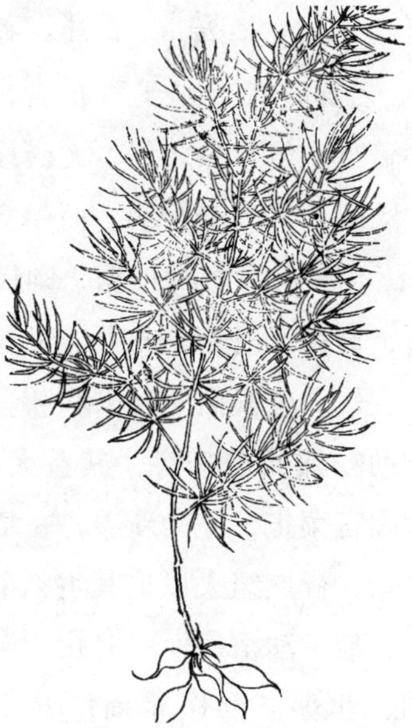

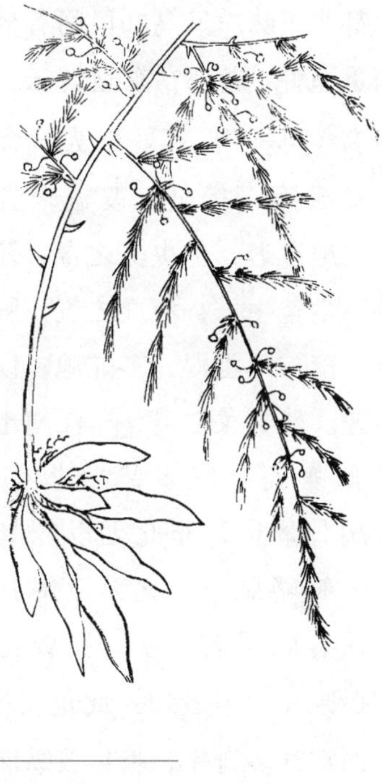

【校注】

① 天棘蔓青丝：见杜甫诗《巳上人茅斋》。

② 固由读书未半袁豹：《晋书·殷仲文传》载："仲文善属文，为世所重，谢灵运尝云：'若殷仲文读书半袁豹，则文才不减班固。'"言殷仲文文作丰富但看书少，亦证袁豹读书之博。

6. 覆盆子

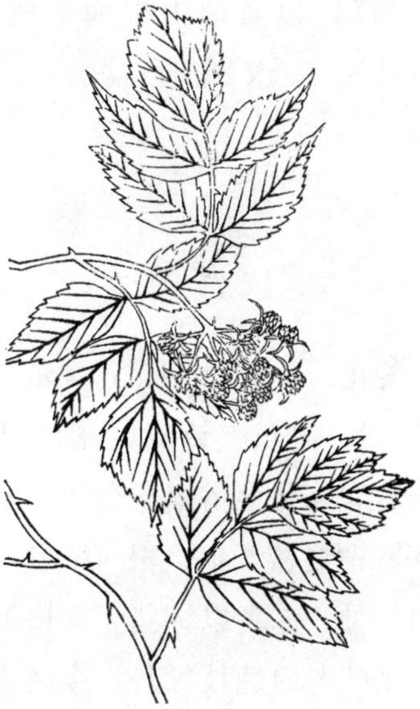

覆盆子，《别录》上品。《尔雅》：堇，缺盆。《注》：覆盆也。《疏》据《本草》注，以蓬藥为覆盆之苗，覆盆为蓬藥之子。误合为一物。四月实熟，色赤。《本草纲目》谓之插田藨。覆盆、蓬藥，《本草纲目》分别甚晰。考《东坡尺牍》：覆盆子土人谓之插秧莓，三四月花，五六月熟。市人卖者乃是花鸦莓，九月熟。则蓬蘽即花鸦莓矣。然此谓中原节候耳，江湘间覆盆三四月即熟，蓬蘽七月已熟。自长沙以西南山中，莓子既多，又大同小异。滇南有黑琐梅、黄琐梅、红琐梅、白琐梅，皆三四月熟。儿童摘食以为果。梅即莓，琐者，其子细琐也。志书多以黑琐梅为覆盆，按形与李说亦不甚符。《滇本草》以黄琐梅根为钻地风，用治风颇广。又别出覆盆也。

7. 旋花

旋花，《本经》上品。《尔雅》：葍，藑[①]。陆玑《诗疏》：幽州人谓之燕葍。今北地俗语犹尔。《救荒本草》谓之葍子根，根可煮食。有赤白二种，赤者以饲猪，亦曰鼓子花；千叶者曰缠枝牡丹。今南方蕹菜，花叶与此无小异，唯根短耳。

雩娄农曰：古者农生九谷，而园圃毓草木，凡漆林梧檟[②]，染草果蓏，资生之物，皆相土宜而种之。不仅莳蔬供食也，《豳风》筑场圃曰食瓜，曰断壶、曰煮葵、曰祭韭[③]，盖古时园人所种之蔬如是而已，芣苢、卷耳、蘋、蘩、荇、藻之属，无不采于水陆，葍为恶菜，流离者采之。然祭祀之笾豆，朝事之馈食，若菭[④]、若芹、若昌本[⑤]、若茆，皆非出于种植者，何也？盖野蔌得自然之气，无粪秽之培，既昭其洁以交神明，而朝会燕飨[⑥]，不废妇稚之所拮据，则民间疾苦，君相无时而不与共。又况五行、五气，应候而萌，以和膳食之宜，助舒敛而消疹戾，其益大矣。后世园官菜把，务为新美，一切温养之物，皆燃缊火以迫其生，金蔬玉菜，最足动宿疴而引时疠。至如豆粥、韭萍，以侈相尚；方丈朵颐，都非正味。又乌知民间有掘鼠果而觅凫茈[⑦]者耶？东坡诗云：我与何曾[⑧]同一饱[⑨]。吾以为日食万钱，犹云无下箸处。彼盖未尝饱也。北地春迟，少虫豸之毒，筠蓝挑菜，尘釜生香，清虚之气，脏神安焉；南方地沮湿，多蛇虺，候早而生速。然野菜之笺，非江南士大夫所脍炙而咏叹者哉？其《序》曰：病骨癯骸，非此无以养其冲和；击鲜嚼肥，非此无以解其腥膻。诚有味乎言之矣。又曾见跋《齐民要术》书者曰：此伧父[⑩]所食，而赏其多奇字，噫！彼纵能识字，其与不能辨菽麦何？不食肉糜者，相去间一寸哉！

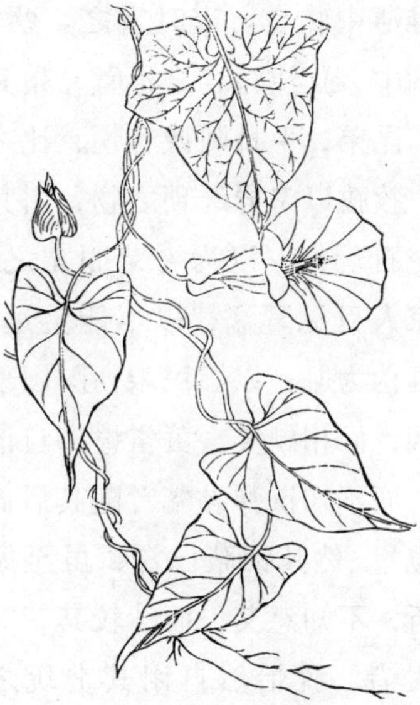

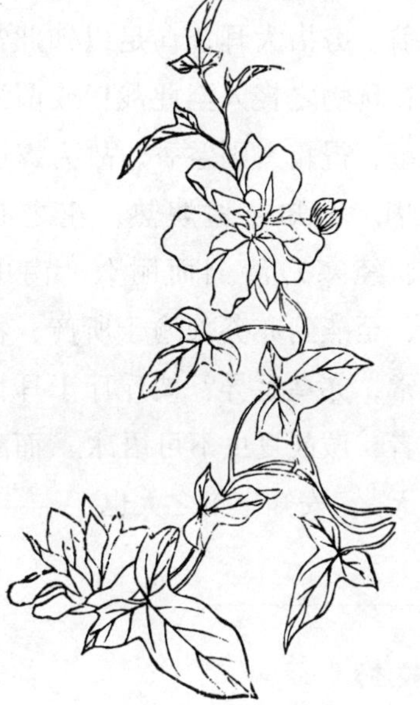

【校注】

① 蕌（fù 富）：义同“蕌”。 蕌（fú 服），草名。 一种多年生的蔓草。

② 槚（jiǎ 假）：古指茶树；楸树的别称。

③ 筑场圃曰食瓜，曰断壶、曰煮葵、曰祭韭：《诗经·国风·七月》：“七月食瓜，八月断壶，九月叔苴，……四之日其蚤，献羔祭韭。”

④ 落（chí 迟）：菊的别称。

⑤ 昌本：石菖蒲。

⑥ 燕飨（xiǎng 想）：亦作“燕享”。古代帝王饮宴群臣、国宾。 汉代董仲舒《春秋繁露·服制》：“天子服有文章，不得以燕飨，以庙。”

⑦ 凫茈（fúcí 浮词）：莎草科荸荠属浅水性宿根草本，以球茎作蔬菜食用。 古称凫茈，俗称马蹄。

⑧ 何曾（199—279）：魏晋时大臣。 原名瑞谏，又名谏，字颖考。 喜好饮食，苛求美味，以致极度奢侈。“日食万钱，犹云无下箸处”。

⑨ 我与何曾同一饱：见苏轼《撷菜》诗：“秋来霜露满东园，芦菔生儿芥有孙。 我与何曾同一饱，不知何苦食鸡豚？”

⑩ 伧父：晋南北朝时，南人讥北人粗鄙，蔑称之为“伧父”。 后用以泛指粗俗、鄙贱之人，犹言村夫。

8. 营实墙蘼

营实墙蘼，《本经》上品。《蜀本草》云：即蔷薇也。有赤白二种，白者入药良，湖南通呼为刺花。俗语谓刺，为勒音之转也。《救荒本草》：采嫩芽叶，煠熟食之。产外国者制为露香，能耐久。今吴中摘花蒸之，亦清香能祛热。

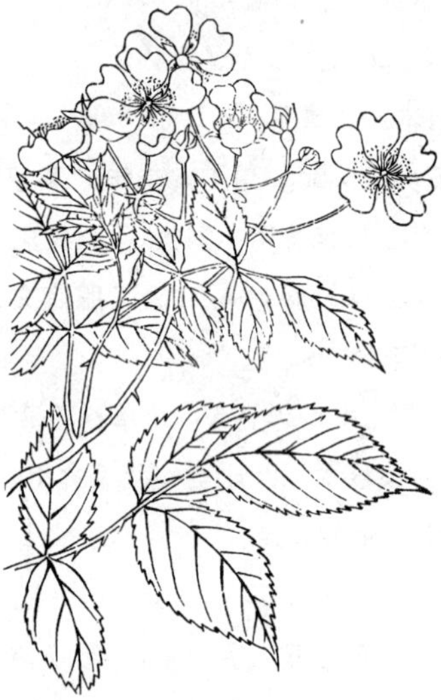

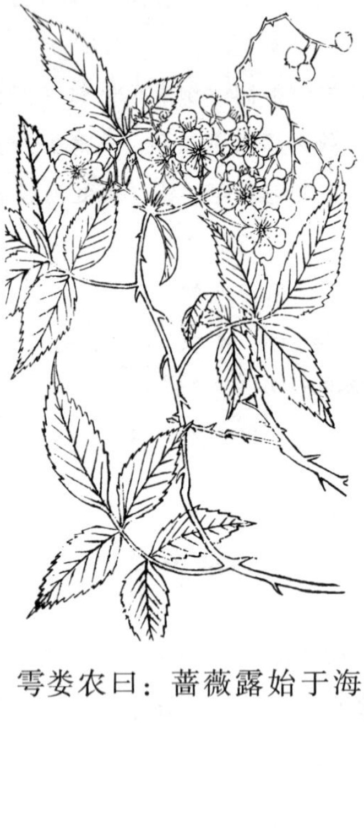

雩娄农曰：蔷薇露始于海舶，盖帷薄中物也。宋时重之。蔡絛[①]窜谪中，犹津津言之不置，殆其父子、昆弟，平日阿谀容悦，比之妇寺，孜孜以奇异纤琐之物，引其君于花石玩好，以为希荣固宠之计。其家人目见耳濡，以不能宝远物、辨真伪为耻；以恤民艰、图国事为迂阔，而相姗笑。黄雀螳螂自谓无患，而不知挟弹黏黐者随其后而捕逐也[②]。然其锢蔽已深，虽至家国荡析，不知怨艾；而计较其昔时所宝贵者，犹怡然自诩其赏玩之不谬。以为彼谈民依励清节者，皆田舍翁、穷措大耳，乌足以知此？呜呼！玩物之丧人至此哉！或谓海外蔷薇，得霜雪则益香，故为露逾于中华。不知彼地燠热，花之有臭者，经寒乃清洌而耐久。南中橘柚，至燕蓟亦芬馥逾于所产；物理之常，亦乌足异？彼斤斤于耳目嗜好者，诚哉夏虫不可语冰。[③]而醯鸡瓮天[④]，安知宇宙之大也？

【校注】

① 蔡絛：宋代人，字约之，号百衲居士，北宋宰相蔡京次子。有《西清诗话》和《铁围山丛谈》等作品传世。其事可见《宋史》中的《蔡京传》。

② "黄雀"二句：典出刘向《说苑·正谏》，在《庄子》"螳螂捕蝉，黄雀在

后”基础上作者又加上了树下的弹弓和黐胶。

③ 诚哉夏虫不可语冰：见《庄子·秋水篇》：“夏虫不可以语于冰者，笃于时也。”意思是不能和生长在夏天的虫谈论冰。比喻时间局限人的见识。也比喻人的见识短浅。

④ 醯（xī 西）鸡瓮天：见宋代黄庭坚《再次韵奉答子由》诗：“似逢海若谈秋水，始觉醯鸡守瓮天。”醯鸡是醋瓮中的蠛蠓（mièměng 灭猛），一种小虫。比喻短浅的见识。

9. 白英

白英，《本经》上品。《尔雅》：苻，鬼目。即此。一名排风子。《吴志》曰：鬼目菜，《齐民要术》误以为岭南鬼目果。湖南谓之望冬红。俚医以为治腰痛要药。其嫩叶味酸，可作茹。老根生者，叶大有五丫，凌冬不枯，春时就根生叶。《吴志》所云绿树长丈馀，叶广四寸，厚三分，不足异也。

雩娄农曰：白英有毛而酸，贫者食之。滇人呼为酸尖菜。天下多贫人，故虽广谷大川，民生异宜，而贫者必知贫者之食，亦渐濡使然也。古之贤者皆曰富而能贫。夫能者，非独能甘淡薄也；盖必设身处地，洞悉艰难。故当其境，则曰素富贵、素贫贱，不当其境，则曰可富、可贵、可贫、可贱。唐有世阀子弟，罹兵而饥馁者，或怜而予之食，不能咽。曰：此烟火气，乌可食？又伧父见食笋者，问诸其人，人曰：此即竹也，归而煮其床脚，不熟。若此人者，处贫而不知贫者之食。不将俟其转乎沟壑哉？

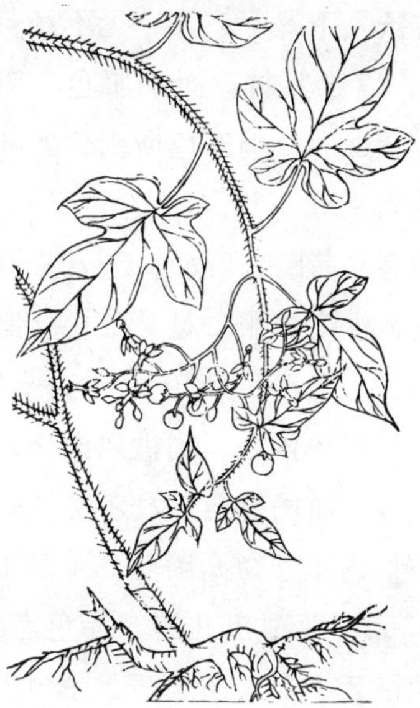

10. 茜草

茜草，《本经》上品。《尔雅》：茹芦，茅蒐。《注》：今之蒨也。俗呼为血见愁。亦曰风车草。《说文》以为人血所化。《救荒本草》：土茜苗，叶可煠食；子红熟可食。湖南谓之锯子草。又一种叶圆，稍大，谓之金线草，南安谓之红丝线。二种通用。今甘肃用以染象牙，色极鲜，谓之茜牙。陶隐居谓东方有而少，不如西方多。盖谓此。

雩娄农曰：《地官》[1]掌染草，以春秋敛染草之物，以权量受之，以待时而颁之。《注》：染草，茅蒐、橐芦、豕首、紫茢之属，此以见古圣人于一草一木，无不经营擘画[2]，以尽其材，而别服色、明等威、禁奇邪；于五色所尚，尤断断不使间之夺正焉。《述异记》云：洛阳有支茜园，《汉官仪》：染园出支茜，供染御服，是其处。汉制去古未远，至《货殖传》[3]千亩支茜，其人与千户侯等。则世风渐侈，服制无等，而民有擅其利者矣。近世色益华，而染物亦屡变。《范子计然》[4]云：蒨根出北地，赤色者善。陆元恪云：齐人谓之茜，徐州人谓之牛蔓。今河南、北皆不种茜，多以红蓝为业，惟陕、甘以染牙物著称。李时珍遂据陶隐居东间诸处乃有而少不如西多之语，谓茜字从西以此。此亦王氏之《字说》矣。茜之色不如红蓝，故朱色至红蓝而极。《尔雅翼》云：今人染蒨者，乃假苏方木，非古所用。近岭南者，皆仰蕃舶苏方木以供染，然一入再入，即以红蓝染之，色乃殷红。若苏方木紫黯无华，不能敌茜色也。又《西域记》[5]，康巴拉撒之南春结一带产蕨菜、茜菜，则茜盛于西方，且以作茹，不仅供染而已。

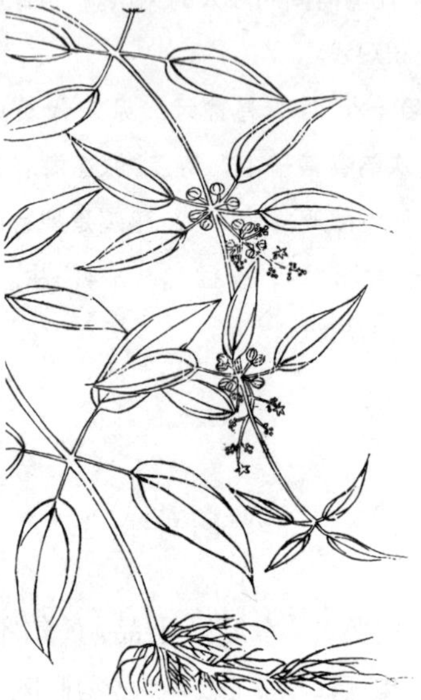

【校注】

① 《地官》：应为《周礼·地官司徒》。

② 擘画：谋划。《淮南子·要略》："……财制礼义之宜，擘画人事之始终者也。"

③ 《货殖传》：见《汉书》卷九十一。记汉前及汉各地物产、农业经济、手工业及商业状况。内容多为改录《史记·货殖列传》。

④ 《范子计然》：春秋时期范蠡所著。范蠡和计然都是富于传奇色彩的人物。范蠡字少伯，楚国宛（今河南省南阳市）

人，曾官拜越国大夫，任上将军。计然又称计见，辛姓，名文子，上蔡邱濮上人，其先为晋国公子。计然是范蠡的老师、越国最负盛名的经济专家。

⑤《西域记》：《大唐西域记》的简称，12卷。唐玄奘撰，成于贞观二十年（646年），是继《法显传》之后出现的又一部蜚声海内外的佛教游记，也是研究唐代西域地区和古印度各国历史地理的重要文献。

11. 络石

络石，《本经》上品。湖广江西极多。陈藏器以圆叶为络石，尖叶一头红者为石血。今从之。

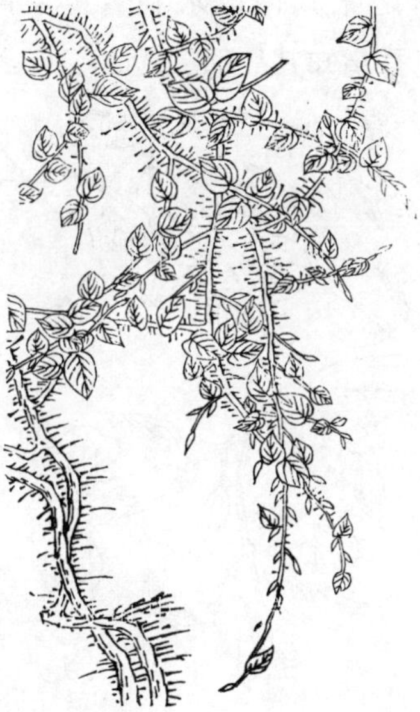

雩娄农曰：络石生石壁坏墙上，蔓而有直干。《本经》以为上药，盖藤属。象人筋络，其耐霜雪者性必温，风之不摇则却风淫，而色如血者即人血。人肖天地，百物肖人，以物治人，即以人治人，人食味、别声，被色而生，圣人亦以食、声、色之相类者生之，无他道也。故曰：行所无事[①]。

【校注】

① 行所无事：指人在紧急关头态度镇定，毫不慌乱。有时也指对坏人坏事听之任之，满不在乎。出《孟子·离娄章句下》。

12. 白兔藿

白兔藿，《本经》上品。陶隐居云：人不复用，亦无识者。《唐本草》以为白葛，叶似萝藦。《蜀本草》以为叶圆如莼。

雩娄农曰：吾读《本草》注谓白兔食藿得仙，而哑然也。考神仙书，皆谓仙人有爵秩、名位、尊卑、职事，太虚青曾之中，亦复劳形案牍，贵贱相捡，亦乌取乎逍遥六合之外哉？韩子云：上界足官府，盖讥之也。若鹤鹿駏驉及趯趯[①]者，皆得飞升。则天门詄荡[②]，亦为飞走者排挤矣。道家又谓鹿、鹤为仙人骐骥。夫深山大壑，俯啄仰鸣，狉狉獉獉[3]，自适已甚；乃以仙故，致受磬控而缚羁靮[4]，亦何乐乎其为仙耶？

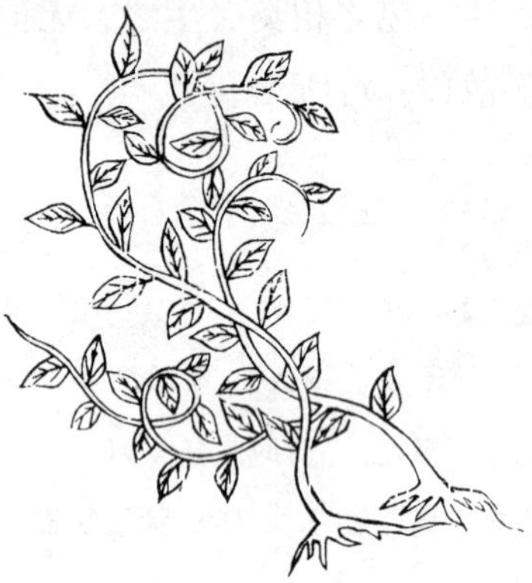

【校注】

① 趯趯（tìtì 替替）：跳跃的样子。

② 詄荡：空旷无际貌。《汉书·礼乐志》："天门开，詄荡荡，穆并骋，以临飨。"

③ 獉獉狉狉（zhēnzhēnpīpī 真真批批）：草木丛杂，野兽出没。喻未开发的原始景象。

④ 羁靮（jīdí 机迪）：马络头和缰绳。泛指驭马之物。喻束缚。

13. 紫葳

紫葳即凌霄花。《本经》中品。《唐本草》注引《尔雅》：苕，陵苕。《郭注》：又名陵霄。今本无之，相传其花有毒，露滴眼中，令人失明。根能行血。湖南俚医亦用之。

雩娄农曰：余至滇，闻有堕胎花，俗云飞鸟过之，其卵即陨。亟寻视之，则紫葳耳。青松劲挺，凌霄屈盘，秋时旖旎云锦，鸟雀翔集。岂见有胎殰卵殈[1]者耶？俗传吉祥草、素心兰，皆能催生，取其佳名，以静人嚣而已。夫鼻不闻其臭，口不尝其味，而药性达于腹中，无是理也！否则簪花满髻，折枝供瓶，皆为莨菪下乳之毒草，其能不坼不副[2]、无灾无害者，鲜矣。然滇之张其词以求利者，果何为耶？吾乌知其故耶。

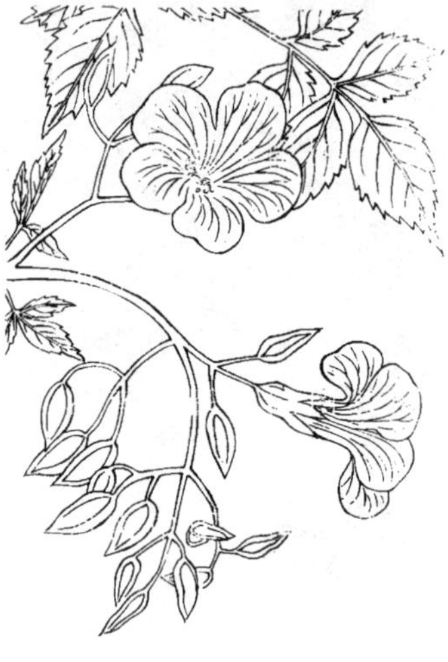

【校注】

① 殈（xù 序）：鸟卵未孵而裂开。《礼记·乐记》："胎生者不殰，而卵生者不殈。"《郑注》："殈，裂也。"

② 䟽（pì 屁）：剖开。古同"副"，见《诗经·大雅·生民》："不坼不副。"

14. 栝楼

栝楼，《本经》中品。《尔雅》：果蠃之实，栝楼。今有苦甜二种，叶亦小异。《炮炙论》：以圆者为栝，长者为楼，说近新凿。其根即天花粉。《救荒本草》：根研粉可为饼，穰[①]可为粥，子可为油。

雩娄农曰：果蠃之实，亦施于宇。释《诗》者以为人不在室则有之。余行役时，屡馆旷宅，老藤盖瓦，细蔓侵窗，萧条景物，未尝不忆《东山》之诗[②]，如披图绘也。夫圣人衮衣[③]绣裳，雍容致治，而于穷檐离索之情，长言咏叹，悱恻缠绵，有目睹身历而不能言之亲切如此者，岂临时有所触而能然哉？盖其平日于民间绸缪拮据之事，无不默为经营；即一草木，一昆虫，其蕃息于衡宇樊墙间者，无不历历然在于心目，思其翕聚，则烹葵献羔，念其离析，则敦瓜蜎蠋[④]。盖非破斧缺斨[⑤]，必不忍使吾民有妇叹洒扫[⑥]之悲，其万不得已之衷，有不待直言而自见者。人第颂其感人之深，而不知其悯从征之将士，若自咎其不能弭患于未然。故《鸱鸮》之诗[⑦]，谆谆于天之未阴雨也，雨雪杨柳，师不言劳，而劳师者代言之。深情沦浃[⑧]，亦犹行周公之道也。草黄人将，栈车周道，并有置其家室而不敢念者。读无思远人、劳心切切之诗，而知周之衰矣。古诗十五从军六十来归[⑨]，备述其鸡鸣犬吠之荒凉，而终以白杨萧萧、高冢累累，愁惨之音如闻悲咽。杜拾遗《从军行》曰：禾生陇亩无东西[⑩]，男子荷殳，妇姑曳锄，

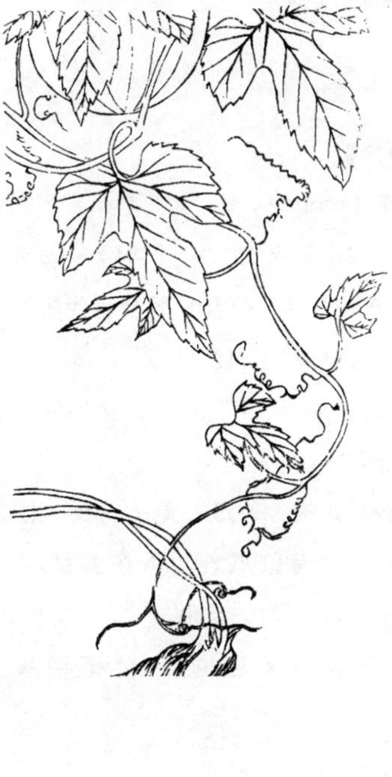

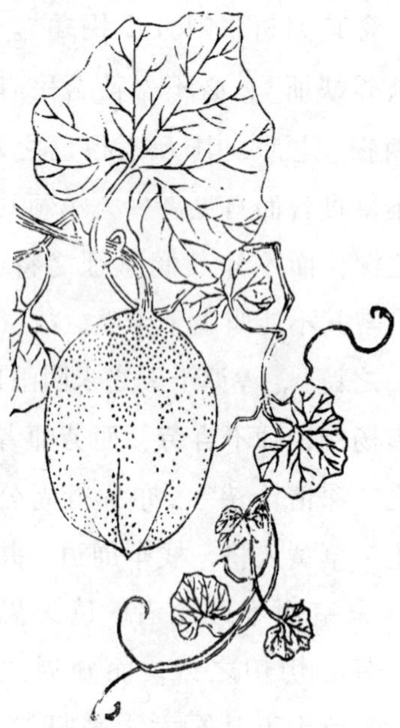

较之鹿场鹳鸣，益为心恻，而哭声干霄。则穷兵黩武之时，固不能不出之以慷慨悲激，《小雅》怨悱，势使然也。然其源皆出于《东山》之诗。

【校注】

① 穰（ráng）：同“瓤”。

② 《东山》之诗：指《诗经·国风》中的《东山》诗，是昔日周公讨伐殷朝残党后凯旋回归故土时的诗歌。

③ 衮衣：古代帝王及上公穿的绘有卷龙的礼服。

④ 敦瓜蜎蠋：敦瓜，见《诗经·国风·东山》：“有敦瓜苦，烝在栗薪。”《毛传》：“敦，犹专专也。烝，众也。言我心苦，事又苦也。”陆德明释文：“专，徒端反。”后以“敦瓜”指辛劳痛苦。蜎蠋（yuānzhú 冤竹），昆虫蠕动爬行的样子。《诗经·国风·东山》：“蜎蜎者蠋，烝在桑野。”《毛传》：“蜎蜎，蠋貌，桑虫也。”喻劳作。

⑤ 破斧缺斨：形容战争中必须付出的代价。出自《诗经·国风·破斧》：“既破我斧，又缺我斨。”斧、斨，泛指兵器。

⑥ 妇叹洒扫：见《诗经·国风·东山》：“鹳鸣于垤，妇叹于室。”

⑦ 《鸱鸮》之诗：《诗经·国风·鸱鸮》有“迨天之未阴雨，彻被桑土，绸缪牖户”之句。

⑧ 沦浃：透入肌肉和骨髓。比喻感受深刻。《淮南子·原道训》：“不浸于肌肤，不浃于骨髓。”沦，深入；浃，浸透。

⑨ 十五从军六十来归：出《乐府诗集·十五从军征》：“十五从军征，八十始得归。道逢乡里人：家中有阿谁？遥看是君家，松柏冢累累。兔从狗窦入，雉从梁上飞。中庭生旅谷，井上生旅葵。舂谷持作饭，采葵持作羹。羹饭一时熟，不知饴阿谁！出门东向看，泪落沾我衣。”描绘一个在外征战的老兵返乡途中与到家之后的种种场景。

⑩ 禾生陇亩无东西：见杜甫《兵车行》：“纵有健妇把锄犁，禾生陇亩无东西。况复秦兵耐苦战，被驱不异犬与鸡。”这首诗大约作于天宝中后期。

15. 王瓜

王瓜，《本经》中品。《尔雅》：钩，藈姑。《注》：一名王瓜。今北地通呼为赤雹。《本草衍义》谓之赤雹子是也。自淮而南，皆曰马瓟，湖广谓之公公须。《本草纲目》：江西人名土瓜，栽之沃土，根味如山药。今江西呼番薯为土瓜。又宁都山中别有一种土瓜，味甚劣，未知其即王瓜否也。陶隐居释王瓜，与《郭注》所谓实如瓝[①]瓜、正赤、味苦，形状吻合，则钩、藈姑之名王瓜，相沿至晋梁未改，古人姑、瓜音近相通，而王瓜之为赤雹，以色形证之，殆无疑义。马雹见《救荒本草》。至土瓜之名，则经传已非一物。菟瓜、菲、芴，苏颂已谓同名异类。今俗间所谓土瓜，南北各别，不可悉数。故以土瓜释王瓜，而不具述形状，则眯瞢不知何物矣。《郑注》以为菝葜，必有所承。王萯、王萯[②]，字异物同。秀葽[③]之说，以四月孟夏时令相符，强为牵合；不知葽绕《尔雅》具载，乃是远志。《草木虫鱼疏》以为栝楼；栝楼，《尔雅》已前见，郭景纯何故以王瓜释钩、藈姑，而不以释栝楼？且谓栝楼形状藤叶与土瓜相类，不知所云土瓜又何物也？《唐本草》注：王瓜叶如栝楼而无叉缺，有毛刺。无叉缺，则亦不甚相肖。蔓生之叶，非以花叉齿缺分别，则相同者多矣。明人《说部》乃以黄瓜为王瓜，蹲鸱之羊[④]，形诸简牍，不经实甚。小臣侍直，曾蒙天语询及王瓜何物，因以所闻见具对。上复问黄瓜始于何时？具以始于前汉，改名原委对。上曰：诸瓜多始于后世，古人无此多品。俗人乃以王瓜为黄瓜，失之不考。九重[⑤]宵旰[⑥]，于一草一木，无不洞烛根原。仰见雨露鸿钧，不私一物，亦不遗一物。彼训诂考订家，何能上测高深。

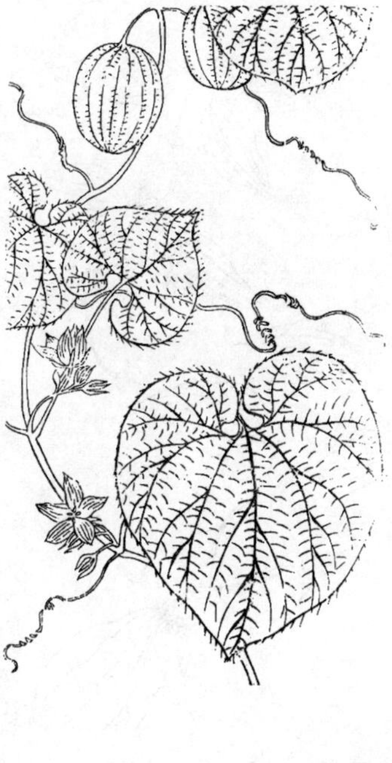

【校注】

① 瓝（bó 伯）：小瓜。

② 王萯（fù 负）：王瓜的别名。

③ 葽（yāo 邀）：（草）茂盛。

④ 蹲鸱之羊：蹲鸱，大芋，因状如蹲伏的鸱，故称。《颜氏家训·勉学》："江南有一权贵，读误本《蜀都赋》注，解'蹲鸱，芋也'，乃为'羊'字；人馈羊肉，答书云：'损惠蹲鸱。'举朝惊骇，不解事义，久后寻迹，方知如此。"言校勘形误，读再不加考证，遂为笑谈。

⑤ 九重：指皇上。

⑥ 宵旰：指宵衣旰食，天不亮起床，天黑才吃饭，形容终日操劳国事。

16. 百部

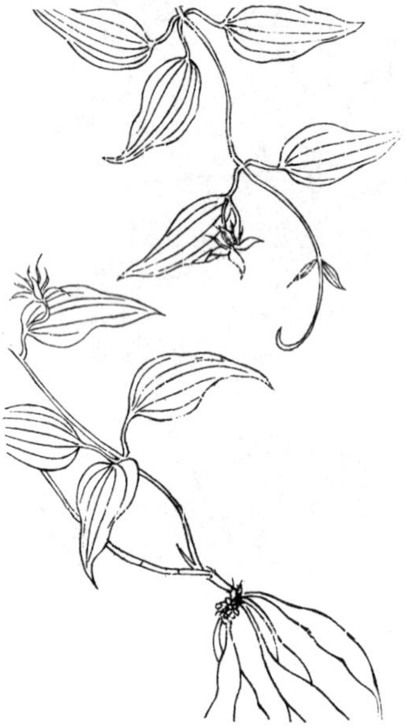

百部，《别录》中品。《本草拾遗》云：人多以门冬当百部，今江西所产，苗叶正如《图经》所述。郑樵所云叶如薯蓣亦相近。李时珍以为有如茴香叶者，恐误。以天门冬当之，以驳郑说，过矣。秋开四尖瓣青白花。艺花者以末浸水，去虫。

17. 葛

葛，《本经》中品。今之织絺绤[①]者，有种生、野生二种。《救荒本草》：花可煠食，根可为粉，其蕈为葛花菜。赣南以根为果，曰葛瓜，宴客必设之。《尔雅翼》以为食葛名鸡齐，非为絺绤者。盖园圃所种，非野生有毛者耳。《周诗》咏葛覃，《周官》列掌葛。今则岭南重之，吴越亦鲜。无论燕、豫、江西、湖、广皆产葛，凡采葛，夏月葛成，嫩而短者留之；一丈上下者，连根取，谓之头葛。如太长，看近根有白点者不堪用，无白点者可截七八尺，谓之二葛。凡练葛，采后即挽成纲，紧火煮烂熟，指甲剥看，麻白不粘，青即剥下，就流水捶洗净，风干露一宿，尤白。安阴处，忌日色。纺以织。凡洗葛衣，清水揉，梅叶洗湔[②]，夏不脆。或用梅树捣碎，泡汤入瓷盆内洗之，忌用木器，则黑。然岭北女工多事苎，南昌惟西山葛著称，赣州则信丰、会昌、安远诸处，皆治葛。有家园种植者，亦有野生者，而葛布多杂蕉丝，乍看鲜亮悦目，入水变色，质亦脆薄。用纯葛丝则韧而耐久，沾汗不污。会昌之精者，緶绩更艰，葛一斤，择丝十两绩之，半年治成一端。会昌、安远有以湖丝配入者，谓之丝葛。湖南旧时潭州、永州皆贡葛，今惟永州有上供葛。葛生祁阳之白鹤观、太白岭诸高峰。芒种时采，煮以灰而濯之，而曝之白，而擘为丝，纺以为布，如方目纱，制为衫。不可浣，污则洒以水，垢逐水溜无痕也。兴宁县亦莳之。里老云，葛有二种：遍体皆细毛者可绩布，曰毛葛；遍体无毛者曰青葛，不可绩。惟以为束缚，则又毛葛所不逮[3]。又毛葛亦有二种：蔓延于草上者多枝节而易断，成布不耐久；惟缘地而生者，有叶无枝，成布较胜于苎。广西葛以宾州贵县者佳；郁林葛尤珍，明内监教之织为龙凤文也。粤之葛以增城女葛为上，然不鬻于市，彼中女子，终岁乃成一匹，以衣其夫而已，其重三四两者，未字[4]少女乃能织，已字则不能，故名女儿葛。所谓北有姑绒，南有女葛也。其葛产竹丝溪、百花林二处者良。采必以女。一女主力，日采只得数两，丝缕以缄不以手，细入毫芒，视若无有，卷其一端，可以出入笔管，以银条纱衬之，霏微荡漾，有如蜩蝉之翼。然日晒则绉，水浸则蹙缩，其微弱不可恒服。惟雷葛之精者细滑而坚，色若象牙，名锦囊葛。裁以为袍、直裰，称大雅矣。故今雷葛盛行天下。雷人善织葛，其葛产高凉、硇洲[5]，而织于雷，为絺为绤者，分村而居，地出葛种不同，故女手良与楛[6]功异焉。其出博罗者，曰善政葛；出潮阳者，曰凤葛，以丝为纬，亦名黄丝布；出琼山、澄迈、临高、乐会，轻而细名美人葛；出阳春者，曰春葛，然皆不及广之龙江葛坚而有肉，耐风日也。《诗·正义》云：葛者，妇人之所有事。雷州以之，增城亦然，其治葛无分精粗，女子皆以针丝之干捻成缕，不以水绩，恐其有痕迹也。织工皆东莞人，与寻常织苎麻者不同。织葛者名为细工，织成弱如蝉翅，重仅数铢，皆纯葛无丝。其以蚕丝纬之者，浣之则葛自葛、丝自丝，两者不相联属。纯葛则否。葛产绥[7]福都山中，采者日得斤，城中人买而绩之，分上中下三等为布，阳春亦然。其细葛不减增城，亦以纺缉精而葛真云。

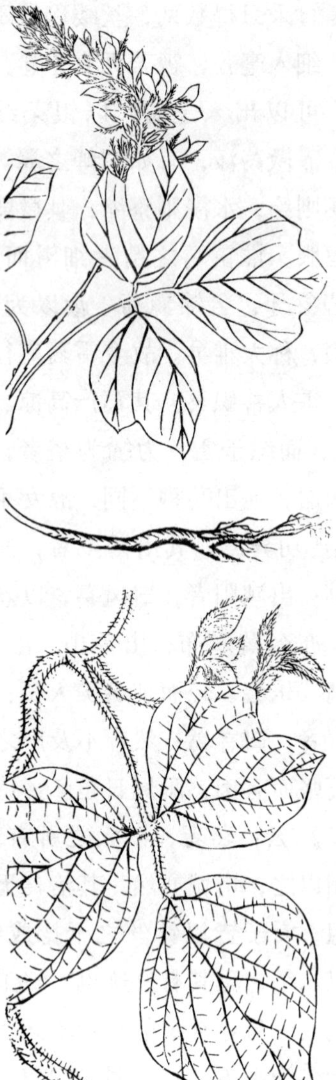

雩娄农曰：葛者，上古之衣也。质重不易轻，吴蚕盛而重者贱矣，质韧不易柔；木棉兴而韧者贱矣；质黄不易白，苎麻繁而黄者贱矣。乃治葛者与丝争轻，与棉争软，与苎争洁。一匹之功，十倍于丝与棉、与苎，其直则倍于丝，而五倍棉与苎。于是治葛者，能事毕而技尽矣，而受治者力亦尽矣。褐[8]之寿以世，帛之寿以岁，麻之寿以月。今是葛也，日之焦，风之脆，浣之懈，藏之折，其寿几何？圣人尽物之性，而不尽物之力；因其重与韧与黄，而葛之寿于是次于褐，均于帛，逾于麻。

【校注】

① 絺绤（chīxì 痴戏）：葛布的统称。葛之细者曰絺，粗者曰绤。

② 湔（jiān 煎）：水头；水流前锋。引申为用水头冲洗、洗濯。

③ 逮：到；及。

④ 未字：旧指女子尚未许配。

⑤ 硇洲：硇，古同“硇”。硇洲，即现在的硇洲岛，是湛江八景之一。历史悠久的湛江是粤西地区最大的城市。

⑥ 楛：粗劣；不坚固；不精致。

⑦ 绥：商务本、中华本后有“宁”字。

⑧ 褐：麻料、兽毛编织物。

18. 通草 今木通

通草，《本经》中品。旧说皆

云燕覆子。藤中空，一枝五叶，子如小木瓜，食之甘美。今江湘所用，皆非结实者。《滇本草》以为野葡萄藤。此药习用，而异物非一种。盖以藤蔓中空，皆主通利开窍，故有效也。

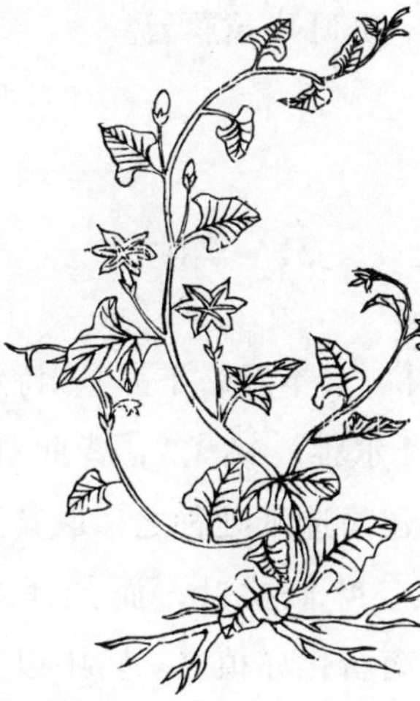

19. 防己

防己，《本经》中品。李当之①云：茎如葛根，外白内黄，如桔梗。今药肆所用殊不类。

雩娄农曰：李杲以防己险而健，能为乱阶。闻其臭则可恶，下咽则令人身心烦乱，饮食减少。至于去十二经湿热壅塞，非此药不可。其与大黄匹敌可矣。甄权②亦云：有小毒。李时珍以入蔓草，而《本经》无毒，中品。岂古人精神强固、不畏泄利，而后人柔弱、不能胜其苦寒，而乃以为毒耶？夫药力平者不能去病，而猛者性必有所偏。元气已亏，根本渐拔，胜病之药既不支，而苟且塞责之品，何裨毫末？两汉循吏，多在承平。至于绣衣持斧、杀马埋轮，其时纪纲未紊，民气恬熙，故武健者得行其志，而一时亦收火烈之效。至其季也，虽有戡平盗贼之绩，不旋而复炽，火燎于原，一杯曷济？故治病治民，不先审其根本，而恃药力之投。头有虱而剃之，虱则尽矣，发于何有？

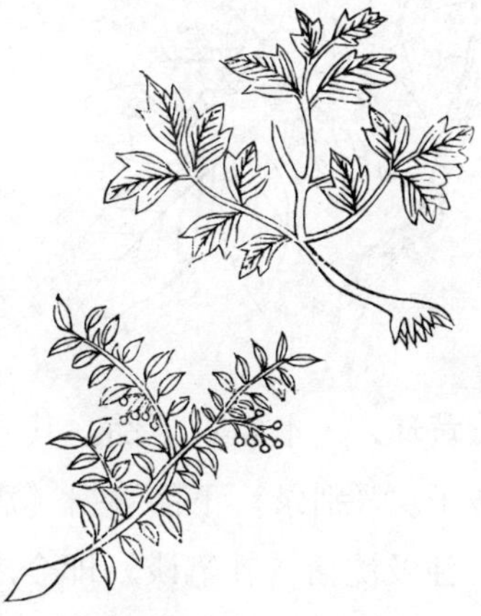

【校注】

① 李当之：华佗弟子，三国时名医。少通医经，修神农旧经，对药学尤有研究，著有《药录》。

② 甄权（约541—643）：许州扶沟（今

河南扶沟）人，因母病，与弟甄立言，精究医术，专习方书，遂为名医。甄权于针灸术造诣尤深，兼通药治。著述颇多，本草有《药性论》4卷，已亡佚。

20. 黄环

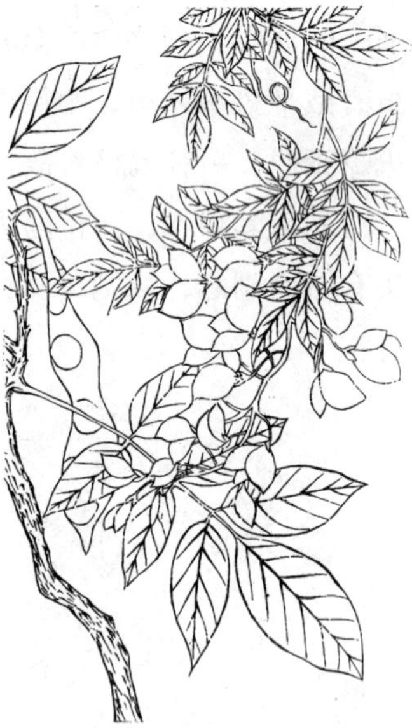

黄环，《本经》下品。其子名狼跋子。《别录》下品。据《唐本草》注及沈括《补笔谈》即今之朱藤也。南北园庭多种之，山中有红紫者，色更娇艳。其花作苞，有微毛。作蔬、案酒极鲜香。《救荒本草》藤花菜即此。李时珍以为唐宋《本草》不收，殆未深考。又陶隐居云：狼跋子能毒鱼。今朱藤角，经霜迸裂，声厉甚，子往往坠入园池，未见鱼有死者。又《南方草木状》有紫藤，云根极坚实，重重有皮，茎香可降神。《本草拾遗》以为长安人亦种饰庭院，似即以朱藤、紫藤为一种。今湖南春掘其根，以烘茶叶，云能助茶气味。其根色黄，亦呼小黄藤云。

21. 羊桃

羊桃，《本经》下品。《诗》苌楚[①]，《尔雅》铫弋[②]，皆此草也。今江西建昌造纸处种之，取其涎滑以揭纸。叶似桃叶，而光泽如冬青。湖南新化亦植之。黔中以其汁黏石不断，《黔书》《滇黔纪游》皆载之。光州造冢，以其条浸水，和土捶之，干则坚如石，不受斧凿，以火温之则解。

雩娄农曰：天下之至小，能制天下之至大；天下之至柔，能制天下之至刚；天下之至轻，能制天下之至重；天下之至易，能制天下之至难。莫坚于石，桩以盐麸之木而立坼；莫脆于石，锢以羊桃之汁而无隙。彼人气之碎犀、翡翠之屑金、羚角之破金刚、衣袽[③]之固漏、舫胆之辟尘、胶之止浊、木贼之软牙、戎盐之累卵，物性之相感而相制，殆有不可穷诘者。吾以为人主操尺寸之柄以制天下，亦犹是矣。干羽[4]非征苗之兵而蠢兹格[5]；《关雎》非翦商之谋而王业基。圣人操其至小、至柔、至轻、至易者，谨之于庙堂，而赏不恃爵禄而劝，罚不恃斧钺而惩，神禹之平成。《孟子》曰：行所无事，周家之艰难。周公曰：能知小人之依。天下固有自然相通相及之理，而无事竭智而逞力者。彼衡石称书，岂天下之书遂尽此乎？盐、铁榷利，岂天下之利遂尽此乎？申、韩[6]烦刑，岂天下之狱讼皆刑所及，而无能遁者乎？孙、吴治兵，岂天下之强梗皆兵所威，而无能抗者乎？以大制大、以刚制刚、以重制重、以难制难，竭其智而智有所不能周，逞其

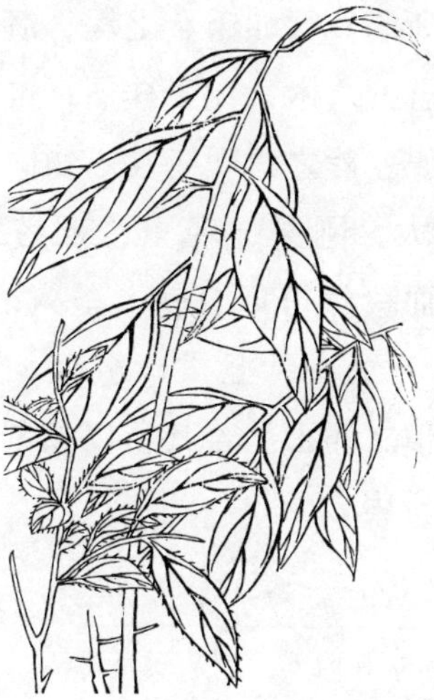

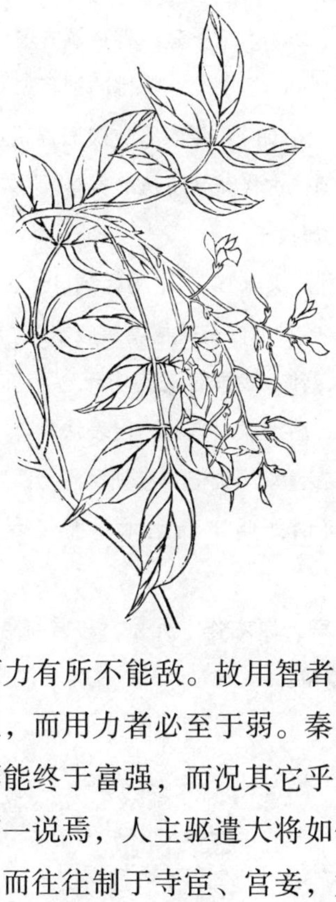

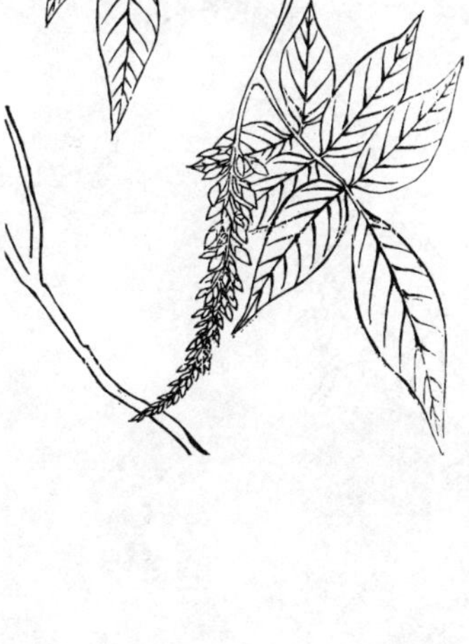

力而力有所不能敌。故用智者必归于愚，而用力者必至于弱。秦皇汉武不能终于富强，而况其它乎？抑又有一说焉，人主驱遣大将如使婴儿，而往往制于寺宦、宫妾，如秦之苻坚、唐之玄宗[7]、后唐之庄宗，则欧阳子所谓祸患生于所忽，智勇

困于所溺。譬如千金之堤，溃于蚁穴；合抱之木，毙于桂屑；雉之介诱于媒；熊之勇昵于夹。物固不可以小大、刚柔、轻重、难易之相形，而毅然可以自恃。圣人之道，亦唯于至小、至柔、至轻、至易者，慎之而已。若其所以相制，则亦无所用心也。

【校注】

① 苌（cháng 常）楚：猕猴桃古名。

② 铫（yáo 摇）弋：羊桃的别名。

③ 袽（rú 如）：烂衣服或破旧棉絮。

④ 干羽：古代舞者所执的舞具。文舞执羽，武舞执干。

⑤ 兹格：义未祥。中国西藏自治区那曲地区安多县境内有兹格塘错咸水湖。

⑥ 申、韩：战国时法家申不害和韩非的并称。后世以“申韩”代表法家。亦以称申韩之学。《史记·李斯列传》：“若此然后可谓能明申韩之术，而脩商君之法。”

⑦ 玄宗：原本作“元宗”，据商务本、中华本改。

22. 白敛

白敛，《本经》下品。为疮毒调敷之药，赤敛花实，功用皆同，惟根表里俱赤。

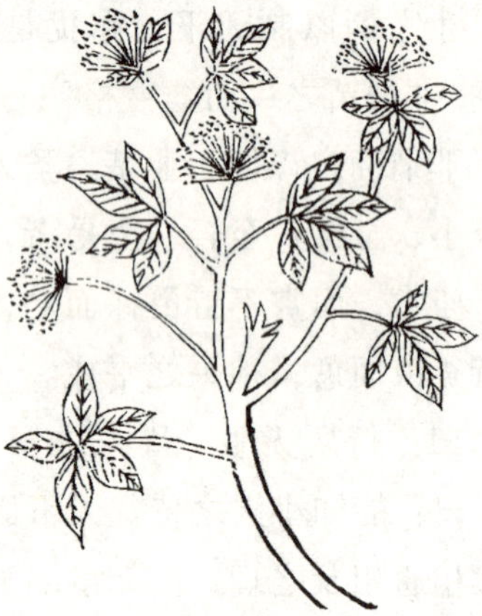

23. 赭魁

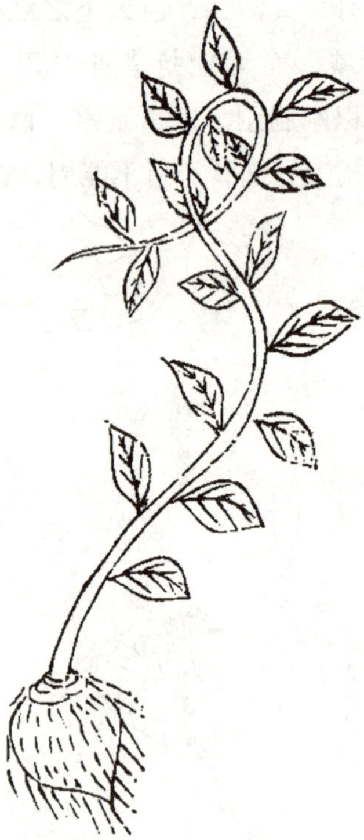

赭魁，《本经》下品[①]。根形详沈括《笔谈》。

【校注】

①《本经》下品：商务本、中华本校注："赭魁，《别录》下品，原误《本经》下品。"

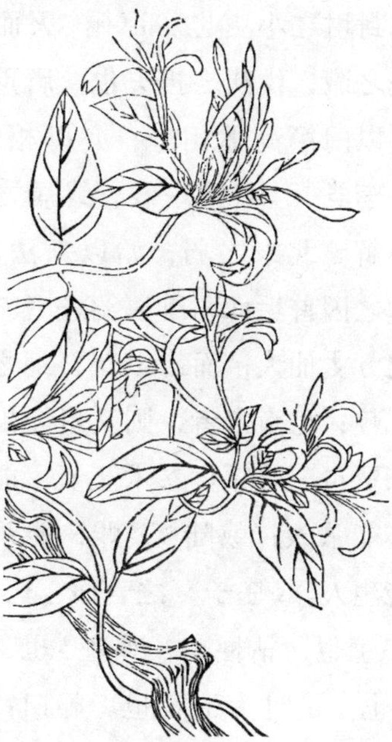

24. 忍冬

忍冬，《别录》上品。俗呼金银花，亦曰鹭鸶花，又名左缠藤。陶隐居云：忍冬酒补虚疗风。世人不肯为之，更求难得者。近时为解毒治痢要药。吾太夫人曾患痢甚亟，祷于神得方，以忍冬五钱，煎浓汁呷之，不及半日即安，其效神速如此。吴中暑月，以花入茶饮之，茶肆以新贩到金银花为贵，皆中州产也。

雩娄农曰：忍冬，古方罕用，至宋而大显。金段克己诗云：作诗与题评，使异凡草木。盖未知近时吴中盛以为饮，沁萼吸露，岁縻万馀缗也。夫物盛衰固自有时。而医者云：谁知至贱之中，乃有殊常之效，噫！何所见之陋也。凡物之利益于人，孰非贱者？谷蔬之于珍错也，金锡之于珠玉也，陶匏[①]之于髹刻也，布绵之于锦绣也，茅茨、阖庐之于衣绨、锦被、朱紫也；若者易，若者难；若者为民利，若者为民病，不待智者而知也。且亩亩版筑，渔盐贩竖，人之贱者，而圣贤出焉。汉之盛也，贩绘吹箫，位兼将相；而编蒲牧豕者，亦以经术显。得时则驾，不得时则蓬虆[②]而行，人亦何贱之有？且贱者贵之基，贵者贱之伏，彼害人家国事者，亦岂限贵贱哉？汉之江充、息夫躬、孔仅、桑弘羊，非高门也；王凤、王莽、梁冀、袁绍，非下僚也。司马氏之东迁也，以王谢为晋郑，而倾王室者，岂少乌衣子弟哉？苏峻平而惩折翼之梦，封坩之小吏也。卢循[③]灭而符射蛇之谶，伐荻之担夫也。唐重世阀，以门第高下相夸，亦以相轧；至牛李党[④]，一贵一贱，终唐之亡而不解。北宋之弱，始以新法者，疏远之囚首垢面，继以绍圣者。渺茫之方丈仙人，而终以花石纲之市井无赖；亡南宋者，则又贵介椒戚之韩贾也。呜呼！参术至贵，能生人亦能杀人；戟陆[⑤]至贱，能杀人亦能生人。《庄子》之言曰：药也，其实堇也，桔梗也，鸡壅[⑥]也，豕零[⑦]也。是时为帝者也。郭曰：物当其所须则无贱，非其时则无贵。故曰：礼时为大，然圣人不能为时。

【校注】

① 陶匏：用黏土烧制的器物。

② 蓬虆：同“蓬累”。飞蓬飘转飞行。比喻人之行踪无定。又为中药名，为覆盆子的根。

③ 卢循（？—411）：字于先，小名元龙，谌曾孙。元兴弈棋，工草隶，尤善尺牍。东晋末农民起义领袖。

④ 牛李党：牛李党争是中国唐代后期统治集团内部争权夺利的宗派斗争，也称“朋党之争”。“牛党”是指以牛僧孺、李宗闵为首的官僚集团；“李党”是指以李德裕为首的官僚集团。牛党大多是科举出身，属于庶族地主，门第卑微，靠寒窗苦读考取进士，获得官职。李党大多出身于世家大族，门第显赫。

⑤ 戟陆：指大戟、商陆。

⑥ 鸡壅：芡实的别名。

⑦ 豕零：猪苓的异名。

25. 千岁蘽

千岁蘽，《别录》上品。陈藏器以为即葛蘽。《本草衍义》引甘守诚，以为即姜抚所进长春藤，饮其酒多暴死。今俚医以为治跌损要药。其力极猛，不得过剂。吉安人有患跌折者，误以数剂并服，遂暴卒。鞫狱者取其茎，研入肉，以试犬，犬食之，顷刻间腹膨脝[①]矣。

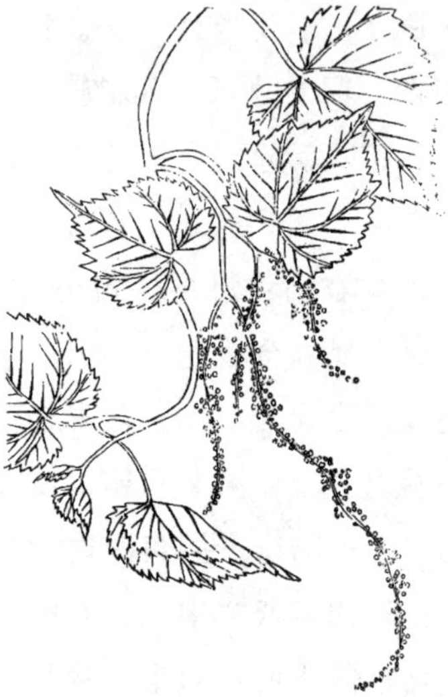

雩娄农曰：甚矣，不学无术而

惑邪说者之害之巨也！《诗》之咏葛藟者多矣。无言采采者。《传》曰：葛藟能庇其本根。今山林中，贯木络石，条蔓蔚密，材不可薪，不任缚，实不中啖，而为鸟雀啅啄者，虽妇稚皆识之。乃姜抚一妄男子，诧为仙药，举朝信之。或以致毙。惟一卫士甘守诚，破其狂诞，岂彼时朝右皆伏猎弄獐之庸竖，而无一通知经术者哉？盖诵其名，眯其物，摭扯风月虚幻之词，而不究其所用。蔡谟读《尔雅》不熟，几为劝学死，良可哂矣。夫良工度木，非徒为大小曲直也，必审其刚柔燥湿之性，而后为室则正，为器则固。其编蒲、织柳、沤麻、捣楮，无有不识物性而能成一艺者。况医者，以药投人腹中，而不知其有毒与否，而受者乃贸贸然而试之，是轻千金之躯于鸿毛矣。夫驱使草木而不知其性情，尚不能得其利而无害，然则人主用人，将举家国人民而听之，乃不能灼知其贤不肖，其利害不亦大哉？汉之言占候者，欲以日辰之善恶，决所见之邪正，举进退、黜陟[②]之权，寄之于孤虚[③]旺相，其与术士以举世不用之药，而诡言长生者，皆不求之于可知，而求之于所不可知。《礼》曰：百工之事，皆圣人所作。又曰：夫妇之愚，可以与知。彼圣人所不言，愚夫愚妇所不知，皆妄而已矣。

【校注】

① 膨脝：病名，鼓胀的俗称。

② 黜陟（chùzhì 处治）：指人才的进退，官吏的升降。

③ 孤虚：古代方术用语。即计日时，以十天干顺次与十二地支相配为一旬，所馀的两地支称为“孤”，与“孤”相对者为“虚”。古时常用以推算吉凶祸福及事之成败。

26. 萆薢

萆薢，《别录》中品。宋《图经》列数种。李时珍云：叶大如碗。今人皆以土茯苓为萆薢，误矣。其实今人乃以萆薢为土茯苓耳。南安谓之硬饭团，屑粉食之。兹从李说而别存原图。

雩娄农曰：余按试赣，闻山中人有掘硬饭团为粮者，令人采视之，则即药肆所收以代土茯苓，而李时珍以为萆薢者。坚强如木石。山人之言曰，赣山瘠田少，苦耕谷不蓄，虽中人产，不能终岁粒食，则仰给于薯；薯不足则糜草木之根菱而粉糍之。若葛、若蕨及此物，皆贫民果腹是赖。余观范文正公使江淮，取民所食乌昧草[1]以进，乞宣示六宫戚里，以抑奢靡[2]。前贤欲朝廷知民间艰难如此。然此犹值俭岁耳。若赣之民，虽丰岁亦与上古食草木之实同，而不获奏庶艰食，比之豳地苦寒，获稻烹葵，其苦乐为何如耶？世有抱痌瘝[3]者，取瘠土之民之生计，讲求访咨，绘为图说，使为民上者，知风雨时节，而无告穷黎，尚有藜藿不糁，茹草啮木而甘如黍稷者，一遇亢暵螟螣[4]，秸叶皆尽，颠连离散，计惟有填沟壑而入盗贼，得不蹙蹙然[5]预计绸缪，为鸠形鹄面[6]者蓄升斗之储，而一切偷安纵欲坐待流民之图，于心忍乎？求牧与刍而不得，

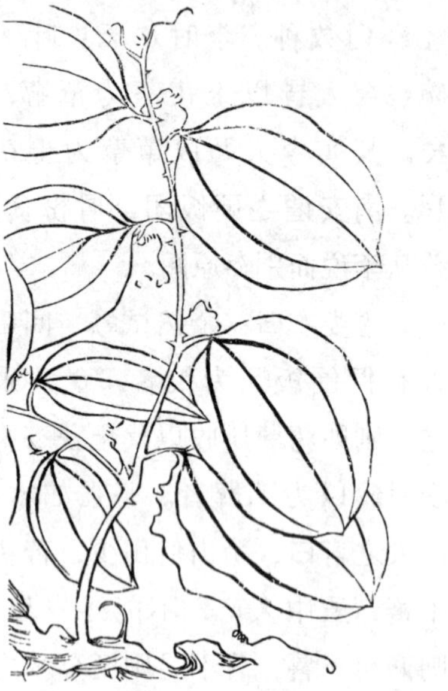

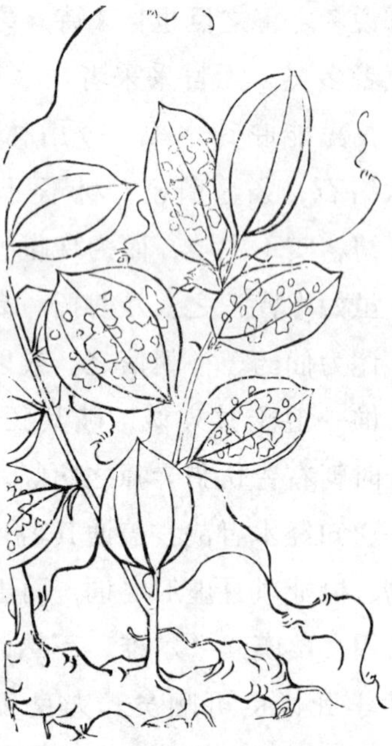

立而视其死，距心亦知罪矣。善将者，士先食而后食，岂守令而不然哉。

【校注】

① 乌昧草：野燕麦的别名。

② “余观范文正公”四句：明道二年（1033年），江淮京东大旱，民不聊生。七月，范仲淹上书请求仁宗遣使救灾，不见回音，他特地面见仁宗请求救恤。八月，仁宗命他安抚江淮，他除开仓赈济减免捐税，并把饥民们食的乌昧草带回朝廷，请仁宗“传示六宫贵戚，以戒侈心”。

③ 抱痌瘝（tōngguān 通关）：痌瘝，病痛、疾苦。抱痌瘝，言关怀人民疾苦。

④ 亢暵螟螣（míngtè 鸣特）：自然灾

害。亢暵，大旱；螟螣，两种食苗的害虫。

⑤ 蹙蹙（cùcù 醋醋）然：忧惧不安貌。

⑥ 鸠形鹄面：形容身体消瘦，面容憔悴。鸠形，斑鸠的形状，腹部低陷，胸骨突出；鹄面，黄鹄的面色。

27. 菝葜

菝葜，《别录》中品。江西、湖广皆曰铁菱角，亦曰金刚根。叶可作饮。《救荒本草》谓之山藜儿。实熟红时，味甘酸可食。其根有刺，甚厉。俚医多用之。

雩娄农曰：菝葜，山中多有之。根多刺如钉，似非善草。然叶可饮，子可食，根可染，治脚弱痹满，酿酒饮之，几无剩物。而张耒有《菝葜诗》云：江乡有奇蔬，本草寄菝葜。驱风利顽痹，解疫补体节。春深土膏肥，紫笋迸土裂。烹之芼姜橘，尽取无可掇[①]。则此草乃又堪蔬矣。吾于此见造物之爱人甚矣。山氓营窟林箐[②]中，寒而瘿，湿而痹，炙而暑，刺而风，恶虫怪鸟，泄其毒而为瘴疠、疡痈。人非木石，何以堪此？乃使之日饮啜于良药嘉草之中，潜消其疹戾而不之觉，不识不知，顺帝之则。圣人之于民也，亦犹是矣。养生送死，救灾弭[③]患，其事必极于纤微琐屑，其功乃尽于裁成辅相。《周官》于丝枲、荼葛、果蓏、漆林之类，无不胪举；而庶氏、蝈氏[④]，所以攻鸟兽毒虫者，其官亦皆备焉。后世辄曰：大臣不亲庶事，夫不亲者委任庶官而已。然其于民之一饮食、一疾痛，无不默默为之筹画忧劳。《康诰》曰：如保赤子，方其保抱携持，无所不至。彼赤子乌知之而感之？汉之榷盐铁也，以贾人富，而重租税以困之；宋之行新法也，比之祈寒暑雨，怨咨而不顾。夫君之于民，犹父之于子，岂有以子富

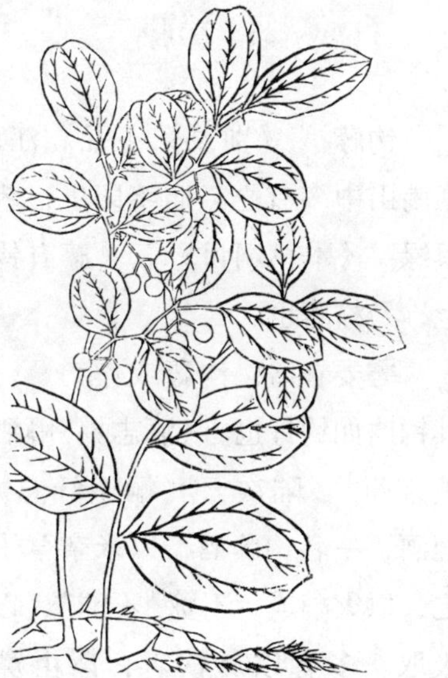

而困使贫，且使之怨咨无聊而以为快哉？水旱疾疫，厄运所极，造物已早为生聚百物，以待人主之措施。彼以阳九委之于天者，盖真视

天梦梦也。天不虚生一物，圣人不虚靡一物。树木不以时伐，曾子谓之不孝。天德王道，何事不该？疏节阔目，其学曰粗。

【校注】

① “江乡有奇蔬”八句：见宋代张耒《食菝葜苗》诗。

② 箐：山间的大竹林，泛指树木丛生的山谷。

③ 弭（mǐ 米）：平息；消除。

④ 蝈氏：古官名。掌清除蛙类动物。

28. 钩藤

钩藤，《别录》下品。江西、湖南山中多有之。插茎即生，茎叶俱绿。《本草纲目》云：藤有钩紫色，乃枯藤也。

雩娄农曰：钩藤或作钓藤，以其钩曲如钓针也。《滇志》：咂酒出镇雄州[1]。陆次云《峒溪纤志》[2]：咂酒，一名钩藤酒，以米杂草子为之，以火酿成，不篘[3]不酢[4]，以藤吸取。多有以鼻饮者，谓由鼻入喉，更有异趣。镇雄直滇东北，千里而遥，鼻饮之风，今无闻焉。考镇雄为芒部地，旧隶乌蒙，雍正八年改昭通府，以镇雄为州，其属有威信、牛街、母亨、彝良，皆设吏分治。其夷[5]则有苗、沙二种。盖地旷岭奥，蛮[6]俗犹有存焉。然其植物，昔有五加、方竹、龙眼、荔枝诸物，今志不载龙眼、荔枝，而谓采笋蹂躏，方竹殆尽；五加已绝种。又谓有海竹，空中为咂酒竿，则咂酒亦不尽用钩藤。今昔殊风，大都皆然。而旧谚所谓乌蒙与天通者，今已为运铜孔道，驮负侁侁[7]，流人占籍[8]，宜其濡染华风，非复峒溪故状。抑夷[9]性悕[10]而土地硗确[11]，一草一木辄惜之。或以易食物，而畏官之需索[12]尤甚，志盖因其俗而杜诛求[13]云尔。然以方竹为守土累者，实有之矣，务奇诡而不恤艰难，乌可以长民哉？

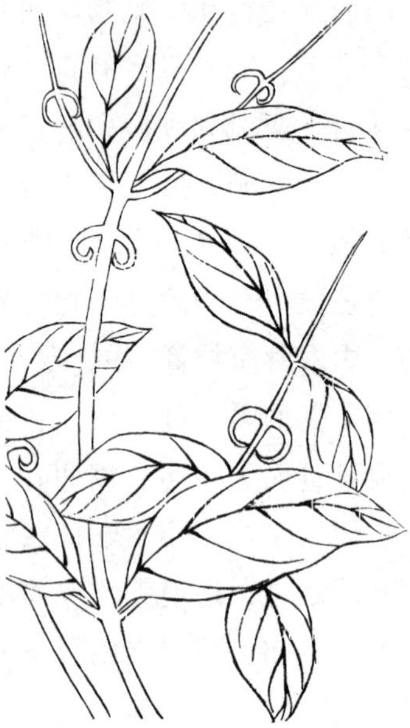

【校注】

① 镇雄州：今云南镇雄县。

② 陆次云《峒溪纤志》：陆次云为清代文学家，康熙年间举博学鸿儒，曾著诸多笔记小说。《峒溪纤志》为其所著方志。

③ 篘（chōu 抽）：酒。

④ 酢（cù 醋）：酸味。调味用的酸味液体。也作“醋”。

⑤ 夷：商务本、中华本作“人”字。

⑥ 蛮：商务本、中华本作“旧”字。

⑦ 侁侁：行进貌；往来奔走貌。

⑧ 占籍：上报户口，入籍定居。宋代梅尧臣《送韩钦圣学士京西提刑》诗：“昔在汉家时，近亲多占籍。”

⑨ 夷：商务本、中华本作“土著”。

⑩ 悕（xī 西）：悲伤。

⑪ 硗（qiāo 敲）确：土壤坚硬瘠薄。硗，中华本作“墝”字，与“硗”通，义同，均指瘠薄的田地。

⑫ 需索：强制征收。

⑬ 诛求：诛杀敲诈。

29. 蛇莓

蛇莓，《别录》下品。多生园野中。南安人以茎叶捣敷疔疮，隐其名为疔疮药，试之神效。自淮而南，谓之蛇蛋果，江汉间或谓之地锦。

雩娄农曰：蛇苺[①]多生阶砌下，结红实，色至鲜，故名以锦。虽为莓，然第供乌雀、蝼蚁耳。顾其涂敷疔毒，效甚捷而力至猛，寸草有心，乌可忽乎哉？夫德无小，翳桑一饭而倒戟，执炙一脔而救危[②]，饮食之施，适得国士；咫尺阶前，乃有大药。否则门左千人，门右千人，碌碌者黍不为黍，稷不为稷，求其非荆棘之刺足矣，尚能获其报乎？

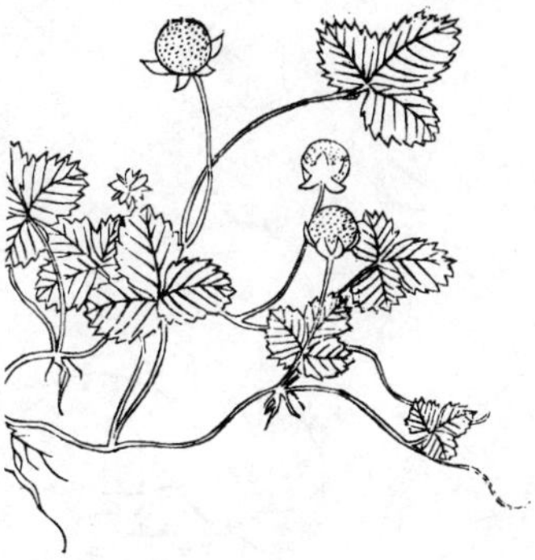

【校注】

① 苺：商务本、中华本作“莓”。“苺”与“莓”古音义同。

② 翳桑一饭而倒戟，执炙一脔而救危：出《左传·宣公二年》。春秋时，晋国灵辄于翳桑挨饿，赵盾给他食物并接济其母。后灵公欲杀赵盾，得一甲士相助，才免于难。问何故，对曰：“翳桑之饿人也。”后世用“翳桑饿人”来形容知恩图报。

30. 牵牛子

牵牛子，《别录》下品。今园圃中植之。《酉阳杂俎》谓之盆甑草。自河以北，谓之黑丑、白丑，又谓之勤娘子。其花色蓝，以渍姜，色如丹，南方以作红姜，故又名姜花。又一种子可蜜煎，俗谓之天茄。《救荒本草》谓之丁香茄。李时珍以为即牵牛子之白者，花叶固无异也。另入果类。

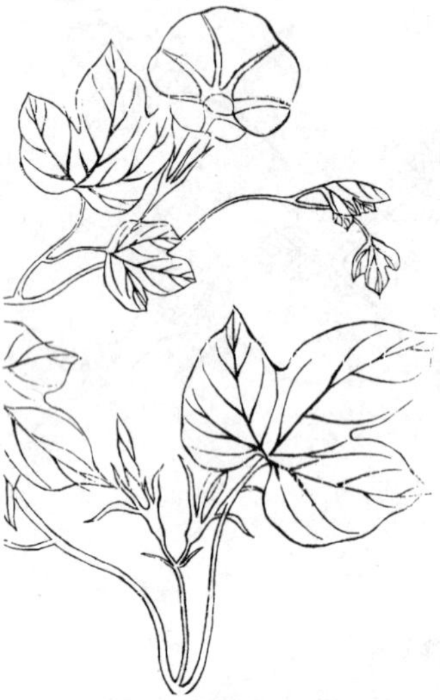

雩娄农曰：俗以牵牛花同姜作蜜饯，红鲜可爱，而理不可晓。梅圣俞诗：持置梅窗间，染姜奉盘馐。烂如珊瑚枝，恼翁牙齿柔。文与可诗：只解冰盘染紫姜。此法自宋始矣。邵子诗：雕零在槿先。言其日出即收也。司马温公独乐园有花庵，以牵牛瓜豆为之。东坡以此非佳花，而前贤多赏之。观邵子所谓长是废朝眠者，即此。亦见贤者断无三宴起时也，黄绫被里放衙，终身不见此花矣。俗呼此花为勤娘子，亦有味。

31. 女萎

女萎[①]，见李当之《药录》。诸家误以解委萎。《唐本草》以为似白蔹，主治痢泄。观王羲之[②]《女萎丸帖》云：腹痛小差，须用女萎丸[③]，得应甚速。则必非今玉竹矣。原出荆襄，又曰：鲁国女萎。近世方中无用者，存原图以俟访。

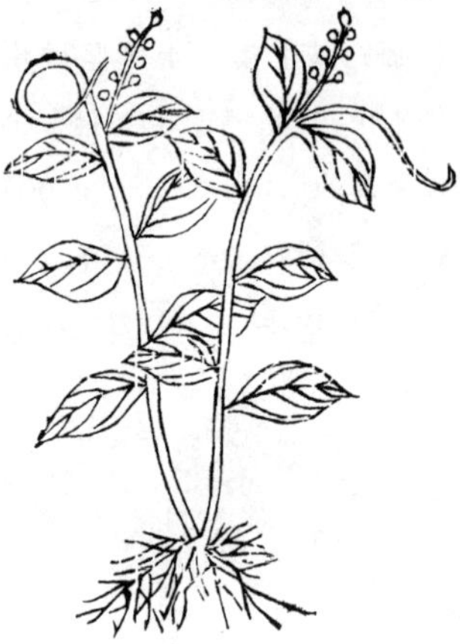

【校注】

① 女萎：玉竹的别名。此外，有毛茛科植物女萎，其藤茎、叶或根入药，主治吐

泻、痢疾、腹痛肠鸣、小便不利、水肿。此应为后者。

② 王羲之：东晋官吏，著名书法家。后世誉为“书圣”。

③ 女萎丸：女萎 3 分（1 分≈0.3 克），乌头 4 分，桂心 4 分，黄连 2 分，云实 2 分，藜芦 3 分，代赭 1 分。处方来源为《备急千金要方》卷十五。

32. 地不容

地不容一名解毒子。《唐本草》始著录。《南岳揽胜集》[1]：轸宿峰[2]北多生地不容草，取汁同雄黄末调服之，大解蛇毒。以其滓敷伤处，虽蝮蛇、五步至毒，亦不加害，其效至速。

雩娄农曰：余在湘中，按志求所谓地不容者，不可得。及来滇，有以何首乌售者。或云滇人多以地不容伪为何首乌，宜辨之。余喜得地不容甚于何首乌也，遂博访而获焉。其根苗大致似交藤，而根扁而瘠，叶厚而圆，开小紫花。询诸土人，则曰其叶易衍，其根易硕，殆无隙地能容也，故名。或以其叶团似荷钱[3]，而易为地芙荣[4]，失其意矣。考《图经》生戎州，今为安顺府，与滇接。宋版舆不及滇，故不以为滇产。《滇本草》曰：味苦，性温，有毒。治一切疟，吐倒食气，吐痰。甚于常山，虚者忌之。常山有转达之功，地不容无转达之功，故禁用。其说与《图经》异而详。滇黔之药，多出于夷峒。夷之衣服饮食不与华同，以治夷者治民几何，不草菅而狝薙之耶[5]。然世之好奇者，不求之乌浒[6]狼䀎[7]，则求之番舶[8]鬼市[9]，辄曰药之来者远，则其为效也捷。呜呼！病非夷之病而药夷之药，则必衣夷之衣而后知其药之舒敛；食夷之食而后知其药之补伐；身体心腹无不变而为夷，而后药之，入其肺腑而达于毛发者，乃无一不相沦浃瞑眩焉，而后知夷医为和缓、夷药为参苓矣。否则不乃之羹[10]、古剌[11]之酒，且有

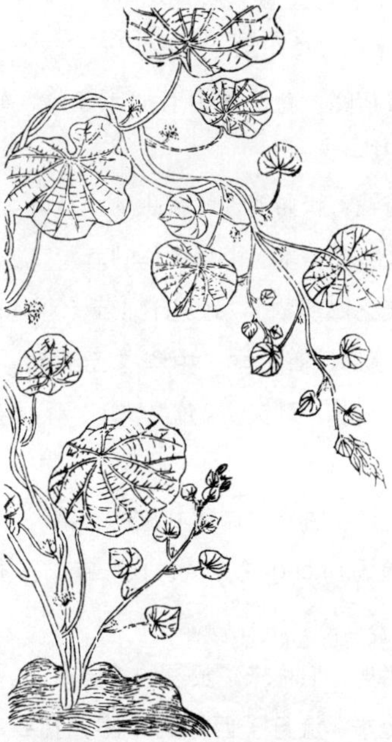

呃于喉，刺于鼻，而不能一咽者，况此苦辛剧毒之品，而谓五行无偏胜之脏腑，可以相容莫逆，如石投水哉！滇地今益辟，夷之⑫负药入市者，惟熏洗疮痍，疡医实取资焉，骎骎乎胥百夷而冠带之，酸咸之，且将以治民者治夷矣。如《滇本草》，诚不以良民试夷法，滇亦多贤人哉。

【校注】

① 《南岳揽胜集》：当为《南岳总胜集》，共3卷，南宋道士陈田夫所著。它既是一部优秀的山水志，也是我国宋代方志的上乘之作，是一部图文并重，以文解图和以图注文的著作。这部书未被《宋史·艺文志》所录。揽，商务本、中华本作“总”字，为是。

② 轸宿峰：南岳衡山有七十二峰，轸宿峰是其中之一。

③ 荷钱：状如铜钱的初生的小荷叶。

④ 荣：商务本、中华本作“蓉”字。

⑤ 夷之衣服饮食……而狝薙（xiǎntì 显剃）之耶：商务本、中华本无此句。狝薙，铲除，剿灭。“薙”与“剃”音义同。

⑥ 乌浒：古代对广西壮族的称谓。

⑦ 狼賘（hāng 夯）：古代一南方少数民族国名。

⑧ 番舶：旧称来华贸易的外国商船。

⑨ 鬼市：流行于西域的市集，指夜市。卖的东西很多来路不明。出自《新唐书·西域传下》：“西海有市，贸易不相见，置直物旁，名鬼市。”

⑩ 不乃之羹：一种用羊、鹿、鸡、猪肉等连骨熬制的浓汤。唐代刘恂《岭表录异》卷上：“交趾之人，重不乃羹。羹以羊鹿鸡猪肉和骨，同一釜煮之，令极肥浓。”

⑪ 古剌：古代对佤族的称谓。

⑫ 夷之：商务本、中华本无此二字。

33. 白药

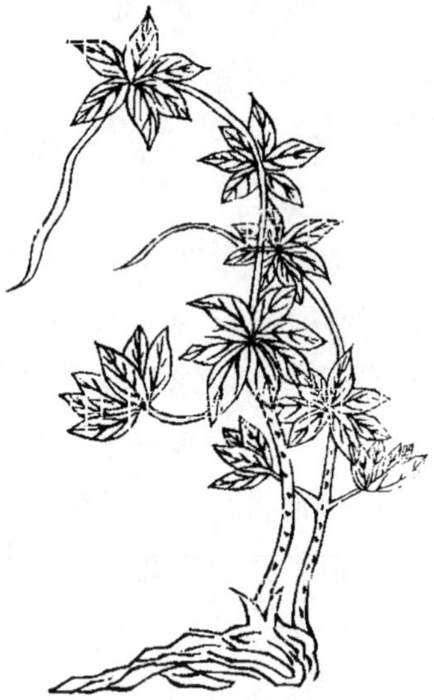

白药，《唐本草》始著录。《图经》有数种。《本草拾遗》又有陈家白药、甘家白药、会州白药，有方无图。今滇南亦有白药，主治马病，未知是《图经》何种，不敢并入。兹从《图书集成》绘存原图一种，其治证各方录于编中，以备考。

34. 落雁木

落雁木，《唐本草》始著录。《海药》[1]谓雁过皆缀其中，故名。生南海山中，代州、雅州皆有之。治风痛脚气，产后血气痛。

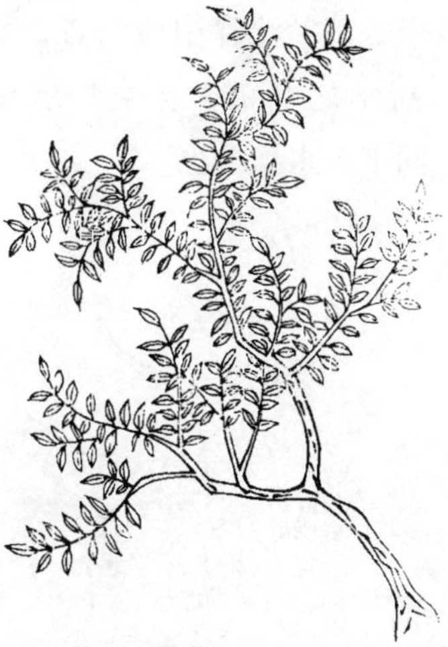

【校注】

① 《海药》：指《海药本草》。五代时期李珣所著本。因书中所载药物多来自海外，故名。

35. 解毒子

解毒子[1]，《唐本草》以为生川西，即地不容。《图经》所云生戎州者，与滇南地不容虽相类，而云无花实。李时珍以《四川志》苦药子[2]即解毒子，又或谓即黄药子，皆出悬揣[3]。今以滇南地不容别为一图，而存解毒子原图以备考。世之用地不容者，当依《滇本草》为确。其旧说解蛊毒、消痰降火，虽具药性而不可轻试。若川中苦药子，亦恐非《唐本草》之解毒子也。

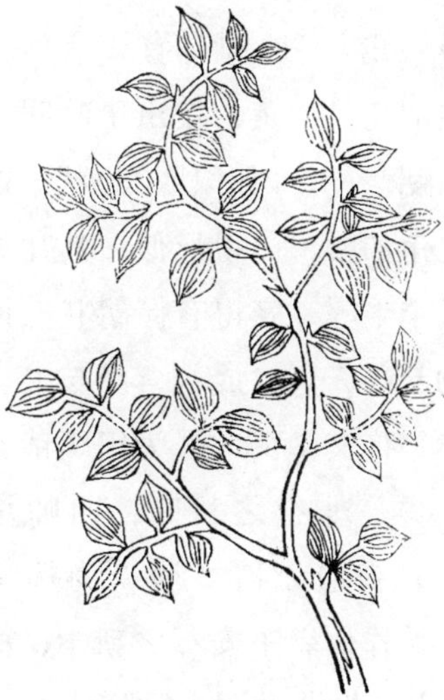

【校注】

① 解毒子：防己科植物地不容的块根。主治痈疽肿毒、喉闭、疟疾、胃痛。

② 苦药子：薯蓣科植物黄独的块茎。主

治瘿瘤、喉痹、痈肿疮毒、毒蛇咬伤等。

③ 悬揣：猜测。

36. 萝藦

萝藦即藿兰，见《诗疏》。《唐本草》始著录，《拾遗》曰斫合子，《救荒本草》曰羊角科。今自河以北皆曰羊角；江淮之间曰婆婆针线包，或曰羊婆奶；湖南曰斑风藤。

雩娄农曰：《芄兰》[①]，卫诗也。故中原极多，江湘间偶逢之。淳于髡曰：求柴胡、桔梗于沮泽，累世不得一焉[②]。地利有宜，信矣。沈存中谓芄兰生荚，枝出于叶间，垂之如觿[③]，其叶如佩韘[④]之状。按芄兰之角如觿，尚得形似；其叶如王瓜、牵牛等，安得有佩韘状？诗人触物起兴，矢口成音，岂与夫训诂之学，拘文牵义、强为组织哉？汉儒格物，非得之目睹，即师承有绪，非妄造无稽之谈以为标新领异，始作俑者王安石之新学，而陆佃[⑤]为之推波助澜也。陈莹中[⑥]云：王氏之学，废绝史学，而咀嚼虚无之言，其事与晋无异。其《弹蔡京疏》云：绝灭史学，一似王衍[⑦]。斥新经者，以此为皋苏折狱[⑧]矣。夫凭虚臆说，何所不至？极其量，虽伏猎弄獐[⑨]，无难曲解旁证以伸其说。今王氏之学，澌灭殆尽，而《埤雅》以草木鸟兽而存，毛晋以陆佃释采荇、采蘩、采蘋，藻为后妃、诸侯夫人、大夫妻之次第；王安石释荇、接馀，谓可以妾余草为可笑而近于戏。呜呼！王氏之学，天变不足畏，祖宗不足法，人言不足恤，尚何有于经而不敢侮？观其制置条例，乃以苍生、宗社为戏，经营祖述，卒倾宋京。由今而观，岂堪一噱哉？沈存中博物者，而不免汩新学之余波，甚矣！邪说之害，同于洪水猛兽也。

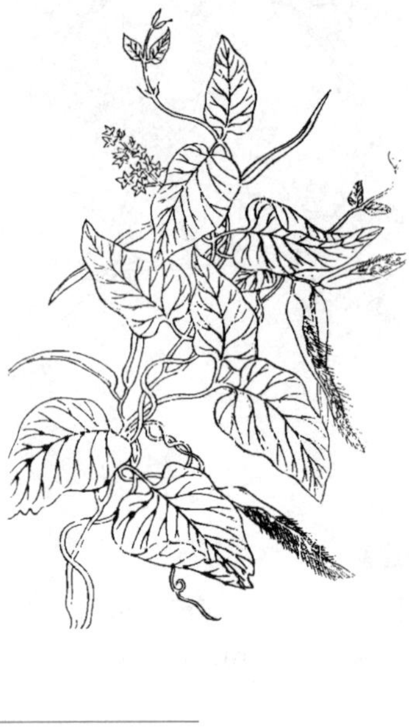

【校注】

① 芄兰：《诗经·国风·卫风》诗之一。

② “淳于髡（kūn 昆）”三句：淳于

髡，战国时期齐国人，齐国最早的稷下先生之一。《战国策·齐策三》载，齐宣王即位之初，沉湎于声色犬马，独不好士。淳于髡“一日而见七人于宣王”。宣王问：“今一朝而见七士，则士不亦众乎?”淳于髡回答：“不然。夫鸟同翼者而聚居，兽同足者而俱行。今求柴胡、桔梗于沮泽，则累世不得一焉。”

③ 觿（xī 西）：古代用骨、玉等制作的佩饰。

④ 韘（shè 设）：古代射箭时戴在手上的扳指。

⑤ 陆佃：宋熙宁年间进士，授蔡州推官。官至尚书左丞。赠太师。有《尔雅新义》《埤雅》传世。《宋史》有传。

⑥ 陈莹中：名瓘，字莹中。宋元丰年间进士，因弹劾蔡京不断流徙。著有《了斋集》《约论》等，大多已佚。《两宋名贤小集》收有《了斋诗集》1卷。

⑦ 王衍：西晋大臣。字夷甫。出身士族，好清谈。与西晋灭亡有直接关系。

⑧ 皋苏折狱：皋苏，即皋陶与苏忿生，皆有折狱（断案）之才。皋陶是上古政治家、思想家、教育家，被孔子尊为“上古四圣”之一。中国史学界公认皋陶为“中国司法之祖”。苏忿生，周武王时大臣，为王族，因封于苏，故称苏忿生。曾任司寇之职，决狱牟案，明察秋毫，后世尊为狱神。

⑨ 伏猎弄獐：“伏猎”为“伏腊”之误，“弄獐”为“弄璋”之误。唐代宰相李林甫将“弄璋”写成“弄獐”，被讥为“弄獐宰相”。唐代户部侍郎萧炅曾将“伏腊”误读为“伏猎”，被讥为“伏猎侍郎”。“伏猎弄獐”成为不学无术的代称。

37. 赤地利

赤地利，《唐本草》始著录。李时珍以为即《本草拾遗》之五毒草。江西、湖南通呼为天荞麦，亦曰金乔麦。茎柔披靡，不缠绕，茎赤叶青，花叶俱如荞麦，长根赭硬。与《唐本草》说符，为治跌打要药。窃贼多蓄之，故俚医呼贼骨头。

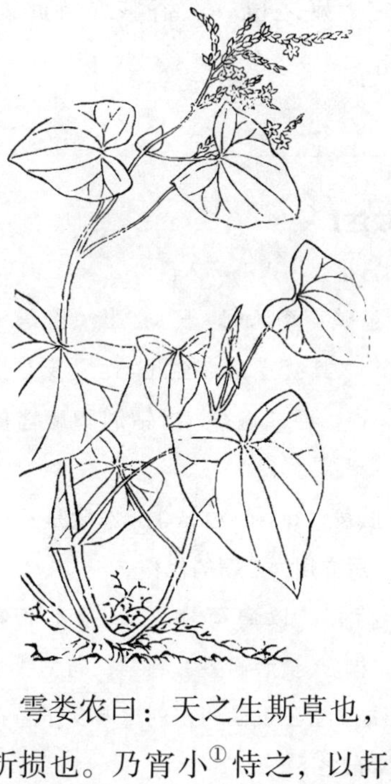

雩娄农曰：天之生斯草也，以矜折损也。乃宵小[①]恃之，以扞敲

抨而逭法网，岂天之助凶人欤？《易》曰：恶不积，不足以灭身。《传》曰：淫人富，谓之殃。夫盗贼穿窬[2]胠箧[3]，得而絷之，法止鞭扑及荷校[4]耳。乃秘此方药，绝者续，腐者新，顽而无忌，屡触法而益狼戾[5]，其究不至杀越人于货不止，则断刭[6]之戮及之矣。昔有囚将伏法，语狱卒曰：某为贼，冒法多矣，每受责必饵白及，故无苦。死后可取肺视之，必有异。狱卒如言，审其肺，已溃败，皆白及所补缀云。然则盗贼得秘药，而无所苦者，乃俾之憝不畏死，而终服上刑也。则天之生此草，将以积其恶而灭之、殃之也。然盗贼终恃此而不悟也。

【校注】

① 宵小：小人；坏人。

② 盗贼穿窬（yú 于）：出《论语·阳货》："其犹穿窬之盗也与。"穿，指穿壁；窬，通"逾"，指钻洞和爬墙的盗贼。

③ 胠箧（qūqiè 曲怯）：本意是打开箱子，后亦用为盗窃的代称。

④ 荷校：以肩荷枷。即颈上带枷。校，枷。《资治通鉴》卷第二百六十九："庚辰，晋王发幽州，刘仁恭父子皆荷校于露布之下。"

⑤ 狼戾：贪婪、凶狠。

⑥ 刭（jǐng 景）：用刀割颈。

38. 紫葛

紫葛，《唐本草》始著录。湖南谓之赤葛藤。叶似野葡萄，而根长如葛，色紫，盖即葛之别种。主治金疮伤损，俗方多用之。原图叶甚相类，又一图殆其枯蔓，姑仍[1]之。

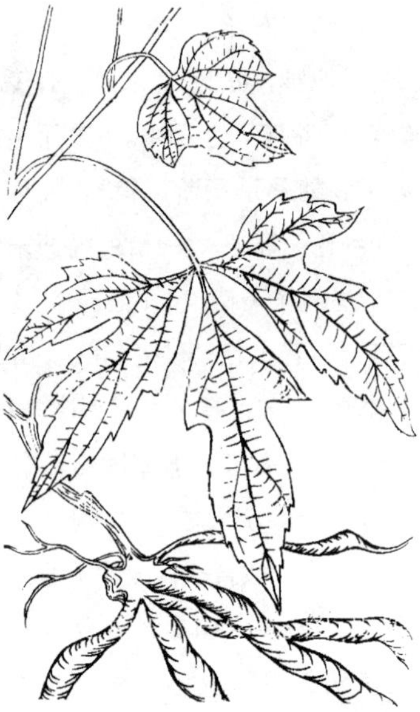

【校注】

① 仍：沿袭。

39. 乌蔹莓

乌蔹莓，即五叶莓。《唐本草》始著录。按《诗经》：蔹蔓于野[①]。《陆疏》形状正同乌蔹，毛晋《广要》[②]亦云蔹有赤、白、黑，疑此即黑蔹云。今俗通呼曰五爪龙。

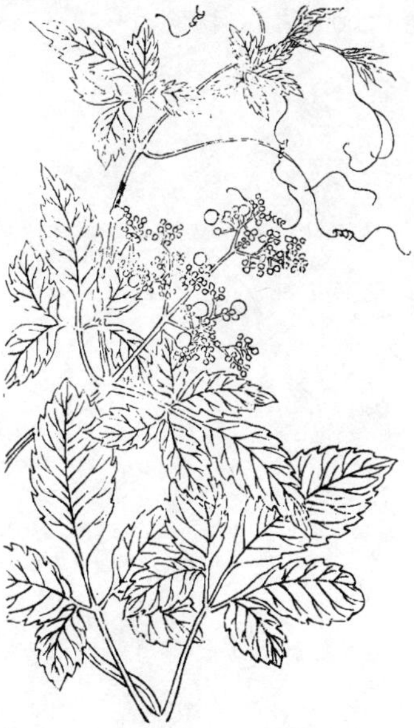

【校注】

① 蔹蔓于野：见《诗经·国风·葛生》，是一首妻子悼念丈夫从军丧亡的悼亡诗。

② 《广要》：指《毛诗陆疏广要》。

40. 葎草

葎草，《唐本草》始著录。处处有之。《救荒本草》谓之葛勒子，秧苗叶可煠食。《本草纲目》并入《别录》，有名未用勒草。南方呼刺皆曰勒，未可以葎、勒音转，定为一物。

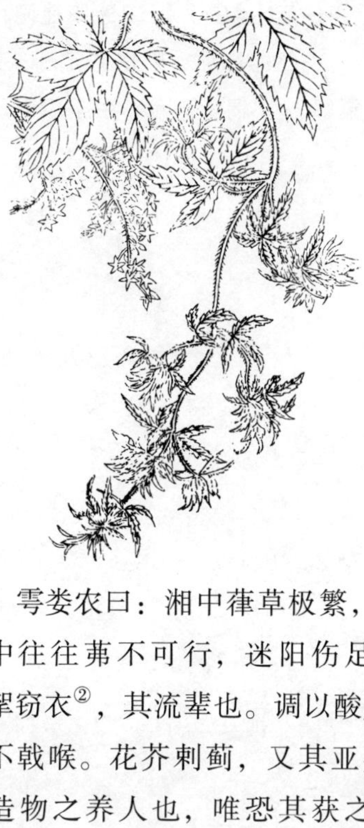

雩娄农曰：湘中葎草极繁，废圃中往往茀不可行，迷阳伤足[①]，罽挐窃衣[②]，其流辈也。调以酸咸，乃不戟喉。花芥刺蓟，又其亚矣。盖造物之养人也，唯恐其获之也艰，而生之也蹙。故凡妇稚之撷捋，牛羊之践履，无不可以适口腹而备缓急，然则人力之所极而化，工之所吝者其皆非养人者欤。余以世之疾夫此草也，因歌以诫之，其词曰：相彼滋蔓，浸淫堂隅。锄而去之，乃益繁芜。孰遘不憎？孰忤不诛？勿憎勿诛，代匮庶乎。呜呼馑岁，恃此而餔。饘[③]斯粥斯，不螿乃腴。何惜咫尺，广茁此徒。吾言曷征，曰救荒书。

【校注】

① 迷阳伤足：《庄子》："迷阳迷阳，无伤吾行。郤曲郤曲，无伤吾足。"王先谦《集解》："谓棘刺也，生于山野，践之伤足。"

② 蘮挐（jìrú 记如）窃衣：应为"蘮蒘窃衣"，见《尔雅·释草》："蘮蒘窃衣"。郭璞注："似芹，可食。子大如麦，两两相合。有毛，著人衣。"疏："释曰：'蘮蒘，一名窃衣。'"挐，中华本作"拿"字。

③ 饘（zhān 沾）：稠粥。

卷之二十三　蔓草类　芳草类　毒草类

蔓草类

1. 四喜牡丹　即追风藤

四喜牡丹，生云南山中。长茎如蔓，附茎生叶。三叶同柄，复多花叉，微似牡丹，长五六分。春开四瓣白花，色如栀子，瓣齐有直纹；黄蕊绿心，楚楚有致。惟茎长花少，颇形寂寞。

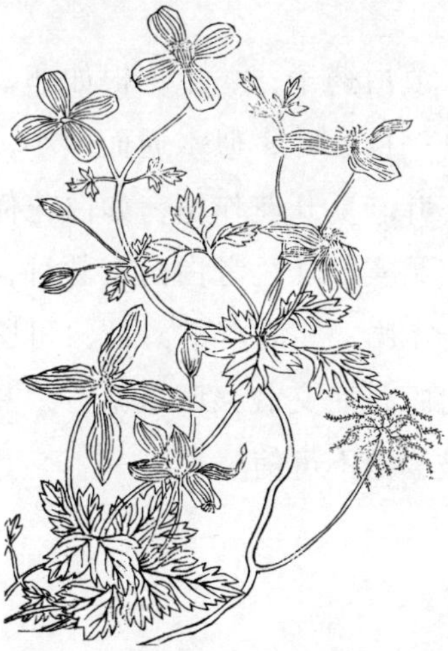

2. 刺天茄

刺天茄，滇、黔山坡皆有之。长条丛蔓，细刺甚利。叶长有缺，微似茄叶，然无定形。花亦似茄，尖瓣黄蕊，粉紫淡白，新旧相间。花罢结圆实，大者如弹，熟红，久则褪黄。自春及冬，花实不断。《滇本草》：刺天茄味苦甘，性寒。治牙疼，为末搽之即愈。疗脑漏、鼻渊，却风，止头痛，除风邪。

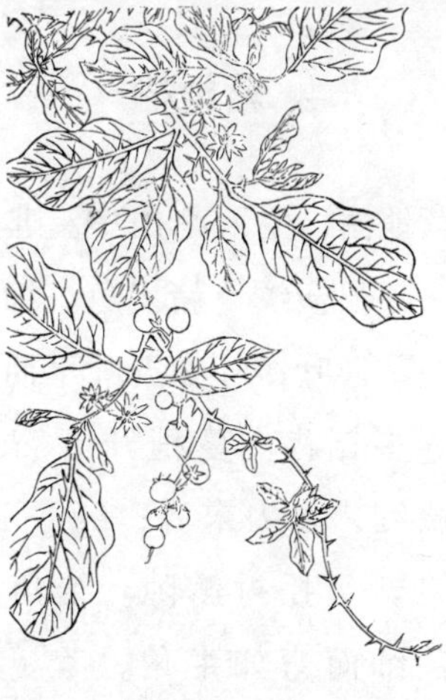

3. 刀疮药

刀疮药，生云南。藤本蔓生，赭绿茎叶似何首乌，色绿，微宽无白脉。叶间开花五瓣，外白内紫，纹如荆葵，数十朵簇聚为球。又名贯筋藤。殆能入筋络之品。

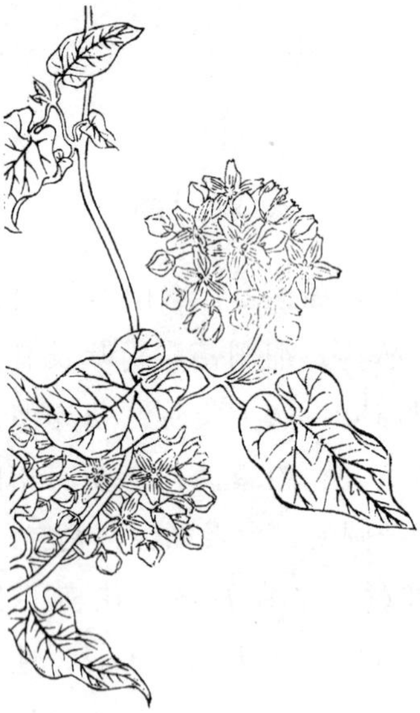

4. 紫地榆

紫地榆，生云南山中。非地榆类也。圆根横纹，赭褐色。细蔓缭绕，一茎一叶；叶如五叶草而杈歧不匀，多锯齿。蔓梢开五瓣粉白花，微红，本尖末齐；绿萼五出，长于花瓣，托衬瓣隙。结角长寸许，甚细而弯如牛角。考《滇本草》有赤地榆，与《本草》治症同；又有白地榆，味苦涩，性温。与地榆颇异。此又一种，按名而求，则悬牛首市马肉，不相应者多矣。

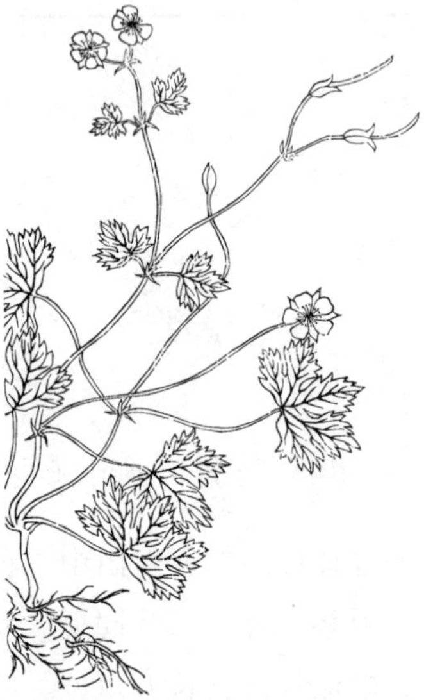

5. 滇白药子

滇白药子，蔓生。根如卵，多须。一枝五叶，似木通而微小，梢端三叶。夏开花作穗，如白花何首乌；结实如珠。考白药有数种，而说皆不晰。《滇本草》谓只可医马不可吃，而又载兴阳道诸方。其说两歧，殆不可信。

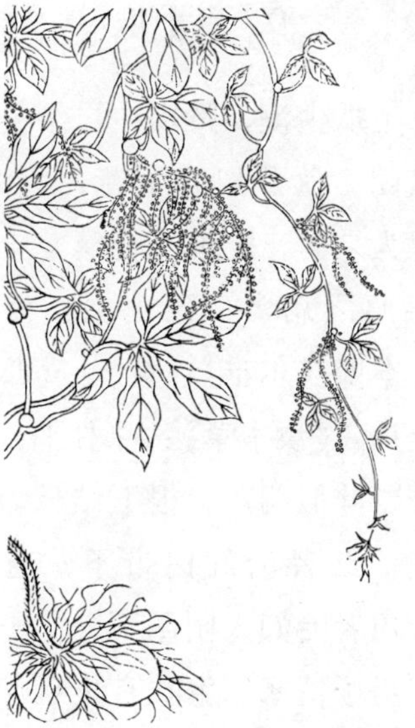

6. 叶上花

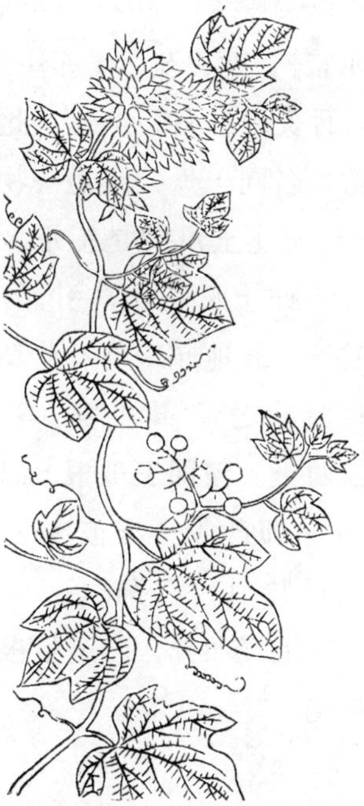

叶上花，生云南。蔓生绿茎，一叶一须。叶或五尖、或三尖，大如眉豆叶。花生叶筋脉上，作小尖蓇葖，上红下淡。花密则叶枯，其筋脉即成小茎。结实如珠，色紫黑。《广西通志》：红果草小者圆叶边，花茎有软刺，可治牙痛。疑即此类。

7. 堵喇

堵喇，生大理府。蔓生黑根，一枝一叶，似五叶草，大如掌。俚医云：性寒，解草乌毒。产缅地者能解百毒。

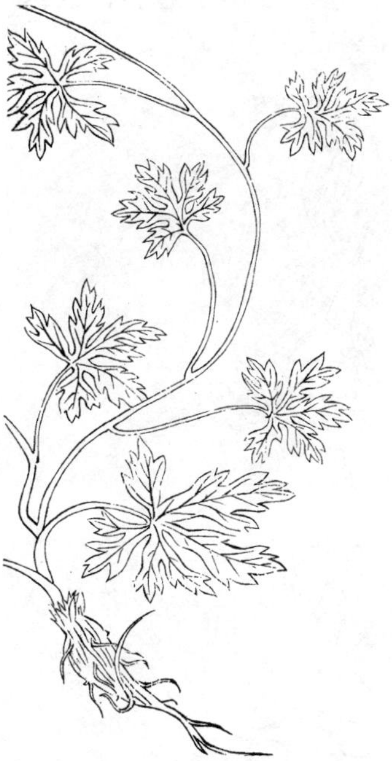

8. 土馀瓜

《滇本草》：土馀瓜味甘，无毒。生于山中。倒挂，绿叶，开黄花。按一年开一朵，结一薹，梗藤绵软。至十二年根成人形。夜有白光，属阳气。采取，同云茯苓膏服之，黑发延年，百病不生。若单服无益。茯苓亦夜有白光，阴也，须得土馀瓜配合为妙。余遣人采得，根如何首乌大小，磥砢相属不绝，色黄如土，细蔓丝袅，拳附下垂。一叶一须，似王瓜叶而光，有细纹，亦如瓜叶。人形、白光之说盖如枸杞、人参，以意测度。东坡谓五月五日采艾如人形者，艾岂似人？万法皆妄出于意想，读医书者当知之。

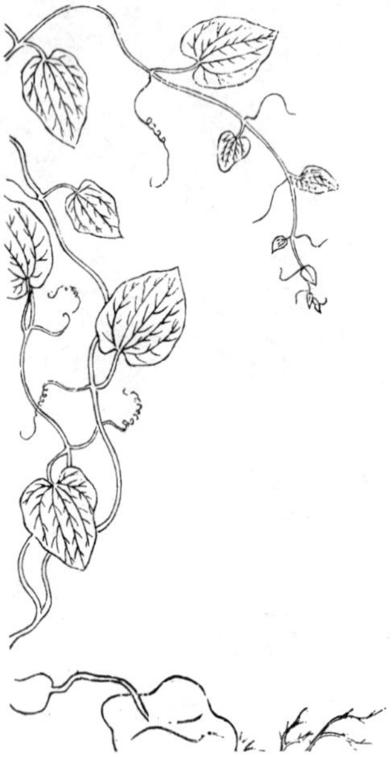

9. 滇土瓜

土瓜生滇、黔山中。细蔓，长叶微团。秋开如鼓子花，色淡黄。根以为果食。桂馥《札璞》土瓜形似莱菔之扁者，色正白，食之脆美。案即《尔雅》：黄[①]，菟瓜。讹为土瓜。《滇本草》：味甘平，一本数枝，叶似胡芦，根下结瓜，红白二色。红者治红白带下，通经解热；白者治妇人阴阳不分，子宫虚冷，男子精寒。生吃有止呕疗饥之妙。《遵义府志》：俗呼土蛋，岁可助粮。按此草有花，一开即敛。《滇本草》以为无花，殆未细审。

按黔西山坂中极多，北人见者，皆以为燕葍。其花初黄后白。按《尔雅》：菲，芴。《郭注》：土瓜也。孙炎曰：葍，类也。此草形既如葍，名同土瓜，或是一物。但《本草》所述土瓜即是王瓜，而说经者皆不详土瓜花实，引证极博，究无的解。北地亦未见有此草，不敢遽谓葑菲之菲[②]即此矣，若李时珍谓江西土瓜粉即王瓜根，恐赣南之土瓜亦即此物。唯彼人云味粗恶，此根味甘，有药气，不至辣喉。或以地气而异，若王瓜根则未闻可粉也。

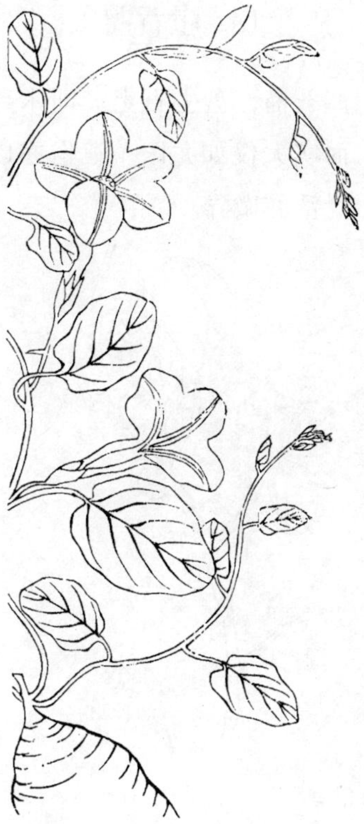

【校注】

① 黄（yín 银）：菟瓜。

② 葑菲之菲：《诗经·国风·谷风》："采葑采菲，无以下体。"郑玄笺："此二菜者，蔓菁与葍之类也。"

10. 昆明鸡血藤

昆明鸡血藤，大致即朱藤。而花如刀豆花，娇紫密簇，艳于朱藤，即紫藤耶？褐蔓瘦劲，与顺宁鸡血藤异。浸酒亦主和血络。

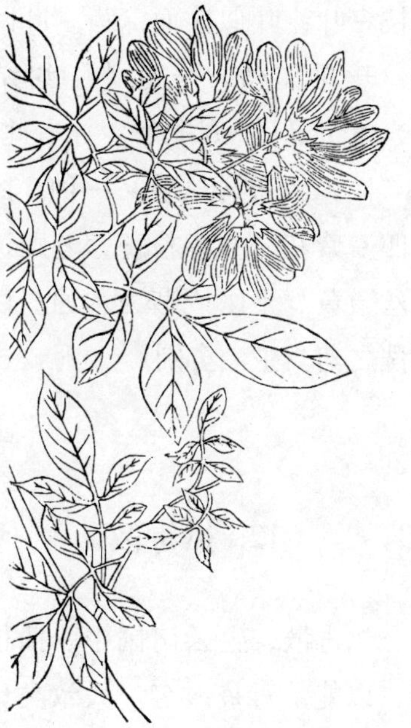

11. 绣球藤

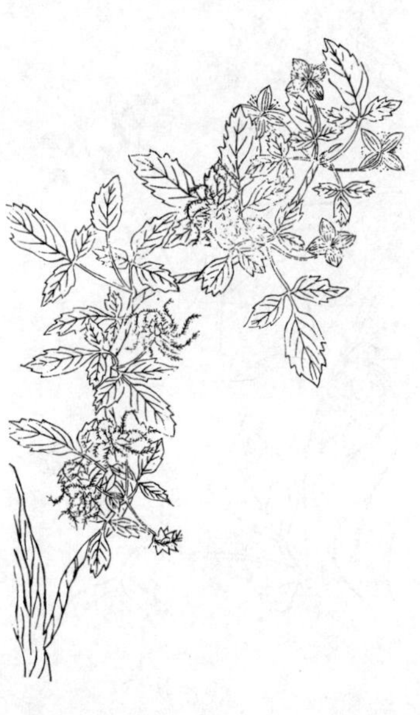

绣球藤，生云南。巨蔓逾丈，一枝三叶，叶似榆而深齿。叶际抽葶，开花如丝，长寸许，纠结成球，色黄绿。《滇本草》亦有此藤，而《图说》皆异，盖又一种。此藤开四瓣紫花，心皆粉蕊，老则迸为白丝微黄。土医或谓为木通。以为熏洗之药。主治全别。

12. 扒毒散

扒毒散，生云南圃中。插枝即活，以能治毒疮故名。大致类斑庄根而无斑点，叶亦尖长。秋深开小白花如蓼，而不作穗，簇簇枝头。尤耐霜寒。

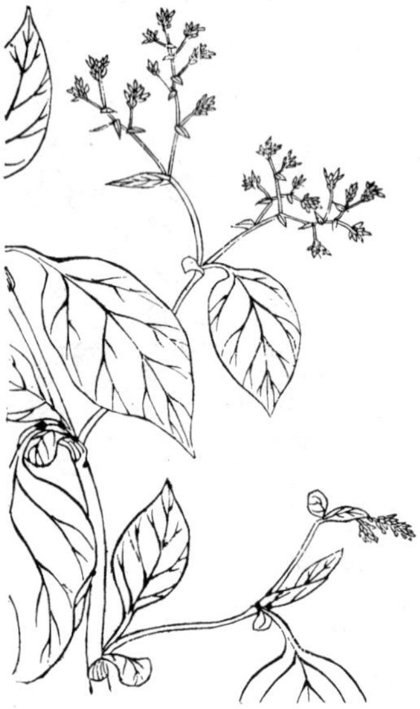

13. 崖石榴

崖石榴，盘生石上。即木莲一类，而实大仅如龙眼。滇俗亦以为粉。叶涩亦微异。

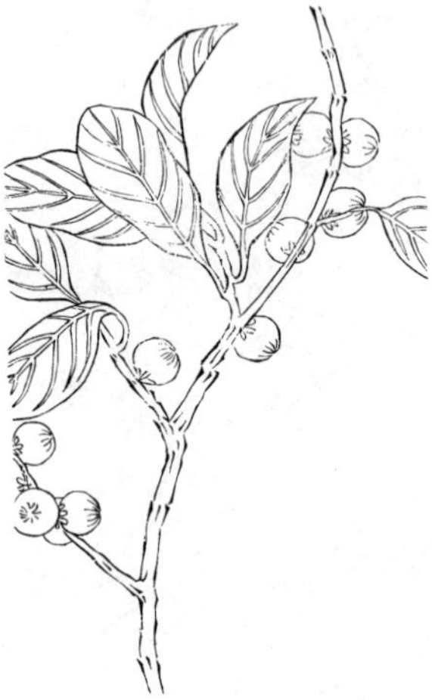

14. 金线壶卢

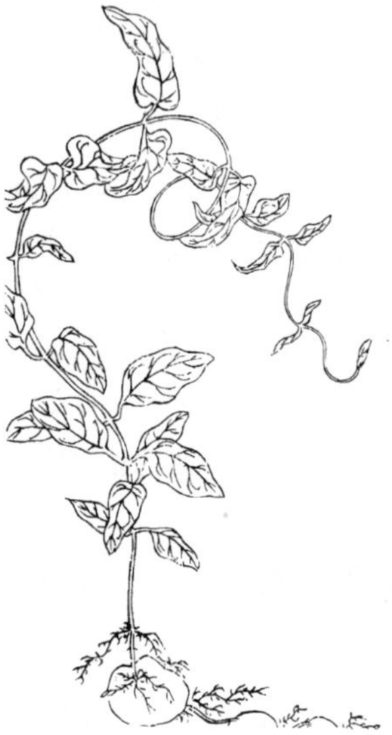

金线吊壶卢，生滇南山中。蔓生细茎，叶似何首乌而瘦。根相连缀，大者如拳，小者如雀卵，皮黄肉白。以煮鸡肉，味甘而清，美于山蓣。滇中秋时粥于市，不知者或以为芋。俗云性能滋补，故嗜之。

15. 铜锤玉带草

铜锤玉带草，生云南坡阜。绿蔓拖地，叶圆有尖，细齿疏纹。叶际开小紫白花。结长实如莲子，色紫深，长柄擎之。带以肖蔓，锤以肖实也。

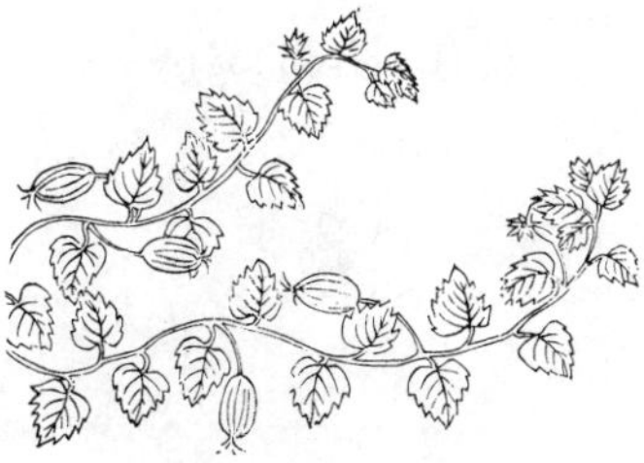

16. 铁马鞭

铁马鞭，生云南山中。粗蔓色黑，短枝密叶，攒簇无隙。叶际结实，紫黑斑斓，大如小豆。土医云浸酒能治浮肿。

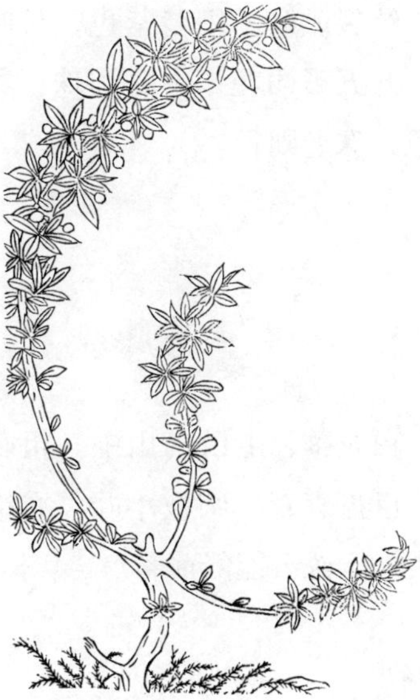

17. 黄龙藤

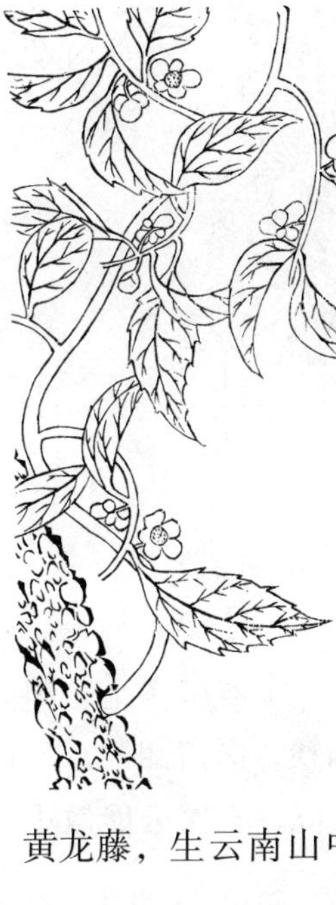

黄龙藤，生云南山中。藤巨如

臂，纹裂成鳞。细蔓紫色，长叶绿润。开五瓣团花，中含圆珠，殷红一色，珠老则青。

18. 白龙藤

白龙藤，生云南山中。粗藤如树，巨齿森森，细枝小叶，亦络石之类。土医云能舒筋骨。

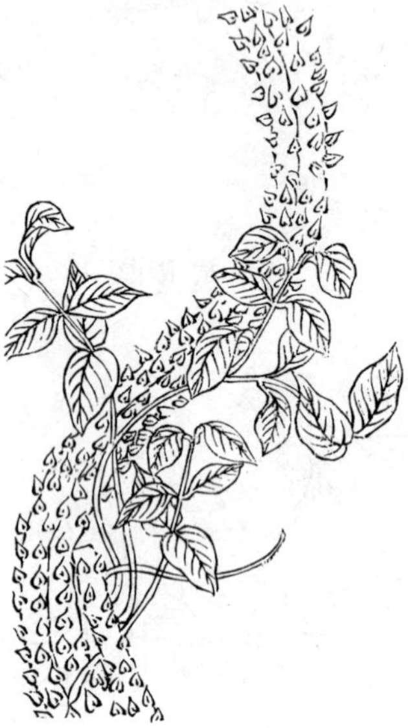

19. 地棠草

地棠草，生云南山阜。细蔓绿圆，叶大如钱，深齿龃龉，三以为簇。花开叶际。土医云能散小儿风寒。

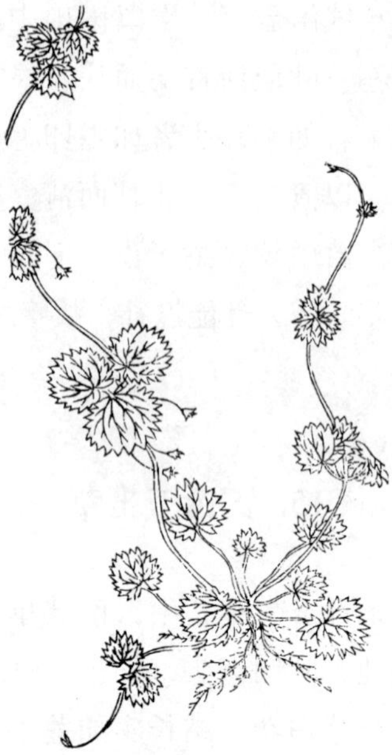

20. 鞭打绣球

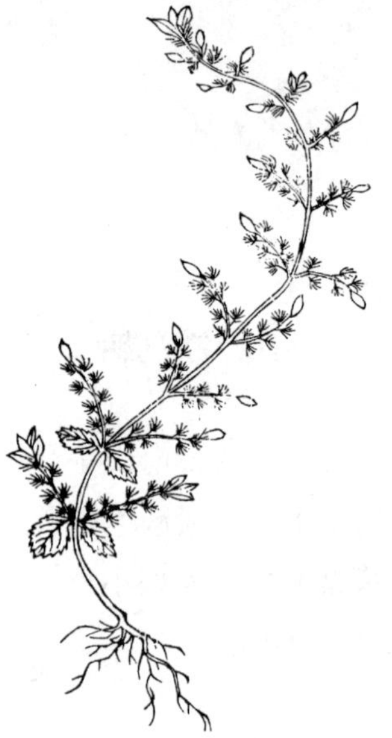

鞭打绣球，生大理府。细叶，茎如水藻。近根处有叶大如指，梢端开淡紫花，尖圆如小球。俚医用之，云性温，味微甘，治一切齿痛，煎汤含口吐之。

21. 汉荭鱼腥草

汉荭鱼腥草，生云南太华山麓。红茎袅娜，似立似欹。对生横枝，细长下俯。枝头三杈，生叶宛如青蒿。叶际小葶，细如朱丝。花苞作小筒子，开五瓣粉红花，似梅花而小，瓣上有红缕，殊媚。按宋《图经》有水英，又名牛荭鱼津，而不著其形状、气味，难以臆定。

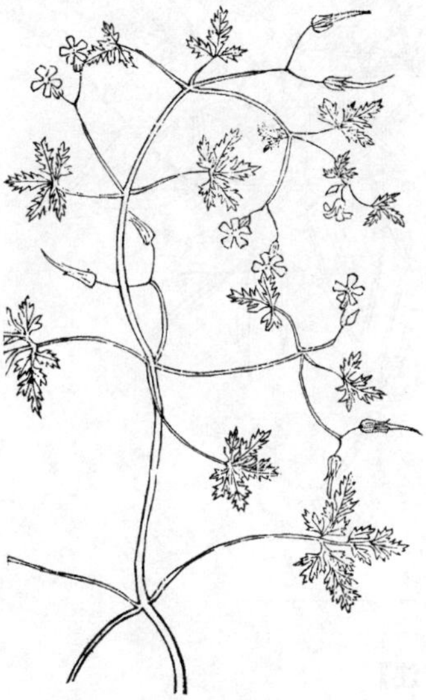

22. 大发汗藤

大发汗藤，生云南山中。蔓生劲挺，茎色淡绿。每节结一绿片，圆长寸许。片端发两枝，横亘下垂。长茎中穿，宛如十字。附枝生叶，叶如苦瓜叶而少花叉，有锯齿。土人以其藤发汗故名。

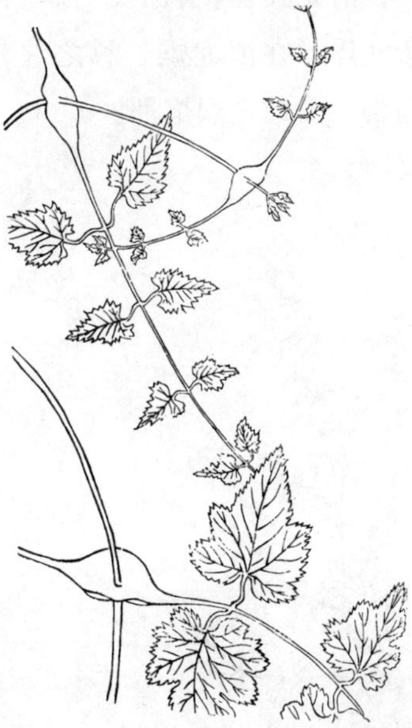

23. 昆明沙参 即金铁锁

金铁锁，生昆明山中。柔蔓拖地，对叶如指厚脆，仅露直纹一缕。夏开小淡红花，五瓣极细。独根横纹，颇似沙参，壮大或如萝卜，亦有数根攒生者。《滇本草》：味辛辣，性大温，有小毒。吃之令人多吐。专治面寒痛，胃气、心气疼，攻疮痈，排脓。为末五分，酒服。夷[①]寨谷汲[②]水寒多毒，辛温之药，或有所宜，与南安以仙茅为茶皆因地而用，不可以例他方。扁鹊之为医也，以秦、赵为别；尹赵王韩之治，京兆也，宽严异辙，地与时殊，治无胶理。《丽江府志》：土人参性燥。在滇而燥，移之北，不几乌头、天雄之烈焰耶？

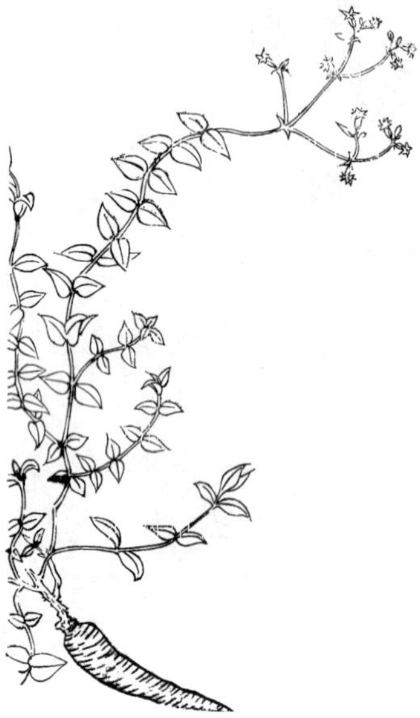

【校注】

① 夷：商务本、中华本无此字。

② 汲：商务本、中华本无此字。

24. 飞仙藤

飞仙藤，生云南石岩上。柔蔓细枝，长叶如柳而瘦劲下垂，丛杂蒙茸，远视不见，柯条移植辄不得生。《滇本草》：味甘无毒，绿叶白花。采服益寿延年，若花更妙。此草鹿多食之，鹿交多辄毙，牝鹿衔以食之即活，又名还阳草。按此草亦活鹿草之类。刘愐殪鹿得草，而起用以为药[①]，仅同豨莶。牛之性犹人之性，与鼠食巴豆、羊食断肠草移之于人，乌乎！

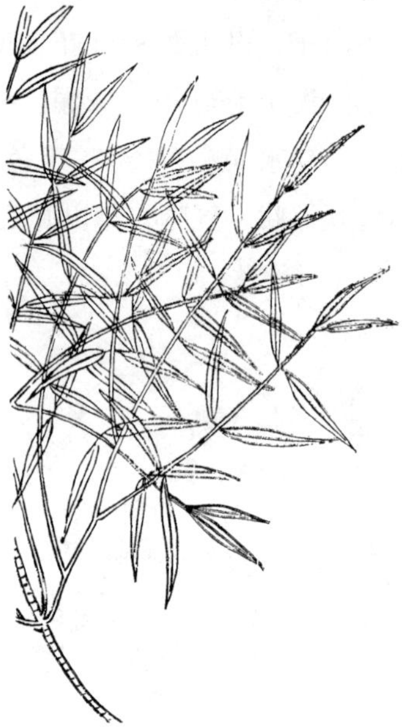

【校注】

① 刘愐（miǎn 缅）殪（yì 易）鹿得草，而起用以为药：《本草纲目》："按

《异苑》云：宋元嘉中，青州刘愐射一獐，剖五脏以此草塞之，蹶然而起。愐怪而拔草，便倒，如此三度。愐因密录此草种之，主折伤，愈多人，因以名之。”殪，杀死。

25. 鞭绣球

鞭绣球，生昆明山中。蔓生，细根黑须。绿茎对叶，叶似薯蓣而末团，疏纹圆齿。夏开五瓣黄花，颇似迎春花。

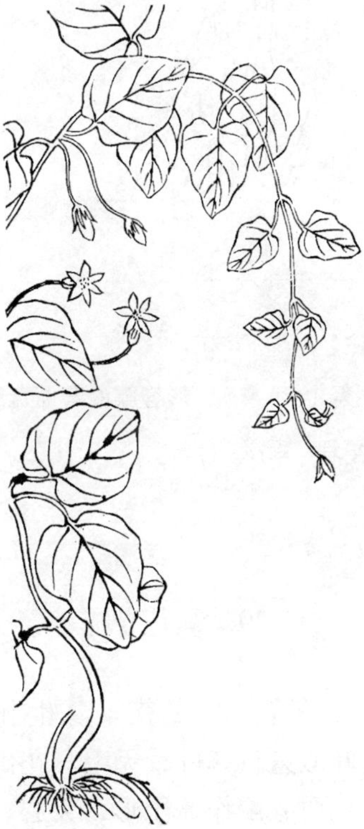

26. 姜黄草

姜黄草，生滇南。蔓叶俱如牵牛，根如姜而黄，极硬，以形得名。

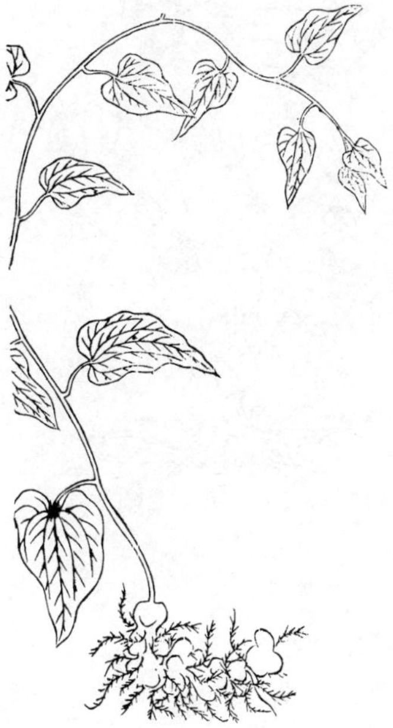

27. 金雀马尾参

金雀马尾参，生云南山中。绿蔓柔长，根赭白色，一丛数百条。叶际开花作壶卢[1]形，长四五分，细腰色紫，上坼五瓣而尖复合，茸毛外森弯翘，别致。

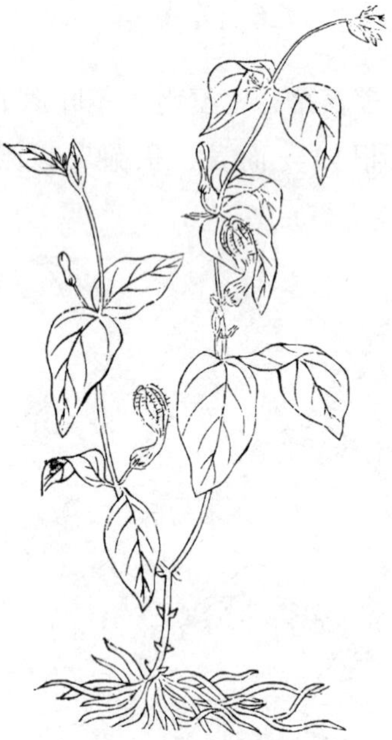

【校注】

① 壶卢：指葫芦。

28. 鸡血藤

鸡血藤，《顺宁府志》：枝干年久者，周围四五寸，小者亦二三寸。叶类桂叶而大，缠附树间。伐其枝，津液滴出，入水煮之，色微红。佐以红花、当归，糯米熬膏，为血分之圣药。滇南惟顺宁有之，产阿度吾里者尤佳。今省会亦有贩者，服之亦有效。人或取其藤以为杖，屈拏[①]古劲，色淡红，其旧时赤藤杖之类乎。

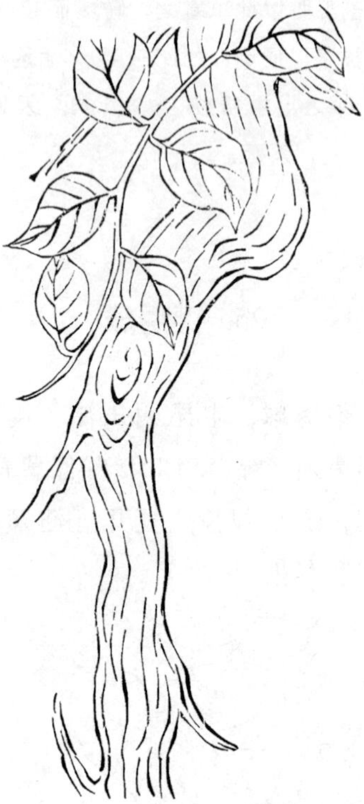

【校注】

① 屈拏（ná 拿）：形容藤的弯曲盘结。拏，牵连、连接。

29. 碗花草

碗花草，生云南。蔓生如旋花，叶似鬼目草叶，无毛。花出苞中，色白五瓣作筒子形，无心。临安土医云治丸子[①]痒，以根泡酒敷自消。昆明谓之铁贯藤。

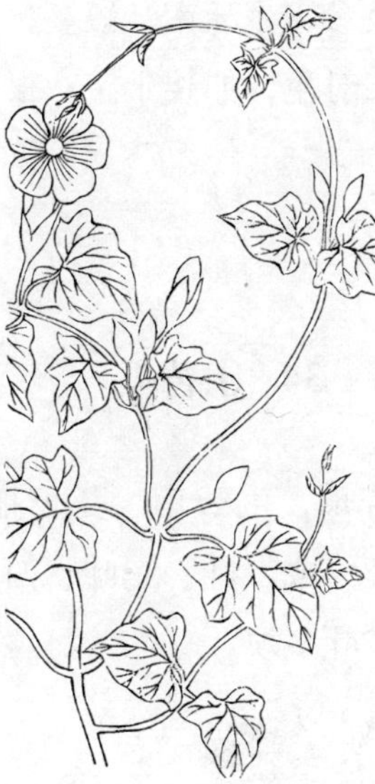

【校注】

① 丸子：应为睾丸。原本作“九”，据文义改。

30. 紫参

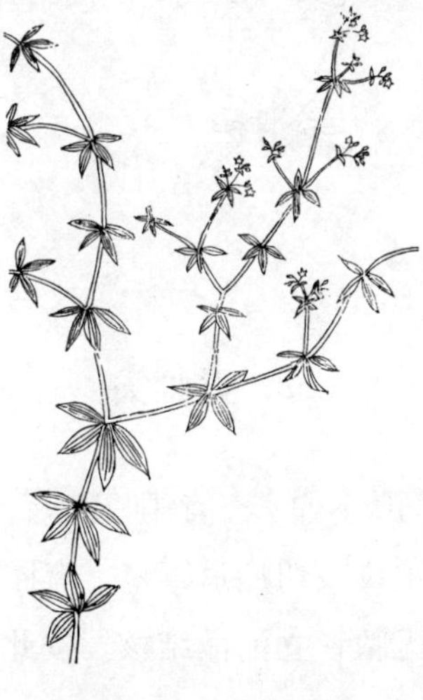

滇紫参即茜草之小者，四叶攒生而无柄，以此稍异。

31. 青羊参

青羊参，生云南山中。似何首乌，长根。开五瓣小白花成攒，摘之有白汁。

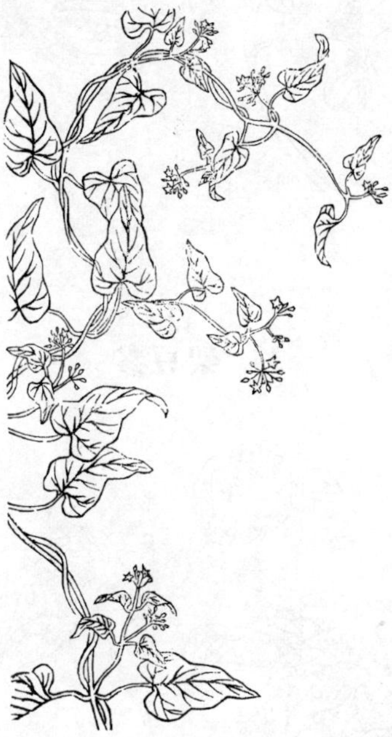

32. 滇红萆薢

滇红萆薢，长蔓，叶光润，绿厚有直勒道，花紫红，如粟米作球。

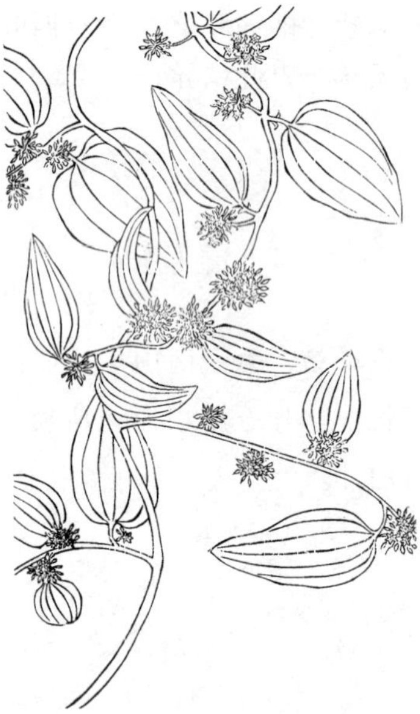

33. 架豆参

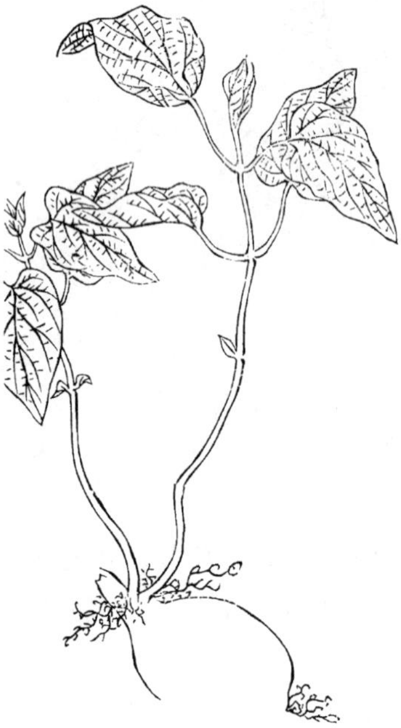

架豆参，生云南。短蔓，叶如藿，二四对生，如架十字，根大如薯。

34. 山苦瓜

山苦瓜，生云南。蔓长拖地，茎叶俱涩，或二叶、三叶、四叶为一枝，长叶多须。

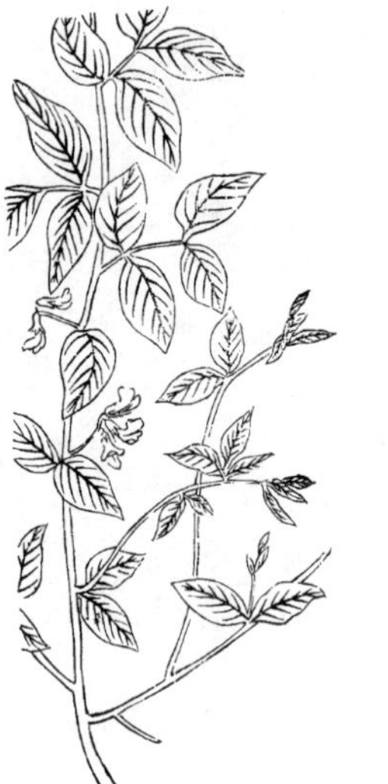

35. 青刺尖

《滇本草》：青刺尖味苦，性寒。主攻一切痈疽毒疮，有脓者出头，无脓者立消散结核。按此草长茎如蔓，茎刺俱绿，春结实如莲子，生青熟紫。

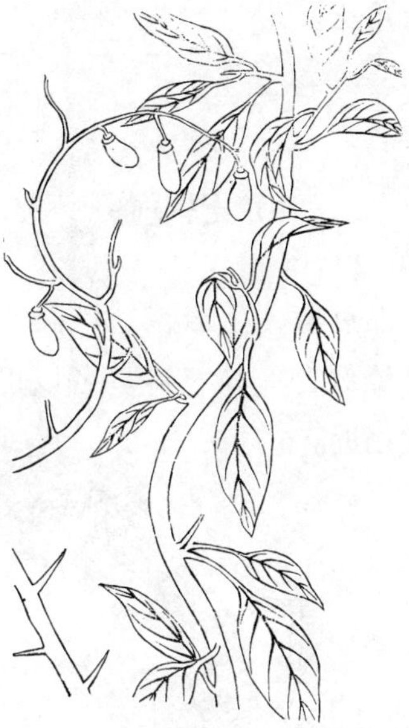

36. 染铜皮

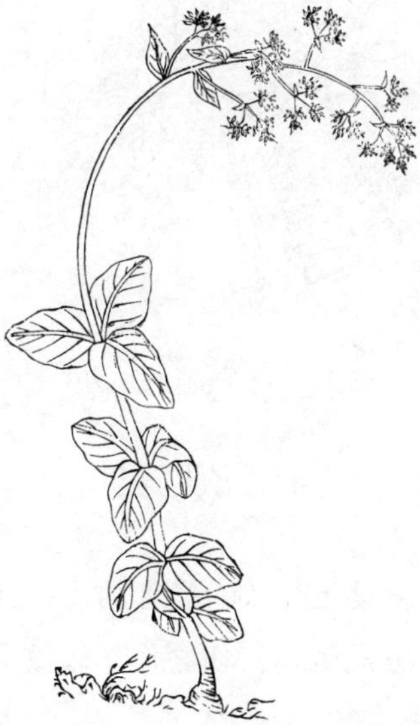

染铜皮，生云南。蔓生无枝，三叶攒生一处，有白缕，结实如粟。

37. 紫罗花

紫罗花，生滇南。蔓生，叶涩如豆叶，子如枸杞作球。俗医谓之蛇藤。

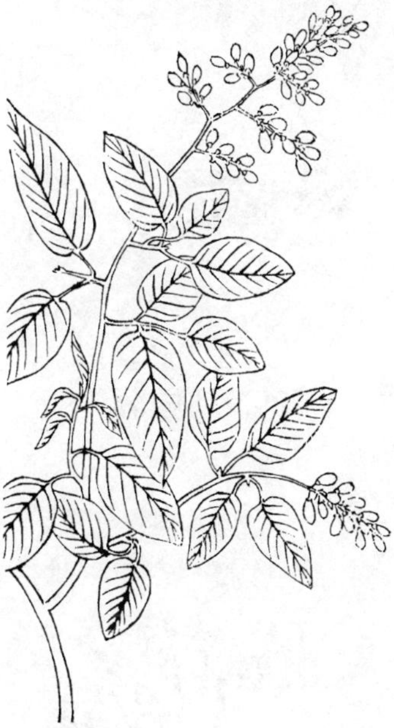

38. 过沟藤

过沟藤，生云南。长蔓，一枝三叶。结实如粟。味臭。

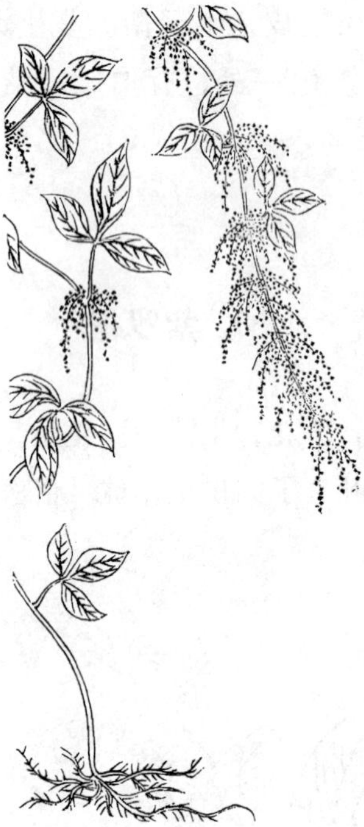

39. 马尿藤

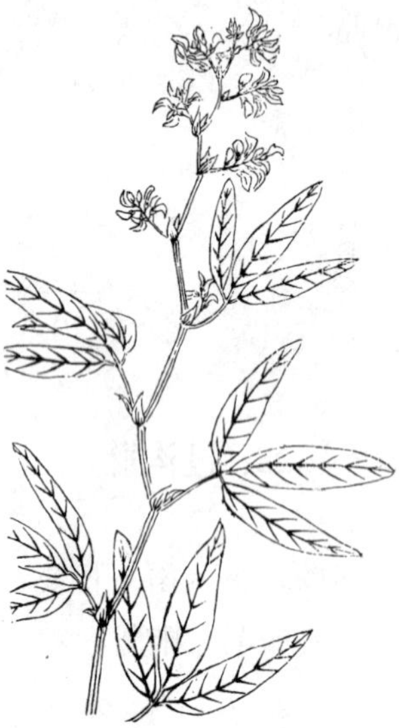

马尿藤，生云南。一枝三叶，光滑如竹叶。开花作角，红紫色，如小角花。

40. 巴豆藤

巴豆藤，生云南。巨藤类木，新蔓缭绕，一枝三叶。名以巴豆，盖性相近。

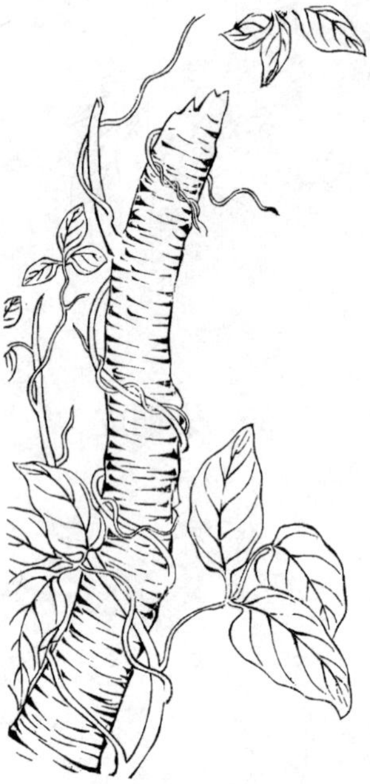

41. 滇防己

滇防己，绿蔓细须，一叶五歧，黑根粗硬，切之作车辐纹。

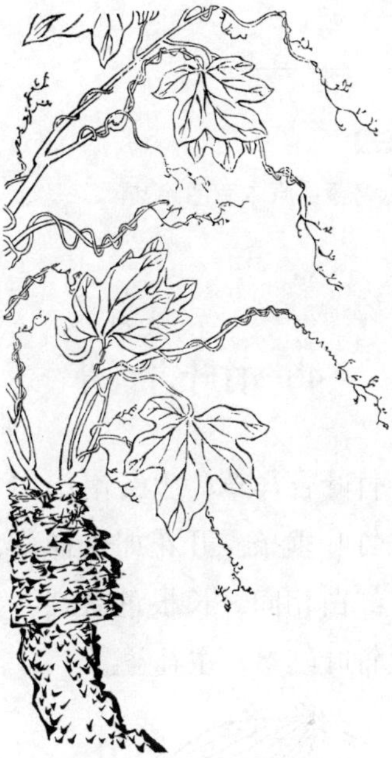

42. 滇淮木通

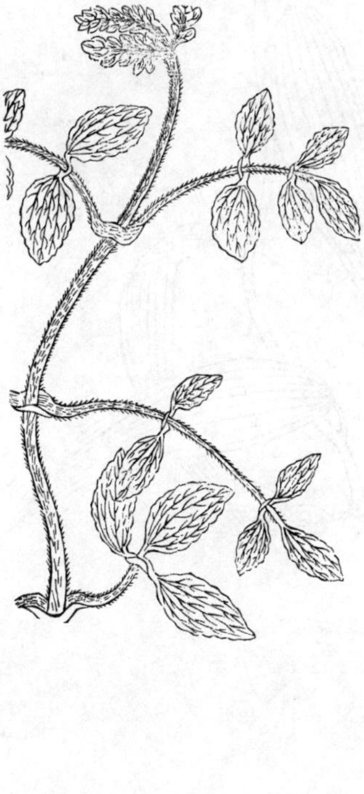

滇淮木通，毛藤如葛，一枝三叶或五叶，粗涩绉纹，亦有毛。茎中空，通气。

43. 滇兔丝子

滇兔丝，细茎极柔，对叶如落花生叶微团。茎端开紫筒子花，双朵并头，旋结细子。

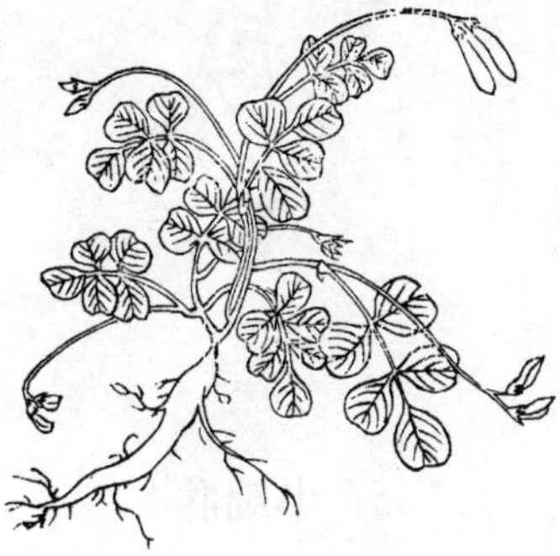

44. 飞龙掌血

飞龙掌血，生滇南。粗蔓巨刺，森如鳞甲，新蔓密刺，叶如橘叶，结圆实如枸橘微小。

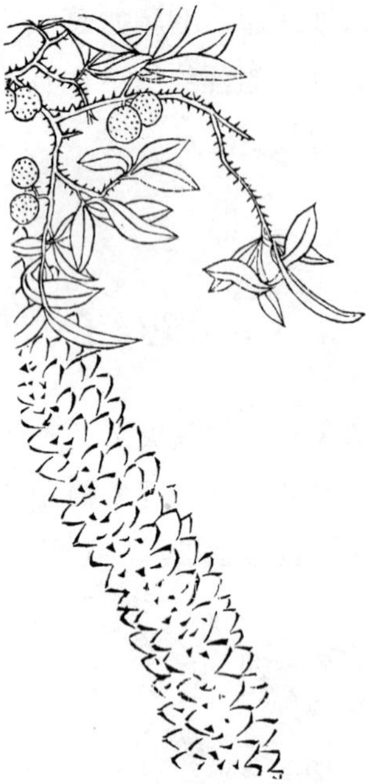

45. 小鸡藤[1]

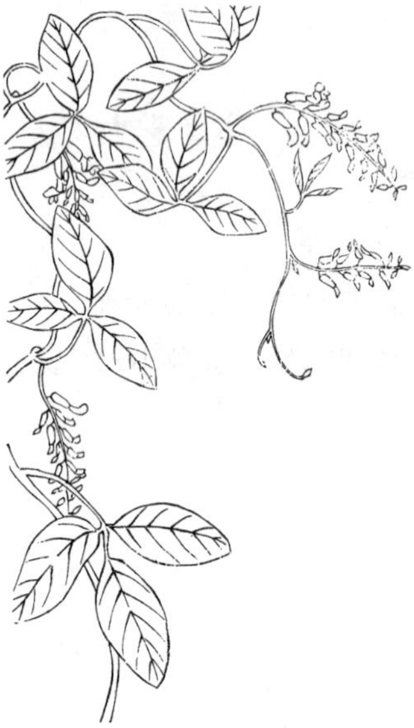

【校注】

① 小鸡藤：原本有图无文。

46. 竹叶吉祥草

竹叶吉祥草，生云南山中。绿蔓，竹叶垂条。开花如吉祥草，六瓣，红白相间。长根色微红。土医谓之竹叶红参，主补益。

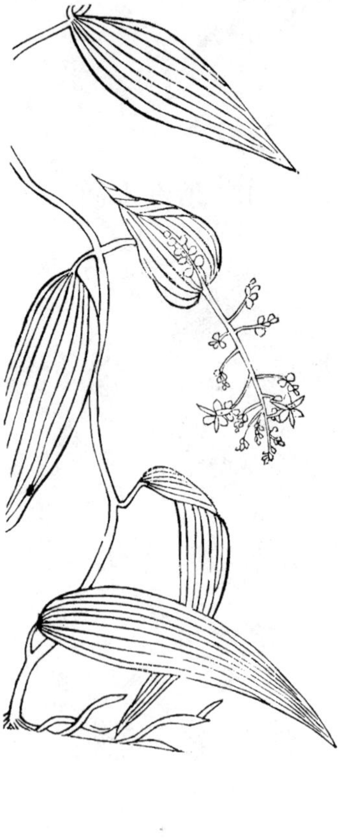

47. 山豆花

山豆花，生云南。蔓生大叶，长穗，花似紫藤花。

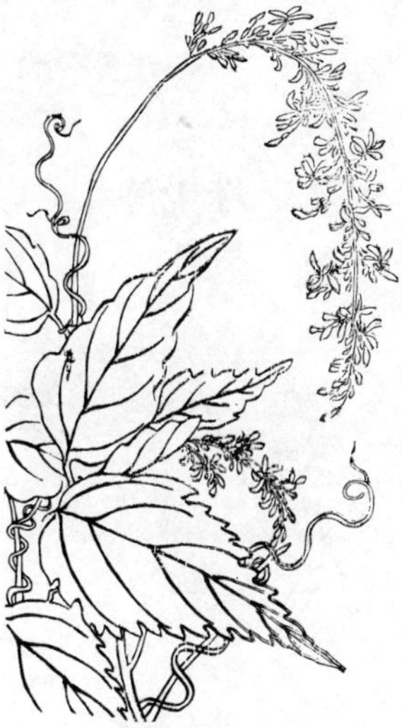

48. 山红豆花

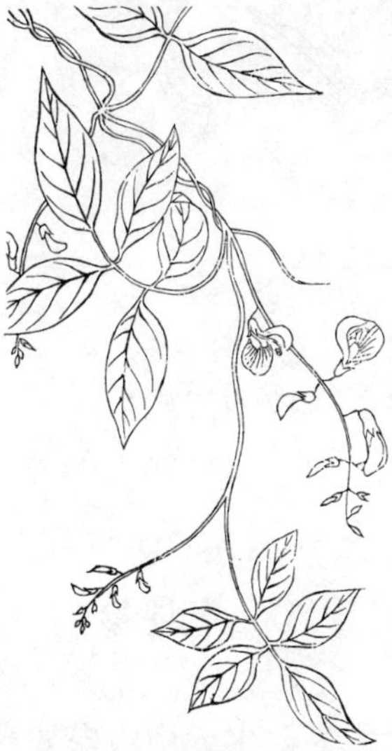

山红豆花，生云南山中。叶蔓如紫藤而细，小花如豆花，色红。

49. 野山葛

野山葛，山中有之。一枝三叶，如大豆叶。开紫花作角，如葛花而小。

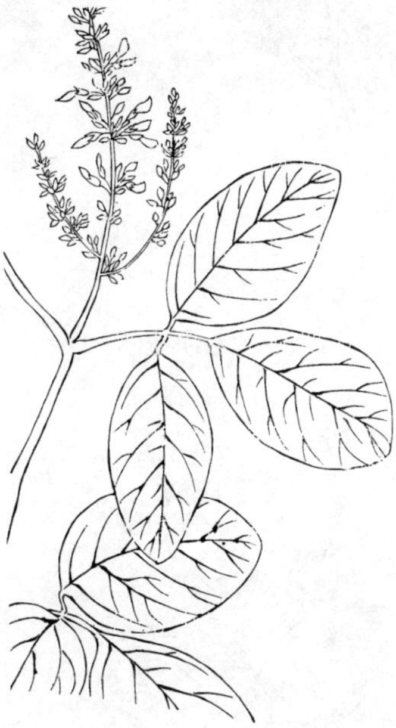

50. 象鼻藤

象鼻藤，生云南。对叶如槐，亦夜合，结角如椿角，一一下垂。

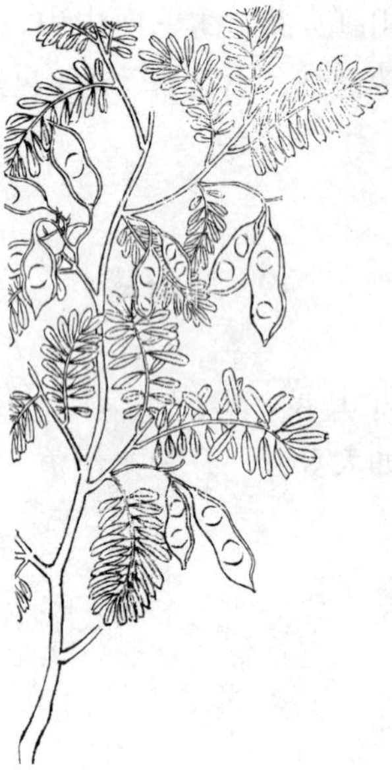

51. 透骨钻[①]

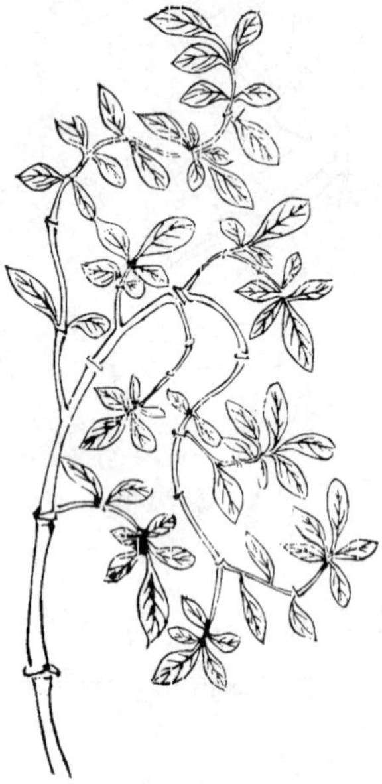

【校注】

① 透骨钻：原本有图无文。

52. 珠子参[①]

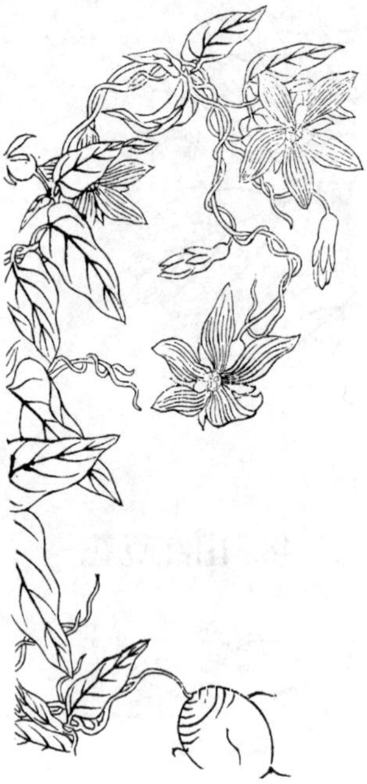

【校注】

① 珠子参：原本有图无文。

53. 土党参

土党参，生云南。根如参，色

紫。花蔓生，叶茎有白汁，花似奶树花而白，盖一类。

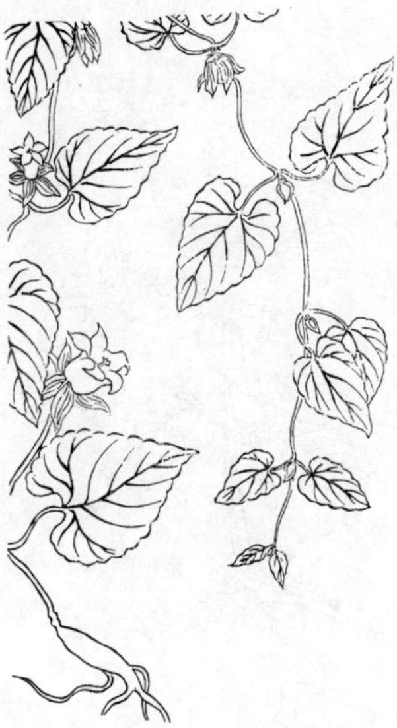

54. 山土瓜

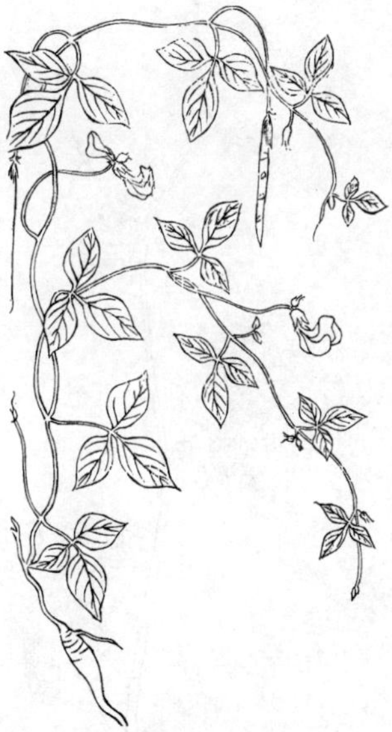

山土瓜，蔓生。一枝三叶，花紫，角细如豆，根味如鸡腿光根。土人食之。

芳草类

55. 老虎刺

老虎刺，黔中植以为藩。细叶夜合，柔枝盖偃。秋时结实若豆而扁，下垂片角，薄于蝉翼，淡红明透，光映丛薄，绿石盖瓦，樊圃护门。每当斜阳洒洒，轻飙漾漾，便如朱蜓欲飞，丹鳞出泳，田家杂兴，描画为难矣。

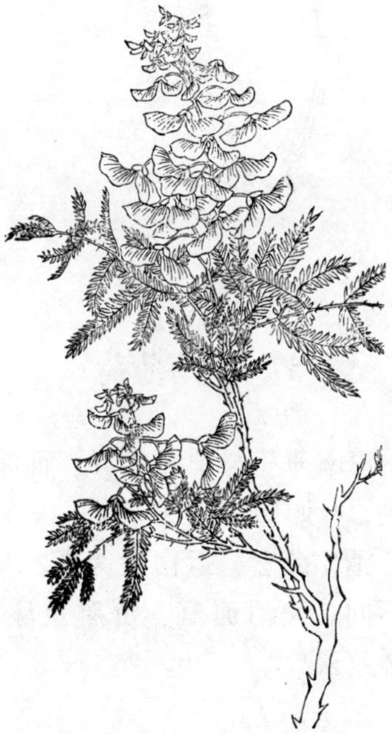

56. 土荆芥

土荆芥，生昆明山中。绿茎有棱，叶似香薷，叶间开粉红花。花罢结筒子，三尖微红，似紫苏蒴子而稀疏。土人以代假苏。

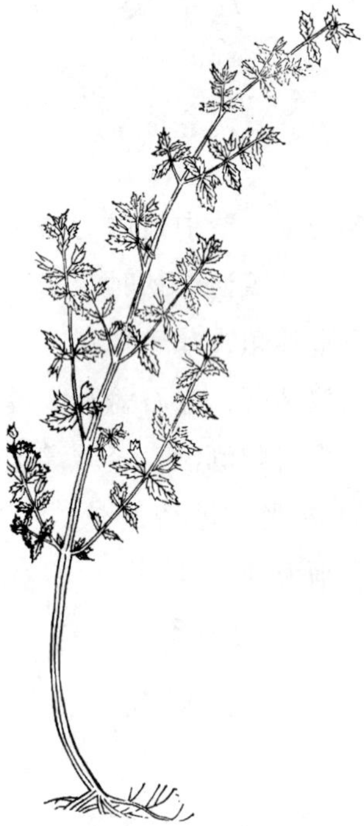

57. 滇南薄荷

滇南薄荷与中州无异，而茎方亦硬，叶厚短，气味微淡。《滇本草》谓作菜食，返白发为黑，与他省不同。又治痈疽、疥癣及漆疮，有神效云。

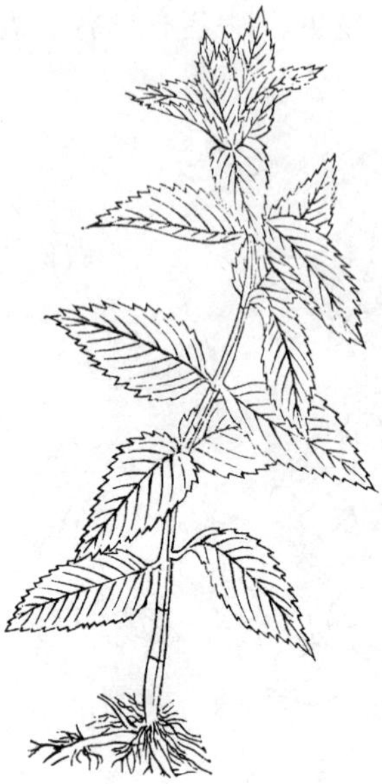

58. 滇藁本

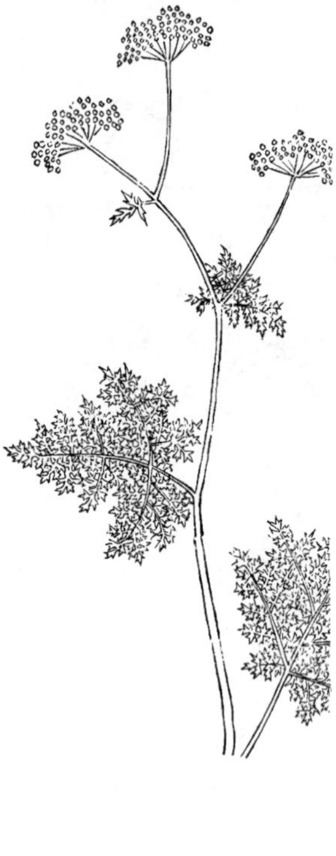

滇藁本，叶极细碎，比野胡萝卜叶更细而密。馀同《救荒本草》《滇本草》治症无异。

59. 野草香

野草香，云南遍地有之，墙瓦上亦自生。茎叶微类荆芥，颇有香气，秋作穗如狗尾草而无毛，开淡红白花。滇俗中元盂兰[①]，必以为供，盖藒车[②]、胡绳之类，而失其名。

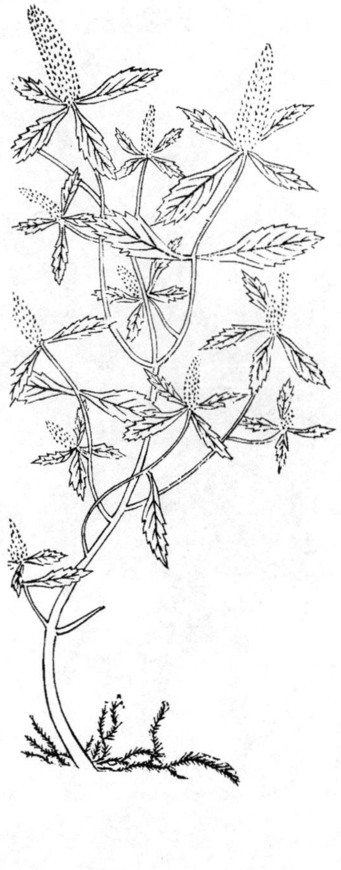

【校注】

① 中元盂兰：指中元节或盂兰节。农历七月十五日为中国民间的传统节日“中元节”，民间则多是在此节日怀念亲人。又称“盂兰盆会”“盂兰盆节”。

② 藒（qì 气）车：楚地产的一种香草，古用以去除臭味及虫蛀。

60. 地笋

地笋，生云南山阜。根有横纹如蚕，傍多细须。绿茎红节，长叶深齿。

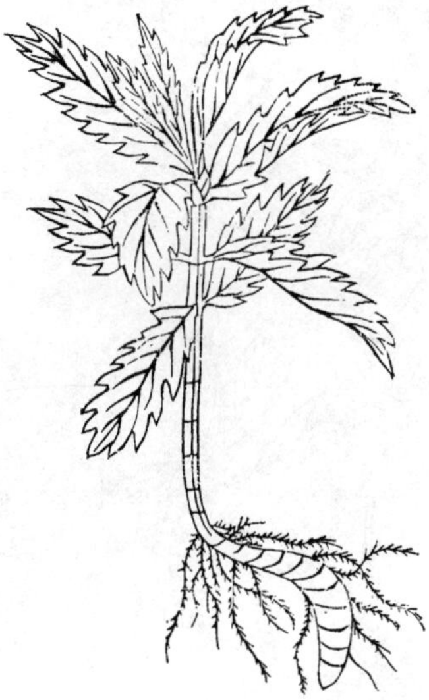

61. 滇瑞香

瑞香，《本草纲目》始著录。盖即圃中所植所谓麝囊花、紫风流者，不闻入药。滇南山中有一种白花者，的的枝头，殊无态度，而叶极光润。《南越笔记》：白瑞香多生乳源山中，冬月盛开如雪，名雪花。刈以为薪，杂山兰、芎䓖之属烧之，比屋皆香。其种以挛枝为上，有紫色者香尤烈，杂众花中，众花往往无香，皆为所夺。一名夺香花。干者可以稀痘。当亦用白花者耳。

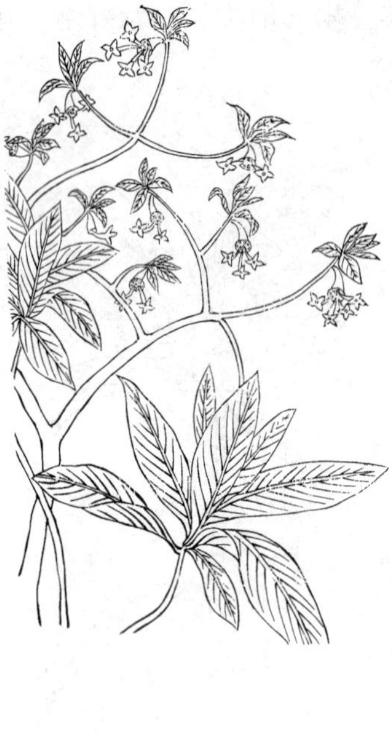

62. 滇芎

滇芎野生，全如芹。土人亦呼为山芹。根长大粗糙，颇香。《滇本草》：味辛，性温。发散痈疽，治湿热，止头痛。食之发病。

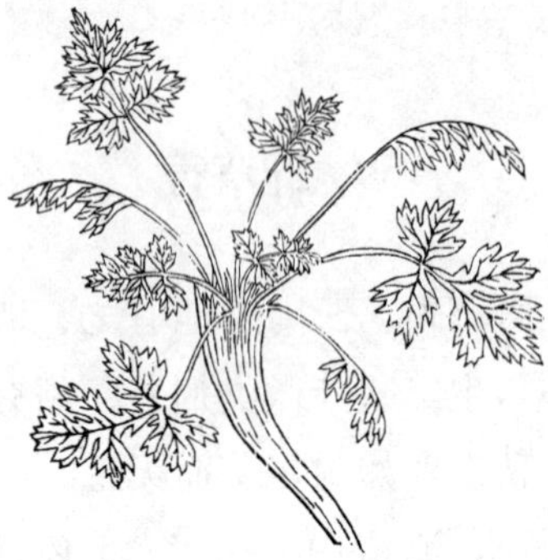

63. 东紫苏

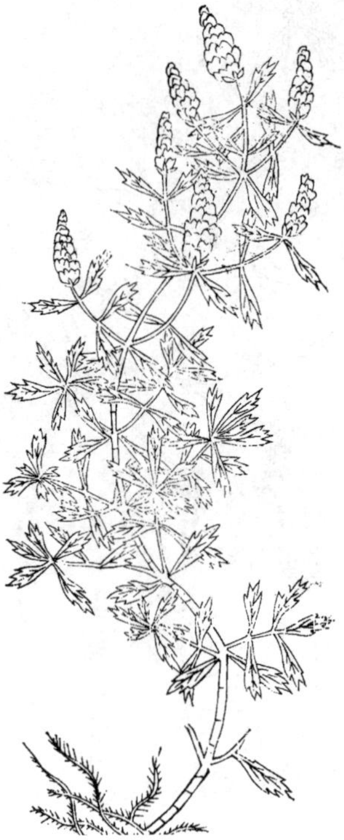

东紫苏，生昆明山野。丛生，细叶深齿，穗如夏枯草，盖石香薷之类。

64. 白草果

白草果与草果同而花白瓣肥，中唯一缕微黄。土医以为此真草果。

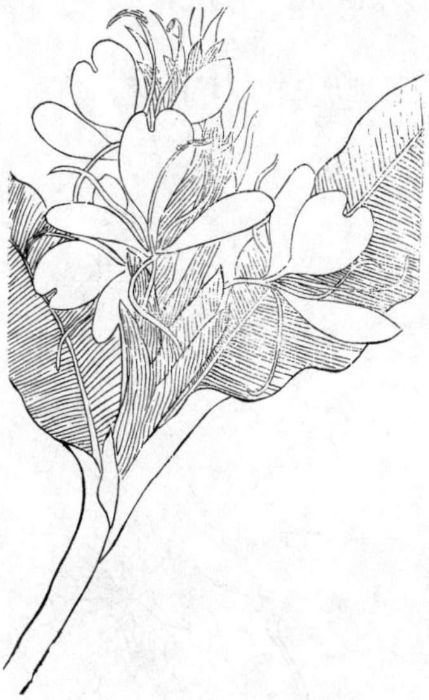

65. 香科科

香科科，生云南。细茎，高五六寸。对叶如薄荷叶，亦微有香。梢开白花如豆花，层层开放。

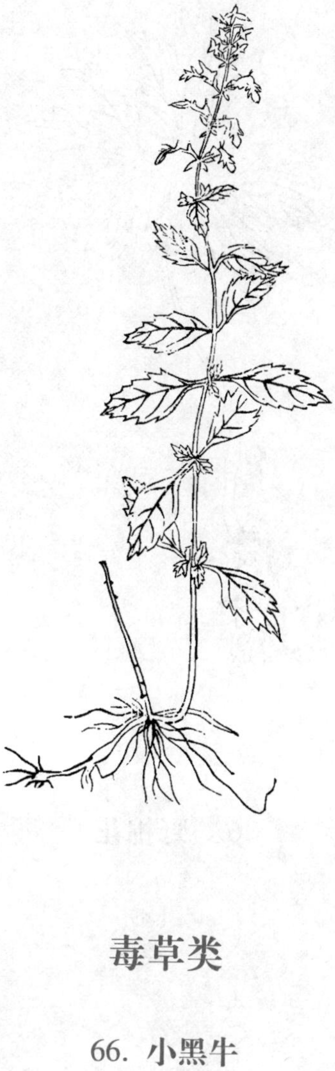

毒草类

66. 小黑牛

小黑牛，生大理府。茎叶俱同草乌头，根黑糙微异。俚医云：味苦寒，有大毒，治跌打损伤，擦敷用。殆即乌头一类。

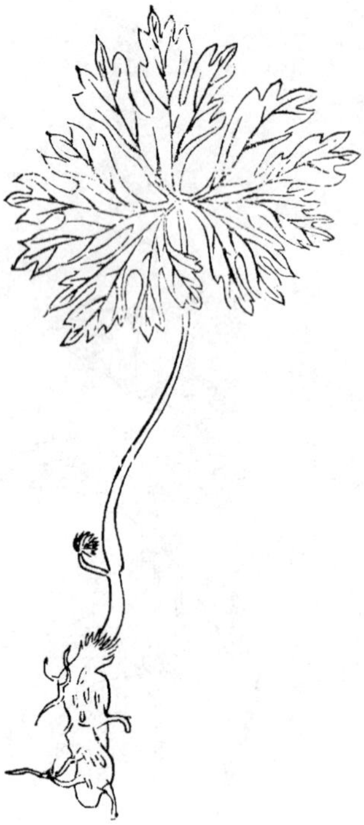

67. 野棉花

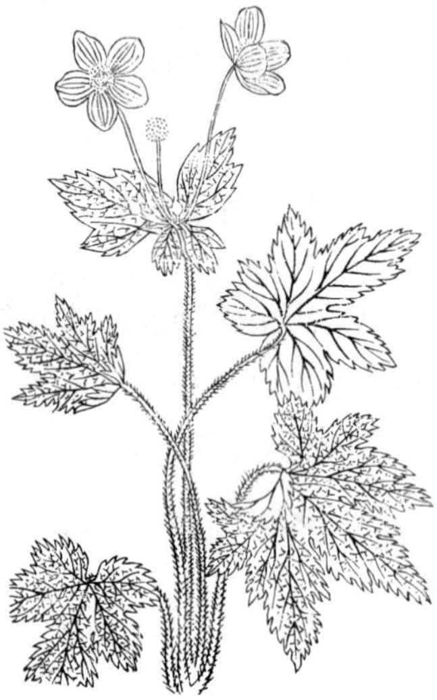

野棉花，《滇本草》：味苦，性寒，有毒。下气杀虫。小儿寸白虫、蛔虫犯胃用，良。此草初生一茎一叶，叶大如掌，多尖叉，面深绿，背白如积粉，有毛。茎亦白毛茸茸。夏抽葶颇似罂粟，开五团瓣白花，绿心黄蕊，楚楚独立。花罢蕊擎如球，老则飞絮，随风弥漫，故有棉之名。

68. 月下参

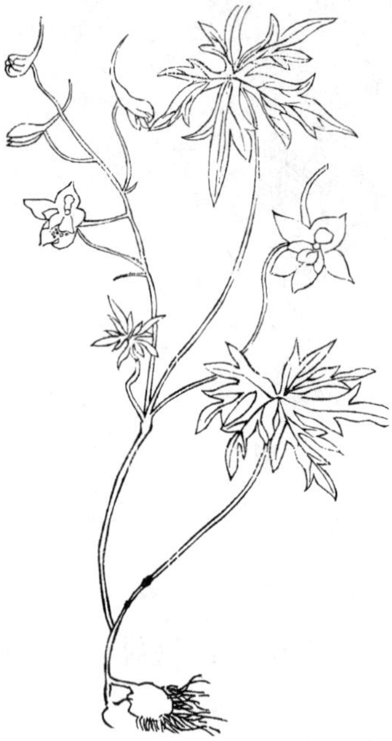

月下参，生云南山中。细茎柔绿，叶花叉似蓬蒿、蒌蒿辈；又似益母草而小。发细葶，擎青葖，宛如飞鸟昂首翘尾，登枝欲鸣。开五

瓣蓝花，上三匀排，下二尖并，内又有五茄紫瓣，藏于花腹，上一下四，微吐黄蕊，一柄翻翘，色亦蓝紫，盖即《菊谱》双鸾菊乌头一类。滇人以根圆白、多细须，为月下参。《滇本草》：味苦平，性温热。治九种胃寒气痛，健脾消食。治噎宽中、痞满、肝积、左右肋痛、吐酸。其性亦与乌头相近。

69. 小草乌

小草乌，生云南山中。与月下参同。无大根，有毒。外科用之。

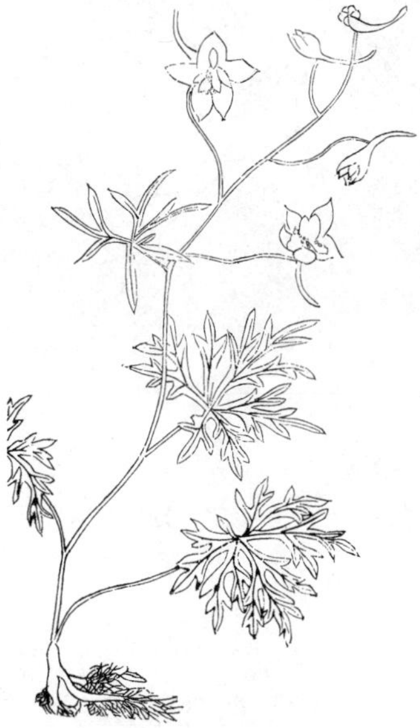

70. 滇常山

滇常山，生云南府山中。丛生，高三四尺，叶茎俱如木[①]本。叶厚韧，面深绿，背淡青，茸茸如毛。夏秋间茎端开花，三葶并擢，一球数十朵花如杯，而有五尖瓣，翻卷内向，中擎圆珠，生青熟碧，盖花实并缀也；花厚劲，色紫红，微似单瓣红山茶花，但小如大拇指，不易落。宋《图经》海州常山，八月花红白色，子碧色，似山楝子而小，微相仿佛。

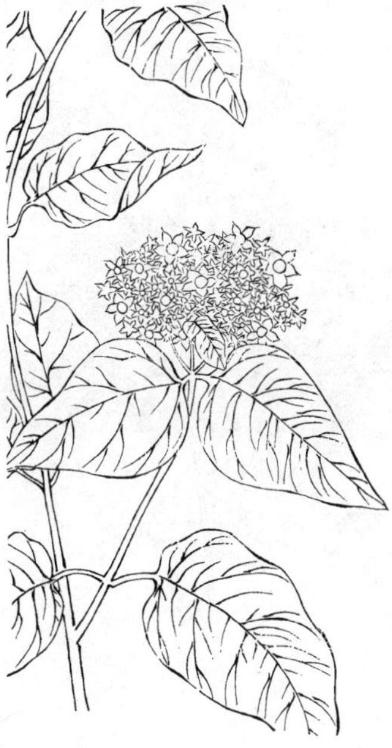

【校注】

① 木：中华本作“大”字。

71. 羊肝狼头草

羊肝狼头草，生云南太华山。细根独茎，如拇指粗，淡黄色，有直筋。每节四枝，节如牛膝而大，有深窝。枝生膝上，四杈平分，茎如穿心而出，就枝生叶，如蒿而细，平匀如齿。花生窝中，左右各一，如豆花，黄色上矗，草中具奇诡者。《本草》狼毒以性如狼，故名。滇中毒草，亦多与以狼名，观其名与形，知非佳草矣。

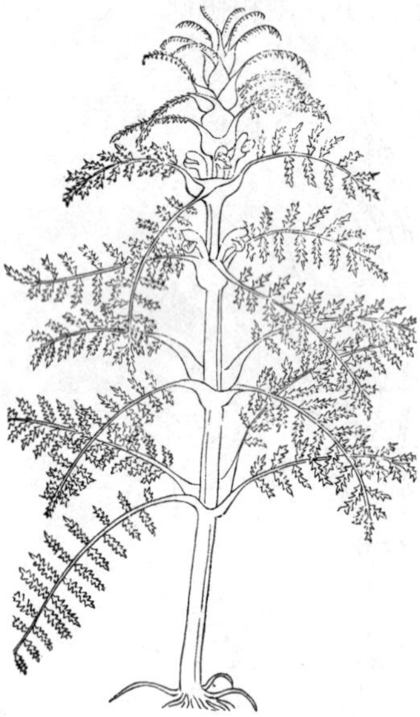

72. 野烟

野烟即菸[①]，处处皆种为业。滇南多野生者，园圃中亦自生，叶黏人衣，辛气射鼻。《滇本草》：味辛麻，性温，有大毒。治疔疮、痈疽发背已见死症。煎服或酒合为丸，名青龙丸；又名气死名医草。服之令人烦，不知人事，发晕。走动一二时辰后出汗，发背未出头者即出头。此药之恶烈也。昔时谓吸多烟者，或吐黄水而死。殆皆野生，录此以志其原。

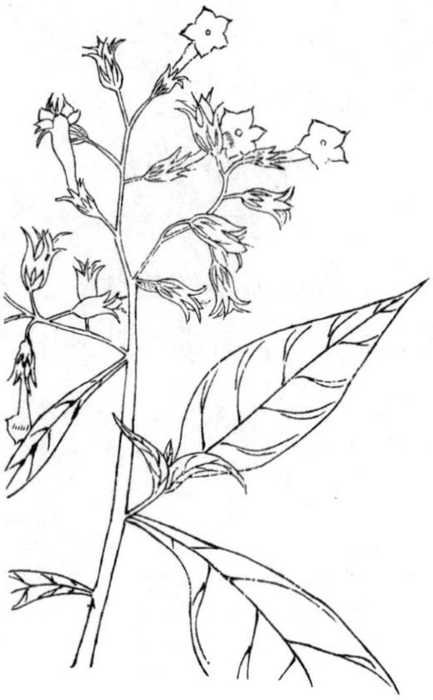

【校注】

① 菸（yān 烟）：同“烟”。

73. 鸡骨常山

鸡骨常山，生昆明山阜。弱茎如蔓，高二三尺。长叶似桃叶，光韧蹙纹。开五尖瓣粉红花，灼灼簇聚，自春徂秋，相代不绝。结实作角，翘聚梢头。圃中亦植以为玩。

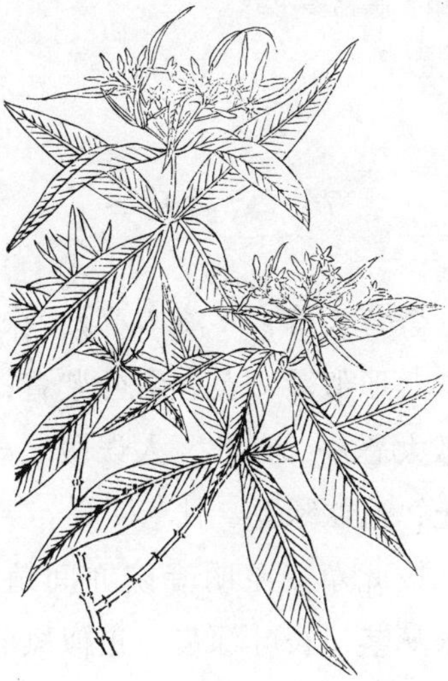

74. 象头花

象头花，生云南。紫根长须，根傍生枝，一枝三叶，如半夏而大，厚而涩。一枝一花，花似南星，其包下垂，长尖几二寸馀，宛如屈腕，又似象垂头伸鼻。其色紫黑，白筋凸起，条缕明匀，极似夷锦。南星、蒟蒻，花状已奇，此殆其族，而尤诡异。土人以药畜之。主治同天南星。即由跋之别种。亦有绿花者，结实亦如南星而色殷红。

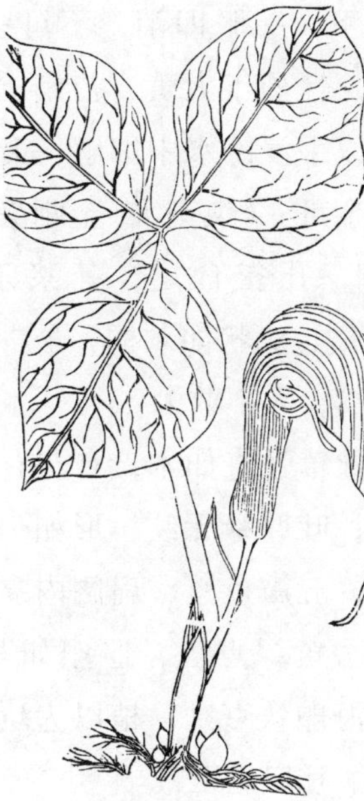

75. 金刚纂

金刚纂，《云南通志》：花黄而细，土人植以为篱；又一种形类鸡冠。《谈丛》[①]：滇中有草名金刚纂，其干如珊瑚多刺，色深碧。小民多树之门屏间。此草性甚毒，犯之或至杀人。余问滇人，植此何为？曰以辟邪耳。唐绵《梦馀录》[②]：金刚纂状如棕榈，枝干屈曲无叶，锉以渍水暴，牛羊渴甚而饮之，食其肉必死。《滇本草》：金刚杵味苦，性寒，有毒。色青，质脆如仙人掌，而似杵形，故名。治一切丹毒、腹瘴、水气、血肿之症。烧灰为末，用冷水下，一服即消，不可多服。若生用，性烈于大黄、芒硝，欲止其毒，以手浸冷水中即解。夷人呼为冷水金丹。《滇记》：金刚纂碧干而猬刺，孔雀食之，其浆杀人。《临安府志》：状如刺桐，最毒。土人种作篱，人不敢触。

按此草强直如木，有花有叶而无枝条，叶厚绿无纹，形如勺；花生干上，五瓣色紫，扁阔内翕；中露圆心，黄绿点点，遥望如苔藓。岭南附海舶致京师，植以为玩，不知其毒。呼曰霸王鞭。

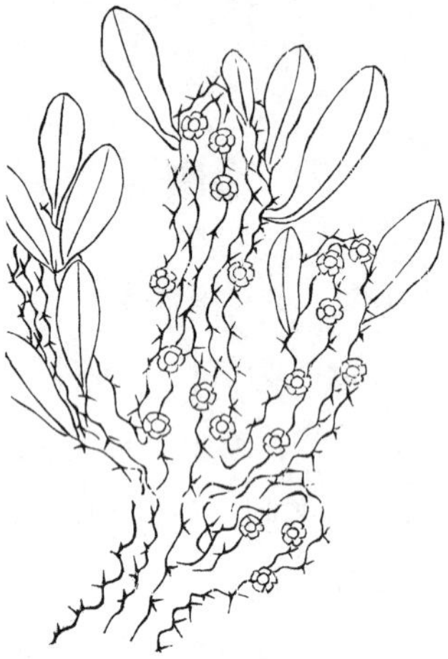

【校注】

①《谈丛》：指《雪涛谈丛》。明代江盈科撰。江盈科为万历年间进士，曾到云南，奉朝廷之命审谳冤刑。先后写成了《谈丛》《谈言》《闻纪》《谐史》等小品文。其中不乏关于云南的史料与文艺掌故。

② 唐绵《梦馀录》：绵，当为锦。唐锦，明代弘治进士，著有《龙江梦馀录》《壶范》等诸多书籍。

76. 紫背天葵

紫背天葵，《滇本草》：味辛，有毒。形似蒲公英，绿叶紫背，为末敷大恶疮，神效。人误服，汗出不止，速饮绿豆、甘草即解。

按此草，昆明寺院亦间植之。横根丛茎，长叶深齿，正似凤仙花叶，面绿背紫，与初生蒲公英微肖耳。夏开黄花，细如金线，与土三七花同，盖一类也。

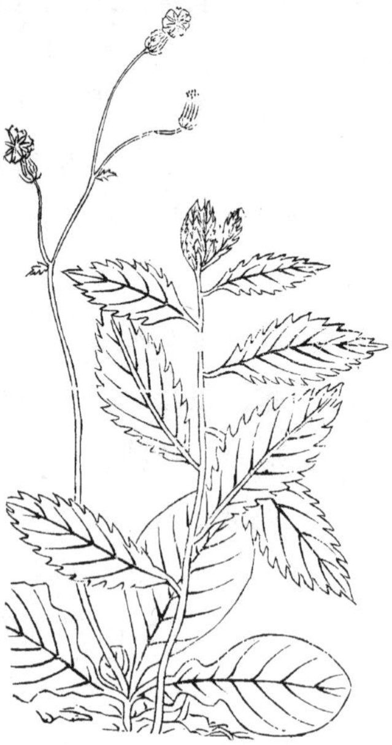

卷之二十四　毒草类

1. 大黄

大黄，《本经》下品。《别录》谓之将军。今以产四川者良。西南、西北诸国，皆恃此为荡涤要药，市贩甚广。北地亦多有之，春时佩之，以辟时疫。

雩娄农曰：燕蓟地苦寒，人凑理密而内实，冬冽辄吸烧酒，围暖炉，与风雪斗胜。春气萌动，亢燥不雨，阳伏而不能出，阴遁而不能疹，于是乎有昏狂郁塞之病。医者以法解之，强者病不损，弱者或以亡阳。有予以攻涤者，内热下而神明生，或起生死于顷刻，其处方者不知其所以然。凡为痁[①]、为痨、为郁、为伏热、为饮食之毒、为浮游之火，一切以大黄为秘妙丹药，病者不即登鬼箓，十失一，十失二三四，方诩诩然自命为良。其不知医者，亦争以时医奉之，卒之技穷术竭，刺人而杀人，不咎其医之无本，咸以为时命之不可假易也。故谚曰：趁我十年运，有病早来医。昔钱景谌[②]与王安石论新法不合，遂相绝。有《答人书》云：安石穿凿不经，牵合臆说，作为《字解》，谓之时学；又以荒唐怪诞，非昔是今，无所统纪，谓之时文；倾险趋利，残民无耻，谓之时官。驱天下之人务时学，以时交，邀时官。然则时医者，其时学、时官之类乎？呜呼！时乎泰而君子进，时乎否而小人兴。时之为义大矣哉！朝时而市，时也；日中而市，时也；夕时而市，亦时也。不召自来，不麾自去，市盈而盈，市虚而虚，孰令令之，孰禁禁之？盈而不盈，虚而不虚，知进退存亡而不失其正者，其谁乎？吾愿世之有疾病者，忍痛藏垢，以待良医。探囊一试黄昏汤，而不汲汲焉捐其躯，以听时医生之死之于攻伐之剂，而卒不悟其所以然，其可谓知时而不随时者欤？

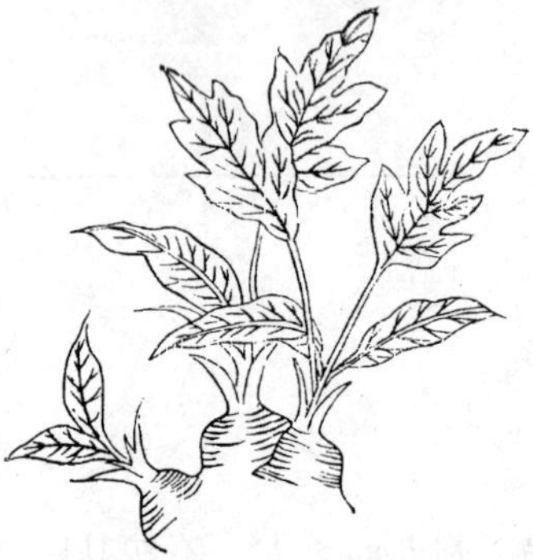

【校注】

① 痁（shān 山）：疟疾的一种，多日一发。

② 钱景谌：北宋大臣。仁宗嘉祐年间为殿直，登进士第。曾与王安石执弟子礼，后与王安石政见不合，终身任外职。

2. 商陆

商陆，《本经》下品。《尔雅》：蓫薚[1]，马尾。注《广雅》曰：马尾，蔏陆。或曰：《易》苋陆也。今处处有之，有红花、白花两种，结实大如豆而扁有棱，生红熟黑。江南卑湿，易患水肿，俚医多种之，以为疗水贴肿要药。其数十年者，根围尺馀，长三四尺，坚如木。习邪术者，刻为人形以驱鬼，小说家多载之。《救荒本草》谓之章柳，子、根、苗、茎并可蒸食云。

按商陆初生茎肥嫩，叶攒密。秋开花，结实粒小。宿根茎硬，叶稀。春花夏实，秋时已枯。江西上高谓之香母豆，云妇人食之宜子，盖难凭信。

雩娄农曰：此草非难识者，《通志》乃并葍及蔏藋[2]、葍茅[3]而为一物，葍即旋花；蔏藋，藜类；葍茅，葍华之赤者。以意并合，乃至杂糅。毛晋以蓫薚之名谓即《诗》言采其蓫[4]，前人亦无及者。蓫为羊蹄，《图经》述之如绘，毛谓不甚合，何也？子夏《易传》[5]，木根草茎，体物尽致。而或者又以千岁谷当之，则但见其叶相似耳。《本经》置之下品。其仙人作脯之说可谓杳冥，谁则见之？《救荒本草》虽云可食，亦为《本草》所拘。乡人皆知其有毒。土医以治水蛊，有随手见效者，其峻利可知。方书中久为禁药。其子老则色黑如豆。妇人服之宜子，此与芣苢宜子之说相类。南方卑湿，俚妇力作水田中，其受湿深矣，去湿则脾健，故能宜子。若以为祈子灵丹，则悖甚。古赞曰：其味酸辛，其形类人；疗水贴肿，其效如神。按夜呼之名，殆假托鬼神之隐语。毛晋据《荆楚岁时记》[⑥]三月三日杜鹃初鸣，尽夜口赤，上天乞恩，至章陆子熟乃止。以为章陆子未熟以前，为杜鹃鸣之候，故称夜呼。亦务为博奥。

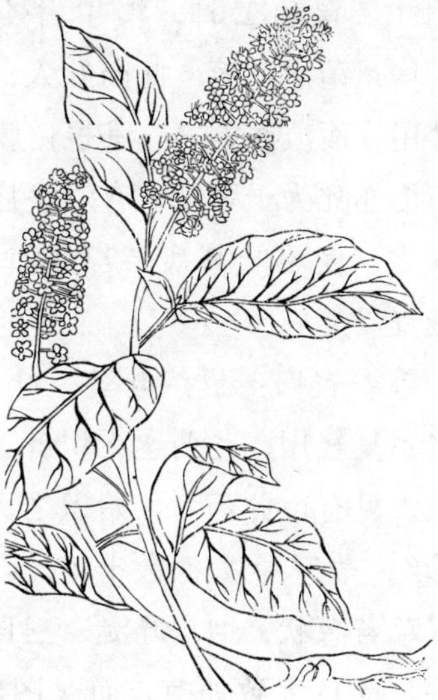

【校注】

① 蓫薚（zhútāng 竹汤）：商陆的别名。

② 蔏（shāng 商）藋（diào 掉）：此指藜类植物。蔏，一种水生蒿草。藋，藜类植物。

③ 藑（qióng 穷）茅：古书上说的一种草，开红花，可入药。

④ 言采其蓫：语出《诗经·小雅·我行其野》。

⑤ 子夏《易传》：子夏，卫国人，孔子晚年的得意弟子之一。史载其曾著《子夏易传》，有人认为为后世伪托。

⑥《荆楚岁时记》：南朝宗懔（约 501—565）撰。全书凡 37 篇，记录了中国古代楚地（以江汉为中心的地区）自元旦至除夕的 24 节令和时俗。

3. 狼毒

狼毒，《本经》下品。形状详宋《图经》。今俗以紫茎南星根充之。《抱朴子》：狼毒合野葛，纳耳中，治聋。王羲之有《求狼毒帖》，岂亦取其能治耳聋如天鼠膏耶？

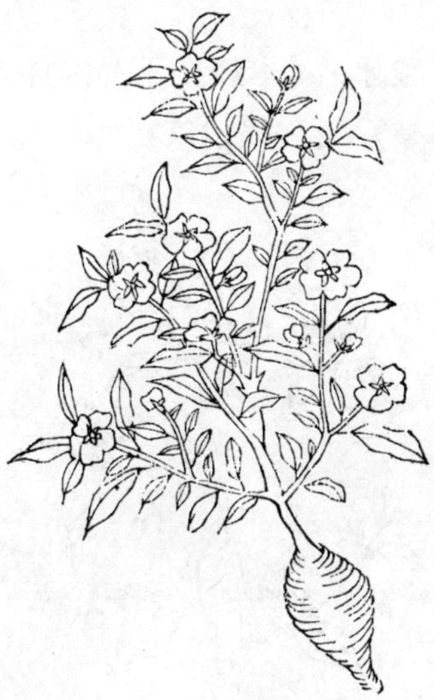

雩娄农曰：《本草》书于狼毒皆不甚晰，方家亦惮用之。滇南有土瓜狼毒，以其根大如土瓜，故名。按形与《图经》颇肖；又有鸡肠狼毒，性同。《滇本草》亦云，猛勇之性，真虎狼也。兵法曰：猛如虎，很如羊，贪如狼[①]。强不可使者，皆勿遣。不然病弱而剂强，是以狼牧羊也。又不然，则秦虎狼之国也，楚怀王入关不返矣，将若何？

【校注】

① 猛如虎，很如羊，贪如狼：出《史记·项羽本纪》。很，违、逆、不听从。

4. 狼牙

狼牙，《本经》下品。详《吴普本草》及《蜀本草》。

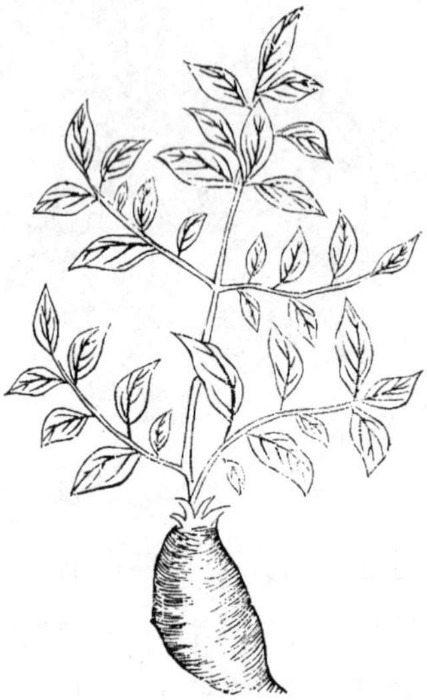

5. 藜芦

藜芦，《本经》下品。宋《图经》云：叶如初生棕，茎似葱白，有黑皮裹之如棕皮，其花肉红色。有山生、溪生二种，溪生者不入药。均州谓之鹿葱。此药吐人，方家禁用，而滇医蓄之。其根白膜层层，俗亦呼为千张纸。有疯痰症则煮食之，使尽吐其痰，若虚症者，殆哉岌岌矣！

雩娄农曰：藜芦吐药。吐法，医者不复轻用，此药遂无识者。余至滇，见有市此药者，始识之。李时珍纪一妇人，疯痫数十年，以饥岁采草若葱状，饱食吐涎，三日而病去。此草大致如葱，而《图经》乃云又似车前，按图而索，不大误耶。世之患痰痫者多矣，姑息而予以清解之剂，甚或谓补其不足，则体健而痰自消，卒之胸满气塞，奄奄无知以没，又或狂发杀人。岂其病终不可医，抑医者之养之以贻患耶？古昔盗贼之发，有识者绝其奔窜，穷其巢穴，擒渠矜胁，无俾遗种。此即藜芦倾吐之法，故病一去而无伤。若不量贼强弱，防贼奔突，轻奇单兵，姑与尝试，一遇挫衄[①]，贼势益炽，药不胜病，杯水车薪之喻矣。宋襄公曰：君子不重伤，不禽二毛。子鱼谓之不知战。

遵养时贼姑息者，后将噬脐[2]耳。其有临敌而诵《孝经》者，不犹治疯而用滋剂乎？至杨武陵[3]以招抚之策，纵已禽之寇发狂杀人，非医者之罪而谁罪，不知病而医曰瞽；知病而不知药曰庸；知病知药不即力除，辄曰吾纵之，吾能收之，则曰狂。以狂医治狂疾，则狂与治狂者皆杀人而已。

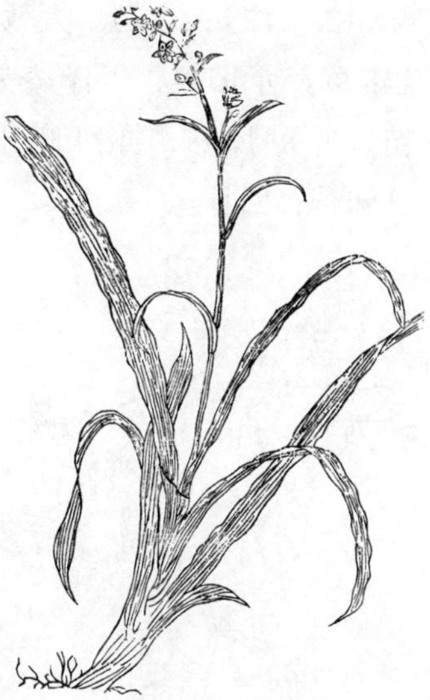

【校注】

① 挫衄（nǜ）：挫折；失败。

② 噬脐：用嘴咬自己的肚脐。比喻后悔也来不及。

③ 杨武陵：指明代官员杨嗣昌（1588—1641），湖南武陵县碴口坡人，故名。

6. 常山

常山，《本经》下品。苗曰蜀漆。宋《图经》有茗叶、楸叶二种，皆为治疟之要药。今俚医所用，乃有数种，俱以治疟，殊未敢信，以入草药。

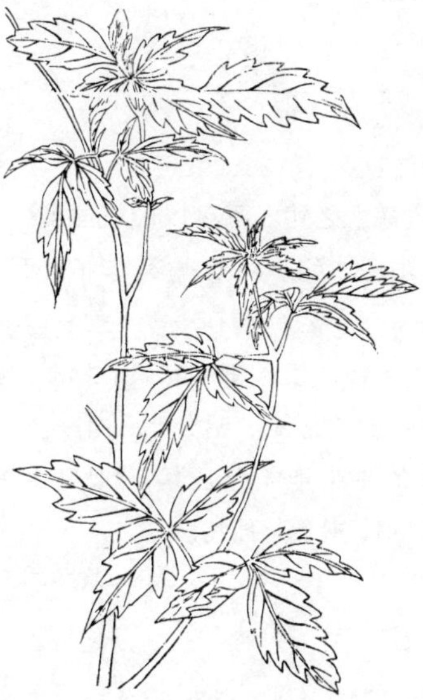

雩娄农曰：常山以治疟著，乡曲作劳，寒暑饥饱之不时，或侮以邪与祟，于是有寒热往来之疾。而卖药逐利之徒，乃争言截疟方矣。医者之言曰，疟生于痰，常山能劫痰，然必察其受病之源，而引以入经之佐使乃有效。今土常山以十数，既非《本经》真品，即真矣而第恃此以图胜，譬如飞将行沙漠中，迷惑失道，果能与敌遇乎？夫搏牛之虻，不可以破虮虱[1]，富厚之家，非鬼非食，惑以丧志，阴阳失和，寒热迭至。若误诊为痁，投以悍药，是以空虚柔脆之府，临以披甲执锐之兵。牛虽瘠，偾于豚上，其畏不死[②]。故常山伪者宜慎，真者尤宜慎。古之用君子者，必辨真伪；若小人则唯防微杜渐，勿轻试而已。

【校注】

① 夫搏牛之虻，不可以破虮虱：出《史记·项羽本纪》。比喻其志在大而不在小。

② 牛虽瘠，偾（fèn 奋）于豚上，其畏不死：出《左传·昭公十三年》。意为再瘦的牛也能把猪压垮。比喻以强欺弱。偾，扑倒、压垮。

7. 蔄茹

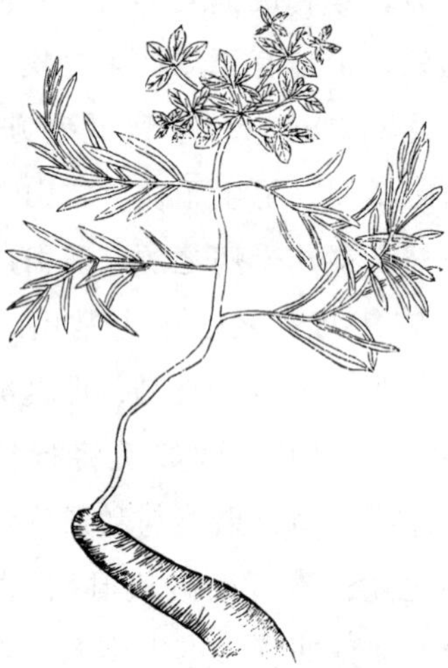

蔄茹，《本经》下品。根长如萝卜、蔓菁，叶如大戟。滇南呼土瓜狼毒，即李时珍谓今人往往误以其根为狼毒者也。

8. 大戟

大戟，《本经》下品。《尔雅》：荞，邛钜。《注》：今药草大戟也。《救荒本草》承旧说，以泽漆为大戟，苗、叶可煠熟，亦可晒干为茶，其味苦，回甘。

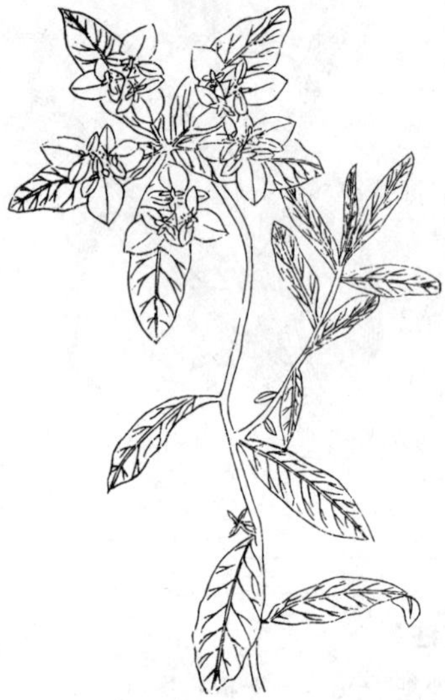

9. 乳浆草 附

乳浆草，江湘山坡间多有之。以茎有白汁，故名。土医以治乳痈。按大戟有紫绵数种，此其类也。

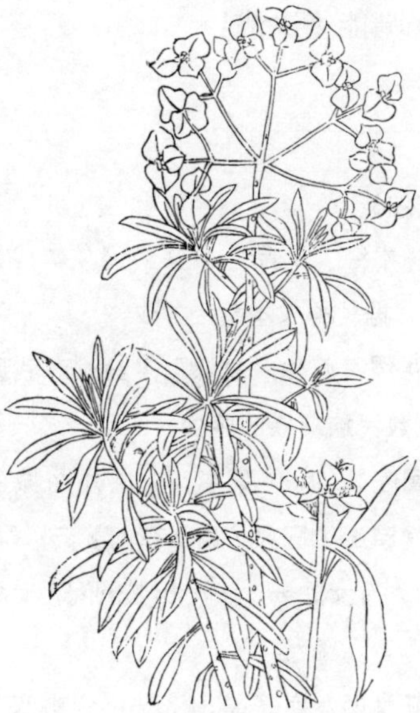

10. 泽漆

泽漆，《本经》下品。相承以为大戟苗。李时珍订以为即猫儿眼睛草，今处处有之。北地谓之打碗科，只取一种煎熬为膏，傅无名肿毒，极效。

雩娄农曰：泽漆、大戟，汉以来皆以为一物。李时珍据《土宿本草》[①]，以为即猫儿眼睛草。此草于端午熬膏，敷百疾，皆效。非碌碌无短长者。谚曰：误食猫眼，活不能晚。殊不然。然亦无人饮剂者。观其花叶俱绿，不处污秽，生先众草，收共来牟。虽赋性非纯，而饰貌殊雅。夫伯赵[②]以知时而司至，桑扈[③]以驱雀而正农，非美鸟也；迎猫为其食田鼠，迎虎为其食田豕，非仁兽也，有益于民，则纪之耳。圣人论人之功无贬词，论人之过无恕词，于其所不知，盖阙如也。

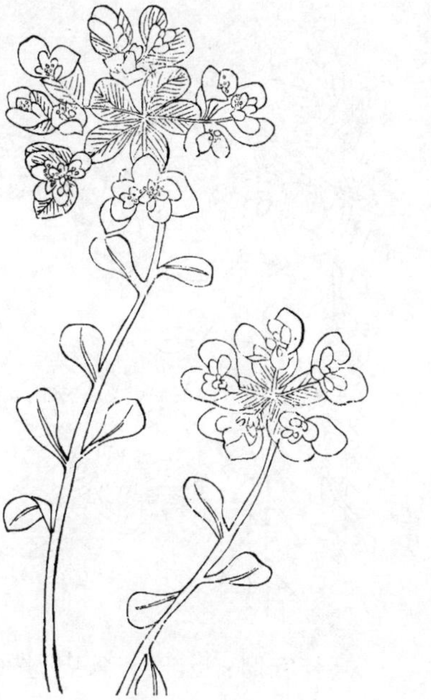

【校注】

① 《土宿本草》：又作《土宿真君本草》，待考。

② 伯赵：伯劳的别名。是一种于七月定期鸣啼、冬至时即止的候鸟。

③ 桑扈：鸟名。即青雀。又名小腊嘴或小桑鹰，又名窃脂。

11. 云实

云实，《本经》上品[①]。江西、湖南山坡极多。俗呼水皂角。《本草纲目》所述形状甚晰。陶隐居云：子细如葶苈子而小黑，不知是何草。

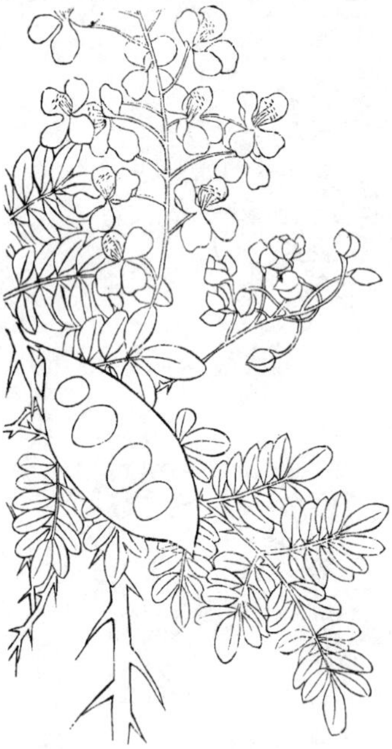

雩娄农曰：云实，实甚恶而花艳如金，气近烈，倮㑩[②]以为香草，摘而售之闉阇[③]，云荼插髻满头。明靳学颜[④]抚莽草而狎之，知其毒，委诸壑，以不厚诛为悔。如滇之同车者，可谓玩虺蜴而昵蜂虿[⑤]矣，户服艾以盈要，薋绿葹以盈室[⑥]，流俗无知，诚无足怪。夫紫宫双飞[⑦]无色何以为悦？迷楼[⑧]诸客，无才何以取容？臭味相投，情志斯惑，美先尽矣，蛊即生之。毒在手而脱腕，痏[⑨]在身而炷肤，自非壮士，乌能绝决哉！

【校注】

① 《本经》上品：原文为“《本经》下品”，据《神农本草经》改。

② 倮㑩：原作“猓猡”，旧时对我国西南少数民族彝族的蔑称。

③ 闉阇（yīndū 阴督）：城外曲城的重门。《诗经·国风·出其东门》云：“出其东门，有女如云，……出其闉阇，有女如荼。”

④ 靳学颜：字子愚，济宁（今山东省济宁市）人。生卒年不详，明朝官吏，曾任山西巡抚。嘉靖年间曾建议改革金融制度。

⑤ 蜂虿：蜂和虿。都是有毒刺的螫虫。

⑥ 户服艾以盈要，薋（cí 辞）绿葹（shī 施）以盈室：出屈原《离骚》。薋，聚集；葹，一种草本植物，即“苍耳”，果实苍耳子入药。

⑦ 紫宫双飞：370 年，前燕为前秦所灭后，掳走清河公主和其弟慕容冲，慕容冲成了前秦天王苻坚的娈童，与其姐清河公主皆被苻坚宠幸。长安因而有歌谣：“一雌复一雄，双飞入紫宫。”

⑧ 迷楼：隋炀帝时建。“回环四合，曲屋自通，千门万牖”，储宫女无数。隋炀帝曰“使真仙游其中，亦当自迷也。可目之曰迷楼”。

⑨ 痏（wěi 委）：皮肤伤；软组织伤。

12. 羊踯躅

羊踯躅，《本经》下品。南北通呼闹羊花，湖南谓之老虎花，俚医谓之搜山虎。种蔬者渍其花以杀虫。又有一种大叶者附后。

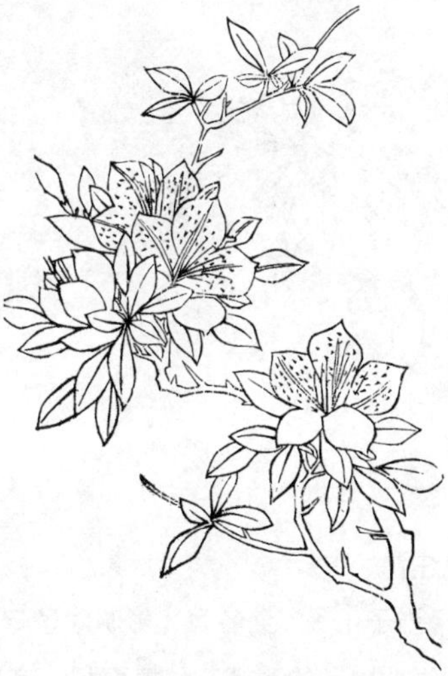

13. 搜山虎 附

搜山虎即羊踯躅，一名老虎花。古方多用，今汤头中无之。具详《本草纲目》。按罗思举《草药图》，搜山虎春日发，黄花青叶。能治跌打损伤，内伤要药。重者一钱半，轻者一钱，不可多用。霜后叶落，但存枯根。湖南俚医以为发表入阳明经之药是此药，俗方中仍用之。中州呼闹洋[①]花，取其花研末，水浸杀菜蔬虫，老圃多蓄之。其叶稍瘦，产长沙者叶阔厚，不似桃叶，花罢结实有棱。

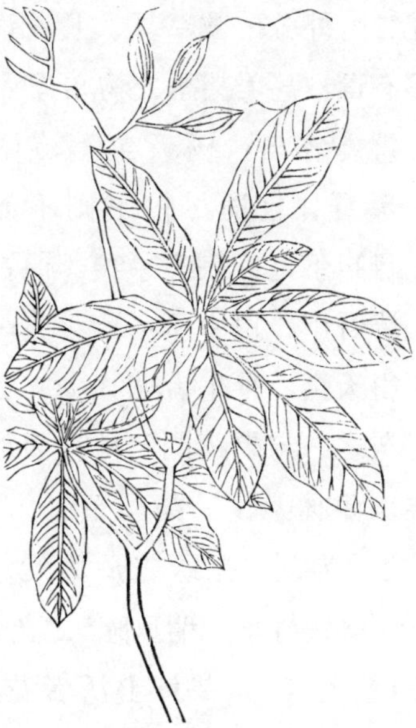

【校注】

① 洋：商务本、中华本为“羊”。

14. 附子

附子，《本经》下品。有乌头、乌喙、天雄、侧子、漏篮子诸名，详《本草纲目》所引《附子记》[①]。今时所用，皆种生者，南人制为温补要药；其野生者为射罔，制为膏以淬箭，所中立毙，俗谓见血封喉。得油则解，制膏者见油则不成。其花色碧，殊娇纤，名鸳鸯菊。《花镜》谓之双鸾菊，朵头如比丘帽，帽拆，内露双鸾并首，形似无二。外分二翼一尾，凡花诡异者多有毒，甚美甚恶，物亦有然。

雩娄农曰：杨天惠著《附子记》綦详，且谓尽信书则不如无书，目睹手记，盖实录矣。但古人所用皆野生，川中所产皆种生。野生者得天全，种生者假人力，栽培滋灌久之，与果蔬同，性移而形亦变矣。泮林桑黮，鸮鸟革音[2]，秃发[3]之后为刘，拓跋之后为元，唐之蕃将多赐姓李，谓重瞳[4]之苗裔[5]皆重瞳，岂有是哉！土沃者花重，地埆[6]者根瘦，东人不信西方有容狐之瓜，北人不信南粤有扛舆之蒿。然谓天下之瓜皆可容狐，天下之蒿皆可扛舆，则著述者实诳汝矣。近时山居泉寒，饵附子以两计，其毒箭以射禽者，则取野生射罔用之，大者无毒，而小者毒烈，是岂物之本性哉？黄山谷尝画大壶卢，人问之，则曰，有背大壶卢者，卖其子种之，仍小壶卢，不知种大壶卢自有法，非别种也。附子一物，而有天雄、乌头、侧子、漏篮诸形，则肥硗[7]、雨露、人事不同所致欤？彼一岁、二岁、三岁之说，其亦未可尽废也。

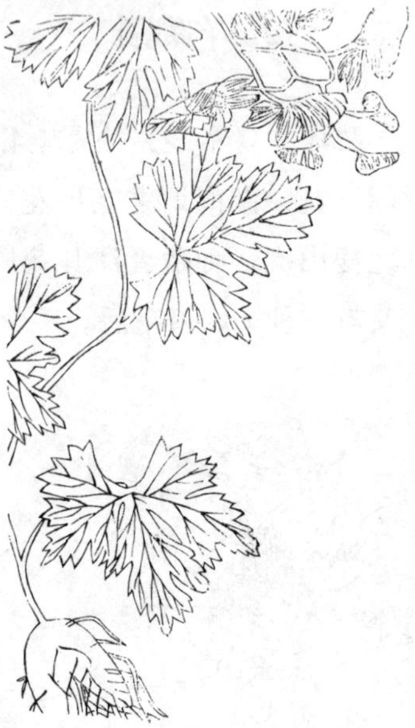

【校注】

① 《附子记》：全名为《彰明附子记》，记述彰明附子的产地、种植面积、产量、种植方法、植物形态、药材鉴别特征等。北宋杨天惠撰。杨天惠为元丰进士，元符间任彰明（今江油市）县令。

② 泮林桑黮，鸮鸟革音：意出《诗经·鲁颂·泮水》：“翩彼飞鸮，集于泮林。食我桑黮，怀我好音。”郑玄笺：“言鸮恒恶鸣，今来止于泮水之木上，食其桑黮。为此之故，故改其鸣，归就我以善音。喻人感于恩则化也。”比喻在好的影响感化下而改变旧习性。

③ 秃发：秃发氏。为鲜卑族拓跋部的一

支。

④ 重瞳：指一个眼睛里有两个瞳孔。古人认为重瞳者都是圣人，如舜。

⑤ 苗裔：子孙后代。

⑥ 埆（què 确）：土地不肥沃；瘠薄。

⑦ 硗（qiāo 敲）：地坚硬不肥沃。

15. 天南星

天南星，《本经》下品。昔人皆以南星、蒻头[①]，往往误采，不可不辨。江西荒阜废圃，率多南星，湖南长沙产南星，俗呼蛇芋；衡山产蒻头，俗呼磨芋，亦曰鬼芋。滇南圃中，蒻头林立，南星绝少，药肆所用，皆由跋也。由跋自是一种。《唐本草》谓南星是由跋宿根所生，验之亦殊不然。而南星与蒻头，根虽类，茎叶花实绝不相同。半夏、由跋花似南星，而皆三叶，由跋又有六七叶者，俗皆呼小南星。但南星生叶亦有两种，一种叶抱如环，一种周围生叶，长如芍药，开花有如海芋者，即《图经》所云花似蛇头，黄色，一种开花有长梢寸馀，结实作红蓝色，大如石榴子，又似玉蜀黍形而梢微齐。明王佐[②]诗：君看天南星，处处入《本草》；夫何生海南，而能济饥饱？盖误以蒻头为南星也。

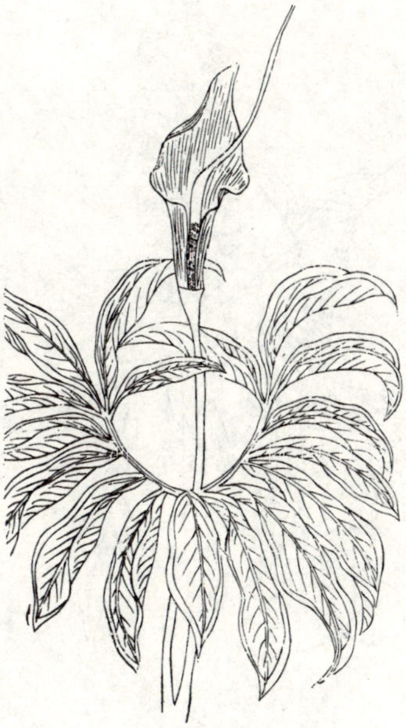

【校注】

① 蒻（ruò 若）头：蒟蒻的别称。

② 王佐（1428—1512）：字汝学，号桐乡。临高县蚕村都（今海南省临高县博厚镇透滩村）人。著有《琼台外志》《鸡肋集》等书。

16. 天南星 即虎掌

天南星，《本经》下品。江西、湖、广山坡废圃多有之。俗呼蛇芋，与蒟蒻相类，惟叶初生相抱如环、开花顶上有长梢寸馀为异，不仅以茎之有斑、无斑可辨。

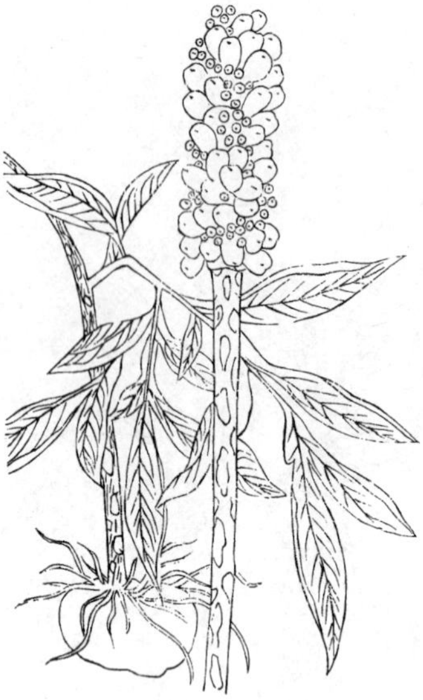

17. 由跋

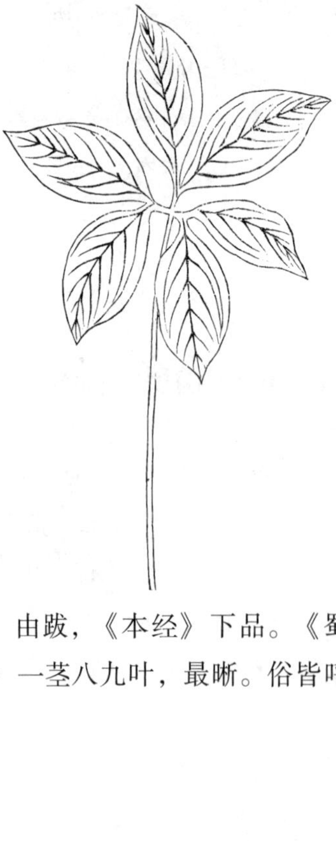

由跋，《本经》下品。《蜀本草》一茎八九叶，最晰。俗皆呼小南星，别是一种，非南星之新根也。陈藏器所述不误。

18. 半夏

半夏，《本经》下品。所在皆有，有长叶、圆叶二种，同生一处。夏亦开花如南星而小，其梢上翘似蝎尾，固始呼为蝎子草。凡蝎螫，以根傅之能止痛。钱相公[①]《箧中方》亦载之。诸家《本草》俱未及此。《本草会编》谓俗以半夏性燥，多以贝母代之，不知痰火上攻，昏溃口噤，自非半夏、南星，曷可治乎？半夏一茎三叶，诸书无异词，而原图一茎一叶，前尖后歧，乃似茨姑叶。余曾遣人绘川贝母图，正与此合，岂互相舛误耶？抑俗方只此一物而两用耶？二者皆与图说不相应，非书不备，则别一物。

雩娄农曰：半夏处处有之，乃以鹊山为佳。余读孔平仲[②]诗而哑然也。药物虽已法制，非枣栗之觅可比，何至据攫代攘，辛螫啼噪[③]耶？其末云：老兄好服食，似此亦可防；急难我辈事，感惕成此章。始知婉言以讽，非真实耳。昔人好食竹鸡，尚能中毒，况服半夏过度，岂不为害？

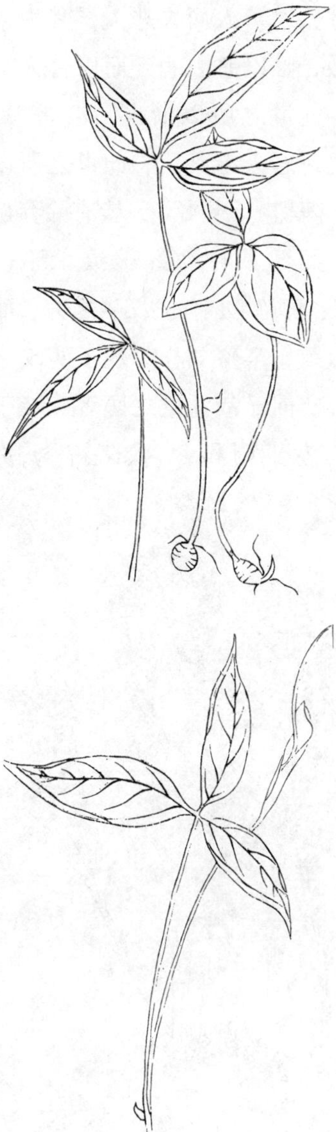

【校注】

① 钱相公：指钱惟演（977—1034），字希圣，临安（今属浙江）人。北宋大臣，西昆体骨干诗人。

② 孔平仲：北宋诗人。字义甫，一作毅父。新喻（今江西新余市）人。生卒年不详。治平二年（1065 年）举进士，曾任秘书丞、集贤校理，又提点江浙铸钱、京西刑狱。曾作《常父寄半夏》一诗，描写了诸子争食半夏，引起轻度中毒的故事。

③ 辛螫啼噪：此指被半夏辛辣刺激而哭喊。

19. 甘遂

甘遂，《本经》下品。宋《图经》云：苗似大戟，茎短小而有汁，根皮赤，肉白，作连珠。又一种草甘遂，即蚤休也。俗多呼为芫花，山西交城产者黄红花，根甚细。

雩娄农曰：方以类聚，物以群分。君子小人不并立，固矣。然唐虞[1]命百工而投四凶[2]，以御魑魅；神农尝百草而收毒药，以除痼疾。凡物之生，有粹有驳。《荀子》云：粹而王，驳而霸。天不能有粹而无驳，世不能有王而无霸。医者用毒草也，曰以毒攻毒；圣人之用恶人也，亦曰以恶攻恶而已。恶人者，能生灾患者也，而古之御灾捍患者，亦多出于恶人。恶人竭其力以去恶，恶去而恶人之狠傲强固之气，亦潜消于无形，而后贤人君子得以从容敷治而无所难。稷契皋夔[3]处于庙堂，而四裔之兽蹄鸟迹，虽穷奇浑敦，亦有劳焉。参苓术草，用以滋培，而无名之痈疽毒肿，虽乌头、钩吻亦著效焉。顾恶人得其用而世治，恶人不能得其用则大乱生。公孙述[4]不遇新室，汉之良吏也；曹瞒不丁炎季[5]，汉之能臣也；石勒自谓逢汉高祖当北面臣之。吾尝谓圣贤能用恶人，必不肯轻言去恶人，若欲去恶人，则必假恶人之手而后可。石守道[6]作《圣德诗》，范公[7]拊股谓韩公[8]曰：为此怪鬼辈坏了。韩公曰：天下事不可如此，如此必坏。韩范皆能用恶人者也，恶人希其用，则将自奋其所长。石守道但知去恶人者也，恶人畏其去，则将大肆其所短。党锢东林[9]，亦石守道之褊见耳。医者以甘遂、甘草并用，以去留饮、脚气、肿毒，皆有奇效。释之者云：二物相反，而立成功，夫既相反矣，何成功之有？共工、驩兜与岳牧[10]同官尧舜，能治天下乎？良医之用甘遂也，逐其病也；其用甘草也，化其病也。故甘遂敷于外，而甘草服于内，此黥、彭[11]斩搴于边陲，而萧、张[12]燮和于廷陛也。黥彭萧张各用其长，岂云相反哉？呜呼！以善人而去恶人，其力常不能敌，唯以恶去恶，而以善人继其后，此世之所以治也。以恶去恶，而仍以恶人继其后，此世之所以乱也。隗嚣[13]、更始[14]，皆有除莽贼之功，而建武中兴，遂致承平；董卓[15]、郭傕[16]亦有去汉贼之力，而当涂接踵，卒覆刘祚。观于两汉之兴亡，非前辙哉？世之医者，专于攻击与专于调和者，熟睹古今，亦可

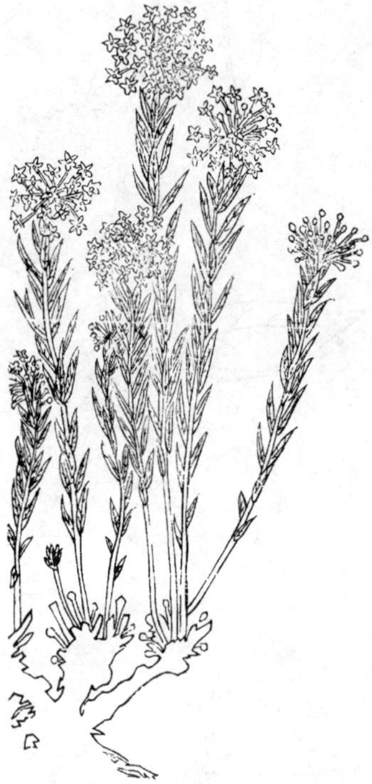

微会矣。善乎王彦霖之言曰：君子在内，小人在外，为泰；小人在内，君子在外，为否。君子小人竞进，则危乱之机也。明乎此，则倾

险忠良，无调停参用之说；温补寒泻，无和同并进之理。

【校注】

① 唐虞：唐尧与虞舜的并称。亦指尧与舜的时代，古人以为太平盛世。

② 四凶：古代传说舜所流放的四人或四族首领。《左传·文公十八年》："流四凶族，浑敦、寄奇、梼杌、饕餮，投诸四裔，以御螭魅。"杜预注谓浑敦即驩兜，穷奇即共工，梼杌即鲧。《尚书·舜典》："流共工于幽州，放驩兜于崇山，窜三苗于三危，殛鲧于羽山，四罪而天下咸服。孔传谓三苗即饕餮。"

③ 稷契皋（gāo 高）夔（kuí 奎）：传说中舜时贤臣皋陶、夔、后稷和契的并称。亦借指贤臣。

④ 公孙述：字子阳，右扶风茂陵（今陕西兴平东北）人。西汉末，以父官荫郎，补清水（在今甘肃省境内）县长。述熟练吏事，治下奸盗绝迹，由是闻名。王莽篡汉，述受任为江卒正（蜀郡太守）。王莽末年，天下纷扰，群雄竞起，述遂自称辅汉将军兼领益州牧。是时公孙述僭号于蜀，时人窃言王莽称黄，述欲继之，故称白，自称"白帝"。

⑤ 曹瞒不丁炎季：曹瞒，即曹操；丁，遭遇；炎季，夏天。

⑥ 石守道：名石介（1005—1045），字守道。曾作《庆历圣德颂》，歌颂朝廷退佞进贤，不指名地斥权臣夏竦。

⑦ 范公：范仲淹（989—1052），字希文。北宋著名的政治家、思想家、军事家和文学家，世称"范文正公"。

⑧ 韩公：指韩琦。

⑨ 党锢东林：党锢之祸指东汉桓帝、灵帝时，士大夫、贵族等对宦官乱政的现象不满，与宦官发生党争的事件。事件因宦官以"党人"罪名禁锢士人终身而得名。前后共发生过两次。党锢之祸以宦官诛杀士大夫一党几尽而结束，史称"党锢之祸"。东林，指明末的东林党。他们聚集在无锡东林书院讲学，议论时政，提出反对矿监税使掠夺、减轻赋役负担、发展东南地区经济等主张。还提出了开放言路、实行改良等意见，得到当时社会的广泛支持，同时也遭到宦官及各种依附势力的激烈反对。后为宦官魏忠贤所屠杀，被害者数百人。

⑩ 岳牧：舜时的四岳十二牧。封疆大吏之泛称。

⑪ 黥、彭：指汉初将领黥布、彭越。

⑫ 萧、张：指汉初将领萧何、张良。

⑬ 隗嚣（？—33）：字季孟，天水成纪（今甘肃秦安）人。出身陇右大族，青年时代在州郡为官，以知书通经而闻名陇上。

⑭ 更始：指刘玄（？—25），字圣公，南阳蔡阳（今湖北枣阳县西南）人，西汉皇族后裔。公元23年，刘玄被绿林军立为皇帝，年号更始，成为历史上著名的更始帝。

⑮ 董卓（？—192）：字仲颖，陇西临洮（今甘肃省岷县）人。东汉末年少帝、献帝时权臣，西凉军阀。官至太师，封

郿侯。其为人残忍嗜杀，倒行逆施。后被其亲信吕布所杀，馀部由李傕等人率领。

⑯ 郭傕（jué 决）：指郭汜、李傕，董卓部下。

20. 蚤休

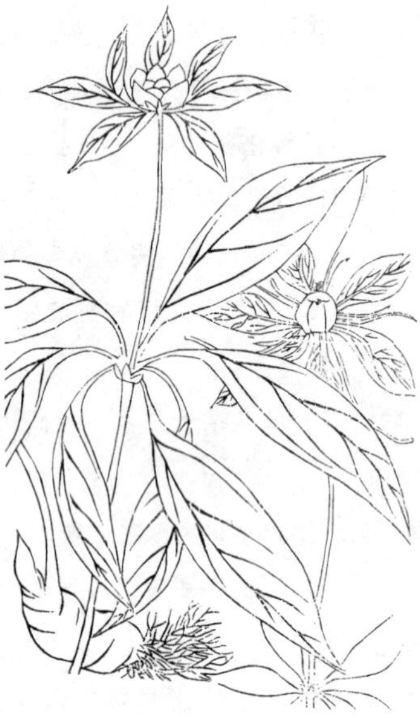

蚤休，《本经》下品。江西、湖南山中多有，人家亦种之。通呼为草河车，亦曰七叶一枝花。为外科要药。滇南谓之重楼、一枝箭，以其根老横纹粗皱如虫形，乃作虫蒌字。亦有一层六叶者，花仅数缕，不甚可观，名逾其实，子色殷红。滇南土医云：味、性大苦大寒，入足太阴。治湿热瘴疟、下痢。与《本草》书微异。滇多瘴，当是习用药也。

21. 鬼臼

鬼臼，《本经》下品。江西、湖南山中多有，人家亦种之。通呼为独脚莲。其叶有角不圆，或曰八角莲。高至四五尺，就茎开花，红紫娇嫩，下垂成簇。外科蓄之。郑渔仲谓叶如荷叶，形如鸟掌，年长一茎，茎枯则为一臼，亦名八角盘。其形容极确。原图仍为鬼灯檠，宜山谷《诗注》之斥排也。但此物辟谷，未见他说。子瞻以诗记琼田芝，山谷亦有《琼芝仙诗》云：但告渠是唐婆镜。与《本经》有毒、《别录》不入汤者异矣。下死胎，治射工中人，其力猛峻可知。此草生深山中，北人见者甚少。江西虽植之圃中为玩，大者不易得。余于途中，适遇山民担以入市，花叶高大，遂亟图之。此草一茎一叶，李时珍云一茎七叶，或别一种，余未之见。

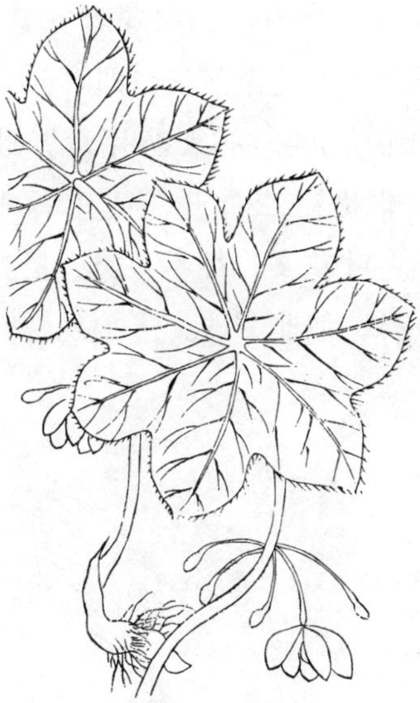

22. 射干

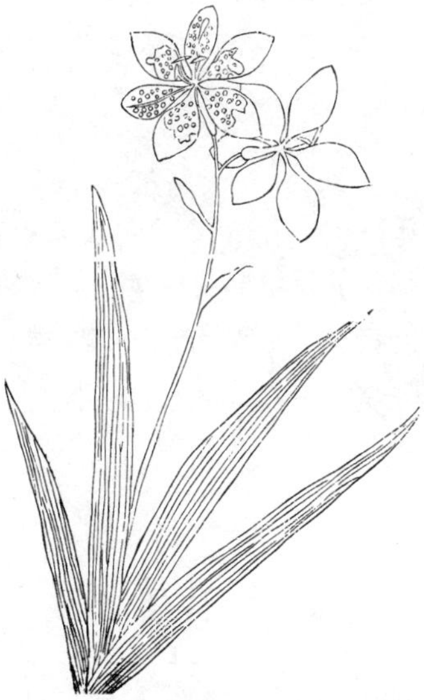

射干，《本经》下品。《蜀本草》：花黄实黑者是。陈藏器谓秋生红花，赤点。按此草，北地谓之马螂花。江南亦多。六月开花。形状如《蜀本草》。《拾遗》以其点赤，误认为红花耳。其根如竹而扁，俗亦呼扁竹。

雩娄农曰：《荀子》云西方有木焉，名曰射干，茎长四寸，生于高山之上，而临百仞之渊。其茎非能长也，所立者然也。呜呼！以彼径寸茎，荫此百尺条，此之谓矣。不材之木，托根得地，斧斤疮痍之不及，阴阳雨露之所偏，而琪花玉树，或芜没于丛莽而无人知。吾乌知其所以然哉？乃长言以谇[①]之曰：挢[②]青曾[③]之淑朗兮，谓诞育其必公；何阳材屯于凹窔[④]兮，阴敷苯䔿而蒙茸。栎连蜷以依社兮，五柞何为而冠乎离宫？门骄骄其忽有莠兮，屋沉沉而蔓[⑤]乎瓦松；茑华施柏而旖旎兮，葛藟累樛以隆崇。詈老楮其不可宥兮，萧斧乃独赦夫桤榕。鸮既据夫泮之沃若兮，鼠又室乎堂之美枞；掩菌桂而冗萧艾兮，吾乌知鸩媒之所从？追虞舜于大麓兮，别风淮雨[⑥]而不蒙；神刊随而底绩兮，杶干栝栢惟乔乎云中；雷惧秕莠于有夏兮，景山丸丸斫度而奏功；祚棫佩于昆夷兮，楹化梓而姬隆。嬴无道而兀蜀山兮，灵诃怒而捐五大夫之封；武囿四海于上林兮，柏梁灾而更营。车盖雄夫白水兮，气佳哉而郁葱葱；杉叶御飙而抵洛阳兮，阅万里而排九重。桧耻纲而沦汩波兮，义不辱夫勔黼之闇瞢。伟贞木其若有知兮。趋舍时而莫同。万牛回首于崄巇兮，岂大材之难庸也！岁峥嵘其将宴兮，冰霰瞹瞹而蔽空。百卉腓而谁控兮，艰哉巍巍万盘之孤峰；翳荟蔚而蛰虎豹兮，抗扶疏而挐蛟龙；彼苕发而颖竖兮，噫乎何以御风。

【校注】

① 谇（suì 岁）：劝告。

② 挢（jiǎo 绞）：举；翘。

③ 青曾：青石。

④ 窔（yào 要）：幽深。

⑤ 薆（ài 爱）：草木茂盛。

⑥ 别风淮雨：疑为列风淫雨之误。

23. 白花射干

白花射干，江西、湖广多有之。二月开花，白色有黄点，似蝴蝶花而小，叶光滑纷披，颇似知母，亦有误为知母者。结子亦小，与蝴蝶花共生一处，花罢蝴蝶花方开。俚医谓之冷水丹，以为行血、通关节之药。宋《图经》谓红黄花有赤点者为射干，白花者亦其类。陶隐居云：花白茎长，即阮公①诗：射干临层城，不入药用，皆此草也。惟此花二月开，黄花者六月开，茎叶花实，都不甚类，俗方主治亦殊，似非一种。

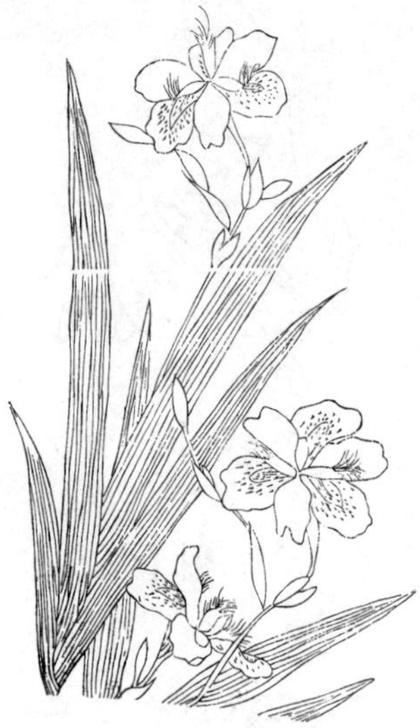

【校注】

① 阮公：指阮籍（210 — 263），三国魏诗人。字嗣宗。陈留尉氏（今属河南）人。“竹林七贤”之一，著有《阮步兵集》。

24. 鸢尾

鸢尾，《本经》下品。《唐本草》：花紫碧色，根似高良姜。此即今之紫蝴蝶也。《花镜》谓之紫罗栏，误以其根为即高良姜，三月开花，俗亦呼扁竹。李时珍以为射干之苗，今俗医多仍之。

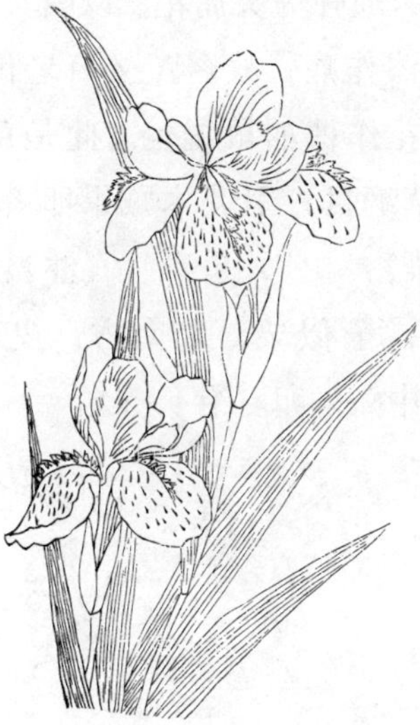

25. 石龙芮

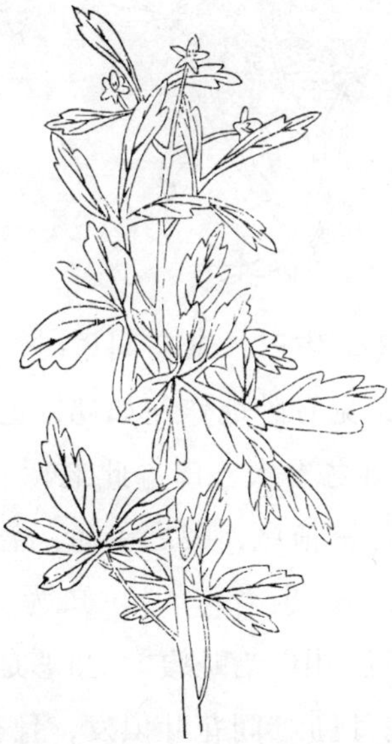

石龙芮，《本经》中品。今处处有之，形状正如水堇，生水边者肥大，平原者瘦小。其实亦能灸疟。固始呼为鬼见愁。

26. 茵芋

茵芋，《本经》下品。陶隐居云：方用甚稀。《图经》备载其形状功用。李时珍云：近世罕知。盖俚医用药多为异名，或实用之而不识其本名也。

雩娄农曰：茵芋有毒。李时珍以为古方有茵蓣丸，治疯痫，又有酒与膏，为治风妙品，近世罕知。为医家疏缺，盖深惜之。吾谓今之俚医治风之药，不可殚述，安知无茵蓣者？特其名因地而异，古今之不同耳。史传中惟功业道德、妇孺知名者谓之不朽。其他或一事而两载，或两传而一人，所闻异词。如鸟戾[①]于天，越人以为鳦[②]，楚人以为凫，各因所疑而为之名，孰知其是耶非耶？扬雄[③]持三尺缇素，访绝域方言，其草木诸物，异名多矣，又乌料其一人之身为汉郎中，又为莽大夫耶？黑头尚书，白头尚书，何异昔日之芳草，今直为此萧艾也。呜呼！在山为小草，出山为远志，以出处而异名，贤者愧之矣。彼上车不落则著作，体中何如则秘书，用之则荣，舍则已焉，束刍[4]以为狗，弃狗岂有惜其刍者？茵蓣之用，适承其乏，有胜于茵蓣者，而茵蓣为狗之刍矣。故曰：腹背之毳[5]，益一把不加多，损一把不加少，始则碌碌而因人，继则汶汶以没世。吾欲求其名而纪之，吾又乌能胜纪之？

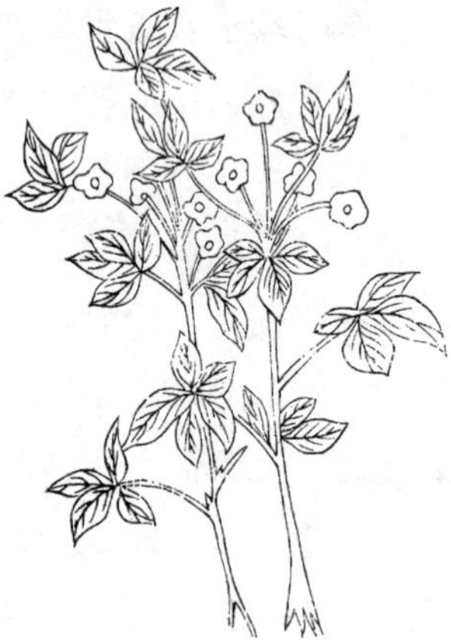

【校注】

① 戾：至；到。

② 鳦（yǐ 乙）：燕子。

③ 扬雄：一作“杨雄”（前53—后18），字子云，汉族。西汉官吏、学者。汉成帝时任给事黄门郎。王莽时任大夫，校书天禄阁。

④ 束刍：捆草成束。又，祭品。

⑤ 毳（cuì 萃）：身体上的细毛，或称“汗毛”。

27. 芫花

芫花，《本经》下品。淮南北极多，通呼为头痛花。以嗅其气头即涔涔作痛，故名。又曰老鼠花，以其花作穗如鼠尾也。此是草本，《本草纲目》引芫木藏果卵者。考《尔雅》：杬[1]，鱼毒。《注》：杬，大木，子似栗，生南方，皮厚汁赤，中藏果卵。绝不相类。

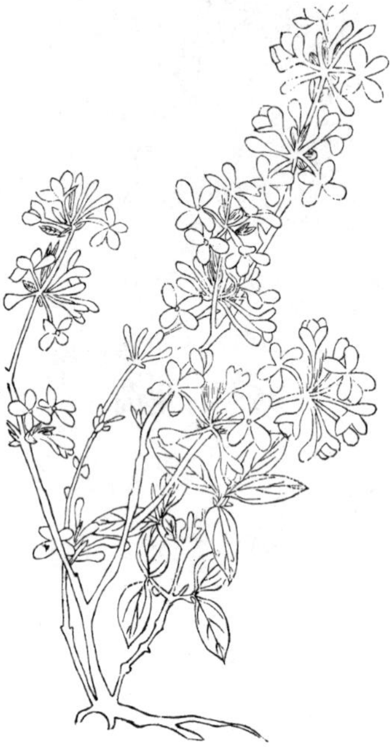

雩娄农曰：余初归里时，清明上垄，见有卧地作花如穗，色紫黯者，询之土人，曰：此老鼠花也。其形如鼠拖尾，嗅之头痛，盖色臭俱恶。及阅《本草》，知为芫花。淳于意[2]用以治蛲瘕[3]。虽恶是其可云乎？匡庐[4]间花叶俱发，且有实，味甘。然食之头亦痛。乌之南徙，音未变也。洪容斋⑤谓小人争斗不胜，取叶搽肤，辄作赤肿以诬人，诪张为幻⑥，乃有此助之厉耶？山人采药皆以口授，自贼贼人，案牍坌⑦积。宋时以断肠草之害，着令烧薙。但尽敌而返，敌可尽乎？良有司各访其地之所产，根株性味著之志乘，民不能欺，其亦可矣。

【校注】

① 杬（yuán 援）：古通“芫”。又古书上说的一种乔木，树皮煎汁可贮藏和腌制水果、蛋类。

② 淳于意（约前 205—?）：西汉初齐临菑（今山东淄博东北）人，姓淳于，名意。曾任齐太仓长，精医道，辨证审脉，治病多验。其所创诊籍，是中国现存最早的病史记录。

③ 蛲瘕：由人体寄生虫引起的腹中结块的病。

④ 匡庐：指庐山。

⑤ 洪容斋：指洪迈（1123—1202）。南宋饶州鄱阳（今江西省上饶市鄱阳县）人，字景卢，号容斋，南宋著名学者。著有《容斋随笔》《夷坚志》《野处类稿》等。

⑥ 诪（zhōu 周）张为幻：以欺骗迷惑别人。诪张，欺诳。

⑦ 坌（bèn 笨）：尘埃；聚积。

28. 金腰带

金腰带，江西山中多有之。其茎花皆如芫花，根极长，有长数尺者。土人以为带，束腰可治腰痛。其实白如米而大，味甘。土人云，食多头痛，或即以为头痛花。但《本草纲目》未详其结实形状，而此草叶光滑，花心有鬒，亦微异，或芫草同类。

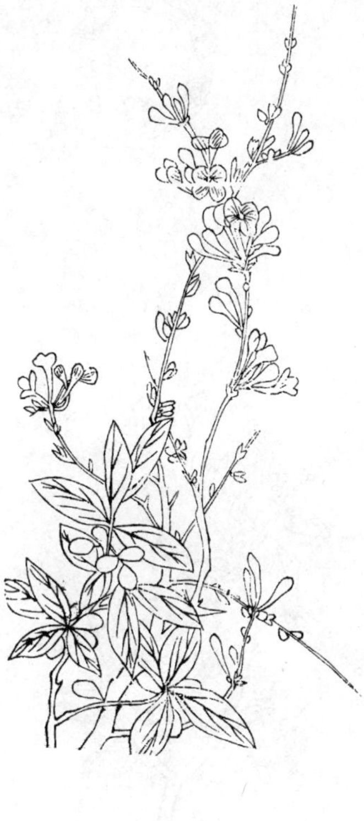

29. 牛扁

牛扁，《本经》下品。陶隐居云：今人不复识此。《唐本草》、宋

《图经》俱载其形状功用。

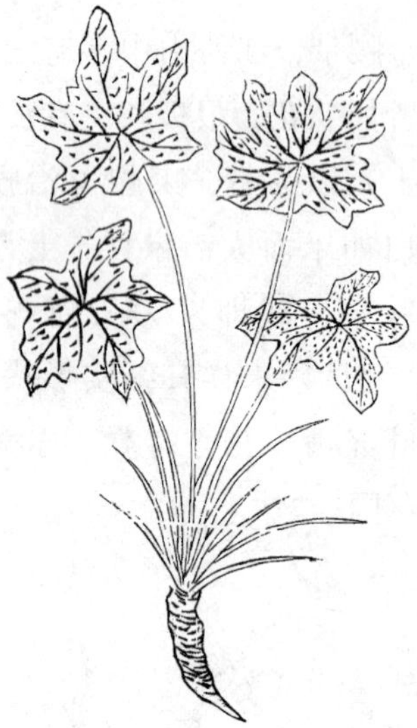

30. 荛花

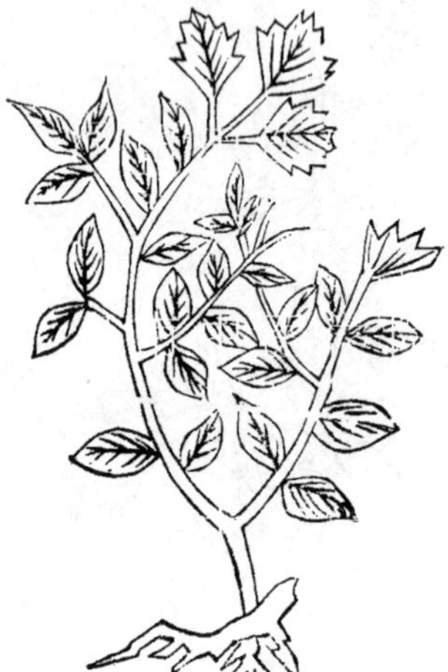

荛花，《本经》下品。《别录》云：生咸阳及河南中牟。李时珍以为即芫花黄色者。方书不复用。

31. 莨菪

莨菪，《本经》下品。一名天仙子。《图经》著其形状功用，且引《史记》淳于意以莨菪酒饮王夫人事。《别说》谓：功未见如所说，而其毒有甚。盖见鬼拾针性近邪魔，而古方以治癫狂。岂不癫狂者服之而狂，癫狂者服之而止。亦从治之义耶？旧时白莲教以药饮所掠民，使之杀人为快。与李时珍所纪妖僧迷人事相类，疑即杂用此药。

雩娄农曰：《史记·太仓公传》：菑川王美人怀子而不乳[①]，召意，意饮以莨菪药一撮，以酒饮之，旋乳。《本草》莨菪无催生之说，其为一物否，未可知也。《炮炙论》[②]以莨菪为有大毒，《金匮要略》[③]言水莨菪，叶圆有光，误食令人狂乱，状如中风。观淳于意以莨菪药令人乳，则断非发狂之药无疑。李时珍明著安禄山饮奚、契丹[④]莨菪酒，醉而坑之；又纪妖僧迷药事。以为是莨菪之流，则一杯入吻，狂惑见鬼，尚可留着肠胃中耶？乃所录《小品》《必效》诸方或丸、或煎，岂有病虽大毒亦能受耶？然吾不敢信也。君子小人，辨之必明。既辨矣，则放流迸逐，不可使其乘隙而复起。若已榜其罪于朝廷，而复记其小忠小信，曲留一线之机，则子尾所谓发短而心长[⑤]，其或寝处我矣，卢杞不似奸邪，惠卿亦似美才，彼毒药之攻痈疽，诚有速效，然岂可引之根本之地，而望其调和阴阳、不伤元气乎？故吾以为凡药之有毒者，必著其外治之功，伐性之害；凡一切服饵之方，皆删削务尽，勿使后人迷于去留，举躯而试其狂惑，其亦《春秋》之律也乎？

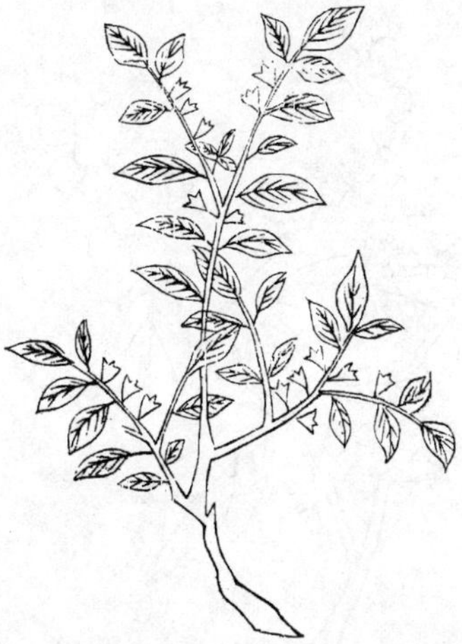

《山西通志》：莨菪子始生海滨川谷及雍州，今宁武多有之。茎高二三尺，叶似地黄、王不留行、红蓝等，花紫色，茎有白毛，结实如小石榴，最有毒。服之令人狂浪，故名莨菪。按太原山中亦多产，其茎挺劲，对叶密排，花生叶隙，重叠直上如地黄。花色紫白，多赭缕，花罢即结实，其子味甜，小儿误食辄疯。俗亦不甚怪，经一两月药性解，则疯已如平人云。

【校注】

① 乳：生子。

② 《炮炙论》：应为《雷公炮炙论》。南朝宋雷敩约撰于5世纪。本书全面总结了南北朝刘宋时期以前的中药炮制技术和经验，是中国历史上对中药炮制技术的第一次大总结，是一部中药炮制学专著。全书3卷，原载药物300种。

③ 《金匮要略》：《金匮要略方论》的简称。东汉张仲景著。

④ 奚、契丹：指唐代奚、契丹两个少数民族。

⑤ 发短而心长：头发稀少，心计很多。形容年老而智谋高。发短，指年老；心长，智谋深。

32. 莽草

莽草，《本经》下品。江西、湖南极多，通呼为水莽子。根尤毒，长至尺馀，俗曰水莽兜，亦曰黄藤；浸水如雄黄色，气极臭；园圃中渍以杀虫，用之颇亟。其叶亦毒，南赣呼为大茶叶，与断肠草无异。《梦溪笔谈》所述甚详，宋《图[①]经》云无花实，未之深考。

雩娄农曰：余所至章、贡、

衡、澧山中，皆多莽草，而按其形状，与《笔谈》花如杏花可玩、李德裕[2]所谓红桂、靳学颜[3]所谓丹萼素蕾者，都不全肖。盖沈存中所云种类最多者耶？江右产者其叶如茶，故俗云大茶叶。湘中用其根以毒虫，根长数尺，故谓之黄藤，而水莽则通呼也。岂与鼠莽有异同耶？诗人多用菵露，陶隐居以为莽本作菵，按山中多以黄茅之类为菵子草，郭璞《注》：弭，春草，一名芒草。孙炎《注》：俗呼菵草，菵草刺人衣而弥坑填谷，故以为晨行之诗，亦夙夜厌浥之意。莽草虽多，殊非荆榛之比，或谓弭为白薇，以弭、薇音近，春草同名，难为确诂。邢《疏》以本草莽草，郭引作芒草，为所见本异，然则《本草》经传写讹误多，乌可不慎？而《图经》云：煎汤热含少顷，治牙齿风虫喉痹甚效，此岂可轻试耶？按《周礼》：翦氏除蠹物，以莽草熏之。《方言》：卉，莽草也。东越扬州之间曰卉，南楚曰莽，《说文》：卉，草总名，则非毒草之莽矣。今人以草烧烟熏虫，亦不需用毒莽。又《说文》犬善逐兔草中为莽。《孟子》草莽之臣，赵岐[4]注：莽亦草也，莽、茻[5]、艸[6]、茻[7]同义。《楚词》：揽中洲之宿莽。注谓：草冬生不死，此亦但诂宿字耳。唯《山海经》朝歌之山有莽草，可以毒鱼。此或是水莽类。而《尔雅》：莽，数节。《郭注》云：竹类，则竹亦有名莽者。《本草》之莽草，或为芒，或为竹类之莽，皆未可定。若以毒鱼为毒草，则近世有以荞麦制鱼者矣，岂得谓荞麦为毒草耶？余恐人误以莽草为可服，故详辨之。

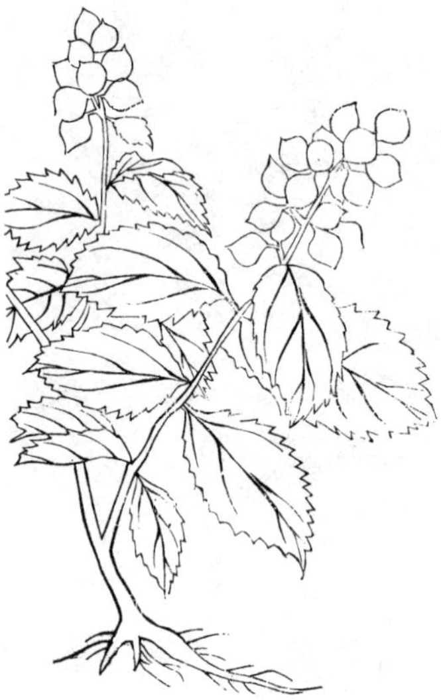

【校注】

① 图：原本无此字，据商务本、中华本加。

② 李德裕（787—850）：字文饶，唐代赵郡（治今河北赵县）人，与其父李吉甫均为晚唐名相。

③ 靳学颜：字子愚，济宁（今山东省济

宁市）人。明代政治人物，嘉靖年间曾建议改革金融制度。

④ 赵岐：字邠卿。京兆长陵（今陕西咸阳市东北）人。东汉经学家。著有《孟子章句》，收入《十三经注疏》中。

⑤ 芔（huì 会）：同“卉”。

⑥ 艸（cǎo 草）：同“草”。

⑦ 茻（mǎng 莽）：众草。

33. 钩吻

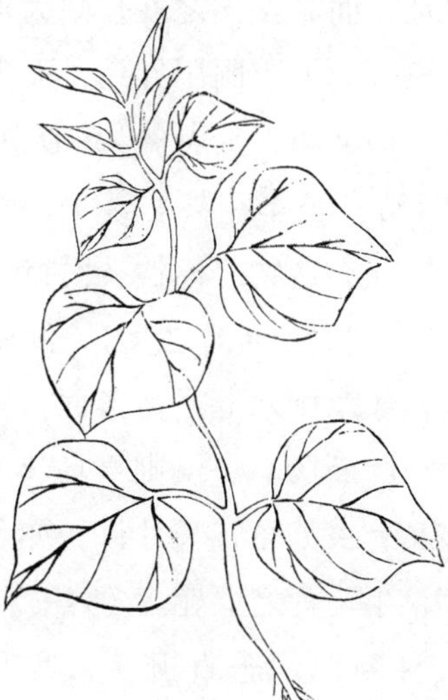

钩吻，《本经》下品。相承以为即冶葛，今之断肠草也。询之闽、广人云，有大小二种：大者如夜来香叶，蔓生植立，近人辄动，捣烂置猪肠中，上下奔窜，必破肠而出；小叶者如马兰，性尤烈。李时珍所谓黄藤，乃莽草根也。又云滇人谓之火把花，盖即《黔书》所云花赤如桑椹者，同为恶草，非止一种，今以蜀产图之。

34. 滇钩吻

太阳之草曰黄精，太阴之草曰钩吻。《博物志》云：钩吻，卢氏曰：阴地黄精不相连，根苗独生者是也。陶隐居云：叶似黄精而茎紫，当心抽花，黄色，初生极类黄精。雷敩曰：使黄精勿用钩吻，真相似，只是叶有毛钩子二个，黄精叶如竹叶。苏颂曰：江南说黄精茎苗，稍类钩吻。自古言钩吻、黄精相似，了然如此。无有指为断肠草者。《本经》一名冶葛，冶葛后人以为断肠草。毒草断肠，品非一种。《南方草木状》：冶葛一名胡蔓草，不言即钩吻。自苏恭始以苗为钩吻，根为野葛，深斥陶说之非，谓其叶如柹、如凫葵。则即今岭南之大叶断肠草矣。其云黄精叶似柳及龙胆草，乃玉竹也。古人于黄精、玉竹不甚分别，雷说叶如竹，则今黄精也。沈存中《药议》①，亦以钩吻为即断肠草，然又云断肠草人间至毒之物，不入药用。恐《本草》所出，别是一物，非此钩吻。

则存中未敢以钩吻、黄精相似之说，确然断为误也。《本草纲目》胪引断肠草以实钩吻，大抵皆集众说，非惟未见钩吻，盖亦未见断肠，凭臆订讹，遂以草之至毒者惟岭南胡蔓一物矣。考《吴普本草》，钩吻或出益州，碧鸡金马[2]开元后已沦南诏。苏恭诸人，不识益州之钩吻固宜，医家于毒草不曾试用，展转致舛，亦无足怪。惟钩吻既似黄精，采钩吻而得黄精不能为害诚妙，采黄精而误得钩吻，所关岂浅鲜哉？余至滇，遣人入山采药，得似黄精、玉竹者二草，其标识则曰钩吻、汉[3]钩吻。钩吻叶如竹，与黄精同而矮小，叶生一面，花实生一面，弃掷皆活，殆即雷敩所谓地精。俗云偏精，其偏者不止叶不相当而已，汉钩吻似玉竹，叶如柳、如龙胆草，而叶端皆反钩，四面层层舒叶开花，花有黄白者，亦有红者。盖陶说所谓当心开花、而雷说所谓毛钩也。滇之山岷[4]蚩蚩者，岂能杜撰此名？盖相承指呼久矣。余审是再三，而知太阳、太阴之说，传于上古，不可妄訾。后人少见，反肆雌黄，而未及料其贻害无穷也。礼失求野，其言犹信。乃召土医而询之，云：黄精、钩吻，山中皆产，采者须辨别之，其叶钩者有大毒。然则钩之得名，非以其叶如钩耶？偏精有毒稍轻，形偏则性亦偏矣。考《南岳记》，谓黄精多山姜伪制，桂馥《札璞》谓滇多毒草，然则服黄精者，宜如《本草》采嵩山生者，庶不至以豨苓引年，而弃昌阳乎[5]？夫天地乖戾之气，所钟非一，钩吻、胡蔓，无妨并驰。譬如四凶列于禹鼎，非止浑敦一形；五鬼登于唐廷，未必卢杞同貌。山有阴阳，则气秉舒惨，处至阴之地，而具至阳之性，则为毒尤甚。宦寺妇人，阴阳异用，而大乱生矣。抑又闻之，虎贲[6]甚似中郎，桓魋[7]乃肖至圣。甚恶甚美，真贤真奸，此亦造物之枢钤，而待人以决择。余检《自僵之牍》，湘中则黄藤，豫章则水莽、博落回，粤闽则大小叶断肠草，滇则草乌、火把花，又有虫如草，长寸许，亦名断肠草，牛马食之立毙。《黔书》[8]又有一种断肠。恶直丑正，实繁有徒，岂得谓共兜[9]去而无馀凶；廉来[10]除而并及异兽乎？余以旧说入钩吻下，《别录》断肠草数种，而特著滇钩吻二物，或可正李时珍之正误。《本草》钩吻有主治，滇医亦用以洗恶毒疮。以盗捕盗，或亦收效，而断肠草则未闻有用者。巧令孔壬[11]遇之立败耳，唐以前言治葛者或即是此草，《草木状》冶葛既不云钩吻，当是同名异物。相如无咎，不疑万年，其为贤不肖也多矣。

钩吻，滇人以蚀毒疮恶，刺字犯杂他药以烂灭刺字，俗所谓烂药也。

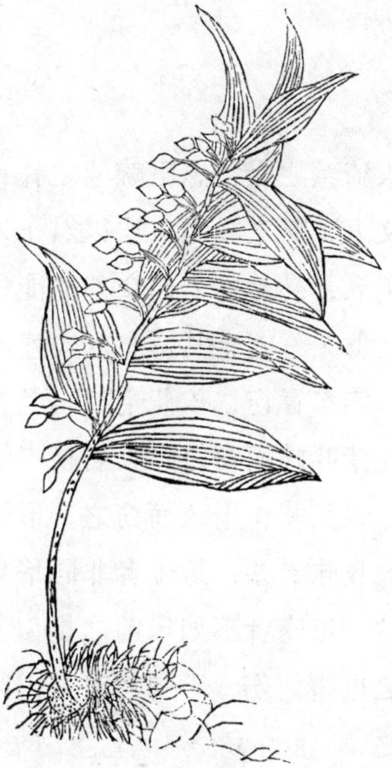

【校注】

① 《药议》：指沈括《梦溪笔谈》中卷二十六《药议》。

② 碧鸡金马：相传，古代滇池附近曾出现过神马和凤凰，人们把神马隐现的东山称为“金马山”，把凤凰展翅的西山称作“碧鸡山”。这里指云南昆明所属区域。

③ 汉：疑为“滇”之形误。下同。据张瑞贤注本。

④ 岷：疑为“氓”之形误。据张瑞贤注本。

⑤ 庶不至以豨苓引年，而弃昌阳乎：出自韩愈《进学解》：“而訾医师以昌阳引年，欲进其豨苓也。”昌阳为菖蒲，豨苓即猪苓。此句意为欲长寿却服错了药。

⑥ 虎贲：守卫王宫、护卫君主的专职人员。或为军中骁楚者，勇士。

⑦ 桓魋（tuí 颓）：宋国司马，是宋桓公的后代。相传他的弟弟司马牛是孔子的弟子。

⑧ 《黔书》：记述贵州山川地貌、风土人情的书。作者田雯（1635—1704），山东德州人，清朝康熙初年考中进士，曾督学江南，督粮湖北，巡抚江南，于康熙二十六年（1687 年）至三十年（1691 年）任贵州巡抚，后官至刑部、户部侍郎等职。

⑨ 共兜：指共工、驩兜。

⑩ 廉来：指飞廉、恶来父子，是后来秦国国君的先祖。周武王伐纣时恶来被杀，飞廉病死。

⑪ 孔壬：亦作“孔任”，大奸佞，善巧言令色。

卷之二十五　芳草类

1. 兰草

兰草，《本经》上品。《诗经》：方秉蕑兮[①]。《陆疏》即兰，香草也。古人谓兰多曰泽兰。李时珍集诸家之说，以为一类二种，极确。今依其说，以有歧者为兰，无歧者为泽兰。宋人踵梁时以似茅之燕草为蕙，聚讼纷纷，不知草木同名甚多，总以见用于人为贵。此草竟体芬芳，与泽兰同功并用。湖南俚人有受风病寒者，摘叶煎服即愈。香能去秽，辛可散郁，较之瓯兰诸品，为益孰多？彼一茎一花、数花者，露珠一干，清香顿歇，茅叶肉根，都无气味，归之群芳，以悦目鼻。

雩娄农曰：夫暴得大名不祥。人固有之，物亦宜然。兰于农经，不为灵药，溱洧秉蕑[②]，士女赠谑之野卉耳。燕姞锡梦[③]，宠以国香。圣人猗兰之操，忠臣畹兰之托，厥后文人，赋之咏之，比以君子，俪以美人，赫赫之名，众芩莫能景其光，群荣不能企其影矣。夫盛名之下，实多冒窃，孩儿菊曰马兰，以其花紫叶歧而窃之；天名精曰蟾蜍兰，以其叶长干疏而窃之。形骸仿佛，臭味参差，易位者非同华泉之取饮，正座者不如床前之捉刀，其窃之也庸何伤，不知何时有山间牛啖之草。俗谓草兰为牛啖花，以牛食其叶也。瓯东鱼魫[④]之花，徒以异馥，纂此香名。涪翁倡为一花为兰、数花为蕙之说。后人领其新异，竞为标题，蜩螗羹沸[⑤]。唯泽兰一种，尚容于养性采药之客，而真兰之名，假而不归。夫非兰之名著，而兰之实遂湮没而不彰哉！谓之不祥，兰亦何辞？朱子《诗注》，两兰瞭列；《楚辞辨证》[⑥]，曲为疏剔。一贤之论，不敌举世之纷，良可悼矣！当为王者香，乃与众草伍，兰不逢时，与人何异？余尝取唐以前之述兰者而纪之，嵇侍中[7]诗：丽蕊浓繁。陈子昂[8]诗：朱蕤冒紫茎。兰之花繁蕊密如此，今之兰有之乎？谢康乐[9]诗：清露洒兰藻。许浑诗：露晓红兰重。今兰叶如薤，涓滴难留，若谓花跗之露，则何洒何重？苏颋[10]诗：御杯兰荐叶。今之兰叶岂堪荐酒？又诗人多言兰池，今之兰乃畏湿；《本草》亦载兰汤，今之兰岂能浴？紫兰、红兰，兰之色也。今兰红紫，乃非常品；兰橘、兰椒，兰之味也，今兰咀嚼，殊无微馨，抑与兰争名者唯桂耳。绝域徭[11]峒，价重如金，中华之金粟、丹黄者，岂真桂耶？呜呼！造物最忌者名，草犹如此，人何以任？昔吕大防[12]作《辨兰亭记》云：蜀有草如萱，紫茎黄叶，谓之石蝉，而楚人皆以为兰，兰蝉声近之误。宋景文《益部方物略记》[13]：石蝉苕长二三尺，叶如菖蒲，紫萼五出，与蝉甚类。宋公博物，不以为兰。然则今之兰，其蜀之石蝉耶？冒他名而自失其名。石蝉有知，岂肯呼牛牛应，呼马马应耶？吕公乃著辨以为识真兰。昔有不狂之人入狂国者，争以不狂为狂，今以真兰入盗兰之丛，固当以不真为真。

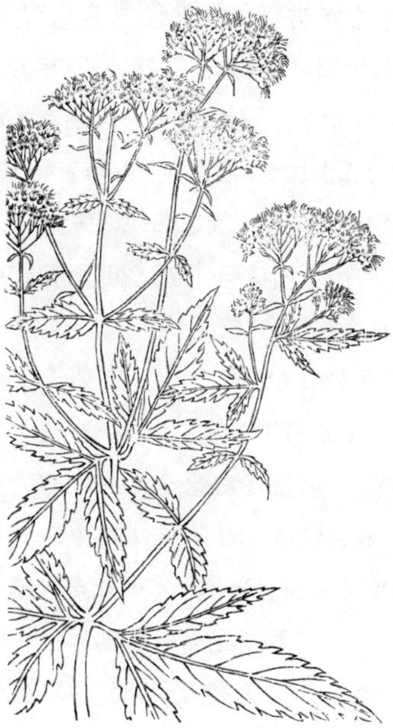

【校注】

① 方秉蕑（jiān 间）兮：见《诗经·国风·溱洧》。蕑，兰草。

② 溱（zhēn 真）洧（wěi 伟）秉蕑：出《诗经·国风·溱洧》。溱、洧，河名。溱，古水名，源出河南新密东北，东南流，会洧水为双洎（jì 记）河，东流贾鲁河。洧，古水名，源出河南登封县阳城山。

③ 燕姞锡梦：燕姞，春秋时郑文公妾。尝梦天使赐兰，后生穆公，名之曰兰。后以燕姞泛指姬妾。

④ 魫（chén 沈）：鱼的脑骨。

⑤ 蜩螗（tiáotáng 条唐）羹沸：形容声音嘈杂喧闹，好像蝉噪、水滚、羹沸一

样。蜩螗，蝉。

⑥《楚辞辨证》：宋代朱熹《楚辞集注》的附卷。分上、下卷。上卷为《离骚》《九歌》，下卷为《天问》《九章》《远游》《卜居》《渔父》《九辩》《招魂》《大招》。列专条考证旧说得失。

⑦ 嵇侍中：指稽绍，字延祖。曹魏中散大夫嵇康之子。官至侍中。

⑧ 陈子昂（659—700）：字伯玉，梓州射洪（今属四川）人。文明进士。唐代文学家。因曾任右拾遗，后世称为陈拾遗。其存诗共 100 多首，其中最有代表性的是《感遇》38 首，《蓟丘览古赠卢居士藏用》7 首和《登幽州台歌》。

⑨ 谢康乐：指谢灵运（385—433）。南朝宋诗人。陈郡阳夏（今河南太康）人。袭封康乐公，世称谢康乐。著有《谢康乐集》。

⑩ 苏颋（tǐng 挺）（670—727）：字廷硕，唐代诗人、官吏。玄宗时袭封国公，进同紫黄门平章事。

⑪ 徭：商务本、中华本作“瑶”。

⑫ 吕大防（1027—1097）：字微仲，京兆府蓝田（今陕西蓝田）人。宋代皇祐年间进士。北宋政治人物。

⑬《益部方物略记》：宋代文史学家宋祁的作品，编制于嘉祐二年（1057 年），是一本记录剑南地区草本、药材、鸟兽等物种的书。

2. 芎䓖

芎䓖，《本经》上品。《左氏传》山鞠穷即此。《益部方物记》[①]谓叶落时，可用作羹。《救荒本草》：叶可调食、煮饮。今江西种之为蔬，曰䓖菜；广西谓之坎菜，其叶谓之江蓠，亦曰蘼芜。李时珍谓大叶者为茳蓠，细叶者为蘼芜，说亦辨。

雩娄农曰：申叔展[②]曰，有山鞠䓖乎？《注》谓所以御湿。《疏》云：贾逵有此言。则相传为此说，但不知若为用之。考《本草》，芎䓖主中风寒痹、筋挛缓急，盖风湿相为表里，去风即以去湿也。苗曰蘼芜，《尔雅翼》辨证甚核。然古昔草木之名，轶者多矣。《楚词》香草，注者亦唯以《本草》《尔雅》为据。其习用如江蓠、白芷、杜衡、留夷辈，读《本草》者皆知之，而杜若已无的识。若揭车、胡绳，则《本草》不载，无有订为何物者矣。太史公曰：岩穴之士，趋舍有时，若此类堙灭而不称，悲夫！夫以在山小草，为忠臣志士寄慨流连，其志洁，故其称物芳，谓非无知者之至幸，乃或传、或不传如此。然则士不能与日月争光，而但托大贤之门，冀附骥尾而致千里[③]，则汉之党锢、宋之党人，载其名而不信其人者有之矣。载其名，幸也；不信其人，岂不幸欤？

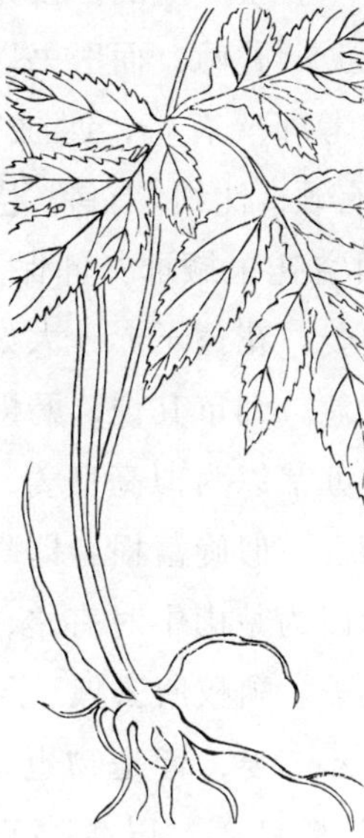

【校注】

① 《益部方物记》：指《益部方物略记》，详见“兰草”条注⑬。

② 申叔展：春秋时楚国大夫。

③ 里：商务本、中华本作“重”字。

3. 隔山香 即鸡山香，《方言》，无正字

隔山香，生衡山。白根润脆，枝茎挺疏，长叶光绿，三五匀秀，花如当归、白芷，竟体皆芳，与风俱发，湘沅香草，宗生族茂。笺《骚》注《经》，不能缕赡，遂致遇物难名，倚席不讲。萋萋嘉卉，见赏俚医，幸乎不幸？

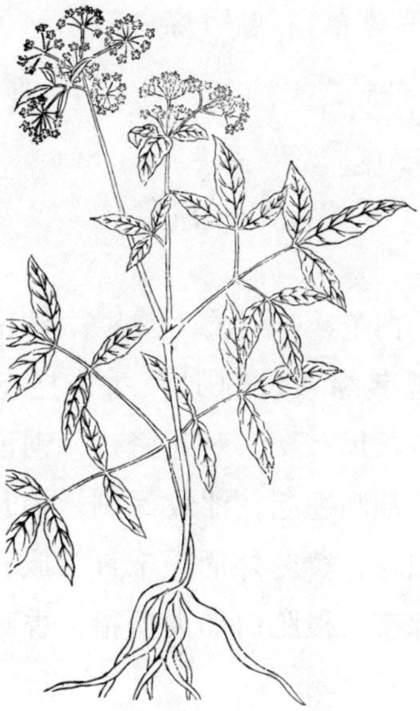

4. 蛇床子

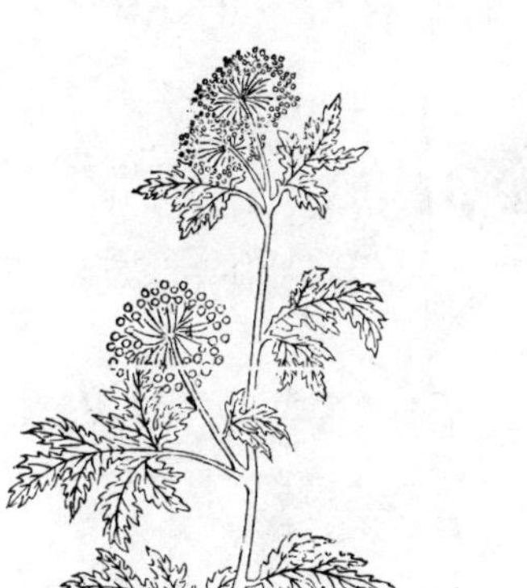

蛇床子，《本经》上品。《尔雅》：盱，虺床。《注》：蛇床也。《救荒本草》：叶可煠食。

5. 白芷

白芷，《本经》上品①。滇南生者肥茎绿缕，颇似茴香，抱茎生枝，长尺有咫，对叶密挤，锯齿槎枒，龃龉翘起，涩纹深刻，梢开五瓣白花，黄蕊外涌，千百为族，间以绿苞，根肥白如大拇指，香味尤窜。

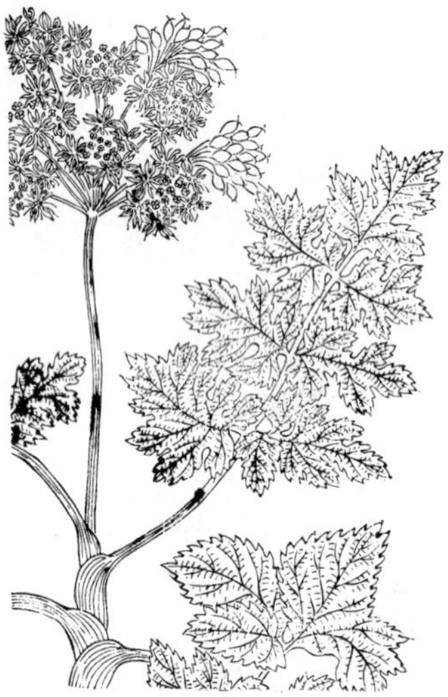

【校注】

① 上品：商务本、中华本为“中品”，实为中品。

6. 杜若

杜若，《本经》上品。按芳洲杜若，《九歌》①叠咏，而医书以为少有识者。考郭璞有赞，谢朓②有赋，江淹③有颂，沈约④有诗，岂皆未睹其物而空托采撷耶？韩保昇⑤云：苗似山姜，花黄子赤，大如棘子，中似豆蔻。细审其说，乃即滇中豆蔻耳。苏恭以为似高良姜，全少辛味。陶云，似旋葍根者即真杜若。李时珍以为楚山中时有之，山人亦呼为良姜。甄权所云獛⑥子姜，《图经》所云山姜，皆是物也。沈存中以为即高良姜，以生高良而名。余于广信山中采得之，俗名连环姜，以其根瘦细有节，故名。有土医云：即良姜也。根少味，不入药用，其花出箨中，累累下垂，色红娇可爱，与前人所谓豆蔻花同，与良姜花微异。殆即《图经》所云山姜也。余取以入杜若，以符大者为良姜、小者为杜若之说。但深山中似此者，尚不知几许，姑以备考云尔。若刘圻父⑦《采杜若诗》：素英绿叶纷可喜。又云：餐花嚼蕊有真乐。则亦韩保昇所云花黄一种。草豆蔻，花带红、白二色，非同良姜花红紫灼灼也。至秋⑧花之书，有以鸡冠当之者，可谓刻画无盐⑨，唐突西施。

雩娄农曰：昔人戏为杜仲作《杜处士传》，若杜若者，显于古而晦于今，其今之逸民欤？膏以明自煎，兰以香自爇[10]，杜若非所谓遗其身而身存者耶？

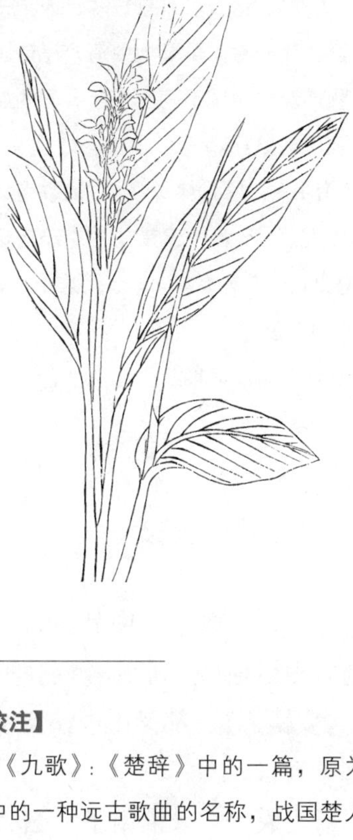

【校注】

① 《九歌》：《楚辞》中的一篇，原为传说中的一种远古歌曲的名称，战国楚人屈原据民间祭神乐歌改作或加工而成。

② 谢朓（464—499）：字玄晖。陈郡阳夏（今河南太康）人。南朝齐诗人，并善辞赋和散文。

③ 江淹（444—505）：字文通，南朝著名文学家，历仕三朝。济阳考城（今河南民权东北）人，故里在今民权县程庄镇江集村。

④ 沈约（441—513）：字休文，吴兴武康（今浙江湖州德清）人，南朝史学家、文学家。著有《宋书》《齐纪》《梁武纪》《四声谱》等。

⑤ 韩保昇：五代后蜀人，约生活于10世纪，生平籍贯史书无载。后蜀主孟昶在位时（934—965），他任翰林学士，曾奉诏主修《重广英公本草》20卷，即《蜀本草》。

⑥ 獠（sāo 骚）：音义同“骚”。

⑦ 刘圻父：指刘子寰，南宋宁宗嘉定进士。从朱熹学，工诗词。官至观文殿学士。

⑧ 秇（yì 意）：古同“艺”，种植。

⑨ 无盐：春秋时著名丑女。

⑩ 爇（ruò 弱）：烧。

7. 木香

木香，《本经》上品。宋《图经》著其形状，云出永昌山谷。今惟舶上来者，他无所出。

按《本经》所载，无外番所产，或古今异物。近时用木香治气极效，盖《诸蕃志》[1]所谓如丝瓜者。凡番产皆不绘，兹从《本草衍义》图之。然皆类马兜铃蔓生者，恐非西南徼所产。

雩娄农曰：木香旧出云南。《蛮书》[2]云：永昌山在府南三日程，多青木香。《云南志》：车里土司出，或谓即古产里；又西木香出老挝，皆不著形状，大抵深堑绝岩，老木多香，种种笺名，亦难尽凭，夷猡负贩，多集大理，粤人裒[3]载，辄云海药，惟皆枯槎，难译其柯条花实。

海州青木香

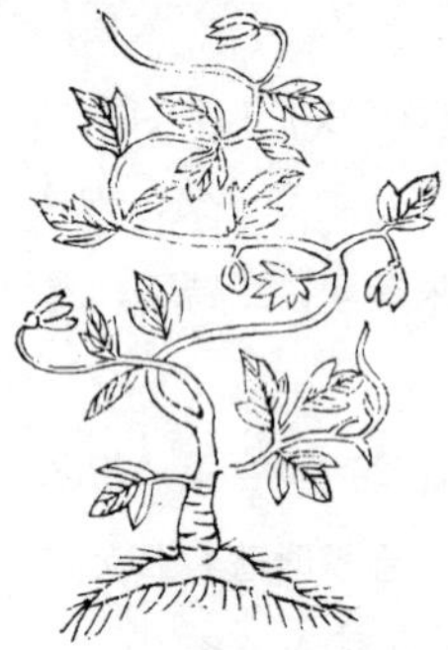

广州木香

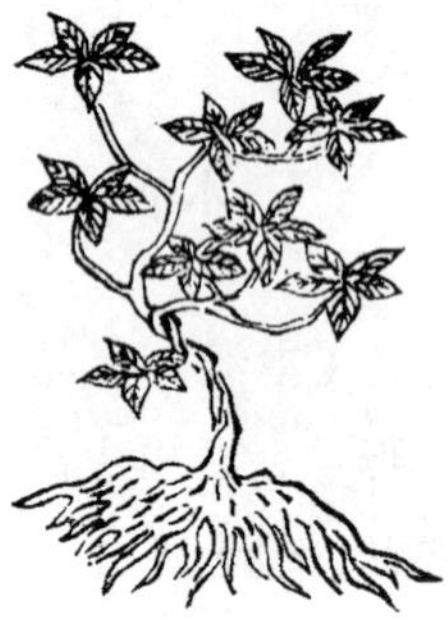

滁州青木香

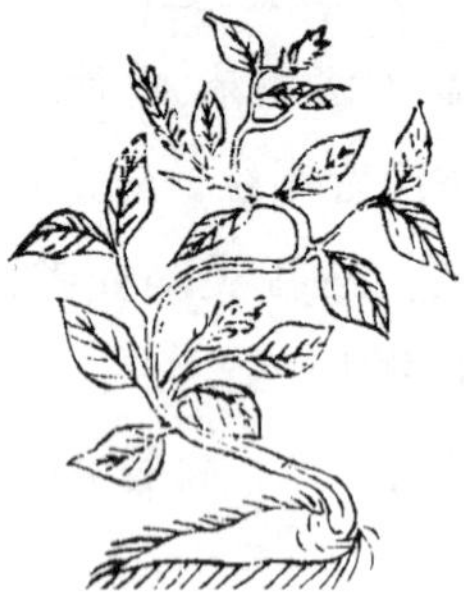

【校注】

①《诸蕃志》：宋代海外地理名著，赵汝适著。成书于宋理宗宝庆元年（1225年），2卷。记载了东自日本、西至东非索马里、北非摩洛哥及地中海东岸诸国的风土物产及自中国沿海至海外各国的航线里程及所达航期。

②《蛮书》：唐代樊绰撰。记载南诏史事的史书。又名《云南志》《云南记》《云南史记》《南夷志》《南蛮志》《南蛮记》。10卷。

③ 裒（póu）：聚集。

8. 泽兰

泽兰，《本经》中品。为妇科要药。根名地笋，亦为金疮肿毒良剂。《安徽志》：都梁山产泽兰，故名都梁香云。

雩娄农曰：《淮南子》云，男子树兰而不芳。《药录》亦专供带下医，岂赐兰征梦，遂永为女子之祥乎？士女秉蕑，祓除[1]不祥，殆无异芣苢宜子耶？余过溱洧，秋兰被坂，紫萼杂遝，如蒙绛雪，固知诗人纪实，不类赋客子虚，而邻邻周道，尘涨三尺，清露洒芬，西风度馥，不以秽浊，减其臭味，其斯为幽芳欤？

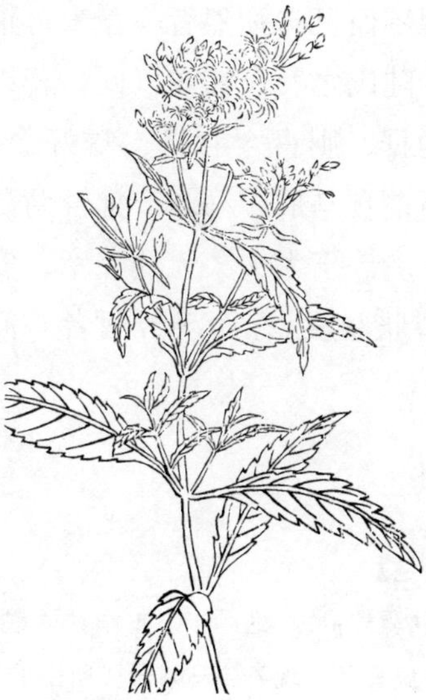

【校注】

① 祓（fú 浮）除：古代除凶去垢的仪式。祓，古代用斋戒沐浴等方法除灾求福，亦泛指扫除。

9. 当归

当归，《本经》中品。《唐本草》注：有大叶、细叶二种。宋《图经》云：开花似莳萝，浅紫色。李时珍谓花似蛇床，今时所用者皆白花，其紫花者叶大，俗呼土当归。考《尔雅》：薜，山蕲；又薜，白蕲。是当归本有紫、白二种，今以土当归附于后，大约药肆皆通用也。

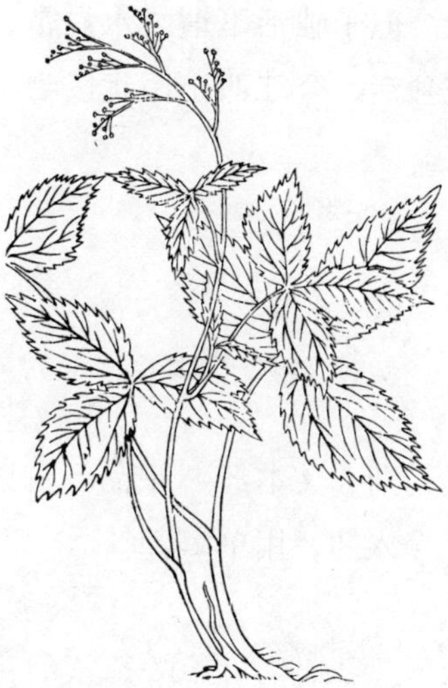

10. 土当归

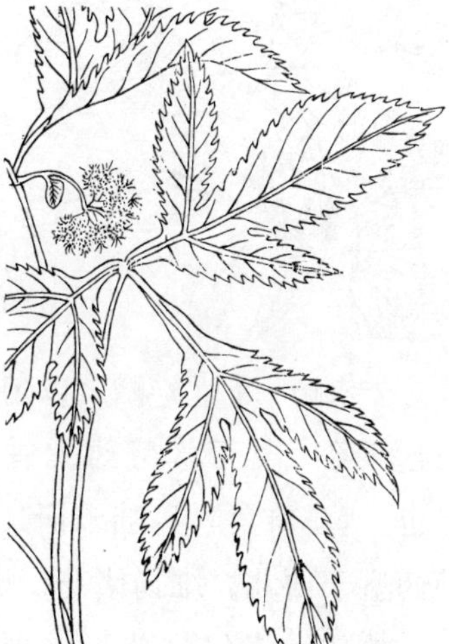

土当归，江西、湖南山中多有之，形状详《救荒本草》。惟江湖产者花紫。李时珍以入山草，未述

厥状。但于独活下谓之水白芷，亦以充独活，今江西土医犹以为独活用之。

11. 芍药

芍药，《本经》中品。古以为和，今入药，用单瓣者。

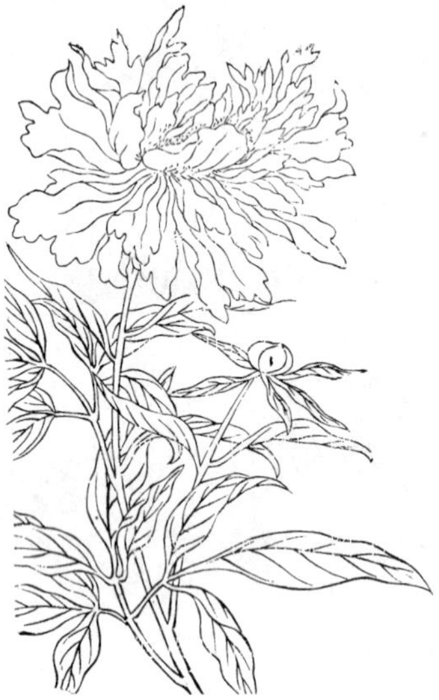

雩娄农曰：《诗》赠之以勺药。《陆疏》云：今药草芍药无香气，非是也。《尔雅翼》以陆未识其华。盖芍药盛于西北，维扬诸花，始于宋世，故陆元恪仅见药裹之根荄，而未睹金带之绮丽。罗氏之言是矣。然古时香草，必以茎叶俱香而后名，如兰、如苏、如芷，皆竟体芬芳，不以花著。芍药奇馥，都恃繁英，气不胜色，时过即弛，与霜露飘零而臭味弥烈者，盖未可伯仲也。陆氏之疑，其或以此。若以调和为据，则古今食馔，嗜好全殊，即所谓食马肝、马肠，犹合芍药而鬻之者。士大夫久无此宪章，安得寻裂肤駃騠[①]，而沃苦酒者一问之耶？

【校注】

① 駃騠（juétí 绝题）：亦作“駃题”，古时良马名，现为公马与母驴所生的杂种力畜，外貌偏似驴，耐粗饲，适应性强，挽力大而持久，但均不及骡，主要分布在我国华北农业区，也称驴骡。

12. 牡丹

牡丹，《本经》中品。入药亦用单瓣者，其芽肥嫩，可酱食。种牡丹者必剔其嫩芽，则精脉聚于老干，故有芍药打头牡丹修脚之谚。

雩娄农曰：永叔创牡丹谱[①]，好事者屡踵之，可谓富矣。然蕃变无常，非谱所能尽，亦非谱所能留也。但西京置驿，奇卉露生，今则洛花如旧，而异萼绝稀，岂人工之勤、地利之厚，不如故耶？抑造物者观人之精神所注与否，而为之盛衰耶？汉之经学、六朝骈丽、三唐诗词碑碣，亦犹是矣，况乎有关于家国之废兴，世道之升降，而造物独不视人所欲与之聚之，吾何敢信。

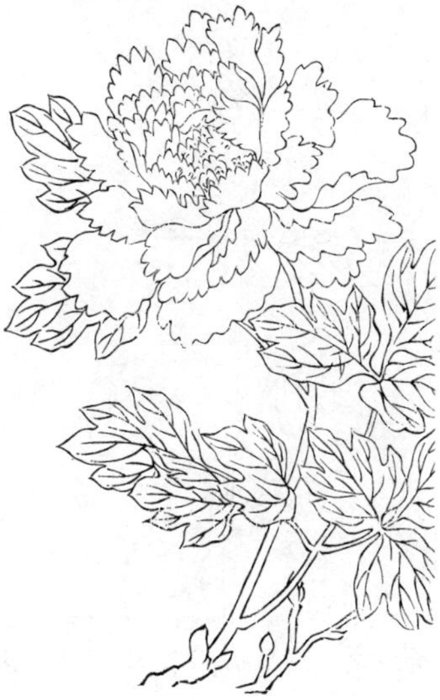

【校注】

① 牡丹谱：宋代欧阳修著《洛阳牡丹记》。

13. 藁本

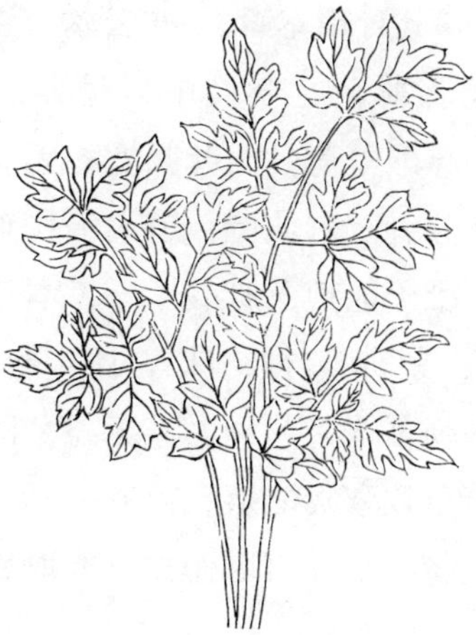

《本经》中品。宋《图经》：似芎䓖而叶细。《救荒本草》谓之山园荽苗，可煠食。

14. 水苏

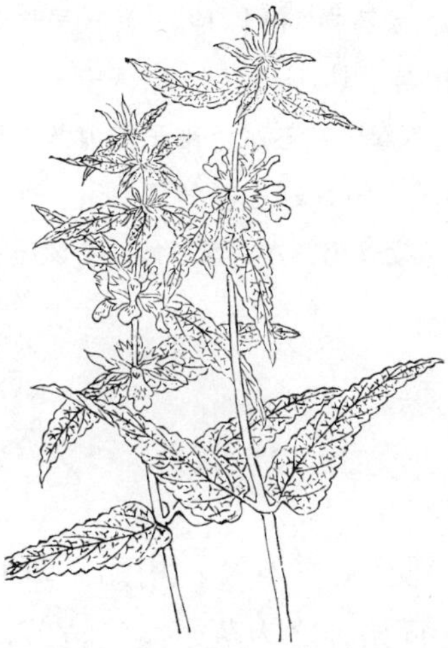

水苏，《本经》中品，即鸡苏。泽地多有之。李时珍辨别水苏、荠苎，一类二种，极确。昔人煎鸡苏为饮，今则紫苏盛行，而菜与饮皆不复用鸡苏矣。

雩娄农曰：水苏、鸡苏，自是

一物。《日用本草》[1]亦云尔，然谓即龙脑薄荷。今吴中以糖制之为饵，味即薄荷，而叶颇宽，无有知为水苏者。东坡诗：道人解作鸡苏水，稚子能煎莺粟汤[2]。《本草衍义》：紫苏气香，味辛甘，能散，今人朝暮饮紫苏汤，甚无益。医家谓芳草致豪贵之疾，此有一焉。水苏气薄味平，何堪作饮？或取属对之工。

【校注】

① 《日用本草》：8卷，载有与日用饭食密切关系药物540馀种。元代吴瑞撰。吴瑞，字元瑞，一字瑞卿，海宁人。

② 道人解作鸡苏水，稚子能煎莺粟汤：见苏轼《归宜兴留题竹西寺》，原句为"道人劝饮鸡苏水，童子能煎罂粟汤"。

15. 假苏

假苏，《本经》中品。即荆芥也。固始种之为蔬，其气清芳，形状与醒头草无异。唯梢头不红、气味不烈为别，野生者叶尖瘦，色深绿，不中啖。与黄颡鱼[1]相反。南方鱼乡，故鲜有以作葅[2]者。

《野菜赞》云：荆芥苗煠作蔬，鱼肉忌之，犯无鳞鱼即死，与鲤犯紫荆、食鳝饮烧酒杀人等疾。鼠蓂[3]辛苦，命之曰芥，荆则云矜，芥为言介。肉食斯仇，君子攸戒，我食无鱼，咀嚼何害？

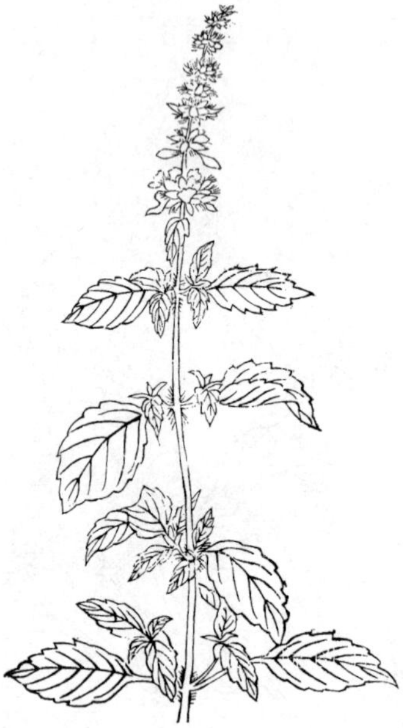

【校注】

① 黄颡（sǎng 嗓）鱼：鲇形目，鲿科，黄颡鱼属。又名黄腊丁、嘎牙子、黄鳍鱼、黄刺骨，广布于中国东部太平洋水系。在静水或缓流的浅滩生活，昼伏夜出。颡，脑门。

② 葅（zū 租）：同"菹"，腌菜。

③ 鼠蓂：假苏别名。

16. 爵床 附赤车使者

爵床，《本经》中品。《唐本

草》注谓之赤眼老母草。南方阴湿处极多，似香薷而不香。又《唐本草》有赤车使者，茎赤，根紫如蒨，一类二种。

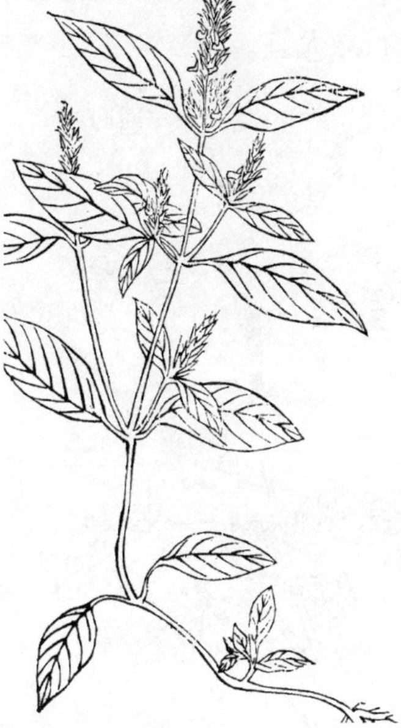

17. 积雪草

积雪草，《本经》中品。《唐本草》注以为即地钱草，今江西、湖南阴湿地极多。圆如五铢钱，引蔓铺地。与《本草衍义》《庚辛玉册》所述极肖。或谓以数枚煎水，清晨服之，能祛百病者，此盖阳强气壮，藉此清寒之品，以除浮热，故有功效，虚寒者恐不宜尔。又一种相似而有锯齿，名破铜钱，辛烈如胡荽，不可服。

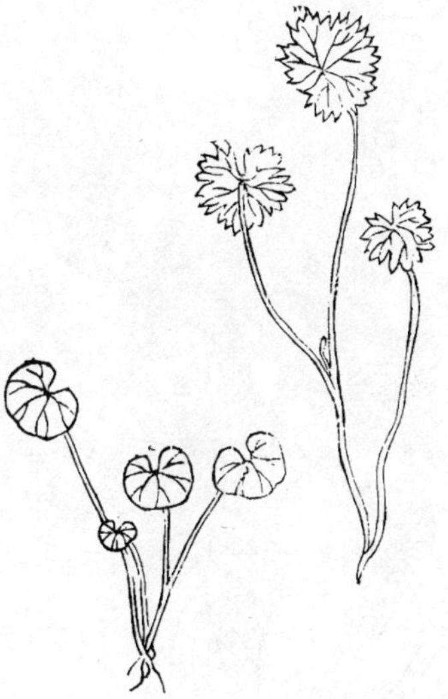

18. 荏

荏，《别录》中品。白苏也，南方野生，北地多种之，谓之家苏子，可作糜作油。《齐民要术》谓雀嗜食之。《益部方物记略》有荏雀，谓荏熟而雀肥也。李时珍合苏、荏为一，但紫者入药作饮，白者充饥供用，性虽同而用异。

雩娄农曰：荏之利溥矣，种于塍，防牛马之践五谷；子为油，窗壁皆煤，则织纴[1]之赖以足于夜也。《魏书》[2]：乙弗勿国与吐谷浑同[3]，不识五谷，惟食鱼及苏子，状若中国枸杞。梁沈约有《谢赐北苏启》，则苏重于北地久矣。湘中茀路，芰夷之，勿使滋蔓，物固有用有不用。

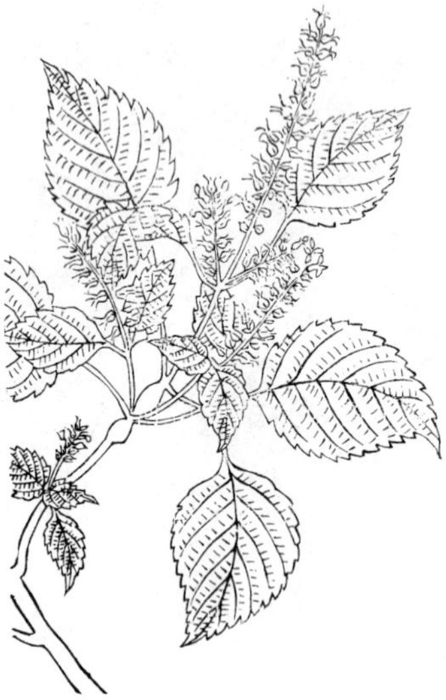

【校注】

① 织纴：指织作布帛之事。

② 《魏书》：北齐魏收撰。是一本纪传体史书，内容记载了4世纪末至6世纪中叶北魏王朝的历史。

③ 乙弗勿国与吐谷浑同：历史有乙弗勿敌国、吐谷浑王国。有相似的生活习俗。食物除肉、奶外，还以青海湖穿裸鲤和环湖山谷中的苏子（沙棘类果实）为主食。

19. 苏

苏，《别录》中品。《尔雅》：苏，桂荏。《注》：苏，荏类。《图经》紫苏也。今处处有之，有面背俱紫、面紫背青二种，湖南以为常茹，谓之紫菜，以烹鱼尤美。有戏谓苏字从鱼以此者，亦水骨水皮之谑耳。又以姜梅同糖制之，暑月解渴，行旅尤宜。

回回苏

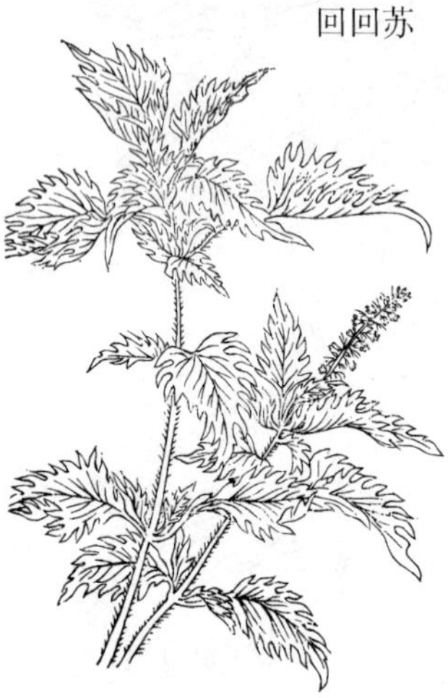

雩娄农曰：刘原父《采紫苏诗》云：只以营一饮，形骸如此劬[①]。宋时重饮子，以紫苏熟水为第一，甚矣！昔人之好服食也。苏性辛窜，能损真气，制为蔬果，稍就平和，饮子则风淫者宜之，无病而为吴越吟，是不可以已乎？或谓客来奉汤，是饮人以药，人之面不如吾之面，其赋质不尔殊耶？草茶不知盛于何时，近则华夷同沃之，无有以药物为敬者。草木废兴，亦复难测。

紫苏

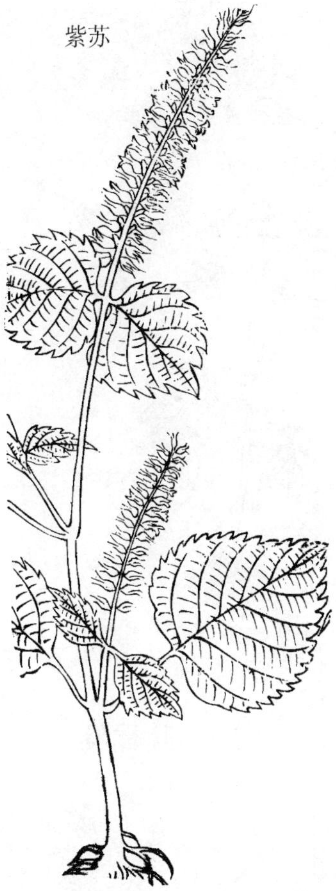

《野菜赞》云：紫苏，《本草》曰苴，紫者入药，白者汤中薄煮之煠食，荆芥则宜生食。苴曰紫苏，本入笔品，荡郁散寒，性温且紧，汤液得之，姜桂可屏，起懵之功，令人猛省。

【校注】

① 劬（qú 渠）：过分劳苦。

20. 豆蔻 即草果

豆蔻，《别录》上品。即草果。《桂海虞衡志》诸书，详晰如绘。岭南尚以为食料，唯《南越笔记》以为根叶辛温，能除瘴气。云南山中多有之。根苗与高良姜相类而根肥，苗高三四尺。高良姜根瘦苗短，数十茎丛生，叶短，面背光润，纹细，叶淡绿。草果茎或青或紫；叶长纹粗，色深绿；夏从叶中抽葶卷箨，绿苞渐舒，长萼分绽，尖杪[①]淡黄，近跗红赭，坼作三瓣白花：两瓣细长，翻飞欲舞；一瓣圆肥，中裂为两，黄须三茎，萦绕相纠，红蕊一缕，未开如钳，一花之中，备红黄白赭四色。《图经》诸说既不详胪，而含胎充果，又与良姜之红豆蔻、獛子姜之软红麦粒互相胶轕[②]，若以三种并列，则花实几无一肖，余就滇人所指名而名之，不识岭外所产与此同异。《滇南本草》：性温味辛，无毒。生山野中，或蔬圃地。叶似芦，开白花，结果内含瓤，藏子如豆蔻而粒大，能消食积，解冷宿、结滞之郁，开通胃脾，快利中鬲[③]，令人多进饮食。今人多用为香料，调剂饮食甚良。又能祛除蛊毒，辟夷人药毒，佩之能远患也。

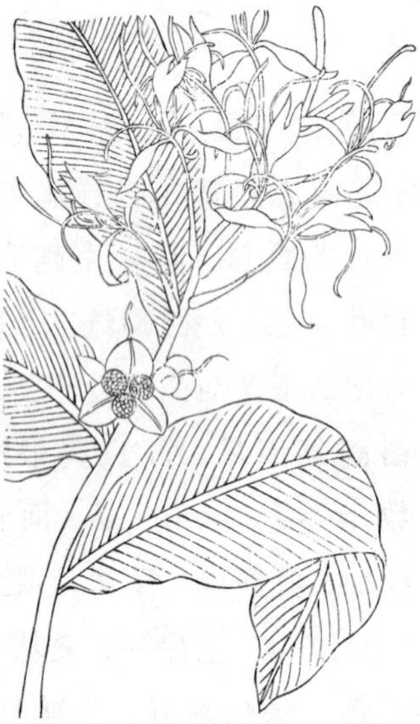

【校注】

① 杪（miǎo 秒）：树枝的细梢。

② 胶轕（gé 格）：指“胶葛”，交错纷乱貌。

③ 鬲：通“膈”。

21. 香薷

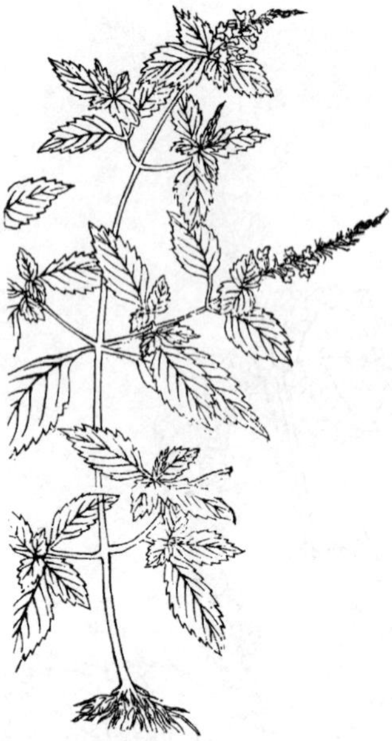

香薷，《别录》中品。江西亦种以为蔬，凡霍乱及胃气痛，皆煎服之。

22. 大叶香薷

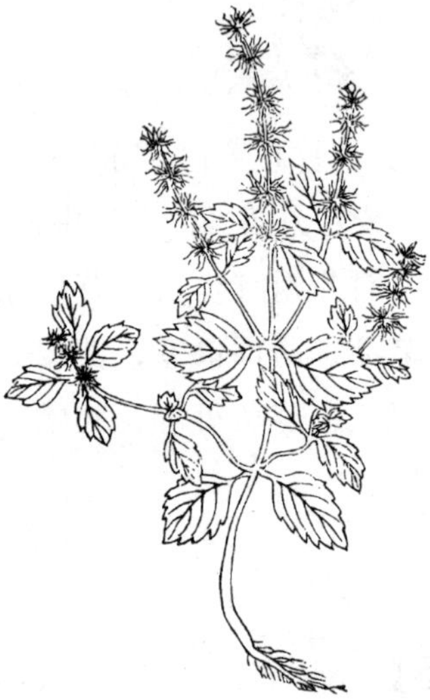

大叶香薷，生湖南园圃，叶有圆齿，开花逐层如节，花极小，气味芳

沁。盖香草之族，而轶其真名。

23. 石香薷 附

石香薷，《开宝本草》始附入。今湖南阴湿处即有，不必山崖。叶尤细瘦，气更芳香。

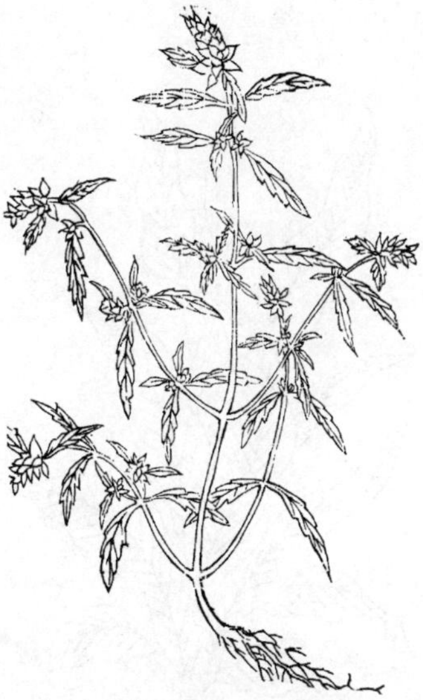

24. 莎草

莎草，《别录》中品。《尔雅》：薃[①]，侯莎。其实媞。即香附子也。《唐本草》始著其形状、功用。今为要药，与三棱极相类。唯淮南北产者子小而坚，俗谓之香附米者佳。

雩娄农曰：香附，莎根也。陶隐居以为无识者。《唐本草》始明著之。近时乃为要药。考《宋史·莎衣道人传》，道人衣敝，以莎缉之，有瘵者求医，命持一草去，旬日而愈，众翕然传莎草可以愈疾。莎根之用，其盛于此乎？圯上老人取履授书[②]，其事甚怪。然无疑其伪者。盖抱道德、明术数之士，遁世无闷，偶露端倪，以救世而济众，固非鬼神幻化比也。虽然，古人主之用人也，有得于梦与卜者矣；世人之遇药也，亦有得于神与祷者矣。精诚之极，肸蚃[③]潜通，岂徒征于鬼以警俗听哉？且天之生物，皆以为人，然天不能以笔舌示人，则生圣人制作，以前民用；圣人亦不能遍观而尽识也，时时见于鬼神寤寐而流传焉。《刘涓子鬼遗方》其最多者，其余悉数之不能终。夫非尽假托也，且不独鬼神矣，含生负气之伦，有知觉则有疾苦，有疾苦则有拯济。鹿得草而蹶起、蛇捣药而傅疮、黄鼠以豆叶愈虺毒、蜘蛛以芋根涂蜂螫，凡此皆天之所为，非物之能自为也。是以圣人观蛛螯而结网、见飞蓬而制车，其师万物也，乃师造物也。故曰：天时有生，地利有宜，人官有能，物曲有利。

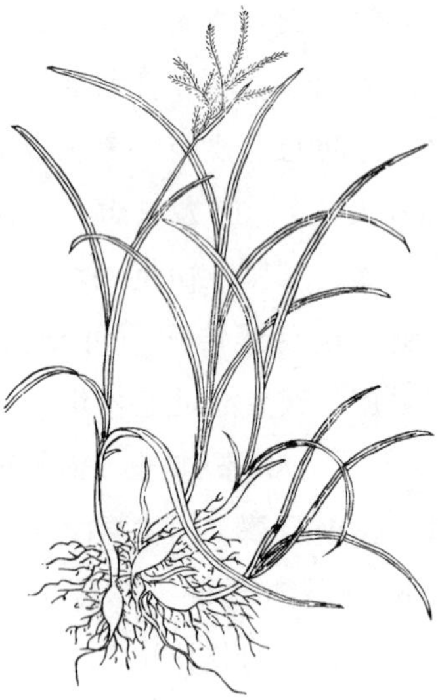

【校注】

① 薃（hào 耗）：薃蓨，莎草的别称。亦作“薃侯”。

② 圯（yí 夷）上老人取履授书：指《史记》记载张良在桥上“拾履拜师”的故事。

③ 肸蠁（xīxiǎng 西响）：散布；弥漫。比喻神灵感应或灵感通微。

25. 郁金

郁金，《唐本草》始著录。今广西罗城县出，其生蜀地者为川郁金。以根如螳螂肚者为真。其用以染黄者则姜黄也。考古郁鬯用郁酿酒①，盖取其气芳而色黄，故曰黄流②在中。若如《嘉祐本草》所引《魏略》③生秦国，及《异物志》④生罽宾⑤，《唐书》生伽毗，则皆上古不宾之地，何由贡以供祭？《尔雅翼》考据甚博，李时珍分根、花为二条，亦骋辩耳。外裔所产，皆是夷言。郁金之名，自是当时译者夸饰假附。以之释经，岂为典要？今皆附录，以资考辨。

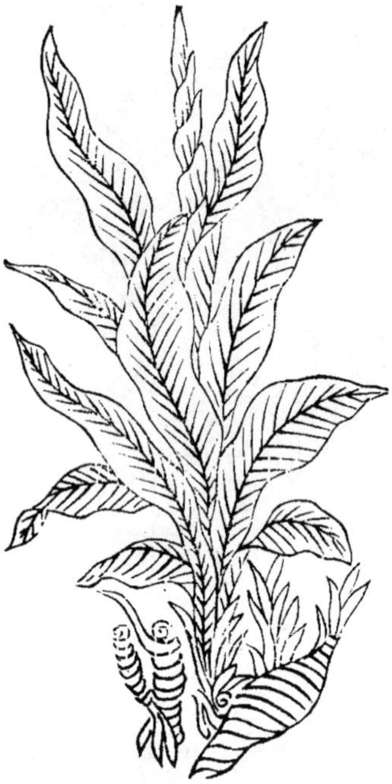

【校注】

① 郁鬯（chàng 畅）用郁酿酒：郁鬯，用鬯酒调和郁金之汁而成，古代用于祭祀或待宾。鬯，用郁金草酿黑黍而成。《诗经·大雅·江汉》载：“秬鬯一卣。”

《传》："鬯，香草也，筑煮合而郁之曰鬯。"

② 黄流：指酒。《诗经·大雅·旱麓》中有"瑟彼玉瓒，黄流在中"之句。孔颖达疏："酿秬为酒，以郁金之草和之，使之芬香条鬯，故谓之秬鬯。草名郁金，则黄如金色；酒在器流动，故谓之黄流。"

③《魏略》：三国时魏郎中鱼豢撰。为记载魏国的史书。

④《异物志》：东汉杨孚著。主要记载交州一带（包括今广东、广西和越南北部地区）的物产和民族风俗等。

⑤ 罽（jì 即）宾：汉魏时西域国名。唐玄奘《大唐西域记》作"迦湿弥罗"。即今之克什米尔。

26. 郁金香

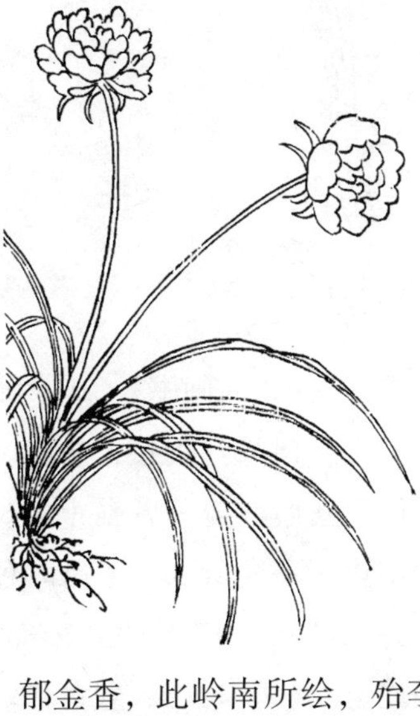

郁金香，此岭南所绘，殆李时珍所谓郁金花耶。

27. 高良姜

高良姜，滇生者叶润根肥，破茎生葶，先作红苞，光焰炫目。苞分两层，中吐黄花，亦两长瓣相抱。复突出尖，黄心长半寸许，有黑纹一缕，上缀金黄蕊如半米。另有长须一缕，尖擎小绿珠。俗以上元[①]摘为盂兰供养，故圃中多植之。按良姜、山姜、杜若、草果，叶皆相类，方书所载，多相合并。岭南诸纪，述形则是，称名亦无确诂，盖方言侏儒[②]，难为译也。唯《南越笔记》，目睹手订，又复《博雅》有稽。余使粤，仅宝山一过，未能贮笼。顷以滇南之卉与《南越笔记》相比附，大率可识。其云高良姜出于高凉，故名根为姜，子为红豆蔻。子未坼曰含胎，盐糟经冬，味辛香入馔。又云，凡物盛多谓之蔻，是子如红豆而丛生，故名红豆蔻。今验此花，深红灼灼，与《图经》花红紫色相吻合，花罢结实，大如白果有棱，嫩时色红绿，子细似橘瓤，无虑数百，香清微辛，殆所谓含胎也；老则色红。滇之妇稚，皆识为良姜花。李雨村[③]所述，虽刺取《岭表录异》中语，然彼以为山姜，且云花吐穗如麦粒，嫩红色，则是广饶所产，与《桂海虞衡志》红豆蔻同。志云此花无实，则所云为脍者，乃是花，非子也。余则以滇人所呼为定，而折中以李说。范云红豆蔻，盖即《草木状》之山姜，而《楚词》之杜若也。

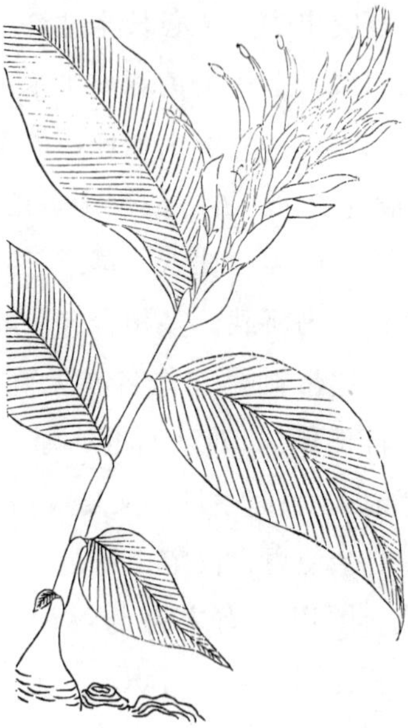

28. 姜黄

姜黄，《唐本草》始著录。今江西南城县里龟都种之成田，以贩他处染黄。其形状全似美人蕉而根如姜，色极黄，气亦微辛。《图经》所云，叶有斜纹，如红蕉叶而小，根类生姜，圆而有节，极确。乃又引《拾遗》老姜之说，殊为庞杂。陈藏器谓性大热，盖因老姜致误。今姜黄染糕，食多则腹痛，岂非寒苦之证？近时亦不入药用。

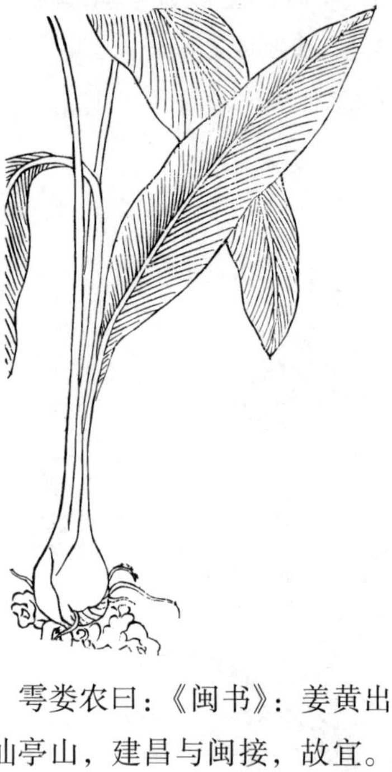

雩娄农曰：《闽书》：姜黄出邵武仙亭山，建昌与闽接，故宜。建昌之民曰：始业姜黄者赢十倍，今滞而不售，不究所以。考唐时色重黄，诗人之咏，曰杏黄、曰郁金，诚艳之也。《唐本草》：姜黄作之方

【校注】

① 上元：农历正月十五元宵节，又称为“上元节”。

② 傐（lì 利）：同“俪”。

③ 李雨村：清代戏曲理论家、诗人李调元（1734—1803）号雨村。

法与郁金同，则以郁金、姜黄染者，其胜于支与槐也远矣。夫尚黄者非唯正色，亦与金为近耳。昔时泥金、镂金，唯掖庭用之，宋严销金之禁，罚至重。元以降，金箔、金丝，烦费无等，凡绘画捻织之属，无物不具。其始以来自蕃舶，不之禁也。日新月异，其耗中国之金也，有纪极乎？然则中央之色，不为世俗所艳，非金饰之夺之也而何？

29. 薄荷

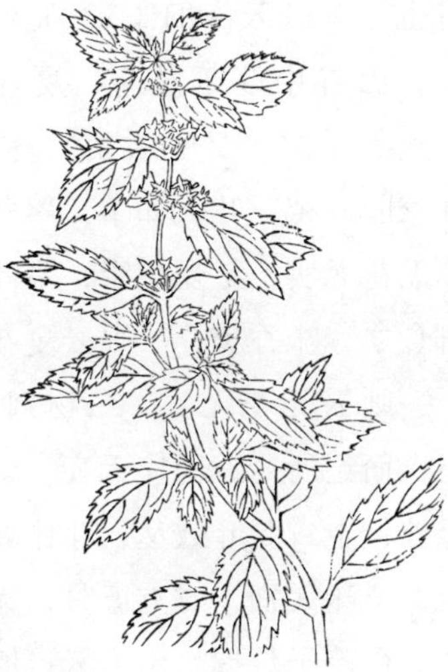

薄荷，《唐本草》始著录。或谓即菝閜、茇葀[1]之讹。中州亦莳以为蔬。有二种，形状同而气味异，俗亦谓之臭薄荷。盖野生者气烈近臭，移莳则气味薄而清，可啖，亦可入药也。吴中种之，谓之龙脑薄荷，因地得名，非有异也。肆中以糖煎之为饴，又薄荷醉猫，猫咬以汁涂之。

【校注】

① 菝閜（kě 可）、茇葀（kuò 扩）：二者均为薄荷的别名。

30. 大叶薄荷

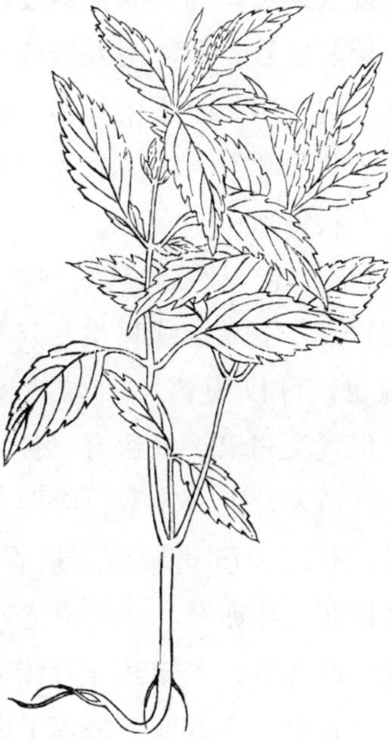

薄荷叶背皆青，江西有一种叶背甚白，呼为大叶薄荷，亦有呼为茵陈者。烧以去瘟，气辛烈。盖即江南所谓茵陈者，详茵陈下。

31. 蒟酱

蒟酱，《唐本草》始著录。按《汉书·西南夷传》：南粤食唐蒙蜀枸酱，蒙归问蜀贾人，独蜀出枸酱。颜师古《注》：子形如桑椹，缘木而生，味尤辛。今石渠则有之。此蜀枸酱见传纪之始。《南方草木状》则以生番国为荜茇，生番禺者谓之蒟。交趾、九真人家多种，蔓生，此交滇之蒟见于纪载者也。《齐民要术》引《广志》[1]、刘渊林《蜀都赋》注[2]皆与师古说同，而郑樵《通志》乃云状似荜茇，故有土荜茇之号。今岭南人但取其叶食之，谓之蒌，而不用其实，此则以蒟子及蒌叶为一物矣。考《齐民要术》扶留所引《吴录》《蜀记》《交州记》[3]皆无即蒟之语，唯《广州记》[4]云，扶留藤缘树生，其花实即蒟也，可以为酱，始以扶留为蒟。但《交州记》扶留有三种，一名南扶留，叶青，味辛，应即今之蒌叶。其二种曰获扶留，根香美，曰扶留藤，味亦辛。《广州记》所谓花实即蒟者，不知其叶青味辛者耶？抑藤根香辛者耶？是蒟子即可名扶留，而与蒌叶一物与否，未可知也。诸家所述蒟子形味极详，而究未言蒟叶之状。宋景文《益部方物略记》蒟赞云：叶如王瓜，厚而泽。又云：或言即南方扶留藤，取叶合槟榔食之。玩赞词并未及叶，而或谓云云。盖阙疑也。唐苏恭说与郑渔仲同，苏颂则以渊林之说为蜀产，苏恭之说为海南产，李时珍则直断蒟、蒌一物无疑矣。夫枸独出蜀一语，已断定所产，流味番禺，乃自蜀而粤，故云流味，非粤中所有明矣。余使岭南及江右，其贲灰、蒌叶、槟榔三物，既合食之矣。抚湖南长沙不能得生蒌，以干者裹食之；求所谓芦子者，乌有也。及来滇，则省垣茶肆之累累如桑椹者，殆欲郄车而载，而蒌叶又乌有也。考《云南旧志》，元江产芦子，山谷中蔓延丛生，夏花秋实，土人采之，日干收货。蒌叶，元江家园遍植，叶大如掌，累藤于树，无花无实，冬夏长青，采叶合槟榔食之，味香美；一则云夏花秋实，一则云无花无实。二物判然。以土人而纪所产，固应无妄。余遣人至彼，生致蒌叶数丛，叶比岭南稍瘦，辛味无别，时方五月，无花跗也。得芦子数握。土人云：四五月放花，即似芦子形，七月渐成实，盖蒌叶园种可栽以饷；而芦子产深山老林中，蔓长故但摘其实。《景东厅志》：芦子叶青花绿，长数十丈，每节辄结子，条长四五寸，与蒌叶长仅数尺者异矣。遍考他府州志，产芦子者，如缅宁、思茅等处颇多，而蒌叶则唯元江及永昌有之，故滇南芦多而蒌少。独怪滇之纪载，皆狃[5]于郑渔仲诸说，信耳而不信目为可异也。《滇海虞衡志》谓滇俗重槟榔茶，无蒌叶则剪蒌子合灰食之，此吴人之食法。夫吴人所食乃桂子，非芦子也。又以元江分而二之，为蒟有两种，一结子以为酱；一发叶以食槟榔。夫物一类而分雌雄多矣，其调停今古之说，亦是考据家调人媒氏。然又谓海滨有叶，滇黔无叶，以子代之，不知冬夏长青者，又何物耶？盖元江地热，物不蛀则枯叶，行数百里，肉瘠而香味淡矣。芦子苞苴能致远，干则逾辣。滇多瘴，取其便而味重者饵之，其植蒌者则食蒌耳。岭南之蒌走千里，而近至赣州，色味如新，利在而争逐，亦无足异。芦子为酱，亦芥酱类耳。近俗多以番椒、木橿子为和，此制便少。亦今古之变食也。《本草纲目》引嵇氏之言，《本草》以蒟为蒌子，非矣。其说确甚，后人辄易之，故详著其别。盖蒟与荜茇为类，不与蒌为类。朱子《咏扶留诗》：根节含露辛，苕颖[6]扶援绿，蛮中灵草多，夏永清阴足。形容如绘。曰根节、曰苕颖、曰清阴，独不及其花实，亦可为《云南志》之一证。《赤雅》：蒟酱以荜茇为之，杂以香草、荜菝、蛤蒌也，蛤蒌何物也？岂以蒌同贲灰合食故名耶。抑别一种耶？《滇黔纪游》：蒟酱乃蒌蒻所造，蒌蒻则非子矣，蒌故不妨为酱。又李时珍引《南方草木状》云，《本草》以蒟为蒌子，非矣。蒌子一名扶留草，形全不同。今本并无此数语。《唐本草》始著蒟酱，嵇氏所谓《本草》，当在晋以前，抑时珍误引他人语耶？染皂者以芦子为上色，《本草》亦所未及。

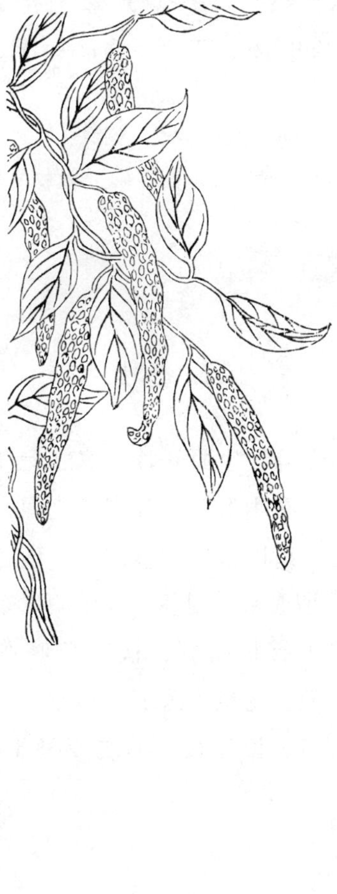

【校注】

① 《广志》：晋代郭义恭撰。是我国古代的一部优秀的博物志书。该书内容广泛博杂，涉及农业物产、野生动物、香草药材、珠宝玉石、日用杂物、地理气候及异族异俗等众多方面，文字平实可靠，全无怪诞虚妄之笔。

② 刘渊林《蜀都赋》注：刘渊林，名逵，济南人，元康中为尚书郎。《蜀都赋》为晋代左思撰写的散文，刘渊林曾为其作注。

③ 《交州记》：晋代刘欣期所作的笔记小说。

④ 《广州记》：晋代顾微撰。记述岭南地区的山、水、石、木、禽、兽、果、菜等。

⑤ 狃（niǔ 忸）：因袭；拘泥。

⑥ 苕颖：草花和禾穗。泛指植物的花、穗及茎。

32. 蒌叶

蒌叶，生蜀、粤及滇之元江诸热地。蔓生有节，叶圆长光厚，味辛香。翦以包槟榔食之。《南越笔记》谓遇霜雪则萎，故昆明以东不植。古有扶留藤，扶留急呼则为蒌，殆一物也。医书及传纪，皆以为即蒟，说见彼。滇之蒌种于园，与粤同，重芦而不重蒌，故志蒌不及粤之详。茎味同叶，故《交州记》云：藤味皆美。

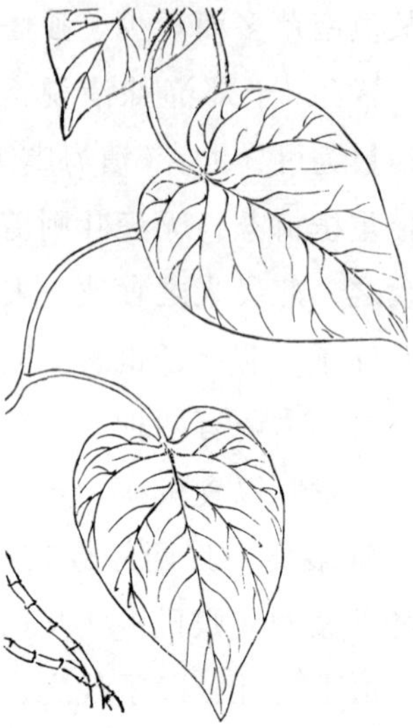

33. 马兰

马兰，《日华子》始著录。今皆以为野蔬，叶与花似野菊。陈藏器谓叶如泽兰而臭，颇涉附会。此草处处有之，并无别名，究不得其名马兰之义。李时珍备列诸方，窃恐有马兰之讹。盖北人呼马练如马兰也。

《野菜赞》云：马兰丹多泽生，叶如菊而尖长，左右齿各五，花亦如菊而单瓣，青色。盐汤汋过，干藏蒸食，又可作馒馅。生捣治蛇咬。马兰不馨，名列香草，蛇菌或中，利用生捣。大哉帝德，鼓腹告饱；虺毒不逢，行吟用老。

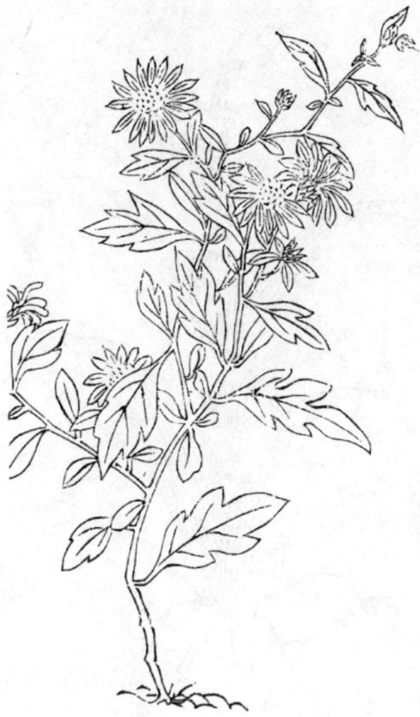

34. 荠苎

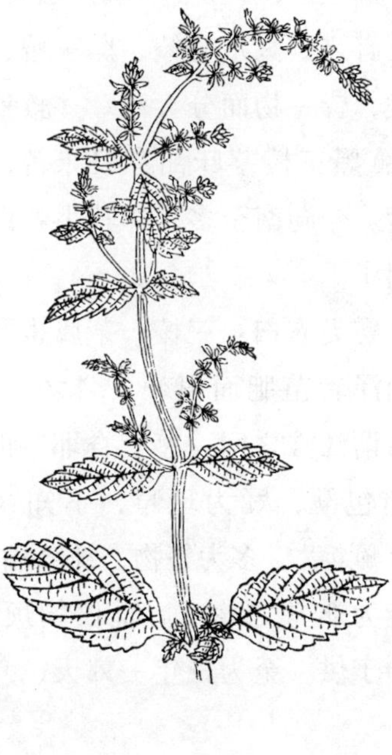

荠苎，《本草拾遗》始著录。今河壖平野多有之。形状如《拾遗》及李时珍所述。

35. 石荠苎

石荠苎，《本草拾遗》始著录。方茎对节，正似水苏，高仅尺馀，叶大如指甲，有小毛。滇南呼为小鱼仙草。或以其似苏而小，因苏字从鱼[1]，而为隐语耶。

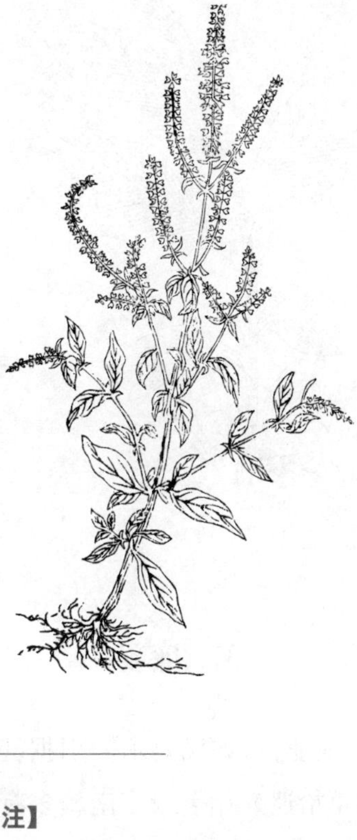

【校注】

① 苏字从鱼："苏"繁体为"蘇"，故曰"从鱼"。

36. 山姜

山姜，《本草拾遗》始著录。江西、湖南山中多有之。与阳藿、茈姜无别，惟根如嫩姜，而味不甚辛，颇似黄精。衡山所售黄精，多以此伪为之。宋《图经》山姜乃是高良姜。李时珍谓子似草豆蔻，甚猛烈，良是。而谓花赤色则未确，乃子赤色耳。

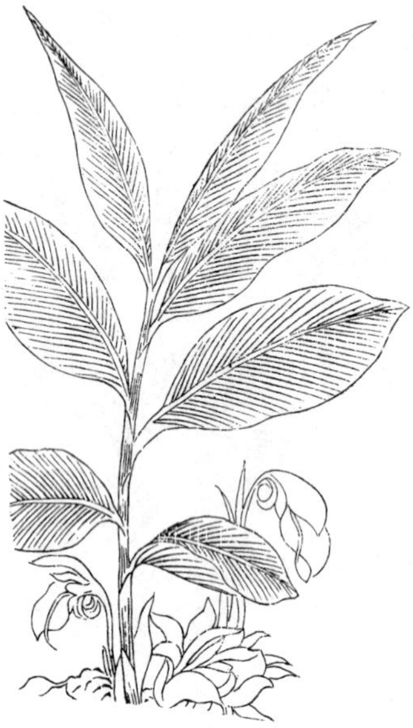

37. 廉姜

廉姜，《齐民要术》引据甚详。《本草拾遗》始著录。南赣多有之。似山姜而高大，土人不甚食，以治胃痛甚效云。

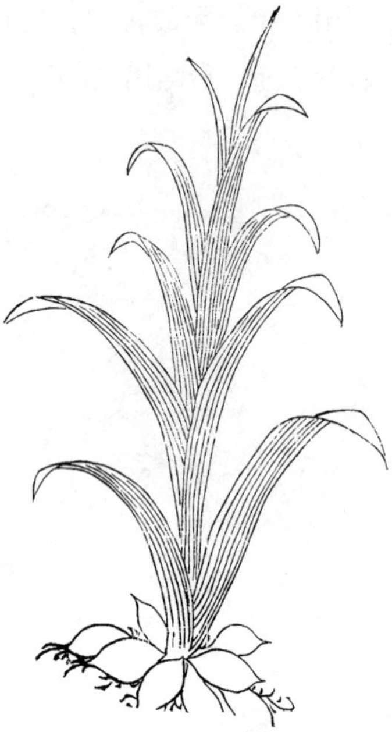

38. 荆三棱

荆三棱，《开宝本草》始著录。处处有之。鸡爪三棱、黑三棱、石三棱，皆一物而分大小。《救荒本草》：黑三棱葶味甜、根味苦，皆可食。今湖南至多，择其小者以为香附子。

雩娄农曰：三棱，茅属也，生于山泽者苗肥而根硕，名之曰荆，非所谓江淮之间一茅三脊耶？世以封禅包匦，疑为瑞草，不知《禹贡》厥篚[1]，多为祭物，纤缟橘柚，岂皆为非常之珍？后世仪物烦多，不给于供，至为三年一郊天、六年一祭地之说。侈备物而阔享祀，岂非议礼者务为浮夸之过哉？

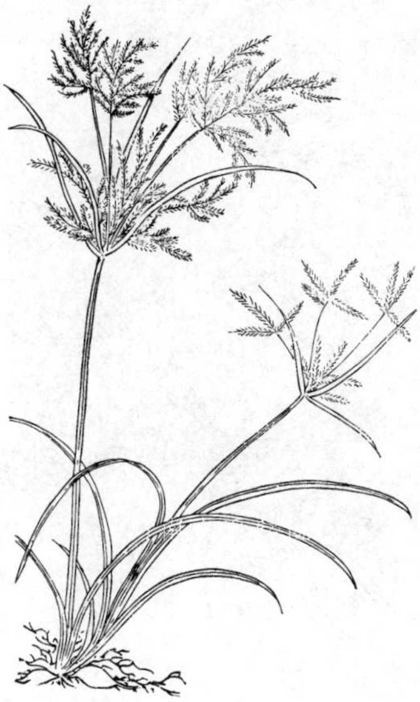

【校注】

① 篚（fěi 匪）：古代盛物的竹器。

39. 蓬莪术

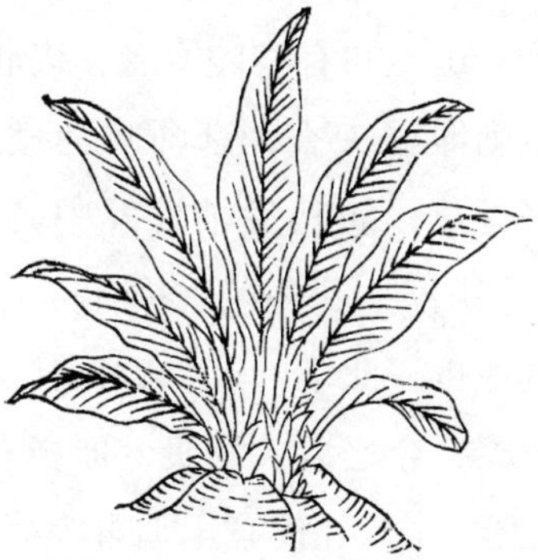

蓬莪术，《嘉祐本草》始著录。宋《图经》：浙江或有之。颇类蘘荷，莪在根下，如鸭、鸡卵。今所用者即此。昔人谓郁金、姜黄、茂[①]术三物相近，其实性不同，形亦全别。

【校注】

① 茂（shù 述）：蓬莪茂，中药草名，多年生宿根草本，根状茎及根可入药。通称“莪术”。

40. 藿香

藿香，《南方草木状》有之。《嘉祐本草》始著录。今江西、湖南人家多种之，为辟暑良药。盖以其能治脾胃吐逆，故霍乱必用之。《别录》有藿香，不著形状。《图经》云，旧附五香条，疑其以为扶南之香木也。

雩娄农曰：《山海经》谓薰草，其叶如麻，今观此草，非类麻者软？《别录》藿香旧载木类，宋《图经》据《草木状》诸说，以为草本，其即《别录》之藿香与否，未可知也。薰藿一声之转，海上之药，都出后世，余疑藿香即古薰草。若零陵香则叶圆小，殊不类麻，以藿为薰，虽属创说，然其功用、气味，实为兰匹，不犹愈于以一枝数花之叶如茅者，强名曰蕙，而不可服食者乎？

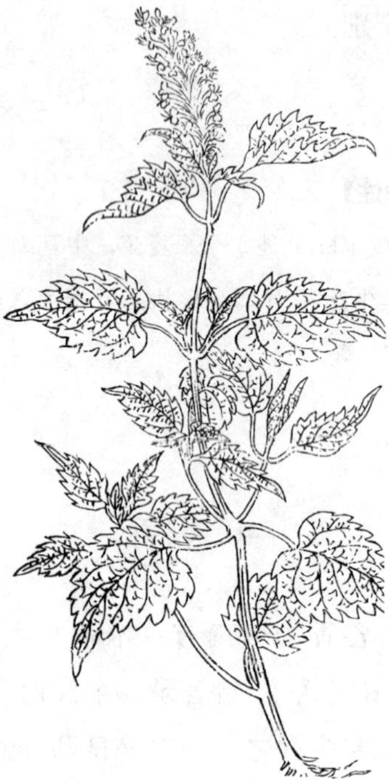

41. 野藿香

野藿香，南安山中多有之。形如藿香，叶色深绿，花色微紫，气味极香，疑即古所谓薰草叶如麻者。盖自兰草今古殊名，而蕙亦无确物矣。

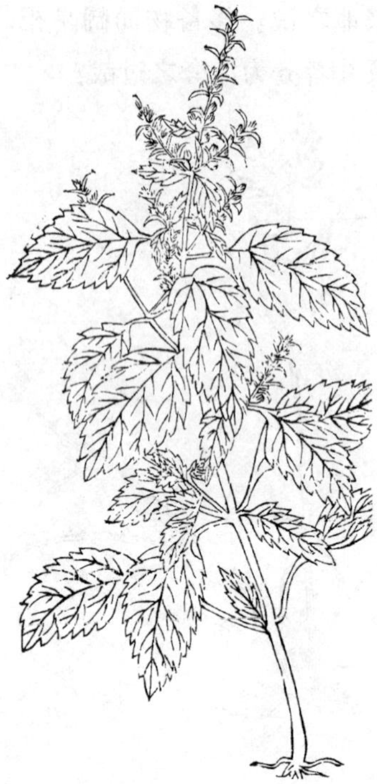

42. 零陵香

零陵香，《嘉祐本草》始著录。即《别录》之薰草也。宋《图经》：零陵，湖岭诸州皆有之。余至湖南，遍访无知有零陵香者，以状求之，则即醒头香，京师呼为矮糠，亦名香草，摘其尖梢置发中者也。《补笔谈》[①]：买零陵香择有铃子者，乃其花也。此草叶茎无香，其尖乃花所聚，今之以尖为贵，即择有铃子之意。《岭外代答》谓可为褥荐，未知即此否？赣南十月中，坡尚有开花者，高至四五尺，宋《图经》谓十月中旬开花，当即指此。实则秋开，至冬未枯。李时珍以醒头香属兰草，不知南方凡可以置发中辟秽气，皆呼为醒头，无专属也。

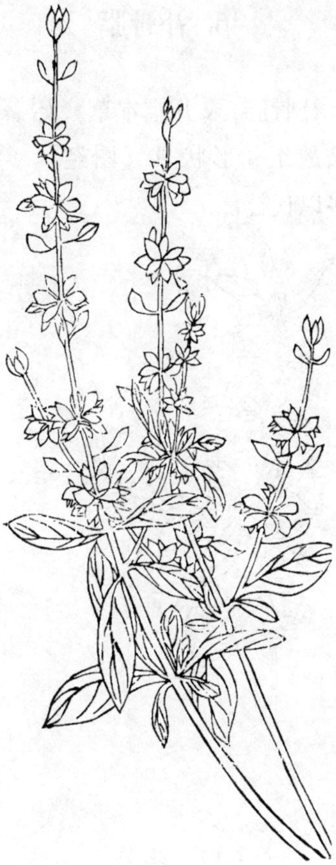

43. 白茅香

白茅香，《本草拾遗》始著录。但云如茅根，是未见其茎叶也。今湖南有一种小茅香，俚医用之，根亦如茅，疑即其类，附以俟考。

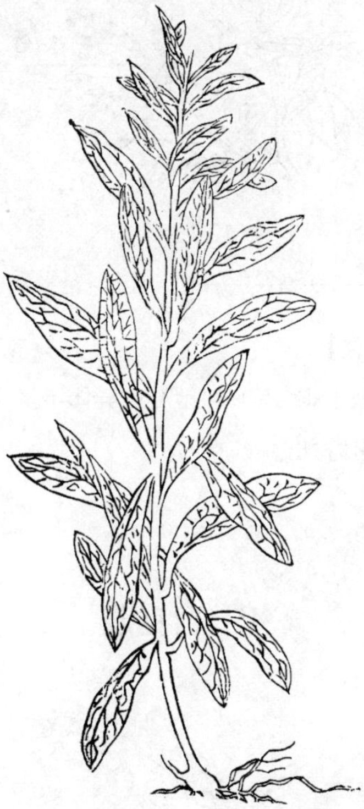

44. 肉豆蔻

肉豆蔻，《开宝本草》始著录。今为治洩[1]泄要药。李时珍云，花实如豆蔻而无核，故名。

【校注】

① 《补笔谈》:《梦溪笔谈》的一部分。

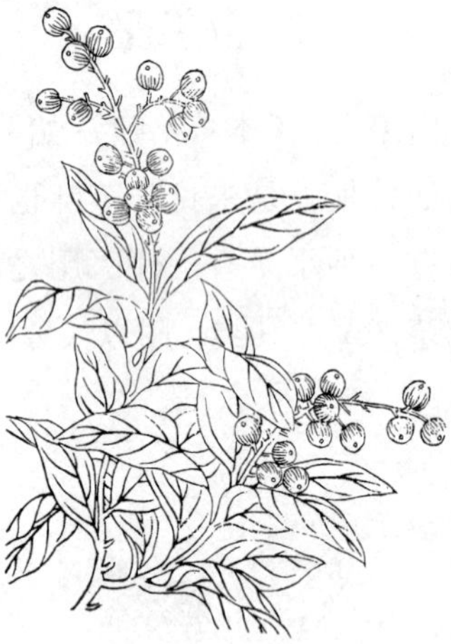

【校注】

① 洩（xiè 泻）：“泄”的异体字。液体或气体排出。

45. 白豆蔻

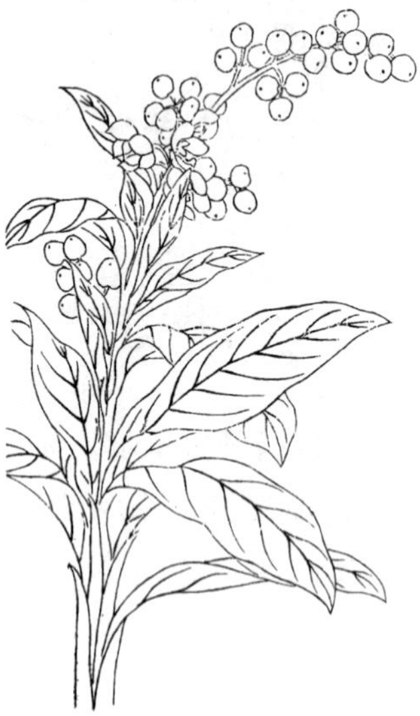

白豆蔻，《酉阳杂俎》载之。《开宝本草》始著录。今广州有之，形如《图经》。

46. 补骨脂

补骨脂，《开宝本草》始著录。即破故纸，形状具《图经》。今医者多以代桂。

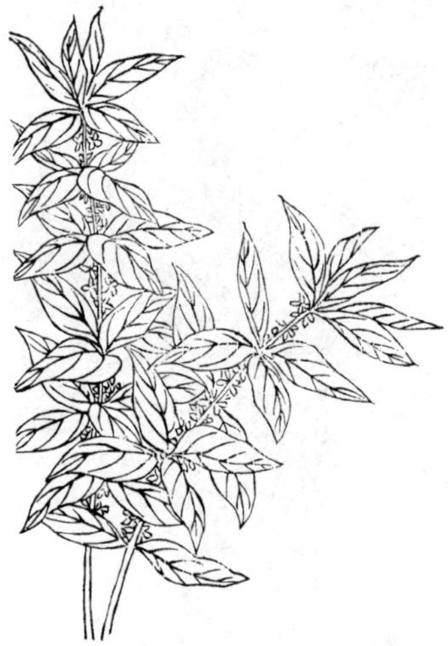

47. 荜茇

荜茇，《南方草木状》《酉阳杂俎》皆载之。《开宝草》始著录。丛生，子亦如桑椹，近时暖胃方多用之。《酉阳杂俎》谓叶似蕺叶，则与蒌叶相类。

雩娄农曰：据《南方草木状》

蒟酱、荜茇一物也，以生于蕃国、番禺而异。《酉阳杂俎》亦云：叶似蕺，子似桑葚。《图经》则大同小异。《唐本草》注云：似蒟酱子，味辛烈于蒟酱。凡物因地辄异，况隔瀛海万里耶？而岭南时有之，何以复有异同？然则一类二种，非必中外之分矣。乳煎荜茇治痢，《传信方》[①]纪唐太宗患痢事；《太宗实录》亦云，有卫士进黄牛乳煎荜茇方，御用有效；而《独异志》[②]神其说，谓金吾长史张宝藏[③]遇异僧，谓六十日当登三品，寻以方进，授鸿胪卿。太宗英主，即以重赏旌其治痢之功，独不可以尚药等官授之，而乃使为胪句传以率蛮夷长耶？宪宗以术人柳泌为台州刺史；敬宗以道士刘从政为光禄少卿；至文宗以郑注进药方，渐至预政，甘露之变实为戎首[④]。若贞观中即有予三品文职故事，则元和以后之政，为宪章祖述，而太宗乃作法于凉矣。李藩对宪宗曰：文皇帝服胡僧长生药，遂致暴疾不救，诚可鉴矣。呜呼！人主当疾痛难堪之时，得一良医骤起沉疴，其所以酬之者，乌得不厚？然爵人众共，既未可丰于所私，而天命所在，必有鬼神呵护而阴导之者。彼扁鹊、太仓公，亦安能生必死之人哉？且以方愈疾，私喜而赏之优，必以方不仇，私怒而罚之重。文成五利[⑤]，宠以将军通侯，而卒不免于诛。侯生、卢生[⑥]，相谋亡去，遂致坑儒。然则挟术与用挟术者，可不儆惧乎？

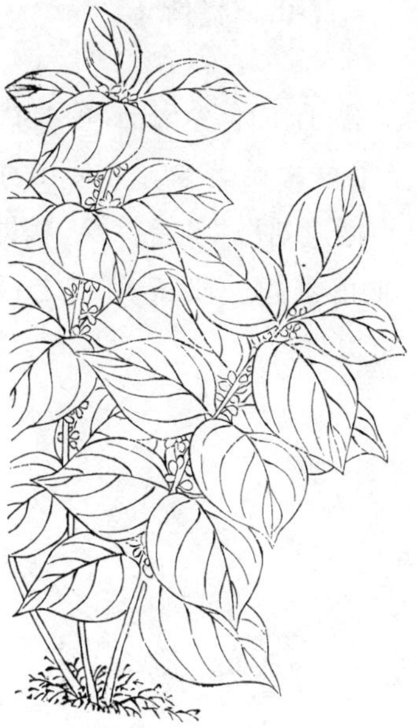

【校注】

① 《传信方》：方书，唐代刘禹锡著。

② 《独异志》：唐代李亢撰。书中除记述唐代流传的奇闻逸事外，主要是对唐以前的各种各样的传说做了记载。

③ 张宝藏：唐代栎阳（今西安临潼区）人，医学家，字澹。献乳煎荜茇方治愈唐太宗疾病而被封为鸿胪卿，是我国医学史上官爵最高者。

④ 戎首：叛军首领。

⑤ 文成五利：汉武帝时宠幸方士，封方

士少翁为文成将军、栾大为五利将军，后皆事败被诛。

⑥ 侯生、卢生：秦始皇时的方士。

48. 益智子

益智子，详《南方草木状》。《开宝本草》始著录。今庐山亦有之。卢循遗刘裕[1]益智粽[2]，粽即酱类，非角黍也。段玉裁辨之极精核，可以订讹。

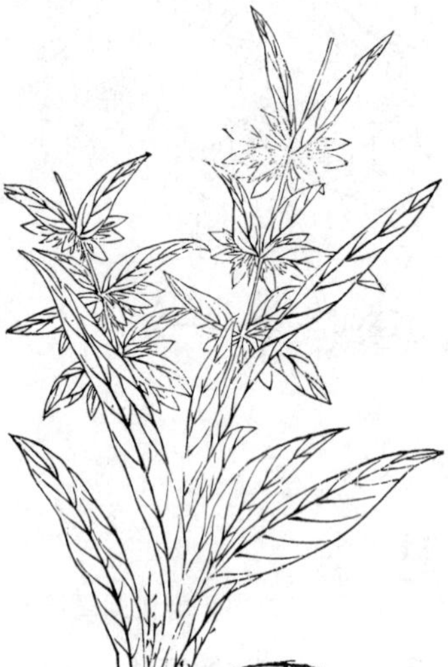

【校注】

① 刘裕（363—422）：字德舆，小字寄奴，汉族，彭城（今江苏徐州）人。卓越的政治家、改革家、军事家，南朝宋开国之君。

② 益智粽：卢循曾馈刘裕以“益智粽”，刘裕则答以“续命汤”。

49. 毕澄茄

毕澄茄，《开宝本草》始著录。《图经》云，广东亦有之，叶青滑，子似梧桐子。《海药》以为即胡椒之嫩者。《广西志》有山胡椒，或谓即毕澄茄也。

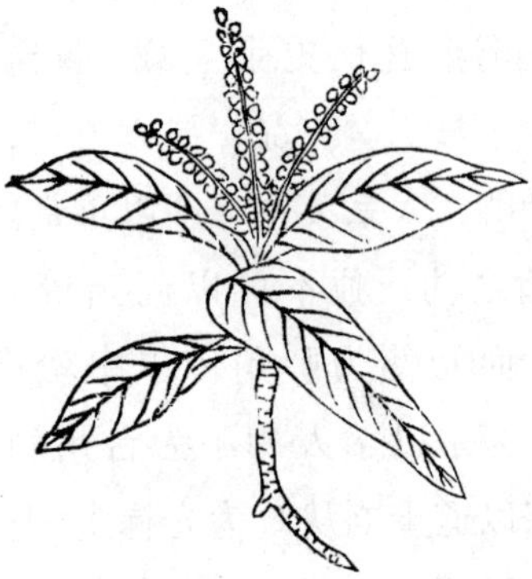

50. 甘松香

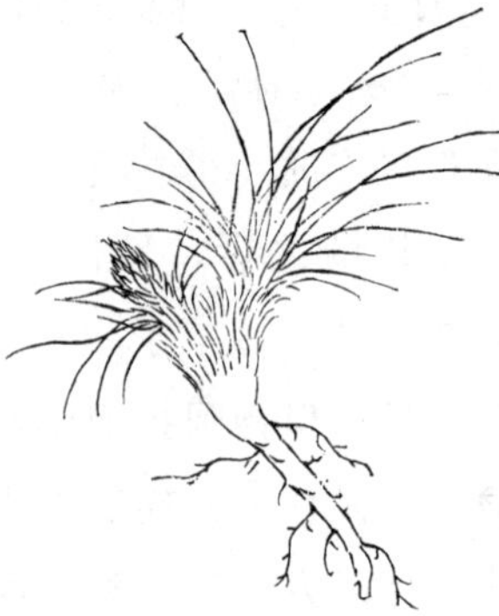

甘松香，《开宝本草》始著录。《图经》叶细如茅草，根极繁密，生黔、蜀、辽州。李时珍以寿禅师作五香饮，其甘松饮即此。滇南同三柰等为食料用，昆明山中亦产之，高仅五六寸，似初生茆而劲，根大如拇指，长寸馀，鲜时无香，干乃有臭。

51. 茅香花

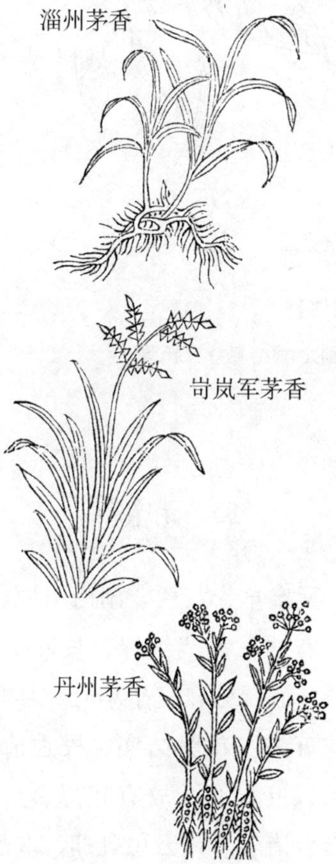

茅香花，《嘉祐本草》始著录。宋《图经》苗似大麦，五月开白花，亦有黄花。生剑南。《海药本草》云：生广南山谷。

52. 缩砂蔤

缩砂蔤，《嘉祐本草》始著录。《图经》苗茎似高良姜。今阳江产者，形状殊异，俗呼草砂仁。

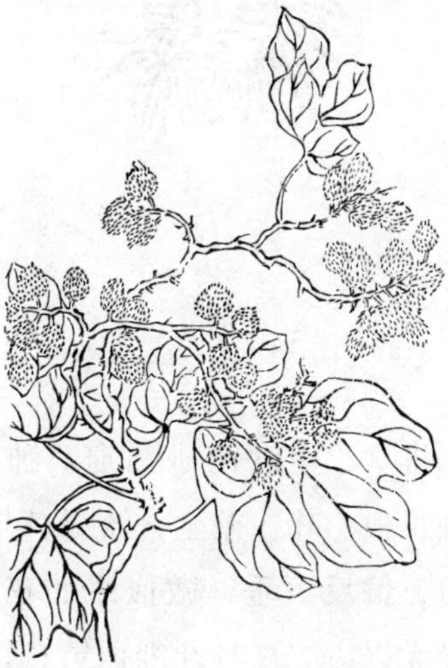

53. 福州香麻

宋《图经》：香麻生福州。四季常有苗叶而无花，不拘时月采之。彼土人以煎作浴汤，去风甚佳。

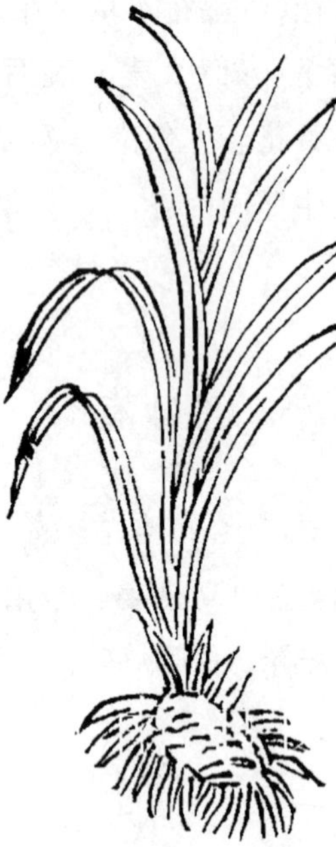

54. 排草

排草，生湖南永昌府。独茎，长叶长根，叶参差生，淡绿，与茎同色，偏反下垂，微似凤仙花叶，光泽无锯齿。夏时开细柄黄花，五瓣尖长，有淡黄蕊一簇。花罢结细角，长二寸许。枯时束以为把售之，妇女浸油刡[①]发。根茎香味与元宝草相类。考《本草拾遗》：白茅香生岭南如茅根，道家用以作浴汤。李时珍以为今排香之类。此草干时，花叶脱尽，宛如茅根，殆即此欤？诸家皆未究其花实，故无确训。《广西志》排草屡载所出，亦无形状。《南越笔记》以为茎穿叶心，则似元宝草也。

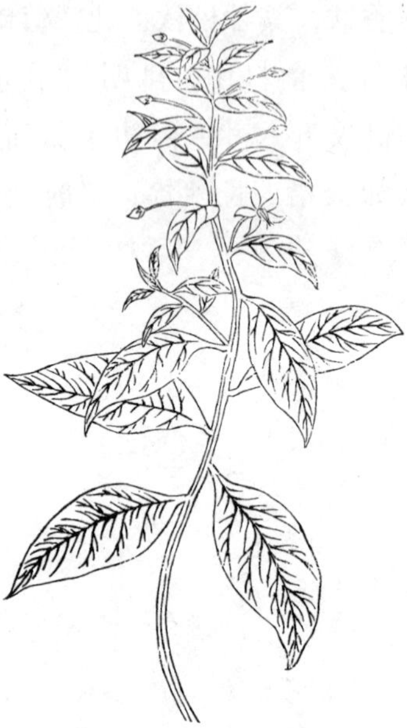

【校注】

① 刡（mǐn 敏）：梳理。

55. 元宝草

元宝草，江西、湖南山原、园圃皆有之。独茎细绿，长叶上翘，茎穿叶心，分杈复生小叶。春开小黄花五瓣。花罢结实。根香清馥。土医以叶异状，故有相思、灯台、双合合诸名。或云患乳痈，取悬置胸间，左乳悬右，右乳悬左，即愈。《简易草药》有茅草香子，治痧症极效，按其形状亦即此。

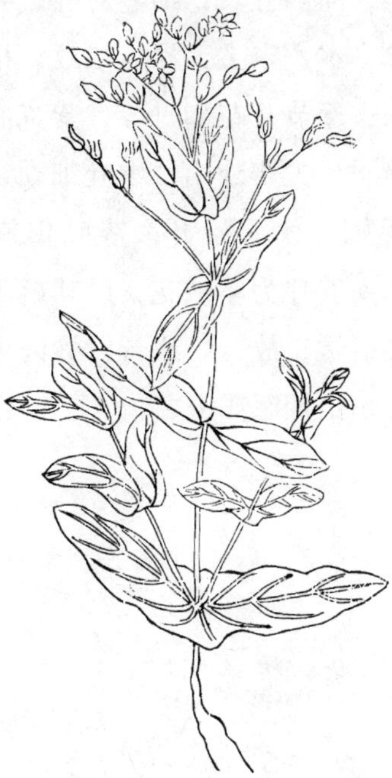

56. 三柰

三柰，《本草纲目》始录入芳草。

按《救荒本草》：草三柰，叶似蓑草而狭长，开小淡红花，根香味甘微辛，可煮食。叶亦可煠食。核其形状，与今广中所产无小异。盖香草多以岭南为地道，其实各处亦间有之，采求不及耳。

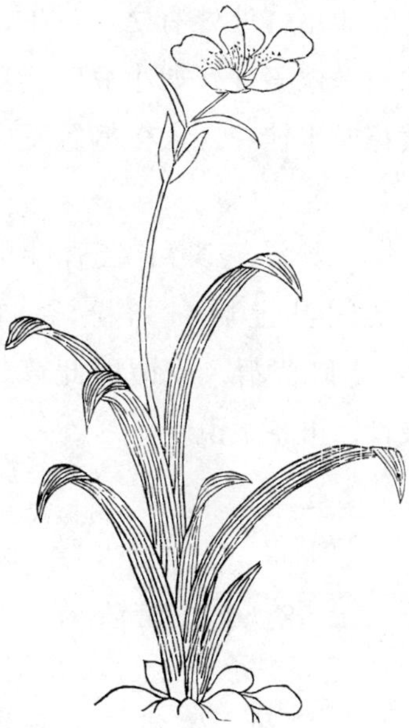

57. 辟汗草

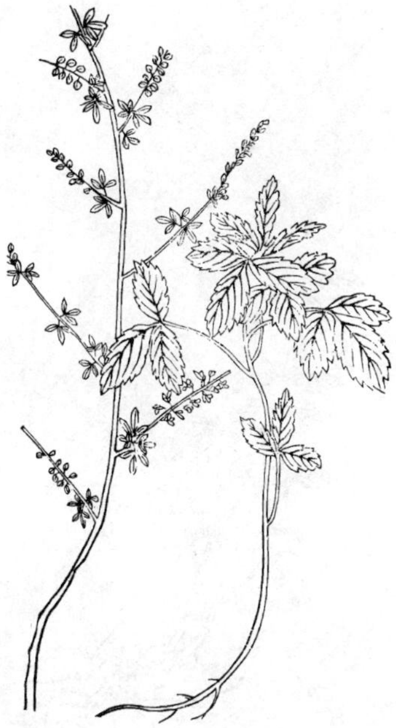

辟汗草，处处有之。丛生，高尺馀，一枝三叶，如小豆叶，夏开小黄花如水桂花，人多摘置发中辟汗气。

按《梦溪笔谈》：芸香叶类豌豆，秋间叶上微白如粉污。《说文》：芸似苜蓿，或谓即此草。形状极肖，可备一说。

58. 小叶薄荷

小叶薄荷，生建昌。细茎小叶，叶如枸杞叶而圆，数叶攒生一处，梢开小黄花如粟。俚医用以散寒，发表胜于薄荷。

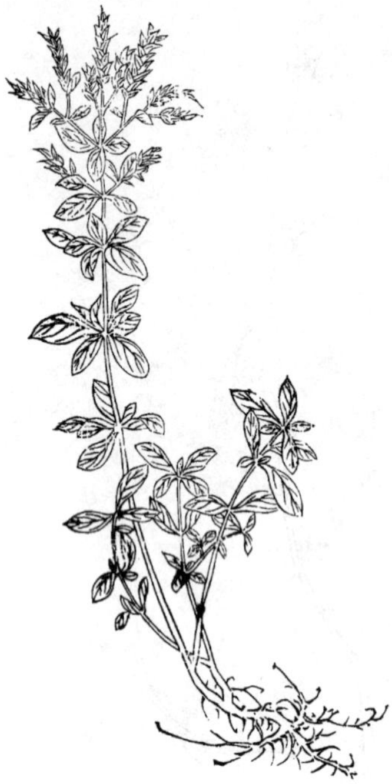

59. 兰香草

兰香草，湖南、南赣皆有之。丛生，高四五尺；细茎对叶，叶长寸馀，本宽末尖，深齿浓纹，梢叶小圆；逐节开花如丹参、紫菀而作小筒子，尖瓣外出，中吐细须，淡紫娇媚，秋深始开；茎叶俱有香气。南安呼为婆绒花，以其瓣尖柔细如鬅绒，故云。或云以炒肉可治嗽。衡山俚医亦用之。

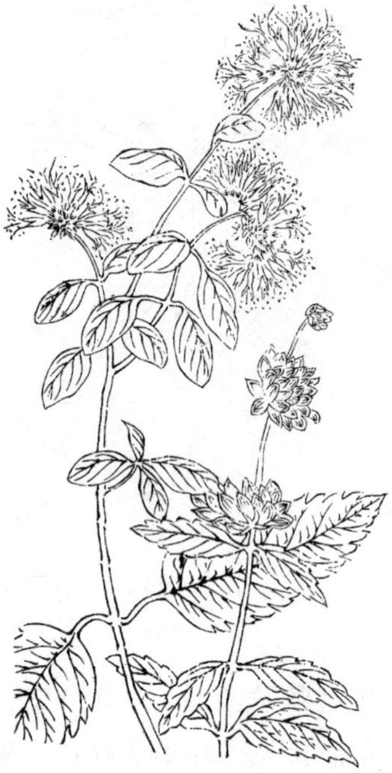

60. 芸

《尔雅》：权，黄华。《注》：今

谓牛芸草为黄华。华黄叶似菽蓿。《疏》：权，一名黄华。郭云：今谓牛芸草为黄华，华黄叶似菽蓿。《说文》亦云：芸草也，似苜蓿。《淮南子》说，芸草可以死复生。《月令注》云：芸，香草也。《杂礼图》曰：芸，蒿也，叶似邪蒿，香美可食。然则牛芸者，亦芸类也，郭以时验而言之，故云今谓牛芸草为黄华也。

《尔雅翼》：仲冬之月芸始生；芸，香草也。谓之芸蒿似邪蒿，而香可食；其茎干婀娜可爱，世人种之中庭。故成公绥[①]赋云：茎类秋竹，叶象春柽[②]是也。沈括曰：芸类豌豆，作小丛生，其叶极芳香，秋后叶间微白如粉污，南人采置席下，能去蚤虱。今谓之七里香。《老子》曰：夫物芸芸，各归其根。芸当一阳初起，复卦之时，于是而生。又《淮南》说，芸可以死而复生。此则归根复命，取之于芸，虽卷施拔心不死，盖不足贵也。《洛阳宫殿簿》[③]曰：显阳、徽音、含章殿前，各芸香一二株而已。而《晋宫阁名》曰太极殿，前芸香四畦，式乾殿前芸香八畦。乃知《离骚》所谓兰九畹、蕙百亩，畦留夷与揭车，盖有之也。采茹为生菜甚香，古者秘阁载书，置芸以辟蠹，故号芸阁。《夏小正》曰：正月采芸，二月荣芸。

宋梅尧臣《书局一本诗》：有芸如苜蓿，生在蓬藋中。草盛芸不长，馥烈随微风。我来偶见之，乃薙彼藭蒙。上当百雉城，南接文昌宫。借问此何地，删修多钜公。天喜书将成，不欲有蠹虫。是产兹弱本，蒨尔发荒丛。黄花三四穗，结实植无穷。岂料凤阁人，偏怜葵蕊红。

《洛阳宫殿簿》：显阳殿前芸香一株，徽音殿前芸香二株，含章殿前芸香二株。

《晋宫阁名》：太极殿，前芸香四畦，式乾殿前芸香八畦，徽音殿前芸香杂花十二畦，明光殿前芸香杂花八畦，显阳殿前芸香二畦。

《墨庄漫录》[④]：文潞公[⑤]为相日，赴秘书省曝书宴，令堂吏视阁下芸草，乃公往守蜀日以此草寄植馆中也，因问蠹出何书，一座默然。苏子容对以鱼豢《典略》[⑥]，公喜甚，即借以归。

《王氏谈录》[⑦]：芸，香草也。旧说谓可食，今人皆不识。文丞相自秦亭得其种分遗，公岁种之。公家庭砌下，有草如苜蓿，摘之尤香。公曰：此乃牛芸。《尔雅》所谓权，黄华者，校之香烈于芸，食与否，皆未试也。

《梦溪笔谈》：古人藏书辟蠹用芸。芸，香草也。今人谓之七里香者是也。叶类豌豆，作小丛生，其叶极芬香，秋后叶间微白如粉污，辟蠹殊验。南人采置席下，能去蚤虱。予判昭文馆时，曾得数株于潞公家，移植秘阁后，今不复有存者。香草之类，大率多异名。所谓兰荪，荪即今菖蒲是也；蕙，今零陵香是也；茝[⑧]，今白芷是也。

《闻见后录》[⑨]：芸草，古人用以藏书，曰芸香是也。置书帙中即无蠹，置席下即去蚤虱，叶类豌豆，作小丛，遇秋则叶上微白如粉污。南人谓之七里香，大率香草，花过即无香，纵叶有香，亦须采掇嗅之方觉。此草远在数十步外已闻香，自春至冬不歇，绝可玩也。

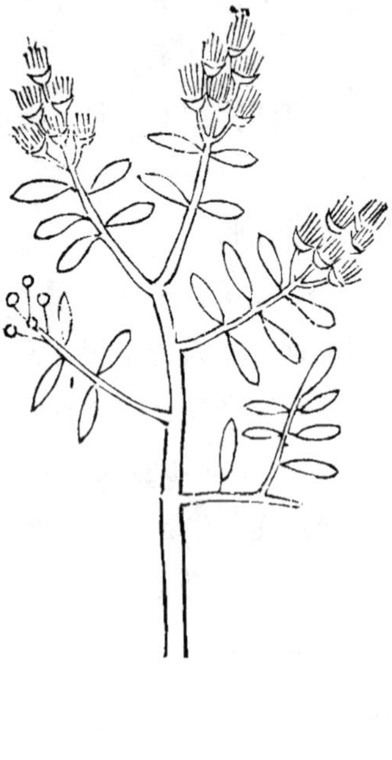

《说文解字注》：芸，草也，似目宿。《夏小正》：正月采芸，为庙采也。二月荣芸。《月令》：仲冬芸始生。《注》芸，香草。高注《淮南》《吕览》[⑩]皆曰芸，芸蒿，菜名也。《吕览》曰：菜之美者，阳华之芸。《注》：芸，芳菜也。贾思勰引《仓颉解诂》曰：芸蒿似斜蒿，可食。沈括曰：今谓之七里香者是也。叶类豌豆，其叶极芬香。古人用以藏书辟蠹，采置席下能去蚤虱。从草，云声，王分切，十三部。淮南王[⑪]说，芸草可以死复生。淮南王，刘安也；可以死复生，谓可以使死者复生，盖出《万毕术》[⑫]《鸿宝》[⑬]等书，今失其传矣。

【校注】

① 成公绥（231—274）：三国时魏人，幼而聪敏，博涉经传，有俊才，辞赋甚丽。仕为博士，历秘书郎，迁中书郎，拜骑都尉。

② 柽（chēng 撑）：柽柳，落叶灌木，老枝红色，叶像鳞片，花淡红色，有时一年开花三次，结蒴果。亦称“三春柳”“红柳”。

③ 《洛阳宫殿簿》：《隋书·经籍志》和新旧《唐书》皆载。

④ 《墨庄漫录》：宋代张邦基所撰笔记类著作。多记杂事，兼及考证，尤留意

于诗文词的评论及记载。

⑤ 文潞公：指文彦博（1006—1097），字宽夫。汾州介休（今属山西）人。北宋时期政治家、书法家。封潞国公。著有《潞公集》。

⑥ 鱼豢《典略》：鱼豢，三国时期曹魏国郎中，著名史学家。《新唐书·艺文二》中记载"鱼豢《魏略》五十卷"。

⑦《王氏谈录》：笔记类著作。北宋王洙（997—1057）撰（一说为其子钦臣撰）。王洙，字原叔，一作源叔，一说字尚汶。

⑧ 茝（chǎi）：古书上说的一种香草。

⑨《闻见后录》：指《邵氏闻见后录》，北宋邵博撰，30 卷。其父邵伯温曾撰《闻见录》，为区别被称为《前录》。

⑩《吕览》：指《吕氏春秋》。

⑪ 淮南王：指刘安。汉高祖之孙，封为淮南王。著《淮南子》等。

⑫《万毕术》：《淮南万毕术》的简称。

⑬《鸿宝》：汉代淮南王刘安好道术，养士数千人，作《内书》22 篇，其中《鸿宝》论道教修仙炼丹。

卷之二十六　群芳类

1. 紫薇

《曲洧旧闻》：红薇花，或曰便是不耐痒树也，其花夏开，秋犹不落，世呼百日红。

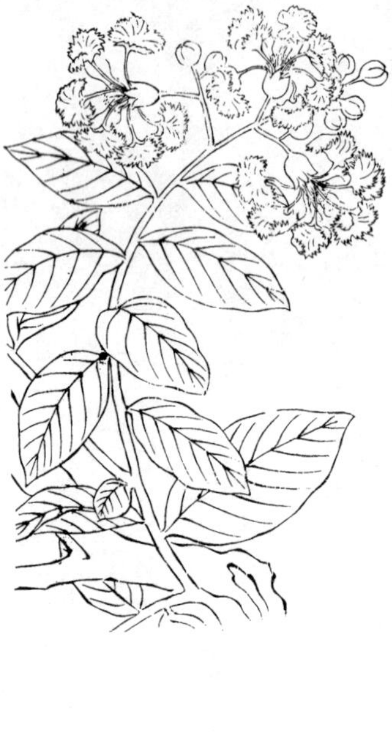

2. 南天竹

《梦溪笔谈》：南烛。《草木记传》《本草》所说多端，今少有识者。为其作青精饭，色黑，乃误用乌臼为之，全非也。此木类也，又似草类，故谓之南[1]草木。今人谓之南天竹[2]是也。南人多植于庭槛之间，茎如朔藋，有节，高三四尺，庐山有盈丈者。叶微似楝而小，至秋则实赤如丹，南方至多。按所述乃天竹，非南烛。

李衎《竹谱》：蓝田竹，在处有之，人家喜栽花圃中。木身上生小枝，叶叶相对，而颇类竹；春花穗生，色白微红，结子如豌豆，正碧色，至冬色渐变如红豆颗，圆正可爱，腊后始凋。世传以为子碧如玉，取蓝田种玉之义，故名。或云，此本是南天竺国来，自为南天竺，人讹为蓝天竺。人取此木置鸟笼中作架，最宜禽鸟。

《瓮牖闲评》[3]：或云人家种南天竹则妇人多妒。余闻之旧矣，未知其果然否。向在江阴时，有一曹检法者，其妻悍甚，盖非止妒也。曹曾建一新第，求所谓南天竺者，将植于堂之东偏。余是时偶到彼，姑以所闻告之。曹悚然应曰：其果然耶！余家今无是，尚不能安帖，况复植此感动之物乎？余曰：事未可知，聊为耳目之玩，亦自不恶也。曹曰：耳目未必得玩，而先溃我心腹矣，则不如其已。遽命撤去，坐客无不笑之。南天竹以其有节似竹，故亦谓之竹，而沈存中《笔谈》乃用此烛字，不知何谓。

梁程詧《天竹赋》[4]序曰：中大同二年秋，河东柳恽[5]为秘书监，詧以散骑为之贰，雠校[6]之暇，情甚相狎，监署西庑，有异草数本，绿茎疏节，叶青如翦，朱实离离，炳如渥丹，恽为詧言：《西真书》号此为东天竺，其说曰：轩辕帝铸鼎南湖，百神受职，东海少君以是为献，且白帝云：女娲用以炼石补天，试以拂水，水为中断；试以御风，风为之息；金石水火，洞达无阂。帝异焉，命植于蓬壶之圃，此其遗状也。然不如向时之验矣。詧怪斯言诞而不经，因窃叹曰：物故有弱而刚、微而彰，当其时也，雷轰而骑翔；非其时也，穴蟠而泥藏。岂特斯草也！感而作赋。

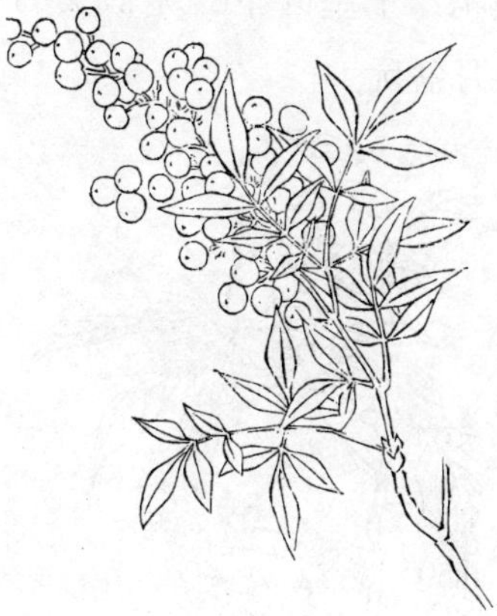

【校注】

① 南：商务本、中华本后均有“烛”字。

② 竹：商务本、中华本均作“烛”。

③《瓮牖闲评》：专以考订为主，大致一卷论经，二卷论史，三卷论天文、地理、人事等类，四卷专论小学，五卷论诗词、书画，六卷论衣食、器用，七卷论释道、方技、物产等类，而以杂论因果怪异及自记之语终焉。其中所引资料多他书所无。作者袁文，字质甫，鄞（今浙江宁波）人，生于北宋徽宗宣和元年（1119年），卒于南宋光宗绍熙元年（1190年），享年72岁。

④ 程詧《天竹赋》：南朝梁休宁人程詧（chá 察）所撰著《东天竺赋》。

⑤ 柳恽（465—517）：南朝梁著名诗人、音乐家、棋手。

⑥ 雠（chóu 仇）校：校对文字。

3. 万寿子

万寿子，湖北园圃中种之。叶聚枝梢，子垂叶下，宛似天竹子。为冬月盆玩。

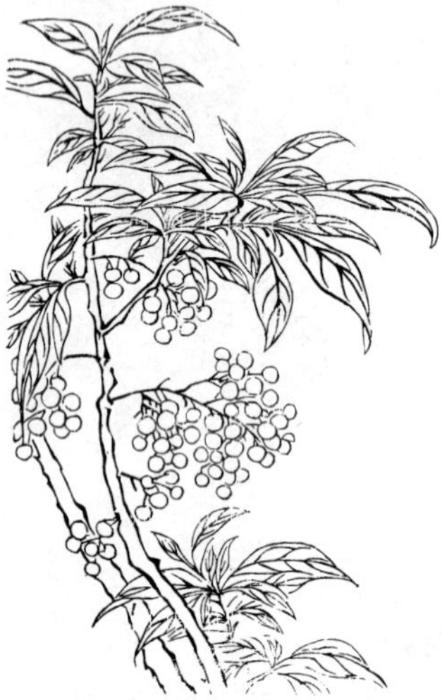

4. 春桂

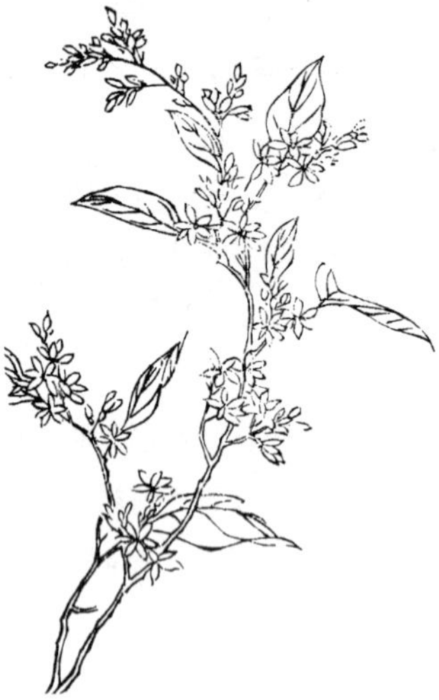

春桂即山矾。本名椹[①]花。黄山谷以其叶可染，不假矾而成色，故更名山矾。或以为玚花[②]，殊误。宋人已辨之。

【校注】

① 椹（zhèn 振）：一种树。

② 玚（yáng 杨）花：指玉蕊花。宋代葛立方《韵语阳秋》卷十六："江南野中有小白花，木高数尺，春开极香，土人呼为玚花。玚，玉名，取其白也。鲁直云：'荆公欲作诗而陋其名，予请名曰山矾。野人取其叶以染黄，不借矾而成色，故以名尔。'"

5. 兰花

兰花即陶隐居所谓燕草。李时珍以为土续断。《遁斋闲览》[①]以为幽兰，其种亦多。山中春时，一茎一花，一茎数花者所在皆有。闽产以素心为贵。俗以蜜渍其花入茶。其根有毒，食之闷绝，兹图不悉列。

雩娄农曰：《离骚草木疏》[②]谓兰可浴不可食，闻蜀士云，屡见人醉渴，饮瓶中兰华水，吐利而卒者。又峡中储毒以药人，兰华为第一。乃知甚美必有甚恶。兰为国香，人服媚之，又当爱而知其恶也。呜呼！兰为上药，岂毒草哉？不识真兰，徒为谤书，皆缘以叶似麦门冬者为兰，而终不自知其误。谁实倡此訾[③]言耶？洪庆善云：兰草生水傍，泽兰生水泽中，山兰生山侧，似刘寄奴而叶无丫，不对生，花心微黄赤。格物洵微矣。在山则山，在泽则泽，易地皆然，岂殊臭味？无稽之说，舍旃舍旃[④]！

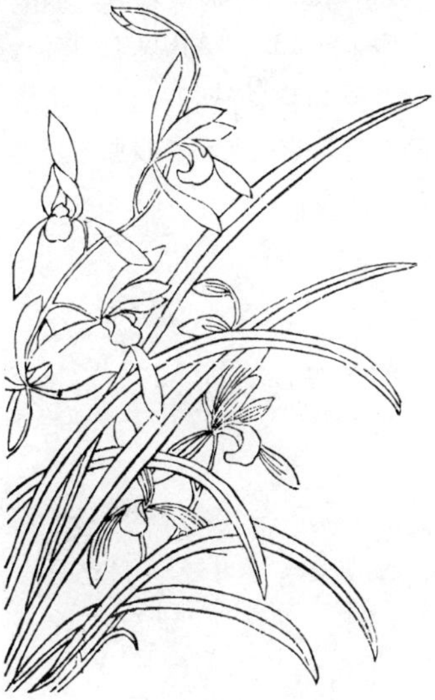

【校注】

① 《遁斋闲览》：小说类著作，书中所记多作者平昔见闻。作者是宋代范正敏。

② 《离骚草木疏》：注释书，南宋吴仁杰撰。吴仁杰治《离骚》多年，他根据《山海经》《尔雅》《博雅》及其他札记类书籍对王逸《楚辞章句》有关草、木名物训诂的内容加以疏解。吴仁杰，字斗南。曾任宋国子学录。

③ 訾（wèi 位）：吹捧无能的人；虚伪。

④ 旃（zhān 毡）：文言助词，相当于“之”或“之焉”。

6. 红兰

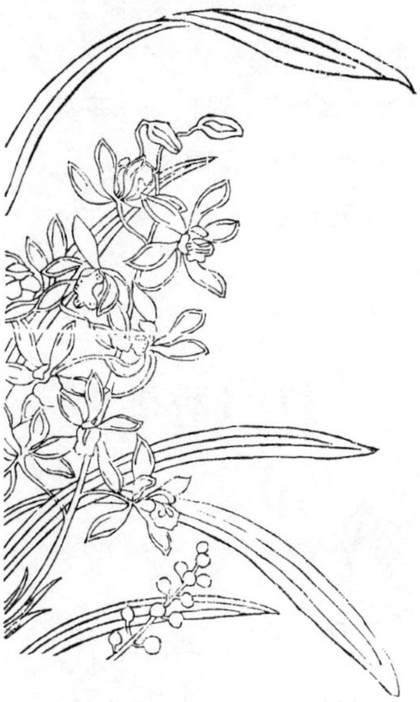

《邵阳县志》：红兰生谷中。每经野烧，叶尽而花独发，俗称火烧兰。花微赭，瓣有红丝，心有红点，惟香淡而不能久。

按红兰，长沙山中皆有之。叶厚劲而阔，有光，与春兰异。开花亦小，都无香气。考《粤西偶记》[①]：全州有赤兰亭，亭左右前后皆大松千章，独二松高大倍常。松上生赤兰如寄生，叶似建兰，花开赤色，香闻数里。闻有上树分其种者，雷震而死。其言近诞。虽不知其色香何似，然既有红兰一种，则亦非昙花可比。古木常为神据，粤俗尚鬼，似此良多。又《南越笔记》有朱兰，叶如百合，开只一朵，朵六出，别一种也。

【校注】

① 《粤西偶记》：清代陆祚蕃撰。记述其督学广西时所见所闻的山川、气候、物产、民族风土等。

7. 丁香花

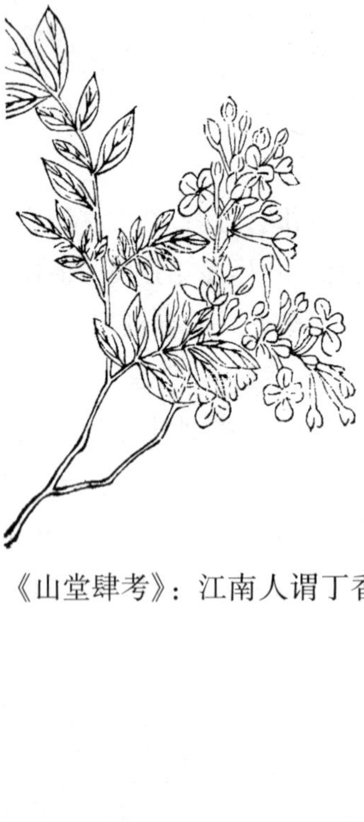

《山堂肆考》：江南人谓丁香为百结花。《草花谱》[①]：紫丁香，花如细小丁香而瓣柔，色紫，蓓蕾而生。

按丁香北地极多，树高丈馀，叶如茉莉而色深绿，二月开小喇叭花，有紫白两种，百十朵攒簇，白者香清，花罢结实如连翘。

【校注】

① 《草花谱》：记载花类植物的著作。明代高濂（约 1527—约 1603）撰。高濂字深甫，号瑞南，钱塘（今浙江杭州）人，明万历年间的名士、戏曲家、养生家及书籍收藏家。

8. 棣棠

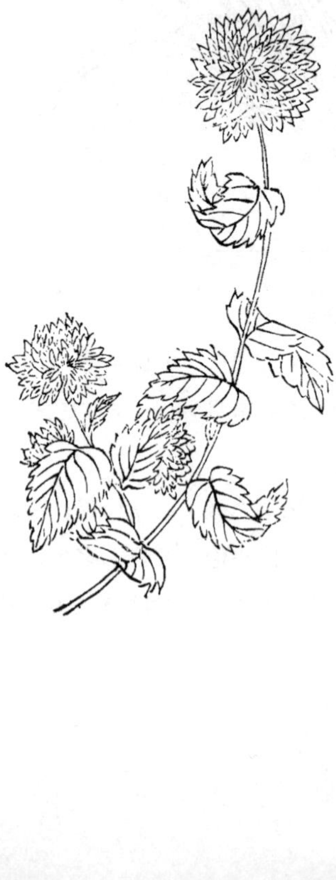

《花镜》：棣棠花藤本，丛生，叶如荼蘼[①]多尖而小，边如锯齿。三月开花金黄色，圆若小球，一叶一蕊，但繁而不香。其枝比蔷薇更弱，必延蔓屏树间。与蔷薇同架，可助一色。春分翦嫩枝，扦于肥地即活。其本妙在不生虫蜉[②]。

按棣棠有花无实，不知其名何取，其茎中瓤白如通草，但细小不堪翦制。

【校注】

① 荼蘼（túmí 图迷）：也作酴醾。落叶小灌木，攀缘茎，茎上有钩状的刺，羽状复叶，小叶椭圆形，花白色，有香气。供欣赏。常用“花开荼蘼”形容事情结局并没想象中完美，而往往是伤心散场。

② 蜉（yǒu 有）：古书上记载的一种虫，朝生暮死，生在水上，像蚕蛾。

9. 白棣棠

白棣棠比黄棣棠花瓣宽肥，叶少锯齿，又别一种。

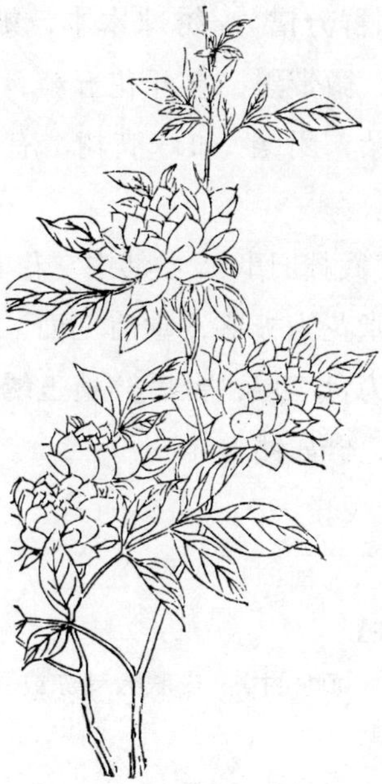

10. 绣球

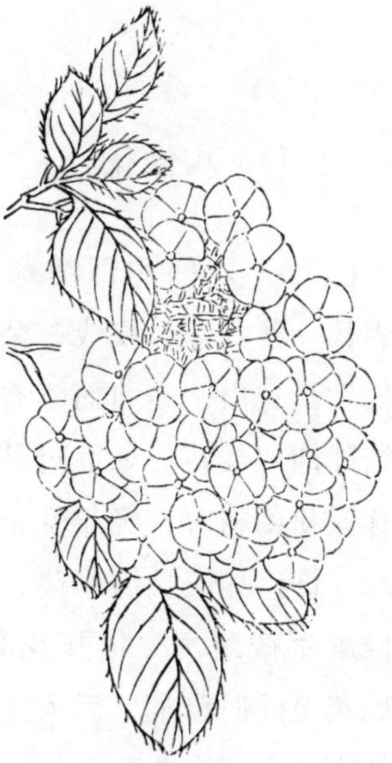

《群芳谱》：绣球木本，皴[1]体叶青，微带黑，春开花五瓣，百花成一朵，团圞[2]如球满树。有红白二种。

《武林旧事》[3]：禁中赏花非一，钟美堂花为极盛，堂前三面，皆以花石为台三层，台后分植玉绣球数百株，俨如镂玉屏。

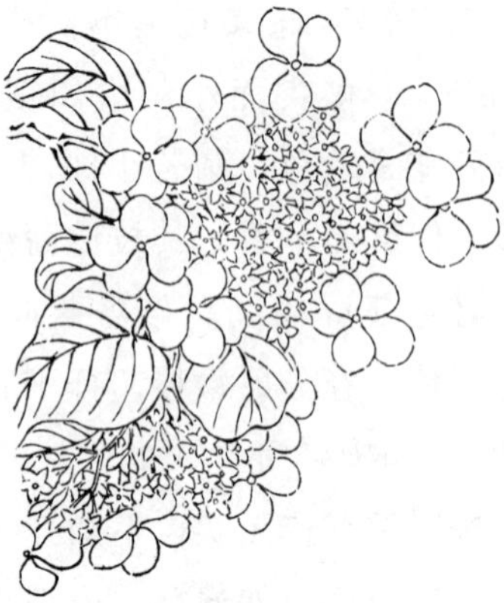

【校注】

① 皴（cūn 村）：皮肤因受冻或受风吹而干裂。

② 圞（luán 栾）：圆。

③ 《武林旧事》：南宋周密（1232—约1298）撰。记述朝廷典礼、山川风俗、市肆经纪、四时节物、教坊乐部等情况。武林即临安（今属浙江）。

11. 八仙花

《花镜》：八仙花即绣球之类也。因其一蒂八蕊，簇成一朵，故名八仙。其花白，瓣薄而不香。蜀中紫绣球即八仙花。如欲过贴，将八仙移就粉团树畔，经年性定，离根七八寸许，如法贴缚水浇，至十月，候皮生截断，次年开花必盛。昔日琼花至元时已朽，后人遂将八仙花补之，亦八仙之幸也。

12. 锦团团

锦团团花如丁香，数百朵成簇如绣球。

按《广西通志》[1]，绣球花独梧郡色猩红如锦，团簇整齐，瓣落而绛趵如珠，尚可观。疑即此。

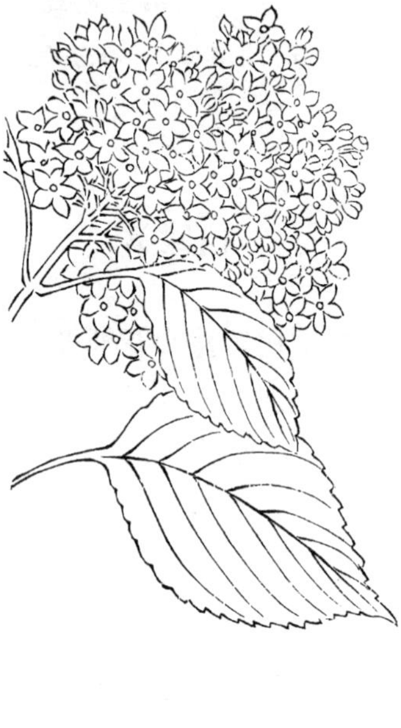

【校注】

① 《广西通志》：清代金鉷等奉诏监修。书成于雍正十一年（1733 年），其遗闻故事，虽颇以诸家遗籍为凭，而于昭代良规，分析具载，指掌厘然，尤足为考稽之助。

13. 粉团

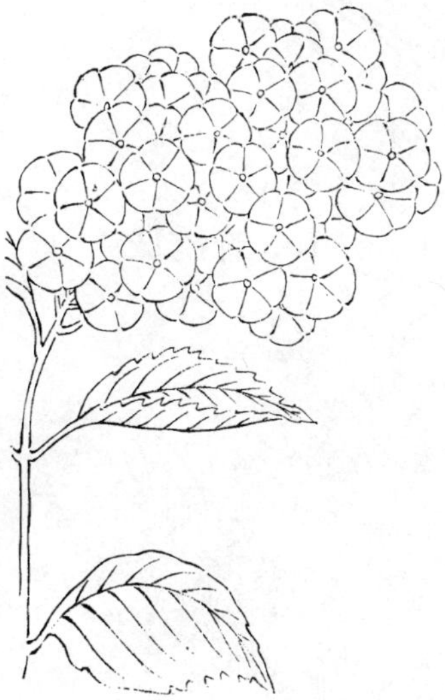

《花镜》：粉团一名绣球。树皮体皴，叶青而微黑，有大小二种。麻叶小花，一蒂而众花攒簇，圆白如流苏，初青后白，俨然一球，其花边有紫晕者为最。俗以大者为粉团，小者为绣球。闽中有一种红绣球，但与粉团之名不相侔耳。麻球、海桐俱可接绣球。

按粉团出于闽，故俗呼洋绣球。其花初青后粉红，又有变为碧蓝色者，末复变青，一花可经数月，见日即萎，遇麝即殒，置阴湿秽溷①，则花大且久。登之盆盎，违其性矣。

【校注】

① 溷（hùn 混）：肮脏；混浊。

14. 锦带

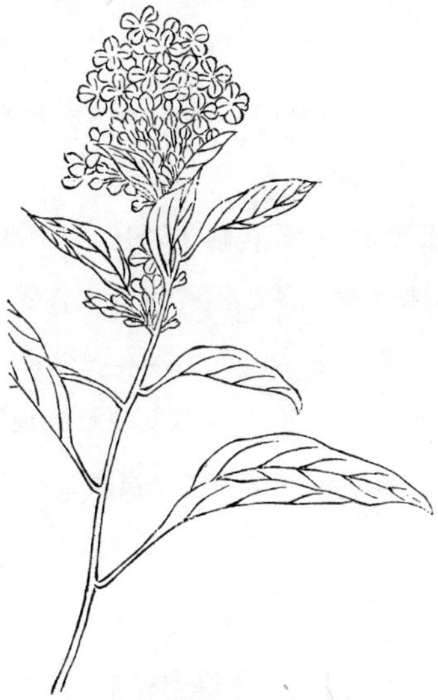

《益部方物记》：苒苒其条，若不自持，绿叶丹英，蔓衍分垂。右锦带花，蜀山中处处有之。长蔓柔纤，花叶间侧如藻带然，因象作

名。花开者形似飞鸟，里人亦号鬓边娇。

《渑水燕谈录》[①]：朐[②]山有花类海棠而枝长，花尤密，惜其不香，无子，既开繁丽，袅袅[③]如曳锦带，故淮南人以锦带目之。王元之[④]以其名俚，命之曰海仙。

【校注】

① 《渑水燕谈录》：笔记类著作。北宋王辟之撰。内容为北宋开国至宋哲宗绍圣年间400馀年的北宋逸事。

② 朐（qú 渠）山：又名覆釜山，海拔160米，位于临朐城东一里许，隔弥河与城相望。

③ 袅袅（niǎoniǎo 鸟鸟）：摇摆的样子。

④ 王元之：指王禹偁（954—1001），北宋白体诗人、散文家。字元之，汉族，济州巨野（今属山东）人，晚被贬于黄州，世称王黄州。诗多反映社会现实，风格清新平易。著有《小畜集》。

15. 珍珠绣球

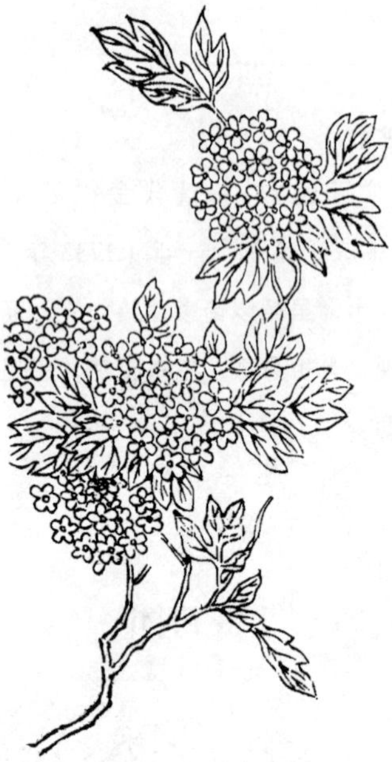

珍珠绣球，黑茎瘦硬，叶有歧，似鱼儿牡丹叶而小，开五瓣小白花，攒簇如球。

16. 野绣球

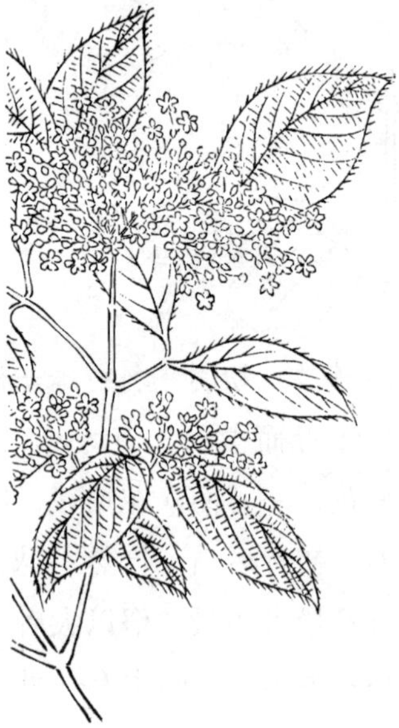

野绣球如绣球花，叶小有毛，开五瓣小白花，攒簇极密而不圆。

17. 美人蕉

《枫窗小牍》[①]：广中美人蕉大都不能过霜节，惟郑皇后宅中鲜茂倍常，盆盎溢坐，不独过冬，更能作花。

《群芳谱》：美人蕉产福建福州府者，其花四时皆开，深红照眼，经月不谢，中心一朵晓生甘露。又有一种叶与他蕉同，中出红叶一片者；一种叶瘦类芦箬[②]，花正红如榴花，日拆一两叶，其端一点鲜绿可爱者。俱亦有美人蕉之名。

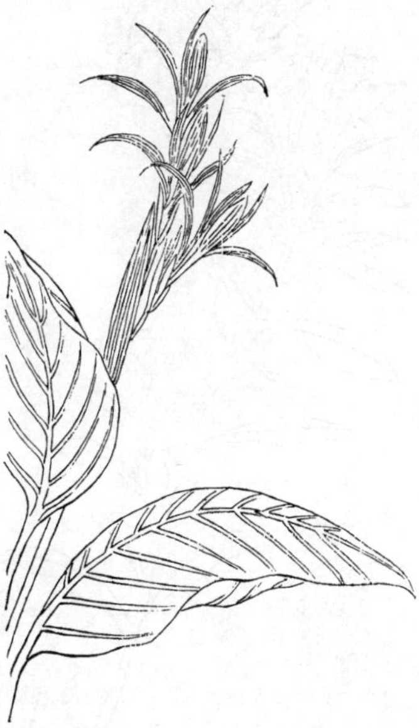

按闽广红蕉，并非北地所生美人蕉，但同名耳。余在广东见之。北地生者结黑子，如豆极坚，种之即生。

【校注】

① 《枫窗小牍》：宋代袁褧（jiǒng 囧）撰，子袁颐续。2 卷。多记汴京见闻，亦及临安杂事。有关北宋后期南宋前期礼仪、风俗、政事、艺文等逸闻，可与史传相参。

② 芦箬（ruò 若）：芦叶的异名，为禾本科植物芦苇的叶。箬，笋皮。

18. 铁线海棠

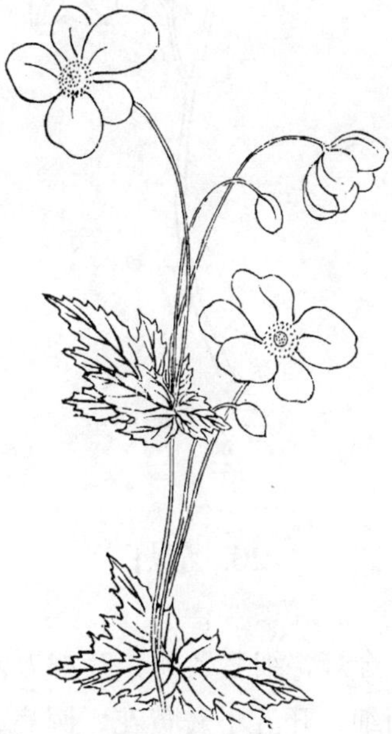

铁线海棠，花叶细茎似虞美

人，开花似秋海棠而大，黄蕊绿心，状极柔媚。

19. 翠梅

翠梅，矮科柔蔓，开四瓣翠蓝花，而背粉红如红梅。

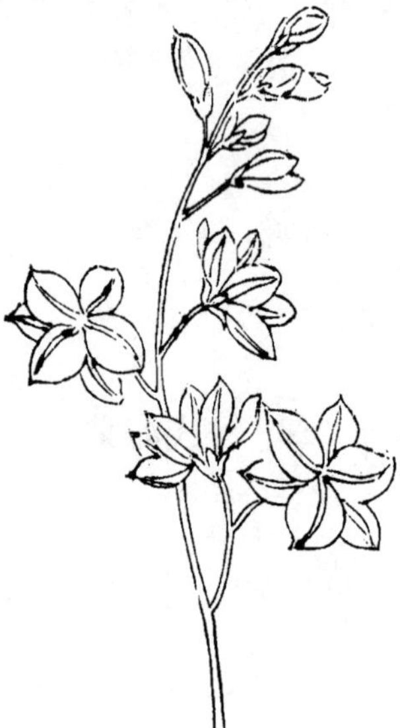

20. 金灯

金灯，细茎袅娜，叶如万寿菊叶而细，开五小瓣黄花，圆扁，头有小缺，如三叶酸叶。

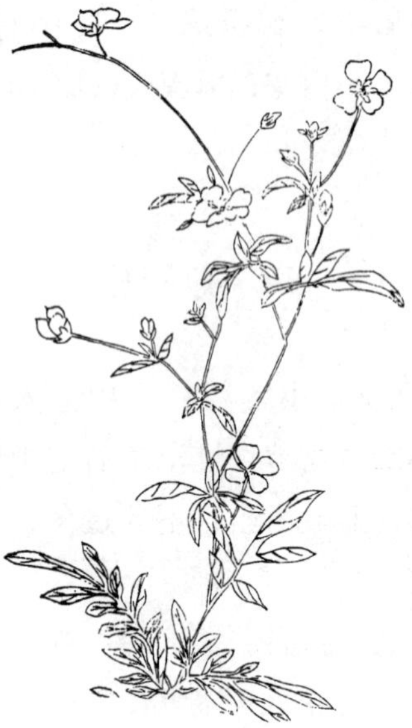

21. 狮子头

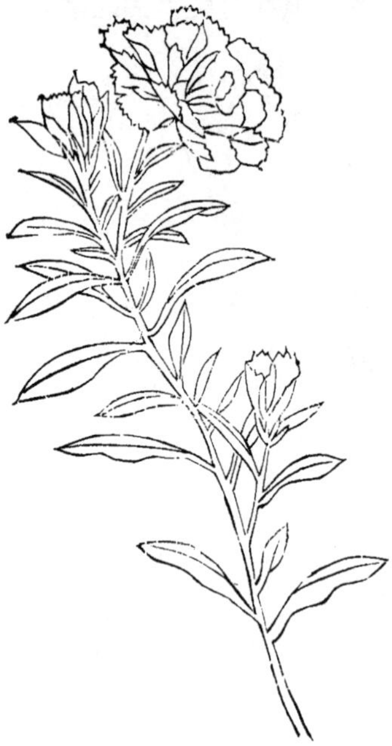

狮子头即千叶石竹。花瓣极多，开放不尽。初开之瓣已披，后开之瓣方长，一花之上，仰垂各异，徒有缛丽，殊乏整齐。

22. 晚香玉

晚香玉，北地极多，南方间种之。叶梗俱似萱草，茎梢夏发蓇葖数十枚，旋开旋生长，开五瓣尖花，如石榴花蒂而长，晚时香浓。

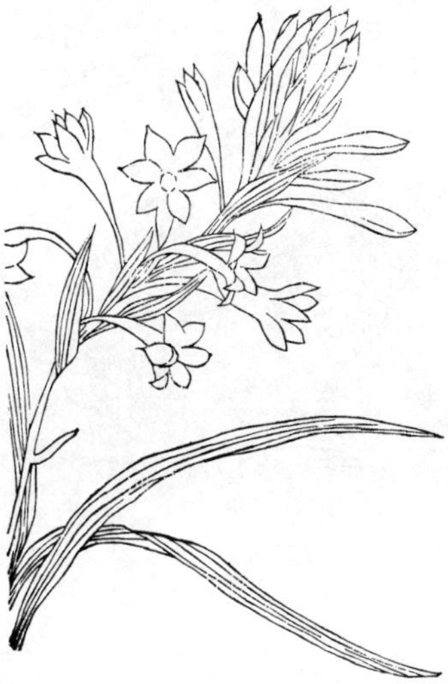

23. 小翠

小翠，柔茎长叶，如初生柳叶，开茄紫花如蚕豆花。

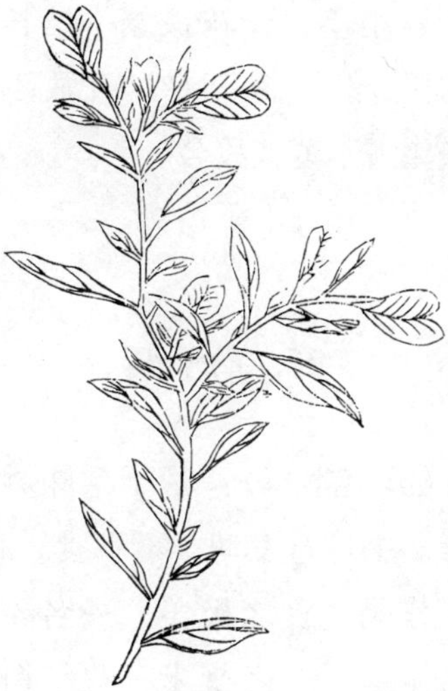

24. 长春花

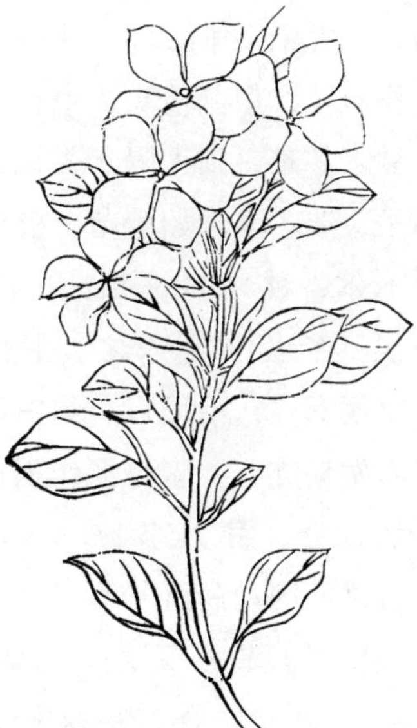

长春花，柔茎，叶如指，颇光润。六月中开五瓣小紫花，背白。

逐叶发小茎，开花极繁。结长角，有细黑子。自秋至冬，开放不辍，不经霜雪不萎，故名。

25. 罂子粟

《开宝本草》：罂子粟味甘平，无毒。主丹石发动、不下食。和竹沥煮作粥，食之极美。一名象谷，一名米囊，一名御米。花红白色，似髇[1]箭头，中有米，亦名囊子。罂粟壳去穰[2]蒂，醋炒，入痢药用。

《图经》：罂子粟，旧不著所出州土，今处处有之，人家园庭多莳以为饰。花有红白二种，微腥气，其实作瓶子，似髇箭头，中有米极细，种之甚难。圃人隔年粪地，九月布子，涉冬至春始生苗，极繁茂矣。不尔，种之多不出，出亦不茂。俟其瓶焦黄则采之。主行风气，驱逐邪热，治反胃、胸中痰滞及丹石发动亦可，合竹沥作粥，大佳。然性寒，利大小肠，不宜多食，食过度则动膀胱气耳。《南唐食医方》[3]疗反胃不下饮食。罂粟粥法：白罂粟米二合，人参末三大钱，生山芋五寸长，细切，研三物。以水一升二合，煮取六合，入生姜汁及盐花少许，搅匀。分二服，不计早晚食之，亦不妨别服汤丸。

按罂粟花，唐以前不著录，《开宝本草》收入米谷下品。宋时尚罂粟汤，但其谷粟功用仅止涩敛，为泄痢之药。明时一粒金丹多服为害，近来阿芙蓉流毒天下，与断肠草无异。然其罪不在花也。列之群芳。

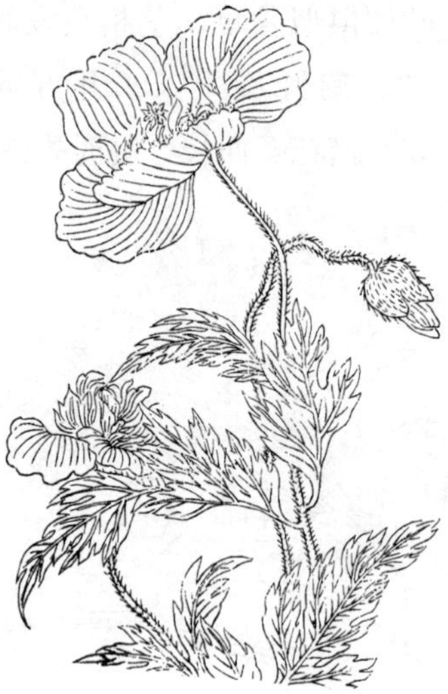

【校注】

① 髇（xiāo 消）：古响箭。

② 穰（ráng 瓤）：义同“瓤”。

③《南唐食医方》：指五代南唐陈士良的《食性本草》。

26. 野凤仙花

野凤仙花，生庐山寺庵砌石间，茎叶与凤仙花无异而根甚紫，春时梢端发细茎，开花红紫亦如凤仙花，有细白蕊，经历数月，喜阴畏日，亦野花中之娇艳者。与滇南水金凤同，此生于山耳。

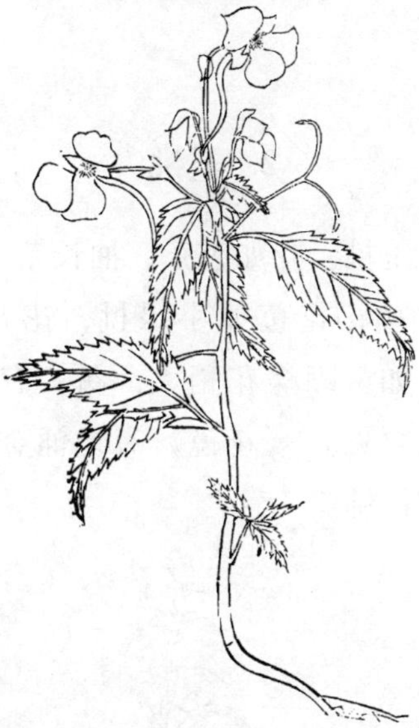

27. 龙头木樨

龙头木樨，长沙园圃有之。独茎长叶，附茎攒生，似初生百合叶而柔，秋开黄花如豆花，有柄横翘，香如木樨，故名。

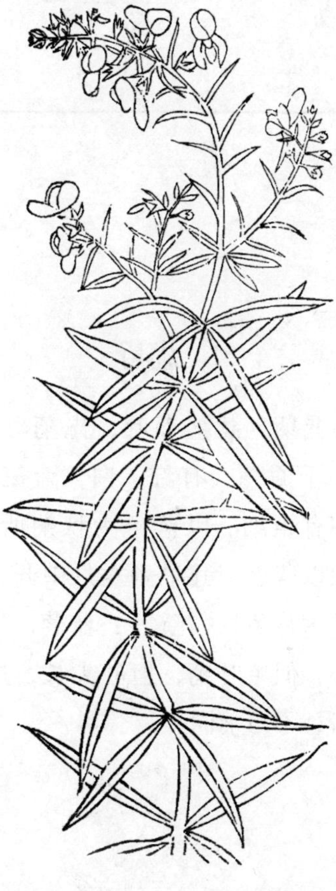

卷之二十七　群芳类

1. 蓝菊

蓝菊，蒿茎菊叶，先菊开花，亦如千瓣菊，有红、白、蓝三色，种亦有粗细。以蓝色为秋菊所无，故独以蓝著。其早者六月中开，故又呼六月菊。《花镜》：蓝菊，翠蓝黄心，似单叶菊，但叶尖长，边如锯齿，不与菊同。

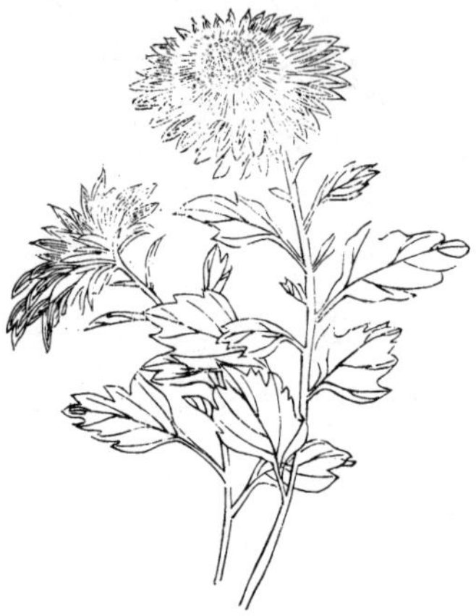

2. 玉桃

玉桃，叶如芭蕉，抽长茎，开花成串，花苞如小绿桃，花开露瓣，如黄蝴蝶花稍大，偶一有之，故人罕见。《花镜》有地涌金莲，差相仿佛。

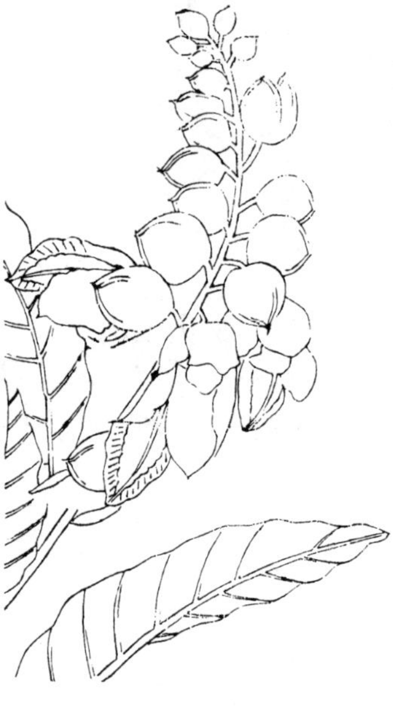

3. 蜜萱

蜜萱，萱之蜜色者，花叶俱细弱，不易植。

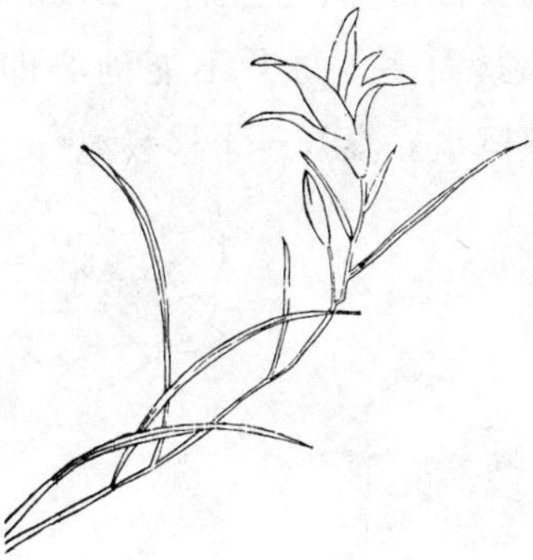

4. 满天星

满天星，野菊中之别种，密瓣无数，大于野菊。或谓黄菊不摘头，则瓣小花多。然菊中自有一种千瓣小菊，虽摘头亦如此。

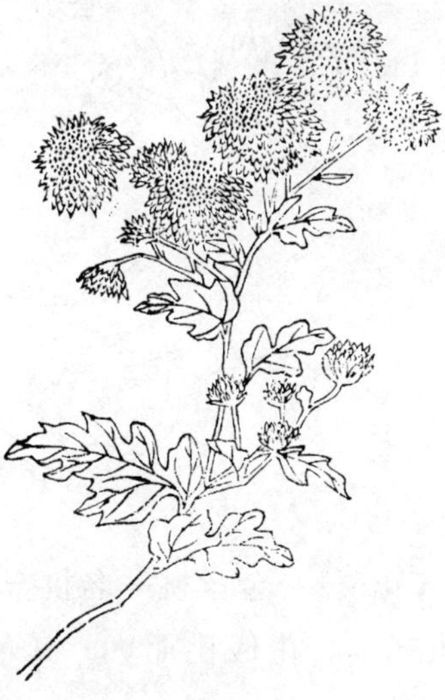

5. 净瓶

净瓶，细茎长叶如石竹，开五瓣粉紫花如洋长春，而花跗如小瓶甚长，故名。

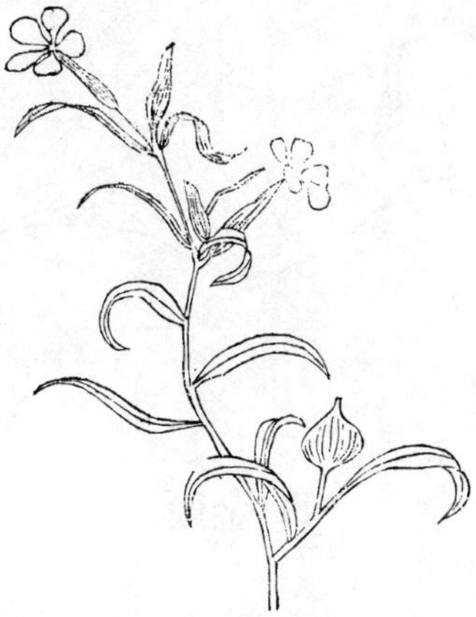

6. 茑萝松

茑萝松，蔓生，细叶如松针，开小筒子花似丁香而瓣长，色殷红可爱。结实如牵牛子而小。

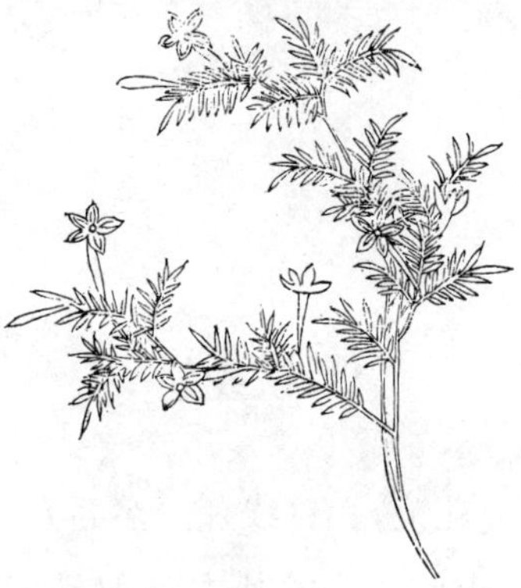

7. 如意草

如意草，铺地生，如车前；开四瓣翠蓝花，有柄横翘，如翠雀而小。

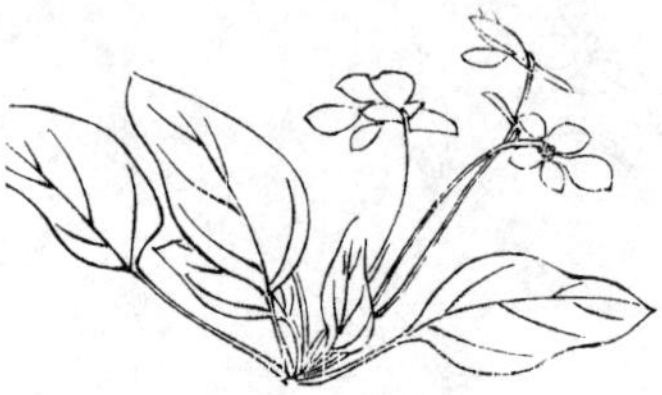

8. 金箴

金箴，细茎长叶如指甲，开五瓣小黄花，比金雀稍大。

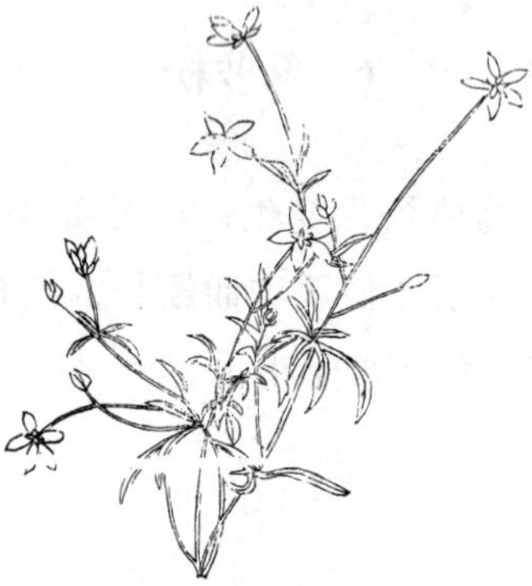

9. 铁线莲

《花镜》：铁线莲一名番莲，或云即威灵仙，以其本细似铁线也。苗出后即当用竹架扶持之，使盘旋其上，叶类木香，每枝三叶，对节生。一朵千瓣，先有包叶六瓣似莲，先开内花，以渐而舒，有似鹅毛菊。性喜燥，宜鹅鸭毛水浇。其瓣最紧而多，每开不能到心即谢，亦一闷事。春开压土移栽。

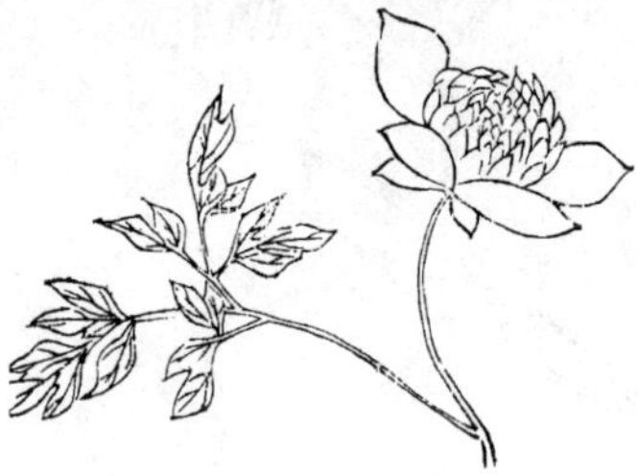

10. 金丝桃

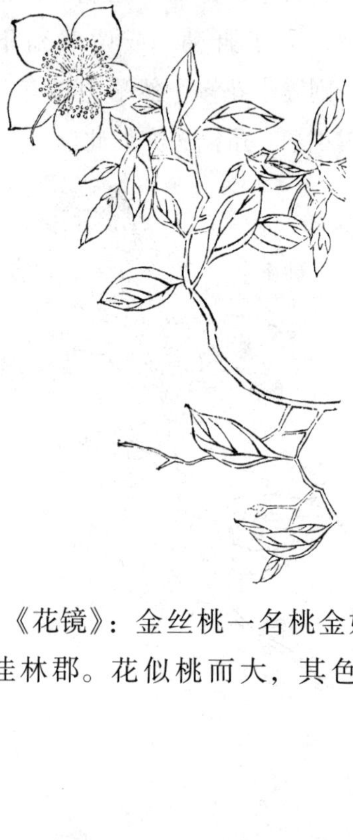

《花镜》：金丝桃一名桃金娘。出桂林郡。花似桃而大，其色更

赩[①]；中茎纯紫，心吐黄须，铺散花外，俨若金丝。八九月实熟，青绀若牛乳状。其味甘，可入药用。如分种，当从根下劈开，仍以土覆之，至来年移植便活。

【校注】

① 赩：红色。

11. 水木樨

《花镜》：水木樨一名指甲。枝软叶细，五六月开细黄花，颇类木樨，中多细须，香亦微似。其本丛生，仲春分种。

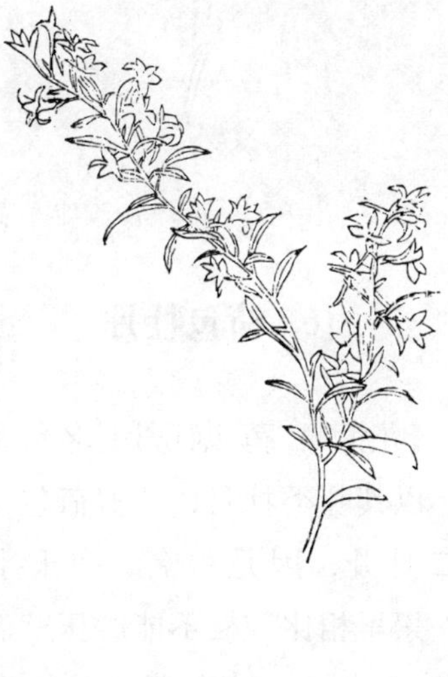

12. 千日红

《花镜》：千日红，本高二三尺，茎淡紫色，枝叶婆娑；夏开深紫色花，千瓣细碎，圆整如球，生于枝杪[①]，至冬叶虽萎而花不蔫。妇女采簪于鬓，最能耐久。略用淡矾水浸过，晾干藏于盒，来年犹然鲜丽。子生瓣内，最细而黑，春间下种即生。喜肥。

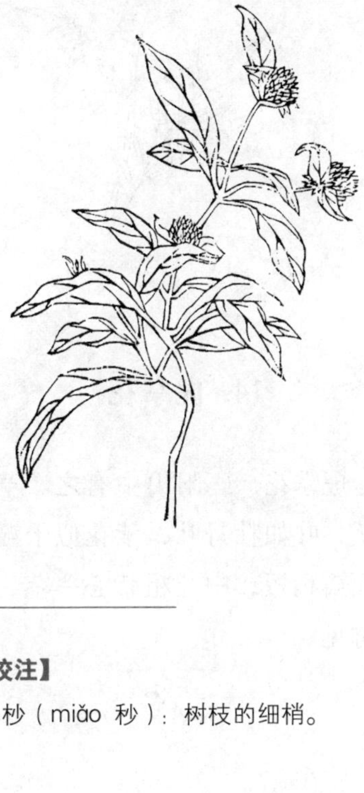

【校注】

① 杪（miǎo 秒）：树枝的细梢。

13. 万寿菊

《花镜》：万寿菊不从根发，春间下子。花开黄金色，繁而且久，性极喜肥。

按万寿菊有二种：小者色艳，日照有光，如倭段；大者名臭芙蓉，皆有臭气。

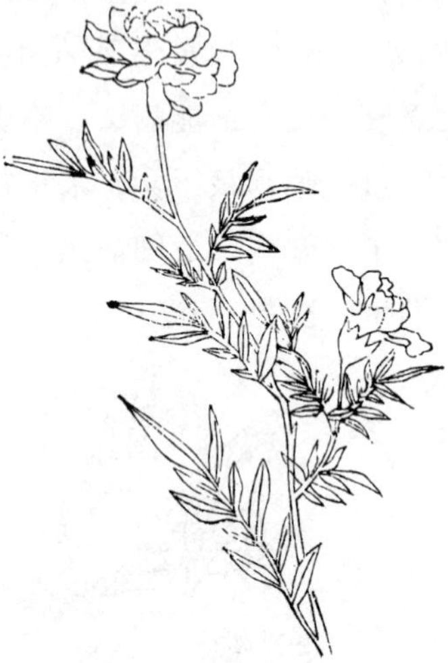

14. 虎掌花

虎掌花，襄阳山中有之。草本绿茎，叶如牡丹叶，紫花似千瓣萱花而瓣稍短，中吐粗紫心一茎。他处鲜见。

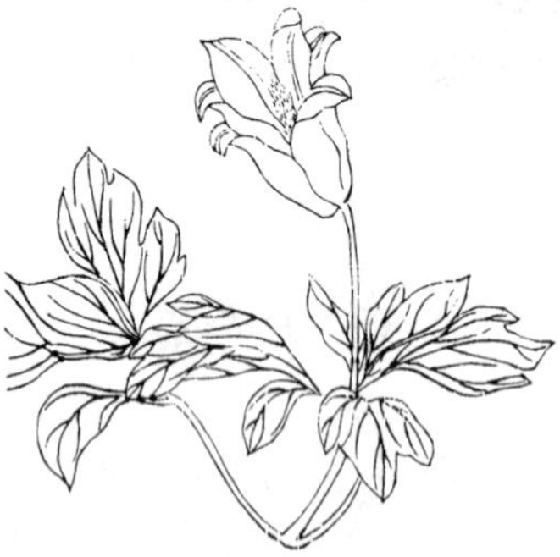

15. 野茉莉

野茉莉，处处有之，极易繁衍。高二三尺，枝叶纷披，肥者可荫五六尺。花如茉莉而长大，其色多种易变。子如豆深黑有细纹。中有瓤白色，可作粉，故又名粉豆花。曝干作蔬，与马兰头相类。根大者如拳，黑硬。俚医以治吐血。

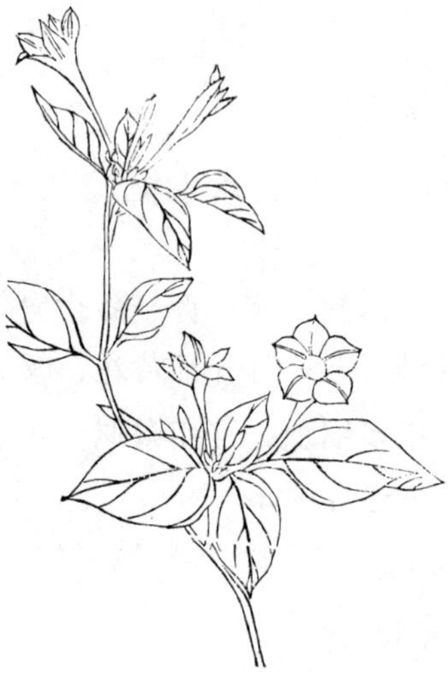

16. 荷包牡丹

《花镜》：荷包牡丹一名鱼儿牡丹。以其叶类牡丹，花似荷包，亦以二月开，因是得名。一干十馀朵，累累相比，枝不能胜压，而下垂若俯首然，以次而开，色最娇艳。根可分栽，若肥多则花更茂而鲜。黄梅雨时亦可扦活。

按此花北地极繁，过江渐稀。或以为即当归，误。

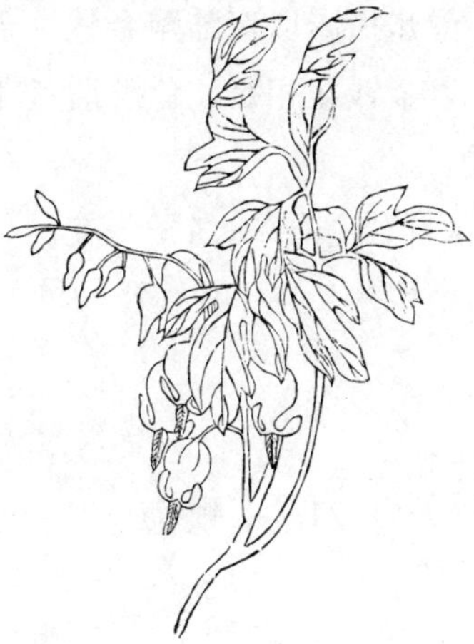

17. 翠雀

翠雀，京师圃中多有之。丛生，细绿茎，高三四尺。叶多花叉，如芹叶而细柔。梢端开长柄翠蓝花，横翘如雀登枝，故名。

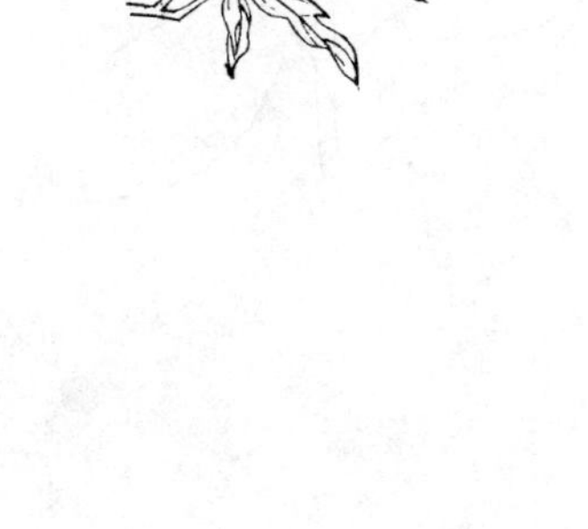

18. 秋海棠

《群芳谱》：秋海棠一名八月春。草本，花色粉红，甚娇艳，叶绿色。此花有二种：叶下红筋者为常品，绿筋者有雅趣。枝上有种落地，明年自生，夏便开。黔医云，根治妇科血证。

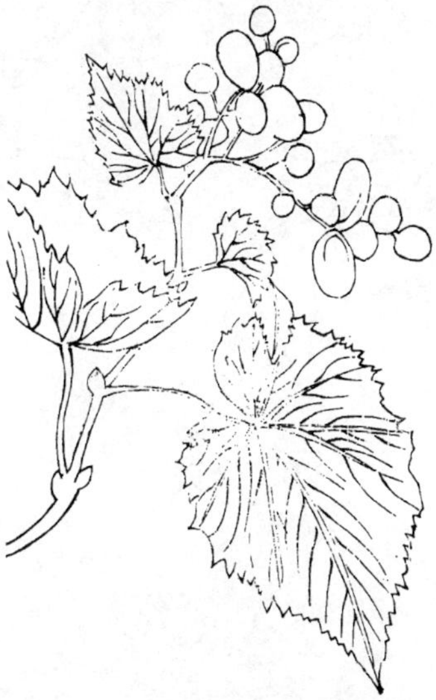

19. 金雀

《群芳谱》曰：丛生，茎褐色，高数尺，有柔刺，一簇数叶。花生叶旁，色黄形尖，旁开两瓣，势如飞雀，春初即开。

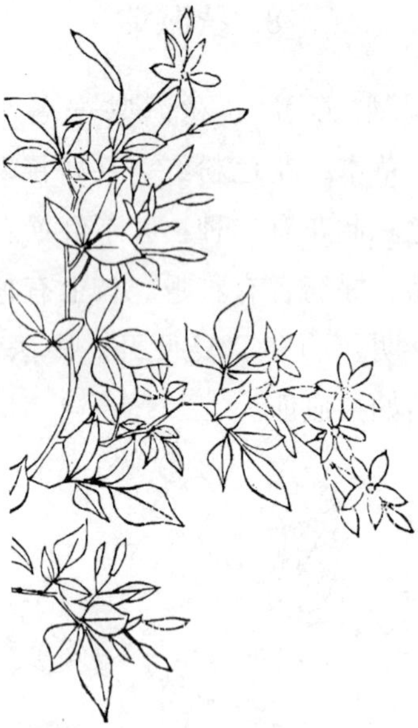

20. 金钱花

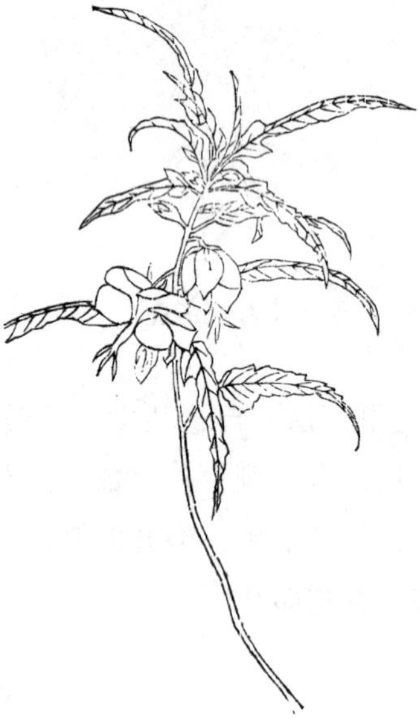

《酉阳杂俎》：金钱花本出外国，名曰毗尸沙。一名日中金钱，俗名翦金花。梁大同二年，进来中土。豫州掾属以双陆赌金钱，金钱尽，以金钱花相足，鱼洪谓得花胜得钱。

《群芳谱》：一名子午花，一名夜落金钱，又有一种银钱。

21. 玉蝶梅

玉蝶梅，产赣州。蔓生，紫藤，厚叶，面青有肋纹，背白光滑如纸。圃中多植之。《赣州志》作玉叠梅，云各邑皆花白色，藤本。

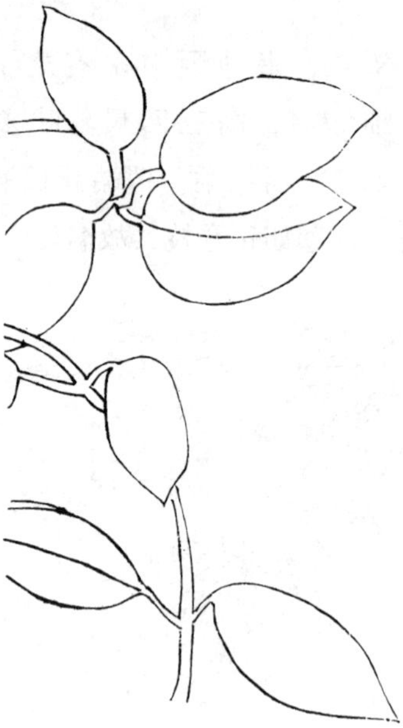

22. 吉祥草

《谈荟》[1]：吉祥草苍翠如建兰而无花，不藉土而能活，涉冬不枯，遇大吉事则花开。

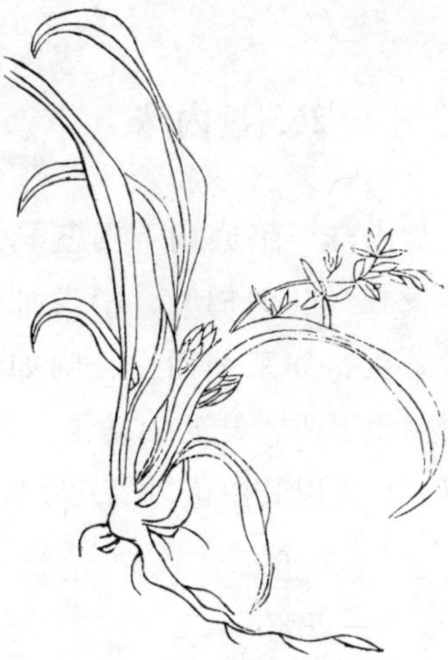

【校注】

① 《谈荟》：应为《玉芝堂谈荟》，明代徐应秋撰。

23. 松寿兰

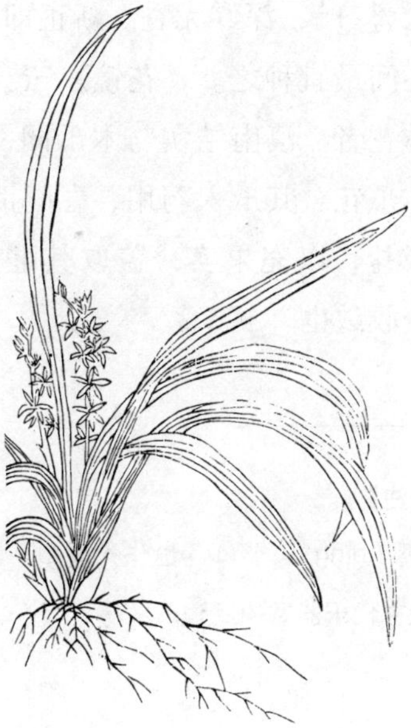

松寿兰，产赣州。形状极类吉祥草。微宽，花六出稍大，冬开，盆盎中植之。秋结实如天门冬实，色红紫有尖。滇南谓之结实兰。土医云：味甘辛，治筋骨痿，用根浸酒，加虎骨胶。治遗精加骨碎补。

24. 贴梗海棠

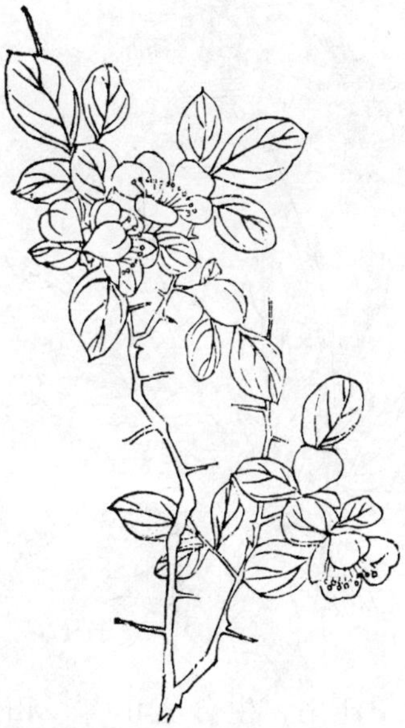

贴梗海棠，丛生单叶，缀枝作

花，磬口[①]，深红无香。新正即开，田塍间最宜种之。《花镜》云：有四季花者。滇南结实与木瓜同，俗呼木瓜花。其瓜入药用，春间渍以糖或盐，以充果实，盖取其酸涩，以资收敛也。

【校注】

① 磬（qìng 庆）口：也作“罄口”，形状像古代乐器磬的底边。

25. 望江南

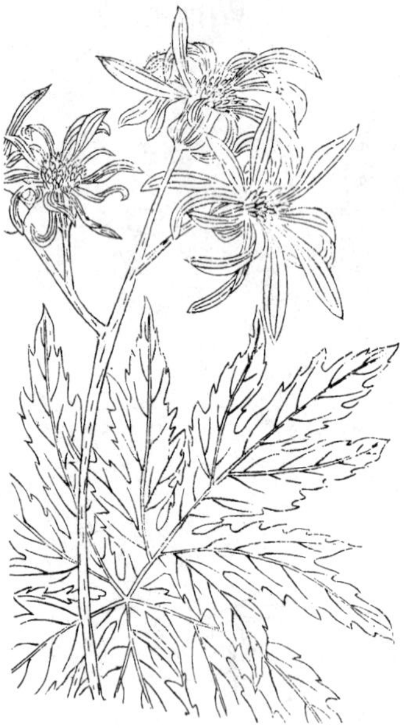

望江南，生分宜山麓、田塍。丛生，一茎一叶，叶如苎麻而大，多花叉，深锯齿，糙绿有微毛。抽葶发叉，开黄花如长瓣细菊花。绿蒂长半寸许，如万寿菊。野花大朵，此为硕艳。

26. 盘内珠

盘内珠，生庐山。褐茎丛生，对节发枝。叶似橘叶，梢端抽茎，结青背葖，如茉莉而白，圆如珠，层层攒缀下垂，开五尖瓣花，黄心数点。土人以其白苞匀圆，故名。

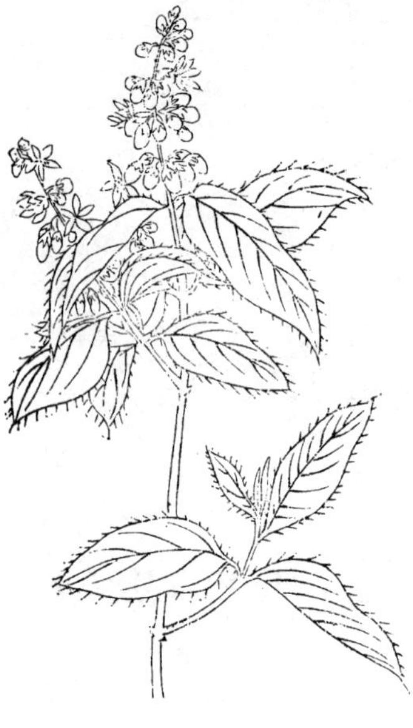

27. 半边月

半边月，生庐山。小树枝，攒生梢头，叶似绣球花叶而窄，粗纹极类。春开五瓣短筒子花，外白内红，似杏花而尖多蕊。

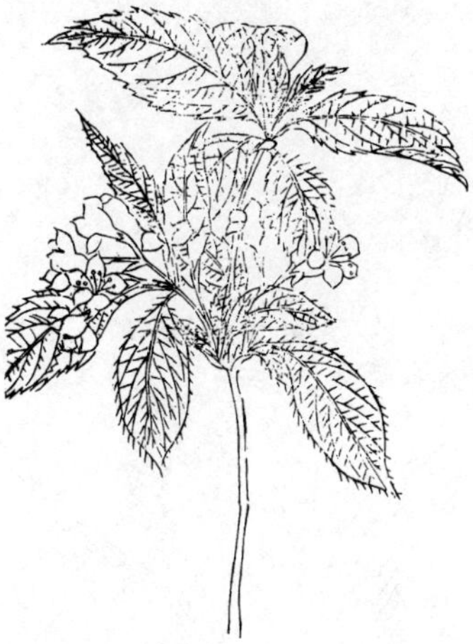

卷之二十八　群芳类

1. 风兰

风兰，生云南。作丛，望之如碧芦。叶微苞茎，润肥对排，花与净瓶无异，此种植之盆缶，亦茂。

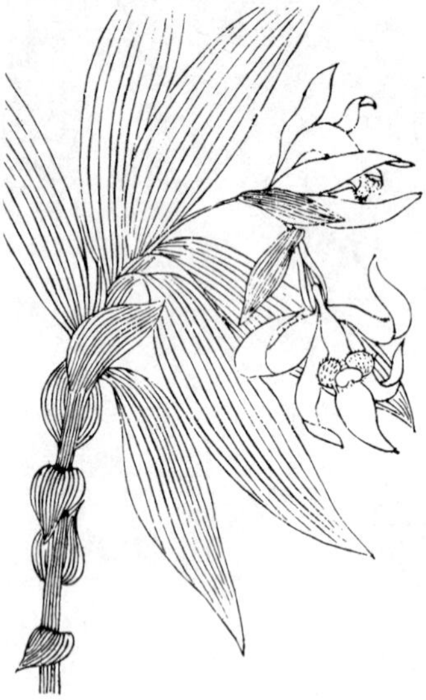

2. 风兰 一名净瓶

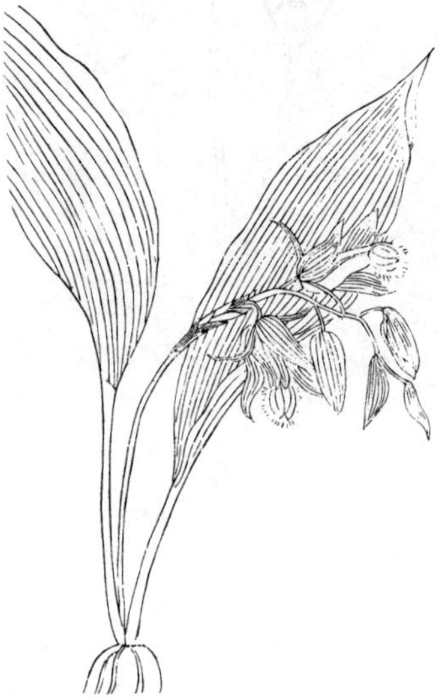

风兰，生云南临安。横根，根上先生绿实，大如甜瓜有棱，形似田家碡碌[①]。实上生长柄二叶，叶阔寸许，光润无瑕，中抽茎开花，先有黄箨，箨坼落而花见，色皓洁如雪兰。中二瓣窄细，舌有黄粉，边茸茸如翦[②]绒；茎花欹弱，翩反欲舞，悬之风中不萎。桂馥《札璞》：五月开曰净瓶，似瓜生石上；两叶，一大一小，广寸许。花如雪兰而小。即此。

【校注】

① 碡碌：疑为“碌碡（liùzhóu 六轴）”之误。碌碡，碾压用农具。

② 翦（jiǎn 剪）：初生的羽毛。

3. 独占春

独占春与虎头兰花同，而色白润洁无纤缕，心有稀疏褐点；开久近蒂处微赪；幽香虽乏，静趣弥长；一茎一花，叶细柔同素心兰，其两三花者为雪兰。

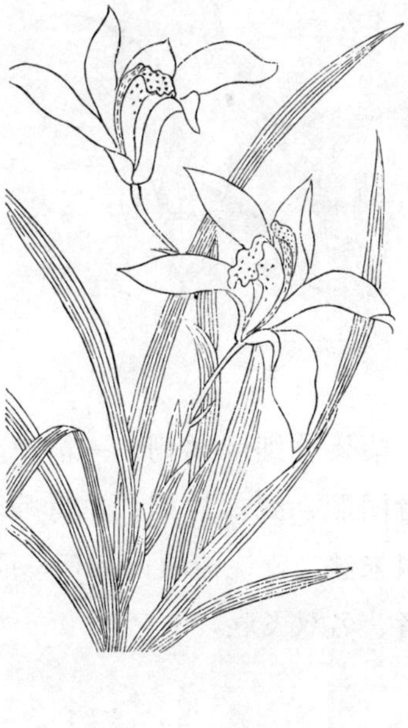

4. 雪蕙

雪蕙，生云南，一枝数花，秋末开。

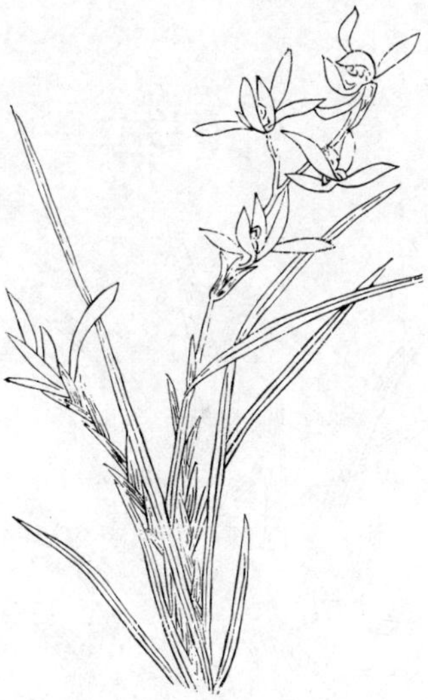

5. 朱兰

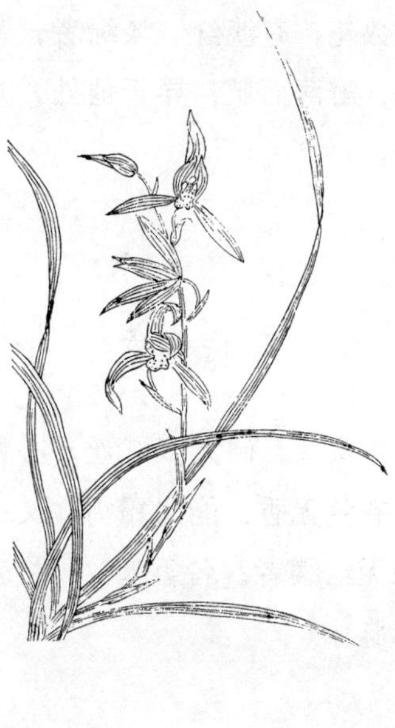

朱兰，云南山中有之。叶光润，似铜紫兰而宽，冬间初红，渐淡有香。

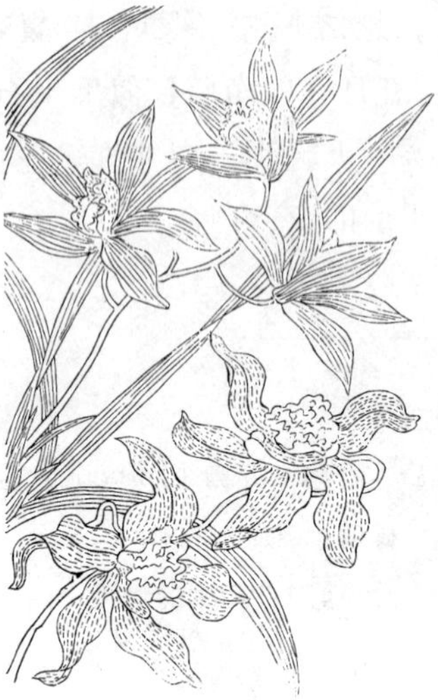

6. 春兰

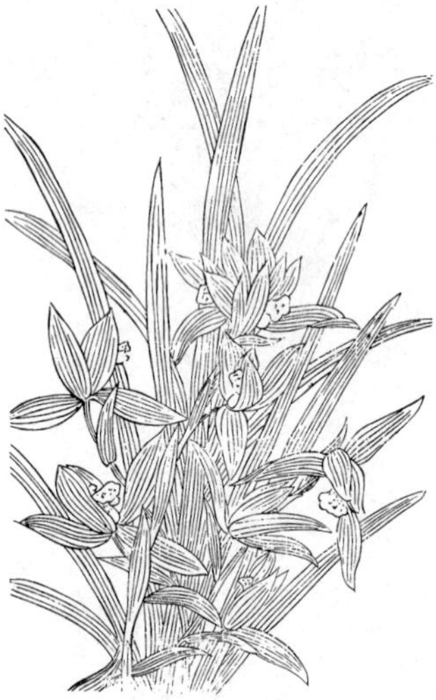

春兰，叶如瓯兰，直劲不欹，一枝数花，有淡红、淡绿者，皆有红缕，瓣薄而肥，异于他处，亦具香味。

7. 虎头兰

虎头兰，硕大多红丝，心尤斑斓；有色无香，能耐霜雪。又一种色绿无红缕者，名碧玉兰，将残始露赤脉。

8. 朵朵香

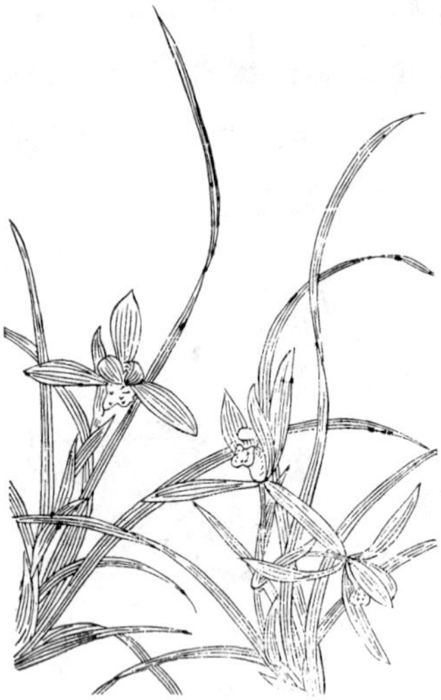

朵朵香细叶柔韧，一箭一花，绿者团肥，宛如捻蜡，黄者瘦长，缕以朱丝，皆饶清馥；又有一箭两花者，名双飞燕。

9. 雪兰

雪兰大如虎头兰，色白微赪，心如渥丹[①]；一枝，或一花，或两花，无香。

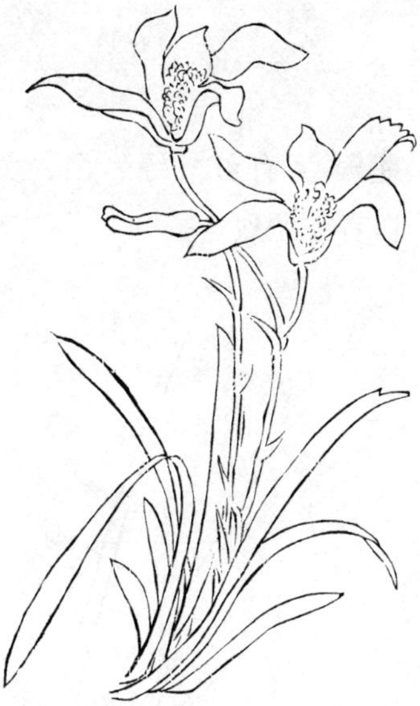

【校注】

① 渥丹（wòdān 握单）：百合科百合属多年生草本植物，高 25～60 厘米，具鳞茎，茎直立。

10. 雪兰 又一种

雪兰，此又一种。细瓣缭绕，中心似筒，红黄渲染，亦乏香气。

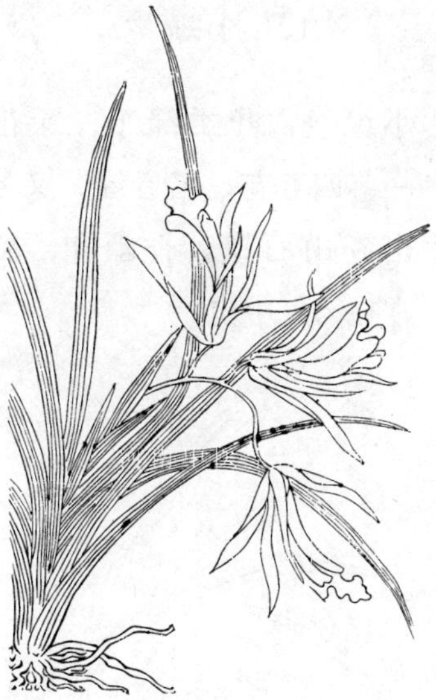

11. 夏蕙 大理画

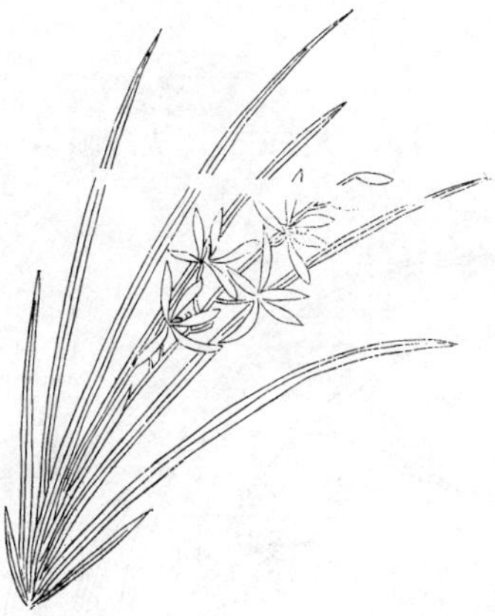

夏蕙，叶直如剑，迎风不动。一茎数花，鹅黄色，五六月开，幽香不减素兰。

12. 小绿兰

小绿兰，叶柔绿干，绿花白舌，一茎四五花，名春绿，又名云兰。出苍山石壁。香幽和，品最贵，常在云气中也。

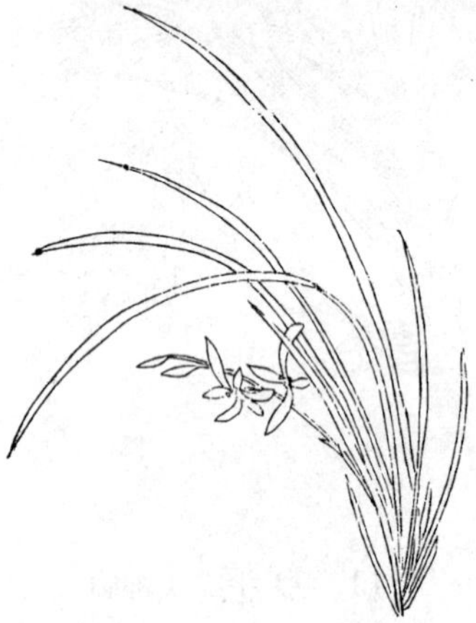

13. 大绿兰 大理画

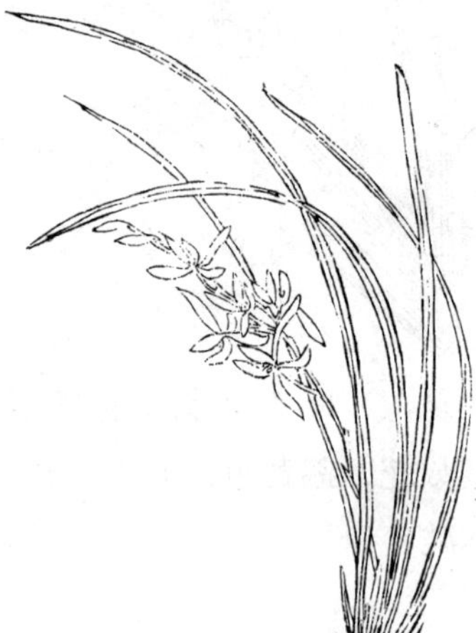

大绿兰，一本十馀叶，一干十馀花，花绿舌红，高出叶外，名冬绿。

14. 莲瓣兰

莲瓣兰有红、绿、白、黄各色，白者香尤烈。

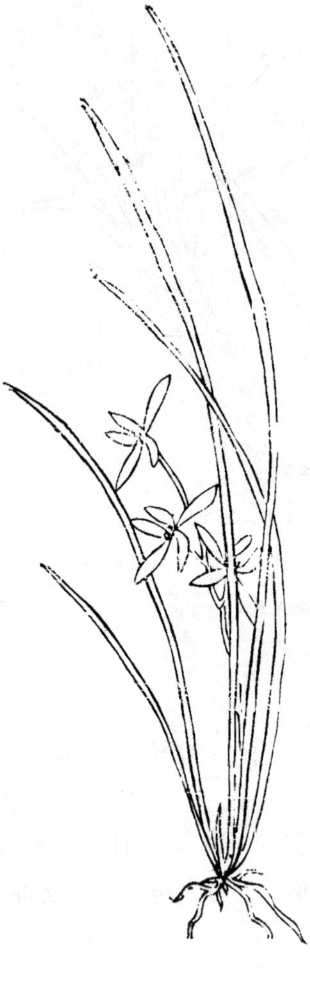

15. 元旦兰

元旦兰即莲瓣之一种，叶瘦如韭，花白如玉，元旦开。

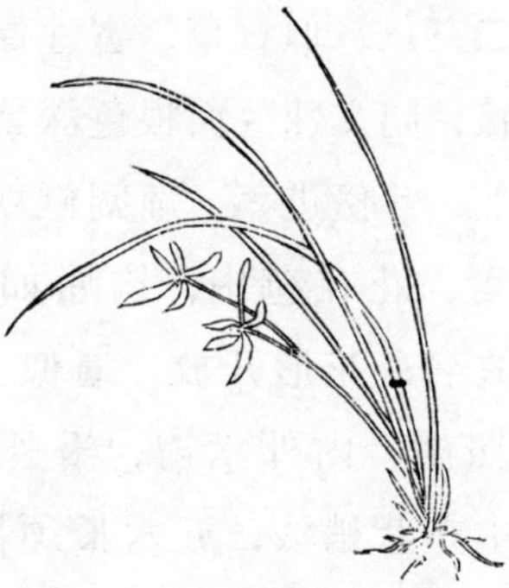

16. 火烧兰

火烧兰，滇山皆有之。叶粗黄花，背黑似火烧者，花碧香烈，春杪①盛开。

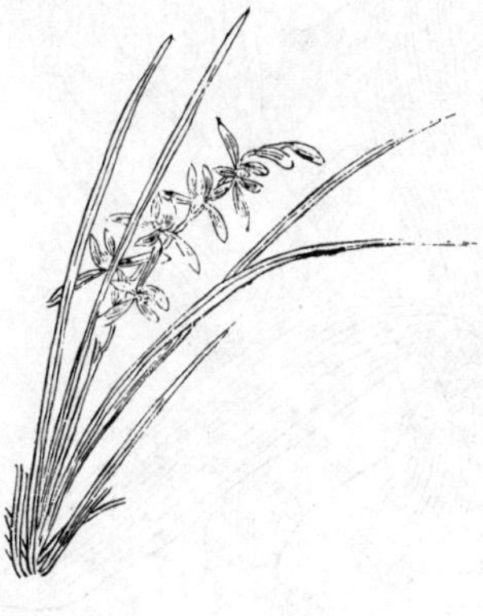

17. 风兰 大理

风兰，叶短干长，花碧，生石崖古木上，挂檐间即活。

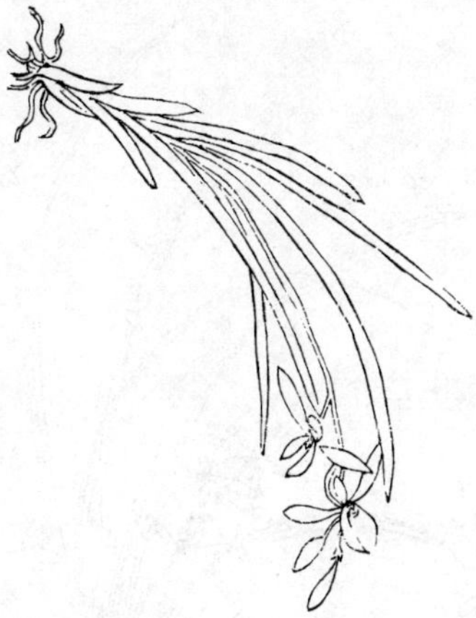

18. 五色兰 大理

五色兰，叶柔小，一枝十馀花，红、黄、紫、绿互相间杂。滇南兰之最异者。士女珍佩之。

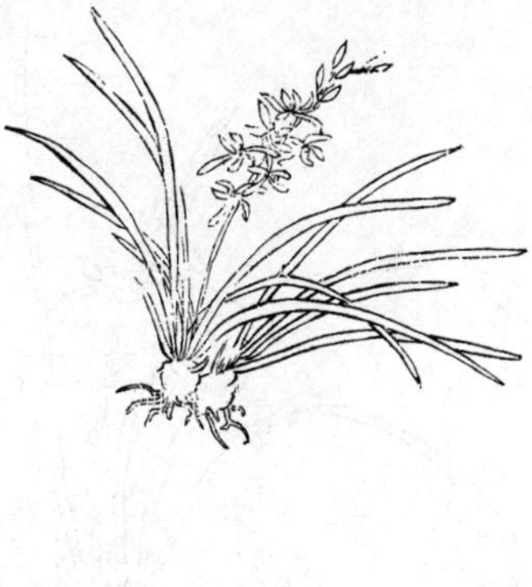

【校注】

① 杪：月或四季的末尾。

19. 大朱砂兰 大理

大朱砂兰叶长阔，一茎数十花，朱色，秋开。

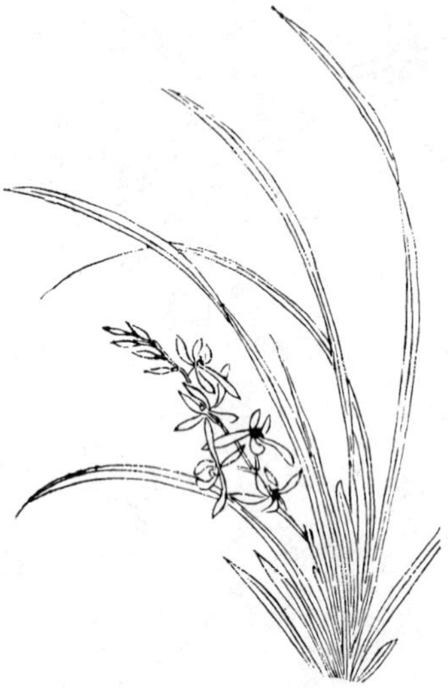

20. 小朱砂兰 大理

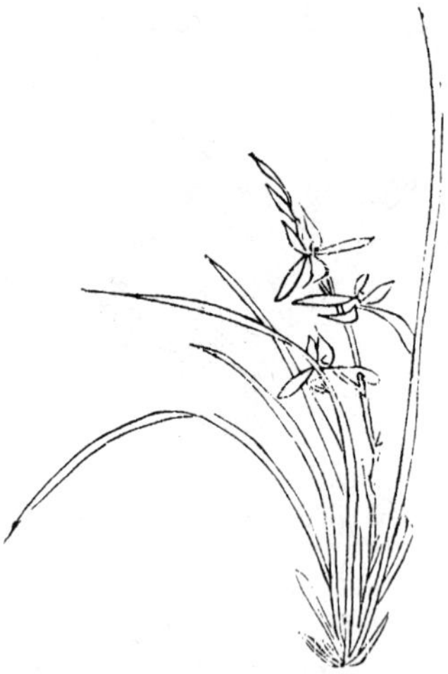

小朱砂兰叶短，一茎数花，尤韵。

21. 佛手兰

佛手兰，生云南。根如蒜，大于蔓菁[1]，环生，众根如九子芋。叶长二三尺，似萱草，宽寸馀，光滑细腻，同文殊兰而根色深紫，突出土上。叶傍迸茎，扁阔挺立。发苞孕蕾，花在苞中，钩屈如佛手柑，故名；花形开放，逼似玉簪，紫艳照耀，内外六瓣，瓣外紫内白，中亦紫稍淡，五六长须黑紫，端有横蕊深黄，一苞五六花，先后参差，可半月馀。然老本亦仅一箭，新荑未易有花也。

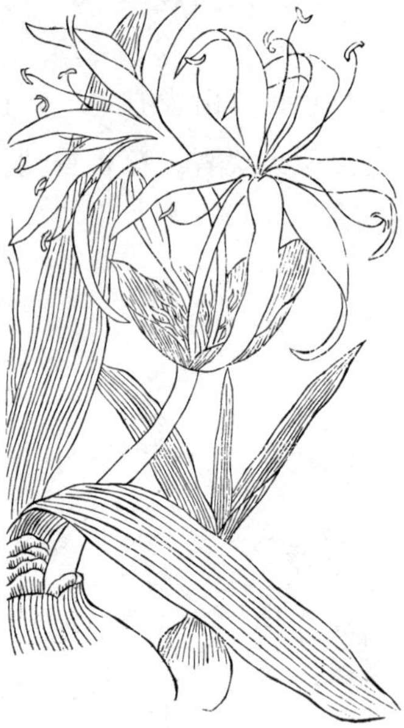

【校注】

① 蔓菁（mànjīng 漫京）：十字花科芸

苔属芸苔种芜菁亚种植物，为食用蔬菜，外形酷似萝卜。

22. 天蒜

天蒜，云南圃中植之。根叶与佛手兰无异，唯花色纯白，紫须缭绕，横缀黄蕊。按闽中金灯花亦名天蒜。未知与此同异。

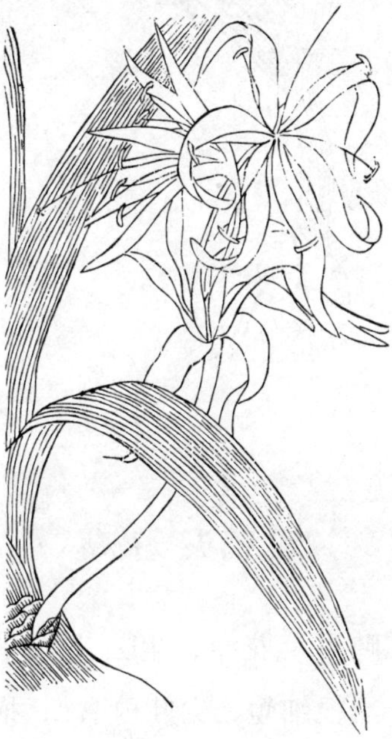

23. 兰花双叶草

兰花双叶草，生滇南山中。双叶似初生玉簪叶，微有紫点，抽短茎，开花如兰，上一大瓣，下瓣微小，两瓣傍抱，中舌厚三四分，如人舌，正圆，色黄白，中凹，嵌一小舌如人咽，色深紫，花瓣皆紫点极浓。土医云，此真兰花双叶草也，《滇本草》所载即此。

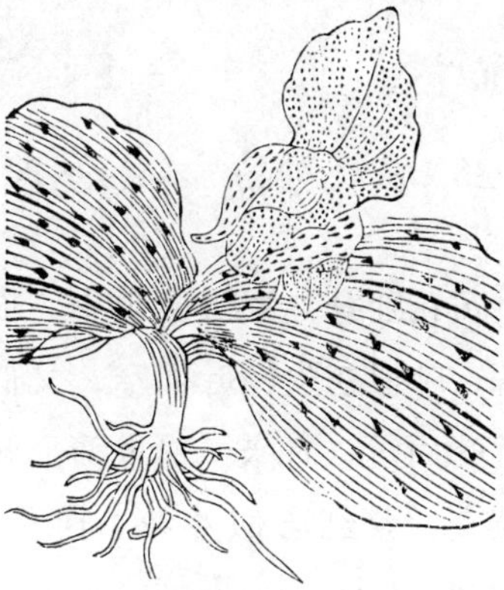

24. 红花小独蒜

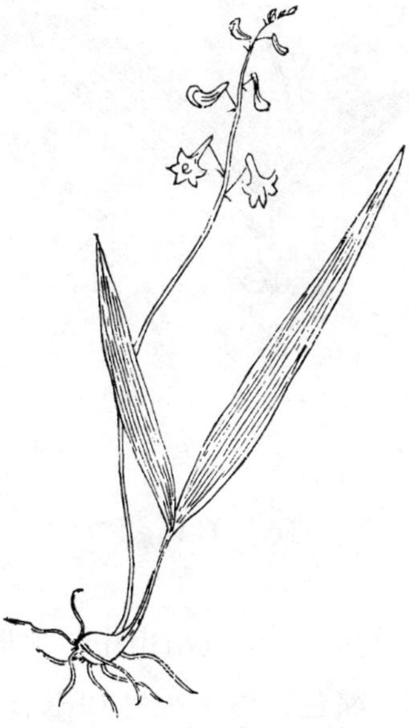

红花小独蒜，根如小蒜，大如指，叶如初生茅草，高五六寸，傍发紫箭，开小紫红花，五瓣微尖，亦似兰花而极小，心尤娇艳。土人云与黄花者一类，大小二种。

25. 黄花独蒜 一名老鸦蒜

黄花独蒜，生云南山中。根如小蒜，叶似初生棕叶而窄，又似虎头兰叶而短，有皱。傍发箭，开五瓣黄花，紫红心似兰花、白及辈，而瓣圆短。

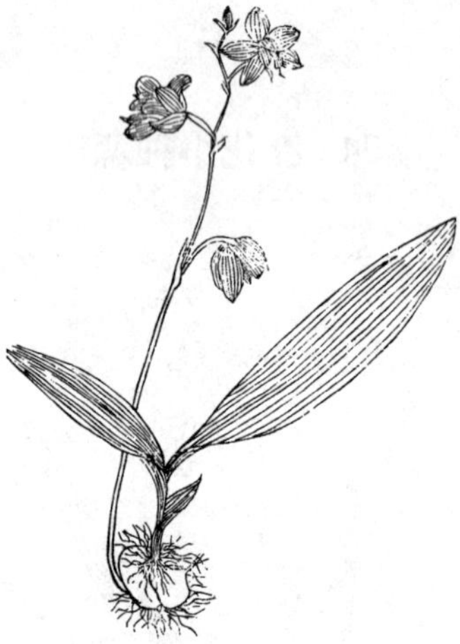

26. 羊耳蒜

羊耳蒜，生滇南山中。独根大如蒜，赭色；初生一叶如玉簪叶，即从叶中发葶，开褐色花，中一瓣大如小指甲，夹以二尖瓣，又有三尖须翘起，盖黄花小独蒜之种族。

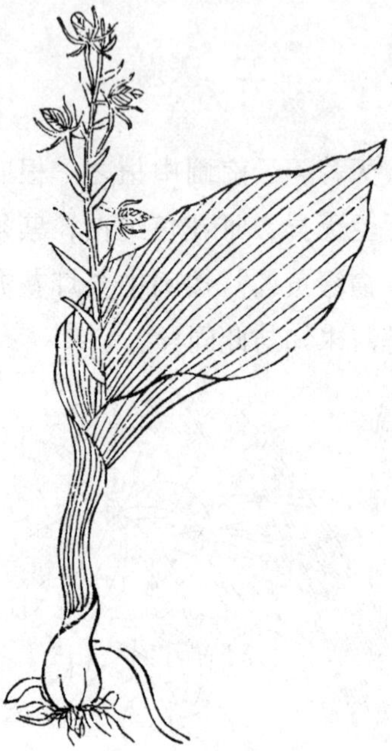

27. 鸭头兰花草

鸭头兰花草，生云南太华诸山。黑根细短，尖叶内翕[①]，抱茎齐生似玉簪，抽葶叶而长又肥，内绿外淡，有直勒道。茎梢发叉，开白绿花，微似兰花，有柄长几及寸；三瓣品列，中瓣后复有一大瓣，色淡，花心有紫晕，微凸，心下近茎出双尾，白缕如鬚，燕尾分翘，野卉中具纤巧之致。

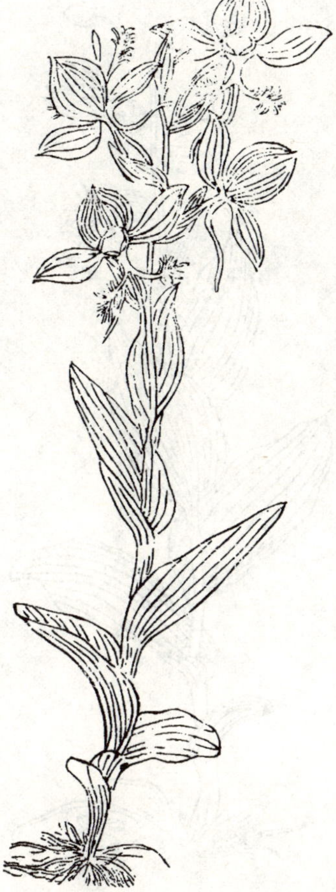

【校注】

① 翕（xī 溪）：闭合；收拢。

28. 鹭鸶兰

鹭鸶兰，云南圃中多有之。叶如萱草，翕而皱；夏抽葶，开花六瓣六蕊，瓣白蕊黄，间以细须，志谓之鹭鸶毛，以其洁白纤细如执鹭羽；舒苞衬萼，沐露刷风，伫立阶墀[①]，静态弥永。桂馥《札璞》谓为兰之别派，无香有韵，觉虎头硕大，神意皆痴。

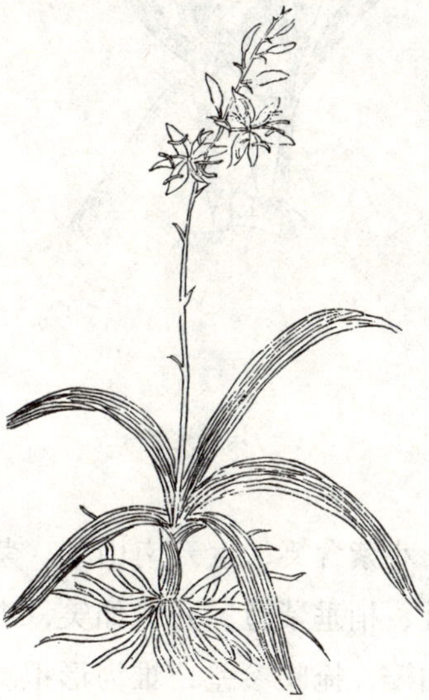

【校注】

① 阶墀（jiēchí 接持）：台阶。

29. 象牙参

象牙参，生滇南山中。初苗芽即作苞，开花如白及花而多窄瓣，一苞四五朵，陆续开放，花罢生叶，似吉祥草而阔，根如麦门冬。土医云，治半身不遂、痿痹弱证。

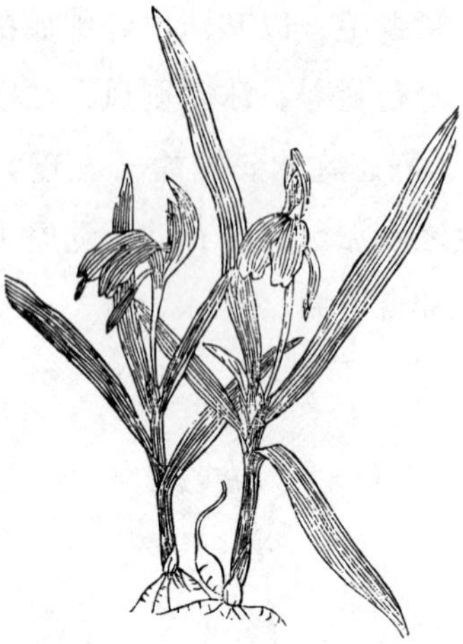

30. 小紫含笑

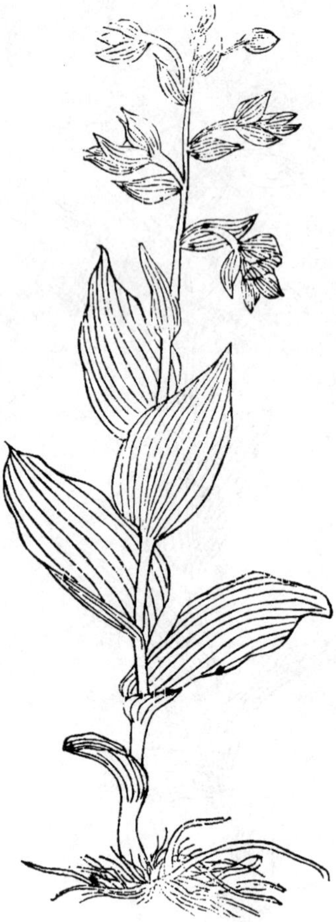

小紫含笑，生云南山中。紫茎抱叶，梢垂紫苞，开口如笑，内露黄白瓣，掩映参差，难为形拟。一名青竹兰。

卷之二十九　群芳类

1. 佛桑

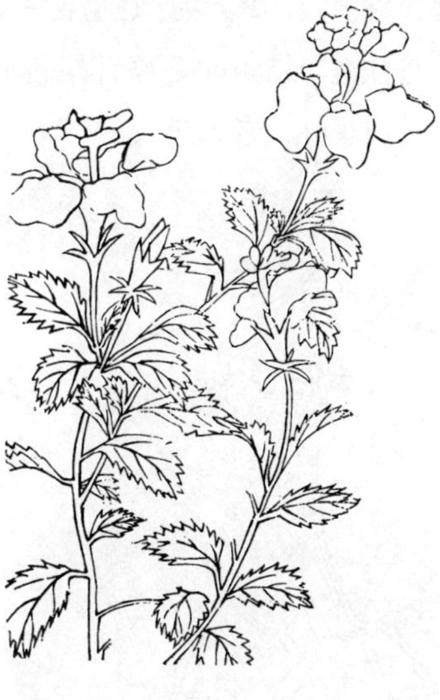

佛桑，一名花上花，云南有之。《岭南杂记》：佛桑与扶桑正相似，中心起楼，多一层花瓣。《南越笔记》：佛桑，一名花上花，花上复花，重台也。即扶桑，盖一类二种。又《杨慎外集》[1]：朱槿之红鲜重台者，永昌名之曰花上花。《徐霞客游记》[2]：永昌花上花者，叶与枝似木槿，而花正红。闽中扶桑相类，但扶桑六七朵并攒为一花，此花一朵四瓣，从心中又抽出叠其上，殷红而开久，自春至秋犹开。虽插地辄活如柳然，然植庭左则活，右则否。亦甚奇也。檀萃《虞衡志》[3]谓佛桑不应改为扶桑，殊欠考询。

【校注】

① 《杨慎外集》：明代文学家杨慎所著。杨慎，号升庵。故此书又名《升庵外集》。

② 《徐霞客游记》：明代徐霞客以实地考察所著的日记体为主的中国地理名著。

③ 《虞衡志》：《滇海虞衡志》，清代檀萃撰。

2. 莲生桂子花

莲生桂子花，云南园圃有之。细根丛茁，青茎对叶，叶似桃叶微阔。夏初叶际抽枝，参差互发，一枝蓓蕾十数，长柄柔绿，圆苞摇丹，颇似垂丝海棠。初开五尖瓣红花，起台生小黄筒子，五枝簇如金粟[1]。筒中复有黄须一缕，内嵌淡黄心微突。此花大仅如五铢钱[2]，朱英下揭，黈蕊[3]上擎，宛似别样莲花中撑出丹桂也。结角如婆婆针线包而上矗，绒白子红，老即迸飞。

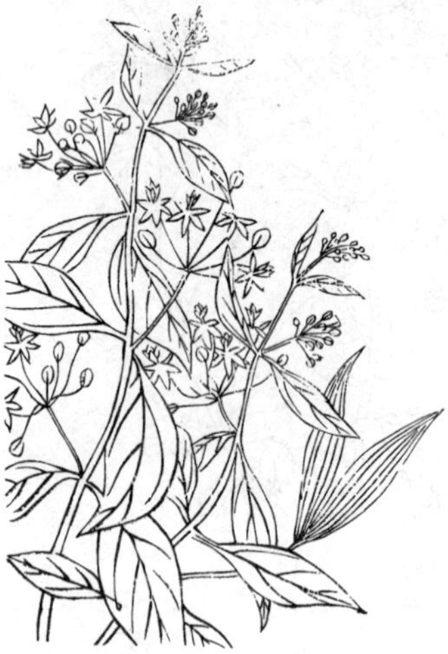

【校注】

① 金粟：桂花的同义词。

② 五铢钱：我国钱币史上使用时间最长的钱币。“铢”是古代一种重量单位，一两的二十四分之一为一铢。

③ 黈（tǒu）蕊：黄色的花蕊。黈，黄色。

3. 金蝴蝶

金蝴蝶，生云南圃中。细茎如蔓，叶对生如石竹而长，色绿微劲。夏开五瓣红花似蓢秋罗，初开每瓣有一缺，饶袅娜之致。

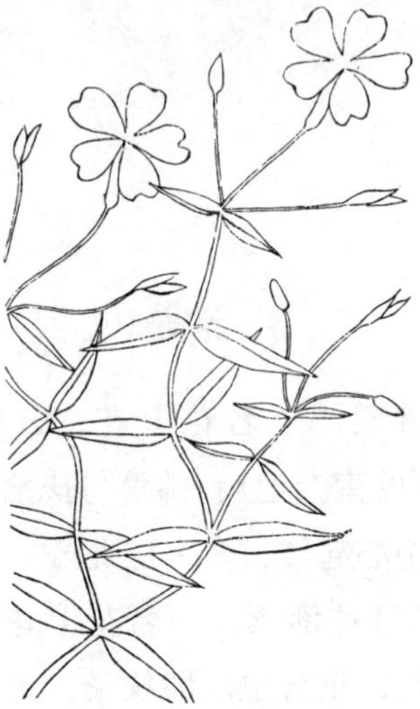

4. 黄连花

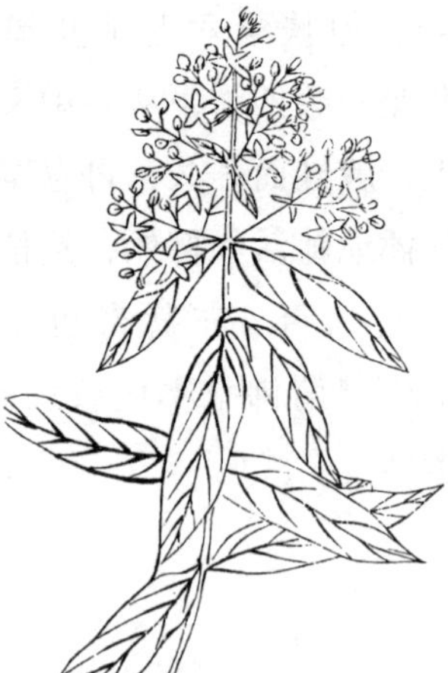

黄连花，独茎亭亭，对叶尖长，四月中梢开五瓣黄花如迎春花，繁密微馨，昆明乡人揠[1]售于市，因其色黄，强为之名。

【校注】

① 揠（yà 亚）：拔。

5. 野丁香

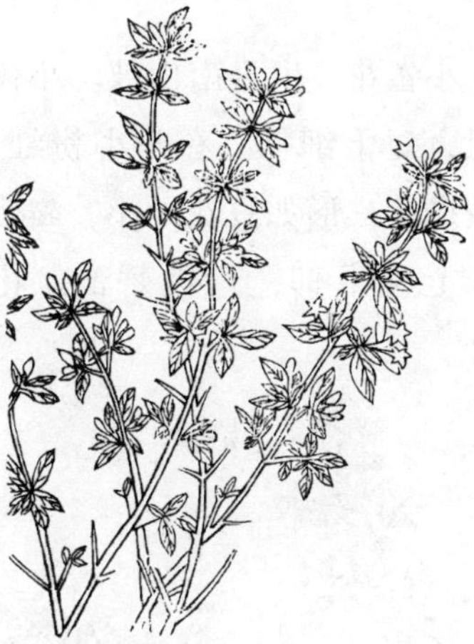

野丁香，生云南山坡。高尺许，赭茎甚劲。数叶攒簇，层层生发，花开叶间，宛似丁香，亦有紫白二种。

6. 牛角花

牛角花，生云南平野。铺地丛生，绿茎纤弱。发叉处生二小叶，又附生短枝三叶。茎梢开花如小豆花，又似槐花，有黄、紫、白三种，春畴匝陇，灿如杂锦。土人以小葩上翘，结角尖弯，故名牛角。

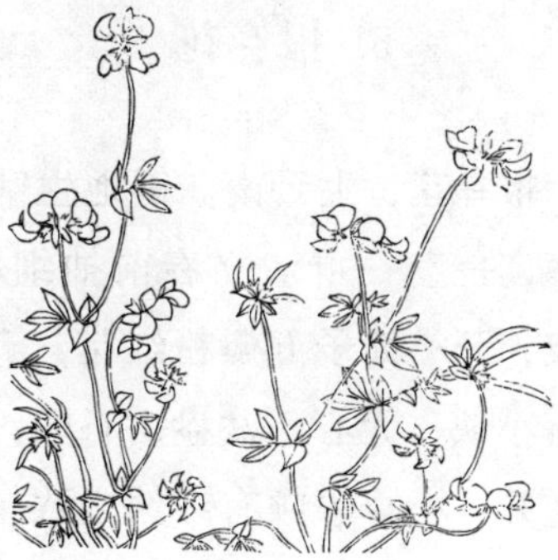

7. 白刺花

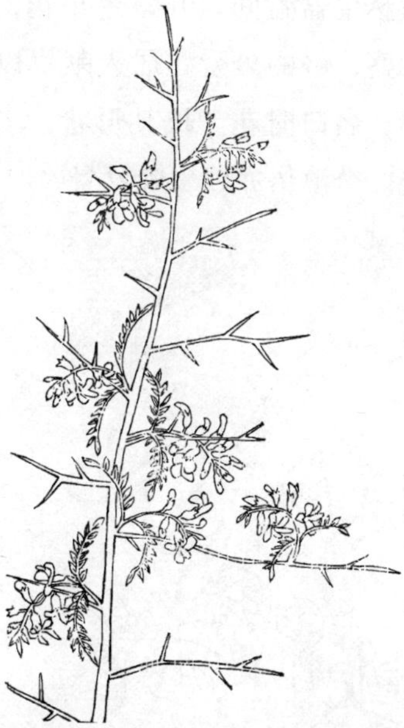

白刺花，生云南田塍。长条横

刺，刺上生刺，就刺发茎，如初生槐叶。春开花似金雀而小，色白，袅袅下垂，瓣皆上翘，园田以为樊。

8. 报春花

报春花，生云南。铺地生叶如小葵，一茎一叶。立春前抽细葶，发杈，开小筒子五瓣粉红花，瓣圆中有小缺，无心。盆盎山石间，簇簇递开，小草中颇有绰约之致。按傅玄《紫华赋·序》[①]：紫华一名长乐，生于蜀。苏颋亦有《长乐花赋》。《遵义府志》引《益部谈资》[②]云：长乐花枝叶皆如虎耳草，秋后丛生盆盎间，开紫色小花，冬末转盛，鲜丽可爱。居人献岁以此为馈，名曰时花。核其形状，当即此花。今滇俗亦以岁晚盆景。

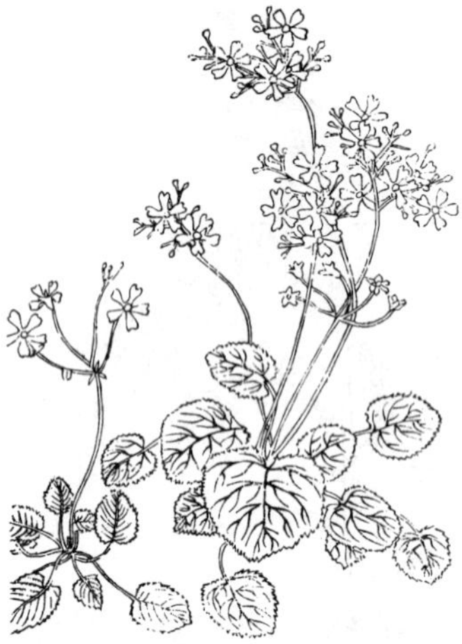

【校注】

① 傅玄《紫华赋·序》：《紫华赋》为晋代文人傅玄所著。其序云："紫华，一名长乐华，旧生于蜀，其东界特饶，中国（中原）奇而种之。"

② 《益部谈资》：明代何宇度撰。主要记述四川山川物产及古今逸事。

9. 小雀花

小雀花，生云南山坡。小树高数尺，瘦干细韧。春开小粉红花，附枝攒簇，形如豆花而小，瓣皆双合，上覆下仰，色极娇韵。花罢生叶。

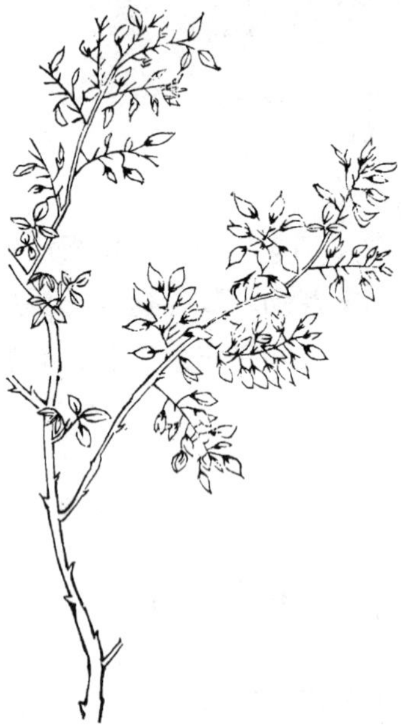

10. 素兴花

素兴花，生云南。蔓生，藤叶俱如金银花，花亦相类；初生细柄如丝，长苞深紫，袅袅满架；渐开五瓣圆长白花，淡黄细蕊一缕外吐，香浓近浊。亦有四季开者。《滇略》[①]云：南诏段素兴[②]好之，故名。《志》谓即素馨，殊与粤产不类。蒙化厅有红素兴，又有鸡爪花，相类而香逊。檀萃《滇海虞衡志》以为即与茉莉为俦，同出番禺之素馨，未免刻画无盐，唐突西施。

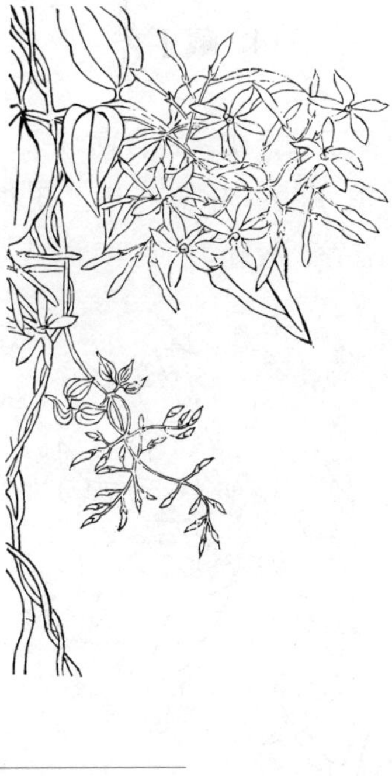

【校注】

① 《滇略》：明代谢肇淛著。记述云南地理、物产、民俗等。

② 段素兴：南诏时期大理国王天明帝，1042—1044 年在位。

11. 灯笼花

灯笼花，昆明僧寺中有之。藤老蔓杂，小叶密排，糙涩无纹，俱如络石。春开五棱红筒子花，长几径寸，五尖翻翘，色独新绿，黄须数茎，如铃下垂。僧云移自腾越。余以为山中石血之别派耳。

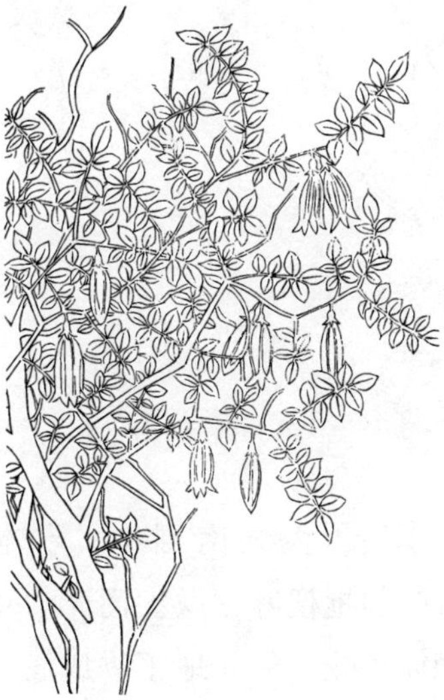

12. 荷包山桂花

荷包山桂花，生云南山中。小木绿枝。叶如橘叶，翩反下垂。叶间出小枝。开花作穗，淡黄长瓣类小豆花。花未开时绿蒂扁苞，累累满树，宛如荷包形，故名。近之亦有微馨。

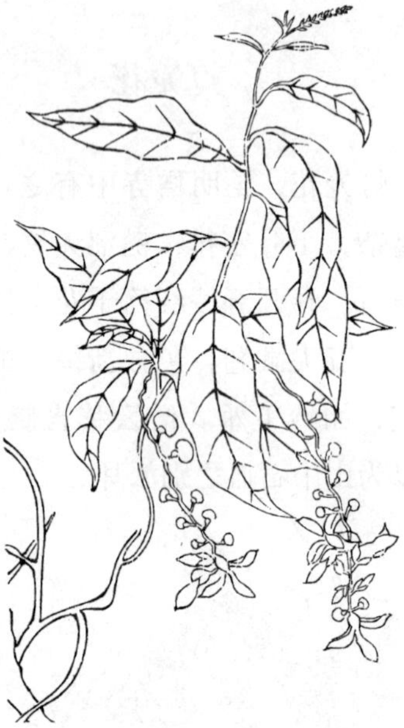

13. 滇丁香

丁香，生云南圃中。木本如藤，叶如枇杷叶，微尖而光。夏开长柄筒子花，如北地丁香成簇，而五瓣团团，大逾红梅，柔厚娇嫩，又似秋海棠；中有黄心两三点，有色鲜香，故不甚重。

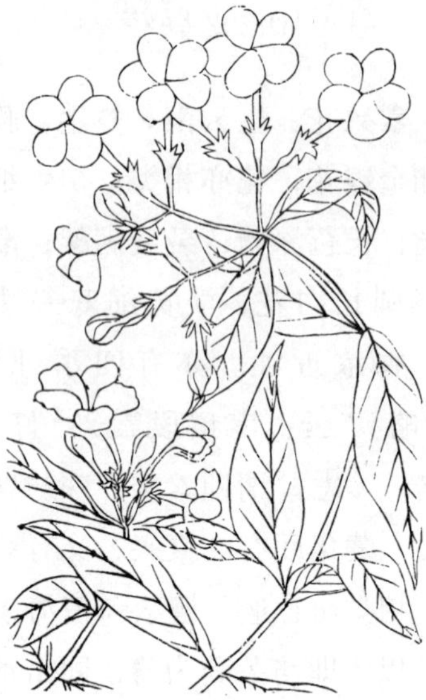

14. 藏丁香

藏丁香，或云种自西藏来，枝干同滇丁香，叶糙有毛，开花白色，有香，故胜。

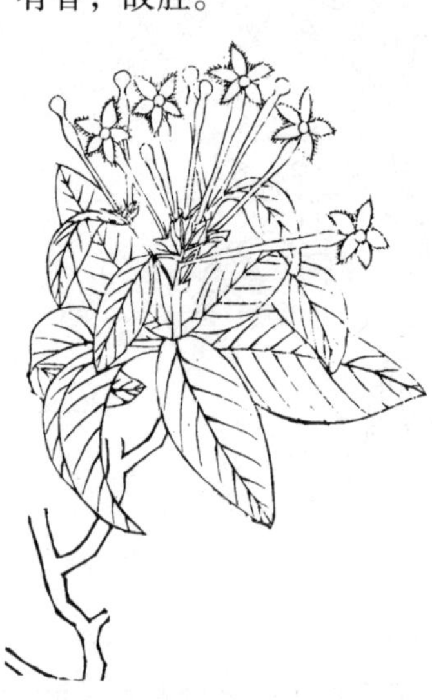

15. 地涌金莲

地涌金莲，生云南山中。如芭蕉而叶短，中心突出一花如莲色黄，日坼一二瓣，瓣中有蕤，与甘露同。新苞抽长，旧瓣相仍，层层堆积，宛如雕刻佛座。王世懋《花疏》[1]有一种金莲宝相，不知所从来，叶尖小如美人蕉，三四岁或七八岁始一花，黄红色而瓣大于莲。按此即广中红蕉，但色黄为别。《滇本草》：味苦涩，性寒，治妇人白带久崩、大肠下血，亦可固脱。

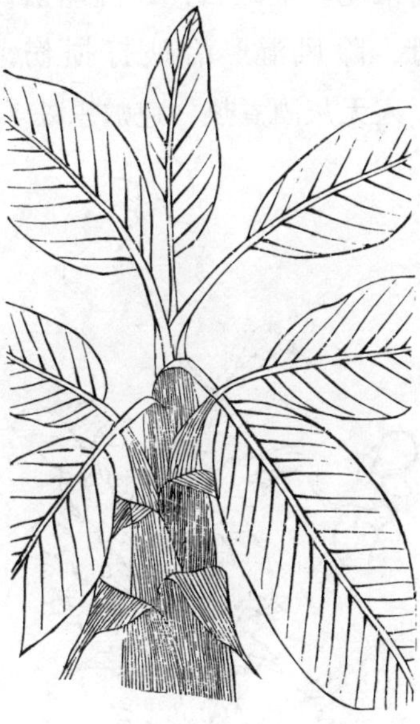

【校注】

① 《花疏》：明代王世懋所撰《学圃杂疏》中的一篇。

16. 丈菊

《群芳谱》：丈菊一名迎阳花。茎长丈馀，干坚粗如竹，叶类麻多直生，虽有傍枝，只生一花，大如盘盂，单瓣色黄，心皆作窠如蜂房状，至秋渐紫黑而坚。取其子种之，甚易生。花有毒，能堕胎云。

按此花向阳，俗间遂通呼向日葵。其子可炒食，微香，多食头晕。滇、黔与南瓜子、西瓜子同售于市。

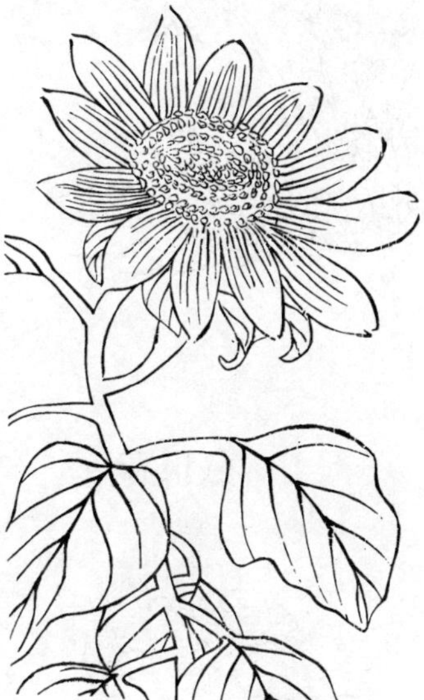

17. 压竹花

压竹花一名秋牡丹，云南园圃植之。初生一茎一叶，如牡丹叶，浓绿糙涩。抽葶高二尺许，附葶叶微似菊叶，尖长多叉。葶端分叉，又抽细葶打苞，宛如罂粟；秋开花如千层菊，深紫缛艳，大径寸馀，绿心黄晕，蕊擎金粟，一本可开月馀。

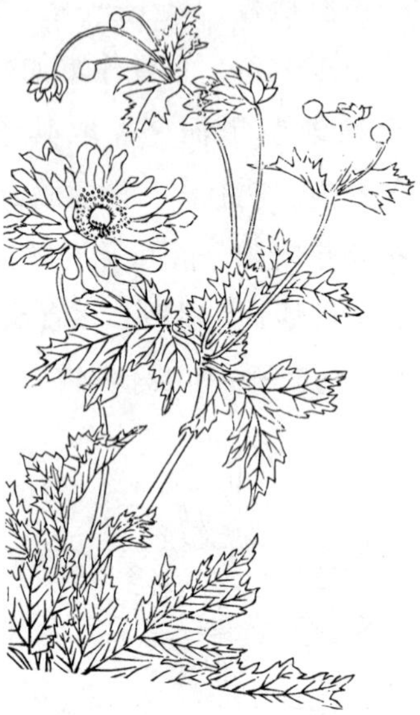

18. 藏报春

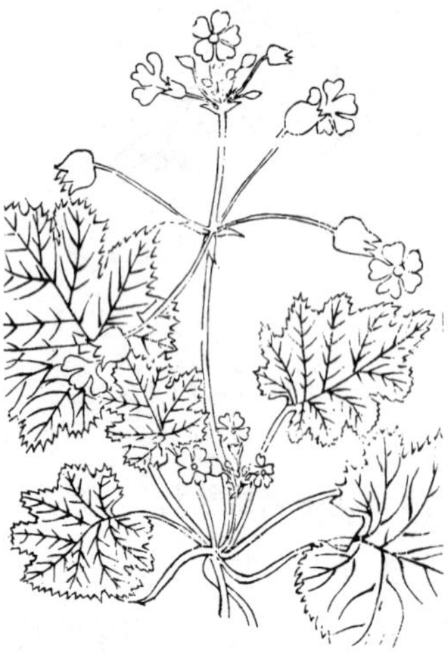

藏报春，滇南圃中植之。叶如蜀葵，叶多尖叉，就根生叶，长柄肥柔；春初抽葶开花，如报春稍大；跗下作苞，花出苞上，一葶数层，一层四五苞。与报春同时，而不如报春繁缛耐久。滇近藏，凡花以藏名者，异之也。

19. 铁线牡丹

铁线牡丹，生云南圃中。大致类罂粟花。土医云：性温能散，暖筋骨，除风湿。治跌打损伤，捣细，入无灰酒煮热，包敷患处。

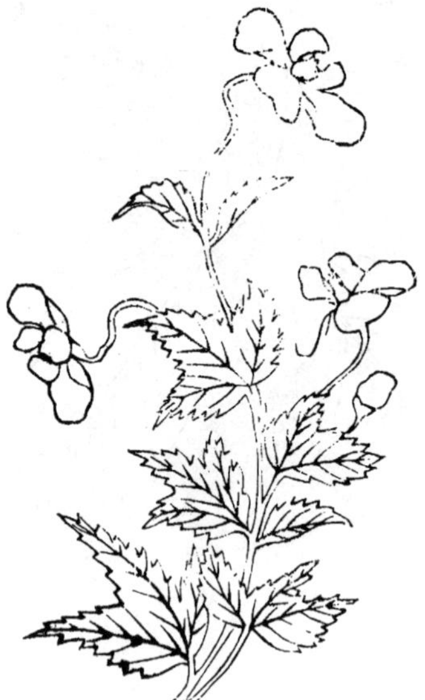

20. 七里香

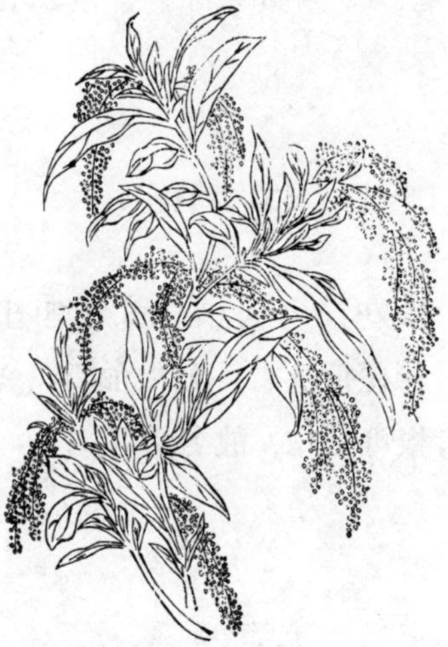

七里香，生云南。开小白花，长穗如蓼，近之始香。

21. 草葵

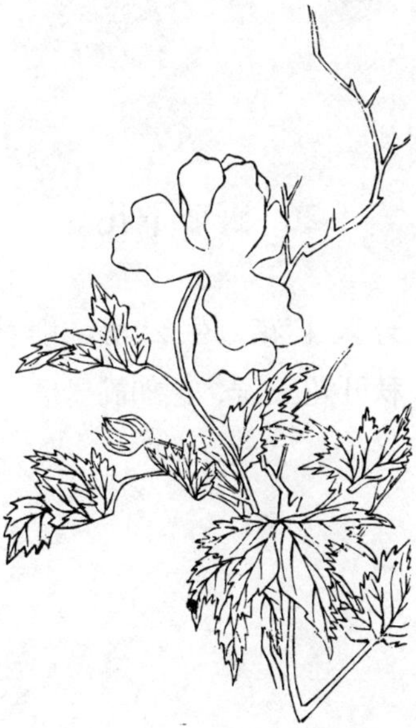

草葵，生云南。黄花五出，而三二瓣分开，形几近方。

22. 野栀子

野栀子，生云南。秋开花如栀子。

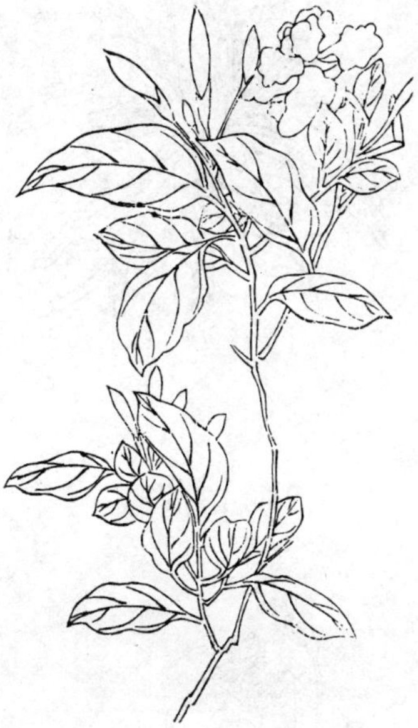

23. 草玉梅

草玉梅，生云南。铺地生叶抽葶，开尖瓣白花，如积粉。

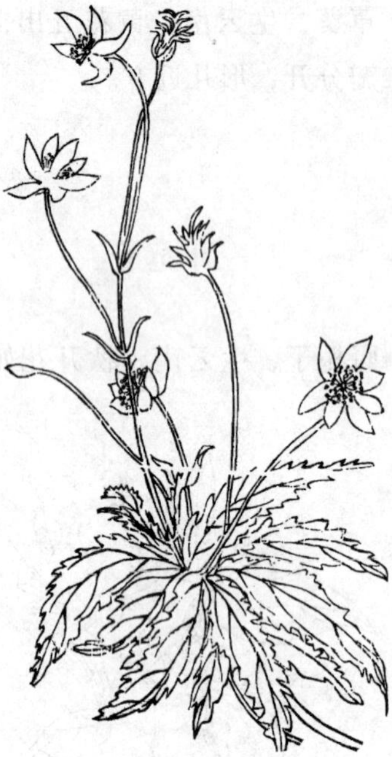

24. 白蔷薇

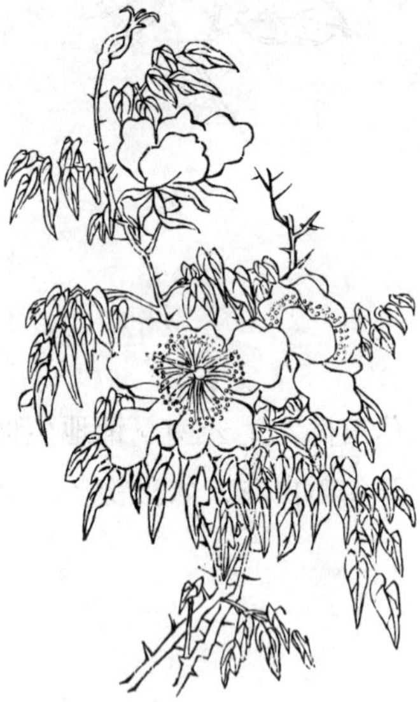

白蔷薇，滇南有之。五瓣黄蕊，茎紫，叶如荼蘼，香达数里。

25. 䕡花

䕡花，生云南。黄花四出如桂，叶在顶上者，独白如雪，盖初生者根可黏物，故名。

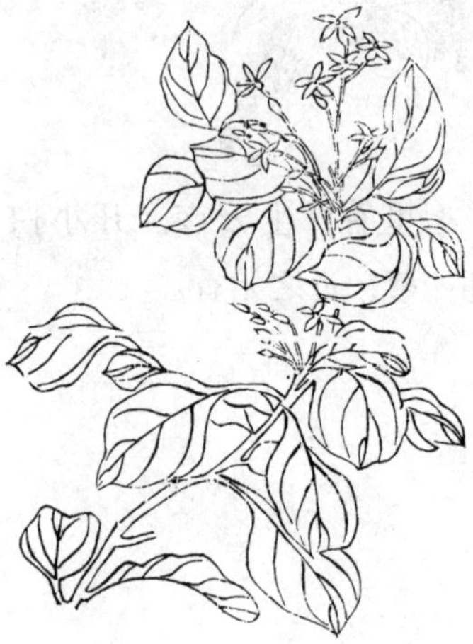

26. 野萝卜花

野萝卜花，生云南。细茎长叶，秋开花五瓣，色如靛。

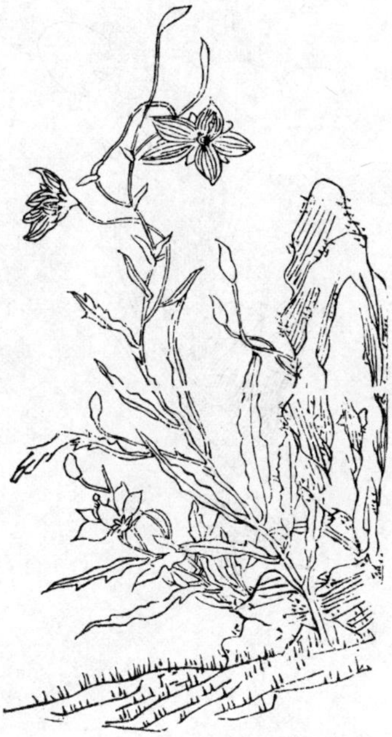

27. 珍珠梅

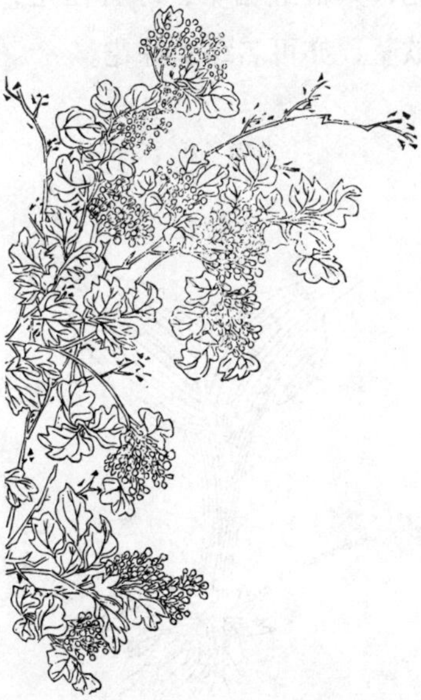

珍珠梅，白花数十朵为球，春开。

28. 缅栀子

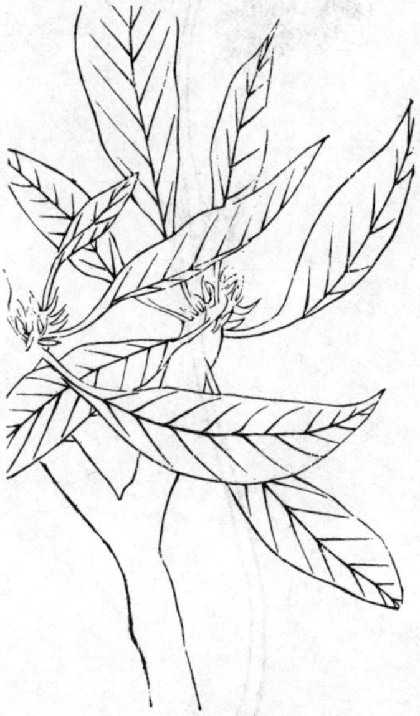

缅栀子，临安有之。绿干如桐，叶如瑞香叶，凸脉劲峭，矗生干上。叶脱处有痕斑，斑如藓纹。

29. 海仙花

海仙花，生云南海边。紫茎独挺，繁花层缀，五瓣缺唇，娇红夺目。土人夏日持售于市，曰三台花，以花作三层也。其叶如莴苣。

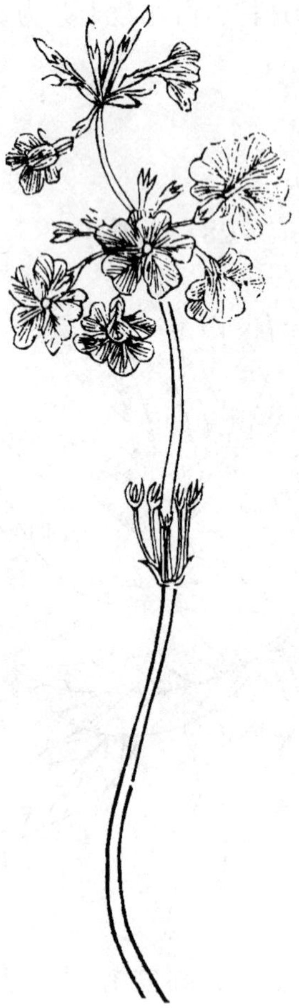

30. 白蝶花

白蝶花，生云南山中。长叶抱茎，开大白花，三瓣品列，内复擎出白瓣，形如蜂蝶，双翅首尾，宛然具足，大瓣下又出一尾，长三寸许，质既皓洁，形复诡异，秋风披拂，栩栩欲活。

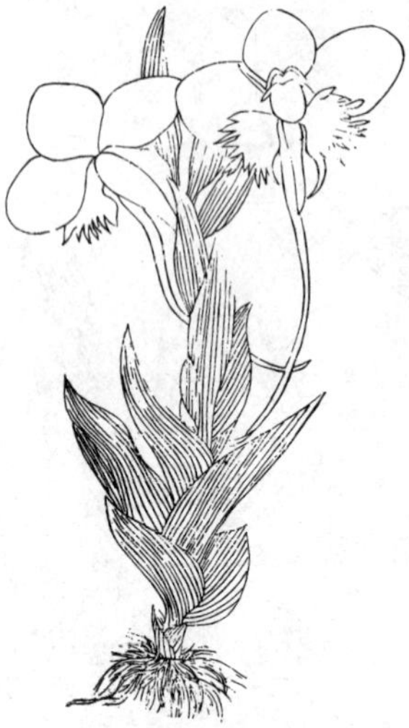

31. 绿叶绿花

绿叶绿花，生云南山中。绿叶对茁，如白及而短；抽矮茎，梢端开花，如群蛙据草，绿背白足，袅袅欲坠，亦可名绿蟾蜍花。

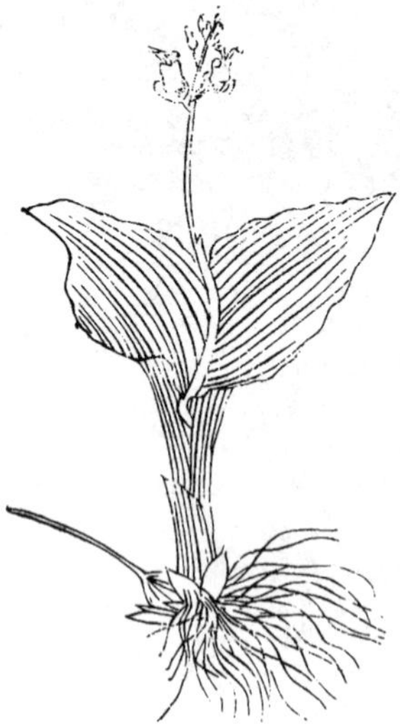

卷之三十　群芳类

1. 赪桐

《南方草木状》：赪桐花，岭南处处有。自初夏生至秋，盖草也。叶如桐，其花连枝萼，皆深红之极者。俗呼贞桐花。贞，音讹也。

按赪桐，广东遍地生，移植北地亦易繁衍。京师以其长须下垂，如垂丝海棠，呼为洋海棠。其茎中空，冬月密室藏之，春深生叶。插枝亦活。

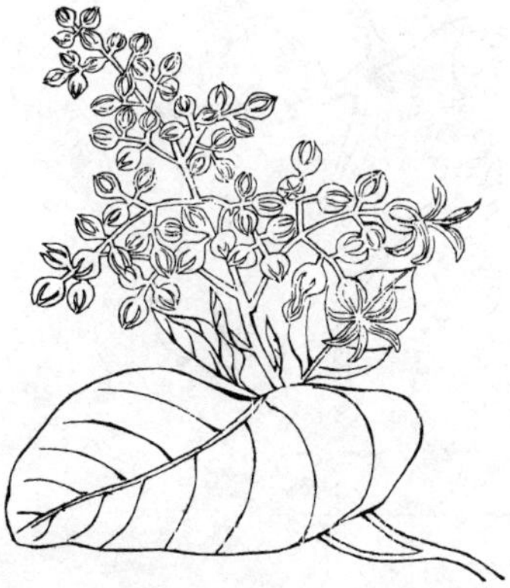

2. 夹竹桃

李衎《竹谱》：夹竹桃自南方来，名拘那夷，又名拘拏儿。花红类桃，其根叶似竹而不劲，足供盆槛之玩。《闽小记》[①]：曾师建[②]《闽中记》，南方花有北地所无者，阇[③]提、茉莉、俱那异，皆出西域。盛传闽中枸那卫即枸那异，夹竹桃也。

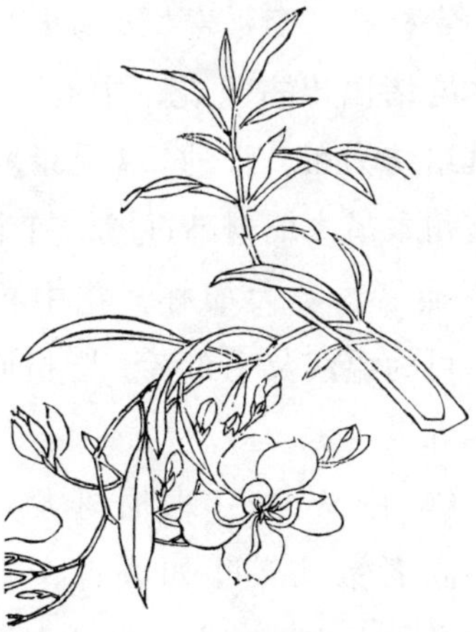

【校注】

① 《闽小记》：明代周亮工（1612—1672）撰写的笔记类著作。记述了清初闽地文化情况及大量文学资料。

② 曾师建：南宋人，生平不详。

③ 阇（shé 舌）：梵文译音字。如 Acharya 译为“阿阇梨”，又译为“阿遮利耶”，义为轨范师。

3. 木棉

《本草纲目》李时珍曰：交广木棉，树大如抱，其枝似桐，其叶大如胡桃叶。入秋开花，红如山茶花，黄蕊，花片极厚，为房甚繁，短侧相比。结实大如拳实，中有白棉，棉中有子，今人谓之斑枝花，讹为攀枝花。李延寿[①]《南史》所谓林邑诸国出古贝花，中有鹅毳，抽其绪纺为布。张勃[②]《吴录》所谓交州永昌木棉树高过屋，有十馀年不换者，实大如杯，花中棉软白，可为缊絮及毛布者。皆指似木之木棉也。

《岭南杂记》：木棉树大可合抱，高者数丈。叶如香樟，瓣极厚，一条五六叶。正二月开大红花如山茶，而蕊黄色。结子如酒杯，老则拆裂，有絮茸茸，与芦花相似。花开时无叶，花落后半月始有新绿叶。其絮土人取以作裀褥，海南蛮[③]人织[④]以为巾，上出细字花卉尤工，乃名曰吉贝，即古所谓白叠布。今询之粤人，亦无有织作者，或别是一种耳。广州阅武厅前与南海庙，各一株甚大，开时赤光照耀，坐其下如入朱明之洞也。

按《广西通志》：木棉岭西最易生，或取以作衣被，辄致不仁之疾。以为吉贝，误之甚矣。李时珍以木棉与棉花并入隰草，亦考之未审。

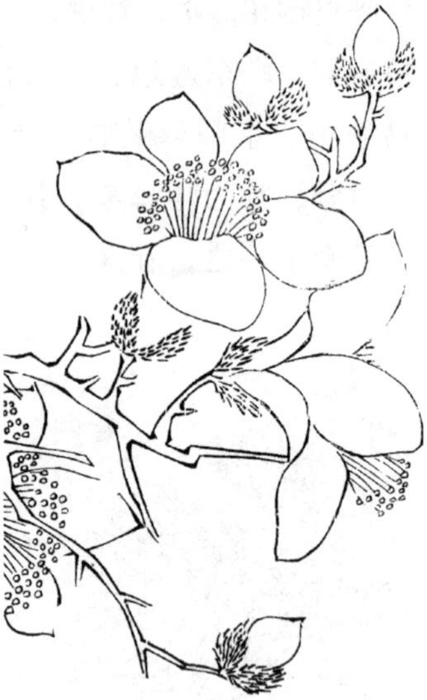

【校注】

① 李延寿：唐代史学家。字遐龄，相州

（今河南安阳）人。他曾参加过官修的《隋书》、《五代史志》（即《经籍志》）、《晋书》及当朝国史的修撰，还独立撰成《南史》《北史》和《太宗政典》（已佚）。

② 张勃：西晋人，生平不详。

③ 蛮：商务本、中华本无此字。

④ 织：原本作“识”，据商务本、中华本改。

4. 含笑

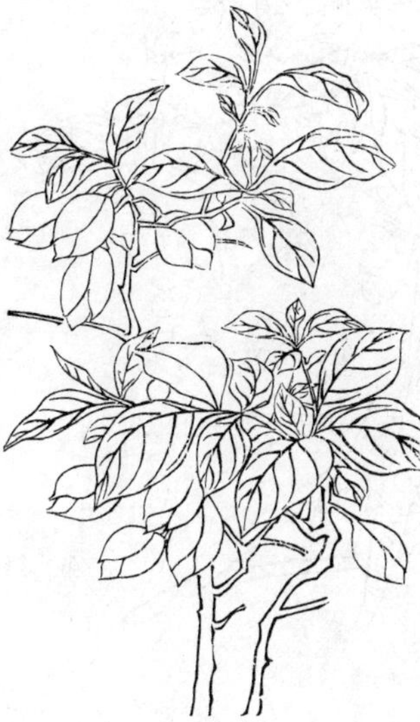

《扪虱新话》[①]：含笑有大、小，小含笑香尤酷烈，又有紫含笑。予山居无事，每晚凉坐山亭中，忽闻香一阵，满室郁然，知是含笑开矣。《南越笔记》：含笑与夜合相类，大含笑则大半开，小含笑则小半开，半开多于晓。一名朝合。小含笑白色，开时蓓蕾微展，若菡萏[②]之未敷，香尤酷烈。古诗云：大笑何如小笑香，紫花那似白花妆。又有紫含笑，初开亦香，是子瞻[③]所称涓涓泣露、暗麝着人者。罗浮夜合含笑，其大至合抱，开时一谷皆香，亦异事也。

《艺花谱》[④]：含笑花产广东，花如兰，开时常不满若含笑，然随即凋落。

【校注】

① 《扪虱新话》：宋代陈善撰。其书考论经史诗文，兼及杂事，别类分门，颇为冗琐，持论尤多踳驳。

② 菡萏（hàndàn 汉蛋）：荷花的别称。古人称未开的荷花为菡萏，即花苞。

③ 子瞻：指苏轼。

④ 《艺花谱》：明代高濂（约1527—约1603）撰。高濂，字深甫，号瑞南，钱塘（今浙江杭州）人，明代名士、戏曲家、养生家及书籍收藏家。

5. 夜合花

夜合花，产广东，木本长叶，花青白色，晓开夜合。

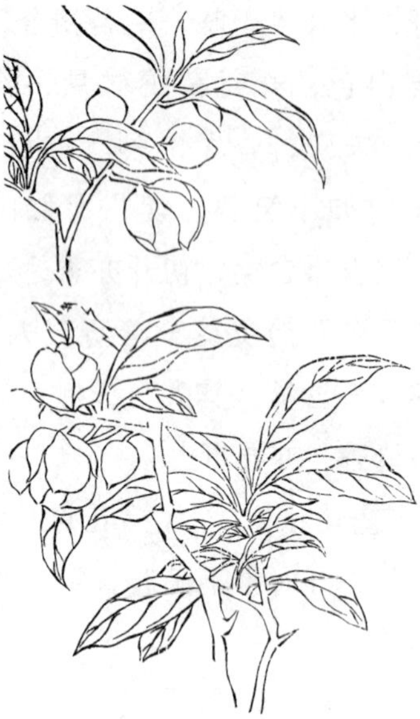

6. 贺正梅

贺正梅似梅而小，广东岁朝植之盆盎。

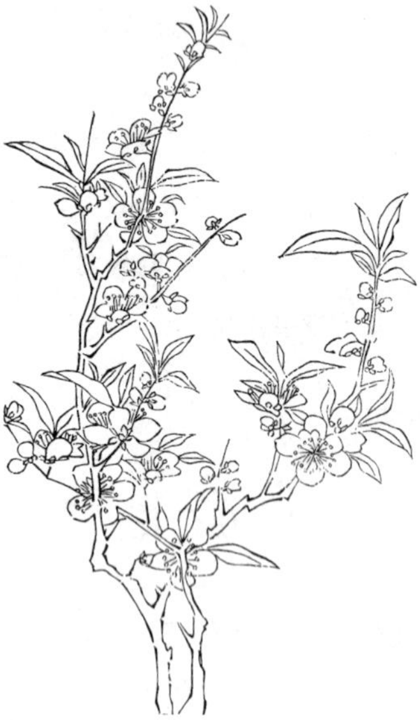

7. 凤皇花

凤皇花，树叶似槐，生于澳门之凤皇山。开黄花，经年不歇，与叶相埒；深冬换叶时花少减，结角子如面豆。今园林多植之，或云洋种也。

按《岭南杂记》，金凤花色如凤，心吐黄丝，叶类槐。余在七星岩见之，从僧乞归其子，种之不生。

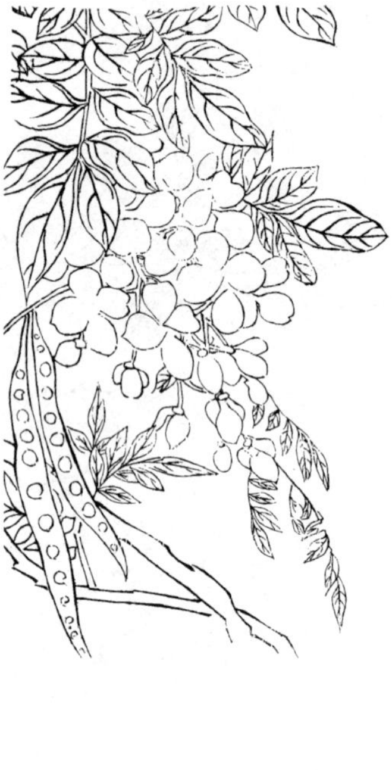

8. 末利

末利，见《南方草木状》《本草纲目》列于芳草。此草花虽芬馥，而茎叶皆无气味。又其根磨汁，可以迷人，未可与芷、兰为伍。退入群芳，只供簪髻。

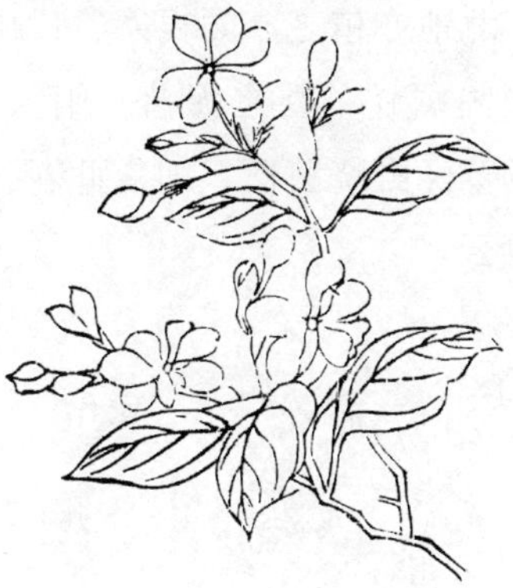

9. 素馨

《南方草木状》：耶悉茗花、末利花，皆胡人自西国移植于南海，南人爱其芳香，竞植之。陆贾《南越行纪》[①]曰：南越之境，五谷无味，百花不香。此二花特芳香者，缘自别国移至，不随水土而变，与夫橘北为枳异矣。彼之女子，以彩线穿花心，以为首饰。

《桂海虞衡志》：素馨花比番禺所出为少，当有风土差宜故也。

《龟山志》[②]：素馨旧名耶悉茗，一名野悉密。昔刘王有侍女名素馨，其冢上生此花，因名。

《岭外代答》：素馨花番禺甚多，广右绝少。土人尤贵重，开时旋掇花头，装于他枝，或以竹丝贯之，卖于市，一枝二文，人竞买戴。

《岭南杂记》：素馨较茉莉更大，香最芬烈，广城河南花田多种之，每日货于城中，不下数百担。以穿花镫、缀红黄佛桑。其中妇女以彩线穿花绕髻，而花田妇人则不簪一蕊也。

《南越笔记》：素馨本名耶[③]悉茗。珠江南岸有村曰庄头，周里许，悉种素馨，亦曰花田。妇女率以昧爽[④]往摘，以天未明，见花而不见叶，其稍白者则是其日当开者也，既摘覆以湿布，毋使见日，其已开者则置之。花客涉江买以归，列于九门，一时穿灯者、作串与璎珞者数百人，城内外买者万家，富者以斗斛，贫者以升，其量花若量珠。然花宜夜，乘夜乃开，上人头髻乃开，见月而益光艳，得人气而益馥，竟夕氤氲，至晓犹有馀香，怀之辟暑，吸之清肺气。花又宜作灯，雕玉镂冰，玲珑四照，游冶者以导车马。杨用修[⑤]称粤中素香灯为天下之绝艳，信然。儿女以花蒸油，取液为面脂、头泽，谓能长发、润肌，或取蓓蕾，杂佳茗贮之，或带露置于瓶中，经信宿[⑥]以其水点茗；或作格悬系瓮口，离酒一指许，以纸封之，旬日而酒香彻，其为龙涎香饼、香串者，治以素馨，则韵味愈远。隆冬花少曰雪花，摘经数日仍开。夏月多花，琼英狼藉，入夜满城如雪，触处皆香，信粤中之清丽物也。

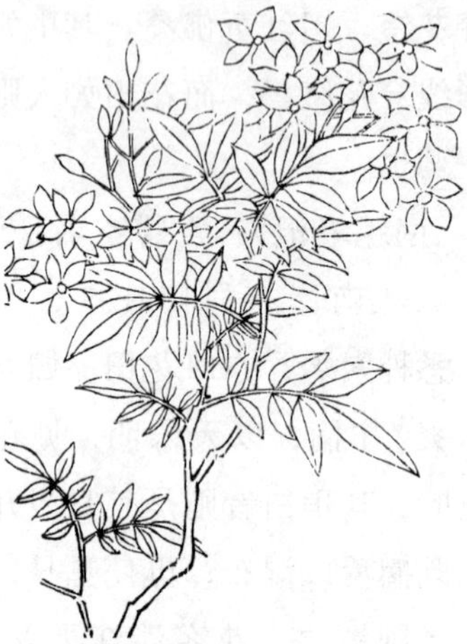

【校注】

① 陆贾《南越行纪》：陆贾，西汉初政论家、辞赋家。陆贾曾两番使粤，对南越风物草木多有记述，撰成本书。原书已佚，部分内容保存在晋代嵇含《南方草木状》中。

② 《龟山志》：黄晔著。

③ 邥：同“那”。

④ 昧爽：拂晓；黎明。

⑤ 杨用修：指杨慎。

⑥ 信宿：谓两三日。

10. 夜来香

夜来香，产闽广。蔓生，叶如山药叶而宽，皆仰合，不平展。秋开碧玉五瓣花，夜深香发，清味如茶，北地亦植之。颇畏寒，广中以其多阴藏蛇，委之篱落。闽人云，断肠草经野烧三次，即变此花，犹有毒云。

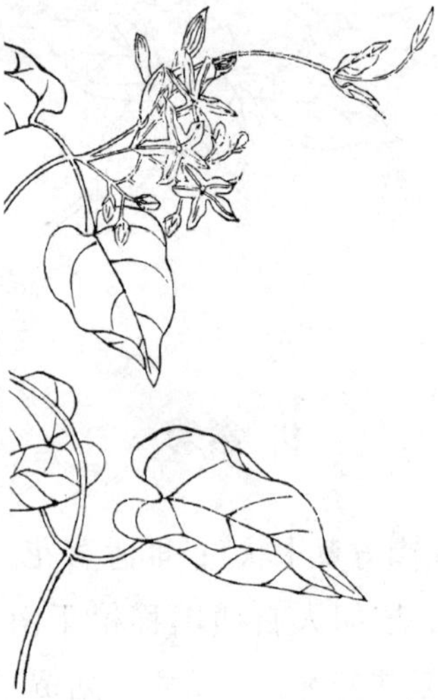

11. 文兰树

文兰树，产广东。叶如萱草而阔长，白花似玉簪而小，园亭石畔多栽之。

按此草近从洋舶运至北地，亦以秋开。《南越笔记》：文殊兰叶长四五尺，大二三寸而宽，花如玉簪、如百合而长大，色白甚香。夏间始开，是皆兰之属。江西、湖南间有之，多不花。土医以其汁治肿毒，因有秦琼剑诸俚名。

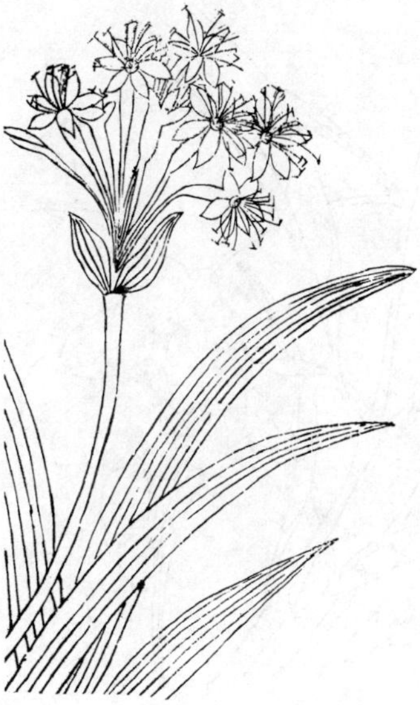

12. 黄兰

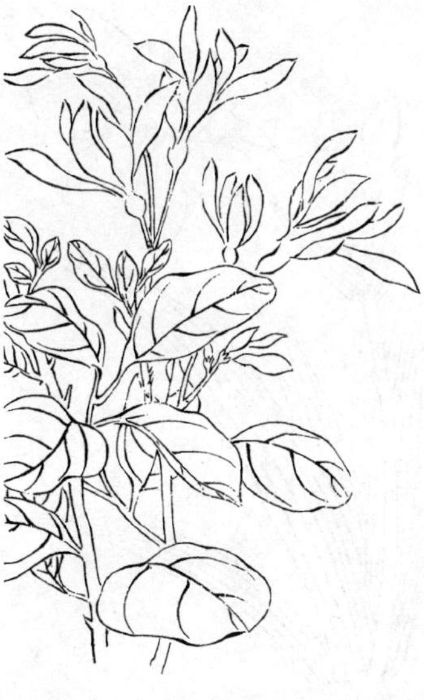

黄兰，产广东，或云洋种，今遍有之。丛生，硬茎，叶似茉莉，花如兰而黄，极芳烈。

13. 彩蝶

彩蝶，产广东，茎叶如秋海棠，翠花长蕊，野生山间，种不常见。

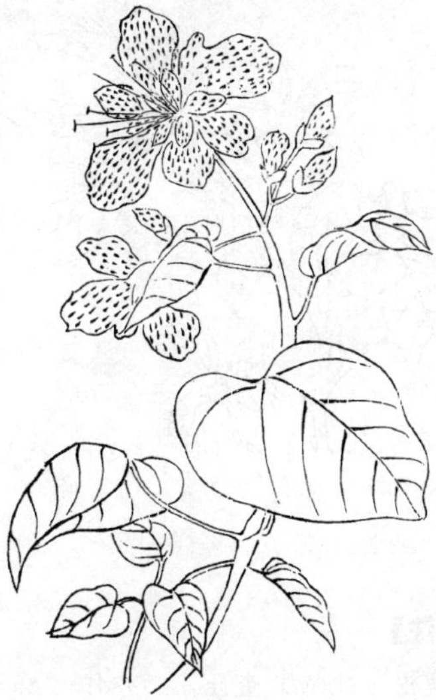

14. 马缨丹

《南越笔记》：马缨丹一名山大丹，花大如盘，蕊时凡数十百朵，每朵攒集成球，与白绣球花相类。首夏时开，初黄色，蕊须如丹砂，将落复黄，黄红相间，光艳炫目，开最盛、最久。八月又开，有以大红绣球名之者。又以其瓣落而枝矗起槎枒[①]，甚与珊瑚柯条相似，又名珊瑚球。言大红绣球者，以开时也。言珊瑚球者，以落时也。按马缨丹又名龙船花，以花盛开时值竞渡，故名。

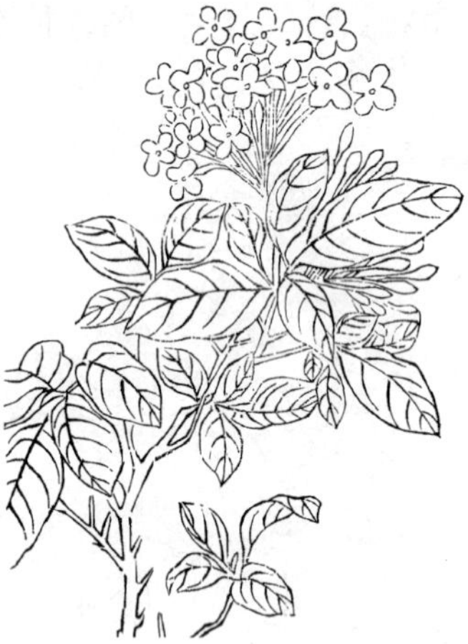

【校注】

① 槎枒（cháyā 查压）：亦作“槎牙”“槎岈”，指树枝的分杈。形容错落不齐之状。

15. 鸭子花

鸭子花，产广东。似蓼而大，叶长数尺，以其花如小鸭，故名。

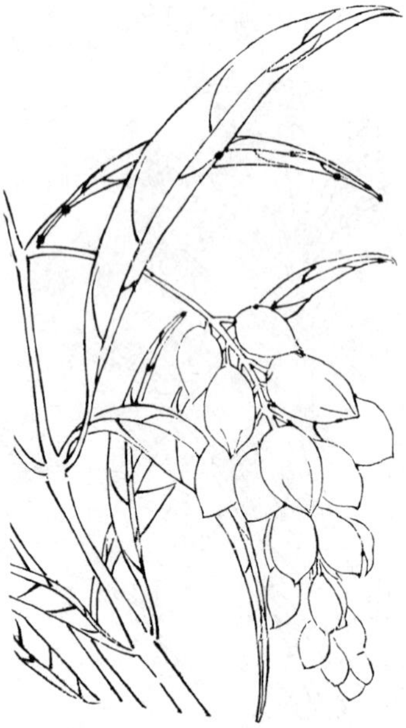

16. 鹤顶

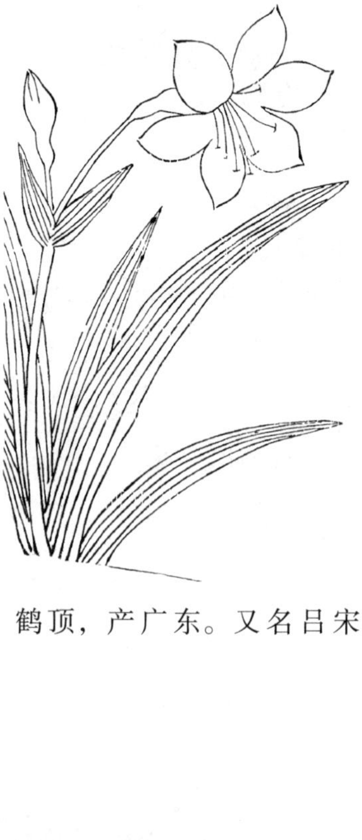

鹤顶，产广东。又名吕宋玉

簪，叶如射干叶，花六瓣，深红黄蕊，似山丹而瓣圆大。

17. 朱锦

朱锦，产广东。丛生林麓，极易繁衍，叶如月季花叶。花有红黄二种，如小牡丹，苞如木芙蓉，妇女常簪之。

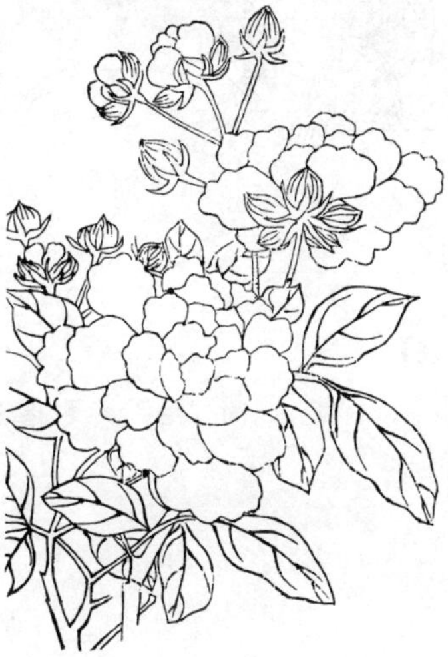

18. 西番莲 即转心莲

《南越笔记》：西番莲，其种来自西洋，蔓细如丝，朱色缭绕篱间；花初开如黄白莲，十馀出，久之十馀出者皆落，其蕊复变而为鞠。瓣为莲而蕊为鞠，以莲始而以鞠终，故又名西洋鞠。

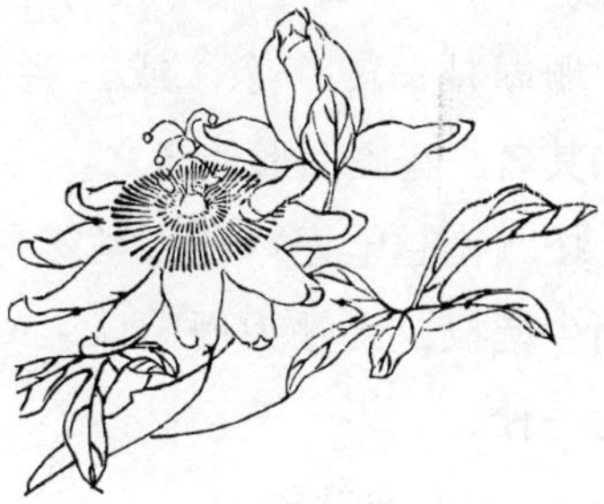

19. 百子莲

百子莲，产广东。或云洋种，廿年前不知其异也。色极娇丽，一花经数日不蔫，妇女竞簪之，价始高，近日种植较多矣。

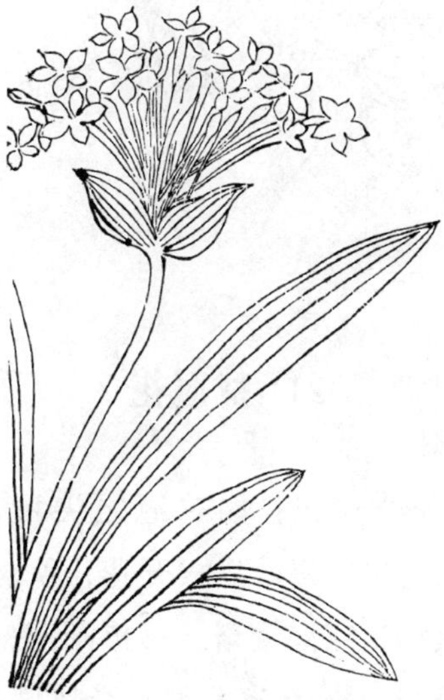

20. 珊瑚枝

珊瑚枝，产广东。或云番种，不知其名，花圃以形似名之。

按《南越笔记》谓：马缨丹花落而生槎杈，人呼为珊瑚球，或误以为一种。

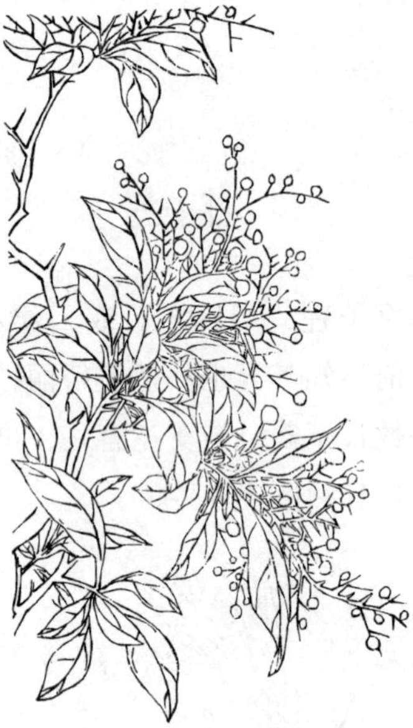

21. 穟冠花

穟[①]冠花，如鸡冠之尖穟者。高六七尺，每叶发杈开花，秋时百穗俱垂，宛如缨珞。移植湖湘，亦易繁衍。惟旁茎大脆，经风辄折，必作架护持之，稍寒即瘁，不如鸡冠耐久也。

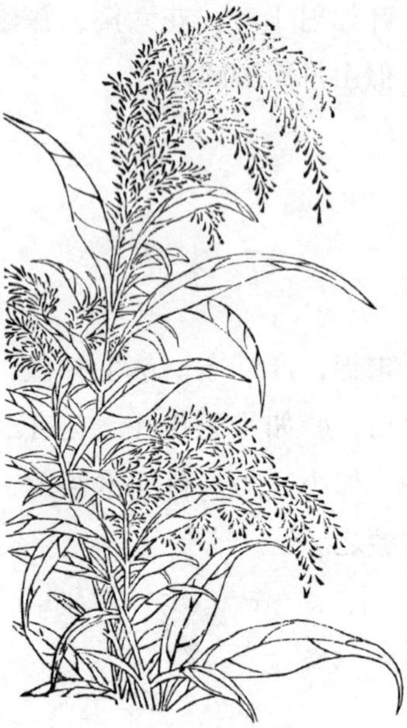

【校注】

① 穟（suì 穗）：同“穗”。也指禾穗上的芒须。

22. 换锦花

《南越笔记》：脱红换锦，脱绿换锦，此换锦之所以名也。叶似水仙，冬生，至夏而落，独抽一茎二尺许，作十馀花，花比鹿葱而大，或红，或绿，叶落而花，故曰脱红脱绿；花落而叶，故曰换锦，花与叶两不相见也。按此即石蒜一类，惟花肥多、茎粗稍异。

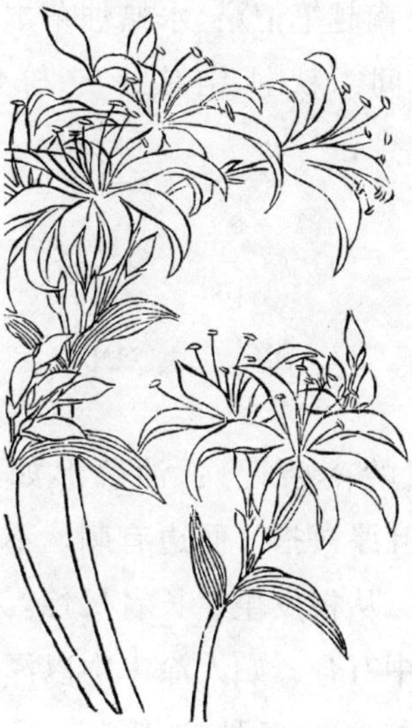

23. 铃儿花

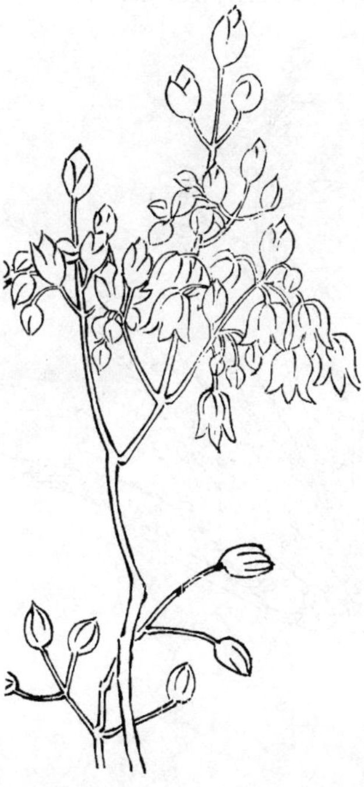

铃儿花，一名吊钟花，生广东山泽间。岁暮叶脱始蕾，樵人折以入市，插置胆瓶。春初花开，状如小铃，花落叶发，不宜栽莳。

24. 华盖花

华盖花，产广东，或云番舶携种种生者。叶如秋葵，花似木芙蓉，未晓而开，清晨即落，良夜秉烛，始见其花，皆戏呼为昙花，植者亦罕。

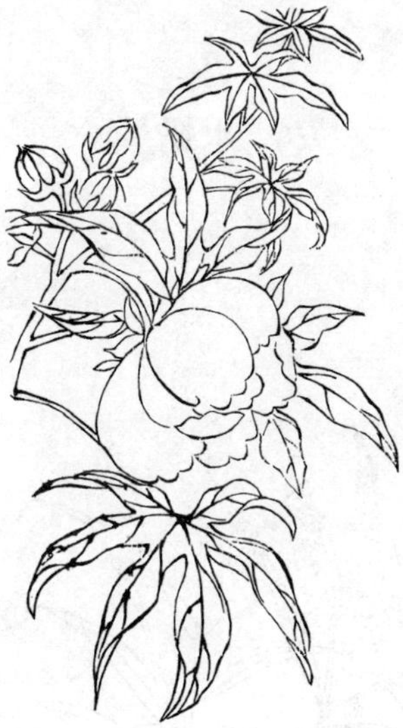

25. 玲甲花

玲甲花，番种也。花如杜鹃，叶作两歧，树高丈馀，浓阴茂密，经冬不凋，夷人喜植之。

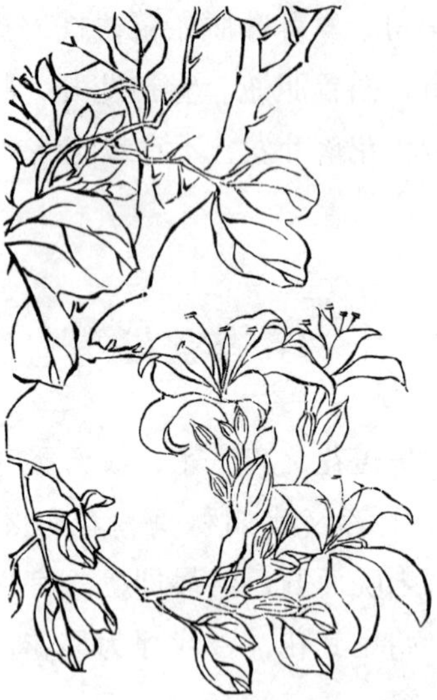

26. 水蜡烛

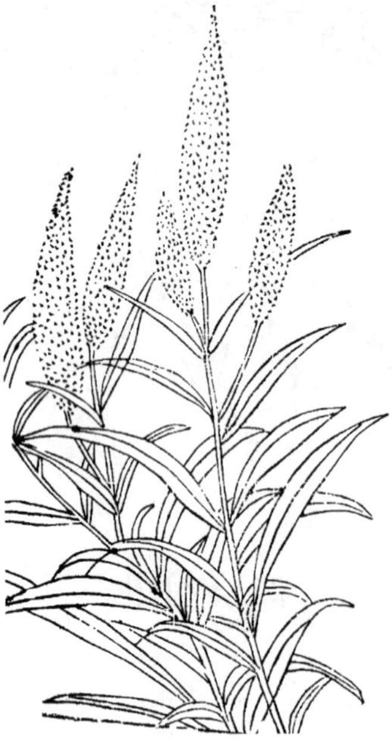

《南越笔记》：水蜡烛草本，生野塘间，秋杪结实，宛与蜡烛相似。

27. 油葱 即罗帏草

《岭南杂记》：油葱形如水仙叶，叶厚一指，而边有刺。不开花结子，从根发生，长者尺馀。破其叶，中有膏，妇人涂掌中以泽发代油，贫家妇多种之屋头。问之则怒，以为笑其贫也。

按油葱，粤西人以其膏治汤火灼伤，有效。又名罗帏花，如山丹，以为妇女所植，故名。

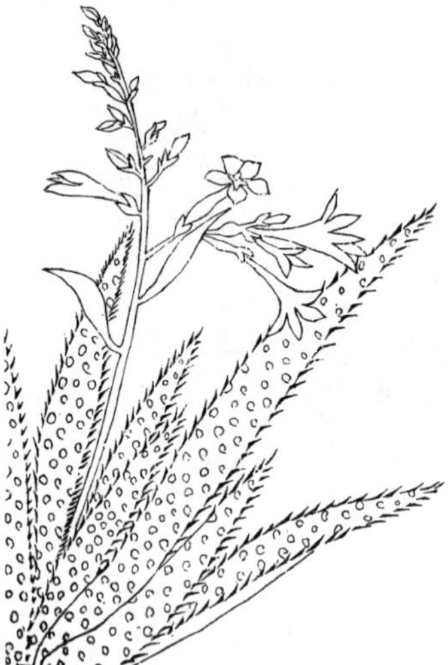

28. 铁树

《岭南杂记》：铁树，高数尺，叶紫如老少年，开花如桂而不香。

《南越笔记》：朱蕉，叶芭蕉而干棕竹，亦名朱竹。以枝柔不甚直挺，故以为蕉，叶绀色，生于干上，干有节，自根至杪，一寸三四节，或六七节甚密，然多一干独出，无傍枝者。通体铁色微朱，以其难长，故又名铁树。

按铁树治痢证有神效，广西土医用之。

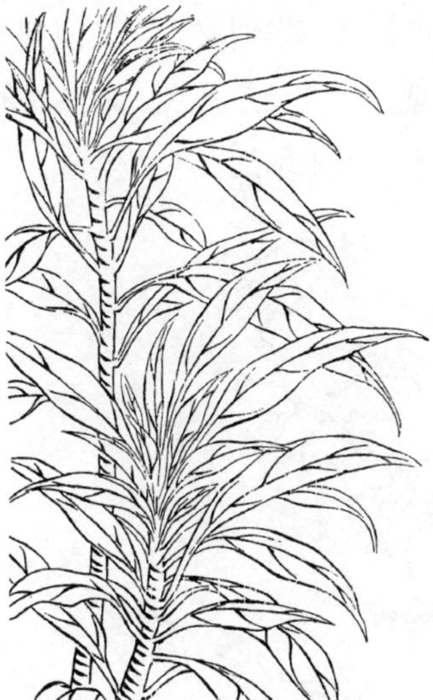

29. 喝呼草

《广西通志》：喝呼草，干小而直上，高可四五寸，顶上生梢，横列如伞盖，叶细生梢，两旁有花盘上。每逢人大声喝之，则旁叶下翕，故曰喝呼草。然随翕随开，或以指点之亦翕，前翕后开，草木中之灵异者也，俗名惧内草。

《南越笔记》：知羞草叶似豆瓣相向，人以口吹之，其叶自合，名知羞草。

按此草生于两粤，今好事者携至中原，种之皆生。秋开花茸茸成团，大如牵牛子，粉红娇嫩，宛似小儿帽上所饰绒球。结小角成簇，大约与夜合花性形俱肖。但草本细小，高不数尺，手拂气嘘，似皆知觉，大声呵喝，即时俯伏。草木无知，观此莫测，唐阶指佞，应非诳言；蜀州舞草，或与同汇。彼占闰倾阳，转为数见。

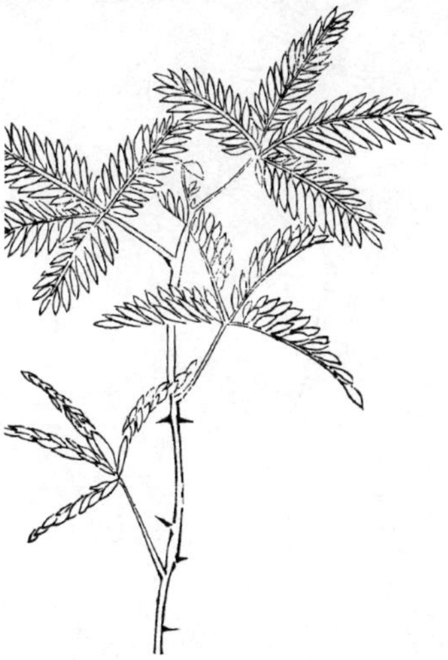

卷之三十一　果类

1. 林檎

林檎，《开宝本草》始著录，即沙果。李时珍以为文林郎果即此。

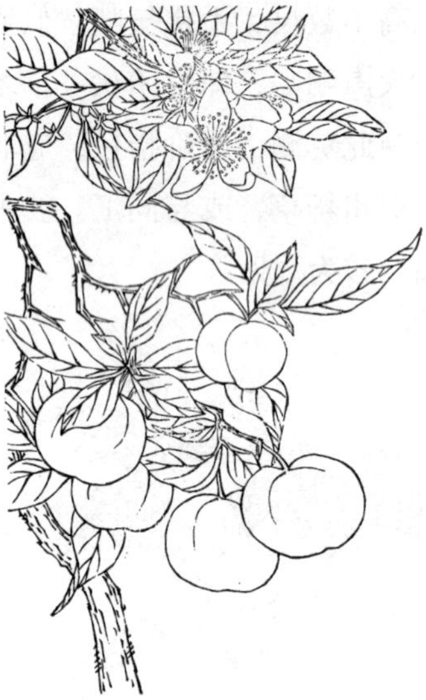

2. 榅桲

榅桲[①]，《开宝本草》始著录。今惟产陕西。形似木瓜，又似梨，多以饤盘，有携至京师者，取其香气置盘笥中，以熏鼻烟，不复供食。

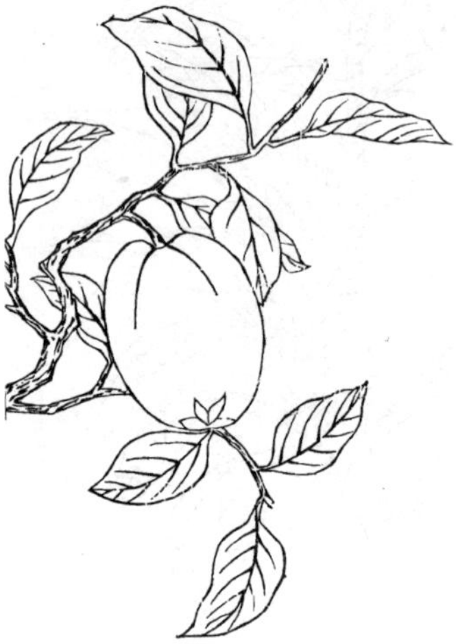

【校注】

① 榅桲（wēnbó 温博）：落叶灌木或小

乔木，叶卵形或长椭圆形，背面密生软毛，花色白，或略带淡红，果实梨形或苹果形，黄色，有香气，味甘酸，供食用或药用。

3. 胡桃

胡桃，《开宝本草》始著录。北方多有之，唯永平府所产皮薄，谓之露穰核桃。木坚，作器物良。

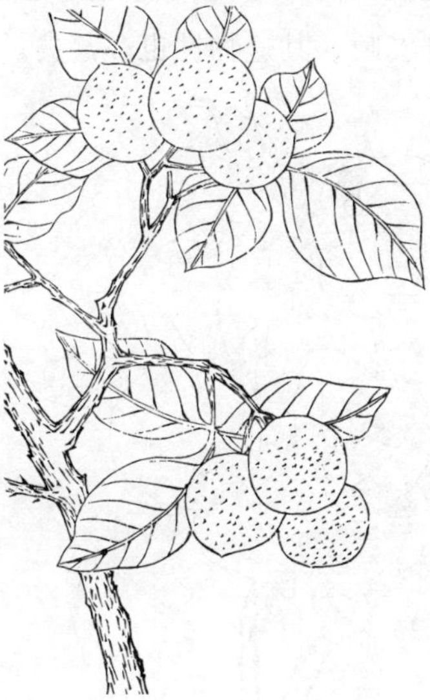

4. 榛

榛，《开宝本草》始著录。《礼记》：女贽[①]榛栗。《说文》作亲，《诗义疏》谓有二种，辽东、上党皆饶。郑注《礼》云：关中鄜坊[②]甚多。今直隶东北所产极多，贩市天下。《山西志》：出长治、壶关、潞城，而大同属之广灵与宣化界产尤美。太原山阜间丛生，树高丈馀，俱如李时珍所述。其实周匝有圆叶，似画家作云托日状，壳甚坚，多不实，十榛九空，非虚语也。《尔雅翼》以鄜坊多产，遂谓其字从秦以此。不知《说文》本作亲，假借作榛，而燕、晋皆饶，何独秦也。北人谓有鼠如鼦，聚榛为粮，贮之穴中，山氓多掘取之，其即鼠果之类欤？

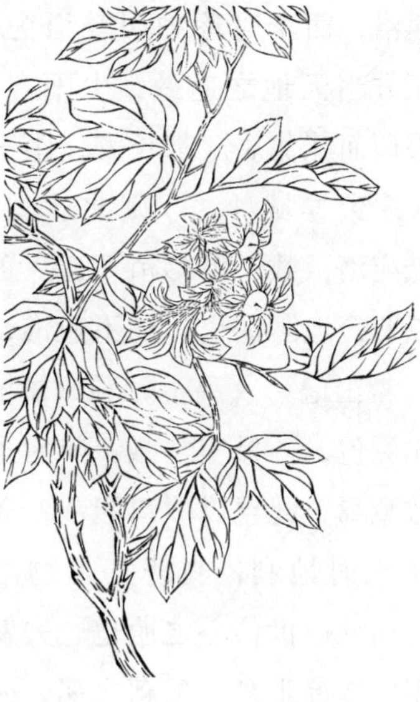

【校注】

① 贽（zhì 挚）：古代初次拜见尊长所送的礼物。

② 鄜（fū 夫）坊：唐上元元年（760

年）置渭北鄜坊节度使，治坊州，并领丹、延二州。坊州，辖境相当今陕西黄陵、宜君两县；丹州，辖境相当今陕西宜川县；延州，今陕西延安东北。

5. 菴罗果

菴罗果，《开宝本草》始著录。盖即今之沙果梨，色黄如梨，味如频果而酥，为果中佳品。亦不能久留，殆以沙果与梨树相接而成。

雩娄农曰：菴罗果，昔人皆谓产西洛，而李时珍独引梵语为证，夫西方当天地之遒敛，少雨多风，故果硕而味隽。汉都长安，距玉门近，多致异域种。今则北达幽蓟，南抵宛洛，数千里移植几遍。盖江淮以北，地脉同也。橘不逾淮，著于《考工记》，《禹贡》独以橘柚为荆州厥包，一果实之微，前后圣人皆致意焉，此岂以奉口腹哉？盖熟观于天时地利，明著其土物之不宜，而杜后世侈心之萌也。夫麻麦荏菽，奏庶艰食，瓜蓏之属，园圃所亟，惟橘柚有不可迁之性而能致远。《书》曰厥包，明乎非黍、稷、薁[①]、枣可以徙移种艺；而江南佳实，橘柚外殆皆未可包致矣。汉之上林[②]、晋之华林[③]，务求奇诡。道君艮岳[④]，乃僦南海荔支而花实之。蔡絛夸载于《丛谈》[⑤]，盖深谓前人拙耳。呜呼！一箪食，一牛乘，虽愚者亦知其轻重，独奈何置安盂于不顾，珍朵颐而萅民力，致使高台广陛，芜没荆棘，岂不大可喟哉？昔人有射猿麛[⑥]而投弓者，谓违物性必有大咎。草木无知，亦禀自然，彼陈唐之桧，一碎于雷，一汩于海，岂有感于盛衰之机，甘为枯槎泛梗，而不愿与艮岳之石相随北去耶？噫，其违物性也亦甚矣。

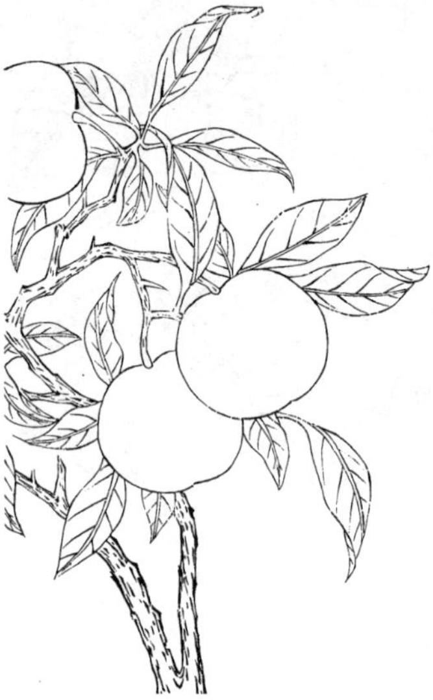

【校注】

① 薁（yù 郁）：指郁李，一种落叶小灌木，似李而形小，果味酸，肉少核大，仁可入药。亦称“唐棣”。

② 上林：指上林苑，是汉武帝刘彻于建

元三年（前 138 年）所建，既有优美的自然景观，又有华美的宫室组群分布其中，是包罗多种多样生活内容的园林总体，是秦汉时期建筑宫苑的典型。

③ 华林：指华林园，为南北朝时期南朝之宫苑，位于江苏江宁县。

④ 艮岳：中国宋代的著名宫苑。

⑤《丛谈》：指《铁围山丛谈》。宋代蔡絛（tāo 涛）流放白州时所作笔记。

⑥ 麛（mí 谜）：幼鹿或泛指幼兽。

6. 柑

柑，《开宝本草》始著录。南方种类极多，其狮头柑则唯皮可啖，皮、核、叶皆入药。

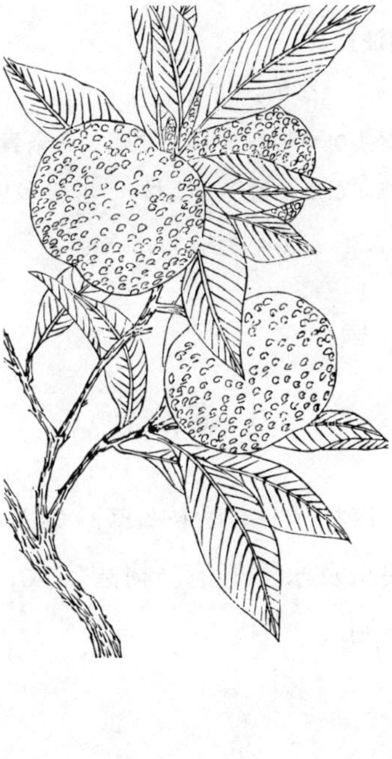

7. 橙

橙，《开宝本草》始著录。今以产广东新会者为天下冠。湖南有数种，味甘酸不同。

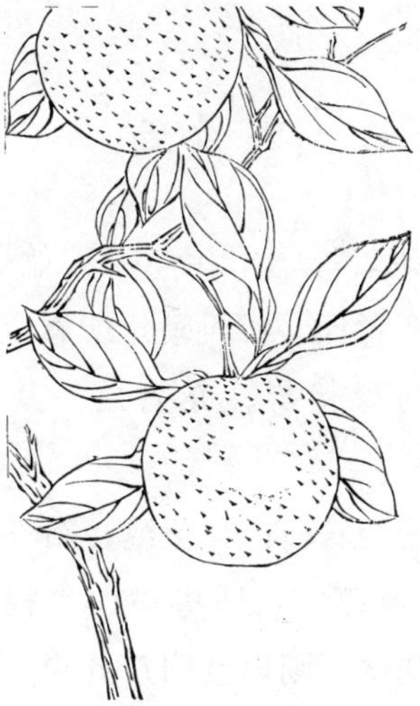

8. 新会橙

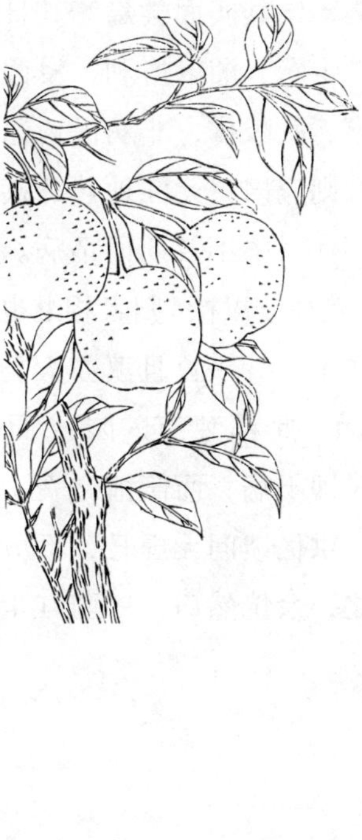

广东新会县橙为岭南佳品，皮薄紧，味甜如蜜，走数千里不变形状，与他亦稍异。食橙而不及此，盖不知橙味。

9. 荔支

荔支[①]，《开宝本草》始著录。以闽产者佳，江西赣州所属定南等处，与粤接界，亦有之。其核入药。

雩娄农曰：吾至滇，阅《元江志》，有荔支。适粤中门生权牧其地，访之，则曰邑旧产此果，以诛求为吏民累，并其树刈之，今无矣。余谓之曰：粤人闻人言荔支，辄津津作大嚼状。今元江物土既宜，足下何不致南海嘉种，令民以法种之，俟其实而尝焉？其日曝火烘者，走黔、湘以博利，浸假而为安邑枣、武陵橘，非劝民树艺之一端乎？则应曰：元江地热瘴甚，牧以三年代，率不及期而请病。其仆傔[②]以热往，以榇[③]归者相继也，亦何暇作十年计乎？且滇亦大矣，他郡皆无，此郡独有，园成而赋什一，民即不病，而筐篚之费，驮负之费，供亿馈问无虚日，不厉民将焉取之，余怃然曰：一骑红尘，诗人刺焉，为民上者，乃以一味之甘，致令草木不得遂其生乎！噫！

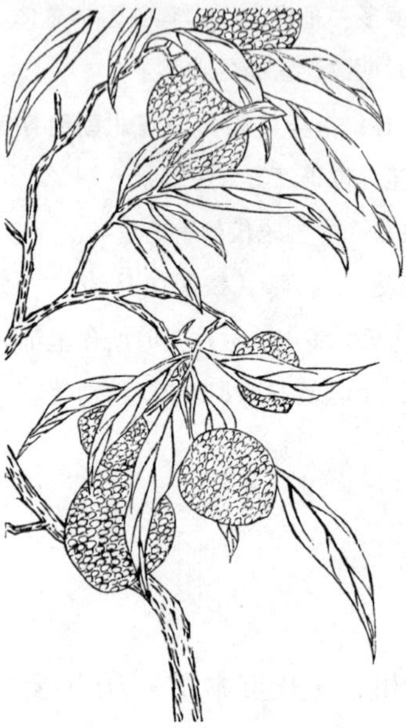

【校注】

① 荔支：荔枝。

② 傔（qiàn 欠）：从；跟随；后来者。

③ 榇（chèn 衬）：棺材。古代多以梧桐木做棺，故又为梧桐的别称。

10. 海松子

海松子，《开宝本草》始著录。生关东及永平等府。树碧实大，凌冬不凋。

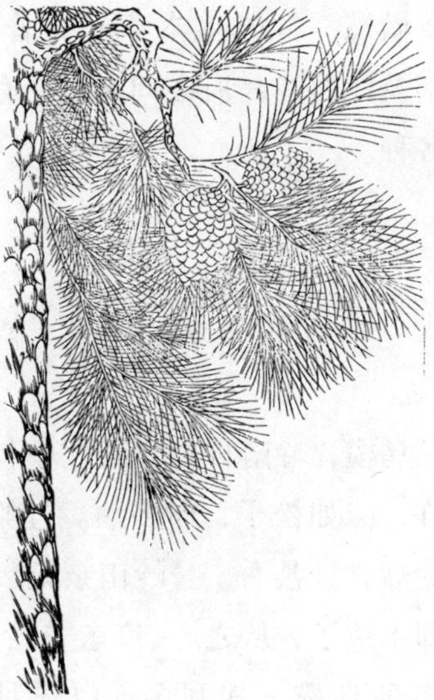

11. 水松 附

水松，产粤东下关。种植水边，株多排种，水浸易长，叶碧花小，如柏叶状，树高数丈，叶清甜可食，子甚香美。按《南方草木状》，水松叶如桧而细长，出南海。土产众香，而此木不大香，故彼人无佩服者。岭北人极爱之，然其香殊胜在南方时。植物无情者也，不香于彼而香于此者，岂屈于不知己而伸于知己者欤？物理之难穷如此，盖即此松！又《南越笔记》，水松者，樉[1]也，喜生水旁。其干也得杉十之六，其枝叶得松十之四，故一名水杉；言其枝叶则曰水松也。东粤之松，以山松为牡，水松为牝，水松性宜水。盖松喜干，故生于山，桧喜湿故生于水。水松，桧之属也，故宜水。广中凡平堤曲岸，皆列植以为观美。岁久苍皮玉骨，礧砢[2]而多瘿节，高者坒骈[3]，低者盖漫。其根渍水，辄生须鬣[4]，袅娜下垂，叶清甜可食，子甚香。

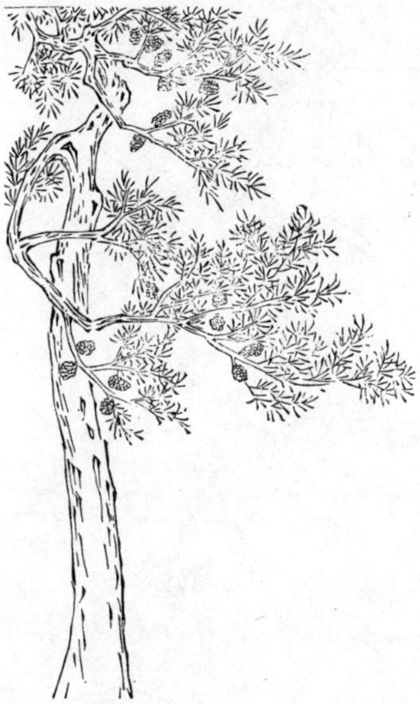

【校注】

① 樉（jì 计）：水松。

② 礧砢（léiluǒ 雷裸）：树木多节。亦喻人才卓越。

③ 坒骈（bìpián 必蹁）：骈坒；骈比。排列相接貌。

④ 鬣（liè 列）：原指动物颈部的毛，这里指植物的须根。

12. 杨梅

杨梅，《开宝本草》始著录。吴中产者佳，可为粽，即酱也。广信以酿酒。《汀州志》：盐藏可治伤破。

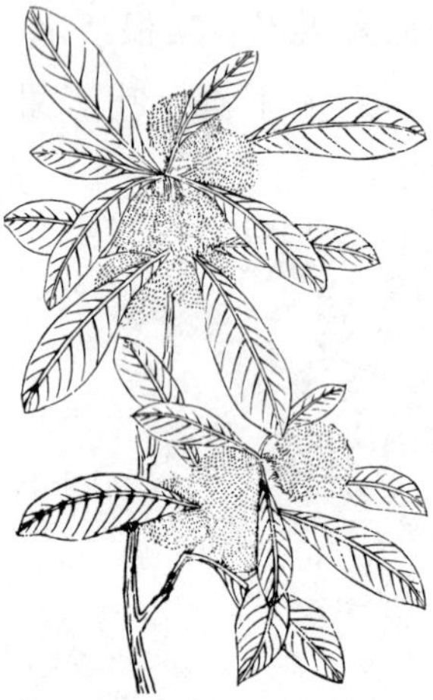

13. 橄榄

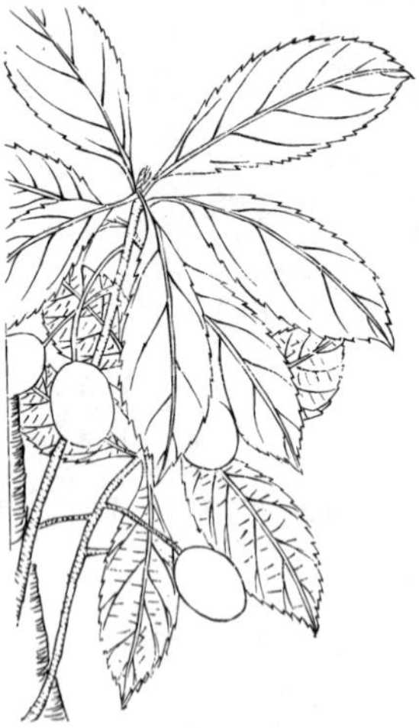

橄榄，《开宝本草》始著录。湖南及江西建昌府亦间有之，有尖圆各种。

14. 乌榄

乌榄，岭南种之。其核中仁长寸许，味如松子，亦多油。过岭以盐糖炒食，甚香。《岭南杂记》以为即木威子，从之。《广东志》：粤中多种乌榄，其利多；白榄种者少，号曰青子。番禺妇女，多以斫乌榄核为务，核以炊，仁以油，及为礼果。

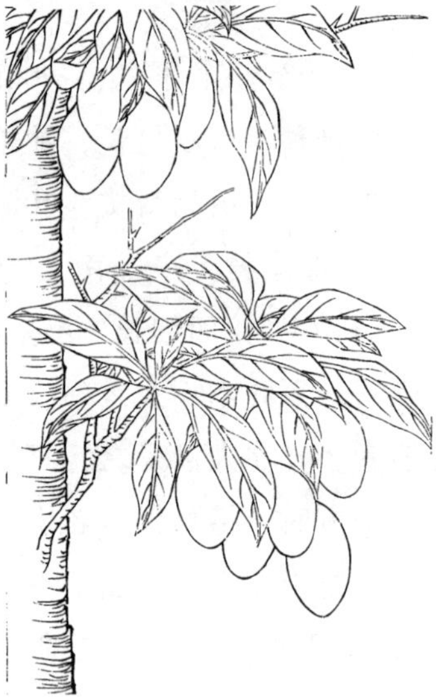

15. 椰子

椰子，《开宝本草》始著录。琼州有之。羊城夏饮其汁，云能解暑，度岭则汁渐干，味变矣。

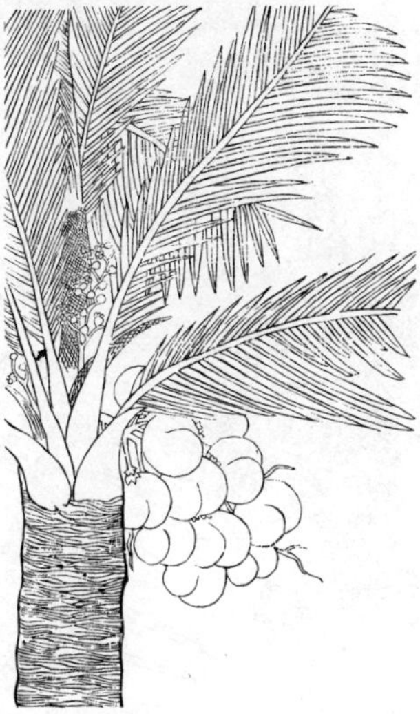

16. 桄榔子

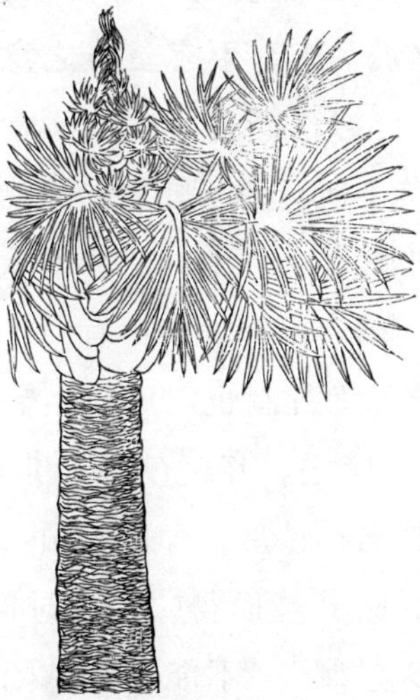

桄榔子，《开宝本草》始著录。一名面木，广中有之。木为车辕不易折；以为箭镞，中人则血沸。

17. 椑柹

椑柹[1]，《开宝本草》始著录。色青，以作漆。

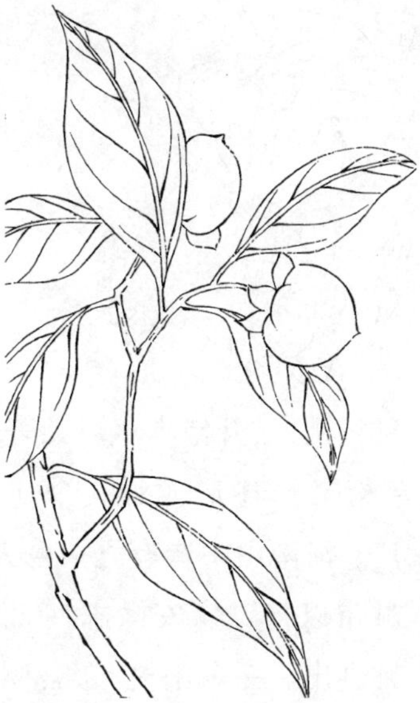

【校注】

① 椑柹（bēishì 杯市）：指椑柿，实似柿而青，汁可制漆。

18. 猕猴桃

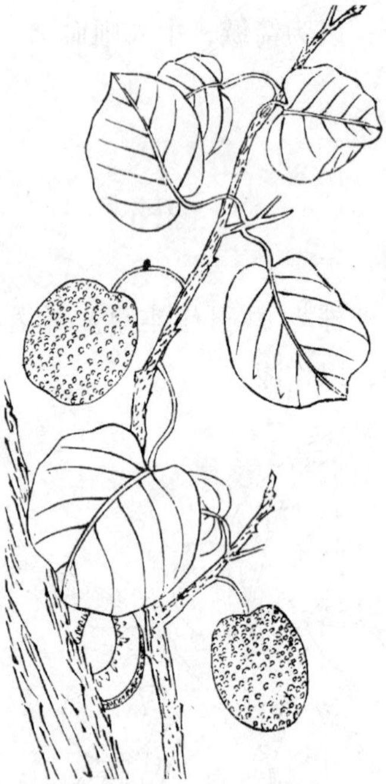

猕猴桃，《开宝本草》始著录。《本草衍义》述形尤详。今江西、湖、广、河南山中皆有之。乡人或持入城市以售。《安徽志》：猕猴桃，黟县出。一名阳桃。九、十月间熟。李时珍解羊桃云：叶大如掌，上绿下白，有毛似苎麻而团。此正是猕猴桃，非羊桃也。枝条有液，亦极黏。

19. 甜瓜

甜瓜，《嘉祐本草》始著录。北方多种，暑月食之。瓜蒂，《本经》上品。《图经》云：瓜蒂即甜瓜蒂，能吐人。瓜子仁，《别录》为肠胃脾内壅要药。

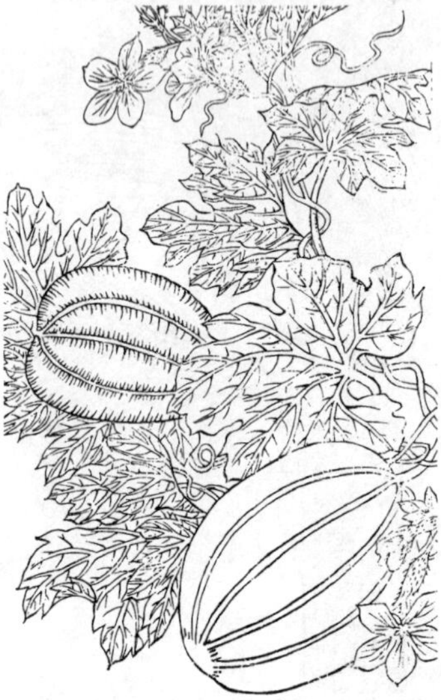

雩娄农曰：余观《闻见前录》[①]谓吕文穆公[②]行伊水上，见卖瓜者，意欲得之，无钱可买。其人偶遗一枚于地，怅然食之，后临水起亭，以饐[③]瓜为名，不忘贫贱之意。喟然叹曰：无主之李，志士不食。文穆虽贫，何至为东郭之乞馀哉？吾尝过瓜畴矣，河南、北善种瓜，瓜将熟，结庐以守。中田有庐，疆场有瓜[④]，犹古制也。瓜成，集妇子而并手摘之。其晚实者，瓜小味劣，俗名拉秧瓜，弃而不顾。行者居者，断其蔓而得之，无过问者。或旅人道暍[⑤]，不能度阡越陌，有就而馈之者。若种西瓜而取其子，则陈于康衢[⑥]以待食者而留子焉。有茶社或并设瓜饮。必伯夷之粟而后食，贤者无取乎其矫。文穆贫时不能得美瓜。饐，训伤热湿，亦通噎。或得病瓜及瓜之噎人者欤？否则字当作馌[⑦]，野人之馈，抑哀王孙而进食者欤？吾虑后人以文穆不避瓜田纳履[⑧]之嫌者，故辨之。

【校注】

① 《闻见前录》：指《邵氏闻见录》，宋代邵伯温著，记宋开国以来故事、杂事。称为“前录”是为有别于邵伯温之子邵博所撰《邵氏闻见后录》。

② 吕文穆公：指吕蒙正，字圣功。宋太宗时任宰相，“文穆”是他的谥号。

③ 饐（yì 易）：（食物）腐败发臭。

④ 中田有庐，疆场有瓜：见《诗经·小雅·信南山》。

⑤ 暍（yē 椰）：中暑。

⑥ 康衢：指四通八达的大路。

⑦ 馌（yè 叶）：给在田间耕作的人送饭。

⑧ 瓜田纳履：经过瓜田，弯腰提鞋，比喻容易招惹无端猜疑。

20. 枸橼

枸橼，详《草木状》，宋《图经》始著录。即佛手柑。

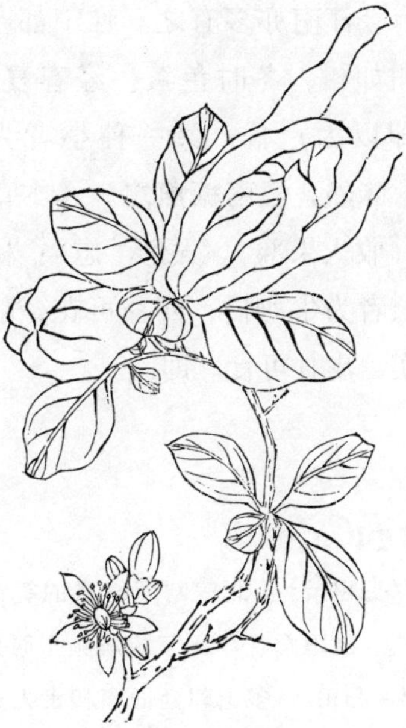

21. 金橘

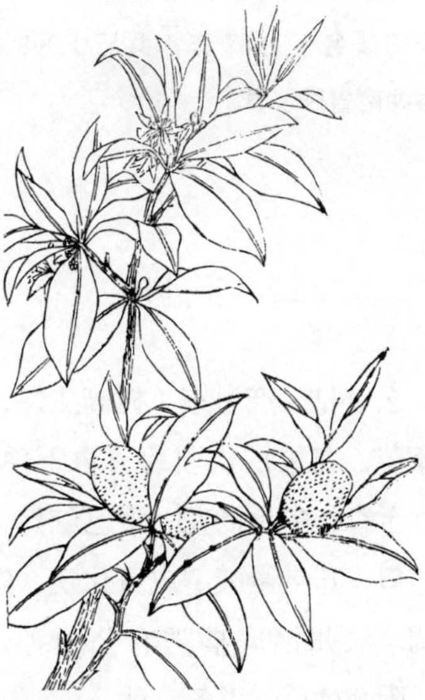

金橘，《归田录》[①]云：产于江西，今江南亦多有之。唯宁都产者瓤甜如柑，冬时色黄，经春复青，或即以为卢橘；又一种小者为金豆，味烈，赣南糖煎之。《本草纲目》收入果部。《辰溪[②]志》：橘小而长者为牛奶橘，四季可花，随花随实，皮甘可食。即此。

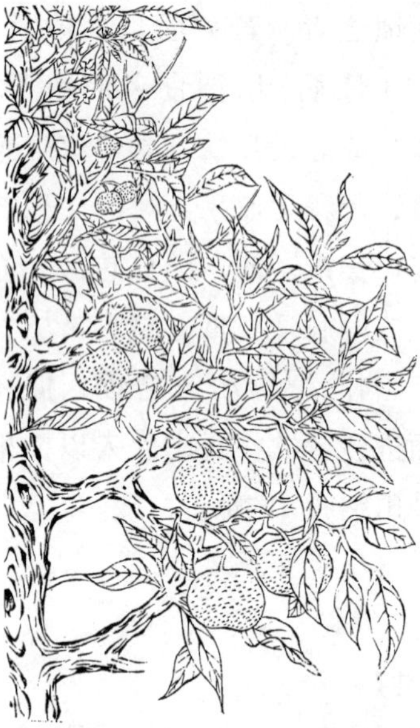

【校注】

① 《归田录》：北宋欧阳修撰的笔记类著作。欧阳修晚年辞官闲居颍州时作，故书名归田。多记朝廷旧事和士大夫琐事，大多系亲身经历、见闻，史料翔实可靠。

② 辰溪：古名辰阳。辰阳于西汉高祖二年（前 205 年）建县，至 1987 年，历时 2 192年。辰溪自隋开皇九年（589 年）由辰阳改名至 1987 年，共历 1 398 年。现为湖南省辰溪县。

22. 公孙桔

公孙桔，产粤东。树高丈馀，枝叶繁茂，花果层次骈缀，自下熟上，由红至青；尖顶尚花，下已红熟，香甜适口，味带微酸。皮可化痰，经冬不凋。辰州诸属橘类有公引孙，即此。附金橘后，以备一种。

23. 银杏

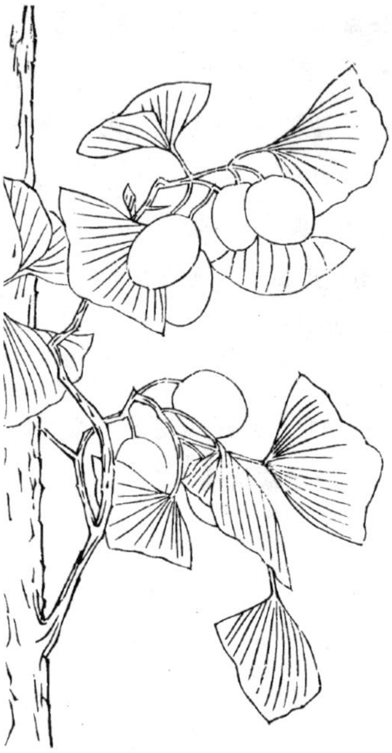

银杏，《日用本草》始著录。即白果，一名鸭脚子，或云即平仲。木理坚重，制器不裂，匠人重之。

24. 西瓜

西瓜，《日用本草》始著录。谓契丹破回纥始得此种，疑即今之哈蜜瓜之类，入中国而形味变，成此瓜。《夏小正》：五月乃瓜。乃者急辞。八月剥瓜、畜瓜之时，瓜兼果蔬，故授时重之。近世供果，惟甜瓜、西瓜二种。《本草》[1]瓜蒂，陶隐居以为甜瓜蒂。瓜以供食，不入药。王世懋以邵平五色子母瓜当即甜瓜。考《广志》狸头、蜜筒、女臂诸名，惟甜瓜种多色异，足以当之。而所谓瓜州瓜大如斛，青、登瓜大如三斗魁，则非西瓜无此巨观，但无西瓜名耳。昔贤诗多云甘瓜，字为雅驯。而张载[2]《瓜赋》：玄表丹里，呈素含红。甜瓜鲜丹红瓤者，故以为仙品。刘桢[3]《瓜赋》：厥初作苦，终然无甘。甜瓜未甚熟及近蒂时有苦者，西瓜无是也。杨诚斋诗：风露盈篮至，甘香隔壁闻。绿团罂一捏，白裂玉中分。《花蕊夫人[4]宫词》：玉人手里剖银瓜。五代宋时西瓜已入中国，所咏乃以白色为上，则仍是甜瓜也。西瓜虽有白瓤而味佳者，其种后出亦希有。《墨庄漫录》襄邑出一种瓜，大者如拳，破之色如黛，甘如蜜，馀瓜莫及。此甜瓜之美者。吾乡名曰酥瓜，握之辄碎。一种黄者大而易种，甘而不脆，俗曰噎瓜，言其速食则噎也。又古之言瓜者，皆云削瓜，乃食其肤。周王罴性俭率，有客食瓜，侵肤稍厚，罴及瓜皮落地，引手就地取而食之。食西瓜者反此。《昌平州志》：物产香瓜，皮青子细，瓤甘肉脆，气香味美，绝胜甜瓜。甜瓜类最繁，有圆、有长、有尖、有匾；大或径尺，小或一捻；其棱或有或无；其色或青、或绿，或黄斑、糁斑，或白路、黄路；其瓤或白、或红；其子或黄、或赤、或白、或黑。要之味不出乎甘香而已。瓜种盖尽于此，余尝取种种于湘中，味变为越瓜。《南方志》有谓甜瓜皮质坚老，入酱为菹者，毋亦类是。《山西通志》：西瓜今出榆次中郝、东郝、西郝三村，一种黑皮黄瓤绛子；一种绿皮红瓤黑子，子有文，名刺麻瓜；一种绿皮红瓤红子，名蜜瓜，味殊甘美，今以入贡。市廛[5]售者，有一种三白瓜，皮瓤子白，味绝美，但未熟则淡，既熟易瓤。俗谓瓜渐腐曰瓤，言如丝络之缕也。种者亦不繁。圃人云，每一科得两瓜，即称稔岁[⑥]也。江以南业瓜者盖鲜，余所至如湖广之襄阳、长沙，皆有瓜畴；江西赣州瓜美而子赤，丰城濒江亦种之；滇南武定州瓜以正月熟，上元馔瓜，镂皮为灯，物既非时，味亦迥别，亦可觇[⑦]物候之不齐矣。

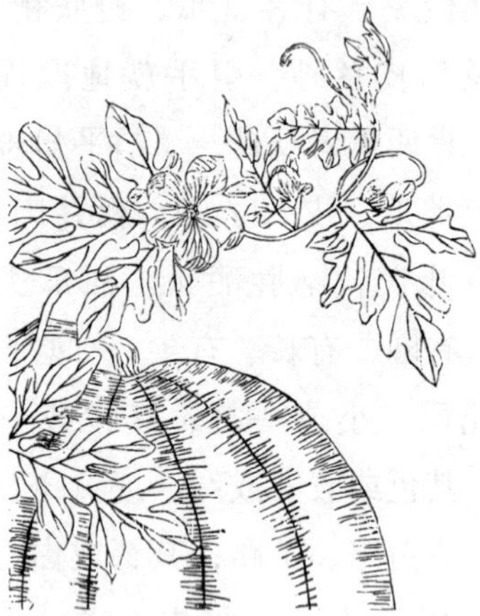

【校注】

① 《本草》：指《神农本草经》。

② 张载（1020—1077）：字子厚，北宋哲学家。

③ 刘桢（？—217）：字公幹，东汉末宁阳（今山东宁阳北）人，东汉著名文学家，"建安七子"之一。

④ 花蕊夫人：后蜀青城人。后蜀皇帝孟昶的费贵妃，赐号花蕊夫人。五代十国时期女诗人，尤长于宫词。

⑤ 廛（chán 缠）：店铺。

⑥ 稔岁：丰收的年岁；丰年。同"稔年"。

⑦ 觇（chān 搀）：看；窥看。

25. 人面子

人面子，见《南方草木状》，纪载亦多及之。叶浓，果出枝头，形如李大，凸凹不正，生青熟黄，味酸。一瓜五六枚、七八枚不等，核如人面，故名。内有仁三粒，必经盐醋浸过，其仁方甘可食；又其核生则白，熟则色微黑，点茶如梅花片，光泽可爱。此树最宜沙土，数岁即婆娑偃地。

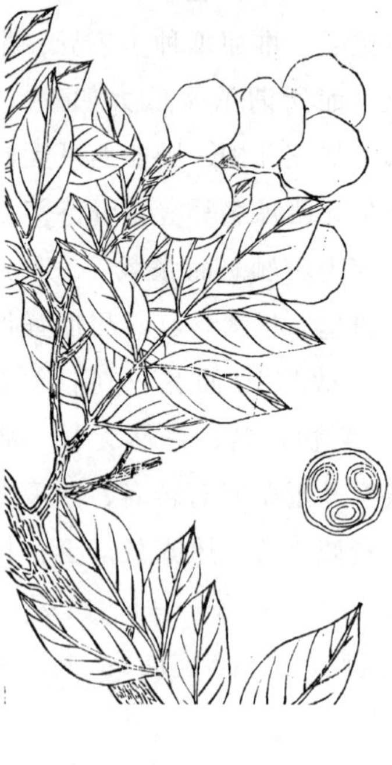

26. 蘋婆

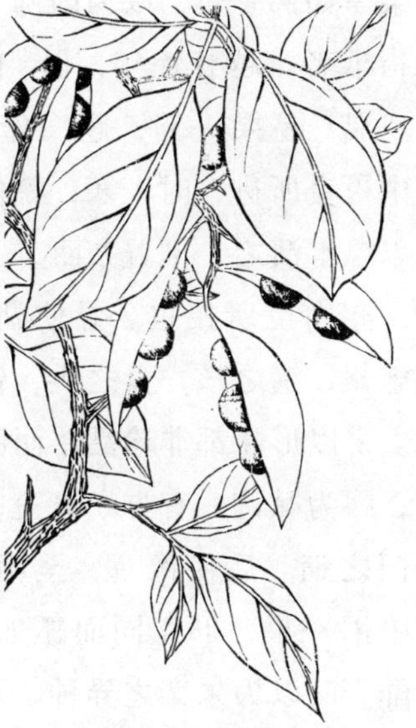

蘋婆，详《岭外代答》，如皂荚子皮黑肉白，味如栗，俗呼凤眼果。

27. 黄皮果

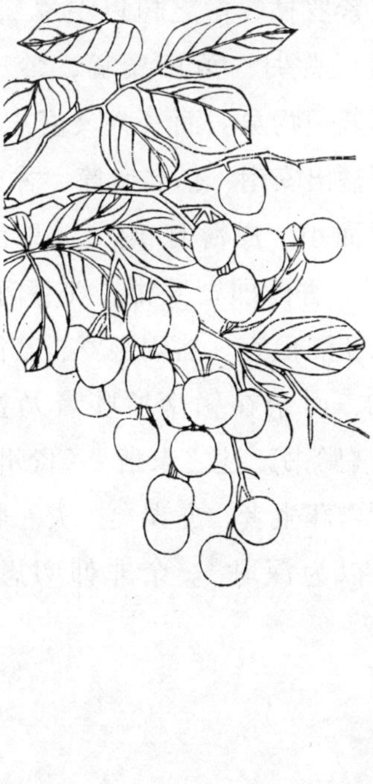

黄皮果，详《岭外代答》。能消食。桂林以为酱，其浆酸甘似葡萄，食荔支餍饫[①]，以此解之。谚曰：饥食荔枝，饱食黄皮。又有白蜡与相似，谚曰：黄皮白蜡，酸甘相杂。

【校注】

① 餍饫（yànyù 燕欲）：感到饱足。

28. 羊矢果

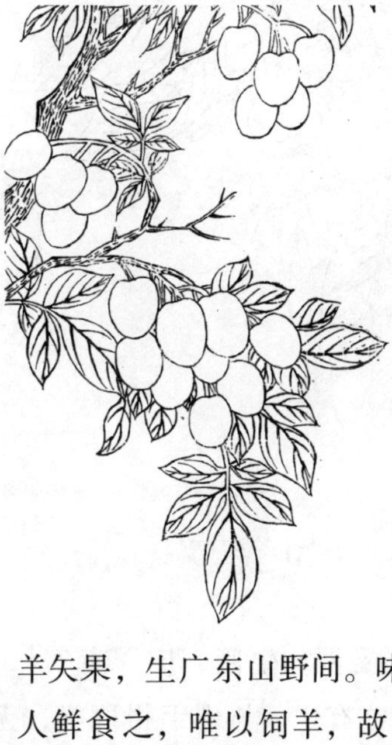

羊矢果，生广东山野间。味微酸，人鲜食之，唯以饲羊，故名。按《桂海虞衡志》，羊矢子，色状全似羊矢，味亦不佳。形不甚肖，或干时黑如羊矢耶？又《南越笔记》，羊齿子一曰羊矢，如石莲而小，色青味甘，当即此。

29. 秋风子

《桂海虞衡志》：秋风子色状俱似楝子，今广东多有之。其叶本青，经霜则红。果似梨而小，先青后黄，味酸涩，熟乃可食。

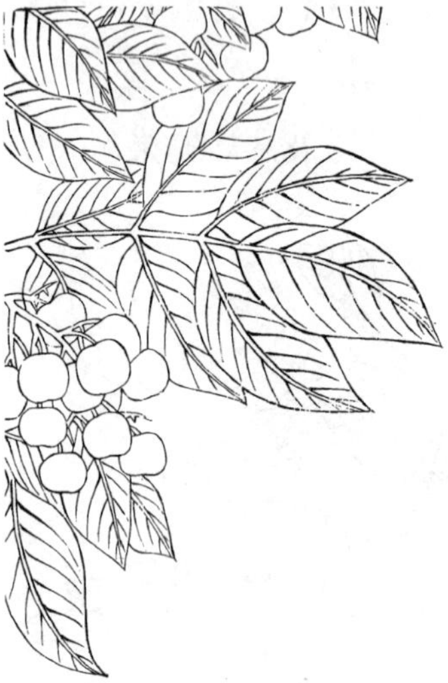

30. 蜜罗 即蜜筒

蜜罗，生闽、广、南安[①]，施南[②]亦有之。与佛手柑同类，无指爪。广东又有橼果，形差类。

雩娄农曰：吾少时侍先大夫于楚北，学使署中有幕客自施南回，携一果见啖，如橘柚而形不正圆，肉白柔厚如佛手柑，以为即佛手柑不具指爪者。越廿馀年，儤[③]直南斋，岁腊[④]赐果一筒，题曰蜜罗。盖闽中疆吏所进，时大寒，瓤作坚冰，以温水渍之，剖置茶瓯，一室尽香，亦内臣所授也。寻使湖北，按试施州，簁之核，盘之供，皆是物也。窃以形味都非珍品，而厥包作贡，因为赋诗，有方朔老丑，待诏金门之诮。后使豫章，至赣南，于市中粥一果，形正同而瓤如橘，味殊酢。又以为朱栾之异种。及莅滇，则园中植之树与花皆佛手柑也，土人名曰香橼。始知有指爪者为钩[⑤]橼，无指爪者为香橼；又或一枝之上，两者俱擎。古人有以香橼为佛手柑者，洵非耳食[⑥]。

按《黔书》蜜筒柑，或曰即南海之紫罗橘，蓄之树以浃岁[⑦]，荐之盘以弥月。滇曰蜜筒，黔曰香橼，诚一物矣。而《兴义府志》[⑧]，紫罗橘出安南，俗名蜜筒，香色似蜜罗而小，皮薄有穰。《思南府志》[⑨]：香橼即蜜罗柑，气芬肉厚，点茶酿酒俱宜。然则蜜罗、蜜筒为二物，而余在赣南所啖者乃蜜筒也。《黔书》述之未晰。《贵州志》有谓作藤生者，亦误矣。夫一物不知，以为深耻[⑩]。余非仰叨恩泽，屡使南中，亦仅尝远方之殊味，考传纪之异名，乌能睹其根叶，熏其花实，而一一辨别之哉？

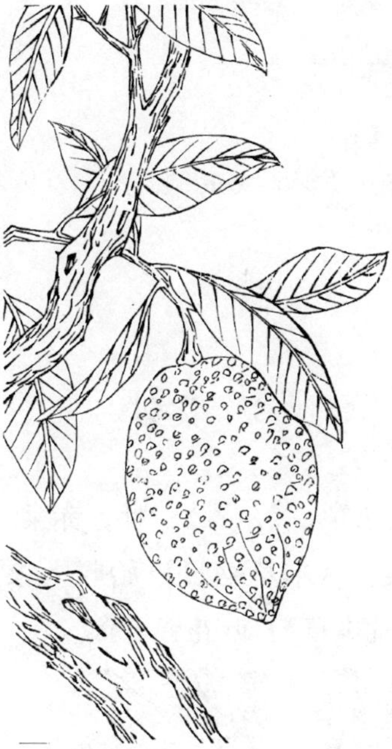

【校注】

① 南安：南安市位于福建省东南沿海，与台湾岛隔海相望，三国东吴置县，距今已有1 700多年的历史。

② 施南：地处湖北省西南部。清雍正六年（1728年），裁施州卫，设施县；雍正十三年（1735年），改土归流，置施南府，曾辖恩施、宣恩、来凤、利川、咸丰等县。1912年废除。

③ 儤（bào 报）：古代官吏值班人。

④ 岁腊：年终祭祖。

⑤ 钩：商务本、中华本为"枸"。疑此为"枸"之误。

⑥ 耳食：谓不加省察，徒信传闻。

⑦ 浃（jiā 家）岁：一整年。浃，周匝。

⑧《兴义府志》：兴义府知府张锳领衔纂修的地方史志，记载以安龙为中心，时限上起秦汉、下迄清道光末年的历史，地域除今天的黔西南州所辖县（市）外，还包括六盘水市所辖的盘县、六枝县及广西的隆林等地。清代安龙是兴义府所在地，统领盘江八属。

⑨《思南府志》：明代锺添纂修的贵州地方志。

⑩ 夫一物不知，以为深耻：古代治学名言。原文："一物不知，以为深耻；遭人而问，少有宁日。"

31. 榛果

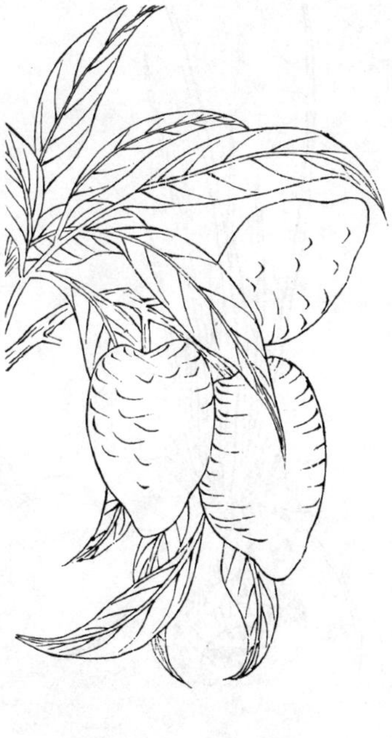

榉果[①]，生广东，与蜜罗同而皮有黑斑，不光润。此果花多实少。《方言》谓诳为榉，言少实也。犹北地谓瓜花之不结实者曰谎花耳。核最大，五月熟，色黄，味亦甜。

【校注】

① 榉果：又作“芒果”。

32. 葧脐

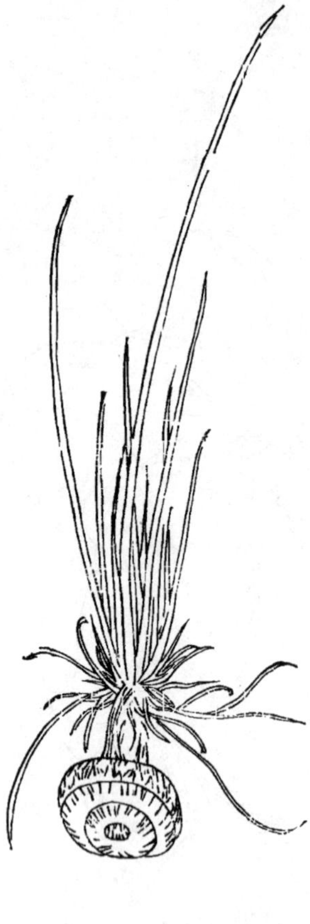

葧脐[①]，《尔雅》：芍，凫茨。即此。诸家多误以为乌芋，宋《图经》所述形状，正是今葧脐。

【校注】

① 葧脐（bóqí 博其）：荸荠。又名乌芋。

33. 棠梨

棠梨，《尔雅》：杜，赤棠。白者棠。《本草纲目》始收入果部。《救荒本草》：叶花皆可食。

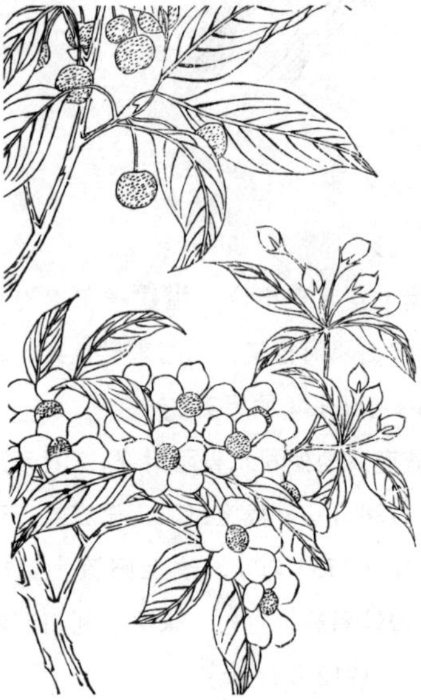

34. 天茄子

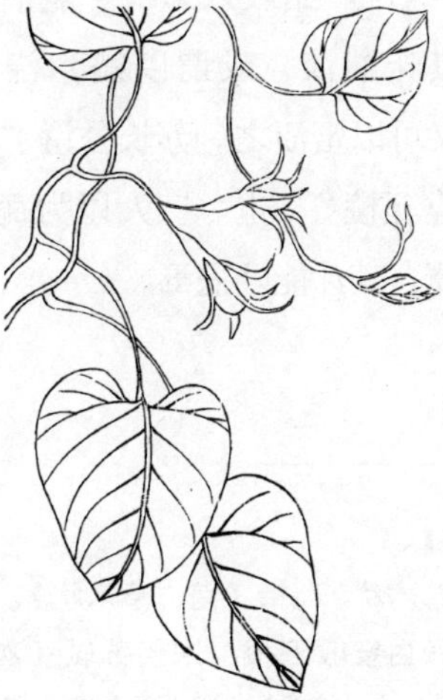

天茄子，《救荒本草》谓之丁香茄。茄作蜜煎，叶可作蔬，其形状绝类牵牛子，或即以为牵牛花，殊误。

35. 无花果

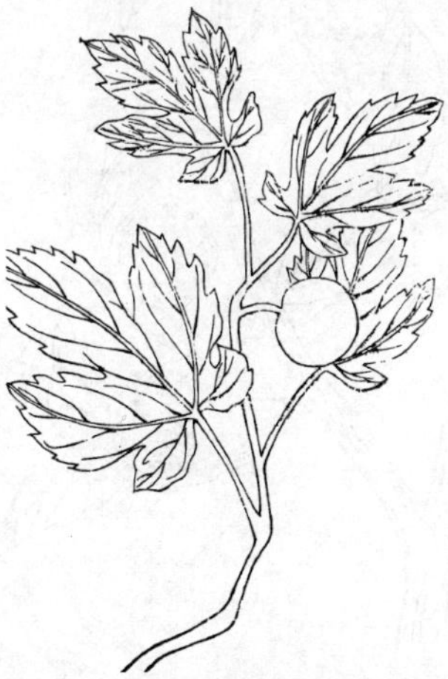

无花果，《救荒本草》录之。《本草纲目》引据颇晰。

36. 海红

海红，即海棠花实。《本草纲目》始收入果部。京师以糖裹食之。

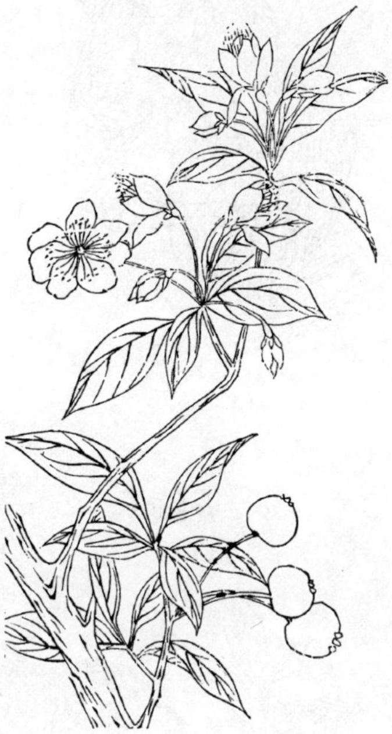

37. 波罗蜜

波罗蜜，详《桂海虞衡志》。《本草纲目》始收入果部。不花而实，两广皆有之。核中仁如栗，亦可炒食。滇南元江州产之，三五日即腐，昆明仅得食其仁，其馀多同名异物。《粤志》谓无花结果，或生一花，花甚难得，即优钵昙花。可备一说。

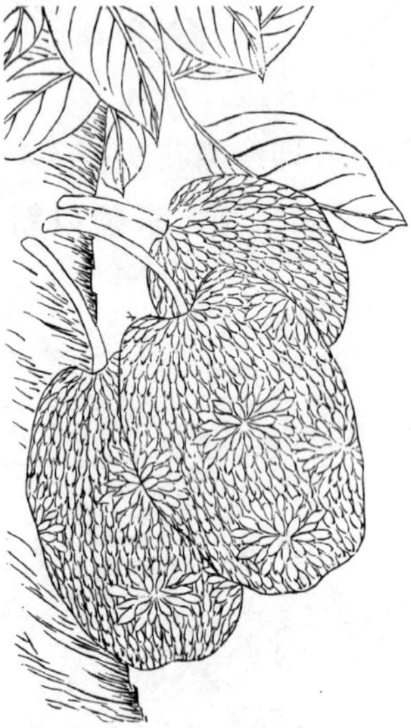

38. 五敛子

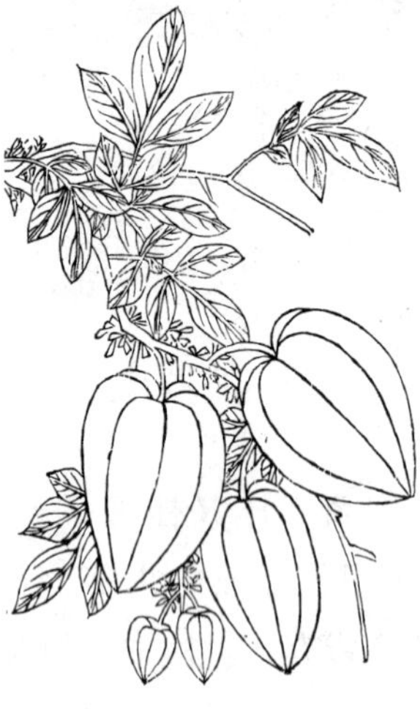

五敛子即杨桃，详《草木状》[①]。《本草纲目》始收入果部。能消猪肉毒。其味酸淡，或谓以糯米浇之则甜；又可以蜜渍之。苏长公诗“恣倾白蜜收五棱[②]”也。广人以为蔬，能辟岚瘴，其汁能吐蛊毒。

【校注】

① 《草木状》：指《南方草木状》。

② 恣倾白蜜收五棱：宋代苏轼《次韵正辅同游白水山》诗：“恣倾白蜜收五棱，细劚黄土载三丫。”与杨桃制作有关。

39. 天师栗

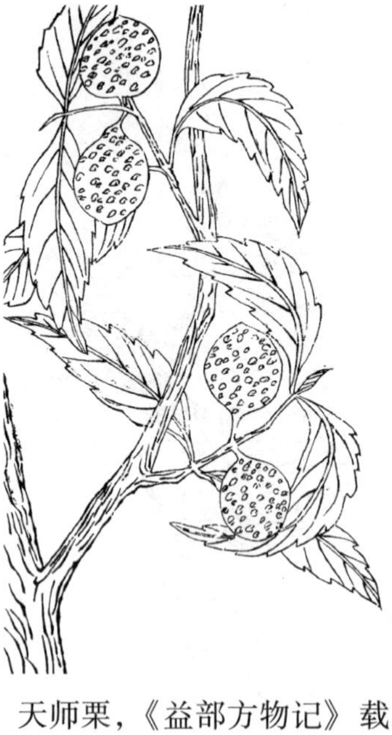

天师栗，《益部方物记》载之。

李时珍以为武当山所产娑罗子即此。《通志》从之。湖北园圃有种植者，亦呼娑罗果。

40. 露兜子

露兜子，产广东，一名波罗，生山野间。实如萝卜，上生叶一簇，尖长深齿，味色香俱佳，性热。

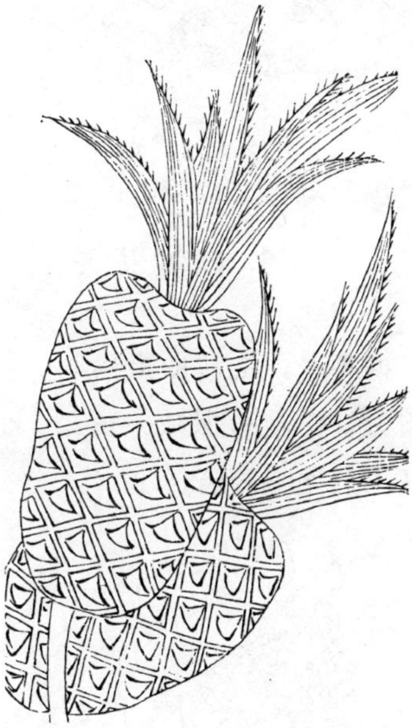

按《岭南杂记》，番荔支大如桃，色青，皮似荔支壳而非壳也；头上有叶一宗，擘开白穰黑子，味似波罗蜜即此也；又名番娄子。形如兰，叶密长大，抽茎结子，其叶去皮存筋，即波罗麻布也。果熟金黄色，皮坚如鱼鳞状，去皮食肉，香甜无渣。六月熟。

41. 槤子

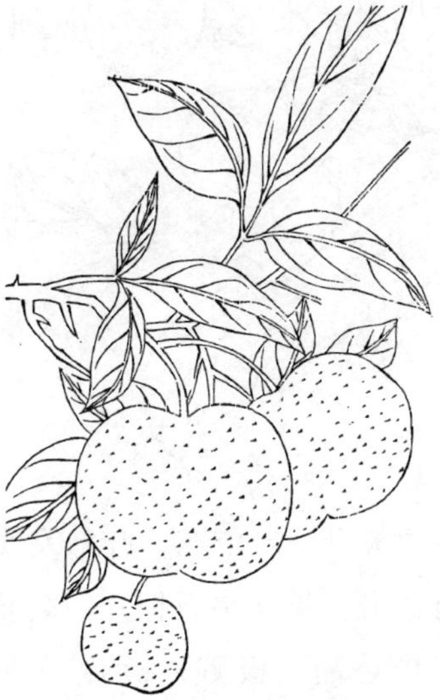

槤[1]子，产广州。亦柑桔之类。陈皮本以柑皮制者为最，市间亦有以槤皮为之者，质稍薄，而味亦逊。

【校注】

① 槤（lián 莲）：古书上记载的一种丛生的树。

42. 鸡矢果

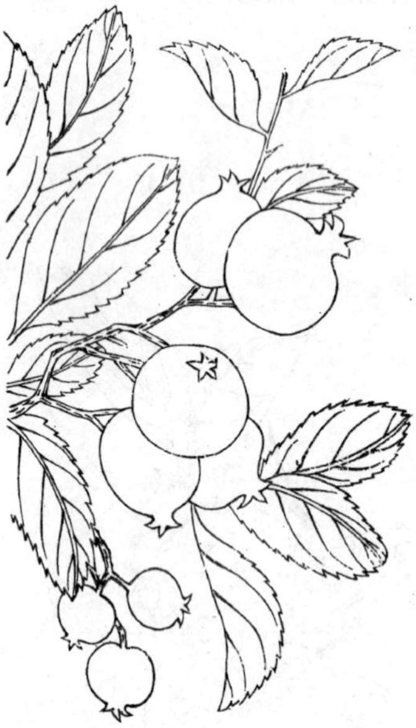

鸡矢果，产广东。叶似女贞叶而有锯齿，果如小石榴，一名番石榴，味香甜，极贱，故以鸡矢名之。

按《南越笔记》：番石榴又名秋果。《岭外代答》：黄肚子如小石榴，皮干硬如没石子，枯茎如棘，其上点缀布生，不甚啖食。当即此。树小花黄，白果如梨大，生青熟黄，连皮食香甜，六月熟。

43. 落花生

落花生，详《本草从新》，处处沙地种之。《南城县志》：俗呼番豆，又曰及地果。《赣州志》：落花生一名长生果。花落时根下结实如豆，性与王瓜相反，不可同食。

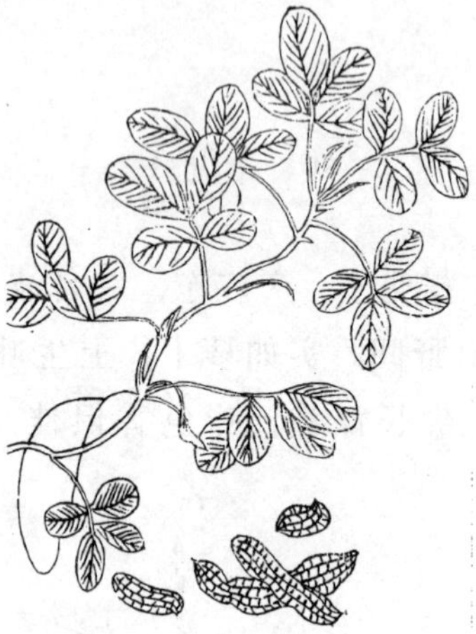

44. 糖刺果

糖刺果，生江西篱落间。蔓叶如蔷薇，白花有深缺，黄蕊。土人以其果熬糖，故名。

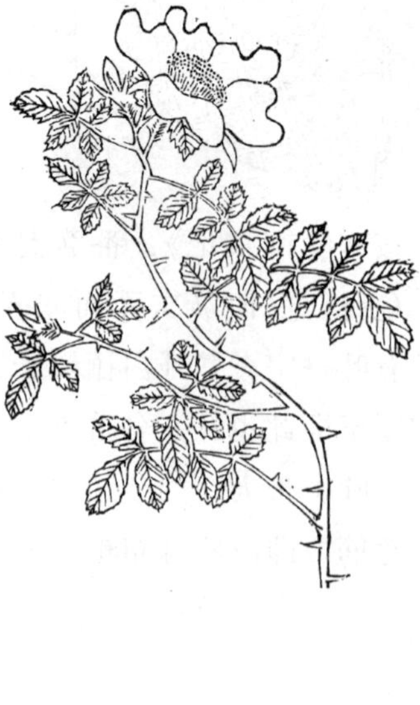

45. 番荔枝

番荔枝，产粤东。树高丈馀，叶碧，果如梨式，色绿，外肤礧砢如佛髻。一果内有数十包，每包有一小子如黑豆大，味甘美。花微白。按麻姑山亦有番荔枝，据寺僧所述，亦甚相类，惟未见其结实；而僧言实不可食。故附绘备考。

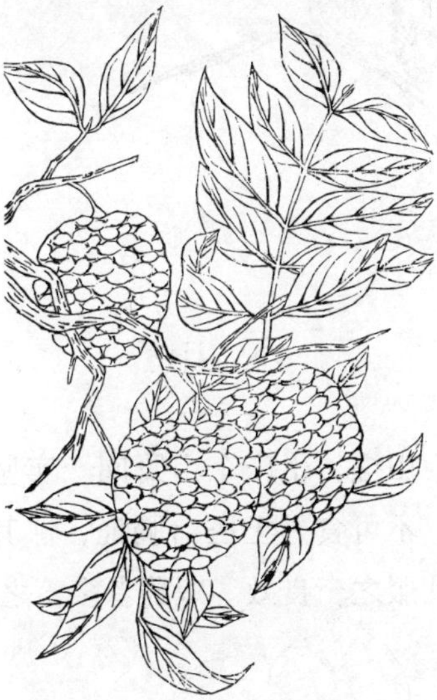

雩娄农曰：余使粤时，尚未闻有番荔支。顷有粤人官湘中者，为余画荔支图而并及之。夫似荔者有山韶子，一曰毛荔支。又有龙荔，介乎二果之间，其形与味，皆有微类者。若此果则但以礌砢目之耳。麻姑山之树，未见其实，而绿心突起，已具全形。及至滇，乃知其为鸡嗉子。《滇志》以入果品，而人不甚食，其肤亦肖荔也。昔人作同名录，大抵皆慕古人之人，而以其名为名；有名其名而类其人者，有绝不类其人者。志同名者，盖深求其同、不同，而恐人之误于同也。若斯果及鸡嗉子之微相肖者，虽欲附端明诸公之谱，以幸存其名，乌可得耶？

46. 番瓜

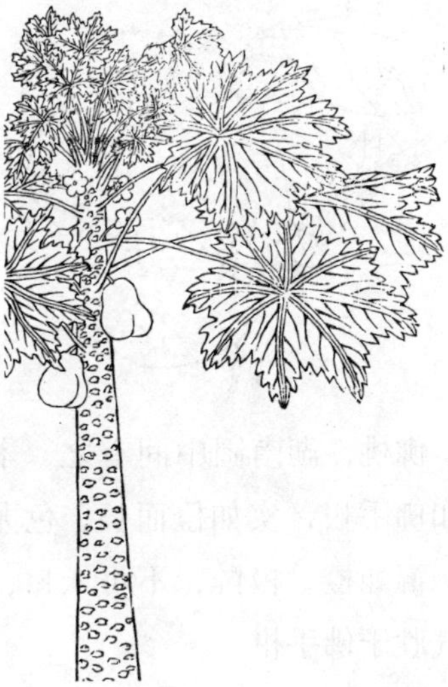

番瓜，产粤东，海南家园种植。树直高二三丈，枝直上，叶柄旁出，花黄。果生如木瓜大，生青熟黄，中空有子，黑如椒粒，经冬不凋。无毒，香甜可食。按《益部方物记》，修干泽叶，结实如缀，肤解核零。可用治痹，其形状亦颇类。但谓叶甚似桑，而不云子可食，姑附识备考。又《罗江县志》：石瓜，一名冬瓜树，可治心痛云。

47. 佛桃

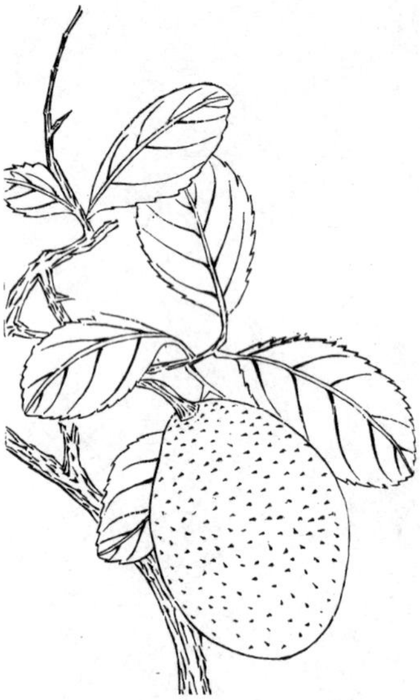

佛桃，湖南圃中间有之，木叶俱如佛手柑，实如橙而长，色尤鲜润，瓤如橙，极酢，不可入口，而香气胜于佛手柑。

48. 冈拈子

冈拈子，生广东山野间。形如葡萄，内多核，味酸微甜，牧竖采食，不登于肆。

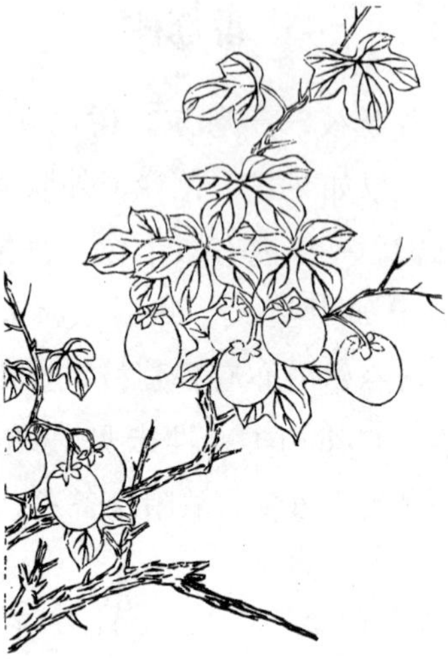

49. 山橙

山橙，生广东山野间。实坚如铁，不可食。土医治膈证，煎其皮作饮服之，良效。贩药者多蓄之。

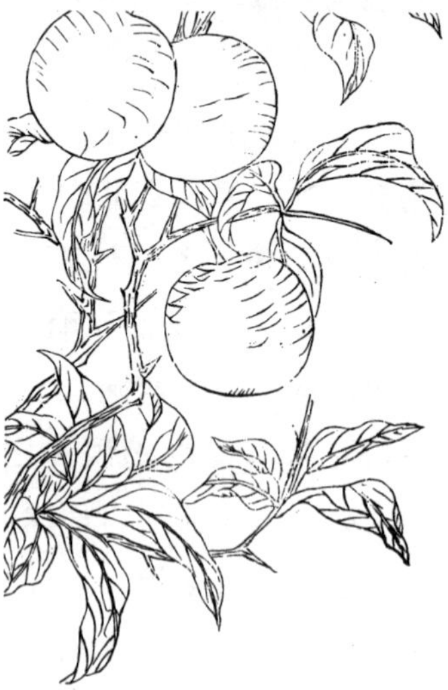

50. 黎檬子

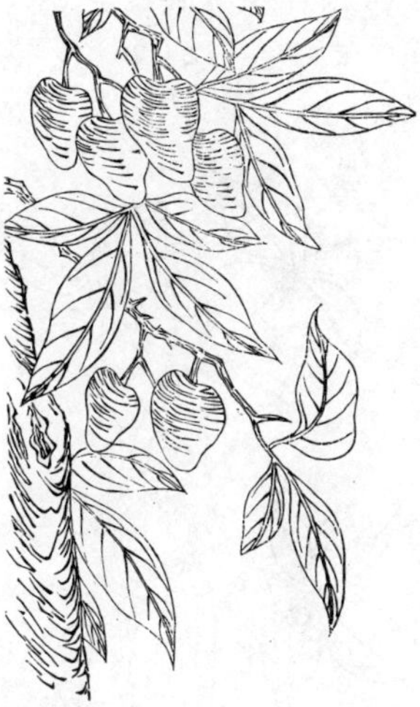

黎檬子，详《岭外代答》，一名宜母子，味酸，妇子怀妊食之良，故名。又名宜濛子。广州下茅香檬，盖元时栽种者，尤香馥云。

51. 瓦瓜

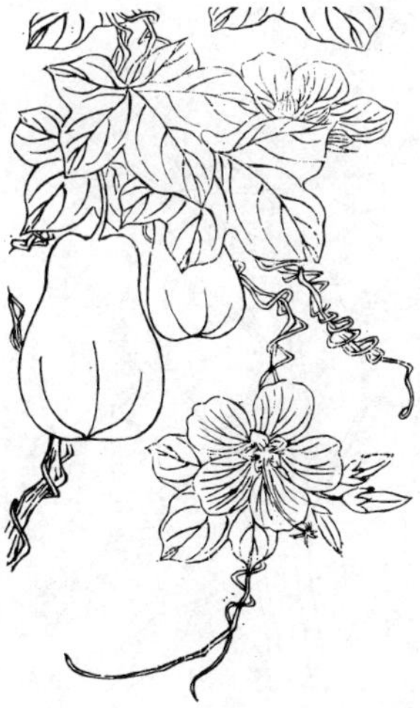

瓦瓜，产广东。类南瓜，叶小，采置盘中，经岁不坏，日久肉干，外壳如瓦缶。

52. 哈蜜瓜

哈蜜瓜，《西域闻见录》有十数种，绿皮绿瓤而清脆如梨、甘芳似醴者为最上，圆扁如阿浑[①]帽形；白瓤者次之，绿者为上。皮淡白多绿斑点，瓤红黄色者为下，然可致远久藏。回子谓之冬瓜可收至次年二月，余皆旋摘旋食，不能久留云。余僇直禁，近岁蒙赏果，出莅滇南，仍邀驿赐。盖瓜之贡者，瓤皆红黄色，取其致远，不责以美尚。边圉[②]赏赉[③]则有瓜干，即明王世懋所谓干以为条，味极甘，而误以为甜瓜者也。陕甘人云，种之中土皆红瓤小犀，一年即变。非我国家恩威西被，此瓜亦乌能与天马、葡萄同来阙下，便番锡赉，所以示文德武功，加于无外也。洪忠宣[④]万里羁留，卒能携种南还。臣子幸际大一统之盛，得尝前贤所未尝，若以黄甗[⑤]少师，适从何来，何以读忠宣书？

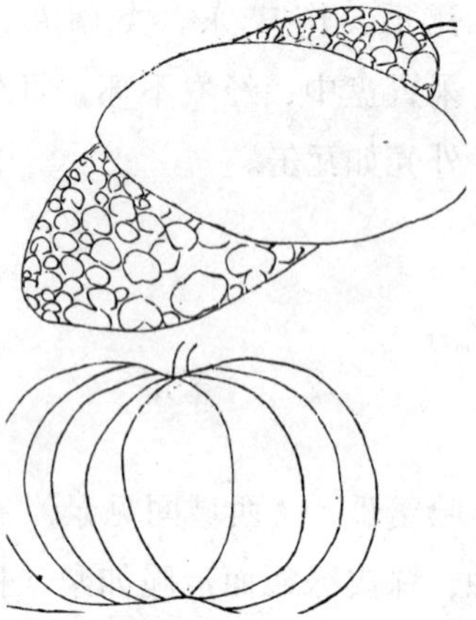

【校注】

① 阿浑：回教称呼通经典的主教。

② 边圉（yǔ 雨）：边境。

③ 赉（lài 睐）：赐。

④ 洪忠宣：洪皓（1088—1155），字光弼，宋徽宗政和间进士。高宗时以徽猷阁待制假礼部尚书使金被留，15 年后始归。卒谥忠宣。有《松漠纪闻》2 卷行世。

⑤ 瓠（pián 便）：瓜名。《北史·郭祚传》："祚曾从幸东宫，明帝幼弱，祚持一黄瓠出奉之。"

53. 野木瓜

《救荒本草》：野木瓜一名八月楂，又名杵瓜。出新郑县山野中。蔓延而生，妥附草木上；叶似黑豆叶，微小光泽，四五叶攒生一处；结瓜如肥皂大，味甜。采嫩瓜换水煮食，树熟者亦可摘食。

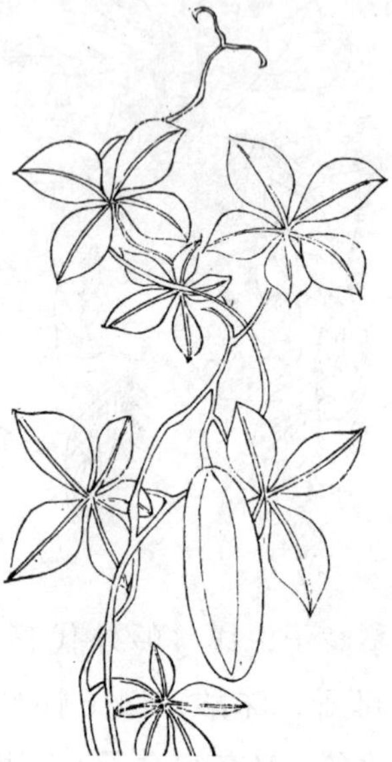

54. 水茶臼

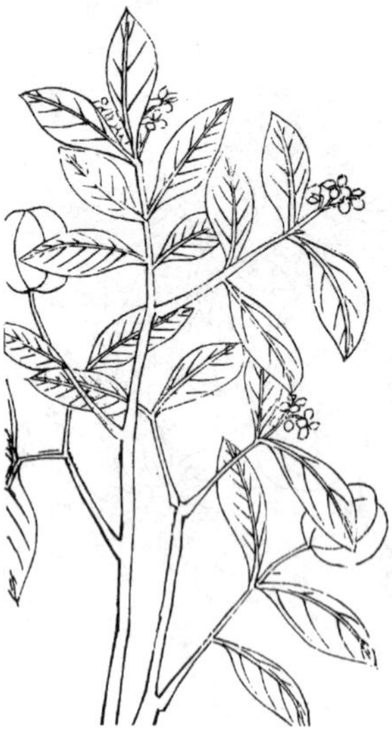

《救荒本草》：水茶臼生密县山谷中。科条高四五尺，茎上有小刺，叶似大叶胡枝子叶而有尖，又似黑豆叶而光厚，亦尖。开黄白花，结果如杏大，状似甜瓜瓣而色红。味甜酸，果熟红时摘取食之。

55. 木桃儿树

《救荒本草》：木桃儿树生中牟土山间。树高五尺馀，枝条上气脉积聚为疙瘩状，类小桃儿，极坚实，故名木桃。其叶似楮叶而狭小，无花叉，却有细锯齿。又似青檀叶，梢间另又开淡紫花，结子似梧桐子而大，熟则淡银褐色，味甜可食，采取其子熟者食之。

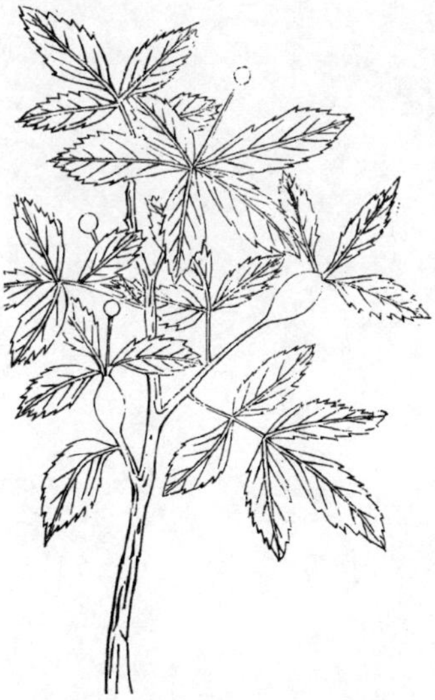

56. 文冠果

《救荒本草》：文冠果生郑州南荒野间。陕西人呼为崖木瓜。树高丈许，叶似榆树叶而狭小，又似山茱萸叶亦细短。开花仿佛似藤花而色白，穗长四五寸，结实状似枳壳而三瓣，中有子二十馀颗，如肥皂角子，子中瓤如栗子，味微淡，又似米面，味甘可食，其花味甜，其叶味苦。采花煠熟，油盐调食。或采叶煠熟，水浸淘去苦味，亦用油盐调食。及摘实取子，煮熟食。

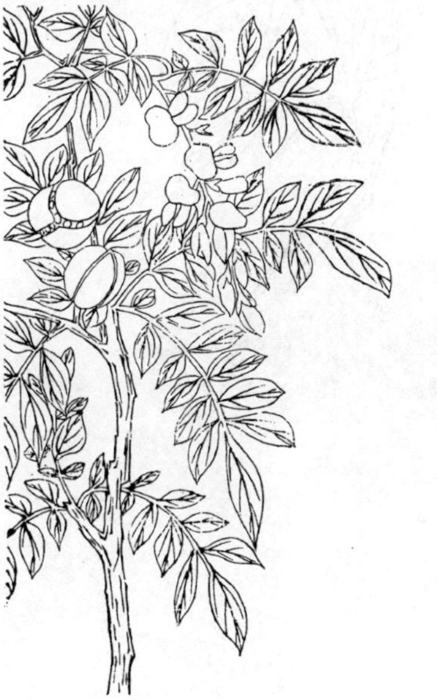

57. 栌子树

《救荒本草》：栌子树，旧不著

所出州土，今巩县赵峰山野中多有之。树高丈许，叶似冬青树叶稍阔厚，背色微黄，叶形又类棠梨叶但厚，结果似木瓜稍团。味酸甜微涩，性平。果熟时采摘食之，多食损齿及筋。

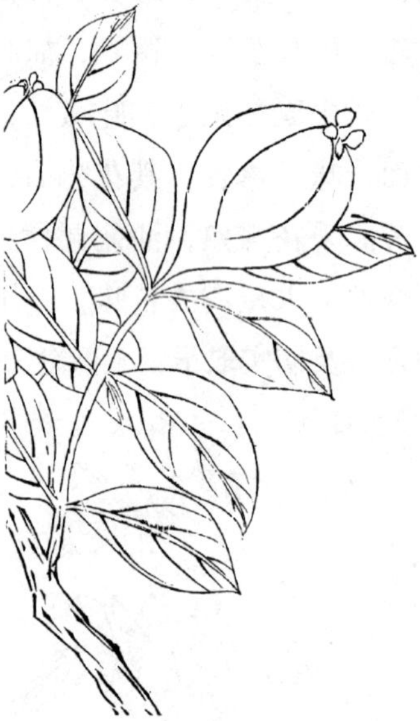

卷之三十二　果类

1. 枣

枣，《本经》上品。《尔雅》详列数种，干者为大枣，入药。核中仁、木心、叶、根、树皮皆有主治。

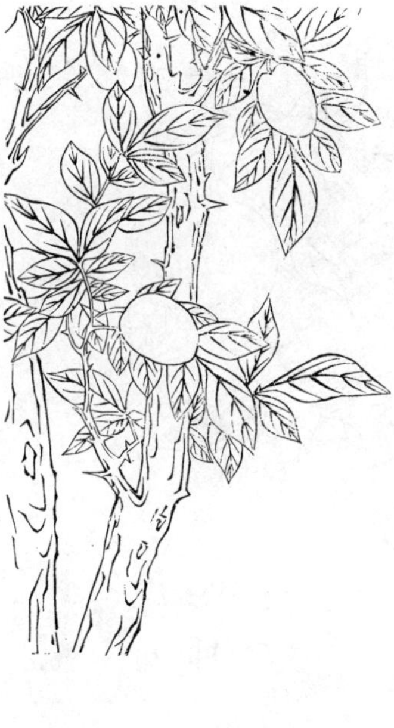

2. 葡萄

葡萄，《本经》上品。有圆长二种，西北极多，江南亦间有之。实多圆而色紫，味亦逊。

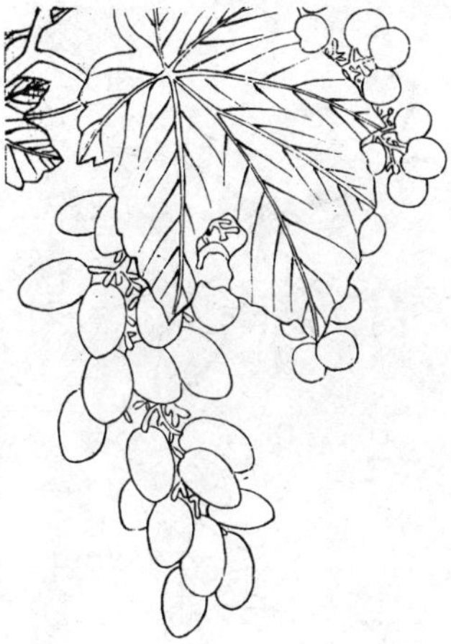

3. 蘡薁 附

蘡薁[1]即野葡萄。李时珍收入果部。以为《诗》六月食薁[2]即此。

旧附葡萄下，从之。

雩娄农曰：江南少蒲[3]萄，而蘡薁极贱。但不食西域马乳，亦乌知蒲萄野生外，尚有异种乎？陶隐居以蒲萄即当是蘡薁，正缘未见西园佳实，解渴消餶也。今北种渐徙于南，或飞骑致之，不比荔枝色香易变，富贵者望西风而大嚼。彼大如豆而色紫黑者，牧竖与鸟雀口就而啮啄之矣。云南所出大如枣，不能干而货于远；地接西藏故应佳。又有一种石蒲萄，生于石壁，能发痘疮，疑即野蒲萄，而回回所谓琐琐者欤？

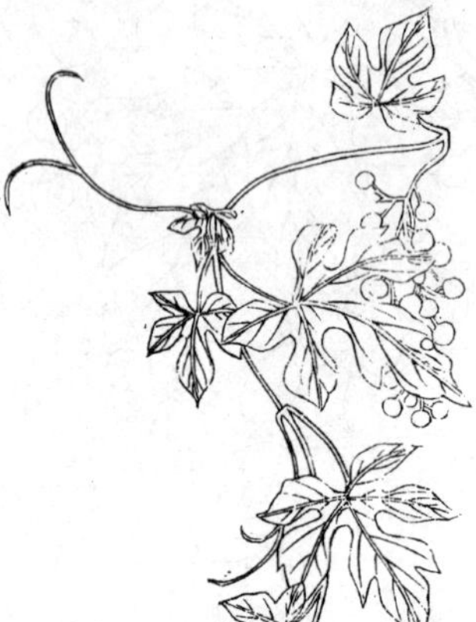

【校注】

① 蘡薁（yīngyù 英玉）：野葡萄。

② 六月食薁：出《诗经·国风·七月》，原文为“六月食郁与薁”。

③ 蒲：同“葡”，如蒲萄、蒲陶、蒲桃。

4. 橘

橘柚，《本经》上品。《别录》诸说，皆合橘柚为一类。《本草衍义》以为柚字误衍。考橘皮用甚广，《本经》又云，一名橘皮。寇说为的。今以橘入《本经》，而以柚别为一条附后。

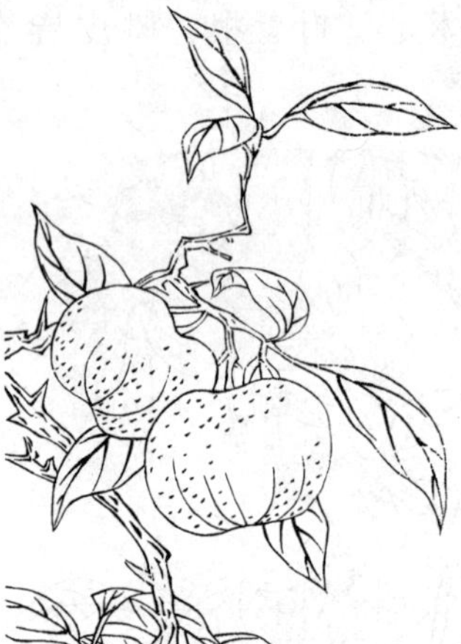

5. 柚 附

柚，《尔雅》：櫾[1]条。《日华子》始著其功用主治。消食，解酒毒，治饮酒人口气，去肠胃中恶气，疗妊妇不思食、口淡。南方极多，以红囊者为佳。李时珍以朱栾[2]、蜜筒并为一种，殊未的。又《尔雅》：櫠[3]椵。《注》：柚属，大如盂。《正义》谓范成大所谓广南臭柚大如瓜，其皮甚厚者。按此即闽中所谓泡子，味极酢，亦有可食者，多以为盘供，与红囊柚一类二种。

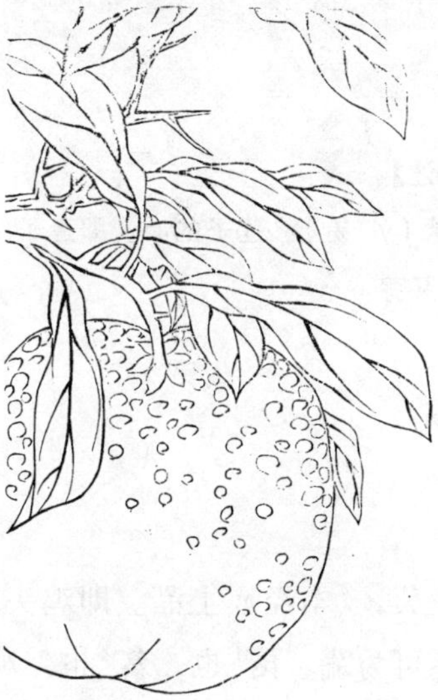

6. 橘红

橘红，产广东化州。大如柚，肉甜，刮制其皮为橘红。以城内产者为佳。然真者极难得。俗谓化州出滑石，树生石间，故化痰有殊功。赝者皆以柚皮就化州作之。昔人谓陈皮必须橘皮，橙尚可用，柚则性味皆异，而化州所产则形状殊非橘也。

附《孯[1]经堂·化州橘记》：按志，橘红出化州者佳。化州四乡多橘，以城内者为佳。城内多橘矣，以及闻州衙谯鼓[2]者为致佳；及闻鼓之橘多矣，以衙内苏泽堂前者为致佳。苏泽堂，堂只两树矣，尤推赖氏园中老树一株为致佳。老树久枯，其根下生新树，今数十年，高丈许，故复称老树。赖氏守此世为业，买者就树摘之，以示其真。花多实少之年，一枚享千钱，虽官不能攫之。园中近老树者数十株，亦佳，然惟老树皮红，有白毛戟手，香烈而味辛，识者入手能辨之。夫苏泽堂橘，官物也。征之者多则州牧不暇给。长官若买之，则官不受价，否则攫而已。予于庚辰十一月过州，知赖园之橘可买也，命仆人入园访老树。赖叟曰：老橘卖已尽，惟零丁数枚矣，即以数千钱摘之。赖叟其古橘中人欤？或云化城

【校注】

① 櫾（yòu 柚）：古同“柚”。

② 朱栾：葡萄柚，具有皮薄、果肉红等特点。

③ 櫠（fèi 肺）：古书上记载的一种柚类的果树。

多蒙石，苏泽堂当石上，而赖园老树根下，蒙石之力或更巨，物性所秉，或亦然欤。

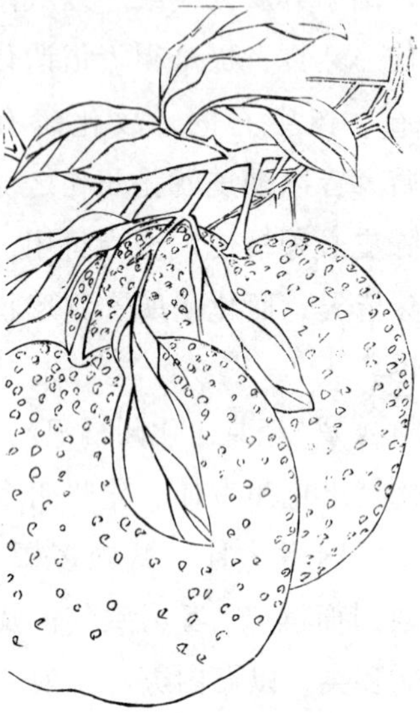

【校注】

① 揅（yán 研）：古同“研”。

② 谯（qiáo 桥）鼓：古代城门上建的楼，可以瞭望。

7. 莲藕

莲藕，《本经》上品。实、薏①、蕊、须、花房、叶、鼻，皆入药。

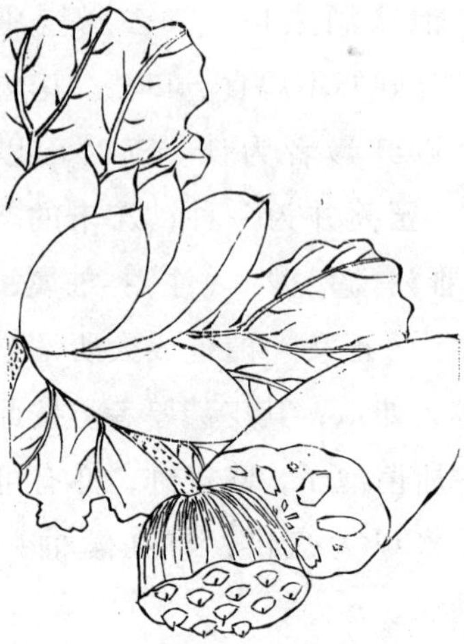

【校注】

① 薏（yì 易）：莲子的心，即莲子中的青嫩胚芽。

8. 芡

芡，《本经》上品。即鸡头子。嫩茎可为蔬。莅①也，蔿②也，鸡壅也，雁头也，乌头也，雁啄也，一物而数名也。茎之嫩者曰蔿菽③，叶蹙衄④如沸而大，曰芡盘。梂苞吐葩有喙，曰芡嘴。唐人诗：紫罗小囊光紧蹙，一掬珍珠藏猬腹⑤。言其实也。粥之、粉之、咀嚼之。根味如芋，煮食之，竟体芬芳，无剩物矣。欧阳文忠公诗⑥：争先园客采新苞，剖蚌得珠从海底。都城百物贵新鲜，厥价难酬与珠比。又云：却思年少在江湖，野艇高歌菱荇里。香新味全手自摘，玉洁沙磨软还美。身近魏阙，心游江湖，长安居不易，古与今如一丘之貉。其诗末云：何时遂买颍东田。今新郑有文忠墓道，然则文忠并未复泛章江，志云衣冠葬者，未可信也。儿童不识字，耕稼郑公庄[7]。数百年来颇能副文忠之属。山谷云：建州绝无芡，颇思之。滇南百果盈衢，闻亦少此。徐勉《戒子书》[8]：中年聊于东田开营小园，渎中并饶荷役，湖里殊富芰莲，虽云人外，城阙密迩，如此佳致，消受良难。

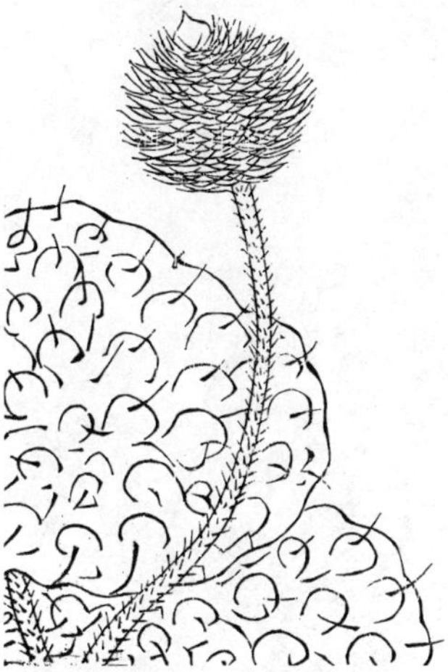

【校注】

① 蓺（yì 艺）：芡。

② 蔿（wěi 委）：芦苇花。此为芡的别名。

③ 莄（gěng 耿）：芋茎。

④ 蹙衄：如峰峦之状。此指芡叶表面高低不平。

⑤ 紫罗小囊光紧蹙，一掬珍珠藏猬腹：见《全唐诗》中无名氏《鸡头》诗。

⑥ 欧阳文忠公诗：指欧阳修诗《初食鸡头有感》。

⑦ 儿童不识字，耕稼郑公庄：比喻贤人的后代穷困潦倒。见宋代张舜民诗《过魏文贞公旧庄》。

⑧ 徐勉《戒子书》：徐勉（466—535），南朝梁人。累官至梁中书令。其《戒子书》为世传诵。

9. 梅

梅，《本经》中品。乌梅以突烟[1]熏造，白梅以盐汁渍晒，皆入药，核仁、根、叶，亦皆主治。

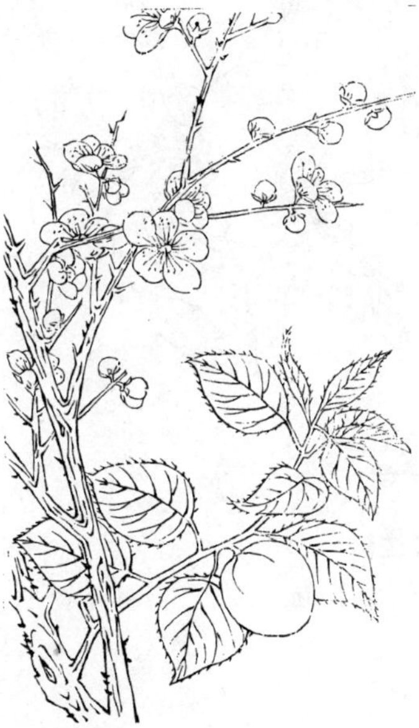

【校注】

① 突烟：烟囱里的炊烟。

10. 桃

桃，《本经》下品。桃花、桃叶、茎皮、核仁、桃毛皆入药。实在树经冬不落者为桃枭[①]，一曰桃奴。汁流出为桃胶，以木为橛为符，皆辟鬼气。

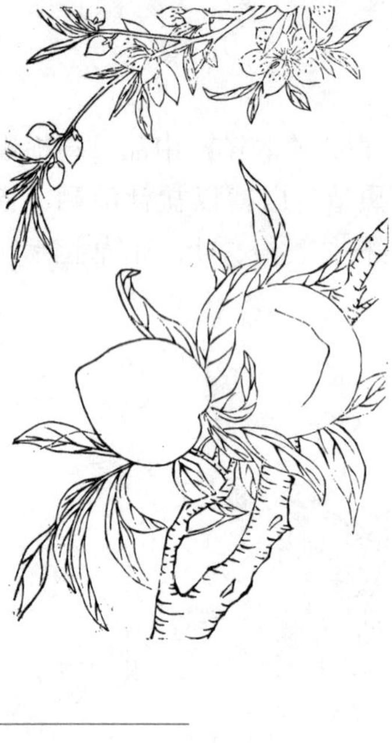

【校注】

① 桃枭（xiāo 消）：经冬不落的干桃子。

11. 杏

杏，《本经》下品。核仁入药。回部关东出者，仁大充果实，即巴旦杏仁也。

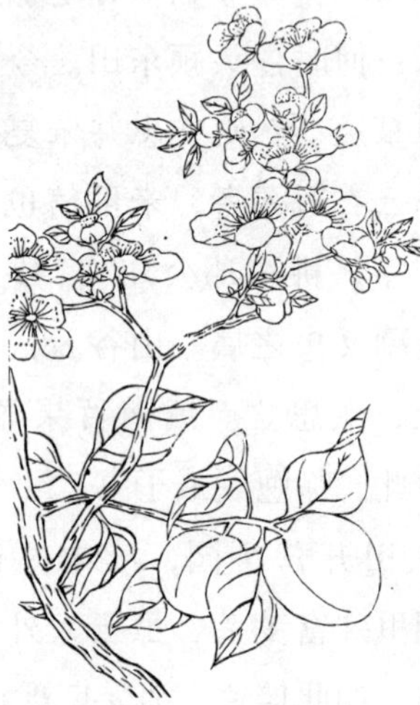

12. 栗

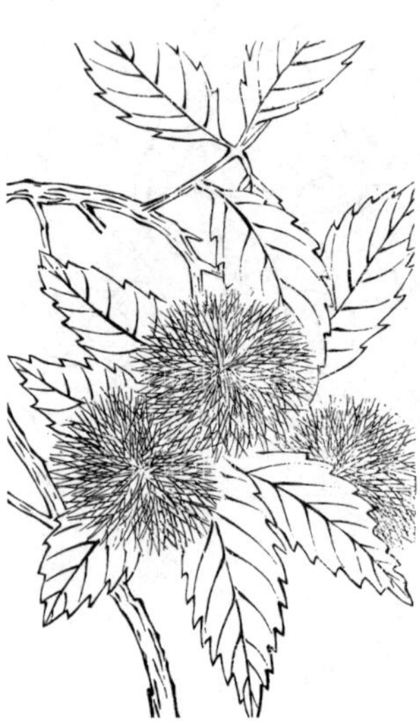

栗，《别录》上品。一梂三颗，中扁者为栗楔[①]，栗内薄皮为栗荴[②]，花为栗线。树皮、根、壳、梂汇皆入药。

【校注】

① 栗楔：栗壳里呈扁形的栗子仁。

② 栗荴（fū 夫）：栗的内果皮。

13. 茅栗

茅栗，野生山中。《尔雅》：栵[①]，栭[②]。《注》：树似槲樕[③]而卑小，子如细栗可食。今江东亦呼为栭栗。《诗》：其灌其栵[④]，陆玑《疏》：木理坚韧而赤，可为车辋，即此。

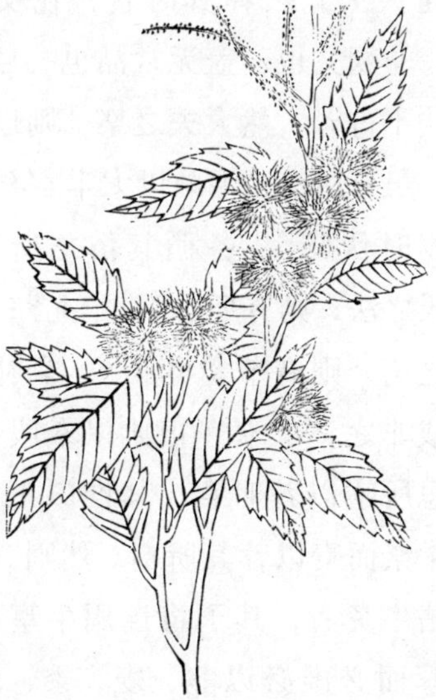

【校注】

① 栵（liè 列）：栭栗。

② 栭（ér 儿）：一说为枯木上所生的菌类植物，即木耳。一说为栗之一种，即茅栗。

③ 槲樕（húsù 胡素）：又名槲皮、朴樕（《诗经》）、金鸡树、大叶栎（《本草纲目》）、槲栎、大叶柞、柞栎。具有医治恶疮、瘰疬、痢疾、肠风下血的功效。

④ 其灌其栵：见《诗经·大雅·皇矣》。

14. 樱桃

樱桃，《别录》上品。《尔雅》谓之楔，即含桃也。有红白数种，颍州以为脯。

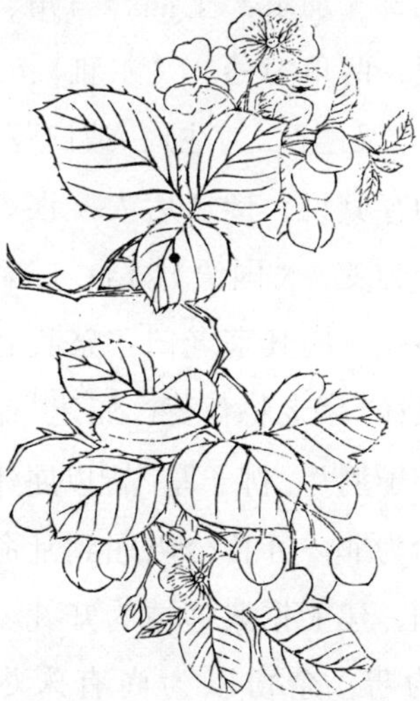

15. 山樱桃

山樱桃，《别录》上品。野生子小不堪食。

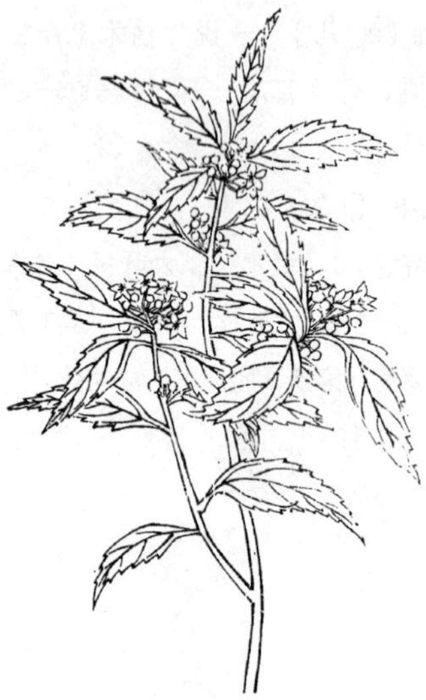

16. 芰

芰，《别录》上品，三角、四角为芰，两角为菱。《尔雅》：蔆，蕨攈[①]。又邂逅。《注》：或曰菱也。郭氏两存其说，遂启后人疑误。楚人谓菱为芰，《国语》[②]曰：屈到嗜芰，将死，属其宗老曰：祭我必以芰，及祥[③]宗老将荐芰，屈建[④]命去之。孙子荆[⑤]、柳子厚[⑥]皆以屈建忘亲违命为非。苏长公以屈到乱命不可为训，建能据典抑情为知礼。议者以为辨，余窃以为尚有未尽者焉。屈到之死及祥，有日月矣。宗老以遂命为忠，何必及祥而始荐，子木数典，而忘何待及祥而后止，宗老之荐，子木之止，殷祭[⑦]也，非时荐也。古者大夫士宗庙之祭，有田则祭，无田则荐。释者云：祭有常礼，有常时。荐非正祭，但遇时物即荐。夫国之大事，在祀与戎。大夫三庙，祭有常经，其敢干大典以取戾？考士祭三鼎，大夫祭五鼎；上大夫八豆，下大夫六豆。少牢[⑧]馈食、笾豆鼎俎[⑨]有其数矣，有其实矣。多一芰则非其数，易一芰则非其实，非数非实，谓之乱常。孔子簿正[⑩]祭器，不以四方之食供簿正，不可多也，不可易也，礼在则然。至于春韭、夏麦、秋黍、冬稻，四时荐新，庶人之礼，可通大夫。然荐其时食，礼文不具，非阙文也，盖无常品也。后世祭法不古若，然大夫之祭，则以羔豚，虽有僭窃，无敢以太牢[⑪]祭者。而岁时伏腊[⑫]，各循其俗之所尚。卢氏之法，则有环饼[⑬]、牢丸[⑭]；曾氏之法，则有节羹刞粥[⑮]，言礼者未或非之。子木守祀典以奉殷祭，而思所嗜以荐时食，其谁曰不宜？若常祭而责以荐其所嗜，然则其父有嗜牛炙者，其子将遂用牛享乎？时荐而必准必以韭、麦、黍、稻，则貉之国，五谷不生，唯黍生之，将一荐黍而已乎？礼又曰：所以交于神明者，非食味之道也。魂气归天，形魄归地，尚声尚臭，求诸阴阳，岂以一物之荐而神来格[16]，一物不荐而神其吐之乎？且谓人子之于亲，可同于鬼彪[17]之求食乎？灶神之索黄羊，蚕神之求膏粥，故鬼之乞瓯牺[18]，神岂能食或凭焉。赫赫楚国，而到相之，生之日无伟列可铭，死之日乃以口腹之细、而纵欲以败礼度，使子木徇其属而不违，则是死其父以为鬼物，而不以毁誉为心，抑亦忍矣！《楚茨》[19]之诗曰：神嗜饮食，乃一曰黍，再曰牛羊，三曰燔炙[20]。梁武帝祀宗庙用菜果，去牺牲，识者以为是不血食。故礼莫重于祭，祭莫大于用牲。蘋、蘩、蕰、藻[21]，季女尸之[22]，礼之微者。《尔雅翼》以为菱芡加笾之实，非屈到所得荐，其持论亦过拘。夫事死如事生，天子飨太牢，故诸侯大夫而祭以牛则僭；天子笾有菱芡，将遂禁人之食菱芡乎？是不然矣。罗氏又曰：吴越俗采菱时，士女皆集，故有采菱曲，为游荡之极。夫采菱艳曲，自为乐府遗音，后人倚之，同于郑卫[23]耳。余尝过邗沟[24]，达苕霅[25]，陂塘水满，菱科漾溢，宝镜花摇，橐韬[26]红绚，牵荇带而通舟，裹荷叶而作饭，乌睹所谓白足女郎，踏桨倚柁[27]，曼声烟波间乎？

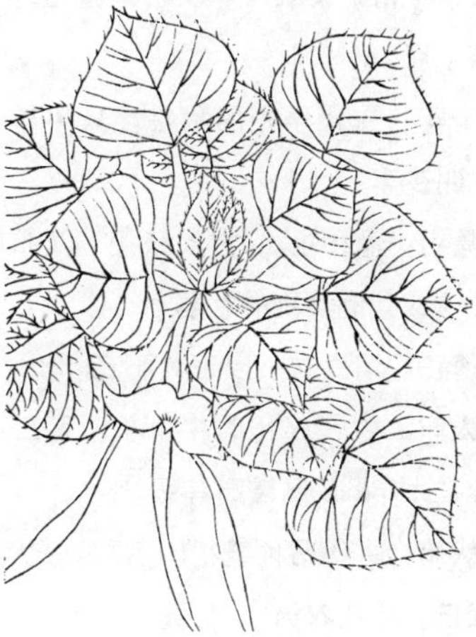

【校注】

① 蕨攗（méi 梅）：菱角。

② 《国语》：中国最早的一部国别史著作。记录了周朝王室和鲁国、齐国、晋国、郑国、楚国、吴国、越国等诸侯国的历史。包括各国贵族间朝聘、宴飨、讽谏、辩说、应对之辞及部分历史事件与传说。

③ 祥：丧祭名。父母死后 13 个月而后祭曰小祥。25 个月而后祭曰大祥。

④ 屈建（？—前 545）：屈氏，名建，字子木。屈到之子。春秋时楚令尹。

⑤ 孙子荆：孙楚，字子荆，三国魏人。史称其“才藻卓绝，爽迈不群”，多所陵傲，故缺乡曲之誉。

⑥ 柳子厚：柳宗元（773—819），字子厚，世称“柳河东”，因官终柳州刺史，

又称“柳柳州”。唐代文学家、哲学家、散文家和思想家。

⑦ 殷祭：盛大的祭典。指三年一次的祖庙大祭（祫）及五年一次合祭诸祖神主的大祭（禘）。

⑧ 少牢：古代祭祀的牺牲，只用羊、豕二牲叫少牢。

⑨ 鼎俎：鼎和俎。古代祭祀、燕飨时陈置牲体或其他食物的礼器。

⑩ 簿正：谓立文书以正其不正。

⑪ 太牢：古代祭祀时牛、羊、豕三牲具备称“太牢”，属最高等级。

⑫ 伏腊：古代两种祭祀的名称。伏在夏季伏日，腊在农历十二月。

⑬ 环饼：一种环钏形的油炸面食，又称馓子。

⑭ 牢丸：食品名，汤团。一说为蒸饼。

⑮ 节虋刡（mǐn 敏）粥：比较朴素的祭品。刡，削。

⑯ 来格：来临；到来。格，至。

⑰ 鬽（mèi 妹）：同“魅”。

⑱ 瓯牺：历史上曾作分茶用具。此指茶。瓯，小盆、杯。牺，木杓也。

⑲ 《楚茨》：选自《诗经·小雅》，是周王祭祀祖先的乐歌。

⑳ 燔炙（fánzhì 烦致）：指烤肉。亦泛指佳肴。

㉑ 蘋（pín 频）、蘩（fán 烦）、薀（wēn 温）、藻（zǎo 早）：均为水草名，古代常用于祭祀。

㉒ 季女尸之：出自《诗经·国风·采蘋》。原文：“谁其尸之？有齐季女。”古时贵族女子出嫁前，要到宗庙受教为妇之道，教成之日就在宗庙里主持祭祖之礼。季，少。尸，执掌、主持。

㉓ 郑卫：指郑卫之音。春秋郑、卫两国的民间音乐，被孔子斥为靡靡之音。

㉔ 邗（hán 寒）沟：联系长江和淮河的古运河，是中国最早有明确记载的运河。又名渠水、韩江、中渎水、山阳渎、淮扬运河、里运河。邗沟南起扬州以南的长江，北至淮安以北的淮河。

㉕ 苕霅（tiáozhà 调炸）：苕溪、霅溪二水的并称。在今浙江省湖州市境内，湖州是唐代张志和隐居之地。

㉖ 櫜（gāo 高）：古代用来盛东西的大袋子。用袋子装。

㉗ 柁（duò 跺）：同“舵”。

17. 柿

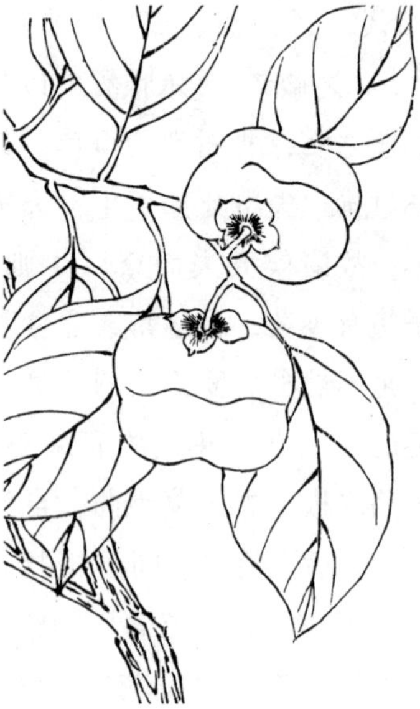

柿，《别录》中品。有烘柿、醂[①]柿、白柿、柿霜、柿糕，皆以法制成。

【校注】

① 醂（lǎn 懒）：一种浸渍储藏柿子，使之速熟的方法。

18. 木瓜

木瓜，《别录》中品。《尔雅》谓之楙[①]。味不木者为木瓜，圆小味涩为木桃，一曰和圆子，大于木桃为木李，一曰榠楂，今皆蜜煎方可食，花入糖为酱尤美，归德以上供。

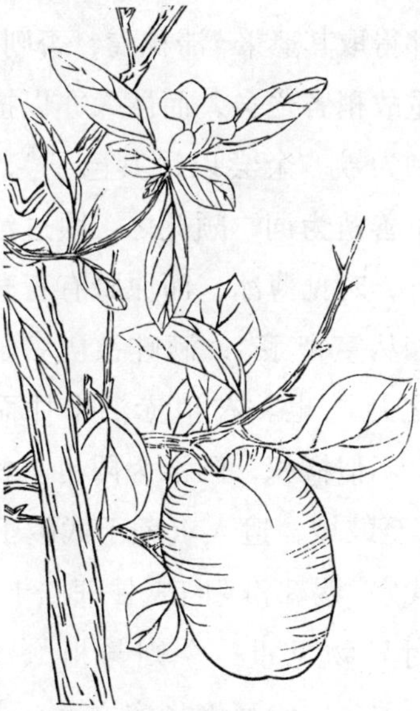

【校注】

① 楙（mào 帽）：果木名，即木瓜。

19. 枇杷

枇杷，《别录》中品。叶为嗽药，浙江产者实大核少。

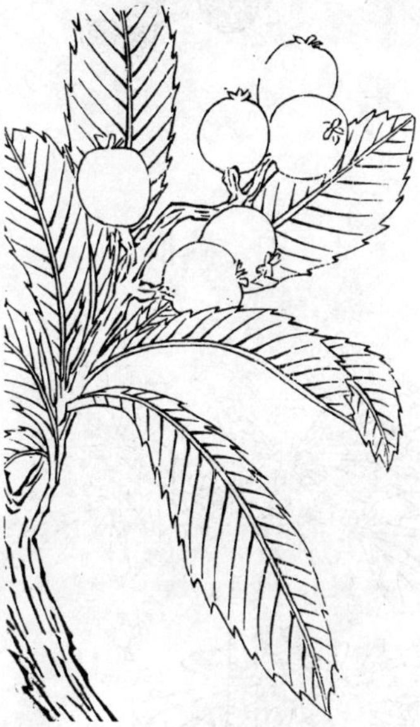

20. 龙眼

龙眼，《本经》中品。归脾汤用之，今以为补心脾。

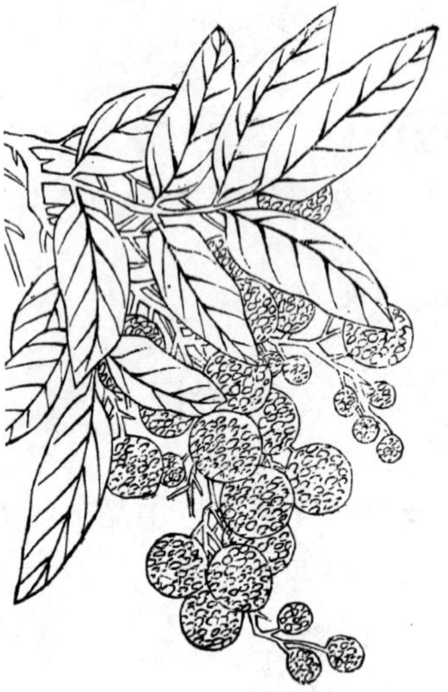

21. 槟榔

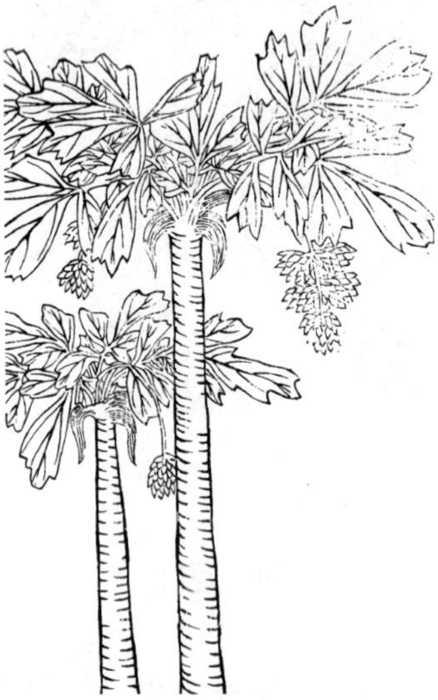

槟榔，《别录》中品，大腹子。《开宝本草》始著录。皆一类而大腹，皮入药。又山槟榔一名蒳子[1]，琼州有之，叶可绩为布，亦可为席。

【校注】

① 蒳（nà 那）子：棕榈科槟榔属的一种。

22. 甘蔗

甘蔗，《别录》中品。《糖霜谱》[1]博核[2]，录以资考。

雩娄农曰：盱𪾔，南产也。闽、粤河畔，沙砾不谷，种之弥望，行者拔以疗渴，不较也。章贡间闽人侨居者业之，就其地置灶与磨以煎糖，必主人先芟刈[3]，而后里邻得取其遗秉[4]滞穗焉，否则罚。利重故稍吝之矣，而邑人亦以擅其邑利为嫉。余尝以讯其邑子[5]，皆以不善植为词，颇诧之。顷过汝南郾许，时见薄冰，而原野有青葱林立如丛篁密篆[6]，满畦被陇者，就视之乃𪾔也。衣稍赤，味甘而多汁，不似橘枳，画淮为限也。魏太武[7]至鼓城，遣人求蔗于武陵王[8]；唐代宗[9]赐郭汾阳王[10]甘蔗二十条。昔时异物见重，今则与柤[11]、梨、枣、栗，同为河洛华实之毛，岂地气渐移，抑趋利多致其种与法，而人力独至耶？但闽、粤植于弃地，中原植于良田。红蓝遍畦，昔贤所唏；弃本逐末，开其源尤当节其流也。

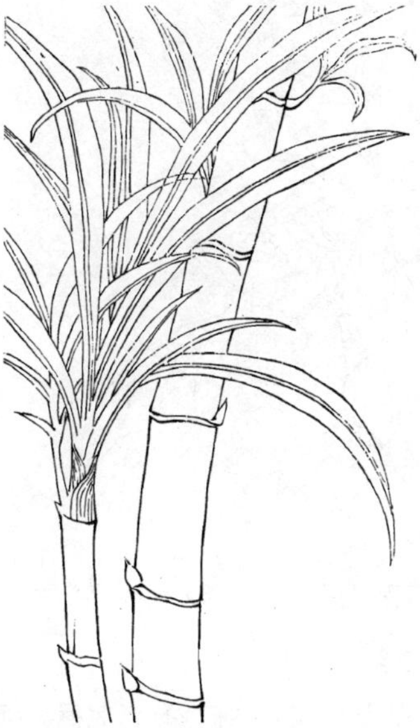

【校注】

① 《糖霜谱》：宋代王灼撰。1卷，分7篇，记录从种甘蔗开始到制糖结霜的历史、方法、工具、工艺等。

② 博核：广泛地查考。

③ 芟刈（shānyì 山义）：收割。

④ 遗秉：指成把的遗穗。

⑤ 邑（yì 义）子：邑，为古代城市，都城；或指县；或古代诸侯分给大夫的封地。邑子，同邑的人。

⑥ 篠（xiǎo 晓）：细竹。

⑦ 魏太武：指魏太武帝，北魏皇帝拓跋焘（408—452）。鲜卑族，一名佛貍，庙号世祖。在位30年。

⑧ 武陵王：南朝梁皇帝萧纪。

⑨ 唐代宗：李豫（726—779），唐朝第九位皇帝。

⑩ 郭汾阳王：指郭子仪。

⑪ 柤（zhā 渣）：古同“楂”，山楂。

23. 乌芋

乌芋，《别录》中品。即慈姑。

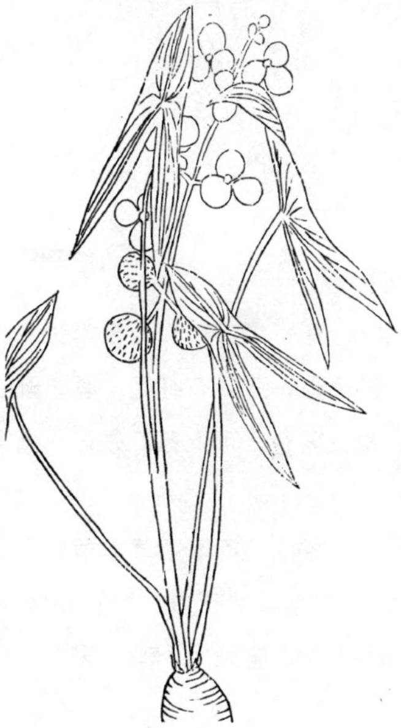

24. 慈姑 又一种

慈姑，广东产者叶圆肥，开花蓝白色。考《花镜》，雨久花苗生水中，叶似茈[①]、菰[②]；夏开花如牵牛，而色深蓝，或即此类。

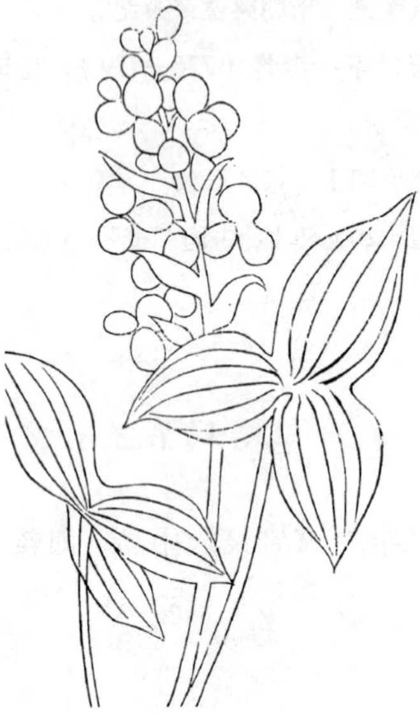

【校注】

① 茈（cí 词）：紫草。为多年生草本植物，叶椭圆形，茎叶有细毛，夏季开白色小花，根皮紫色，可入药，亦可作紫色染料。

② 菰（gū 谷）：多年生草本植物，生在浅水里。嫩茎称“茭白”“蒋”，可作蔬菜。果实称“菰米”“雕胡米”，可煮食。

25. 梨

梨，《别录》下品。《北梦琐言》[①]著其治风疾之功。今亦以为膏治咳，北地宜之。

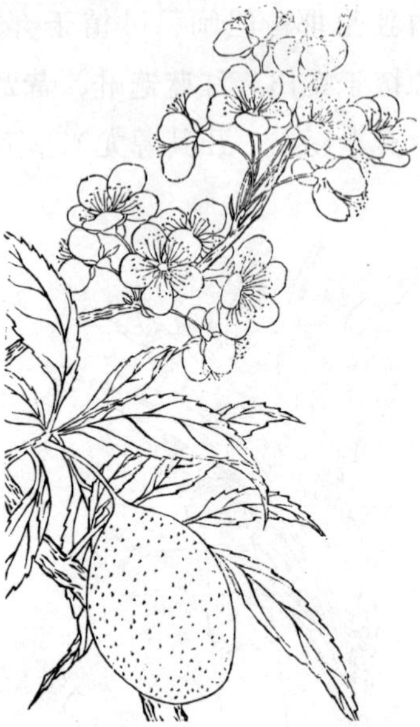

【校注】

① 《北梦琐言》：宋代孙光宪撰。唐五代笔记小说集，记载唐武宗迄五代十国的史事，包含诸多文人士大夫言行与政治史实，为晚唐五代史的研究提供了可贵材料。

26. 淡水梨

淡水梨，产广东淡水乡。色青黑，与奉天所产香水梨相类。南方梨绝少佳品。土人云：此梨可匹北产。姑绘以备考。

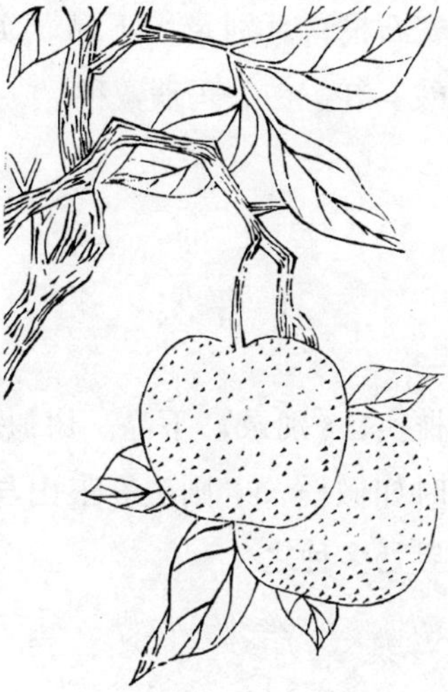

27. 李

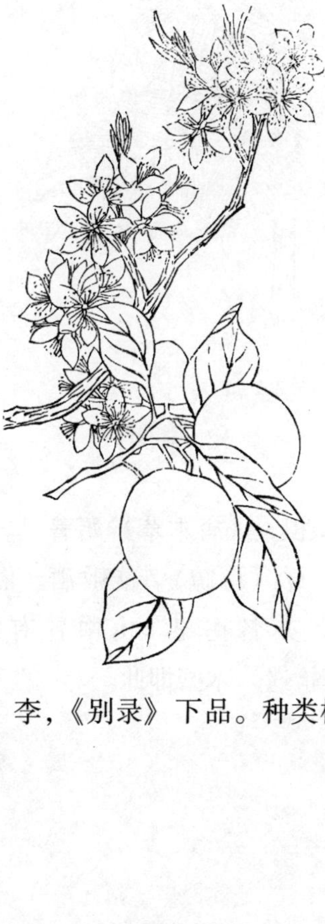

李，《别录》下品。种类极多，《别录》有名未用有徐李，李时珍以为即无核李云。

28. 南华李

南华李，产广东南华寺。古有绿李，今北地所产多紫黄色。此李色青绿，绘以备一种。

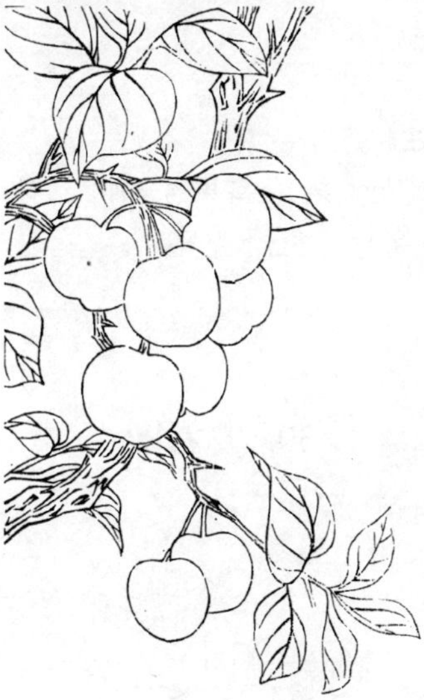

29. 柰

柰[①]，《别录》下品，即频果。

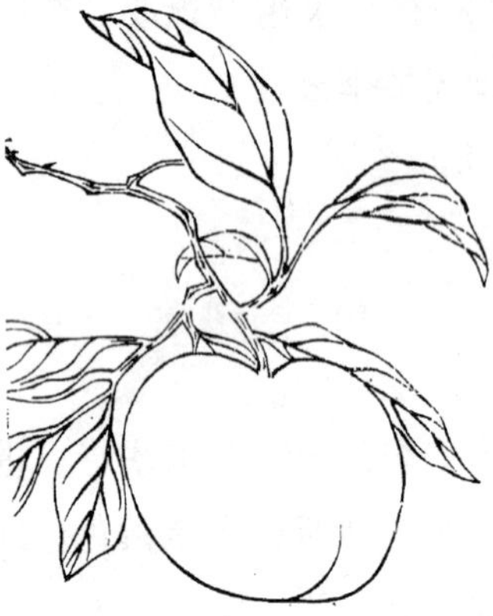

【校注】

① 柰（nài 奈）：苹果的一种，通称“柰子”，亦称“花红”“沙果”。

30. 安石榴

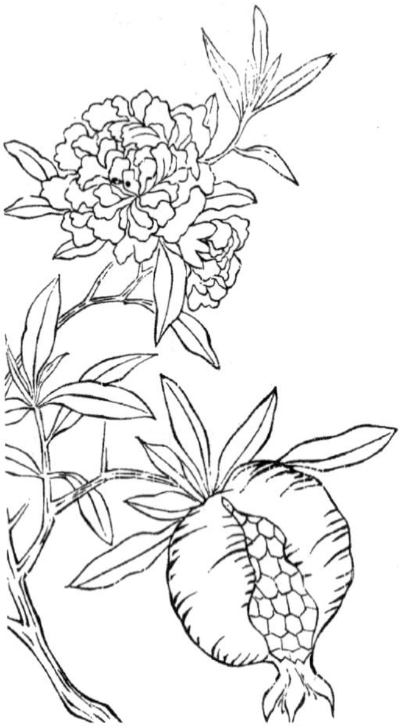

安石榴，《别录》下品。实有甘、酸、红、白、玛瑙数种。

31. 榧实

榧实，《别录》下品。树似杉，实青时如橄榄，老则黑。玉山与浙江交界处多种之。

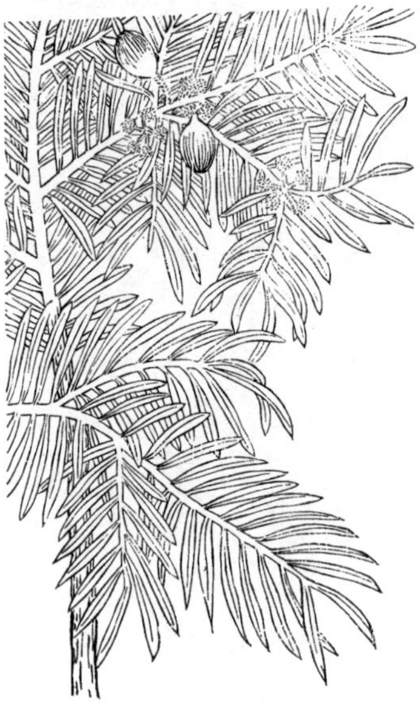

32. 枳椇

枳椇，《唐本草》始著录。即枸也。详《诗疏》。能败酒。俗呼鸡距，亦名拐枣。山中皆有之。《本草拾遗》木蜜即此。

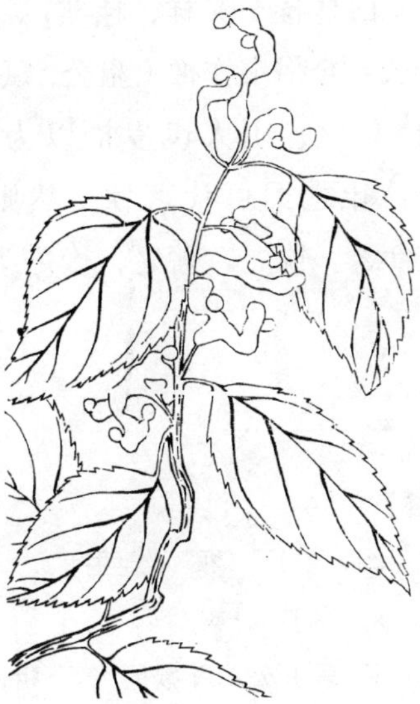

33. 山楂

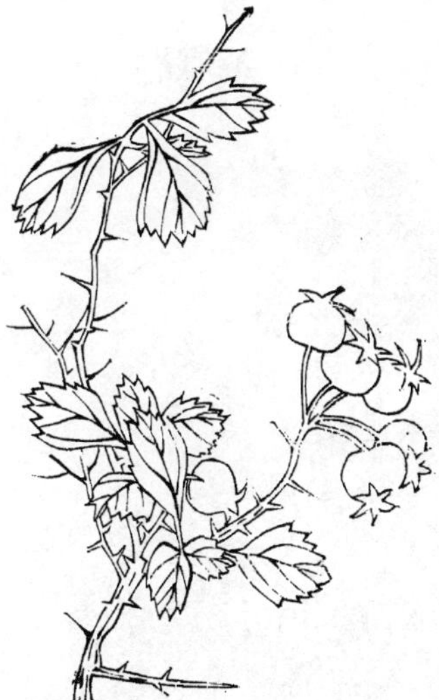

山樝[1]，《唐本草》始著录。即赤爪子。李时珍以为《尔雅》杭，繄梅[2]即此。北地大者味佳，制为糕；小者唯入药用。《齐民要术》引《广志》云：杭木易种，多种之为薪，又以肥田。郭注《山海经》亦云：杭可烧粪田。盖此木与槲栩同生山莱[3]，落实取材，薪槱[4]是赖。郭注《尔雅》但云可食，尚未标以为果，而入药则盛于近世也。

【校注】

① 樝（zhā 渣）：同"楂"。

② 杭（qiú 求），繄（jì 记）梅：杭，古书上说的一种树木，即山楂。繄梅，山楂。《尔雅·释木》："杭，繄梅。"《注》："杭树状如梅，子如指头，赤色似小柰，可食。"

③ 莱（lái 来）：古代指郊外轮休的田，亦指田废生草。

④ 薪槱（xīnyǒu 新有）：亦作"薪楢"，柴木。

34. 槲实

槲实，《唐本草》始著录。似橡栗而圆斗亦小，其叶为槲若。

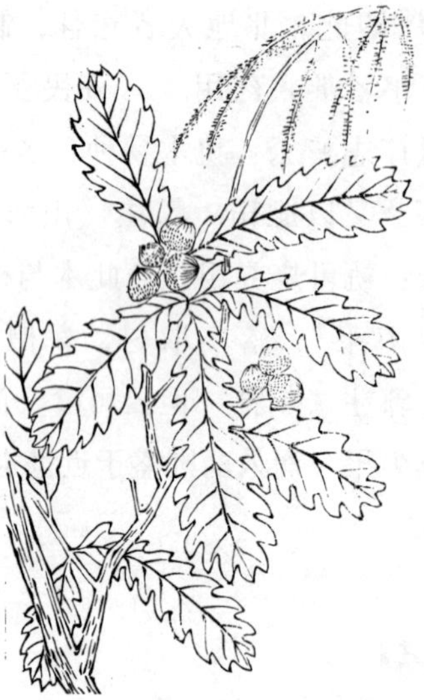

35. 橡实

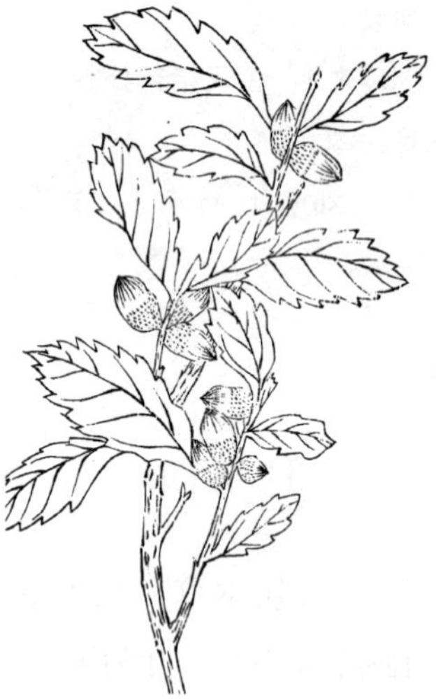

橡实，《唐本草》始著录。即橡栗也。曰柞[1]、曰栎、曰芧[2]、曰栩，皆异名同物，其实曰皂斗，以染皂。《说文》：栩，柔也，其实皂，一曰样橡。又样，栩实。《系传》云：今俗书作橡。狙公[3]赋之，鸲雏[4]集之，山人饥岁拾以为粮。或云：叶之柔可代茗饮，然则染之、食之、饮之、薪之，橡之为用大矣。

【校注】

① 柞（zuò 作）："栎"的通称。

② 芧（xù 序）：栎树。

③ 狙（jū 居）公：养猴的人。狙，指猴。

④ 雏（zhuī 追）：古书上指鹁鸪（一种天将雨或刚晴时常在树上咕咕叫的鸟）。

36. 菴摩勒

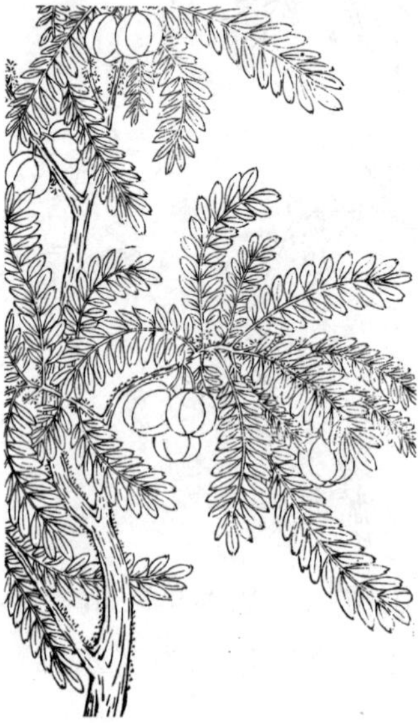

菴摩勒，《唐本》附即馀甘子，生闽、粤及四川。

37. 锥栗

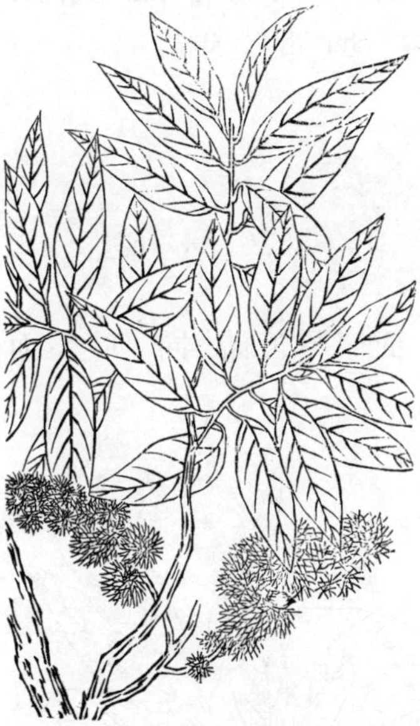

锥栗，长沙山冈多有之。大树，叶细而厚，面绿有光，背黄白而涩；结实作梂，数十梂攒聚一枝，一梂一实，似栗而圆，大如芡实，内仁两瓣，味淡微涩。

按《本草拾遗》，钩栗生江南山谷，大木数围，冬月不凋。其子似栗而圆小。又有雀子相似而圆黑，久食不饥，盖即此种。与栗相类，非槠[1]类也。叶捣汁可成胶，油雨伞者用之。又一种栗，大如橡栗，味甘，炒食尤美，盖即钩栗。其小如芡实者，当即雀子。湖南通呼锥栗，一类有大小耳。

【校注】

① 槠（zhū 朱）：常绿乔木，叶长椭圆形，花黄绿色，果实球形。木材坚硬，可制器具。

38. 苦槠子

苦槠子，《本草拾遗》始著录。苦者实圆、叶宽。

雩娄农曰：槠之名见《山海经》。余过章贡间，闻舆人之诵曰：苦槠豆腐配盐幽菽[1]，豆豉也。皆俗所嗜尚者。得其腐而烹之，至舌而涩，至咽而餍，津津焉有味回于齿颊。盖不肉食之氓，得苦甘者而咀吮之，不似淡食同嚼蜡矣。《郭注》谓：槠似柞。夫柞一物而数名：栩也、杼也、栎也、枥也、橡也、样也，其实曰梂，曰斗。槠之叶丑[2]栗，实丑橡，固橡属也，与橡实同而长者，别名槲，又曰朴樕[3]。其不结实而中茧丝者为青棡[4]；青棡亦有数种，饲蚕者能辨之。《陆疏》：徐州人谓栎为杼，秦人谓柞栎为栎，《说文》：以样为栩实。小学家展转训诂，但指其类耳。《上林赋》[5]沙棠栎槠。沙棠为一物，栎槠亦应为一物。槠、杼声音轻重，鸨羽所集，其此实耶？长沙秋时，倾筐入市，浸浸以腐供宾筵。北地不闻此制也，汝南有一种黄栗树，与栎颇类而中栋梁，非不材之木。槠木为柱不腐，亦有红、白二种，白者理疏，红者理密，中什器[6]，诚非橡檞伍，其亦如椿、樗[7]之别乎？

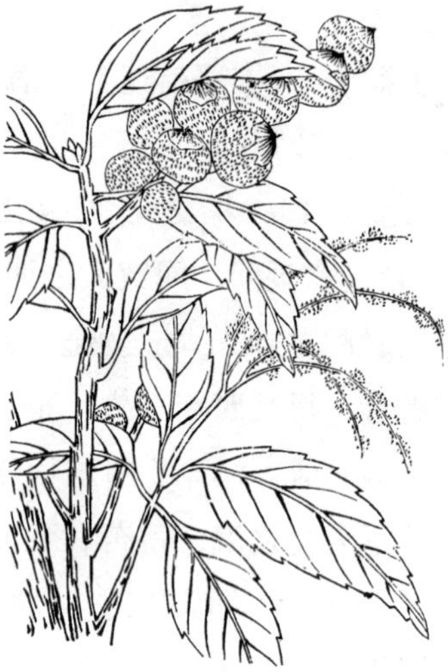

【校注】

① 豳菽（shū 书）：亦作“豳尗”，豆豉。

② 丑：类；相同。

③ 朴樕（sù 素）：小树；丛树。 樕，小树。

④ 青棡（gāng 刚）：落叶乔木，叶子长椭圆形，木材坚硬，供建筑用。 亦称“槲栎”。

⑤《上林赋》：《子虚赋》的姊妹篇，汉赋大家司马相如的代表作品。 作品描绘了上林苑宏大的规模，进而描写天子率众臣在上林狩猎的场面。

⑥ 什器：日常生活中使用的各种器具。

⑦ 樗（chū 出）：臭椿。

39. 面槠

面槠与苦槠[1]同，叶长而狭，实尖。

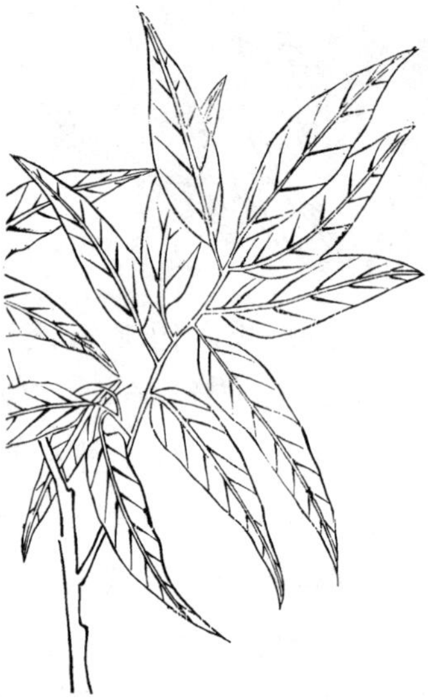

【校注】

① 苦槠：商务本、中华本作“槠苦”。

40. 韶子

韶子，《本草拾遗》始著录。《虞衡志》谓之山韶子。俗呼毛荔支。谓荔支子变种，味酸。

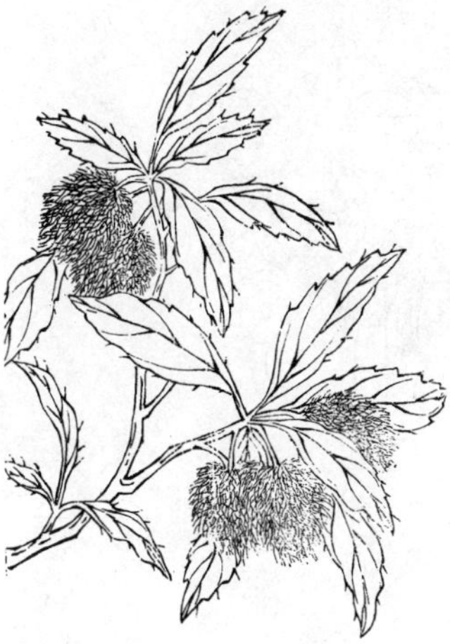

41. 都角子

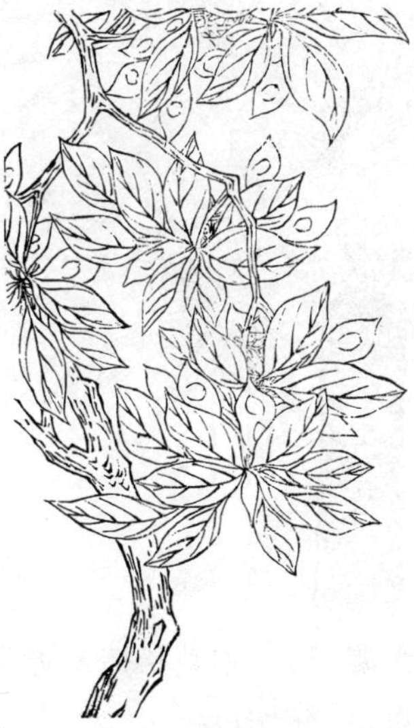

都角子，《本草拾遗》始著录。似木瓜味酢。

42. 石都念子

石都念子，《本草拾遗》始著录。即倒捻子。东坡名为海漆，亦名胭脂子。

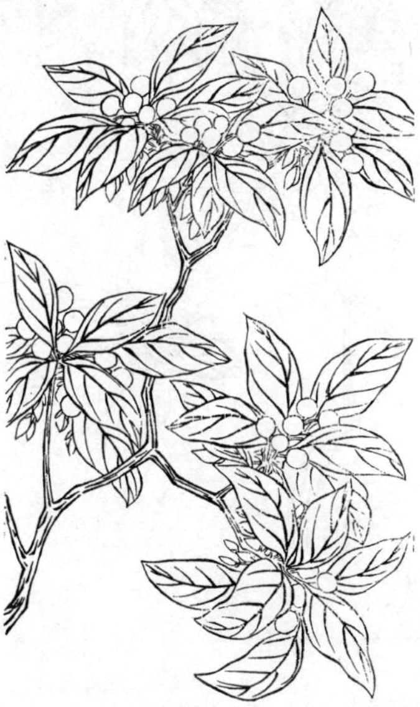

43. 软枣

软枣即牛奶柿。《救荒本草》以为即羊矢枣。段玉裁《说文解》从之。《名苑》[1]云：即君迁子。《本草纲目》从之。引《本草拾遗》云：生海南。今岭南有羊矢枣。

《南越笔记》述之甚详，盖同名异物也。《礼记·内则》：芝栭蔆椇，《疏》引贺氏说，以栭为软枣。《尔雅注》以栭为栖栗。释经者多以郭说为长，《郭注》遵羊枣，云实小而圆，紫黑色，俗呼羊矢枣，状与软枣符。

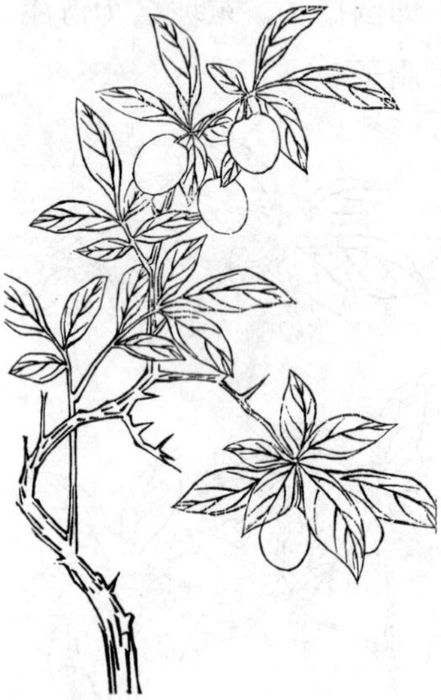

【校注】

① 《名苑》：北宋司马光撰。字书。先以《集韵》正声，次以《说文解字》正形，次以训诂同异辩其理，次以经传诸书之言证其实。

44. 探子

探子，《本草拾遗》始著录。《瓮牖闲评》以为梨类。

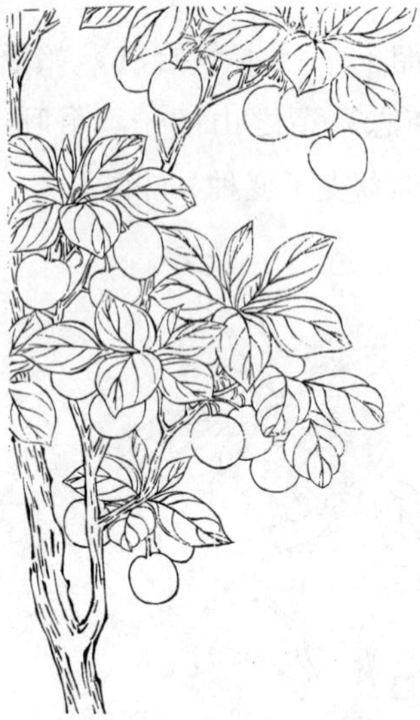

45. 无漏子

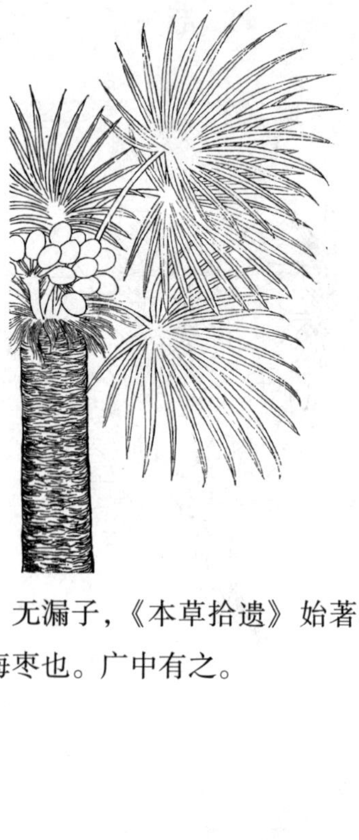

无漏子，《本草拾遗》始著录。即海枣也。广中有之。

卷之三十三　木类

1. 柏

柏，《本经》上品。叶、脂、实俱入药用。有圆柏、侧柏；圆柏即栝，有赤心者俗名血柏。

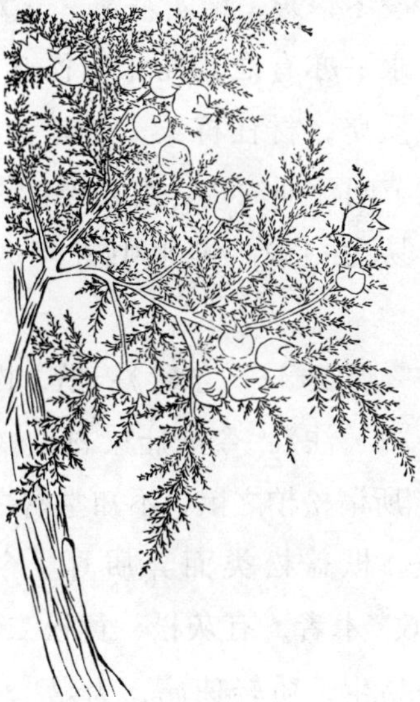

2. 桧

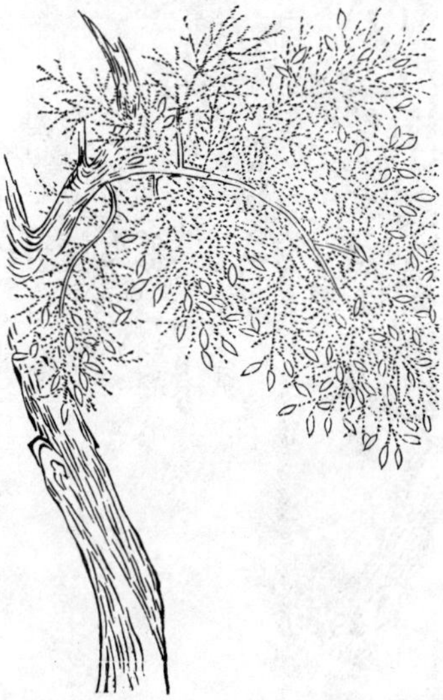

桧即栝。《书疏》：栝，柏叶，松身。与《尔雅》桧同。《尔雅翼》今人谓之圆柏，以别于侧柏，其一种刺柏，木理亦相类。《老学庵笔记》[①]谓有海桧、土桧二种。海桧难致，不知其叶有别否。桧柏一枝之间或桧、或柏，庭院多植之为玩。

又有三友柏，一株而叶有圆、侧、刺三种。

【校注】

① 《老学庵笔记》：南宋陆游著。内容多是作者或亲历、或亲见、或亲闻之事，或读书考察的心得。

3. 刺柏

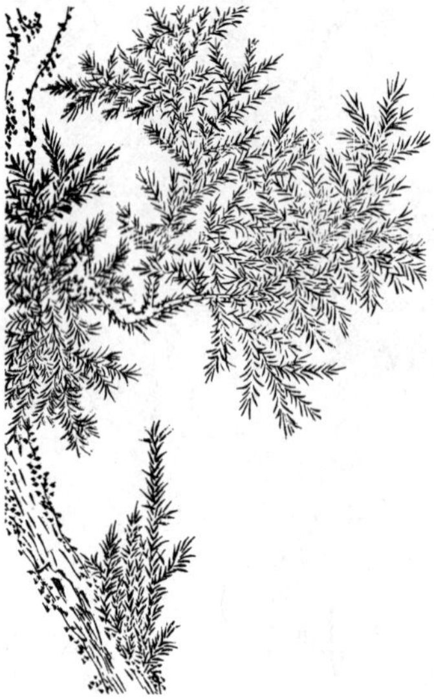

刺柏，叶如针刺人，圃人多翦其叶、揉其干为盆玩，或亦曰刺松。《说文》：樱，细理木也。段氏《注》：樱见《西山经》[①]《南都赋》。郭曰：樱似松有刺、细理，刘渊林注《蜀都赋》：楔似松，有刺。楔，盖樱之讹。按此木理极坚致，但叶如刺耳。五台有落叶松，有刺能毒人肉，今志中失载。

【校注】

① 《西山经》：《山海经》中"山经"之一部。

4. 松

松脂，《本经》上品。花为松黄，树皮绿衣为艾蒳[①]，烧汁为松湽[②]。松节、松心皆入药。关东松枝干凌冬翠碧，结实香美，子为珍果，永平亦有之。凡北地松难长，多节质坚，材任栋梁，通呼油松。盛夏节间汁即溢出。南方松仅供樵薪，易生白蚁。惟水中桩年久不腐。

雩娄农曰：《尔雅》：枞，松叶柏身。《注》：今大庙梁材。《尸子》[③]所谓松柏之鼠，不知堂密之有美枞。枞盖松类而异质耳。今匠氏[④]攻[⑤]木者，有灰松、黄松二种，灰松易生，质轻速腐，为藉[⑥]、为薪，皆是物也。黄松亦曰油松，多脂，木理坚，多生山石间，北地巨室非此不能胜任。余常至卢龙试院，观所谓古松者，皆数百年物，竦身矗干，碧润多节，与老松龙鳞，渺不相属。而长风谡谡，巨浪撼空，审其钗股，则皆七鬣，意请即美枞也。湘中方言谓松为丛，简牍中或作枞，则松、枞，果一类欤？结实之松，叶同而木驳，凸凹如刻画，惟燕、辽及滇有之。《演繁露》[7]以枞为丝杉，松、杉叶迥异。《尔雅》两载，恐非类也。园庭古寺有麈尾松、栝子松即剔牙松、金钱松、鹅毛松，皆盆几之玩，非栋梁之用。五大夫[8]之庶孽[9]耳。塞外五台有落叶松，蒙古取其皮以代茶，高寒落木，异乎后凋，又其木坚有刺毒，能腐人肉，寄生白脂厚五六寸，光洁似玉，微软而坚，或有用为靴底。又有白松，直干盘枝，上短下长，望如浮图，质体独轻，非木公之别族，则因地而异其形性矣。

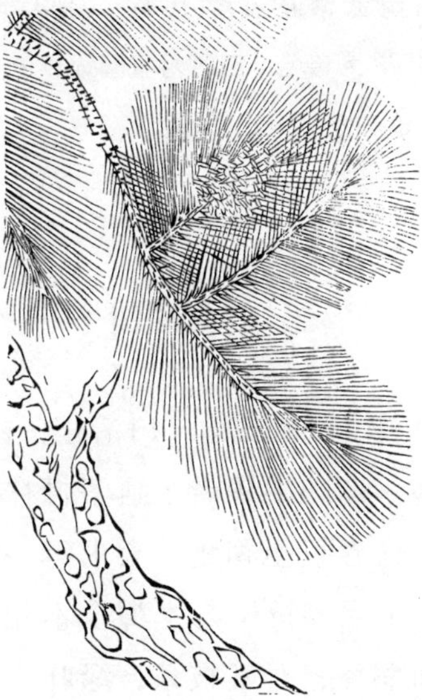

【校注】

① 艾蒳（nà 那）：此指松树皮上绿衣，可以和合诸香，烧之能聚其烟，青白不散。

② 涪（yì 意）：松脂。

③《尸子》：先秦杂家著作。作者尸子，名佼，晋国人，一说鲁国人，相传是商鞅的老师。他的思想融合了儒、墨、道、法各家，和孟轲、荀卿、商鞅、韩非等人的思想都有相通处，对农家许行也有影响。

④ 匠氏：木匠。

⑤ 攻：加工。

⑥ 藉：古代祭奠用的席类。

⑦《演繁露》：笔记类著作，南宋程大昌撰。全书共分16卷，记载了三代至宋的杂事488项。

⑧ 五大夫：爵位名。秦、汉二十等爵的第九级。《史记》载：秦始皇登封泰山，中途遇雨，避于大树之下，因树护驾有功，遂封该树为“五大夫”爵位。

⑨ 庶孽：妃妾所生之子。犹树有孽生，故称。段注：“凡木萌旁出皆曰蘖，人之支子曰孽，其义略同。”这里指不成器的后代。

5. 茯苓

茯苓，《本经》上品。附松根而生，今以滇产为上。岁贡仅二枚，重二十馀斤。皮润细，作水波纹，极坚实。他处皆以松截断，埋于山中，经三载，木腐而茯成，皮糙黑而质松，用之无力。然山木皆以此翦薙[①]，尤能竭地力，故种茯苓之山，多变童阜[②]，而沙崩石陨，阻遏溪流，其害在远。闻新安人禁之。

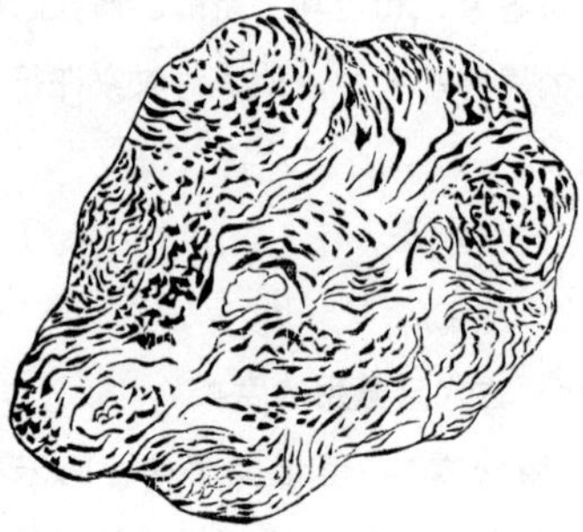

【校注】

① 翦薙（tì 替）：剪枝除草。这里引申为对森林的破坏。薙，除草。

② 童阜：光秃的土山。

6. 桂

菌桂，《本经》上品。牡桂，《本经》上品。《别录》又出桂一条，牡桂即肉桂，菌桂即筒桂，因字形而误。今以交趾产为上。湖南傜峒[①]亦多，不堪服食。桂子如莲实，生青老黑。

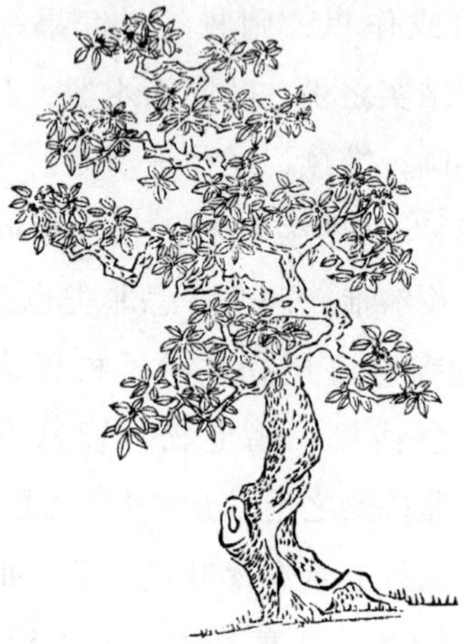

【校注】

① 傜（yáo 摇）峒（tóng 同）：此指古代湖南武陵的少数民族。傜，原作"猺"，为兽名，旧时对我国瑶族的侮辱性称谓。

7. 蒙自桂树

桂之产曰安边，曰清化，皆交趾境。其产中华者，独蒙自桂耳；亦产逢春里土司地。余求得一本，高六七尺，枝干与木樨全不相类。皮肌润泽，对发枝条，绿叶光劲，仅三直勒道，面凹背凸，无细纹，尖方如圭。始知古人桂以圭名之说，的实有据。而后来辨别者，皆就论其皮肉之腊[1]，而并未目睹桂为何树也。其未成肉桂时，微有辛气，沉檀之香，岁久而结，桂老逾辣，亦俟其时，故桂林数千里，而肉桂之成如麟角焉。江南山中如此树者，殆未必乏，惜无识其为桂者。爨[2]下榾拙[3]，馨气满坳，安知非留人馀丛，同泣萁豆[4]间耶？玉兰著而木莲微，木犀咏而山桂歇，古之赏者其性，后之赏者其华，草木名实之淆，亦世变风移之一端也。虽然人不至滇，亦乌知桂之为桂哉？

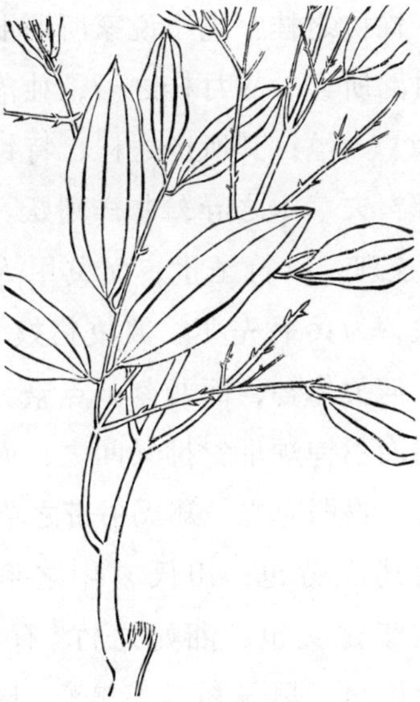

【校注】

① 腊：皮肤皴皱。

② 爨（cuàn 窜）：灶。

③ 榾（gù 故）拙：木柴块，树根疙瘩。泛指根部。

④ 同泣萁豆：出曹植《七步诗》，喻兄弟同胞手足相残。这里喻桂树为柴。

8. 岩桂

岩桂即木犀。《墨庄漫录》谓古人殊无题咏，不知旧何名。李时珍谓即菌桂之类而稍异，皮薄不辣，不堪入药。

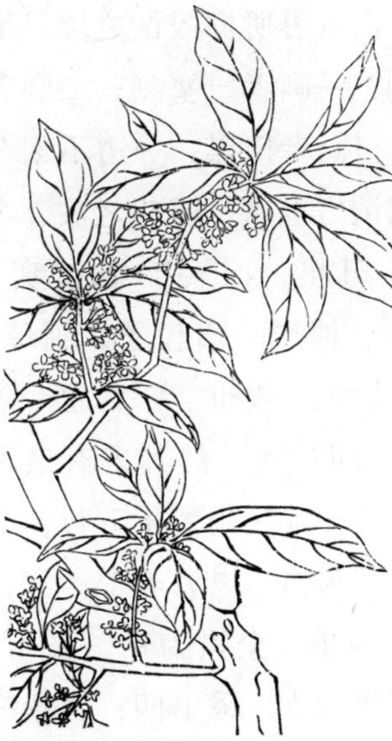

9. 桂寄生

桂寄生一名骨牌草。生杭州三百年老桂上。大致如车前草，而叶厚如桂。三十二色骨牌，无一不具，奇偶相对，巧非意想所及。点子黄圆，生于叶背，皆一一突出似金星草，盖其子也。余至杭，曾取玩之。或云治吐血有殊功。

雩娄农曰：古者乌曹作博[①]。《说文》：博局戏六箸十二棋。《方言》：博或谓之棋，所以投博谓之枰，或谓之广平。所以行棋谓之局，或谓之曲道。《颜氏家训》：古为大博则六箸，小博则二茕[②]，今无晓者。鲍宏《博经》[③]博局之戏，各投六箸行六棋，故曰六博用十二棋。六白六黑所掷骰谓之琼。琼有五采刻：一画者曰塞刻；二画者曰白刻；三画者曰黑；一边不刻在五塞之间谓之五塞。博戏之法，今皆不传。曰棋、曰枰，则与奕类。《广韵》：博撚一曰投子，则琼也、茕也、骰也、投也，一物也。盖今骰子所自昉[④]也。然其采有枭卢雉犊为胜负，其法用骰子五枚，分上为黑，下为白。黑者刻二为犊，白者刻二为雉，全黑为卢，采十六；二雉三黑为雉，采十四；二犊三白为犊，采十；全白为白，采八；尚黑而下白，非今采也。潘氏《纪闻》[⑤]始有重四赐绯[⑥]之说。南唐刘信，一掷六骰皆赤。宋王昭远一掷六齿皆赤。其制与今骰子微相类。然古骰子唯刻木，故名五木。后世用石、用玉，渐用象、用骨，故骰字从骨。骨牌者盖自骰子出，而三十二具之采色，究不知始于何时。《归田录》载叶子戏，或谓即今以纸为牌所由昉。然游戏之具与世推移，执今证古，多不相师。彼桂树之寄生，必不始生于近世，岂此三十二具之奇偶，乃造物机械[⑦]，偶露于小草，而为人所窥寻耶？抑人世既有此戏，而草木乃赋形而维肖耶？夫寄生多种，何独异于桂？岭南、北之桂寄生，与他木同，何独异于馀杭之桂？岂小说家所谓浙江为月路所经，故月桂之子，独落于灵隐、天竺；其所产之桂，特钟神奇耶？夫草木之异，非祥则妖。合朔[⑧]连理，以符圣世；而戈甲人物之象，为兵祸先兆。彼牧猪奴[⑨]之戏，何关休咎，而乃刻画点染，琐琐焉而不惮烦耶？抑又闻之，人心所属，物即应之。郑氏书带之草[⑩]，应著述之劳也；田氏复生之荆[⑪]，应友于之义也；湘妃之竹[⑫]有泪，哀之极也；男子树兰不芳[⑬]，情之异也。《易》道阐幽，而蓍草独盛于太皞[⑭]之墟；象教盛行，而木理始有菩萨之像。金石之坚，能昭诚格；卉木无知，尤征蕃变。然则寄生之有骨牌也，非以示摴蒱投琼[15]之易其术，即人事游戏，沉溺忘返，而小草乃为之效尤而极巧也。滇之夷，重女而贱男，永昌之裔，有低头草焉，见妇人则低其头，妇以馈夫即制其夫。人之所忌，其气焰足以取之。妖由人兴，不从其所好，即伺其所畏，理固然也。彼竹叶之符、艾叶之人，徒以意造想象者，又非此类矣。

又按宋《图经》：樗叶脱处有痕，如摴蒱子，又似眼目。则古骰子亦不似今之骰子，形方而点正圆也。

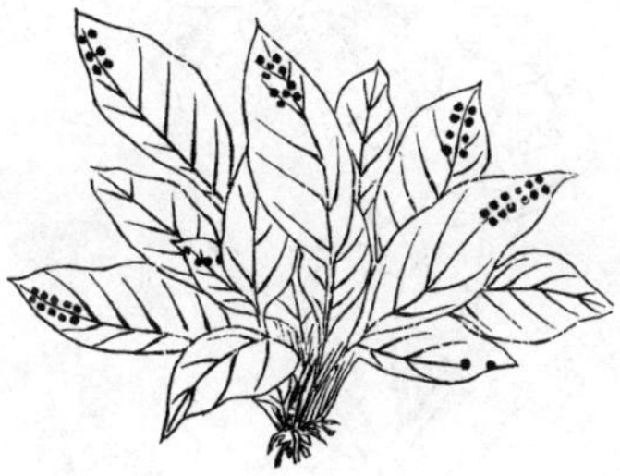

【校注】

① 乌曹作博：乌曹是夏代著名能工巧匠。博，博彩、赌博。《世本》卷上有"古者乌曹作博，以五木为子，有枭、卢、雉、犊、塞，为胜负之采"。

② 煢（qióng 琼）：通"琼"，骰子，古代博戏的一种用具。

③ 鲍宏《博经》：鲍宏，商务本为鲍弘。隋代政治家，传说其著有《博经》。

④ 昉（fǎng 仿）：起始。

⑤ 潘氏《纪闻》：《纪闻谭》，是五代时蜀人潘远撰集的一部逸事小说。

⑥ 重四赐绯：《纪闻谭》载："明皇与贵妃彩战，将北，惟重四可胜，连叱之，果重四，上悦。顾高力士，令赐绯，遂不易。"绯，红色的官服、衣服。

⑦ 椷（hán 含）：容纳。

⑧ 合朔：日月运行处于同宫同度，谓之合朔。一般指夏历每月初一。

⑨ 牧猪奴：指赌徒。

⑩ 书带之草：书带草，又叫沿阶草。东汉人郑玄，字康成，曾教授于长学山。传说郑玄在康成书院讲学著述时，经常到书院附近的野地采集一些草叶用于编竹简。这种草即麦冬草，郑玄用这种草编作草绳用以捆书，对郑玄的读书用书帮助很大。后来人们便把这种草叫作"康成书带"，又称"书带草"。

⑪ 田氏复生之荆：《太平御览》卷四二一引《续齐谐记》，陕西临潼有田真兄弟三人分家。财产均分后，剩屋前一株紫荆树未分，他们约定次日将紫荆分斫为三，各得其一。但次日早晨树已枯萎。田真曰："树本同株，闻将分斫，所以憔悴，是人不如木也。"说罢悲不自胜。兄弟相感，遂不再分，紫荆也就重新又繁茂。

⑫ 湘妃之竹：湘妃竹，亦称"斑竹""泪竹"。传说舜帝征战而逝，舜妃泪洒于竹而成。

⑬ 男子树兰不芳：出《淮南子·缪称训》："男子树兰，美而不芳。"刘勰《文心雕龙》："男子树兰而不芳，无其情也。"

⑭ 太皞：一作太皓，又作太昊、伏羲、风姓。传说为古代华夏族的首领，居于陈地（现在河南省淮阳县），是炎帝神农氏和黄帝轩辕氏的共同祖先。

⑮ 摴蒱（chūpú 出仆）投琼：指掷骰子赌博游戏。摴蒱，古代博戏。

10. 木兰

木兰，《本经》上品。李时珍以为即白香山所谓木莲，生巴峡山谷间，俗呼黄心树者。疏证甚核。余寻药至庐山，一寺门有大树合抱，叶似玉兰而大于掌。僧云此厚朴树也。掐其皮香而辛，考陶隐居木兰注谓：皮厚，状如厚朴，而气味为胜。宋《图经》谓：韶州取外皮为木兰，肉为桂心。李华[1]赋序亦云：似桂而香。则庐山僧以为厚朴，与韶州以为桂，皆以臭味形似名之，而转失其嘉名。张山人石樵侨居于黔，语余曰：彼处多木兰，树极大，开花如玉兰而小。土人断之以接玉兰，则易茂。木质似柏而微疏。俗呼泡柏木。川中柏木船皆

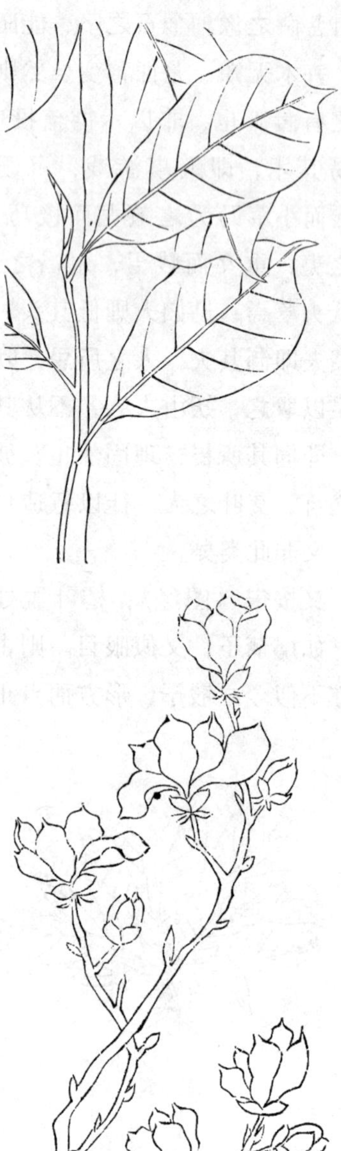

此木耳。因为作图，余绎其说，始

信庐山所见者即木兰。而李时珍之解亦未的。辄忆天随子[2]诗曰：几度木兰船上望，不知原是此花身。盖实录，非绮词也。然是木也，功列桐君之书，形载骚人之词，刳舟送远，假名泛彼；而撷华者又复以李代桃，用其身而易其谥，遂使注书者泛引而失真，求材者炫名而遗实。宜乎！李华有感而赋，谓自昔：沦芳于朝市，坠实于林丘，徒郁咽而无声，可胜言而计筹也。

木莲花见《黄海山花图》，全似莲花，不类辛夷。

【校注】

① 李华：唐代散文家。字遐叔。赞皇（今属河北）人。

② 天随子：晚唐诗人陆龟蒙的别号。其《木兰堂》诗曰："洞庭波浪渺无津，日日征帆送远人。几度木兰船上望，不知元是此花身。"

11. 辛夷

辛夷，《本经》上品。即木笔花。又有玉兰花，可食，分紫瓣、白瓣二种。

雩娄农曰：王世懋《花疏》据《苕溪渔隐》[1]谓：玉兰为宋之迎春花。今广中尚仍此名。又云玉兰花古不经见。余谓木兰、玉兰一类二种。唐宋以前但赏木兰，自[2]玉兰以花色香胜，而骚客词人竞以玉雪霓裳描[3]写姑射[4]，而缄舌不与木兰一字矣。余由豫章溯[5]湘，径[6]黔、抵滇，所见茶花多矣。谱滇茶花者几及百种。庭庑间位置，争以深红软枝、分心卷瓣为上品。旧时图画册子，浓须阔瓣、濡染绮丽者，已弃掷山阿[7]、付与樵竖[8]。而白花黑果，填溢于湘、黔、章贡山谷中，落实而焚膏者，滇中固无此利，即江湘间士大夫，相燕赏[9]于玉茗宝珠间者，亦不尽知其为族类也[10]。玉兰雅洁，芳榭名园，非是不称，正如芝兰玉树，欲生阶前。彼山鬼朝搴[11]，子规夜上，托根乱石间者，非泽畔羁人，涧阿孤寺，乌能见而

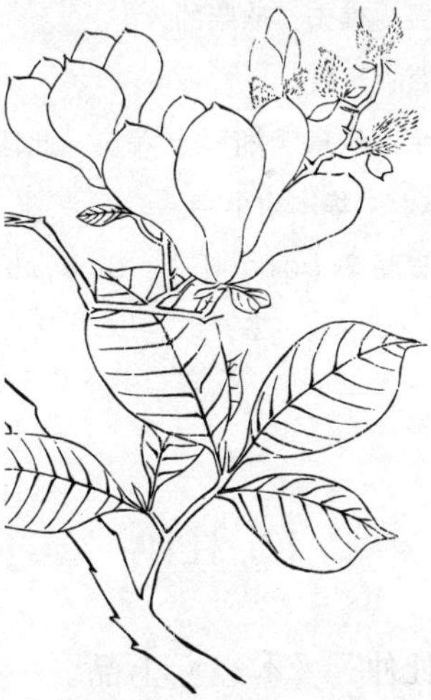

怜之。《离骚》而降，迁客淹留，云埋水隔，愁落恨生，只是故矣。宋景文赞曰：木莲生峨眉山中，不为园圃所莳，日涉者尚不得一逢，况不窥园者耶？虽然日食五谷，不辨黍稷亦多矣。又何论深山古木？

【校注】

① 《苕溪渔隐》：指《苕溪渔隐丛话》，南宋胡仔撰，为北宋诗话总集，对于研究宋以前的历代诗歌是宝贵的资料。

② 自：疑为“白”之误。

③ 描：原本作“摸”，形误。据商务本、中华本改。

④ 姑射：古代为神仙美人的代称，此指白玉兰。

⑤ 溯（sù 速）：逆着水流方向走。

⑥ 径：经过；行经。

⑦ 山阿：山岳；小陵。弃掷山阿，此喻被冷落。

⑧ 樵竖：樵夫；砍柴的人。

⑨ 燕赏：玩赏。

⑩ “余由豫章溯湘”十六句：此段文字商务本、中华本为小字。

⑪ 山鬼朝搴（qiān 千）：山鬼，山林中的神女、山神。搴，取。

12. 杜仲

杜仲，《本经》上品。一名木棉。树皮中有白丝如胶，芽叶可食，花实苦涩，亦入药。《湘阴志》：杜仲皮粗，如川产而肌理极细腻，有黄白斑文。

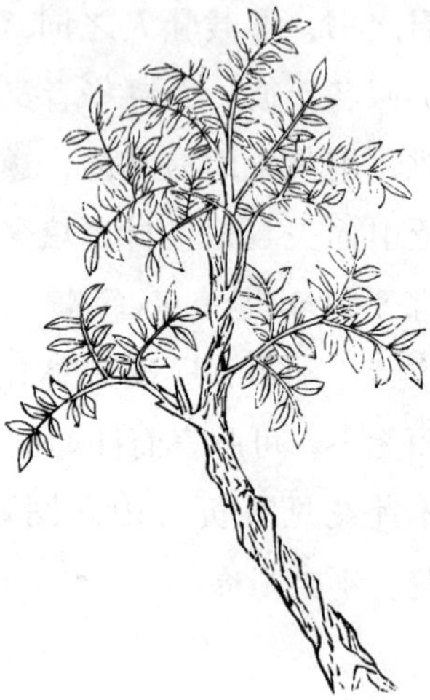

13. 槐

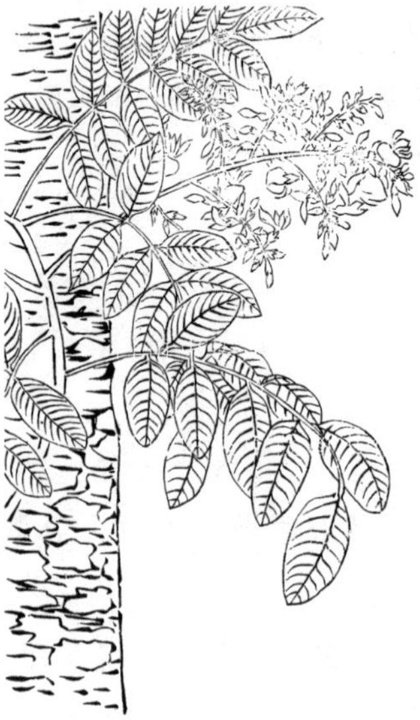

槐，《本经》上品。《救荒本草》：芽可煠食，花炒熟亦可食。

14. 檗木

檗木，《本经》上品。即黄檗。根名檀桓。湖南辰沅山中所产极多，染肆用之。

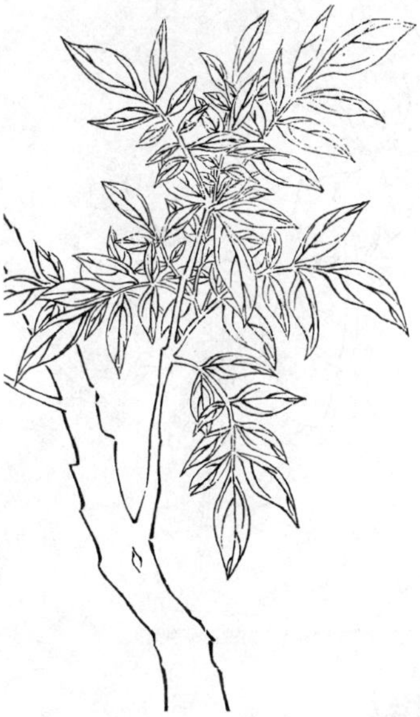

15. 榆

榆，《本经》上品。种甚多。今以有荚者为姑榆，无荚者为郎榆。南方榆秋深始结荚，不可食，即《拾遗》之椰榆也。其有刺者为刺榆，质坚；其皮白者为枌榆，北方食之。又《别录》中品有芜荑，说者谓即榆荚仁酝为酱者。李时珍又云：有大芜荑，别有种，不知何物。

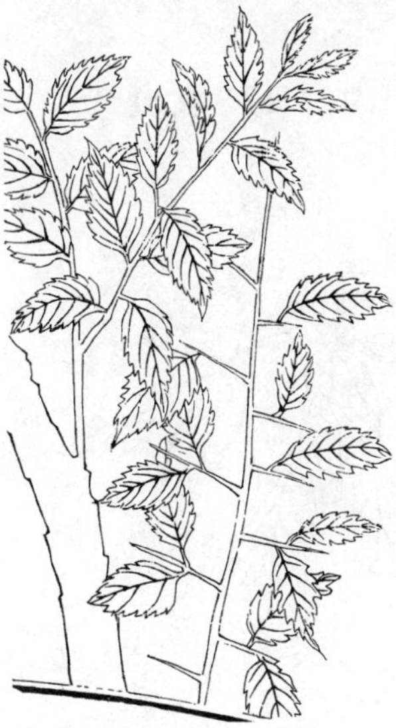

16. 漆

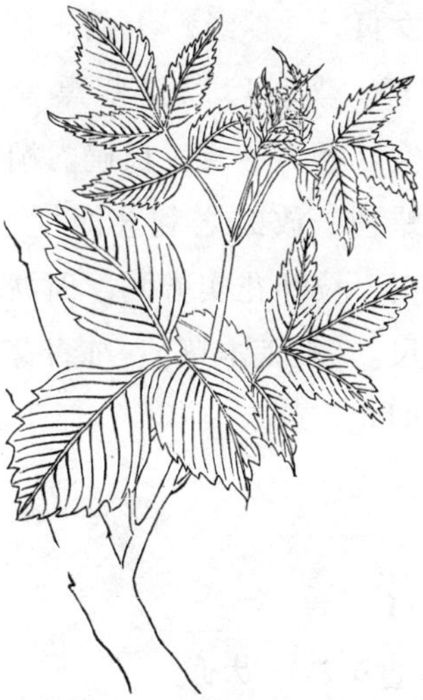

漆，《本经》上品。山中多种之。斧其木以蚌盛之，经夜则汁出。

17. 女贞

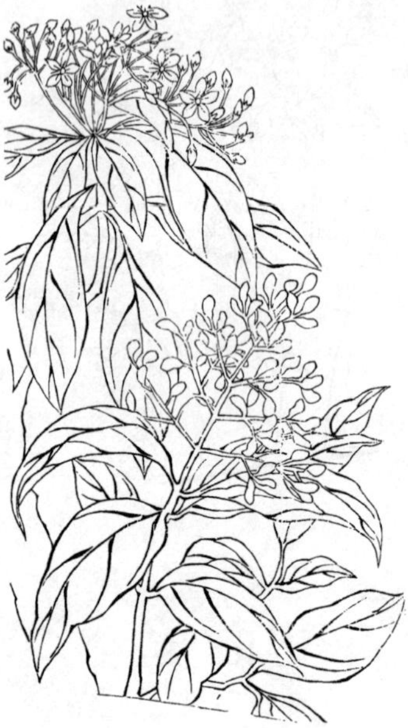

女贞，《本经》上品。今俗通呼冬青。李时珍以实紫黑者为女贞，实红者为冬青，极确。湖南通谓之蜡树，放蜡之利甚溥[①]。又有小蜡树，枝叶花实皆同，而高不过四五尺。《救荒本草》：冻青芽叶可食，即此。

【校注】

① 溥（pǔ 普）：大也。

18. 五加皮

五加皮，《本经》上品。《仙经》[①]谓之金盐。江西种以为篱，其叶作蔬，俗呼五加蕻。京师烧酒亦有五加之名，殆染色为之。

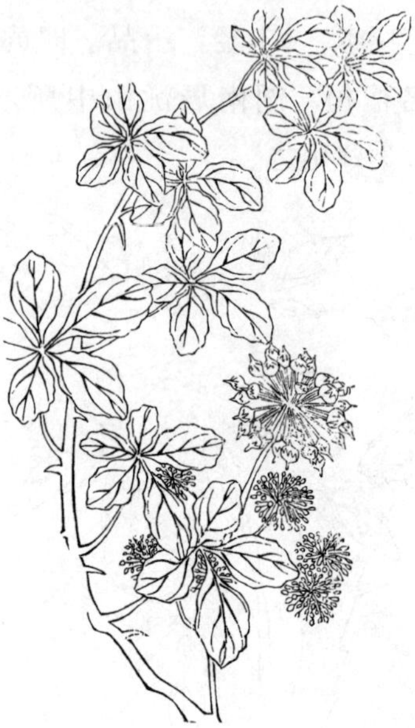

【校注】

① 《仙经》：据王家葵考证，本书为重要道教典籍，成书于三国时期，作者为左慈，为魏晋以前道教经籍的综录。早已亡佚。

19. 枸杞

枸杞，《本经》上品。根名地

骨皮。陆玑《诗疏》：苞杞一名地骨是也。嫩叶作蔬，根实入服食家用，故有仙人杖之名。又溲疏，《本经》下品。代无识者，《唐本草》注：子似枸杞。

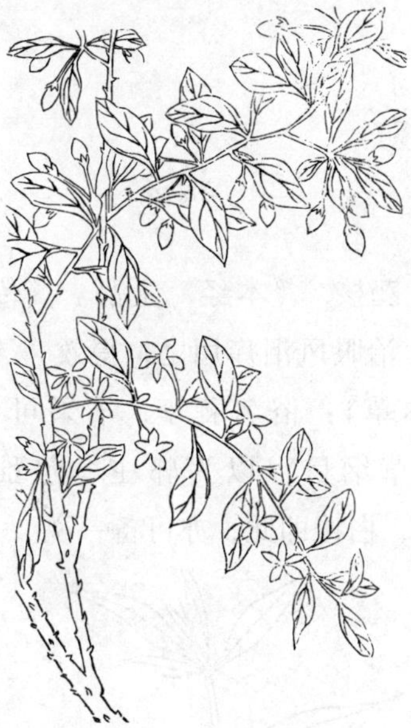

20. 溲疏 附

溲疏，前人无确解。苏恭云：子八、九月熟，色似枸杞，必两两相对。今江西山野中亦有之。叶似枸杞，有微齿，图以备考。

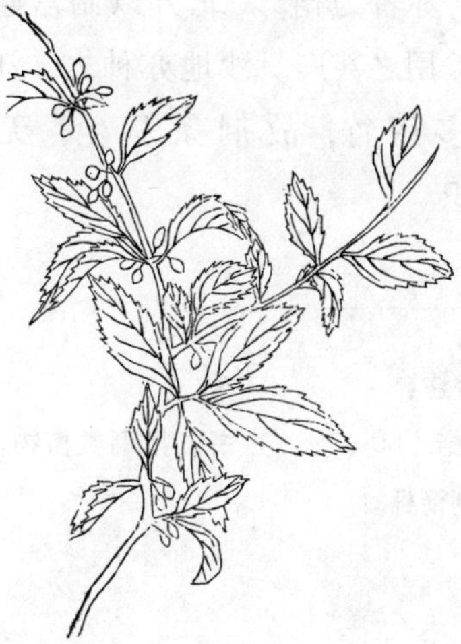

21. 蔓荆

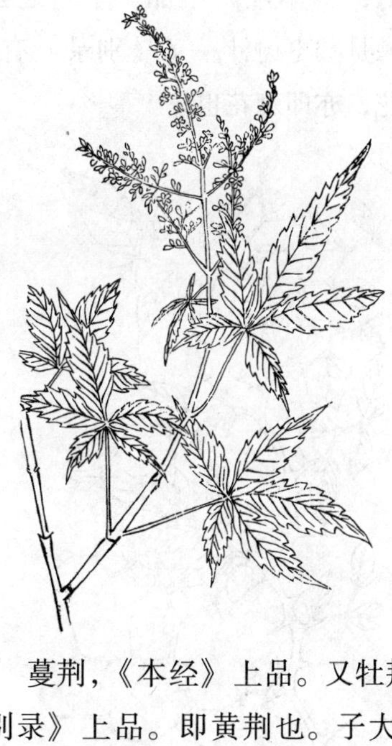

蔓荆，《本经》上品。又牡荆，《别录》上品。即黄荆也。子大者为蔓荆，有青、赤二种：青者为

荆，赤者为楛①。北方以制莒筐篱笆，用之甚广。沙地亦种之，江南器多用竹，故荆条丛生，无复采织。

【校注】

① 楛（hù 户）：古书上指荆类植物，茎可制箭杆。

22. 酸枣

酸枣，《本经》上品。《尔雅》：樲①，酸枣。《注》以为即樲棘。又白棘，《本经》中品。李当之云：白棘是酸枣树针。又《别录》有刺棘花，亦即棘花也。

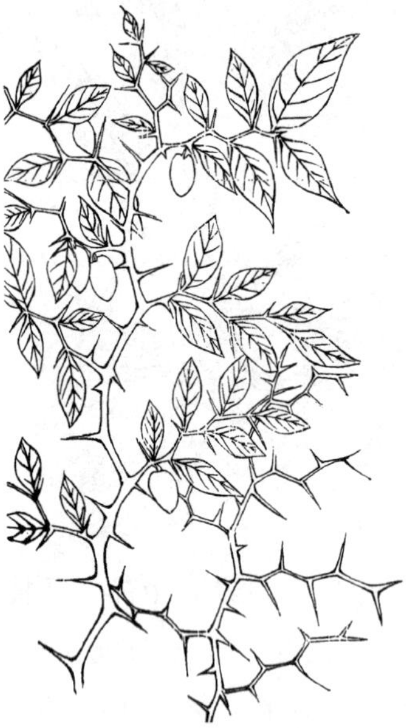

【校注】

① 樲（èr 二）：指酸枣树，落叶灌木，茎上多刺，果实味酸，可以吃，种子入药。

23. 蕤核

蕤核，《本经》上品。《传信方》治眼风泪痒用之，得效。《救荒本草》：俗名蕤李，子果可食。《本草纲目》以为郭注《尔雅》：棫①，白桵即此，亦可备一说。

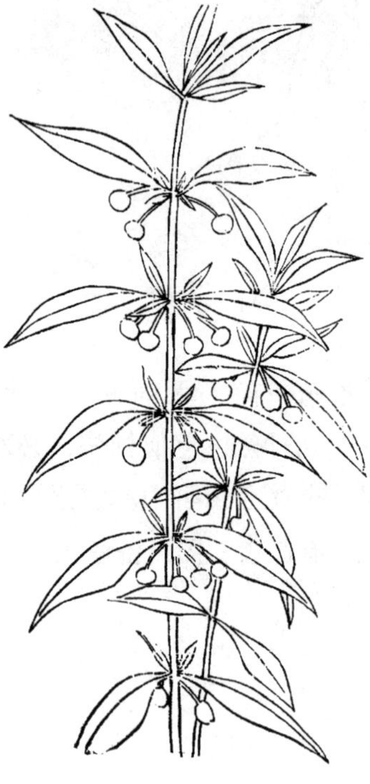

【校注】

① 棫（yù 玉）：白桵，一种小树，丛生，茎上有刺，果实紫红色，可食。

24. 厚朴

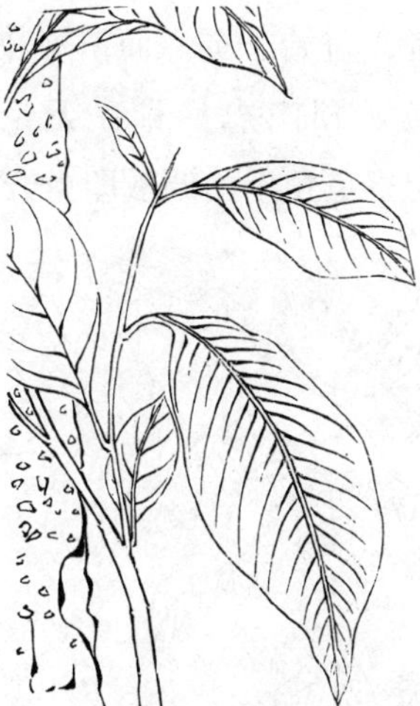

厚朴，《本经》中品。《唐书》：龙州土贡厚朴。《本草纲目》谓叶如槲叶，开细花，结实如冬青子，生青熟赤，有核，味甘美。滇南生者叶如楮叶，乱纹深齿，实大如豌豆。谓之云朴，亦以冒川产。川中人云：凡得朴树，辄掘窖以火煨逼，名曰出汗。必以黄葛树同纳窖中，及出汗后，则二物气味糅杂，不能辨矣。《说文》：朴，木皮也。段氏注《洞箫赋》[①]：秋蜩不食，抱朴以长吟。颜注《急就篇·上林赋》厚朴曰：朴，木皮也。此树以皮厚得名。《广雅》：重皮厚朴也。今朴皮重卷如筒，厚者难致。滇南呼朴为婆。桂馥《札璞》以为驳树，殊欠考询。

【校注】

① 《洞箫赋》：西汉王褒所撰的一篇以音乐为题材的作品。因现存的赋体中属首创，故后人称之为“诸音乐赋之祖”。该赋详细记述了箫的制作材料的产地情况、工匠的精工细作与调试、乐师高超的演奏，以及音乐的效果和作用等。

25. 秦皮

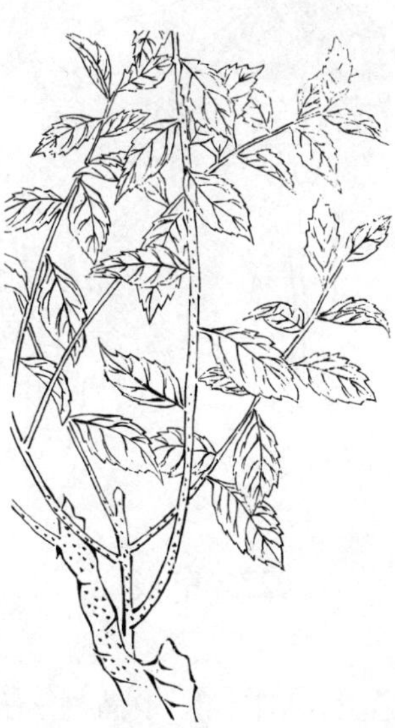

秦皮，《本经》中品。树似檀，取皮渍水便碧色，书纸看之皆青。湖南呼为秤星树，以其皮有白点如秤星，故名。

26. 合欢

合欢，《本经》中品。即马缨花。京师呼为绒树，以其花似绒线故名。《救荒本草》：夜合树嫩叶味甘，可燥食。

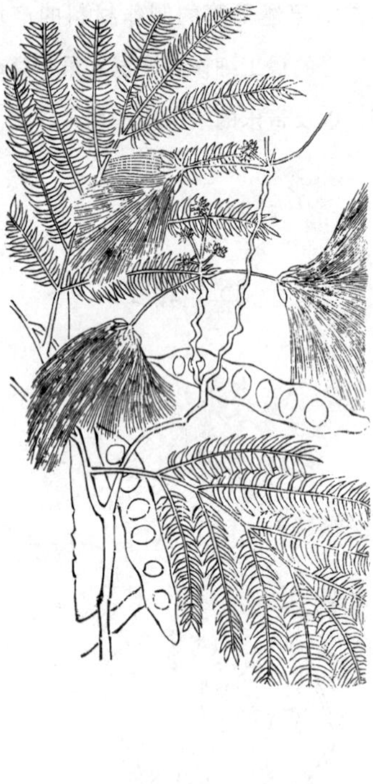

27. 皂荚

皂荚，《本经》中品[①]。有肥皂荚、猪牙皂荚。刺为痈疽要药。《救荒本草》：嫩芽可煠食，子去皮糖渍之，亦可食。滇南皂角树至多，角长尺馀，秋时悬垂树末，如结组纶，每塑庙像将成，必焚皂角以除秽，岁首亦或爇于门外。考《五国故事》[②]：蜀王衍好烧沉檀兰麝之类，芬馥氤氲，昼夜不息。即而厌之，乃取皂角烧之，则以皂角为香者，盖始于蜀。而滇亦染其俗耳。又《湖南志》谓：无论诸恶疮，但以皂角末醋调敷即愈云。

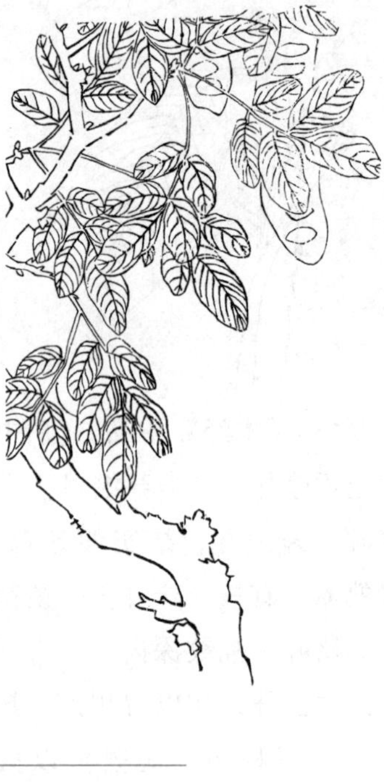

【校注】

① 《本经》中品：商务本为“下品”，中华本注：“皂荚，《本经》下品，原误中品。”实为下品。

② 《五国故事》：宋代佚名著作，记述吴杨氏、南唐李氏、前蜀王氏、后蜀孟氏、南汉刘氏、闽王氏及闽朱文进等六国割据事。

28. 桑

桑，《本经》中品。《尔雅》：女桑，桋[①]桑。《注》：今俗呼桑树。小而条长者为女桑树。檿[②]桑、山桑，《注》：似桑材中作弓及车辕。今吴中桑矮而叶肥，盖即女桑。江北桑皆自生，材中什器，盖即檿桑。蚕丝劲黄，所谓檿丝矣。桑枝、根白皮、皮中汁、霜后叶及葚、耳、藓花、柴灰、蠹[③]虫皆入药。

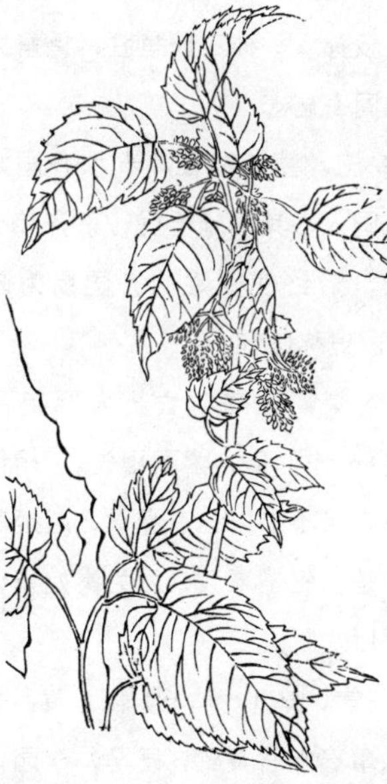

【校注】

① 桋（yí 姨）：古书记载的一种树，叶细而歧锐，皮理错戾，多丛生于山中，木材可用来做车辋。

② 檿（yǎn 演）：落叶乔木，叶互生，内皮可做纸，木材坚韧，可做弓、车辕。

③ 蠧（dù 度）：同"蠹"。

29. 桑上寄生

桑上寄生，《别录》中品[①]。叶圆微尖，厚而柔，面青光泽，背淡紫有茸，子黄色如小枣，汁甚黏，核如小豆。诸书悉同。惟《图经》云：三四月花黄白色。余所见冬开花，色黄红，残则浅黄耳。后人执茑女萝之说，强为纠纷，若如《陆疏》所云，乃是蔓生，何能并合？南方毛姜、石斛、风兰寄生亦非一种，《本草衍义》谓有服他木寄生而死者，用寄生者乌可不慎？广西所产，多榕寄生。或云桑寄生于榕，又谓有桑寄桑者，尤谬。吾未见有服此药而效者，缘少真者耳。

雩娄农曰：茑与女萝，《传》曰：茑，寄生也。《陆疏》以为子如覆盆子，赤黑甜美。今寄生子既不可食，形亦不类；或云鸟衔树子遗树上而生。余以十月后莅赣南，群木多陨，有郁葱者如花、如果，遣人折枝视之，皆寄生也。所托树非一，而叶厚毛背，红花黄子，无异形，信乎感气而生，别是一物也。桑寄生以去风保产，见重于世。桂椒生者，土人云性与桂椒同；桃柳所生，俗方亦取用之。盖皆盗本木之精华，而夺其雨露之施，假而不归。如借丛者，久而丛枯而亡矣。读《郁离子》伐桑寄生赋序[②]云：如疮痍脱身，大奸去国，有会余心者焉。其赋有曰：农植嘉谷，恶草是芟，物犹如此，人何以堪？独不闻三桓竞爽，鲁君如寄[③]；田氏厚施，姜陈易位[④]；大贾入秦，伯翳以亡[⑤]；园谋既售，芈化为黄[⑥]，蠹凭木以槁木，奸凭国以盗国，鬼居肓而人陨，枭寄巢而母食。故曰：非其种者，锄而去之，信斯言之可则。

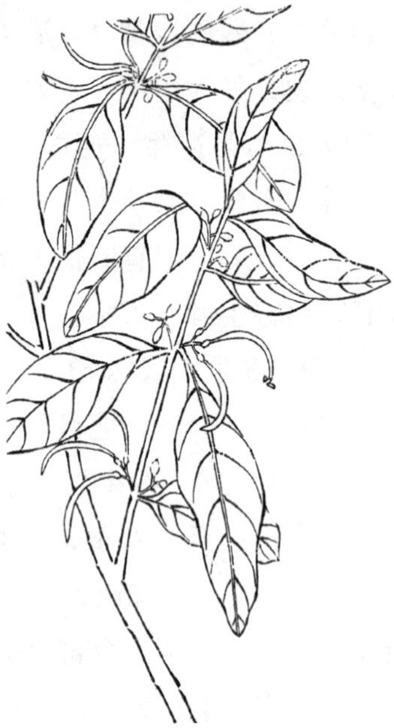

【校注】

① 《别录》中品：商务本为"《本经》上品"。中华本校注："桑上寄生，《本经》上品，原误《别录》中品。"实为《本经》上品。

② 《郁离子》伐桑寄生赋序：《郁离子》，明代刘基（字伯温）撰。《郁离子》不仅集中反映了刘伯温治国安民的主张，也反映了他的人才观、哲学思想、经济思想、文学成就、道德为人及渊博学识。"伐桑寄生赋序"应为"伐寄生赋（并序）"。

③ 三桓竞爽，鲁君如寄：指春秋鲁桓公时仲孙、叔孙、季孙三氏争胜，鲁君大权旁落，如同寄居。

④ 田氏厚施，姜陈易位：春秋齐国大臣田恒为陈国人，其厚施于民，杀齐简公，立齐平公，最终使姜姓的齐国易为陈姓（田姓），史称田齐。

⑤ 大贾入秦，伯翳以亡：大贾指吕不韦。伯翳一作伯益，为秦祖先。相传春秋时大商人吕不韦以已有身孕之赵姬献给秦公子子楚，生子嬴政，后为秦始皇，故曰"伯翳以亡"。

⑥ 园谋既售，芈（mǐ 米）化为黄：楚国李园之妹事春申君黄歇，既孕，李园为谋

以献楚王，生子，后为楚幽王。改变了楚国的姓氏。园，李园；售，成功。芈，楚国祖先的族姓；黄，姓。

30. 吴茱萸

吴茱萸，《本经》中品。《尔雅》：椒樧[1]，丑莍[2]。《礼记》作藙[3]。又食茱萸，《唐本草》始著录。宋《图经》或云即茱萸粒大堪啖者。蜀人呼为艾子。《益部方物记》：藙、艾同字云，又名榄[4]子。

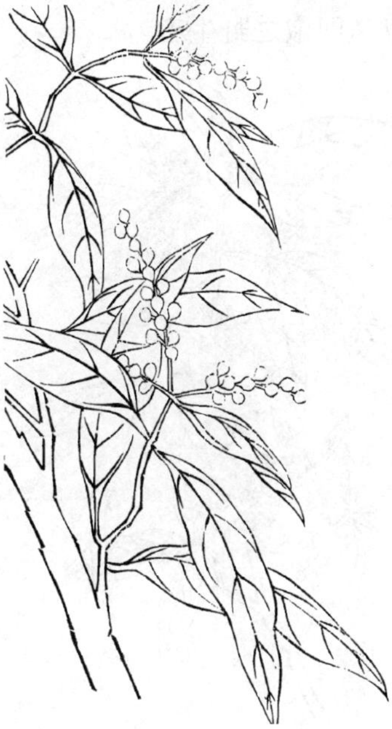

【校注】

① 樧（shā 杀）：古书上指茱萸一类的植物。

② 莍（qiú 求）：果实外皮密生疣状突起的腺体。

③ 藙（yì 毅）：指食茱萸，为芸香科落叶乔木，具有特殊香味。食茱萸的嫩枝密布锐利的尖刺，老干也长满了瘤状尖刺，连鸟儿也不敢在上面栖息，因此有“鸟不踏”之称。果实味辛，可作调料。

④ 榄（dǎng 党）：指食茱萸。

31. 山茱萸

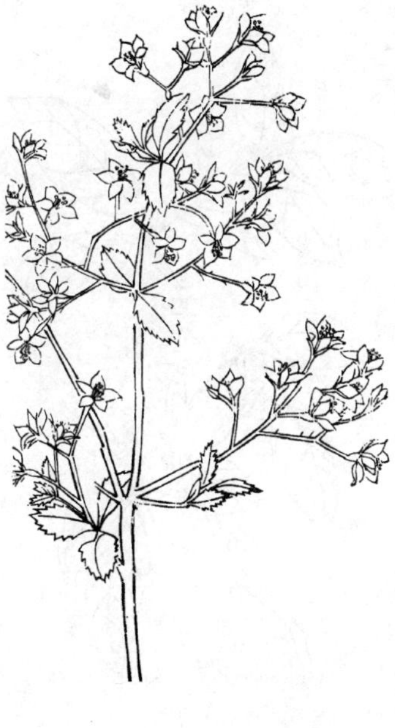

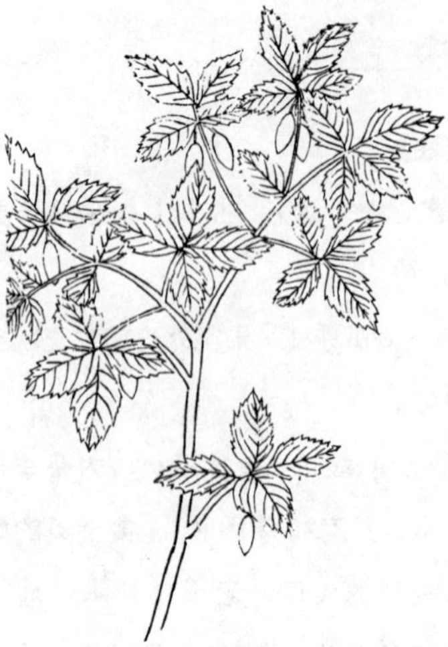

山茱萸，《本经》中品。陶隐居云：子如胡颓子，可啖。合核为用。《救荒本草》谓之实枣儿。

32. 秦椒　蜀椒

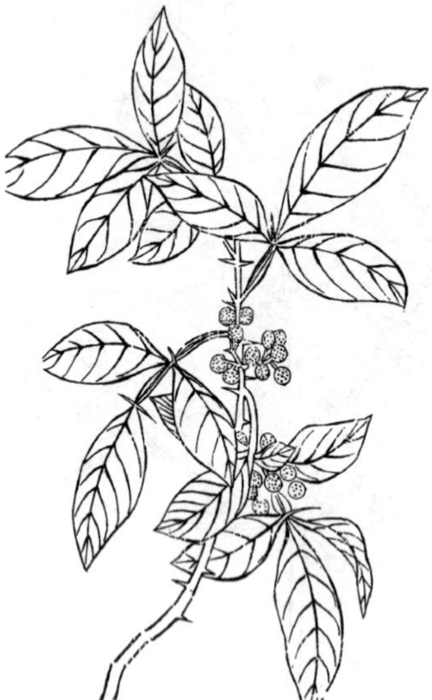

秦椒，《本经》中品。《尔雅》：椵[1]，大椒。又蜀椒。《本经》中品。今处处有之。以蜀产赤色者佳。川中用丝结为念珠等物，是也。

【校注】

① 椵（huǐ 悔）：花椒。

33. 崖椒

崖椒，宋《图经》收之。李时珍以为即椒之野生者。

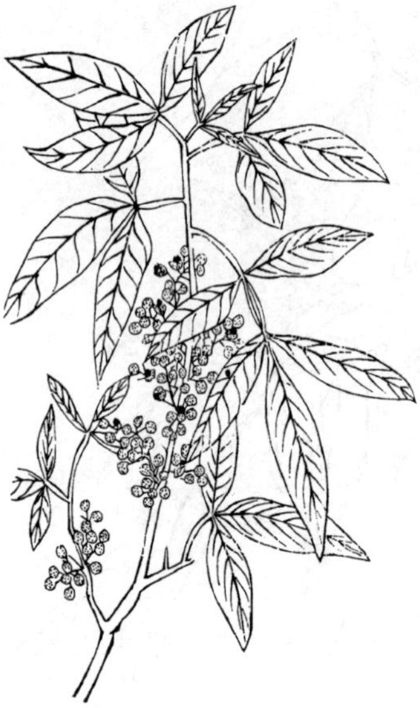

34. 卫矛

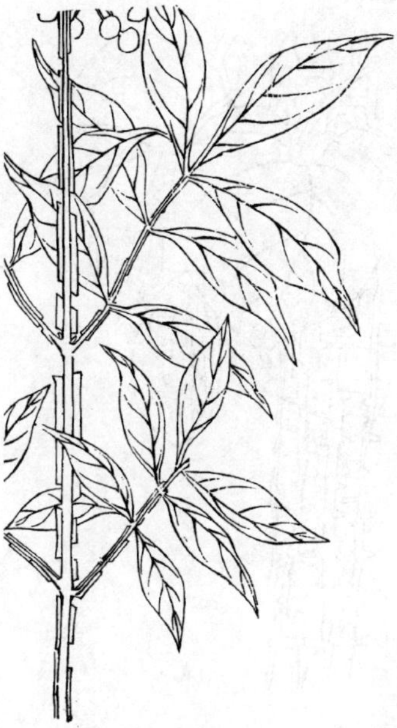

卫矛，《本经》中品。即鬼箭羽。湖南俚医谓之六月凌，用治肿毒。按《图经》：曲节草有六月凌、绿豆青诸名。此木春时枝叶极嫩，结实如冬青而色绿，性味苦寒，殆即一物。

35. 栀子

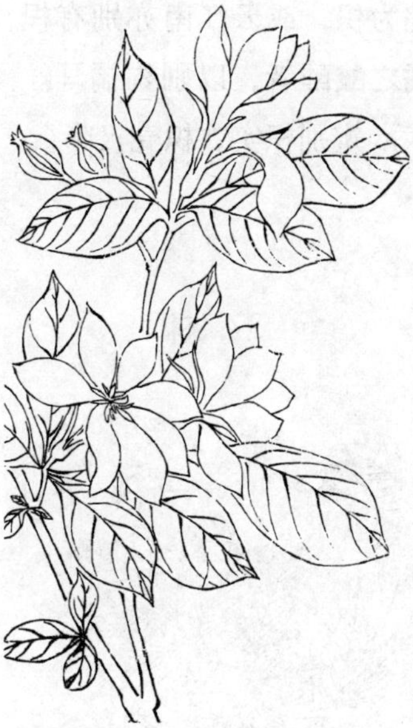

栀子，《本经》中品。即山栀子，以染黄者，以七棱至九棱者为佳。

36. 枳实

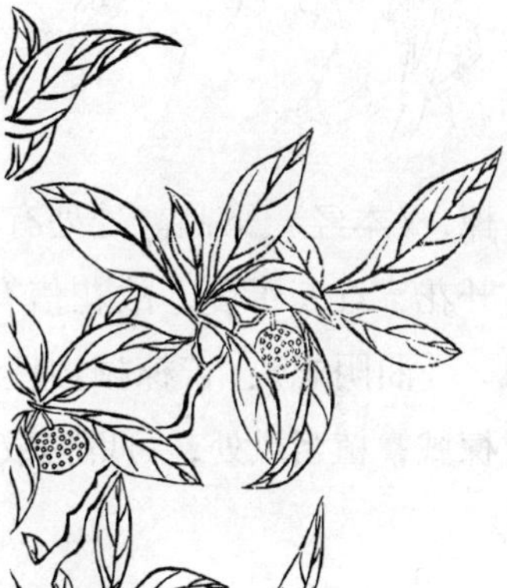

枳实，《本经》中品。橘逾淮

而北为枳，或云江南亦别有枳，盖即橘之酸酢者，以别枸橘耳。《补笔谈》辨别枳实、枳壳极晰。

37. 楝

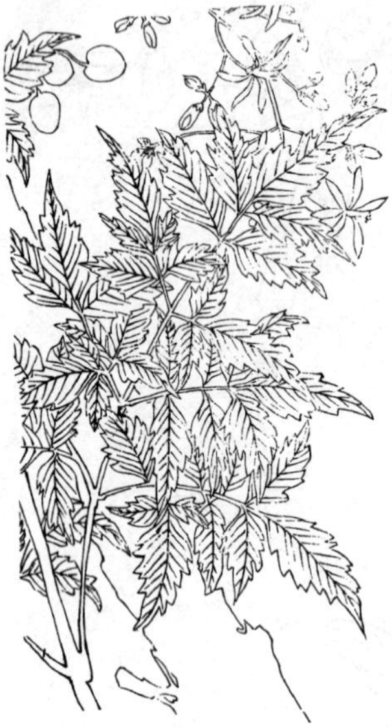

楝，《本经》下品。处处有之，四月开花，红紫可爱，故花信有楝花风。《湘阴志》：苦楝掘沟埋之，可成楝城；植当风处，可辟白蚁。

38. 桐

桐，《本经》下品。即俗呼泡桐。开花如牵牛花，色白，结实如皂荚子，轻如榆钱，其木轻虚，作器不裂，作琴瑟者即此。其花紫者为冈桐。

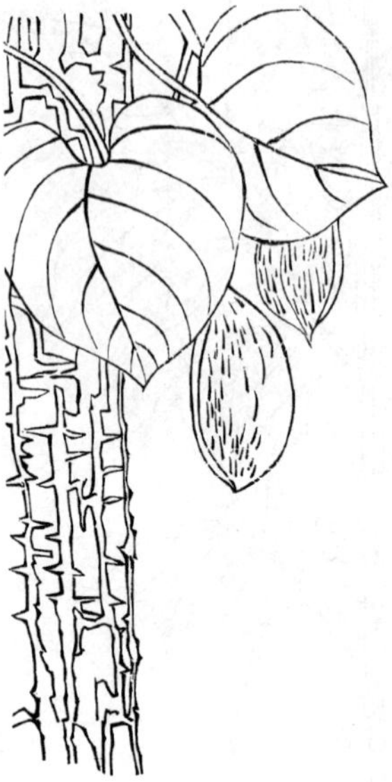

39. 梓

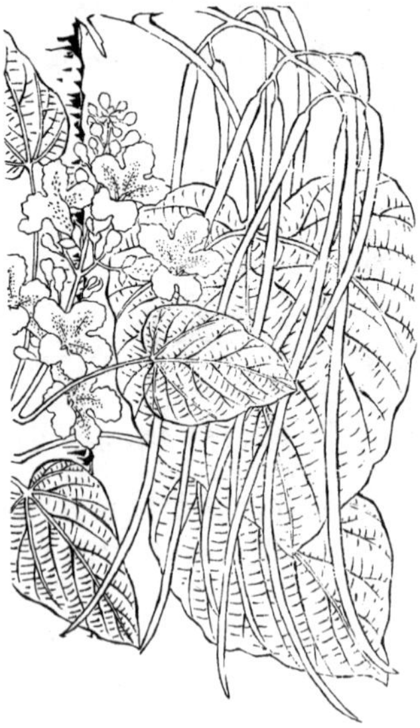

梓，《本经》下品。有角长尺馀，如箸而黏，馀皆如楸。

40. 柳

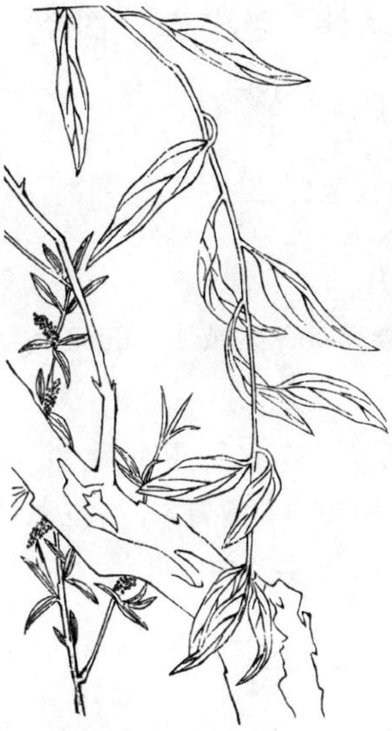

柳，《本经》下品。华如黄蕊，子为飞絮。前人以絮为花，殊误。陈藏器已辨之。但絮有飞扬者，亦有就枝团簇者，俗以为雌雄。又种生与插枝生者，茎干亦不同云。

41. 栾华

栾华，《本经》下品。子可为念珠。《救荒本草》：木栾叶味淡甜，可煠食。

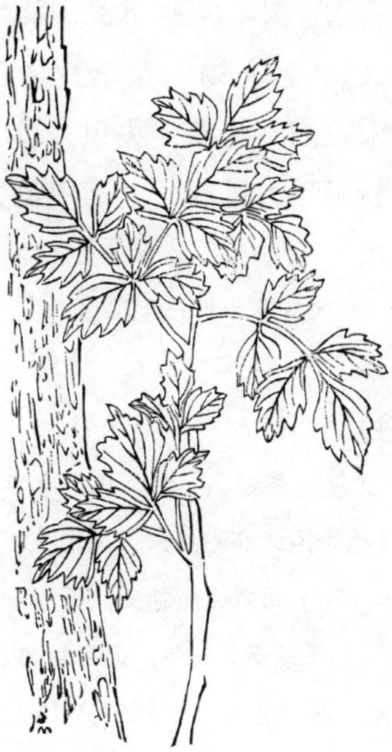

42. 石南

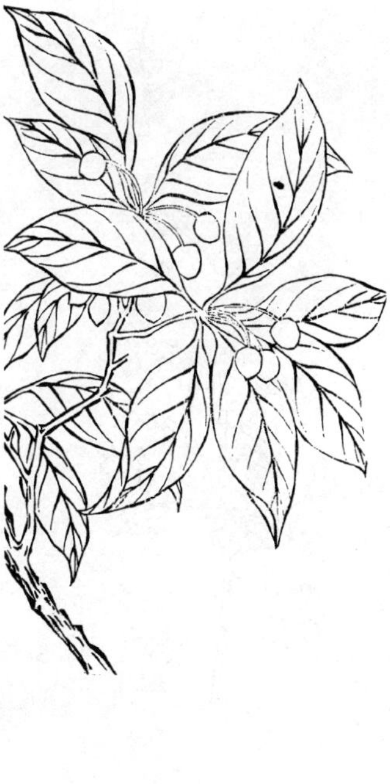

石南，《本经》下品。详《本草衍义》。毛文锡《茶谱》[①]：湘人四月采石南芽为茶，去风，暑月尤宜。桂阳呼为风药，充茗浸酒，能愈头风。

【校注】

① 毛文锡《茶谱》：毛文锡，字平珪，高阳（治今河北高阳县东旧城）人，成通（860—874）间为岭南刺史，历任潮州刺史等。作《茶谱》1 卷，记茶故事。原书已佚。陈尚君辑本已辑佚文 41 则。

43. 郁李

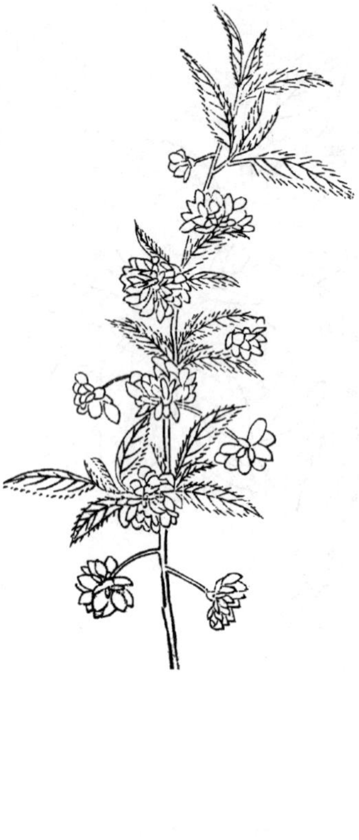

郁李，《本经》下品。即唐棣。实如樱桃而赤。吴中谓之爵梅，固始谓之秧李。有单瓣、千叶二种：单瓣者多实，生于田塍[①]、千叶者花浓，而中心一缕连于蒂，俗呼为穿心梅。花落心蒂犹悬枝间，故程子[②]以为棣。萼甚牢。《图经》合常棣为一，未可据。

【校注】

① 田塍（chéng 成）：田间土埂，小堤。

② 程子："二程"中的程颐。程颐（1033—1107），教育家，字正叔，人称伊川先生，北宋洛阳伊川人。

44. 鼠李

鼠李，《本经》下品。宋《图经》：即乌巢子。《本草衍义》以为即牛李子，叙述綦详。李时珍云：取汁刷染绿色，此即江西俗呼冻绿柴，一名羊史子。《救荒本草》：女儿茶一名牛李子，一名牛筋子。叶味淡微苦，可食，亦可作茶饮。即此。唯江西别有牛金子，子黑色，与此异。

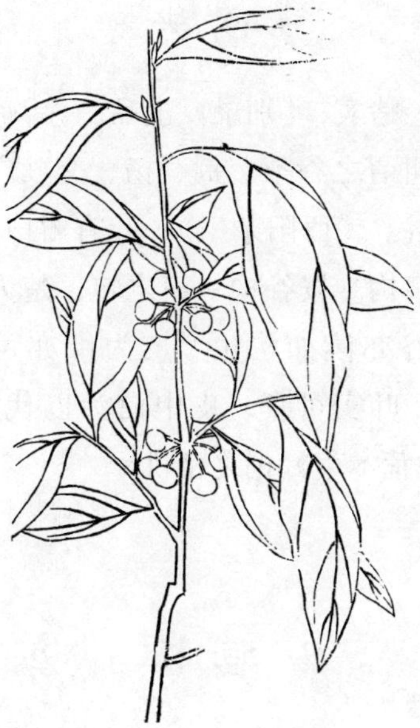

45. 蔓椒

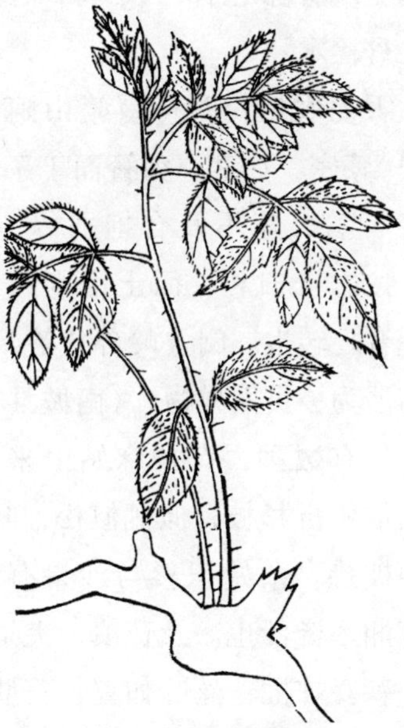

蔓椒，《本经》下品。枝软如蔓，叶上有刺，林麓中多有之。

46. 巴豆

巴豆，《本经》下品。生四川。

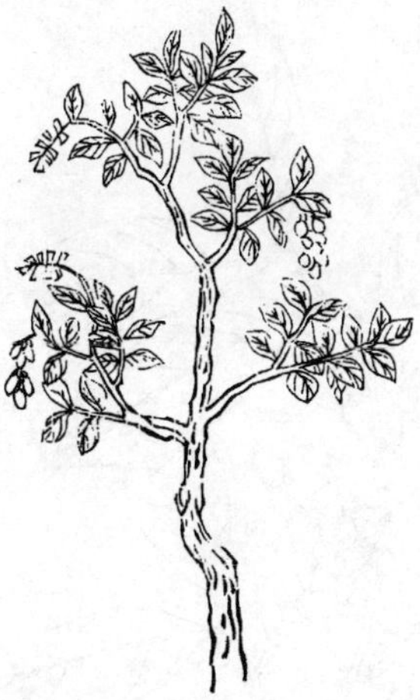

47. 猪苓

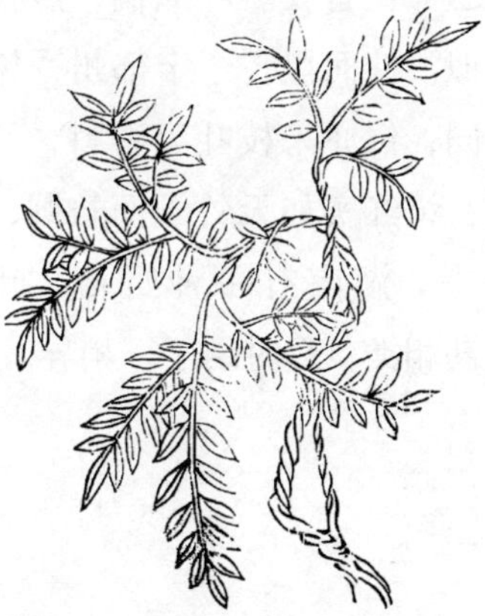

猪苓，《本经》中品。旧说是枫树苓，今则不必。枫根下乃有。《庄子》谓之豕橐，功专利水。

48. 詹糖香

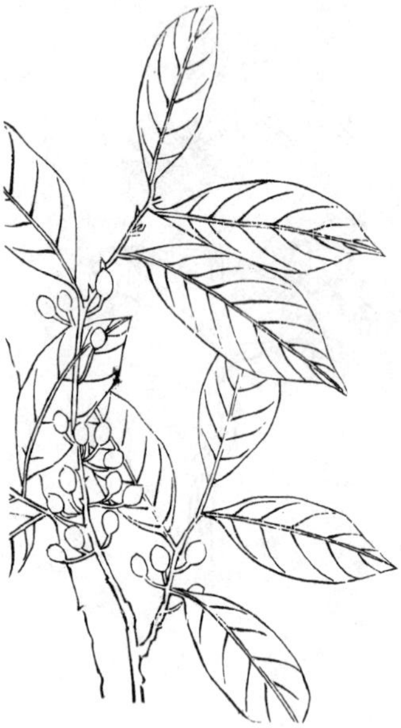

詹糖香，《别录》上品。《唐本草》云：出晋安。叶似橘，煎枝为香，似沙糖而黑。今宁都州香树形状正同，俗亦采枝叶为香料，开花如桂，结红实如天竹子而长圆，图以备考。湖南有一种野樟，叶极香，甚相类，夏时结子，稍异。

49. 楮

楮实，《别录》上品。《诗疏》：幽州谓之谷桑。荆、扬、交、广谓之谷。《酉阳杂俎》：叶有瓣曰楮，无曰构。按谷构一声之转，楚人谓乳谷亦读如构也。皮为纸亦可为布，叶实可食，皮中白汁以代胶。《救荒本草》谓之楮桃。

50. 杉

杉，《别录》中品。《尔雅》：柀[①]、煔[②]。《疏》：俗作杉，结实如枫松梂而小，色绿有油，杉可入药。胡杉性辛，不宜作椓，又沙木亦其类。有赤心者，《本草拾遗》谓之丹桎木。

雩娄农曰：吾行南赣山阿中，�嶔[③]蒙密，如荠、如簪而丁丁者，众峰皆答，盖不及合抱而纵寻斧矣。按志皆曰杉，而土语则曰沙，疑俚音之转也。阅《岭外代答》知杉与沙为一类而异物。《南城县志》谓：杉有数种，有自麻姑山来者，持山僧所折杉枝，似榧似松，叶细润而披拂。余始识杉与沙果有异。然江湘率皆沙也。及莅滇，夹道巨木，森森竦擢，丝叶如翼，苔肤无鳞，盖荫暍而中榫[④]傍题凑[⑤]者，皆百馀年物，视彼瘦干短蹙，乱叶攫挐，如寻人而刾[6]者，真有鸡冠佩剑，未游圣门时气象。夫物有类，而一类中又有钜细精粗，孔翠[7]鷷鷀[8]，五采焕矣，见凤皇而闇然无文也；駷骊[9]驓[10]馵[11]，四蹄轻矣，遇騠駃[12]而瞠乎其后也。史之传儒林、文学、隐逸、循吏者，一传十数，其品诣独无异乎？服虔闻崔烈讲春秋，知其不逾己[13]；李谧师孔璠，而璠后复就谧请业[14]。同游培娄[15]，乌睹松柏？荀淑有重名，遇黄宪孺子而以为师表[16]；文中子年十五，而王孝逸白首北面[17]。豫章生七日，而有干霄之势，天姿之异有独钟焉。韩昌黎[18]云：世无孔子，不当在弟子之列。然则昔之结庐[19]教授，开门成市者，设遇圣贤大儒，不犹去社丛而入邓林[20]，舍柃木[21]而仰拒格哉？

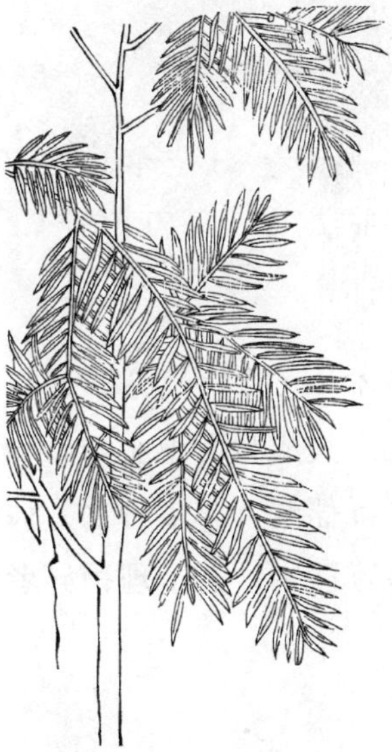

【校注】

① 柀（bǐ 笔）：杉树。

② 煔（shān 山）：通“杉”。

③ 岖嵚（qūqīn 区钦）：山势险峻。

④ 椫（shàn 扇）：古书上说的一种树，木质坚硬，纹理白色，可做梳子、勺子等。

⑤ 题凑：古代天子的椁制，也赐用于大臣。椁室用大木累积而成，木头皆内向为椁盖，上尖下方，犹如屋檐四垂，谓之“题凑”。

⑥ 刾（cì 刺）：古同“刺”。

⑦ 孔翠：孔雀和翠鸟。亦单指孔雀。

⑧ 鷷鷀（zūnzī 尊姿）：野鸡。

⑨ 骊（lí 离）：纯黑色的马。也为传说中黑色的龙。

⑩ 驓（céng 层）：膝下白色的马。

⑪ 馵（zhù 住）：后左脚白色的马。

⑫ 騠駃（tíjué 题绝）：通常称“駃騠”或“駃题”。良马名。一千只公骡与一千只母骡之中，只有一对可生育，“骡骡之子，千里駃騠”。与汗血宝马齐名。

⑬ 服虔闻崔烈讲春秋，知其不逾己：服虔，东汉经学家。崔烈，东汉人，字威考，时之名士。《世说新语》载，服虔精通《春秋》，将为它作注，想参考一下别人的意见，听说崔烈聚集门生讲《春秋》，于是匿名偷听。在了解到崔烈不可能超过自己之后，才与崔烈的门生们探

讨得失。崔烈发现后，与服虔成为了好朋友。

⑭ 李谧师孔璠，而璠后复就谧请业：《北史》记载，南北朝时，李谧拜孔璠为师，不久，他的学问超过了老师，孔璠有疑问时还向李谧请教。同门生为之语曰："青成蓝，蓝谢青，师何常，在明经。"

⑮ 培娄：小土山也。

⑯ 荀淑有重名，遇黄宪孺子而以为师表：荀淑（83—149），字季和，东汉颍川颍阴人（今河南许昌）人，汉桓帝时人物，以品行高洁著称。黄宪，东汉慎阳（今河南正阳县）人，字叔度，以学行见重于时。《世说新语》载荀淑游历慎阳时，在驿站里偶遇年仅14岁的黄宪。经过交谈，荀淑对少年黄宪的才学和胸襟非常佩服，把他看作自己的师表。荀淑，河南藏本为"苟淑"，今据商务本改。

⑰ 文中子年十五，而王孝逸白首北面：原文出《文中子·立命》："夫子十五为人师焉，陈留王孝逸先达之傲者也，然白首北面岂以年乎?"文中子，即王通（584—617），字仲淹，隋代著名教育家、思想家。出身世代官宦人家，父王隆，以学术见长，曾为国学博士。王通从小受家学熏陶，精习《五经》，传说他15岁时便开始从事教学活动。北面，古以南面为尊、北面为卑，此指学生敬师之礼，谓年老犹拜师受业。

⑱ 韩昌黎：韩愈（768—824），字退之，唐代河阳（今河南孟州南）人。唐代文学家、哲学家、古文运动的发起者、唐宋八大家之一。因其自称祖籍在河北昌黎，故世称韩昌黎。

⑲ 结庐：远离市井建筑房舍。

⑳ 邓林：《山海经·海外北经》云："夸父与日逐走，……道渴而死。弃其杖，化为邓林。"比喻人才荟萃之处。

㉑ 桪（xún 寻）木：传说中的一种似槐的大树。李时珍认为是秦皮的讹名。《本草纲目》："秦皮，本作梣皮。其木小而岑高，故因以为名。人讹为桪木，又讹为秦。或云本出秦地，故得秦名也。"

51. 沙木

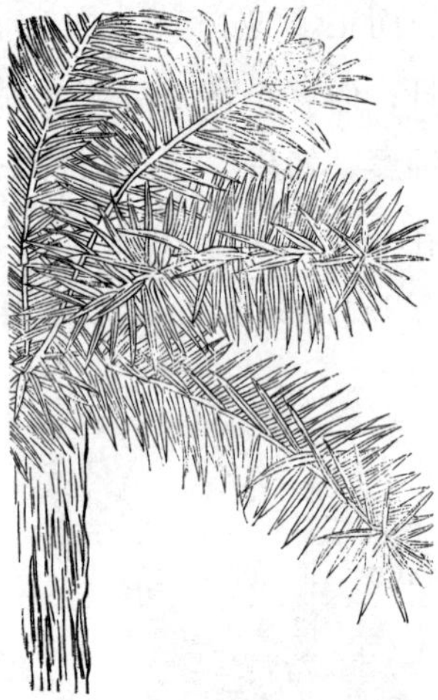

沙木，《岭外代答》谓与杉同类，尤高大成丛，穗小与杉异。今湖南辰沅傜峒，亦多种之，大约牌筏商贩皆沙木，其木理稍异者则杉木耳。

52. 樟 附樟寄生

钓樟，《别录》下品。《本草拾遗》有樟材。江西极多，豫章以木得名。南过吉安则不植。李时珍以豫为钓樟，即樟之小者。又有赤白二种，作器不蠹。滇南樟尤香，而木质坚致。

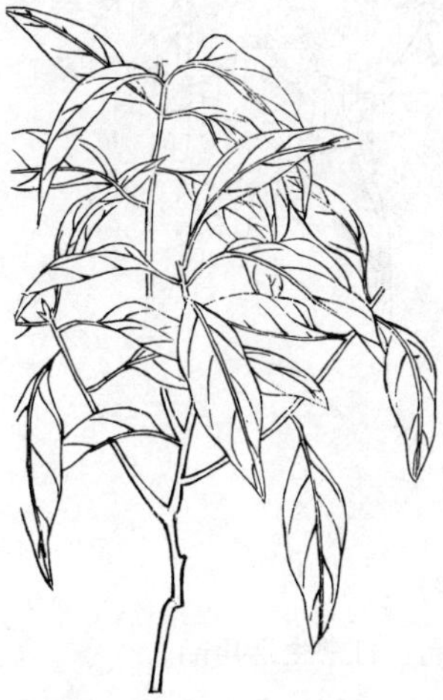

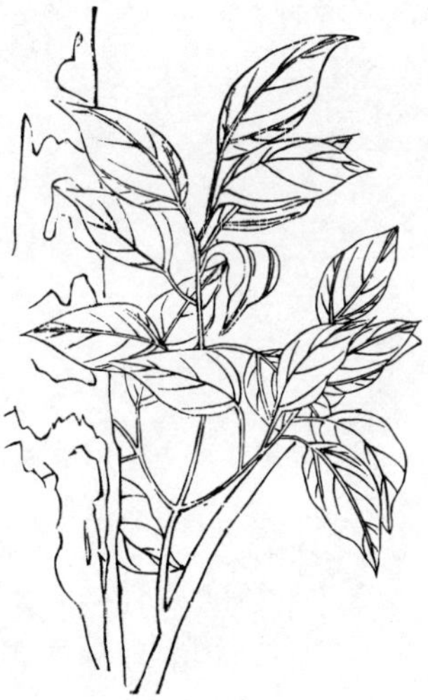

雩娄农曰：豫章以木名郡，今江西寺观、丛祠及衙署婆娑垂荫者，皆豫章也。《明兴杂记》[1]谓：神木厂有樟扁头者，围二丈，长卧四丈馀，骑而过其下，高可以隐，虽不易觏，而合抱参天，万牛回首[2]。则村墟道涂间皆遇之，不足异也。顾南至章贡，北抵彭蠡[3]，汤沐之邑[4]方千里，逾境则淮与济、汶[5]矣，其质有赤白，不知何者为豫？何者为樟？师古谓豫即枕木，今亦无是名也。为器、为舟、为鼓鞞[6]、为几面，煎汁为脑，熬子为油，江右赖之。祠其巨者为神，无敢烹彭侯者[7]。见《搜神记》[8]。樟公之寿，几阅大椿。见《花木考》[9]。社而稷之[10]，洵其宜也。其寄生曰占斯，别入药。顾桑、柳、诸茑，皆叶瘁而独荣。豫章之木，冬不改柯，郁郁葱葱，惟见骨碎补一物，长叶赭荄，浸淫其上，不及寻其皮，如厚朴而色似桂者，良足惜已。

【校注】

① 《明兴杂记》：又作《明廷杂记》，2卷，明代鄞南陈敬则撰。小说类著作。

② 万牛回首：出杜甫《古柏行》诗。原句为“万牛回首丘山重”，意为古柏重如丘山，万牛也难拉动。这里隐喻樟树的茂盛。

③ 彭蠡：古代大泽，在今鄱阳湖一带。

④ 汤沐之邑：“汤沐邑”源于周代的制度，是指诸侯朝见天子，天子赐以王畿以

内的、供住宿和斋戒沐浴的封邑。这里指国君、皇后、公主等收取赋税的私邑。

⑤ 淮与济、汶：指淮河、济河与汶河。

⑥ 鼓颡（sǎng 桑）：颡，额、脑门。鼓颡，鼓的框架。

⑦ 无敢烹彭侯者：《搜神记》载，吴朝建安太守派人砍大樟树，没砍几斧，突然有血出。树断，有一人面狗身的东西跳出。太守说此为彭侯，杀了烹食，味道像狗。

⑧ 《搜神记》：中国古代志怪小说集。东晋干宝著。

⑨ 《花木考》：明代慎懋宫著。

⑩ 社而稷之：社稷，古代帝王、诸侯所祭的土神和谷神。

53. 檀香

檀香，《别录》下品。《广西通志》考据明晰，岭南有之。

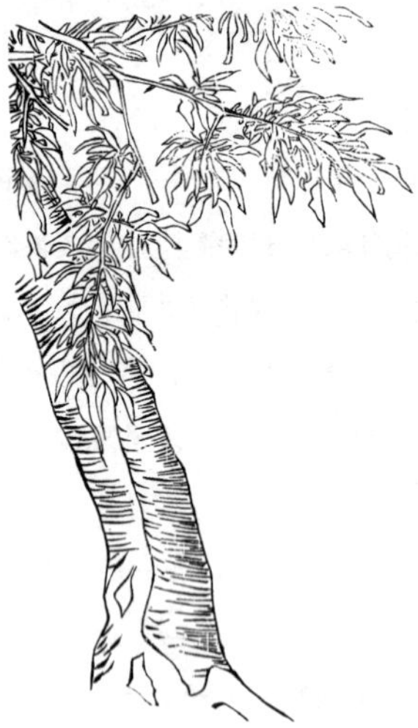

54. 榉

榉，《别录》下品。材红紫，堪作什品①，固始呼胖柳。

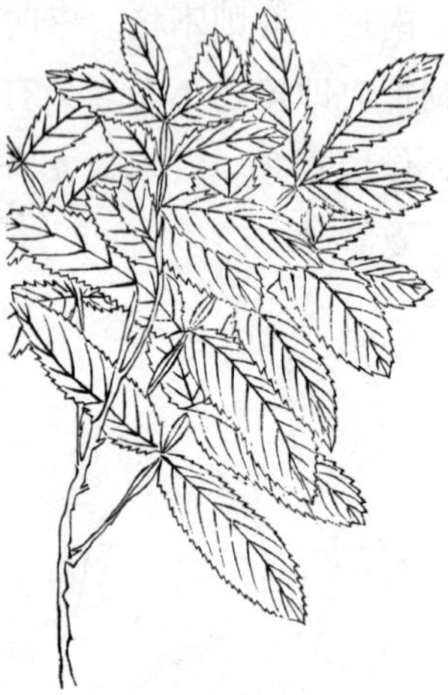

【校注】

① 什品：日常生活用品。

卷之三十四　木类

1. 云叶

《救荒本草》：云叶生密县山野中。其树枝叶皆类桑，但其叶如云头花叉；又似木栾树叶微阔。开细青黄花。其叶味微苦，采嫩叶煠熟，换水浸淘去苦味，油盐调食，或蒸晒作茶尤佳。

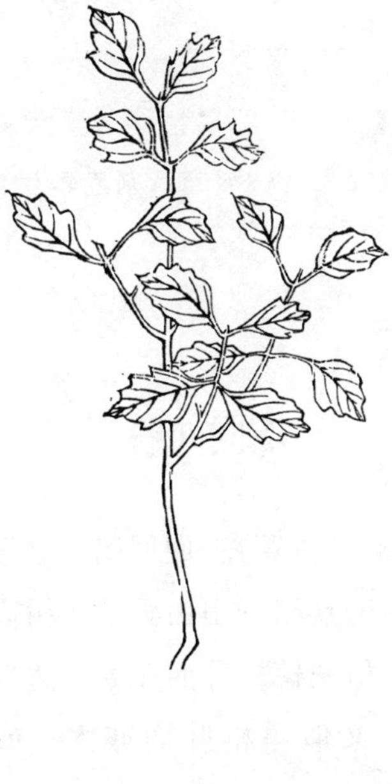

2. 黄楝树

《救荒本草》：黄楝树生郑州南山野中。叶似初生椿树叶而极小；又似楝叶，色微带黄，开花紫赤色，结子如豌豆大，生青，熟亦紫赤色。叶味苦。采嫩芽叶煠熟，换水浸去苦味，油盐调食；蒸芽曝干，亦可作茶煮饮。

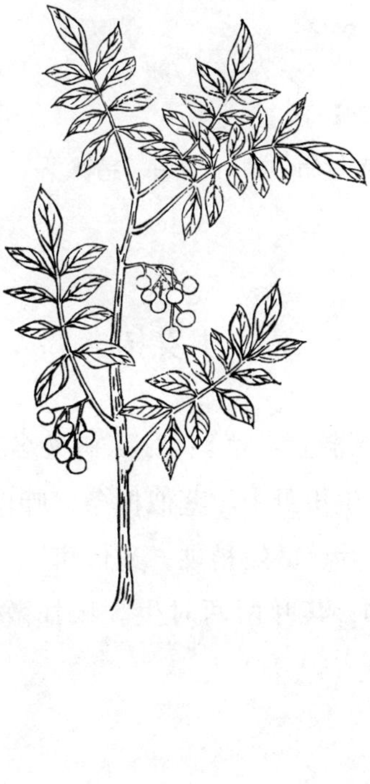

3. 䅵芽树

《救荒本草》：䅵[①]芽树生辉县山野中。科条似槐条，叶似冬青叶微长。开白花，结青白子。其叶味甜。采嫩叶煠熟，水淘净，油盐调食。

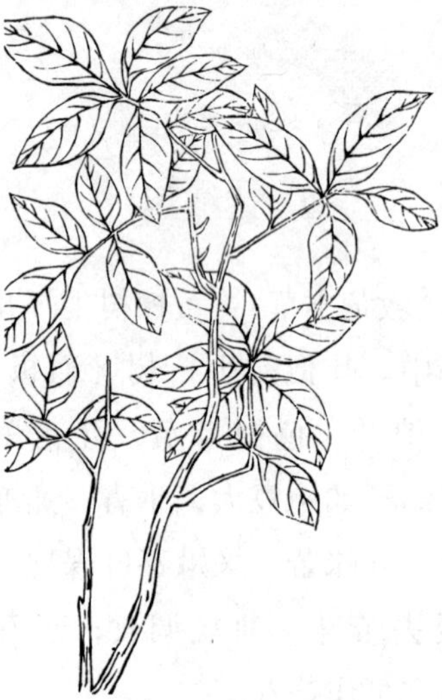

【校注】

① 䅵（róng 容）：稻秆；稻穗。

4. 月芽树

《救荒本草》：月芽树又名芿[①]芽，生田野中。茎似槐条，叶似歪头菜叶，微短稍硬；又似䅵芽叶颇长艄，其叶两两对生。味甘微苦，采嫩叶煠熟，水浸淘净，油盐调食。

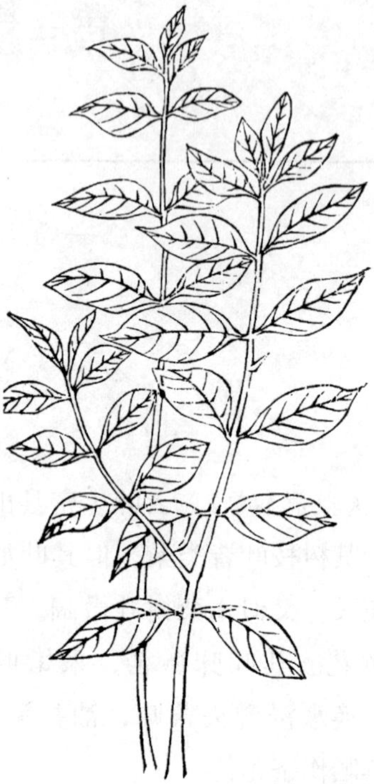

【校注】

① 芿（réng 仍）：草；割后再生的新草。

5. 回回醋

《救荒本草》：回回醋一名淋朴樕。生密县韶华山山野中。树高丈馀，叶似兜栌树叶而厚大，边有大锯齿；又似厚椿叶而亦大，或三叶、或五叶排生一茎。开白花，结子大如豌豆，熟则红紫色，味酸。叶味微酸，采叶煠熟，水浸去酸味，淘净，油盐调食。其子调和，汤味如醋。

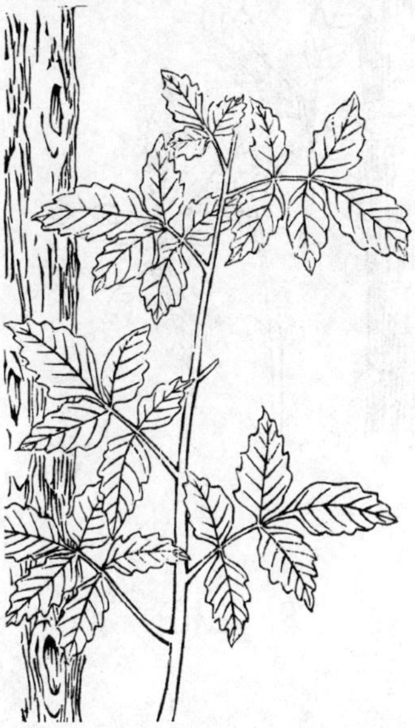

6. 白槿树

《救荒本草》：白槿树生密县梁家冲山谷中。树高五七尺，叶似茶叶，而其阔大光润；又似初生青冈叶而无花叉；又似山格刺树叶亦大。开白花。其叶味苦，采叶煠熟，水浸淘净，油盐调食。

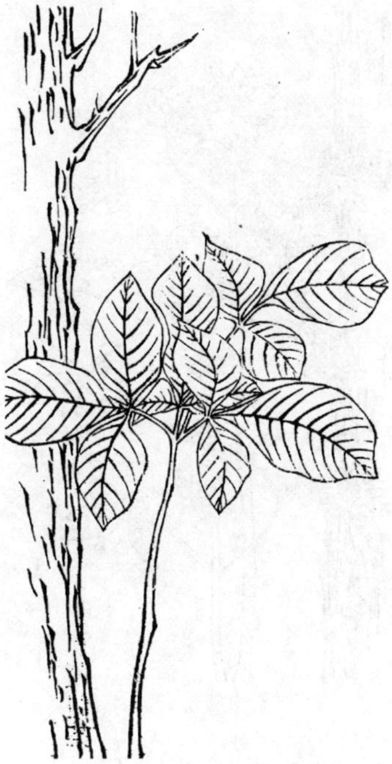

7. 槭树芽

《救荒本草》：槭树芽生钧州风谷顶山谷间。木高一二丈，其叶状类野萝卜叶五花尖叉；亦似棉花叶而薄小；又似丝瓜叶却甚小、而淡黄绿色。开白花。叶味甜，采叶煠熟，以水浸，作成黄色，换水淘净，油盐调食。按《说文》，槭木可作大车輮①，盖即此树。许叔重②，汝南人，固应识其土所宜木也。

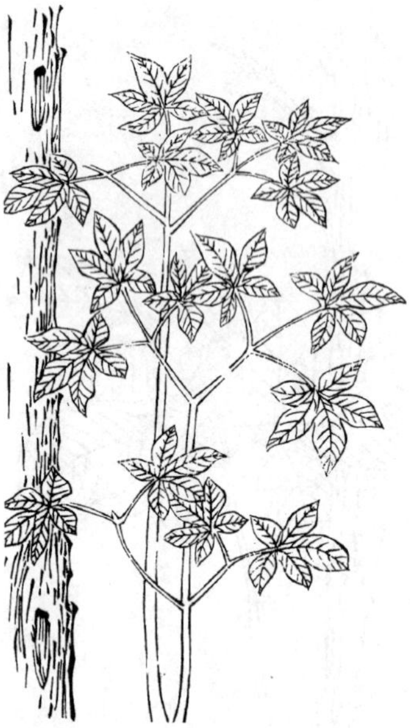

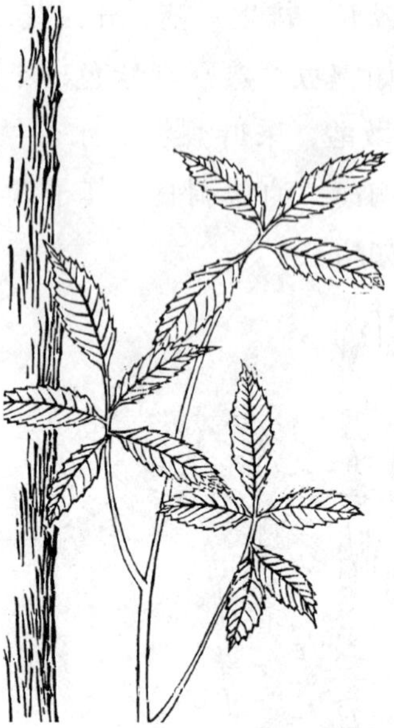

【校注】

① 輮（róu 柔）：车轮的外框。

② 许叔重：指许慎，《说文解字》作者。

8. 老叶儿树

《救荒本草》：老叶儿树生密县山野中。树高六七尺，叶似茶叶而窄瘦尖艄；又似李子叶而长。其叶味甘微涩，采叶煠熟，水浸去涩味，淘洗，油盐调食。

9. 龙柏芽

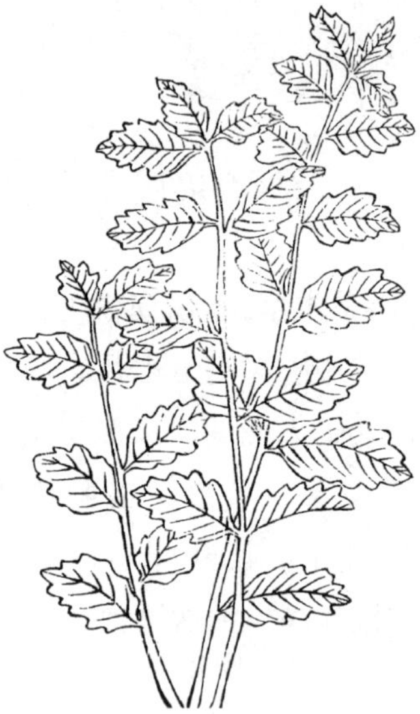

《救荒本草》：龙柏芽出南阳府

马鞍山中。此木久则亦大，叶似初生橡栎、小叶而短，味微苦，采芽叶煠熟，换水浸淘净，油盐调食。

10. 兜栌树 即檩

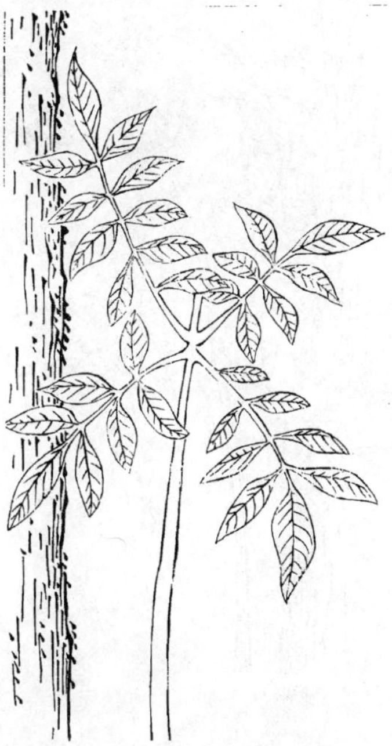

《救荒本草》：兜栌树生密县梁家冲山谷中。树甚高大，其木枯朽极透，可作香焚，俗名檩香。叶似回回醋树叶而薄窄；又似花楸叶却少花叉。叶皆对生，味苦，采嫩芽、叶煠熟，水浸去苦味，淘洗净，油盐调食。

按《本草纲目》：檩香，江淮湖岭山中有之。木大者近丈许，小者多被樵采。叶青而长，有锯齿，状如小苏叶而香，对节生；其根状如枸杞根而大，煨之甚香。《楞严经》[①]云：坛前安一小鑪，以兜娄婆香煎水沐浴。即此香也。根气味苦涩，平，无毒。主治头疖肿毒。碾末麻脂调涂，七日腐落。

【校注】

① 《楞严经》：佛教经典之一。全称《大佛顶如来密因修证了义诸菩萨万行首楞严经》。

11. 山茶科

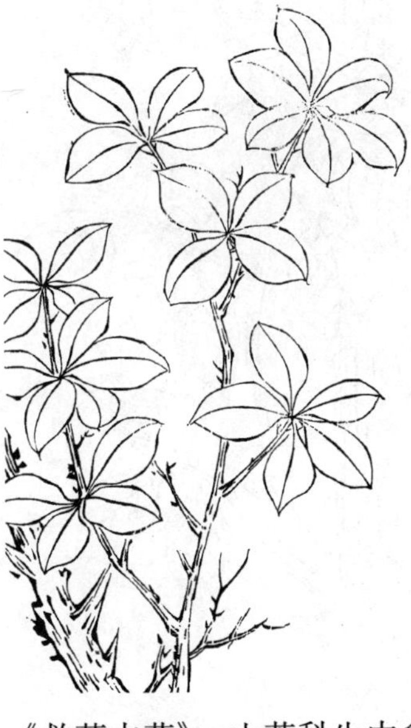

《救荒本草》：山茶科生中牟土

山田野中。科条高四五尺，枝梗灰白色。叶似皂荚叶而团；又似槐叶亦团。四五叶攒一处，叶甚稠密。味苦，采嫩叶煠熟，水淘洗净，油盐调食。

12. 木葛

《救荒本草》：木葛生新郑县山野中。树高丈馀，枝似杏枝。叶似杏叶而团；又似葛根叶而小，味微甜。采叶煠熟，水浸淘净，油盐调食。

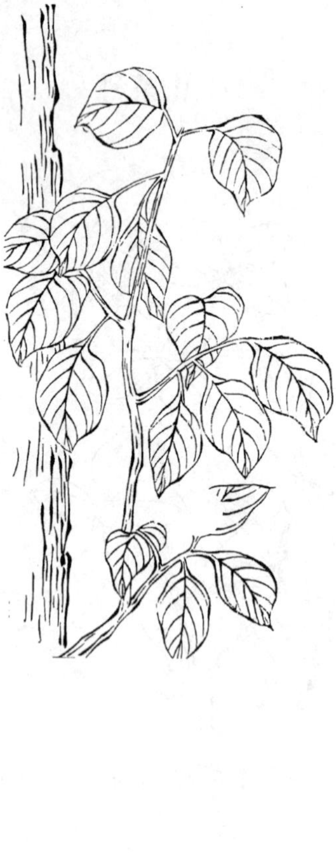

13. 花楸树

《救荒本草》：花楸树生密县山野中。其树高大，叶似回回醋叶微薄；又似兜栌树叶，边有锯齿叉。其叶味苦，采嫩芽叶煠熟，换水浸去苦味，淘洗净，油盐调食。

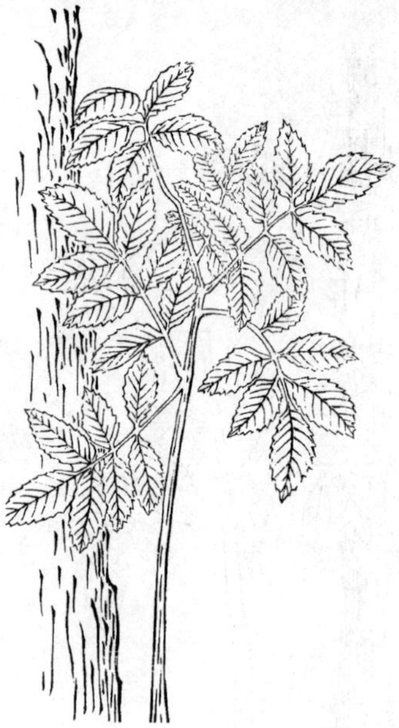

14. 白辛树

《救荒本草》：白辛树生荥阳塔儿山冈野间。树高丈许，叶似青檀树叶，颇长而薄，色微淡绿；又似月芽树叶而大，色亦差淡。其叶味甘，微涩。采叶煠熟，水浸，淘去涩味，油盐调食。

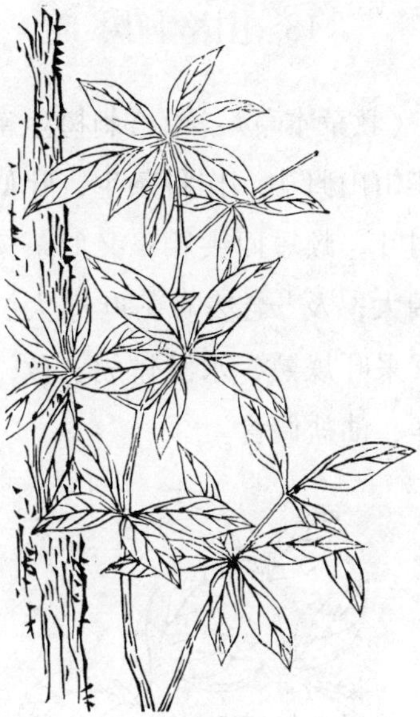

15. 乌棱树

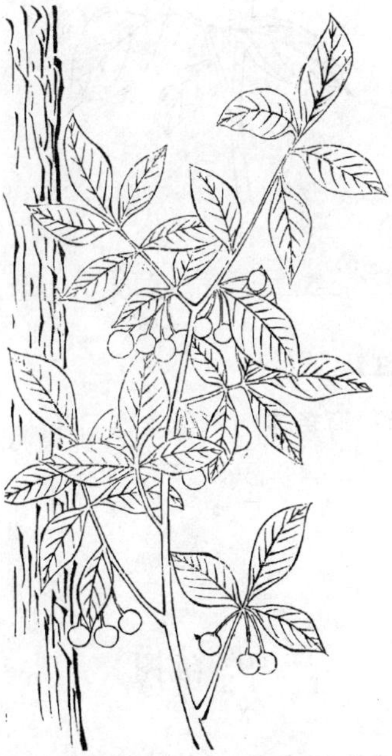

《救荒本草》：乌棱树生密县梁家冲山谷中。树高丈馀，叶似省沽油树叶而背白；又似老婆布鞊[①]叶微小而艄。开白花。结子如梧桐子大，生青，熟则乌黑。其叶味苦，采叶煠熟，换水浸去苦味，作过淘洗净，油盐调食。

【校注】

① 鞊（tiē 贴）：案饰；案帖；鞢马被具。

16. 刺楸树

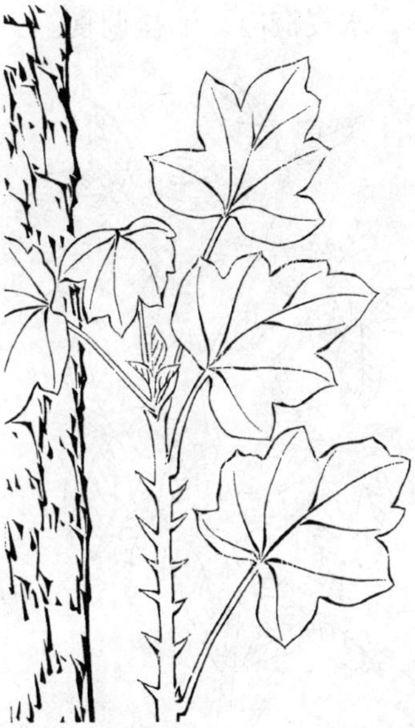

《救荒本草》：刺楸树生密县山谷中。其树高大，皮色[①]苍白，上

有黄白斑文，枝梗间多有大刺。叶似楸叶而薄，味甘，采嫩芽叶煠熟，水浸淘洗净，油盐调食。

【校注】

① 皮色：原本作“色皮”，据商务本、中华本改。

17. 黄丝藤

《救荒本草》：黄丝藤生辉县太行山山谷中。条类葛条，叶似山格刺叶而小；又似婆婆枕头叶颇硬，背微白，边有细锯齿。味甜，采叶煠熟，水浸淘净，油盐调食。

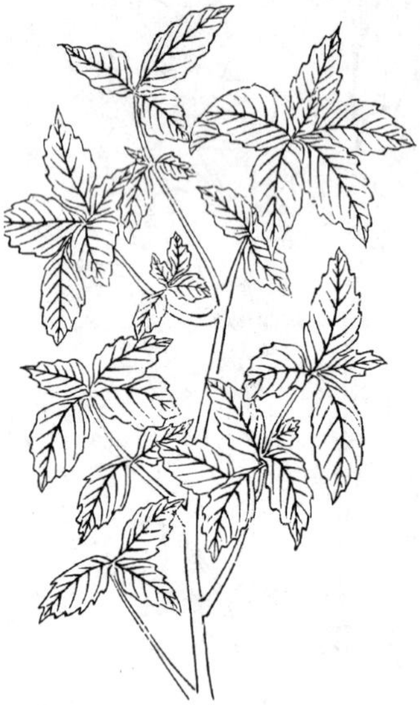

18. 山格刺树

《救荒本草》：山格刺树生密县韶华山山野中。作科条生，叶似白槿树叶，颇短而尖艄；又似茶树叶而阔大；及[①]老婆布鞊叶亦大。味甘，采叶煠熟，水浸作成黄色，淘洗净，油盐调食。

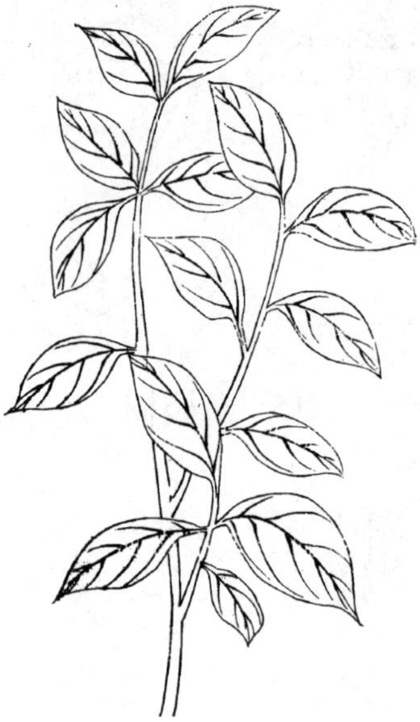

【校注】

① 及：商务本、中华本作“又”。义胜。

19. 筦树

《救荒本草》：筦树生辉县太行

山山谷中。其树高丈馀，叶似槐叶而大，却颇软薄；又似檀树叶而薄小。开淡红色花，结子如绿豆大，熟则黄茶褐色。其叶味甜，采叶煠熟，水浸淘净，油盐调食。

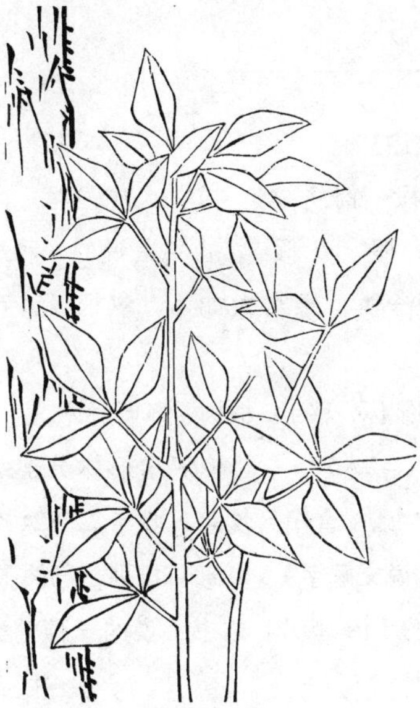

20. 报马树

《救荒本草》：报马树生辉县太行山山谷间。枝条似桑条色。叶似青檀叶而大，边有花叉；又似白卒叶，颇大而长硬。叶味甜，采嫩叶煠熟，水淘净，油盐调食；硬叶煠熟，水浸作成黄色，淘去涎沫，油盐调食。

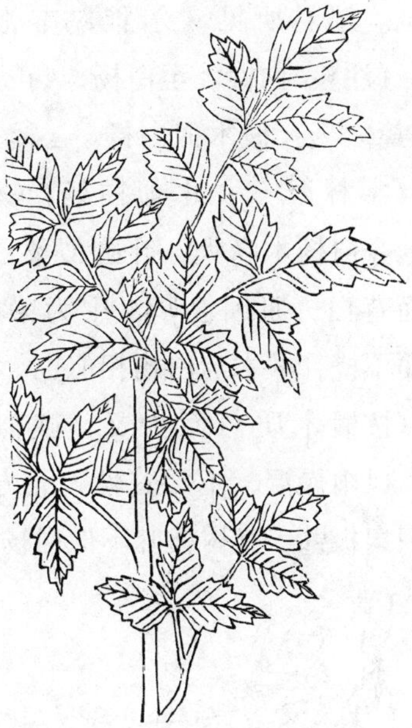

21. 椴树

《救荒本草》：椴[1]树生辉县太行山山谷间。树甚高大，其木细腻，可为卓器。枝叉对生。叶似木槿叶，而长大微薄，色颇淡绿，皆作五花丫叉，边有锯齿。开黄花。结子如豆粒大，色青白。叶味苦，采嫩叶煠熟，水浸去苦味，淘洗净，油盐调食。

《尔雅正义》：椴，柂[2]。《注》：白椴也。树似白杨。《正义》：椴，一名柂。《檀弓》云：杝棺一。郑《注》云：所谓椑棺也。凡棺因能湿之物。又云椑，谓杝棺裨坚著之言也。郑君所见《尔雅》本椸作杝，《注》：白椵。至白杨，《正义》《玉篇》云：椵木似白杨。《释文》引《字林》[3]云：木似白杨，一名椸，今白杨木高大，叶圆似梨，面青而背白，肌细性坚，用为梁栱，久而不桡，椵木与白杨相似也。

按椵木质白而少文，微似杨木，风雨燥湿，不易其性。北方以作门扇板壁，其树枝叶不似白杨。

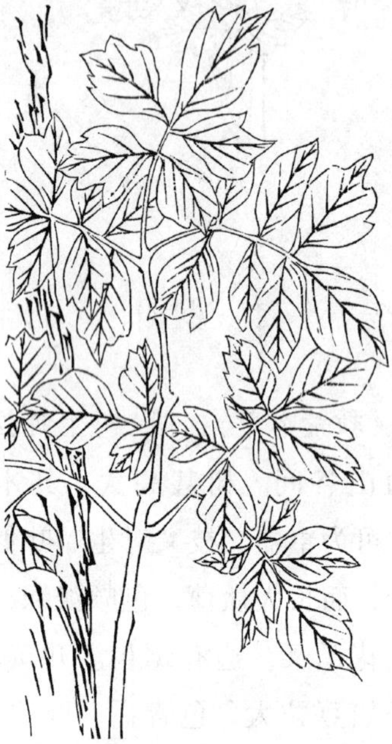

《说文解字注》：椵，椵木。可作床几。床，锴本作伏，疑误。《释木》曰：櫠[4]，椵。《本草》陶隐居说人参曰：高丽人作《人参赞》曰：三丫五叶，背阳向阴，欲来求我，椵树相寻。椵树叶似桐甚大，阴广。《图经》亦言人参春生苗，多于深山背阴，近椵漆下润湿处，是则椵为大木，故材可床几。郭云：子大如盂者，未知是不也？从木，叚声。读若贾。古雅切。五部。

【校注】

① 椵：商务本、中华本作“椵”，下同。椵（jiǎ 假），古书上说的一种树，柚子一类，果实大如盂，皮很厚，可以吃。

② 椸（yí 移）：椵树，落叶乔木。

③《字林》：一部按汉字形体分部编排的字书。晋代吕忱著，收字 12 824 个，按《说文解字》540 部首排列，已佚。

④ 櫠（fèi 废）：古书上说的一种柚类的果树。

22. 臭藏

《救荒本草》：臭藏[1]生密县杨家冲山谷中。科条高四五尺。叶似杵瓜叶而尖艄；又似金银花叶亦尖艄，五叶攒生如一叶。开花白色。其叶味甜，采叶煠熟，水浸淘净，油盐调食。

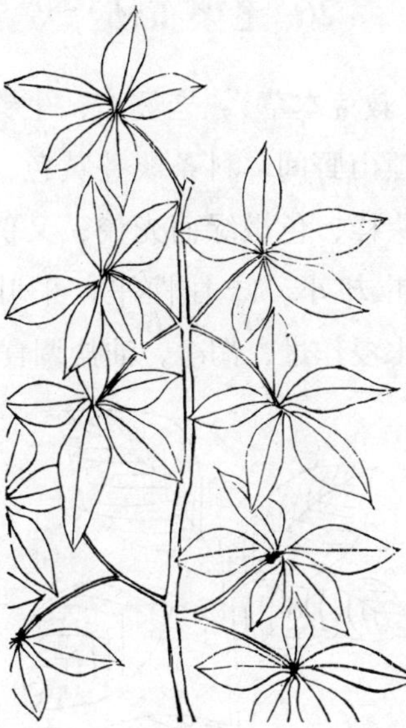

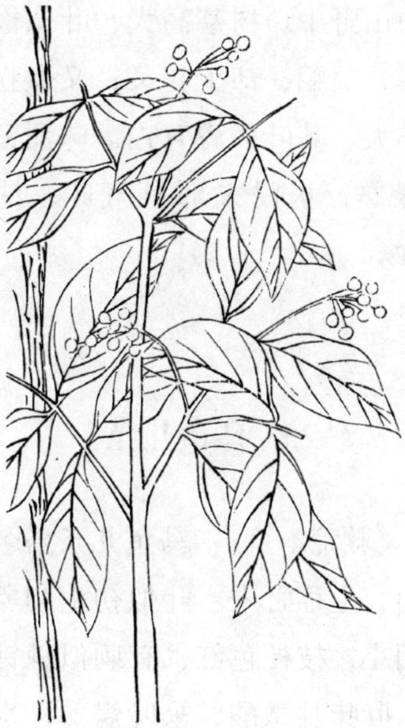

【校注】

① 蕻（hòng 哄）：同“蕻”。茂盛。

23. 坚荚树

《救荒本草》：坚荚树生辉县太行山山谷中。其树枝干坚劲，可以作棒。皮色乌黑，对分枝叉。叶亦对生。叶似拐枣叶而大、微薄，其色淡绿；又似土栾树叶，极大而光润。开黄花，结小红子。其叶味苦，采嫩叶煠熟，水浸去苦味，淘净，油盐调食。

24. 臭竹树

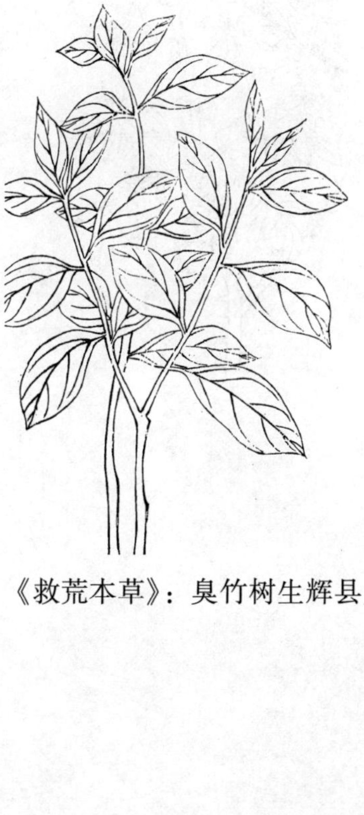

《救荒本草》：臭竹树生辉县太

行山山野中。树甚高大，叶似楸叶而厚，颇艄，却少花叉；又似拐枣叶亦大。其叶面青背白。味甜，采叶煠熟，水浸去邪臭气味，油盐调食。

25. 马鱼儿条

《救荒本草》：马鱼儿条俗名山皂角，生荒野中。叶似初生刺蘼花叶而小，枝梗色红，有刺似棘针微小。叶味甘微酸，采叶煠熟，水浸淘净，油盐调食。

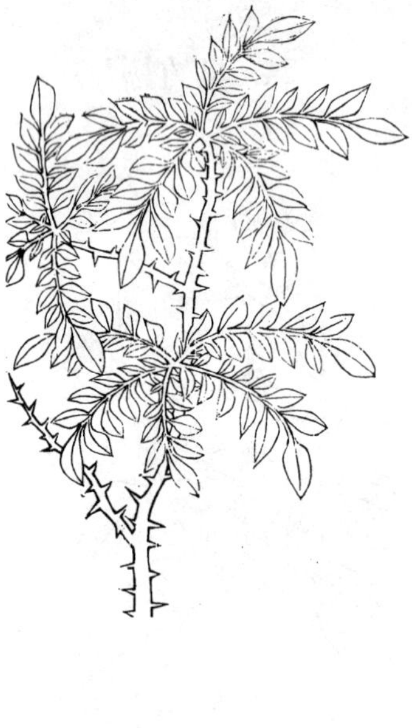

26. 老婆布鞊

《救荒本草》：老婆布鞊生钧州风谷顶山野间。科条淡苍黄色，叶似匙头样，色嫩绿而光俊；又似山格刺叶却小。味甘性平，采叶煠熟，水浸作过，淘净，油盐调食。

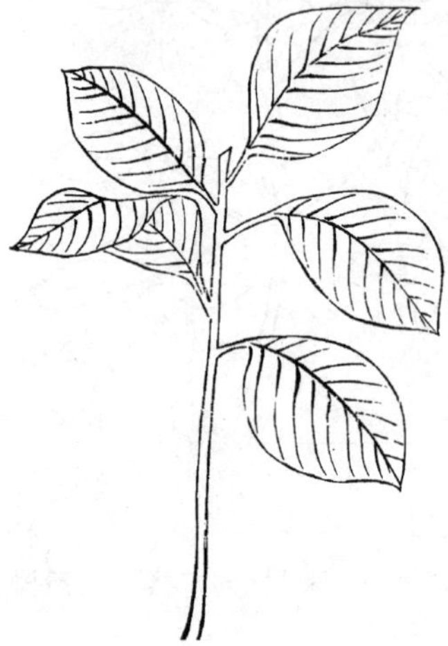

27. 青舍子条

《救荒本草》：青舍子条生密县山谷间。科条微带柿黄色，叶似胡枝子叶而光俊微尖。枝条梢间，开淡粉紫花。结子似枸杞子微小，生则青而后变红，熟则紫黑色，味甜，采摘其子紫熟者食之。

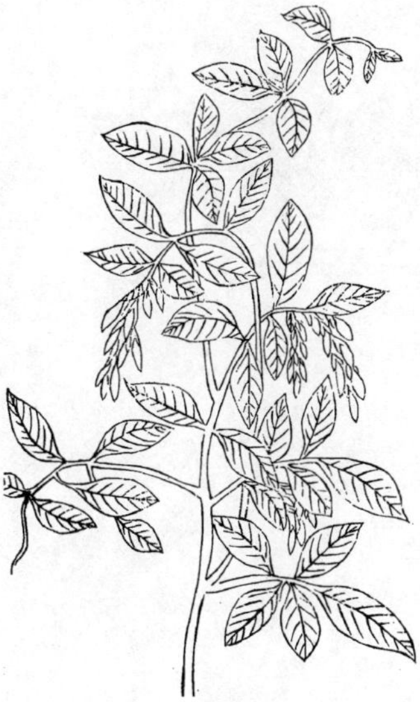

28. 驴驼布袋

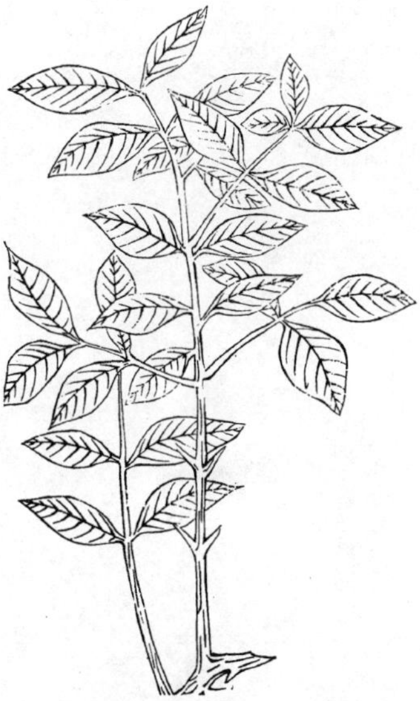

《救荒本草》：驴驼布袋生郑州沙冈间。科条高四五尺。枝梗微带赤黄色。叶似郁李子叶，颇大而光；又似省沽油叶而尖颇齐。其叶对生，开花色白。结子如绿豆大，两两并生，熟则色红。味甜，采红熟子食之。

29. 婆婆枕头

《救荒本草》：婆婆枕头生钧州密县山坡中。科条高三四尺，叶似樱桃叶而长艄，开黄花。结子如绿豆大，生则青，熟红色。味甜，采熟红子食之。

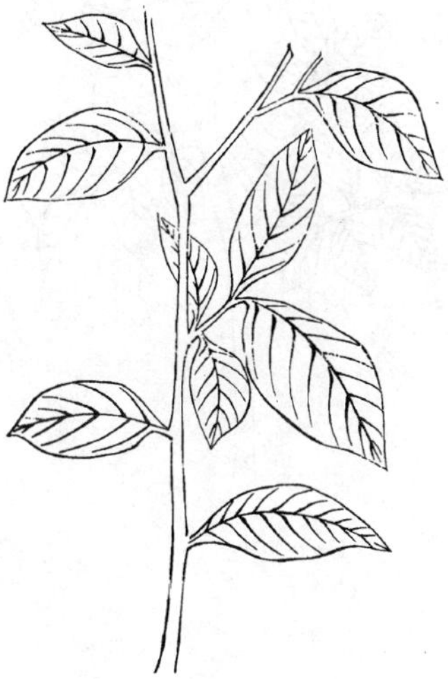

30. 青檀树

《救荒本草》：青檀树生中牟南沙岗间。其树枝条纹细薄，叶形类枣，微尖艄，背白而涩；又似白辛树叶微小。开白花。结青子如梧桐子大。叶味酸涩，实味甘酸。采叶煠熟，水浸淘去酸味，油盐调食；其实成熟，亦可摘食。

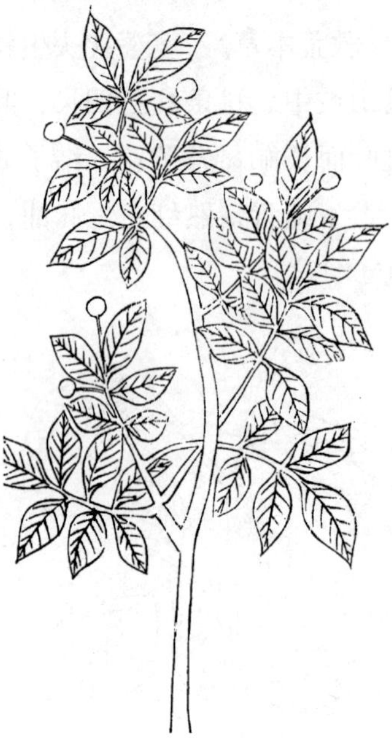

卷之三十五　木类

1. 枫

枫，《尔雅》：枫，欇欇[1]。枫香脂，《唐本草》始著录。枫子如球。《南方草木状》谓枫实有神，乃难得之物，恐涉附会。江南凡树叶有叉歧者，多呼为枫，不尽同类。

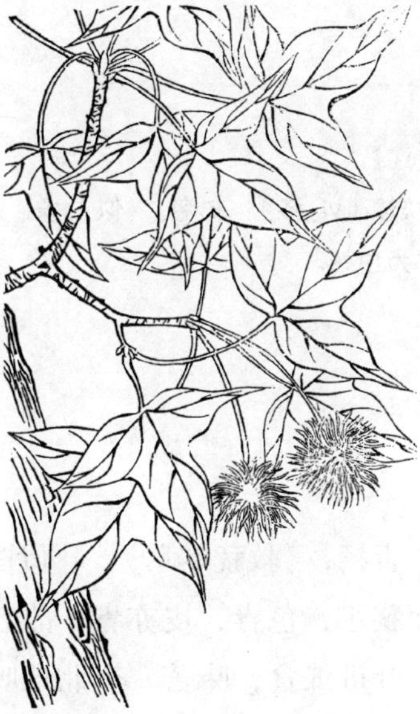

【校注】

① 欇（shè 社）：枫树。

2. 椿

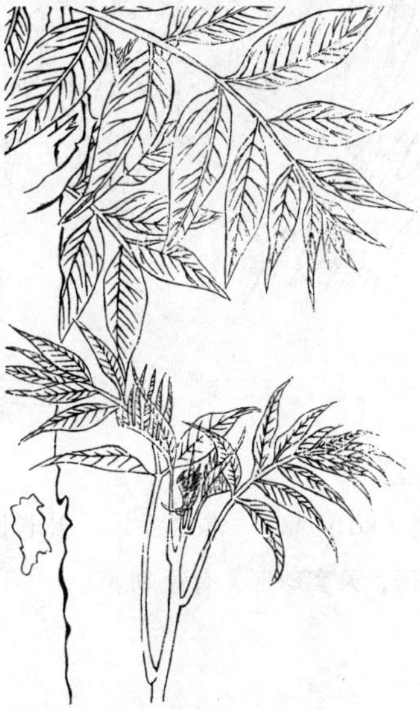

椿，《唐本草》始著录。即香

椿。叶甘可茹，木理红实，俗名红椿。

3. 樗

樗，《唐本草》始著录。即椿之气臭者。根荚皆入药。木理虚白，生山中者名栲[①]。《尔雅》：栲，山樗。陆玑《诗疏》：山栲与下田樗无异。其木稍坚，可作器。

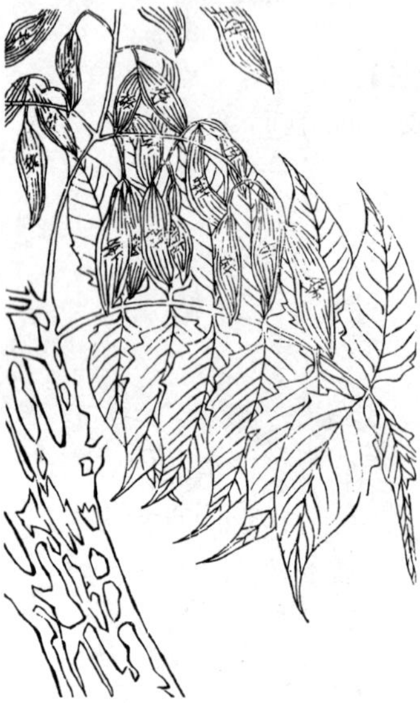

【校注】

① 栲（kǎo 考）：常绿乔木，叶长圆状披针形，果实球形，有短刺。

4. 白杨

白杨，《唐本草》始著录。北地极多，以为梁栋。俗呼大叶杨，《救荒本草》：嫩叶可煤食。又《本草拾遗》有扶移[①]，即此。

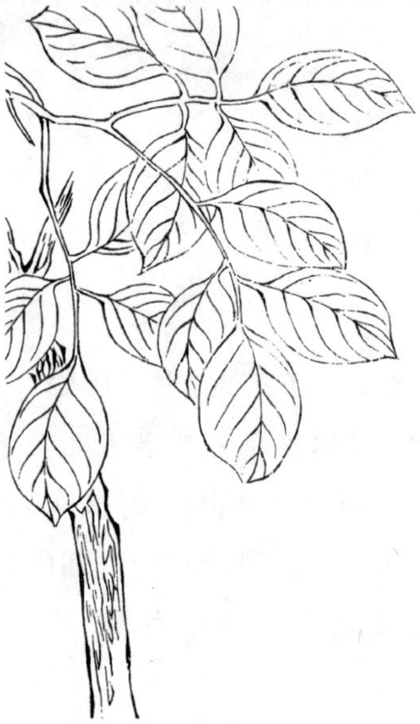

【校注】

① 扶移（yí 移）：树名。似白杨，江南亦呼为白杨。

5. 青杨

青杨，《救荒本草》：叶似白杨叶而狭小，色青，皮亦青，故名青杨。叶可煠食，味苦。今北地呼小叶杨。

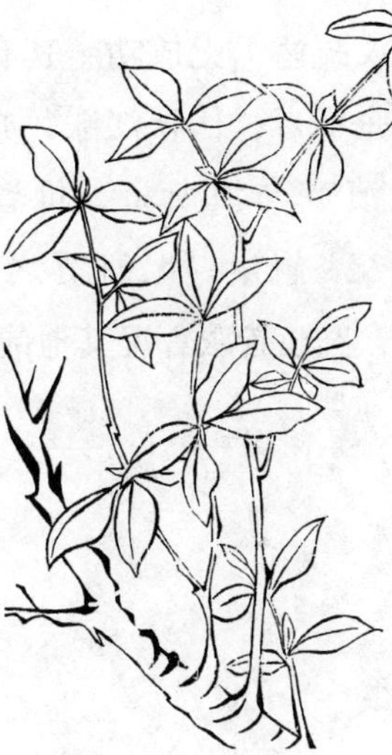

6. 荚蒾

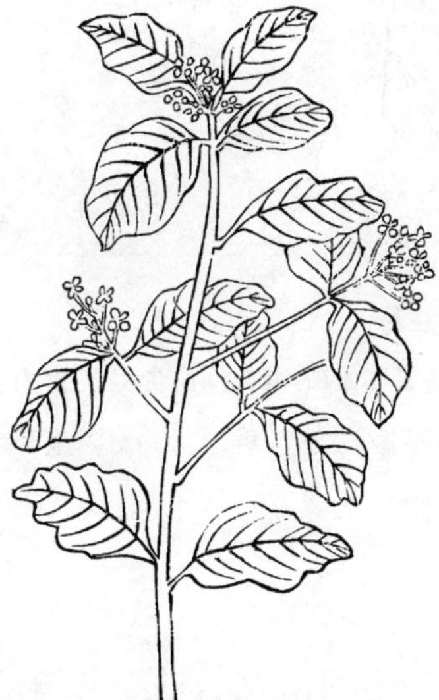

荚蒾，《唐本草》始著录。陈藏器[①]云：皮可为索。《救荒本草》谓之孩儿拳头。子红熟可食。又煮枝汁少加米为粥，甚美。

【校注】

① 陈藏器：四明（今浙江宁波）人，唐代开元间（713—741）为京兆府三原（今属陕西省）县尉，著《本草拾遗》。

7. 水杨

水杨，《唐本草》始著录。与柳同而叶圆阔，枝条短硬。

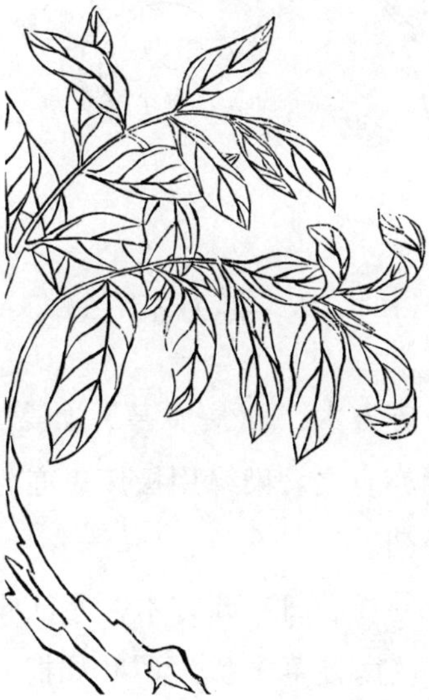

8. 胡桐泪

胡桐泪，见《汉书·西域传》。《唐本草》始著录。为口齿要药。

今阿克苏之西地名树窝子，行数日程尚在林内，皆胡桐也。叶微似桐，树本流膏如胶。

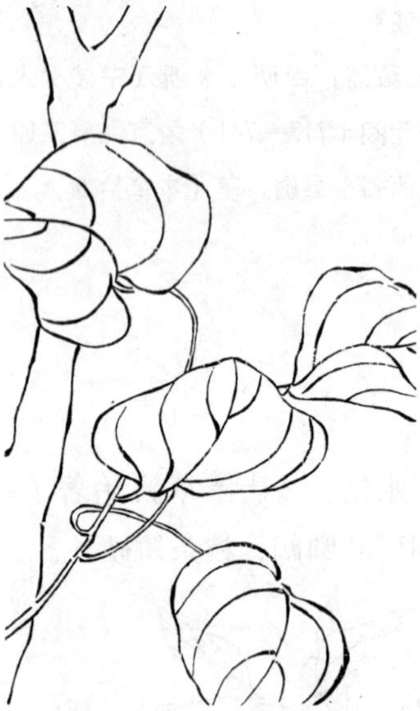

9. 苏方木

苏方木，《唐本草》始著录。广西亦有之。染绛用极广。亦为行血要药。

雩娄农曰：苏方木，元江州有之。《南方草木状》谓叶如槐，出九真。则昔时所用，皆滇产矣。顾滇山路岖水险不可舟，致远费赀。近时率皆来自海舶，逾岭而顺流达江南、北。滇产不出境，培莳者亦少。其叶极细，枝亦柔，微类槐耳。谚云：能行十日舟，不行一日陆。明时由滇至川，航金沙江中，后塞，屡议疏凿，无成功。其有一二程可通舟楫者，伏秋江涨，亦绝行旅。故滇产与滇所资，价皆十倍。民呰窳[1]偷生，无商贾之利，山木入市，跬步皆艰，况其他哉？

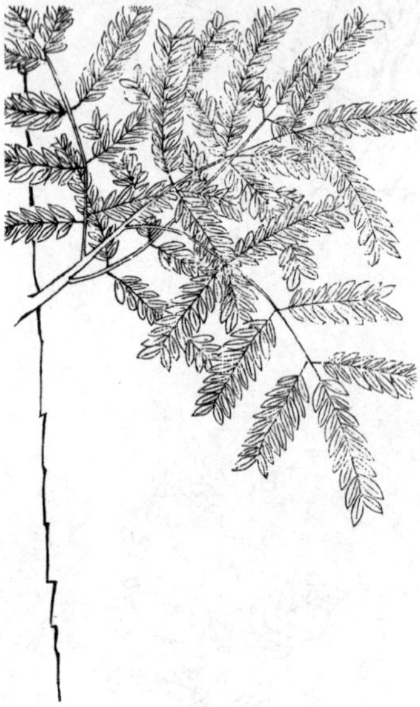

【校注】

① 呰窳（zǐyǔ 紫与）：贪懒不肯力作；萎靡不振。呰，弱、劣；窳，羸弱、懒惰。

10. 乌臼木

乌臼木，《唐本草》始著录。俗呼木子树。子榨油，利甚溥，根解冰莽毒，效。

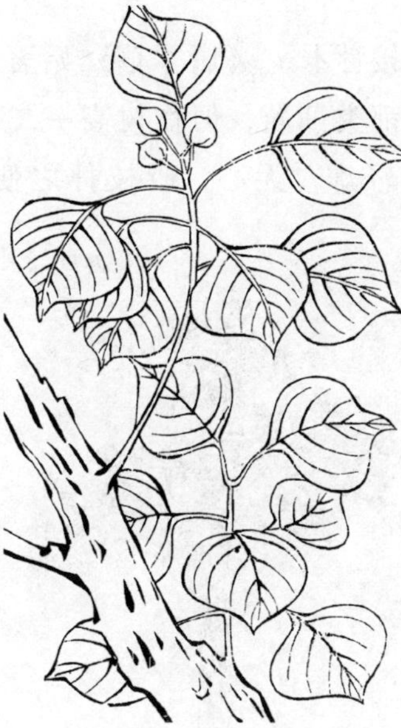

11. 栾荆

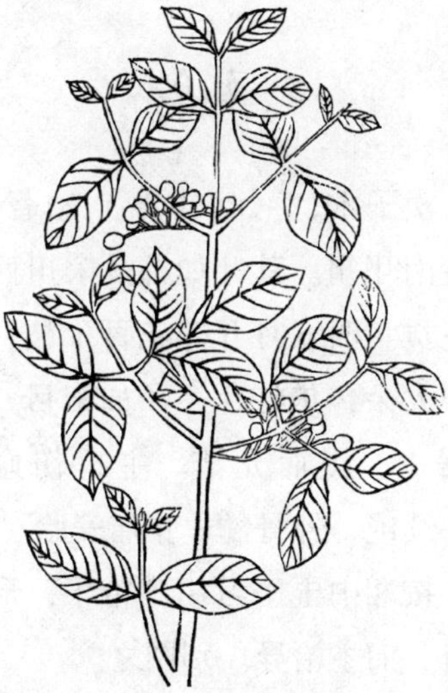

栾荆，《唐本草》始著录。诸家皆无的解。《救荒本草》有土栾树，姑图之以备考。

12. 茶

茶，《唐本草》始著录。《尔雅》：槚[①]，苦荼。《注》：早采为茶，晚为茗。陆羽[②]《茶经》源委朗晰，故备载之。

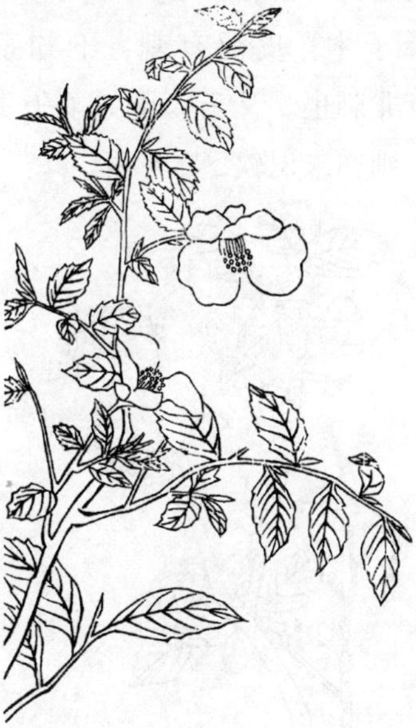

【校注】

① 槚（jiǎ 贾）：指茶树。

② 陆羽：字鸿渐，号东冈子。唐代复州竟陵（今属湖北）人。著有《茶经》，被后世尊为“茶神”。

13. 椋子木

椋子木，《尔雅》：椋，即来。《注》：材中车辋[1]。《唐本草》始著录。《救荒本草》：椋子木树有大者，木则坚重。叶似柿叶而薄小。结子如牛李子，大如豌豆，生青熟黑，味甘咸。叶味苦，亦可食。此即江西俗呼冬青果也。李时珍并入松杨木。《新化县志》非之，然所谓椋子木，皮涩有刺，不知系枯枝，非刺也。又云：子如羊矢枣而小，则亦未识软枣本形耳。

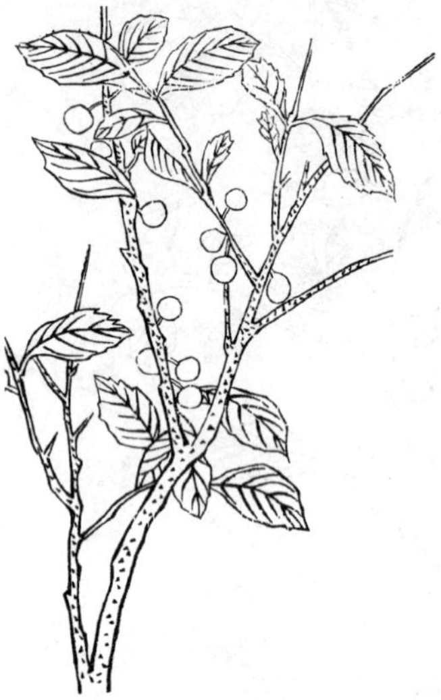

【校注】

① 辋（wǎng 网）：车轮外框。

14. 接骨木

接骨木，《唐本草》始著录。花叶都类蒴藋，但作树高一二丈，木体轻虚，无心，斫枝扦之便生云。

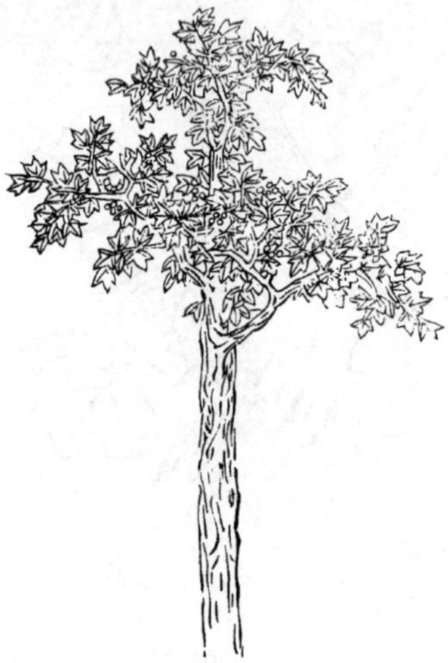

15. 卖子木

卖子木，《唐本草》始著录。生岭南邛州。其叶如柿。宋川西渠州岁贡。四五月开碎花百十枝，团攒作大朵，焦红色；子如椒目，在花瓣中，黑而光洁。主折伤血内溜，续绝，补骨髓，止痛安胎。

按湘中土医习用鸦椿子，形状颇肖，而主治异。别图之。

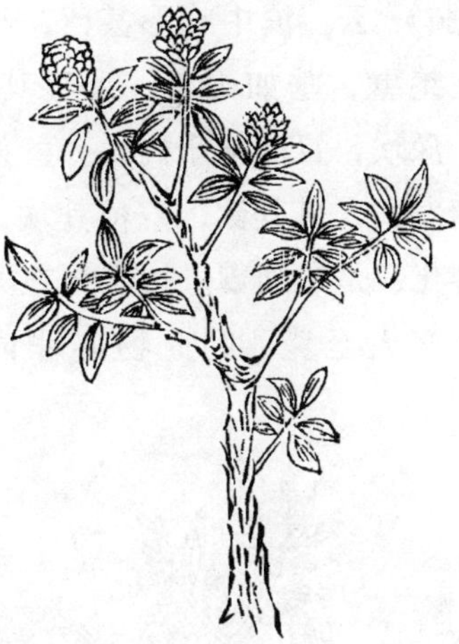

16. 毗黎勒

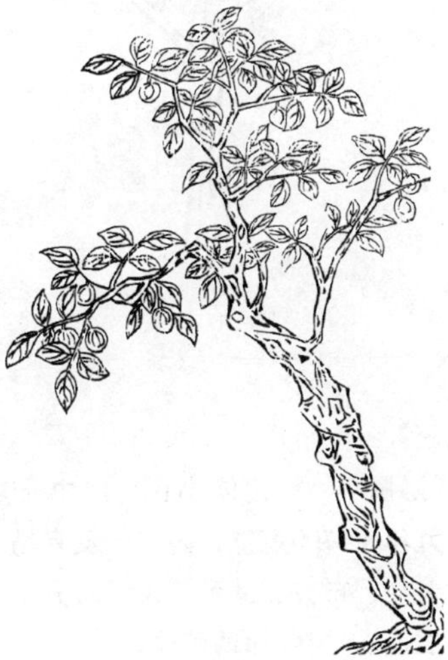

毗黎勒，《唐本草》始著录。生岭南交、爱诸州。核似诃黎勒而圆短无棱，苦寒，主治风虚热气，功用同菴摩勒。李时珍以为馀甘之类。按滇南有松橄榄，与馀甘同而圆无棱，以治喉痛，与《唐本》合。《海药》云，同诃黎勒，性温，疑又一种。

17. 诃黎勒

诃黎勒，《唐本草》始著录。生岭南，以六路者佳。

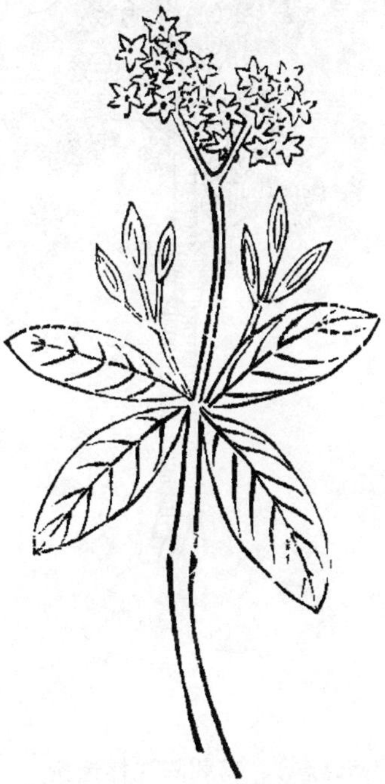

18. 骐骥竭

骐骥竭，《唐本草》始著录。生南越、广州。主治血痛，为和血圣药。《南越志》[①]以为紫铆树脂。《唐本》以为与紫铆大同小异。旧《云南志》：树高数丈，叶类樱桃，脂流树中，凝红如血，为木血竭；又有白竭，今俱无。余访求之，得如磨姑者数枚，色白质轻，盖未必真。

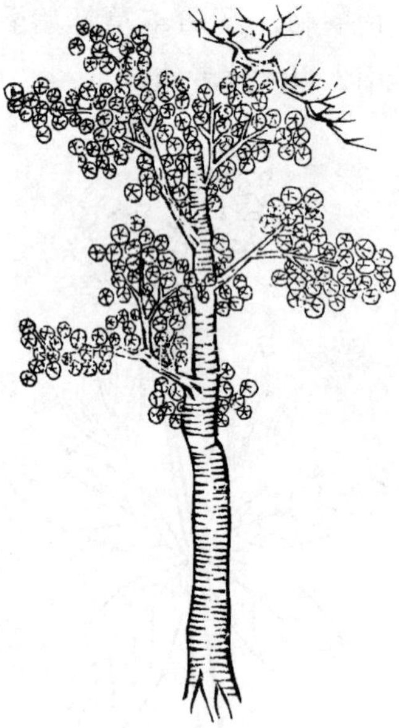

【校注】

① 《南越志》：南朝陈沈怀远撰。记录了当时岭南风物人情。

19. 阿魏

阿魏，《唐本草》始著录。《酉阳杂俎》作阿虞，波斯树汁凝成。《觚賸》[①]云：滇中蜂形甚巨，结窝多在绝壁，垂如雨盖。人于其下，掘一深坎，置肥羊于内，令善射者飞骑发矢，落其窝，急覆其坎，二物合化，是名阿魏。按岩蜂在九龙外，螫人至毙，则此物亦非内地所产。

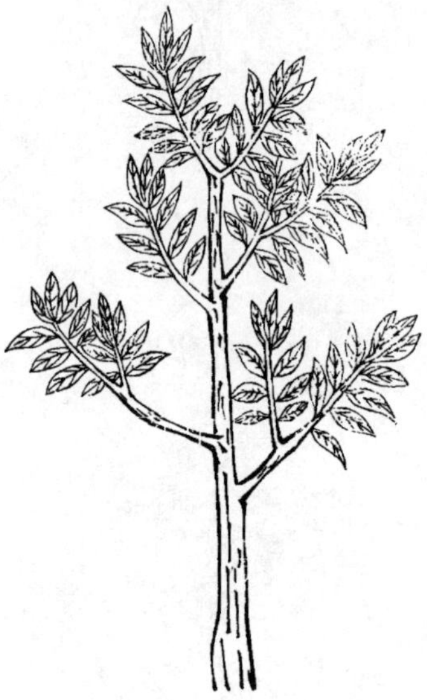

【校注】

① 《觚賸》：笔记体小说，成书于康熙三十九年（1700 年），内容涉及官场、科场、青楼、市井、战乱、灾荒、文字狱等社会层面。清代钮琇所作。钮琇，字玉樵，江苏吴江人。

20. 无食子

无食子，《唐本草》始著录。

生西戎沙碛地。树似柽。主治赤白痢、肠滑，生肌肉。一作没石子。

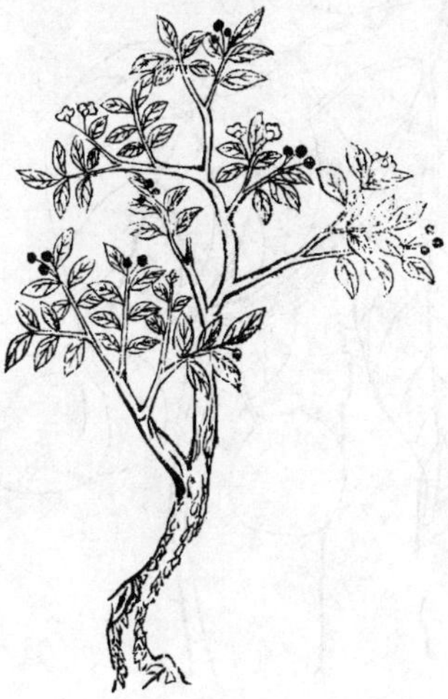

21. 大空

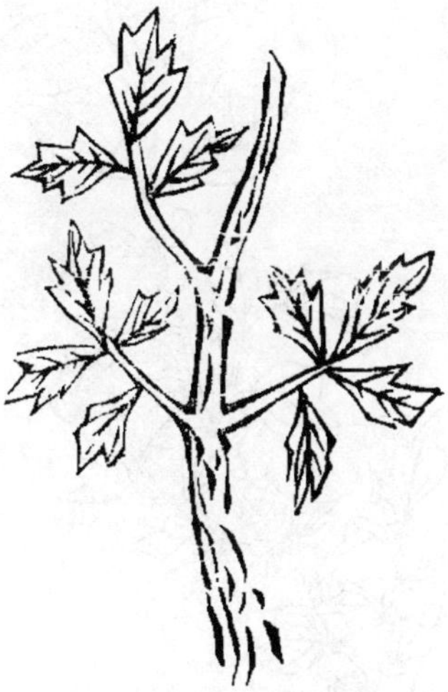

大空，《唐本草》始著录。生襄州，所在山谷亦有之。小树，大叶似桐而不尖。主杀虫虱。

22. 木天蓼

木天蓼，《唐本草》始著录。生信阳，花似柘花，子作球形，似苘麻子。可藏作果食；又可为烛、酿酒，治风。

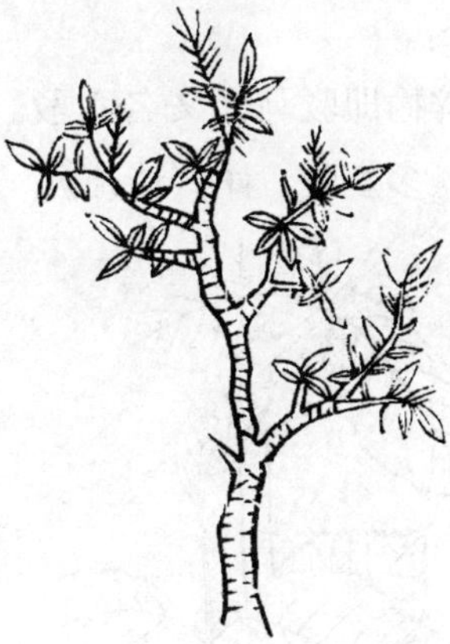

23. 檀

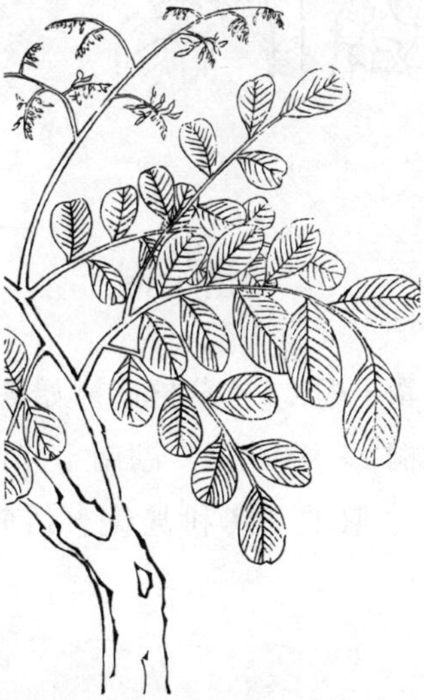

檀，《本草拾遗》始著录。皮和榆皮为粉食，可断谷。《救荒本草》：叶味苦，芽可煠食。

24. 梓榆

梓榆即驳马，又名六驳。皮色青白，多癣驳，详《诗疏》。

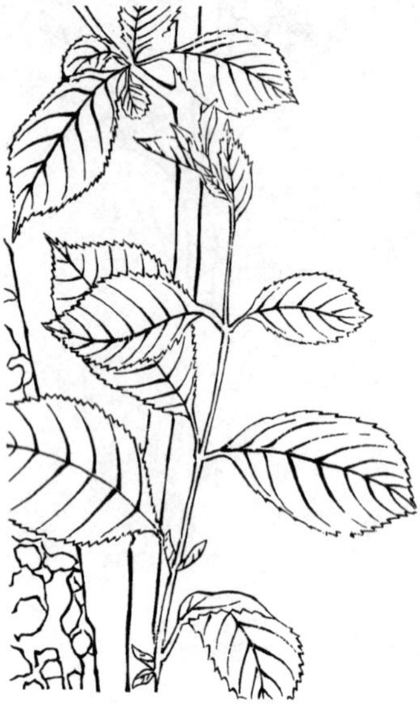

25. 罂子桐

罂子桐，《本草拾遗》始著录。即油桐，一名荏桐。湖南、江西山中种之取油，其利甚饶。俗呼木油。

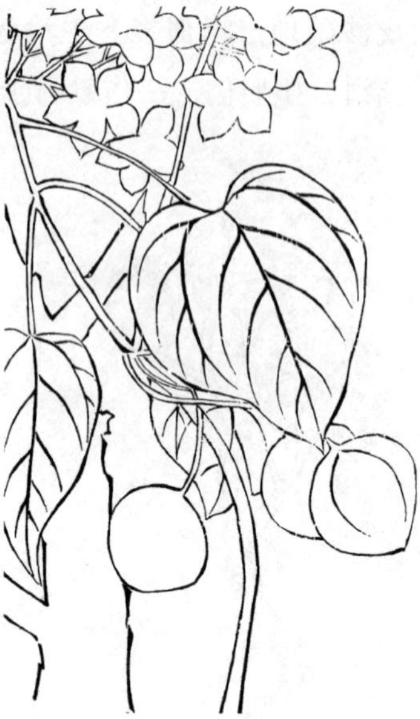

26. 奴柘

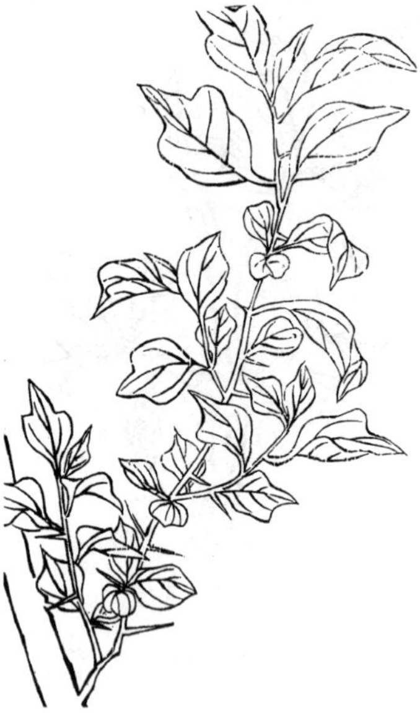

奴柘，《本草拾遗》始著录。

似柘有刺，高数尺。江西有之。《湘阴志》：灰桑树，叶大，有刺三角，亦桑类。即此。

27. 榈木

榈木，《本草拾遗》始著录。俗呼花梨木。《南城县志》：东西乡间有之，不宜为枕，令人头痛。

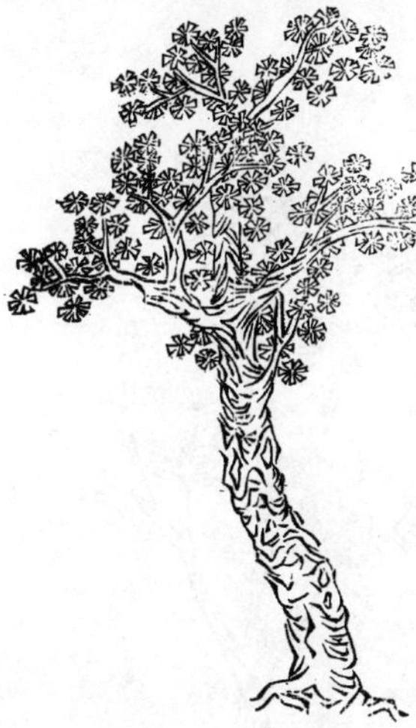

28. 莎木

莎木，《本草拾遗》始著录。木皮内出黄色面，生岭南，具详《海药》。字本作莏，李时珍据《唐韵》作莎，以为即欀[①]木。又以《交州记》都句树出屑如桄榔面，可作饼饵，恐即此。欀木，今琼州谓之南榔。

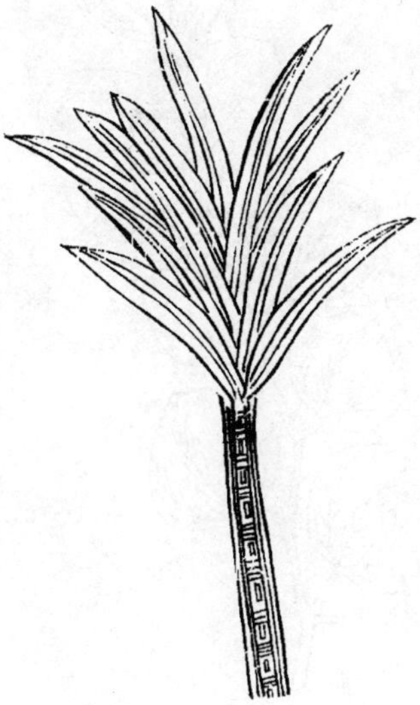

【校注】

① 欀（xiāng 箱）：古书上说的一种树，树皮中有像白米屑的东西，捣碎，用水淋过后，可以做饼。

29. 石刺木

石刺木，一名勒树，叶圆如杏而大，有光泽，枝茎多刺。《本草拾遗》：生南方林筤[①]间，江西呼为勒刺，亦种为篱院，树似棘而大枝，上有逆钩，即此。然谓木上寄生，则未之见。

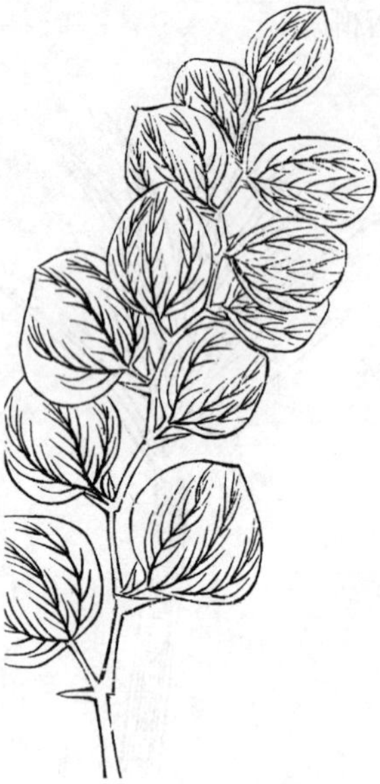

【校注】

① 筤（láng 郎）：竹丛。

30. 卢会

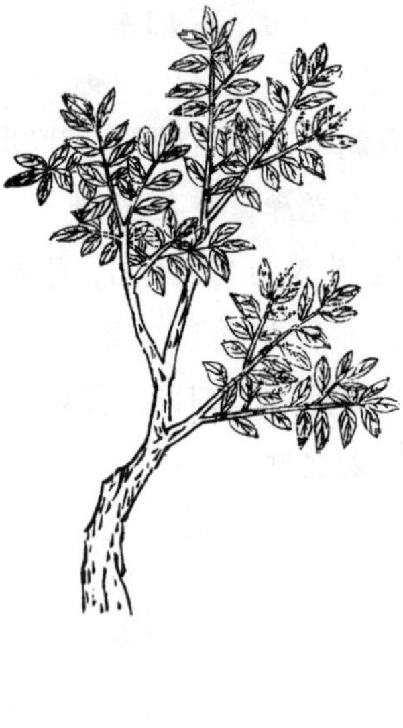

卢会，《本草拾遗》始著录。木脂似饧，主治杀虫、拭癣。旧《云南志》：芦荟出普洱。

31. 放杖木

放杖木，《本草拾遗》始著录。生温、括、睦、婺诸州。主治风血，理腰脚，轻身，故名。浸酒服之。

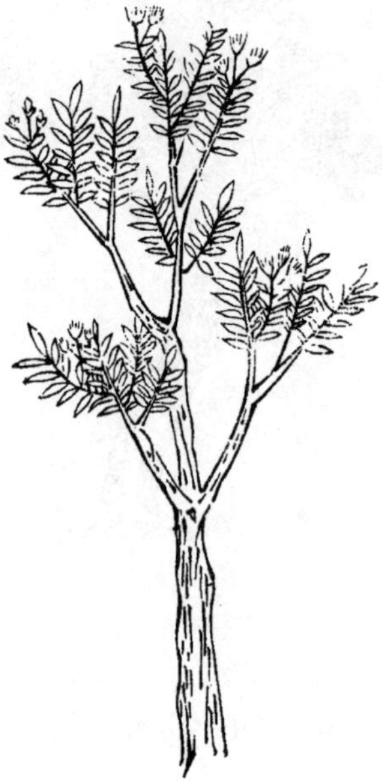

32. 楤木

楤木，《本草拾遗》始著录。生江南山谷，直上无枝，茎上有刺。山人折取头食之，谓之吻头。主治水瘾[①]、虫牙。

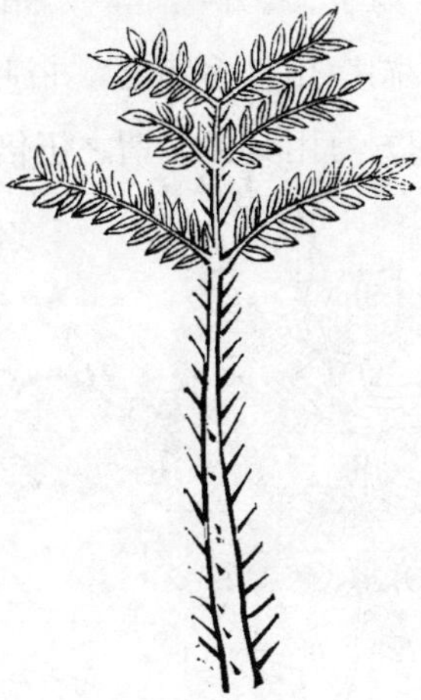

【校注】

① 瘾（yìn 印）：心病。

33. 木槿

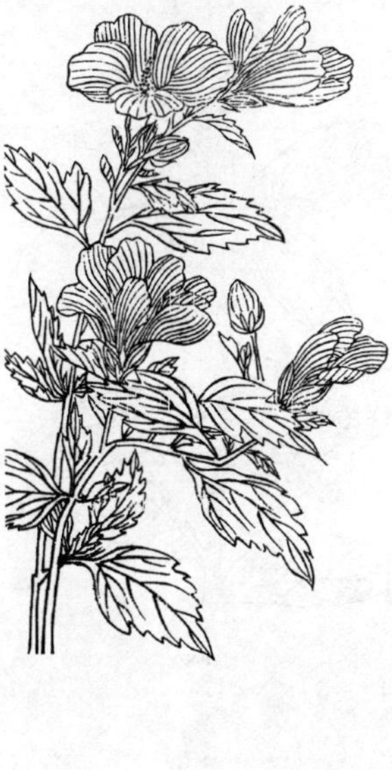

木槿，《尔雅》：椴，木槿。《日华子》始著录。今惟用皮治癣。江西、湖南种之，以白花者为蔬，滑美。

34. 无患子

无患子，《开宝本草》始著录。南安多有之。《本草拾遗》《酉阳杂俎》所述详明。

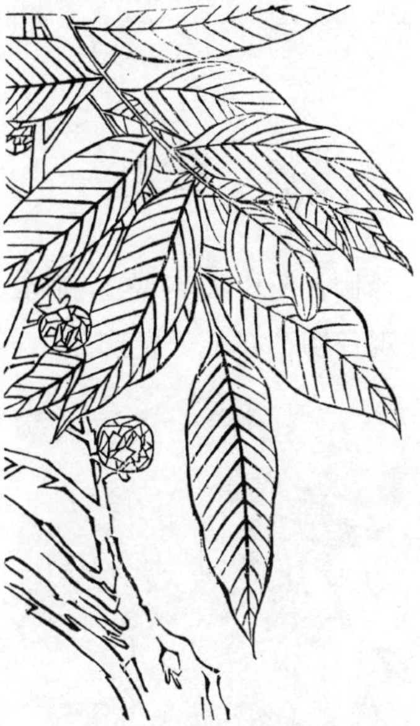

35. 桦木

桦木，《开宝本草》始著录。施南山中极多。以木皮为屋，关东亦饶。皮烧灰入药。

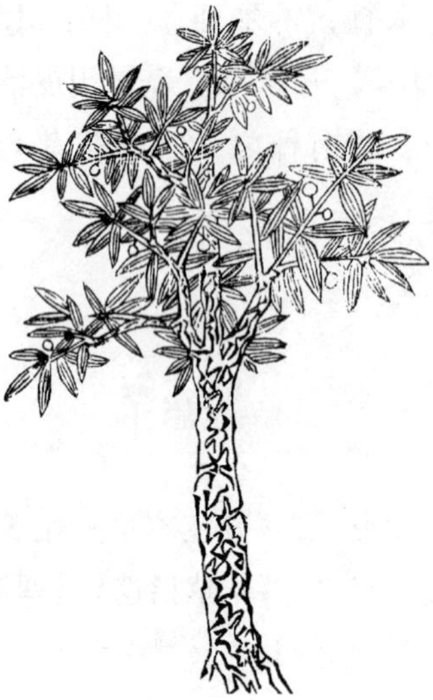

36. 柽柳

柽柳，《开宝本草》始著录。俗呼观音柳，亦云三春柳。

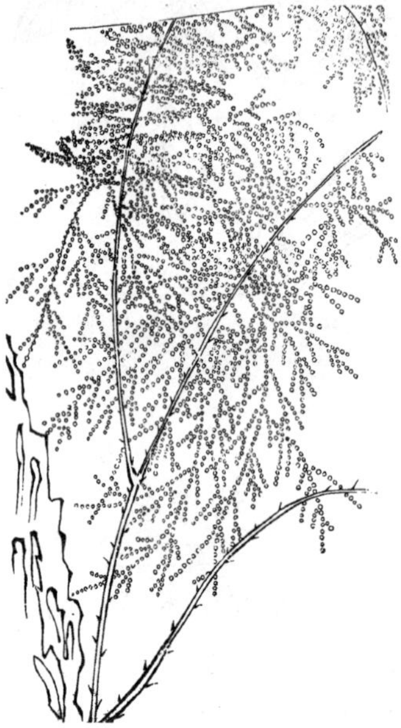

37. 盐麸子

盐麸子，《开宝本草》始著录。江西、湖南山坡多有之。俗呼枯盐萁。俚方习用其虫，谓之伍倍子。

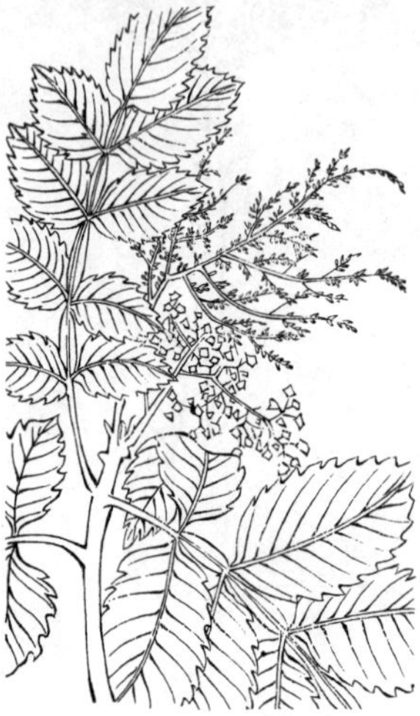

38. 密蒙花

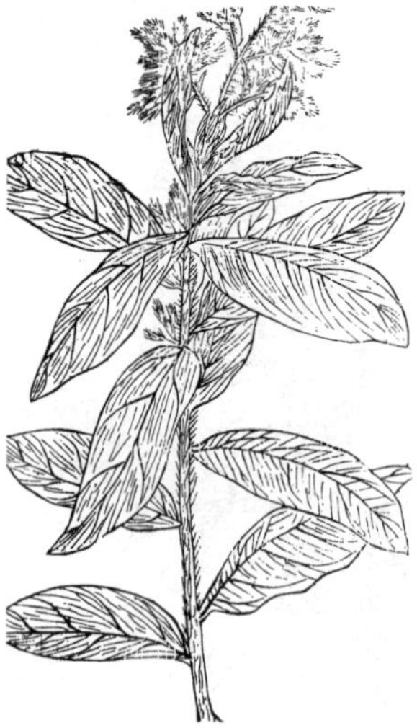

密蒙花，《开宝本草》始著录。详《本草衍义》。湖南山中多有，人皆识之。开花黄白也，茸茸如须。

39. 紫荆

紫荆，《开宝本草》始著录。处处有之。又《本草拾遗》有紫荆子，圆紫如珠。别是一种，湖南亦呼为紫荆。《梦溪笔谈》未能博考，李时珍并为一条，亦踵误。

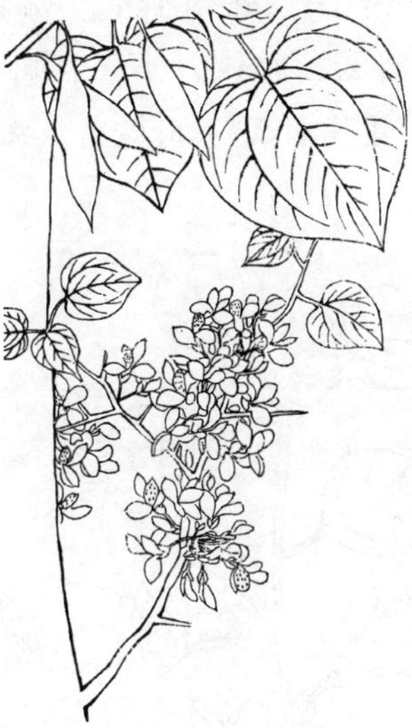

40. 南烛

南烛，《开宝本草》始著录。道家以叶染米为青餵饭[①]。陶隐居《登真隐诀》[②]已载之。开花如米粒，历历下垂。湖南谓之饱饭花。四月八日，俚俗寺庙染饭馈问，其风犹古。《梦溪笔谈》误以为南天竹，且谓人少识者，殊欠访询。

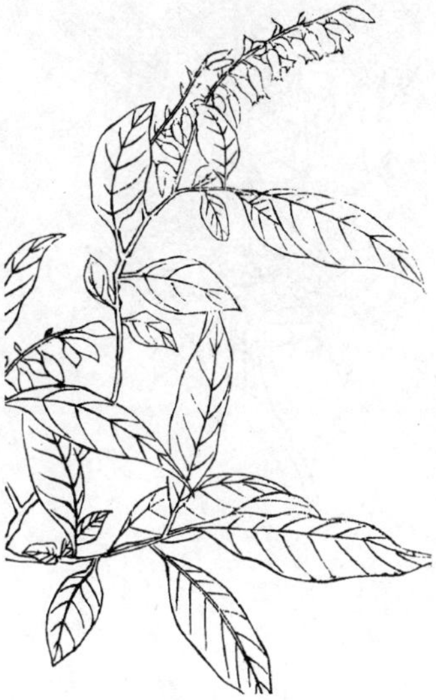

【校注】

① 青餵（xùn 讯）饭：一种道教徒的食物，即青精饭。

② 《登真隐诀》：简称《真隐诀》，梁陶弘景撰。

41. 伏牛花

伏牛花，《开宝本草》始著录。李时珍并入虎刺。今虎刺生山中林木下，叶似黄杨，层层如盘。开小白花。结红实，凌冬不凋。俚医亦用治风肿，未知即此木否？图以备考。

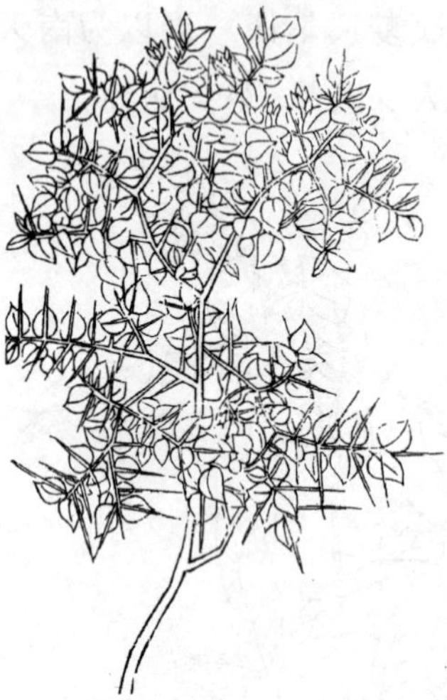

42. 乌药

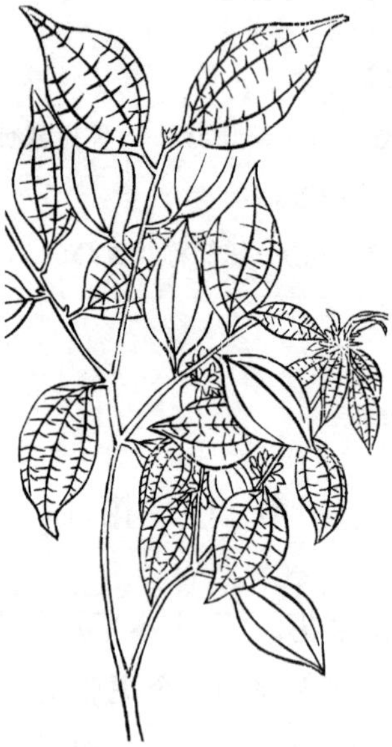

乌药，《嘉祐本草》始著录。山中极多，俗以根形如连珠、有车毂[①]纹者为佳。开花如桂。

【校注】

① 车毂（gǔ 古）：车轮中心的圆木，中心插轮外与辐条相接。也多借指车轮或车。

43. 黄栌

黄栌，《嘉祐本草》始著录。陈藏器云：叶圆，木黄，可染黄色。《救荒本草》：叶味苦，嫩芽可煠食。

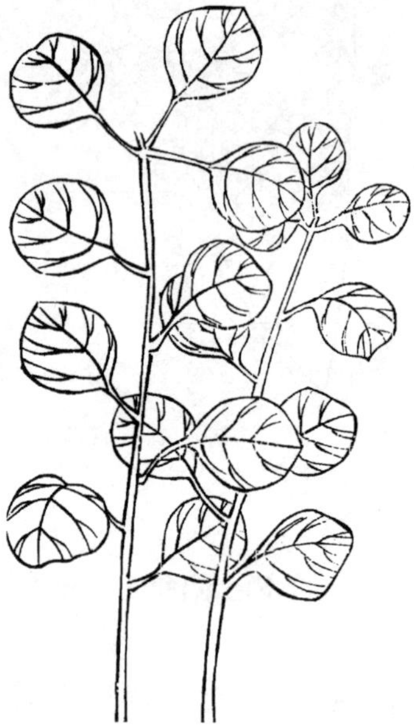

44. 棕榈

棕榈，《嘉祐本草》始著录。江西、湖南极多，用亦极广。花苞为棕，鱼可食；子落地即生。烧棕灰为止血要药。

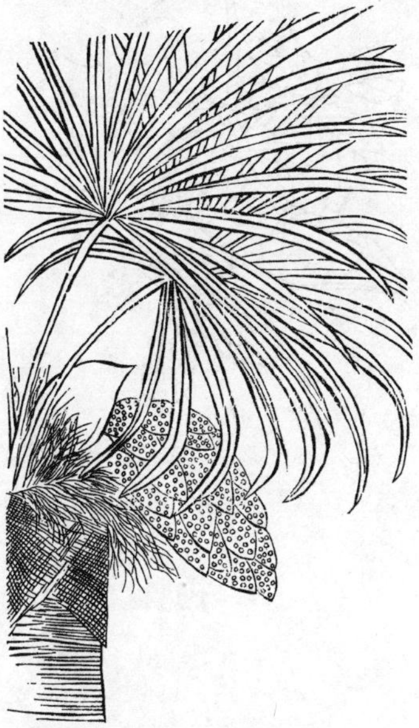

45. 柘

柘，《嘉祐本草》始著录。叶可饲蚕，木染黄。《救荒本草》：叶实可食。野生小树为奴柘，《本草拾遗》载之。

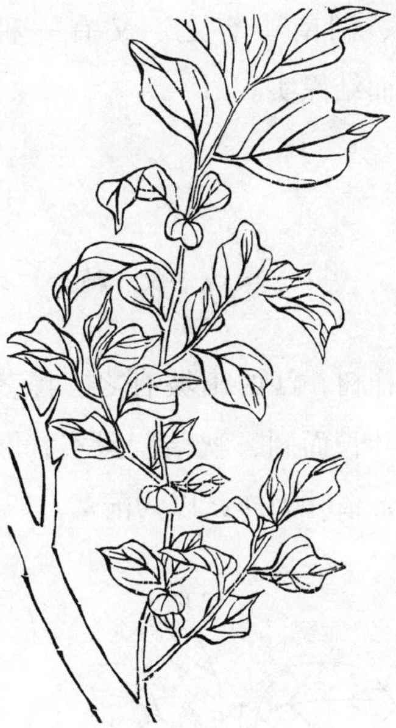

46. 柞木

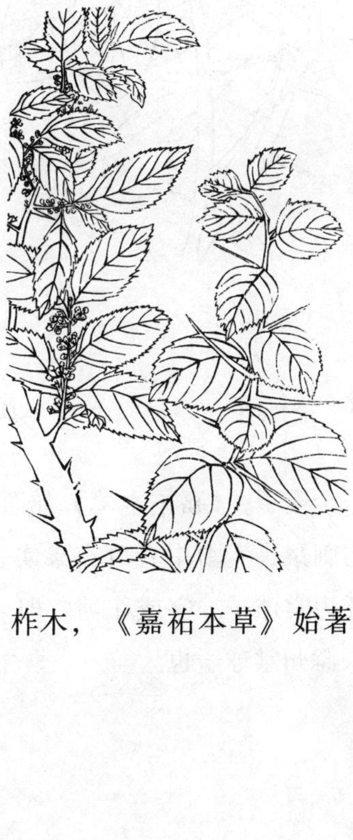

柞木，《嘉祐本草》始著录。

江西、湖南皆有之。又有一种相类，而结黑实。

47. 柞树 又一种

柞树，江西山坡有之。黑茎长刺，叶长而圆，秋结紫黑实，圆如大豆，俗呼为柞，以为藩篱。

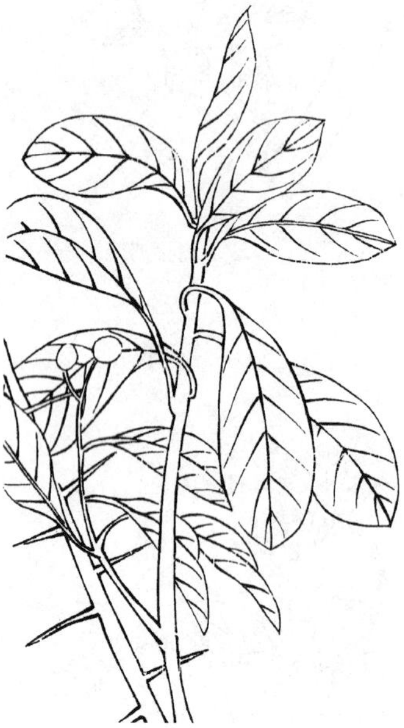

48. 金樱子 并入《图经》棠球子

金樱子，《嘉祐本草》始著录。一名刺梨，生黔中者可充果实。饶州呼为棠球子。字或作糖。即《图经》滁州棠球子也。

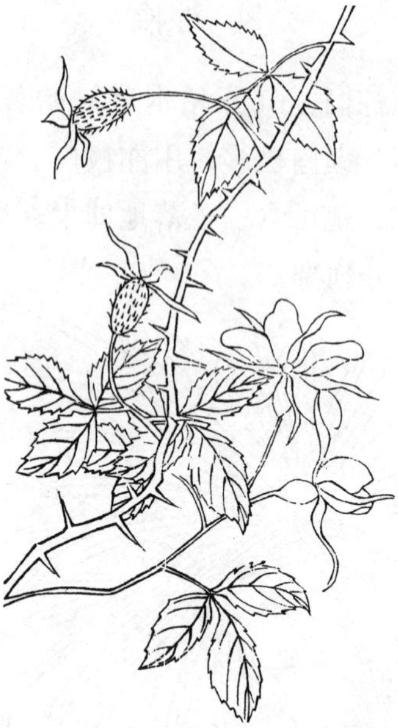

49. 枸骨

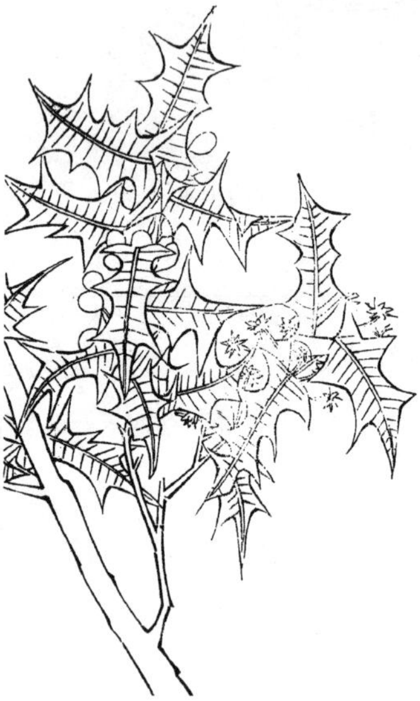

枸骨，宋《图经》女贞下载

之。《本草纲目》始别出，即俗呼猫儿刺。

50. 冬青

冬青，宋《图经》女贞下载之。《本草纲目》始别出。叶微团，子红色，俗以接木樨花者，亦可放蜡。

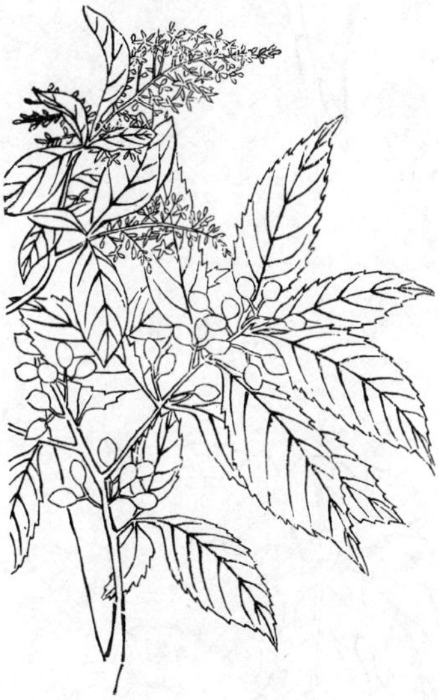

51. 醋林子

醋林子，宋《图经》收之。《广西志》：似樱桃而细。

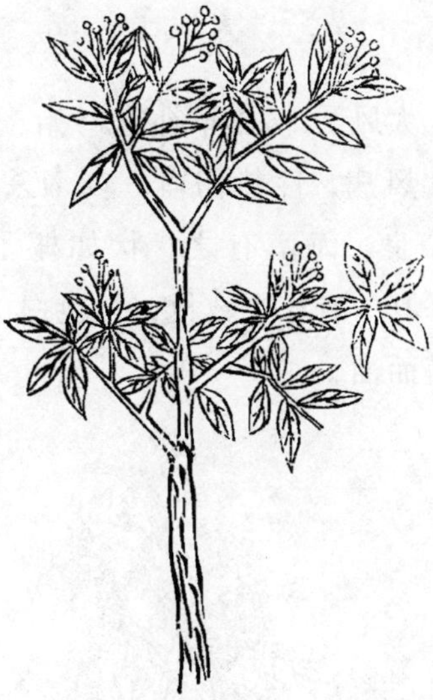

52. 海红豆

海红豆，详《益部方物记略》及《海药本草》，为面药。

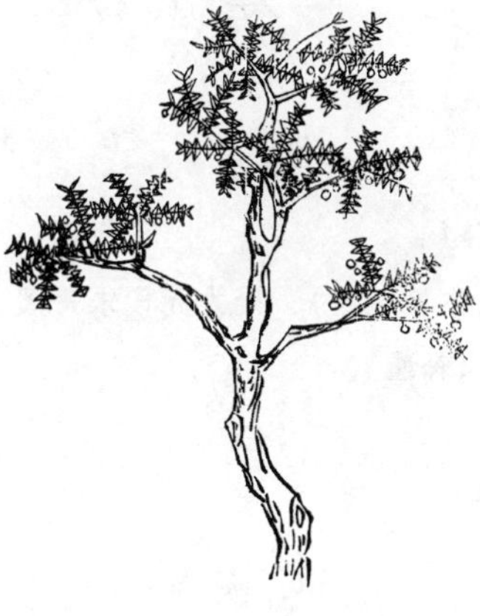

53. 大风子

大风子，《本草补遗》[1]始著录。治大风病，性热伤血，攻毒杀虫。外涂良。海南有之，状如椰子而圆，其中有核十数枚，仁色白，久则黄而油。

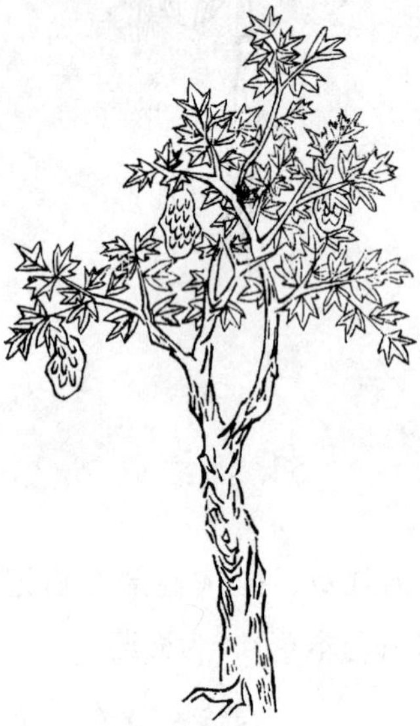

【校注】

① 《本草补遗》：疑为元代朱丹溪《本草衍义补遗》。

54. 櫰香

櫰香，《救荒本草》谓之兜栌树，叶可煠食。《本草纲目》始收入香木。

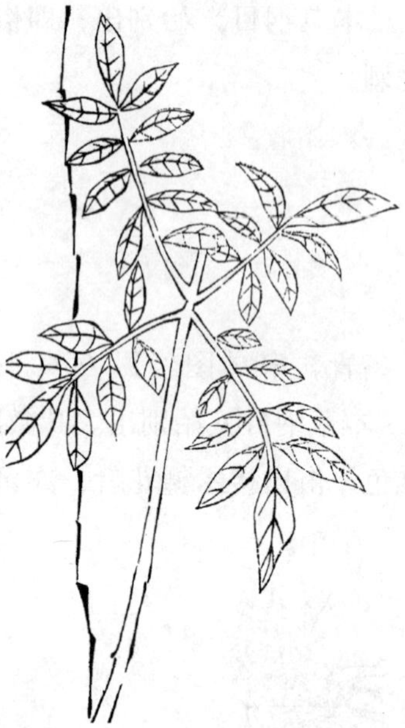

55. 梧桐

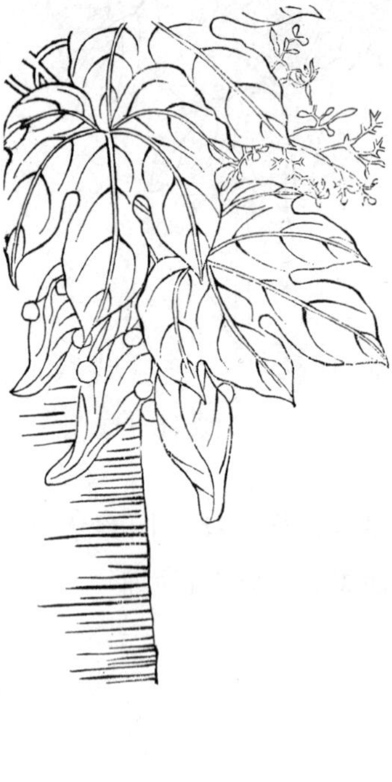

梧桐，《尔雅》：榇，梧。春开细花，结实曰橐。鄂以为果。《本草纲目》始收入乔木。俗亦取其初落叶，煎饮催生；又煮叶熏，治白带。

56. 黄杨木

黄杨木，《酉阳杂俎》云：世重黄杨，以其无火。《本草纲目》始收入灌木，治妇人难产及暑疖。又有一种水黄杨，山坡甚多。

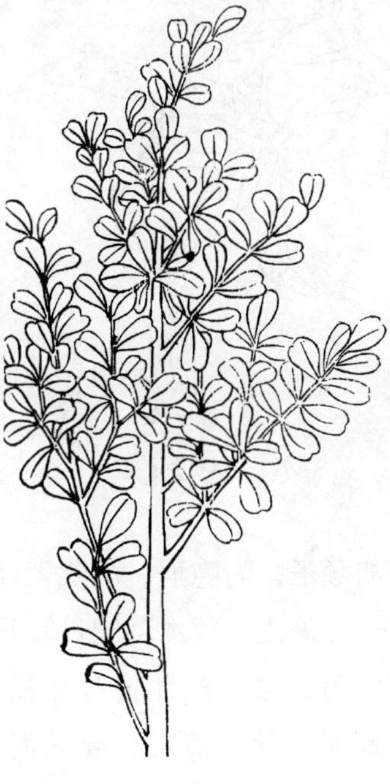

57. 扶桑

扶桑，《南方草木状》载之。《本草纲目》始收入灌木。江西赣州亦有之，过吉安则畏寒，不能植矣。

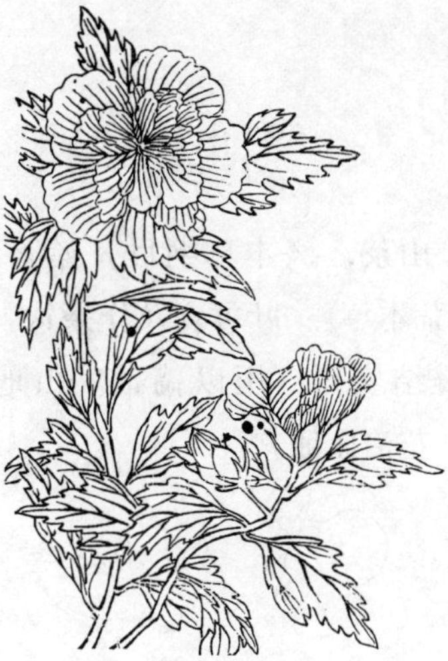

58. 木芙蓉

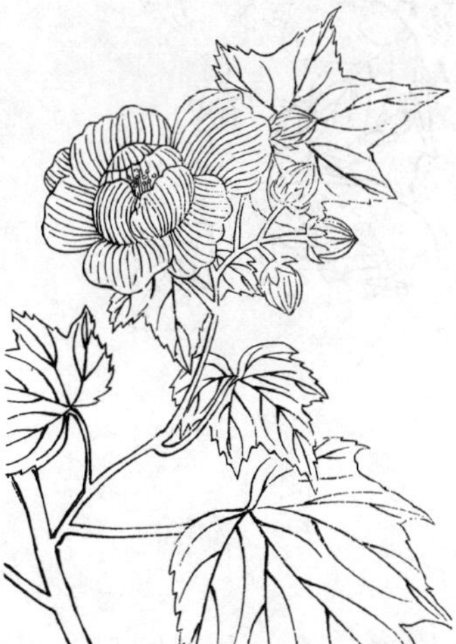

木芙蓉即拒霜花。《桂海虞衡志》载之。《本草纲目》始收入灌木。河以南皆有之。皮任织缉，花叶为治肿毒良药。

59. 山茶

山茶，《本草纲目》始著录。《救荒本草》：叶可食及作茶饮。其单瓣结实者，用以捣油。山地种之，花治血证。

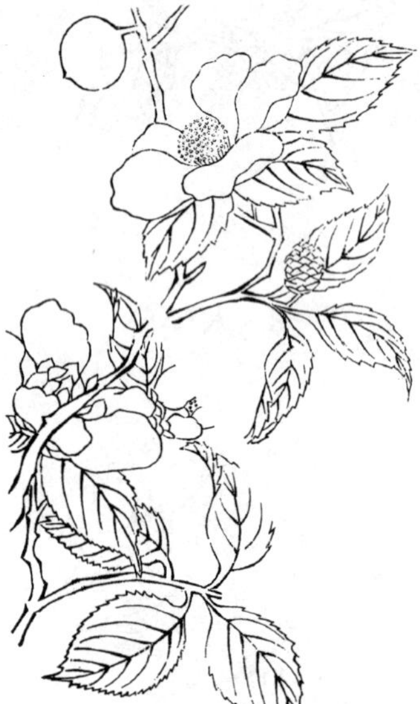

60. 枸橘

枸橘，详《本草纲目》。园圃种以为樊，刺硬茎坚，愈于杞柳；其橘气臭，亦呼臭橘。乡人云有毒，不可食。而市医或以充枳实，亦治跌打。隐其名曰铁篱笆。初发嫩芽摘之，浸以沸汤，去其苦味，曝干为蔬，曰橘苗菜。以肉煨食，清香扑鼻。亦《山家清供》云。

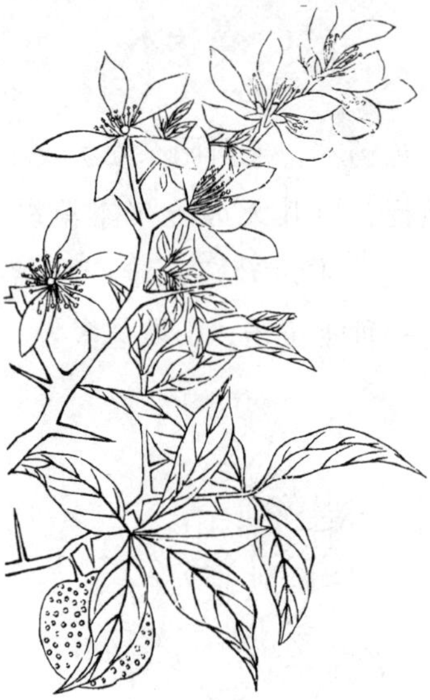

61. 胡颓子

胡颓子，陶隐居、陈藏器注山茱萸，皆著之。《本草纲目》形状功用尤为详晰。湖北俗呼甜棒槌；湖南地暖，秋末着花，叶长而厚，俗呼半春子。

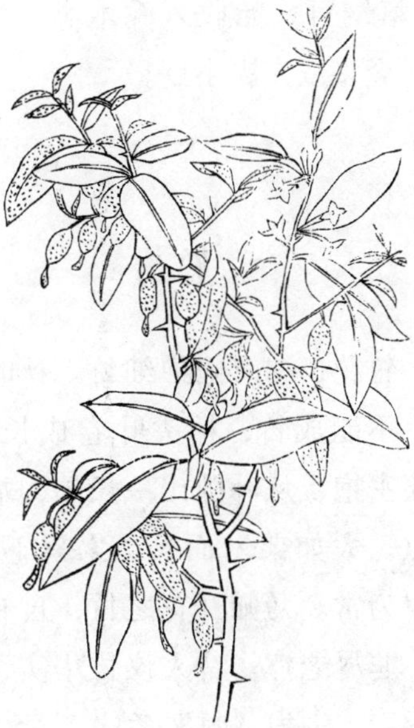

62. 蜡梅

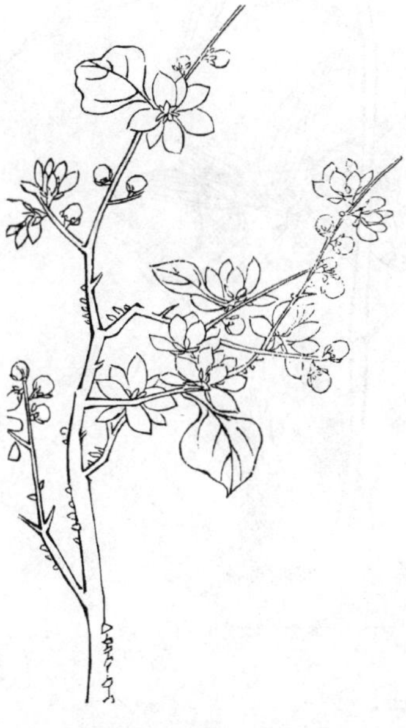

蜡梅，《本草纲目》收之。俗传浸蜡梅花瓶水，饮之能毒人。其实谓之土巴豆，有大毒。《救荒本草》云：花可食。李时珍亦云：花解暑生津，殊未敢信。

63. 乌木

乌木，《本草纲目》始著录。主解毒、霍乱吐利，屑研酒服。《博物要览》①：叶似棕榈，伪者多是槩木②染成。《滇南虞衡志》谓元江州产者是栌木，真乌木当出海南。

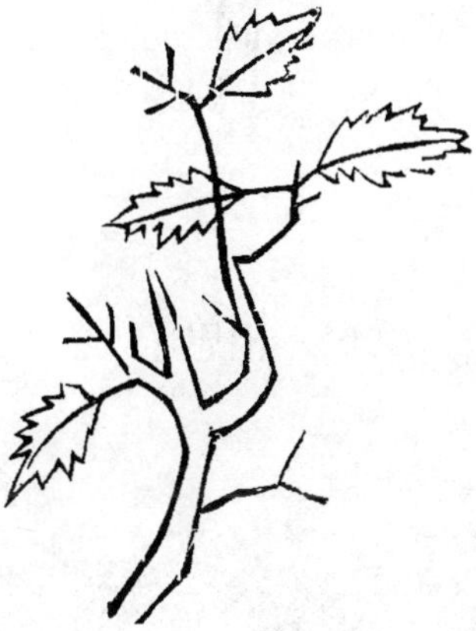

【校注】

①《博物要览》：清代谷应泰著。论列古器物、字画、织绣、印玺的艺术品。

② 槩（jì 寄）木：山楂木。

64. 石瓜

石瓜，详《益部方物记略》。《本草纲目》始收入乔木类，治心痛。

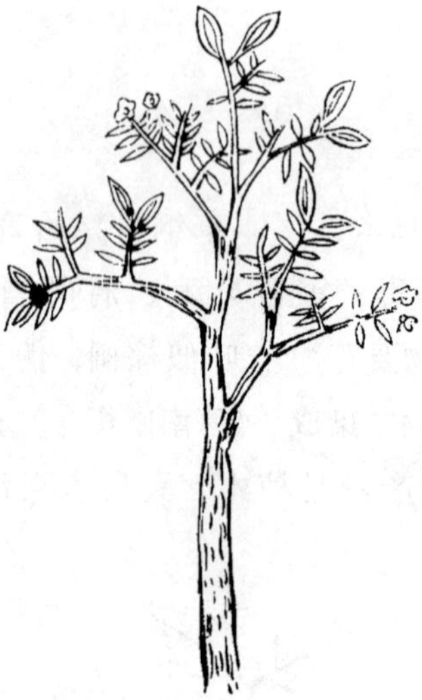

65. 相思子

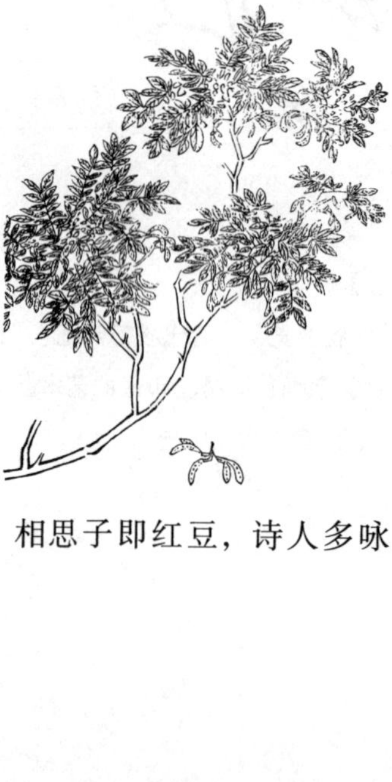

相思子即红豆，诗人多咏之。《本草纲目》始收入乔木类，为吐药。今多以充赤小豆。

66. 竹花

竹花，湖南圃中细竹。秋时矮笋，不能成竹，梢头叶卷成长苞，层层密抱，从叶隙出一长须，端有黄点，大如粟米而长，累累下垂，每岁为常。乃知开花之竹，自有一种，非尽老瘁。昔人议竹华实，所见皆殊，别为《竹实考》[①]，杂缉各说焉。

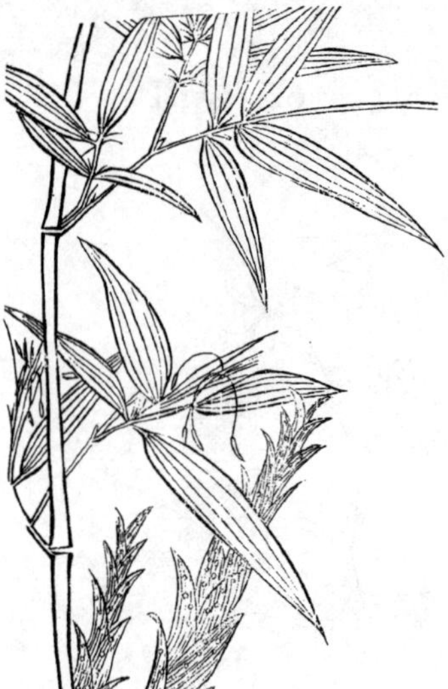

【校注】

① 《竹实考》：不详，待考。

卷之三十六　木类

1. 优昙花

优昙花，生云南。大树苍郁，干如木犀。叶似枇杷，光泽无毛，附干四面错生。春开花如莲，有十二瓣，闰月则增一瓣；色白，亦有红者，一开即敛，故名。

按《滇志》所纪，大率相同；或有谓花开七瓣者。抚衙东偏有一树，百馀年物也，枝叶皆类辛夷花，只六瓣，似玉兰而有黄蕊；外有苞，与花俱放如瓣三，色绿，人皆呼波罗花。考《白香山集》[①]：木莲生巴峡山谷，花如莲，色香艳腻皆同，独房蕊异。四月始开，二十日即谢，不结实。其形状、气候皆相类，此岂即木莲耶？滇近西藏，花果名多西方语，纪载从而饰之，遂近夸诞。许缵曾《东还纪程》[②]谓优昙和山娑罗皆一物，而云花叶无异载乘。今此花只及一岁之半，又园圃分植，辄生乡间，摘叶以为雨笠，非复灵光岿存，岂昙花终非可移，而姑以木莲冒之耶？抑此花本六瓣，闰月增一为七，而《纪乘》[③]误耶？否则和山等同为一种，以肥瘠、灵俗而有千层、单瓣耶？又滇花瓣数，一树之上，多寡常殊；应月之瓣，或偶值之耶？余以所见绘之图，而录《东还纪程》于后，以备考。其馀耳食之谈，皆不具。

《东还纪程》：大理府山为灵鹫，水为西洱。灵鹫之旁为和山，树生和山之麓。高六七丈，其干似桂，其花白，每花十二瓣，遇闰则多一瓣。佛日盛开，异香芬馥，非凡臭味；中出一蕊如稗穗，俗以为仙人遗种，主僧恶人剥啄，佯置火树下成灰烬。《云南府志》：优昙花在城中，土主庙内，高二十丈，枝叶扶茂。每岁四月花开如莲，有十二瓣，闰岁则多一瓣，亦名娑罗树。昔蒙氏乐诚魁时，有神僧菩提巴波自天竺至，以所携念珠分其一手植之，久没兵燹中。谢肇淛④《滇略》：安宁过泉西岸有寺，曰曹溪，其中有昙花树一株，相传自西域来者。绿叶白花，移蘖他种，终不复活。余谓安宁之优昙，大理之和山，土主庙之娑罗，其花同，其色同，其枝干亦同，特异地而异名耳。壬子夏，昙花盛开，州守驰使折一枝以赠，其花叶枝干，合之载乘，果无异也。太守乃采柔条，遍插于大树之旁。三月后报曰：一枝已萌蘖矣。余喜甚，乃移置盆盎，碧叶烂然，一根五干。土人惊诩，以为奇瑞。

又《云南通志》稿载郎中阮福《木莲花说》⑤，与鄙见合。惟云南督署旧有红优昙，说中以为皆是白花。余访之信。偶买花担上折枝，得紫苞者，疑为红花也。及苞坼则绿白瓣，无少异。岂制府中之殷红者亦此类耶？李时珍以木莲初作紫苞，似辛夷，尤相吻合。而又以真木兰即此。然则虬干婆娑者，其即征帆送远之花身耶？阮说尚未之及。昔人有谓木兰与桂为一种者。此树叶皮味皆辛，微似桂。

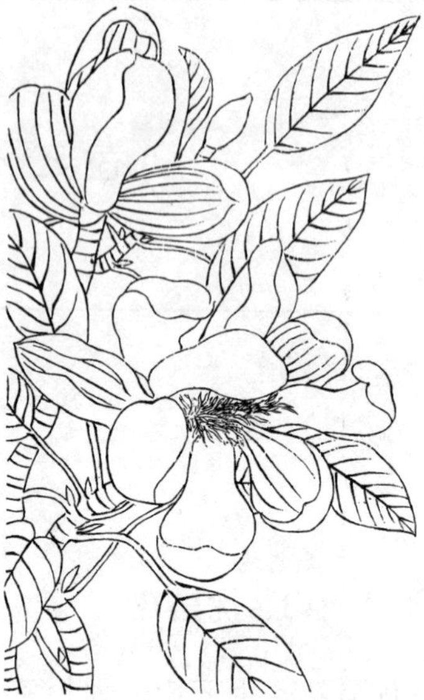

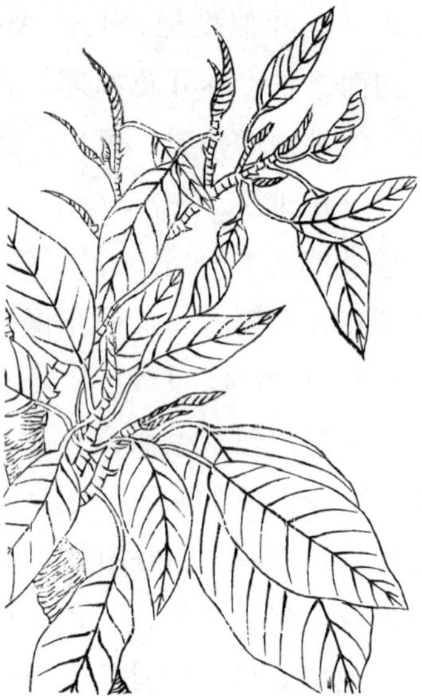

【校注】

①《白香山集》：唐代诗人白居易诗集。

②《东还纪程》：作者许缵曾。该书为其于康熙十一年（1672年）冬由云南按

察使任上结束起程回里所撰，记述沿途山川、古迹、物产、风俗，颇为翔实。

③《纪乘》：疑即《东还纪程》。

④ 谢肇淛（zhè 浙）：字在杭，晚号山水劳人。明代福建长乐人。万历进士，为官有政声。入仕后，历游各地名山大川，所至皆有吟咏，为当时闽派诗人的代表。一生勤于著述，《滇略》为其中之一。

⑤ 阮福《木莲花说》：阮福，字喜斋，清代江苏仪征人。为阮元三子，官候补郎中。《木莲花说》不详，待考。

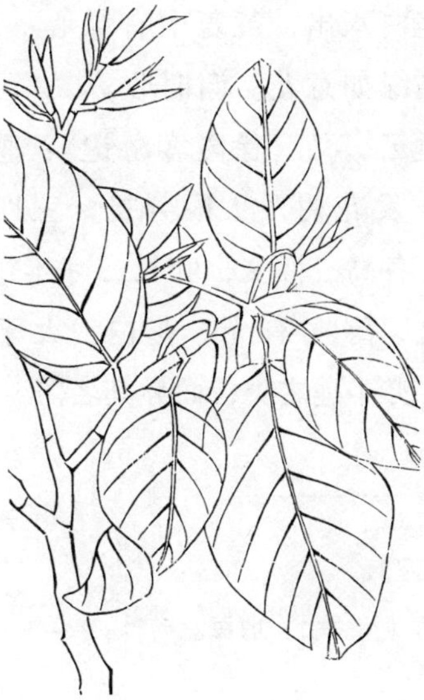

2. 缅树

缅树，生昆明人家。树高逾人，春时发叶，先茁红苞长数寸，苞坼叶见，俱似优昙。苞不遽脱，袅袅纷披，如曳丹羽，遥望者皆误认朱英倒垂也。此树未访得真名，滇人以物之罕鲜者，皆呼曰缅，言其来从异域耳。有采药者曰：此红优昙也。花红瓣多，居人畏攀折，故匿其名；省城亦止此一树。按《滇志》：督署有红优昙一株，形诸纪咏，然第苞红耳，花固白色。市中折以售，不为异也。此花既未早知名，瓜期已届，匆匆不复索观，略记数语，以示东土好事者，不免为优昙添一重疑案。

3. 龙女花

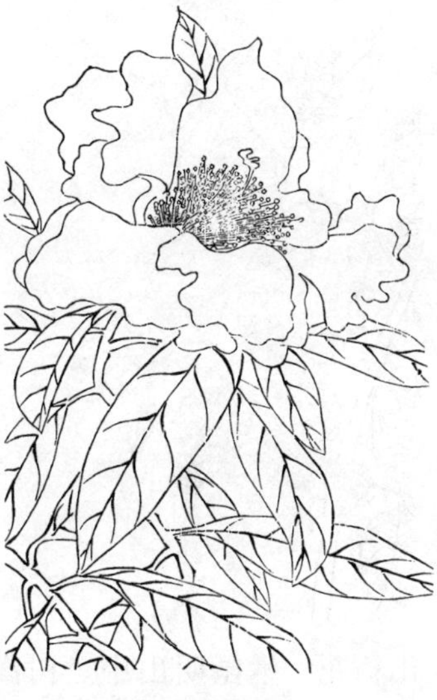

《云南志》：龙女花，太和县感通寺一株，树高数丈，花类白茶，相传为龙女所种。余访得绘本，其

花正白八出，黄蕊中有绿心一缕，俗谓绿如意花。谢时收弆[①]，可以催生云。又《徐霞客游记》：感通寺龙女花树，从根分挺，三四大株，各高三四丈，叶长二寸半，阔半之，绿润有光。花白，大于玉兰。亦木莲之类，而异其名。

【校注】

① 弆（jǔ 举）：收藏。

4. 山梅花

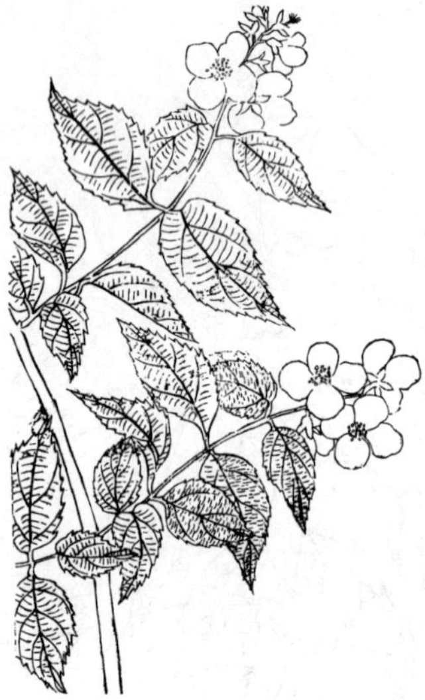

山梅花，生昆明山中。树高丈馀，叶如梅而长；横纹排生，微似麻叶。夏开四团瓣白花，极肖梨花而香。昔人谓梨花溶溶，无香为憾，此花兼之矣。

5. 蝴蝶戏珠花

蝴蝶戏珠花[①]，即绣球之别种。桂馥《札璞》：绣球花周围先开，其瓣五出，酷似小白蝶，俗呼蝴蝶花。中心别有数十蕊，小如粟米。按此花五瓣，三大两小，形微似蝶。中心绿蓓蕾，圆如碧珠，开不成瓣，白英点点，非蕊也。

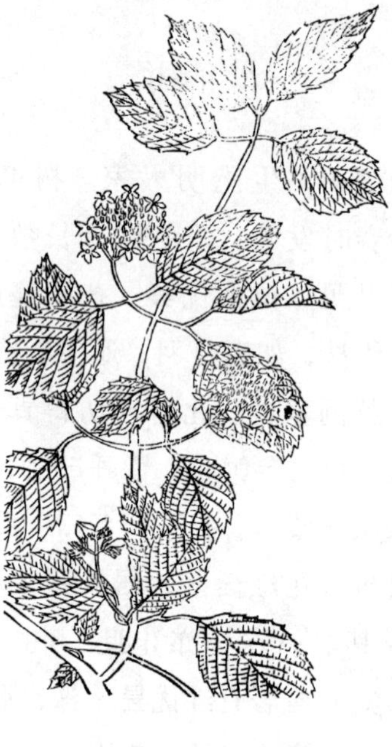

【校注】

① 蝴蝶戏珠花：原文无“花”字，据商务本增补。

6. 雪柳

昆明县采访，会城城隍庙雪柳，已数百年物。

按树已半枯；叶如冬青，大小疏密无定；春深开花，一枝数朵，长筒长瓣，似素兴而色白；雪柳之名，或以此。插枝就接皆不生。

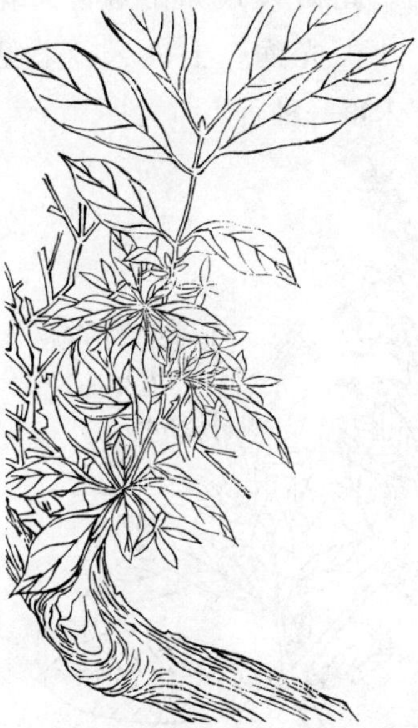

7. 大毛毛花

大毛毛花即夜合树。有二种：一种叶大花如马缨，初开色白，渐黄。一种叶小，花如球，色淡绿，有微香近甜。滇俗四月八日，妇女无不插簪盈鬓以花，似佛髻云。陈鼎[①]《滇黔纪游》：夜合树高广数十亩，枝干扶疏曲折，开花如小山覆锦被，绝非江浙马缨之比。宜其攀折不尽，足供茶云压鬟颤钗矣。

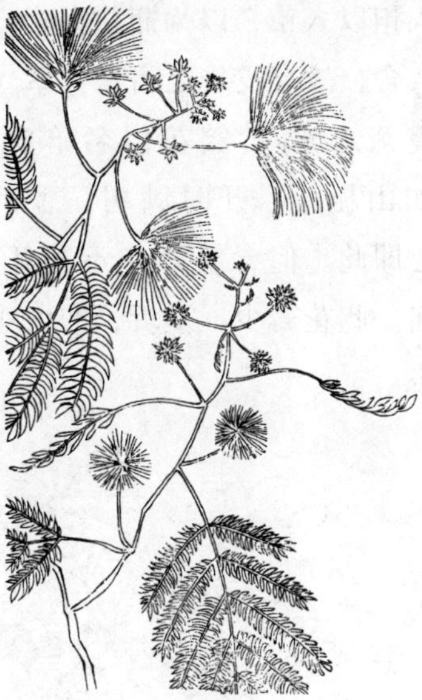

【校注】

① 陈鼎（1650—?）：清代历史学家。字定九。江南江阴（今属江苏）人。《滇黔纪游》为其客游滇黔时所作的游记。上卷记黔，下卷记滇，对山川佳胜的叙述颇为有致。

8. 皮袋香

皮袋香一名山枝子。生云南山中。树高数尺，叶长半寸许，本小末奓[①]，深绿厚硬。春发紫苞，苞坼胥葵，洁白如玉，微似玉兰而小。开花五出，细腻有光，黄蕊茸茸，中吐绿须一缕；质既缟洁，香尤清馝。薝葡②对此，色香俱粗。山人担以入市，以为瓶供。俗以花苞久含，故有皮袋之目。檀萃《滇海虞衡志》：含笑花俗名羊皮袋，花如山栀子，开时满树，香满一院，即此。但含笑以花不甚开放，故名。此花瓣少，全坼，非大小含笑也。

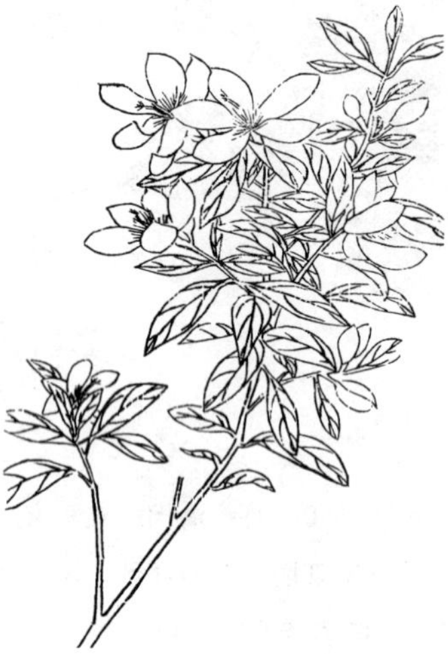

【校注】

① 奓（zhà 乍）：打开；张开。

② 薝（zhān 沾）葡：指薝葡花。原产印度，释迦牟尼成道时，其背后即有此花。其花瓣似莲，外紫内黄。

9. 珍珠花

珍珠花一名米饭花。生云南山坡。丛生，高三二尺，长叶攒茎劲垂，无偏反之态。春初梢端白筒子花，本大末收，一一下悬，俨如贯珠，又似糯米。一条百数，映日生光。土人折卖，担头千琲①，可称富洁。此树大致如南烛，而花极繁，叶少光润。土人云，未见结实，未审一种否。

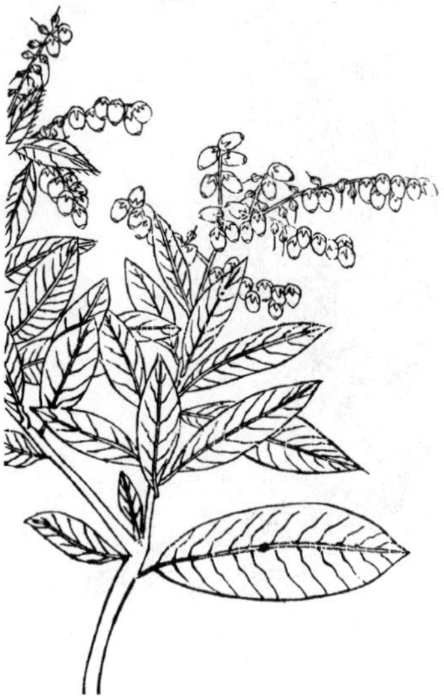

【校注】

① 琲（bèi 被）：成串的珠子。

10. 滇桂

滇桂，生云南人家。树高近

丈，赭干绿枝，春生叶如初发小橘叶。叶间对茁长柄青荚，圆如绿豆，开四团瓣白绿花，瓣厚多绉，中央绿蒂，大如小钱。有蕊五点，外瓣附之如排棋子，状颇俶诡[1]。

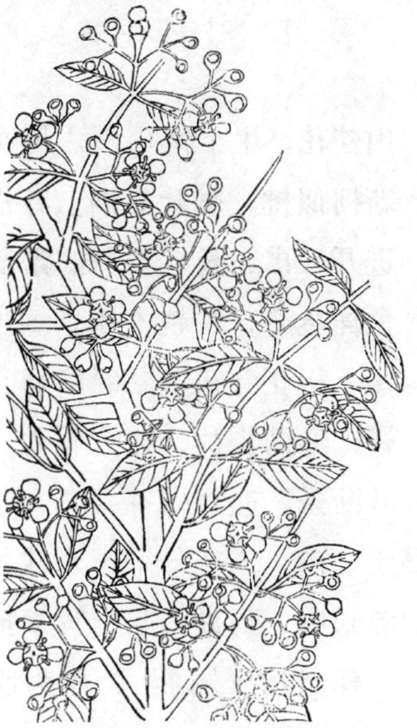

【校注】

① 俶（chù 处）诡：奇异滑稽。俶，奇异。

11. 野李花

野李花一名山末利。生云南山中。树高五六尺，赭干如桃枝。叶本小末团有尖，柔厚不泽，深纹微齿，淡绿色。春开五瓣小白花，如李花而更小，蕊繁如球，清香淡远，故有末利之目。

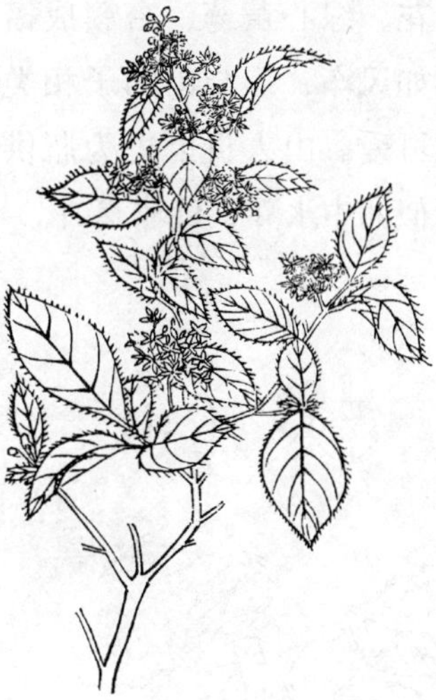

12. 昆明山海棠

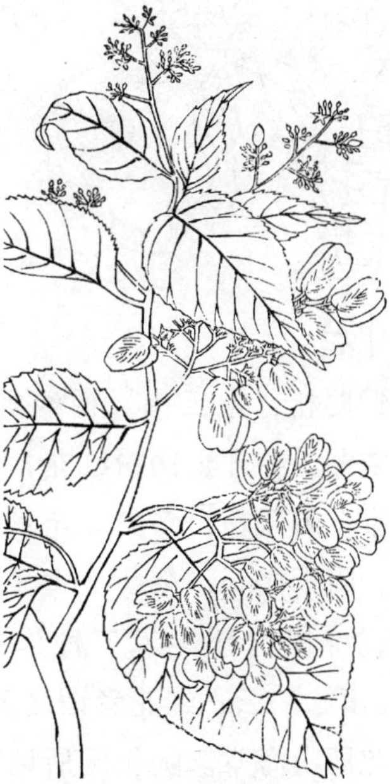

山海棠，生昆明山中。树高丈馀，大叶如紫荆而粗纹，夏开五瓣小白花，绿心黄蕊，密簇成攒。旋结实如风车，形与山药子相类，色嫩红可爱。山人折以售为瓶供。按形颇似湘中水莽，疑非嘉卉。

13. 野樱桃

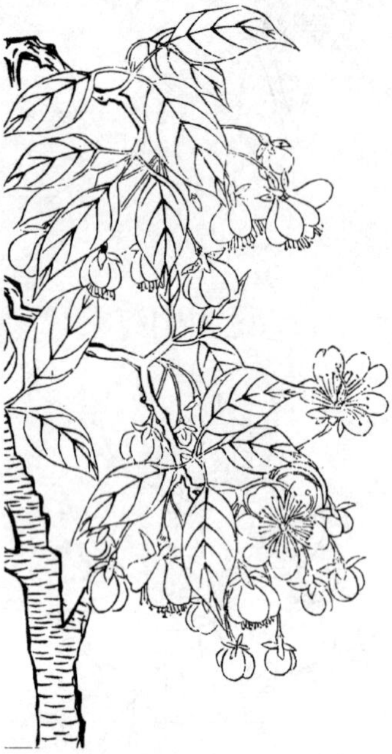

野樱桃，生云南。树纹如桃，叶类朱樱。春开长柄粉红花，似垂丝海棠；瓣微长，多少无定，内淡外深，附干攒开，朵朵下垂。田塍篱落，绛霞弥望。园丁种以接樱桃。《滇志》云：红花者谓之苦樱，或云此即山海棠。阮相国所谓富民县多有者，俗以接樱桃树，故名。其苦樱以小雪节开，谚云：樱桃花开治年酒。盖滇樱以春初熟也。

14. 山桂花

山桂花，生云南山坡。树高丈馀，新柯似桃，腻叶如橘。春作小苞，迸开五出，长柄袅丝，繁蕊聚缕，色侔金粟，香越木犀。每当散萼幽崖，担花春市，翠绿摩肩，鹅黄压髻，通衢溢馥，比户收香。甚至碎叶断条，亦且椒芬兰臭，固非留馨于一山，或亦分宗于八桂，但以锦囊缺咏，药裹失收，听攀折于他人，任点污于厕溷[1]，姑为胆瓶之玩，聊代心字之香。

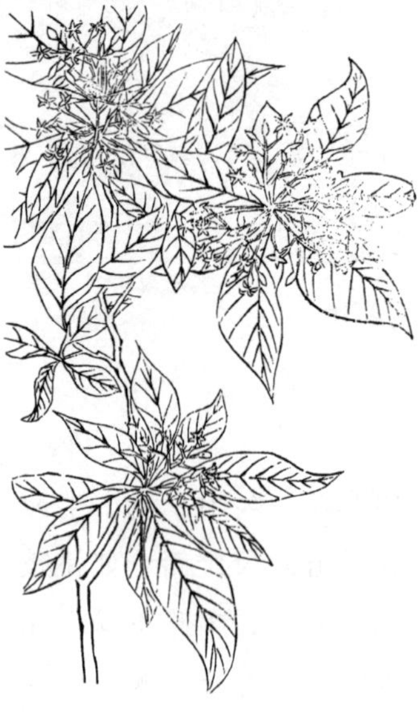

【校注】

① 厕溷（hùn 混）：厕所。

15. 马银花

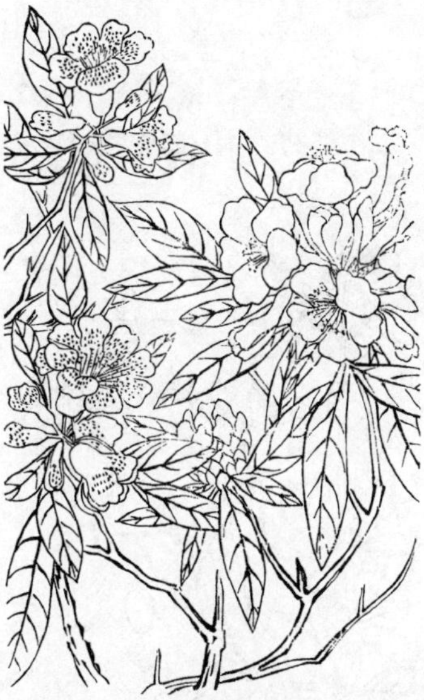

马银花，生云南山坡。枝干虬挐，树高丈许，枝端生叶，颇似瑞香，柔厚光润，背有黄毛。花苞作球，擎于叶际，宛如泡桐，一苞开花十馀朵，圆筒四瓣或五瓣，长几盈寸，似单瓣茶花微小，白须褐点，有朱红、粉红、深紫、黄、白各种。红者叶瘦，馀者叶阔。春飔[①]煦景，与杜鹃同时盛开，荼火绮绣，弥罩林崖，有色无香，炫晃目睫。其殷红者，灼灼有焰，或误以为木棉。乡人采其花，煠熟食之。檀萃《滇海虞衡志》：马缨花冬春遍山，山氓折而入市，深红不下山茶；制其根以为羹匙，坚致。又有白马缨，亦可玩。似未全睹。

【校注】

① 飔（sī 思）：凉；疾风。

16. 野香橼花

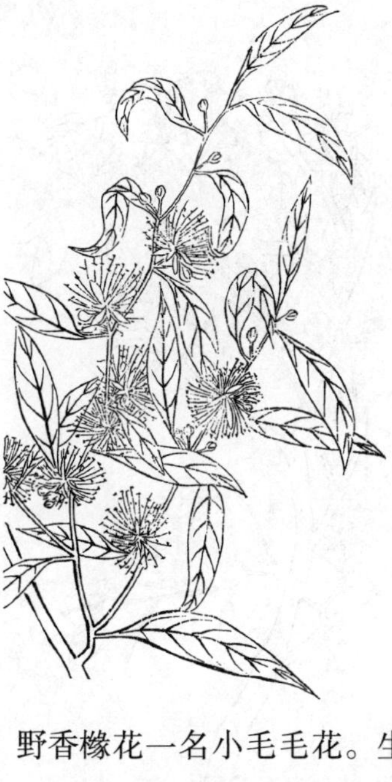

野香橼花一名小毛毛花。生云南五华山麓。树高近寻[①]，长叶如夹竹桃叶，绿润柔腻，映日有光。

春开四尖瓣白花，间以绿蒂，径不逾半寸。长蕊茸茸，密似马缨，上缀褐点，花瘦蕊繁，随风纷靡，颇有姿度，亦具清香。惟玉缕冰丝，离枝易瘁，不堪摧折，难供嗅玩耳。

【校注】

① 寻：古代的长度单位。一寻等于八尺。

17. 象牙树

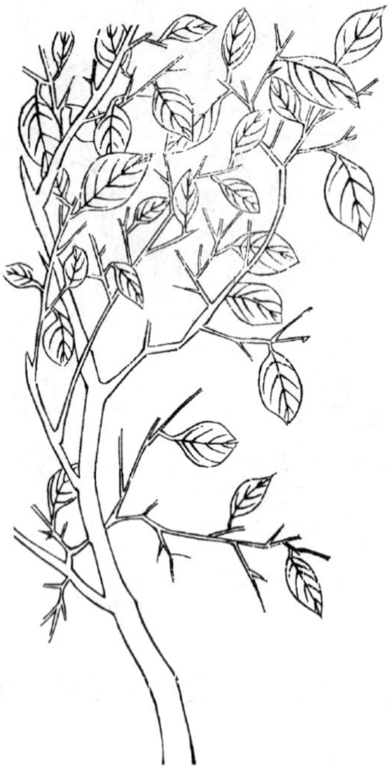

象牙树，生元江州。树高丈馀，竟体黯白，微似紫薇，细枝竦上。叶似乌臼树叶而薄。木色似象牙而质重。《新平志》：出鲁魁山，可代象牙作箭[①]云。

【校注】

① 箭（zhù 助）：同“箸”。筷子。

18. 山海棠

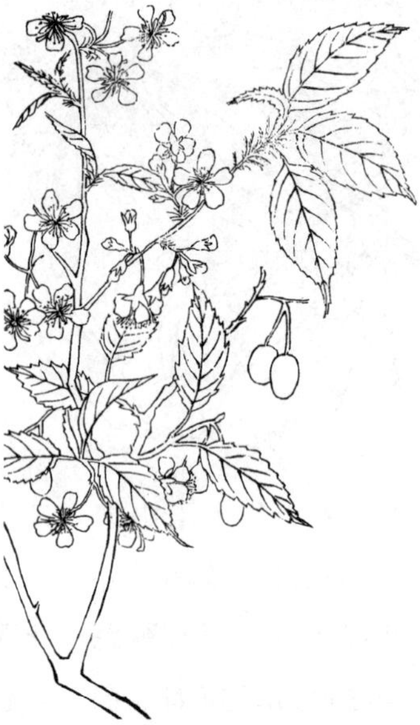

山海棠，生云南山中，园圃亦植之。树如山桃，叶似樱桃而长。冬初开五瓣桃红花，瓣长而圆，中有一缺，繁蕊中突出绿心一缕，与海棠、樱桃诸花皆不相类。春结红实，长圆大如小指，极酸，不可食。阮仪征相国有《咏山海棠诗》序谓花似梅棠，蒂亦垂丝者，则土人谓为山樱桃，以其树可接樱桃，故名。若以花名，则此当曰山樱，彼当曰山棠也。

19. 山海棠 又一种

山海棠，生云南山中。树茎叶俱似海棠，春开尖瓣白花，似桃花而白腻有光，瓣或五或六，长柄绿蒂，袅袅下垂，繁雪压枝，清香溢谷。花开足则上翘，金粟团簇，玉线一丝，第其姿格，则海棠饶粉，梨云无香，未可侪也。幽谷自赏，筠篮折赠，偶获于卖菜之佣，遂以登列瓶之史。

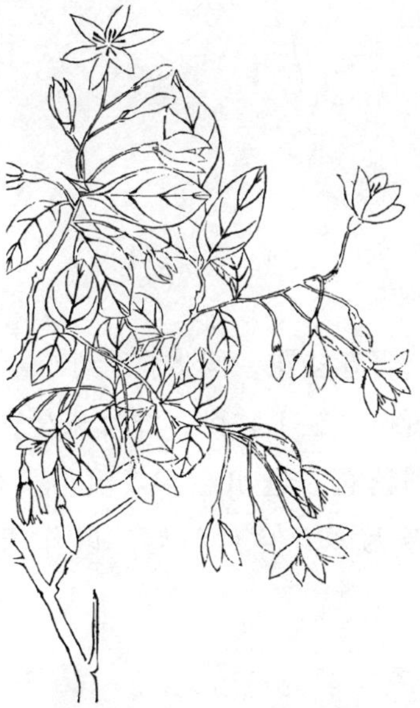

20. 金丝杜仲

金丝杜仲一名石小豆，生云南山中。小木，叶长末团。夏抽细柄开花，旋结实，壳色粉红，老则四裂，宛似海棠花。内含红子，大如小豆，朱皮黑质，的皪不陨。

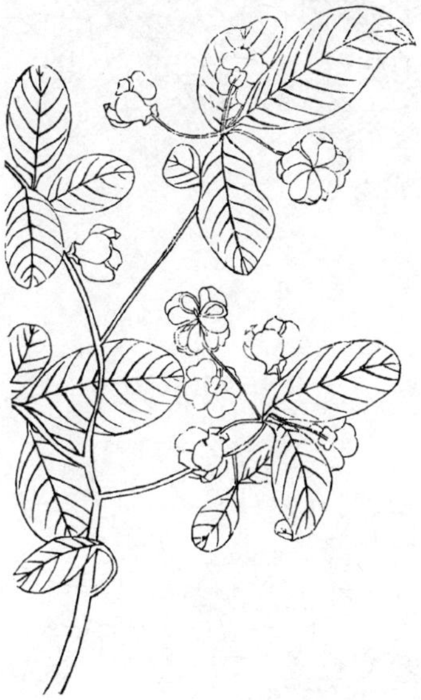

21. 栗寄生

栗寄生，生云南。栗树上有之。长条下垂，扁茎密节，一平一侧，参差互生，极类雕刻。每节左右，嵌以圆珠，与诸木寄生不同，而状颇奇巧。

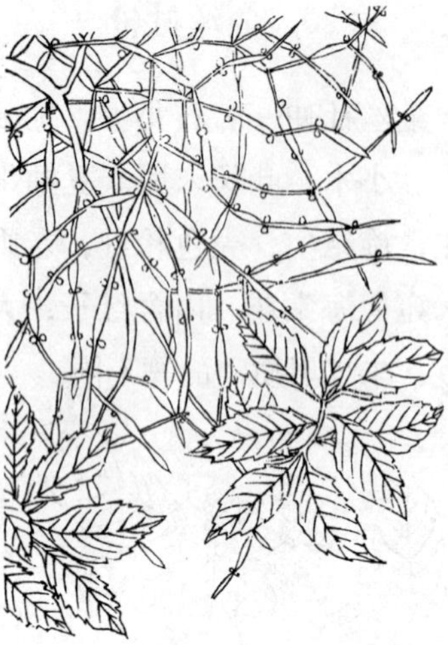

22. 炭栗树

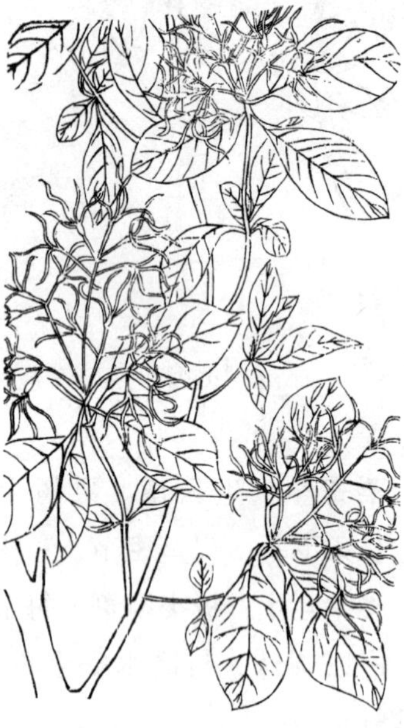

炭栗树，生云南荒山。高七八尺，叶似橘叶而阔短，柔滑嫩润。春开四长瓣白花，细如翦纸类纸，末花而稀疏；秋时黄叶弥谷，伐薪为炭，轻而耐火，山农利之。

23. 水东瓜木

水东瓜木，湘中、滇、黔皆有之。绿树如桐，叶似芙蓉，数茎同生一处，易长而质软。《顺宁府志》以为即桤木，可以刻字。

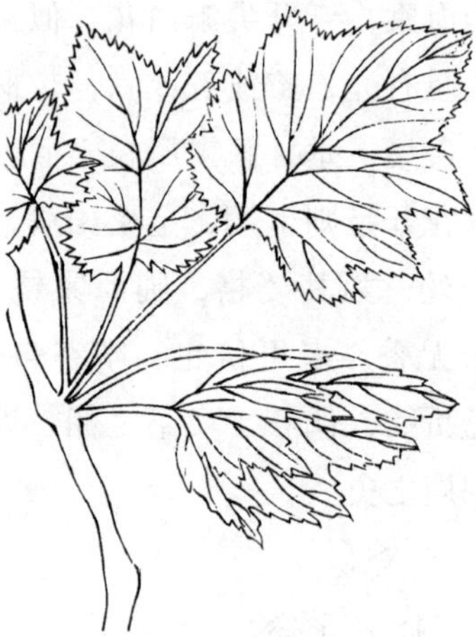

24. 野春桂

野春桂花，倮㑩持售于市。见其折枝，红干独劲，绿叶未生，擎来圆紫苞，迸出金粟。滇俗佞佛，供养无虚，但有新萼，俱作天花也。

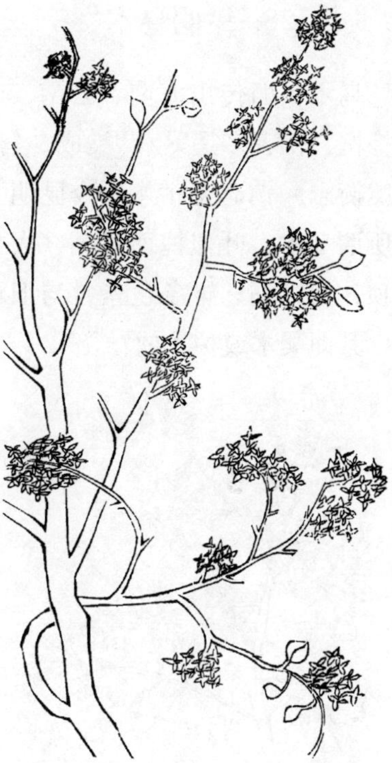

25. 衣白皮

衣白皮，生昆明。矮木，叶如桃叶小而劲，花亦如桃五瓣，外赤内白，簇簇枝头。其大者材中弓干。

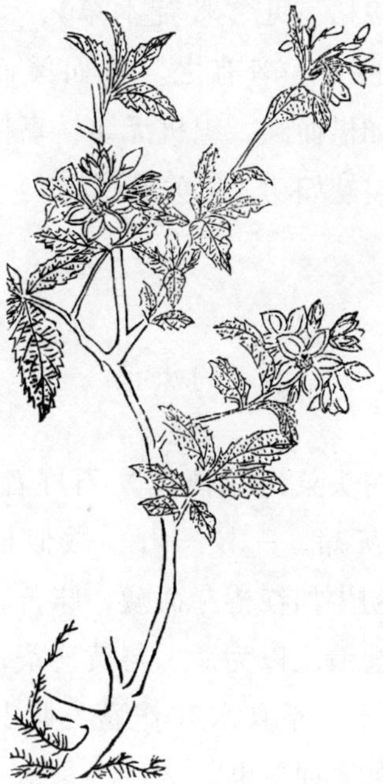

26. 棉柘

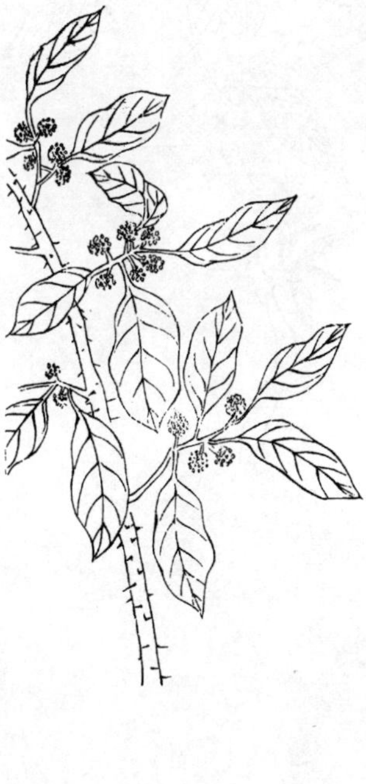

棉柘，见《救荒本草》，为柘之一种。滇南有之。叶如桑而厚实，如椹而圆。织机无事，嘉树空生，自缺妇功，何关地利哉？

27. 树头菜

树头菜，《滇志》石屏者佳。树色灰赭，一枝三叶，微似楷木叶。初生如红椿芽而瘦，味苦。临安人盐渍之以为齑。与黄连茶，即楷树牙。皆取木叶作蔬，咀其回味，如食谏果也。

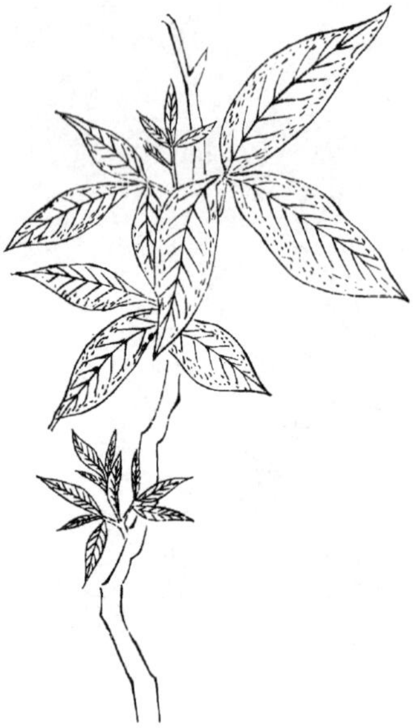

28. 昆明乌木

乌木，旧传出海南、云南，叶似棕榈，伪者多是檕木[①]染成。《滇海虞衡志》谓恐是栌木。今昆明土人所谓乌木，叶似槐而厚劲，大如指顶，极光润，嫩条色紫，与旧说异。其即檕木或栌木欤？

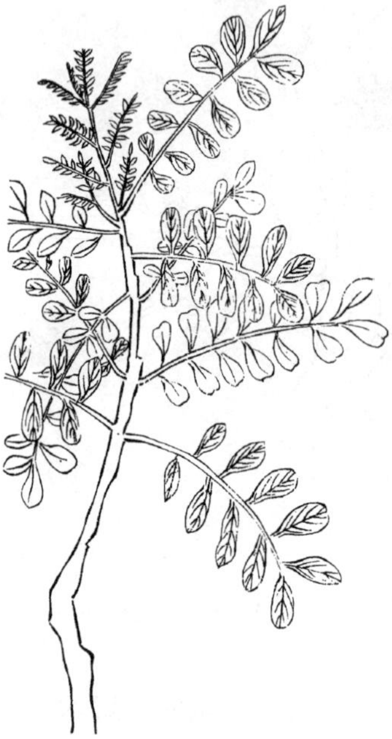

【校注】

① 檕（jì 记）木：一种木本植物，古代有用之充乌木。

29. 簸赭子

簸赭子，生云南山中。矮丛密

叶，无异黄杨，附茎紫实，不光不圆，攒簇无隙，有如筛簸。

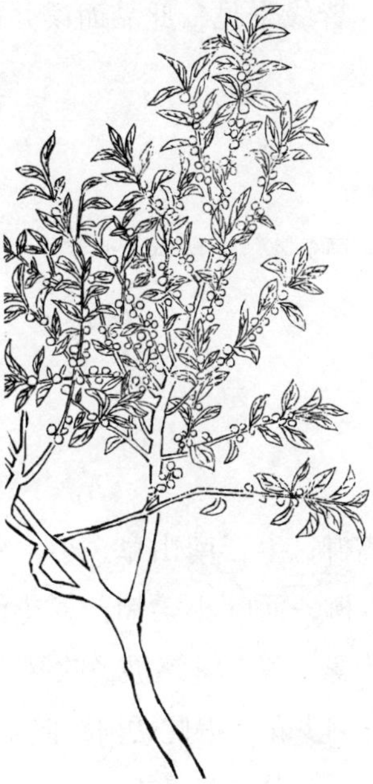

30. 马藤

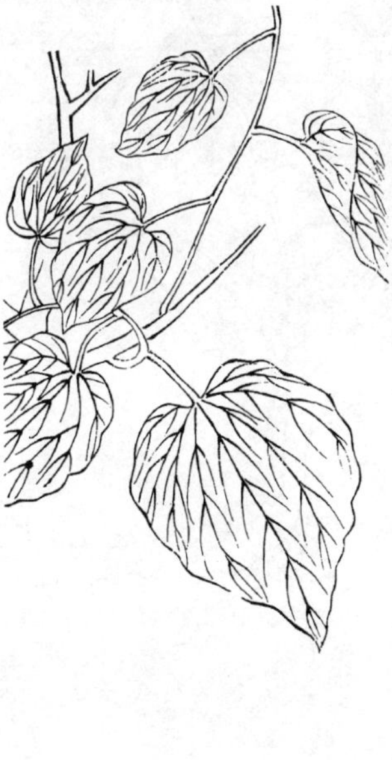

马藤，生云南山中。木本大叶，面绿背紫，红脉交络，直是秋海棠叶，非特似之。

31. 金刚刺

金刚刺，生云南山中。木皮绿紫，巨刺对生，犄锐如杷，槎枒可怖，疏叶垂垂，似麻叶而尖长。盖樊圃[①]之良材也。

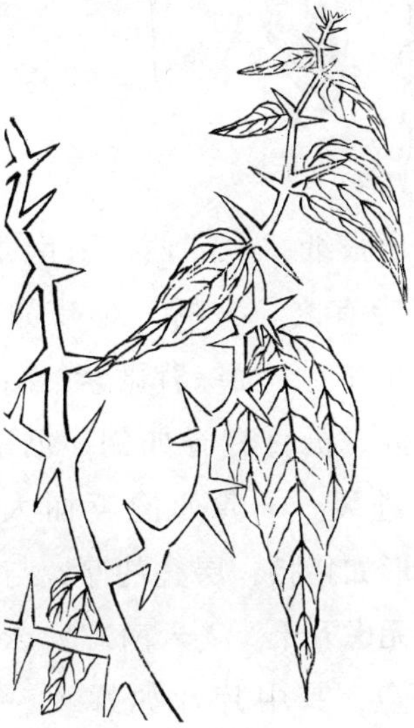

【校注】

① 樊圃：原意为有篱笆的菜园。这里指篱笆。

32. 千张纸

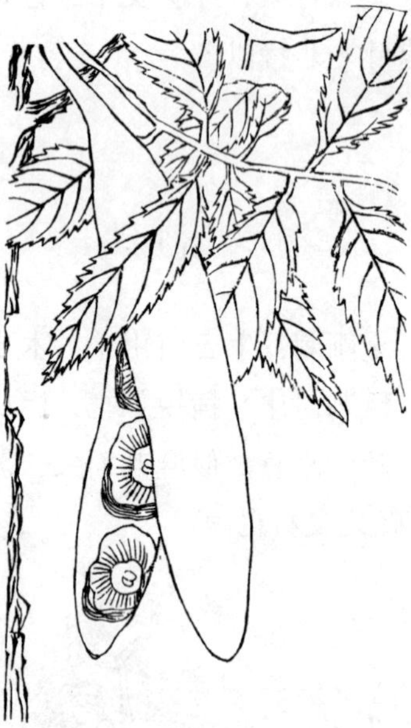

千张纸，生广西，云南景东、广南皆有之。大树，对叶如枇杷叶，亦有毛，面绿背微紫。结角长二尺许，挺直有脊如剑，色紫黑，老则迸裂。子薄如榆荚而大，色白，形如猪腰，层叠甚厚，与风飘荡，无虑万千。《云南志》云：形如扁豆，其中片片如蝉翼，焚为灰，可治心气痛。《滇本草》：此木实似扁豆而大；中实如积纸，薄似蝉翼，片片满中，故有兜铃、千张纸之名。入肺经，定喘消痰；入脾胃经，破蛊积；通行十二经气血，除血蛊、气蛊之毒；又能补虚、宽中、进食，夷[①]人呼为三百两银药者，盖其治蛊得效也。按此木实与蔓生之土青木香，同有马兜铃之名。医家以三百两银药属之土青木香下，皆缘未见，此品而误并也。

【校注】

① 夷：商务本、中华本无此字。

33. 雪柳

雪柳，生云南山阜。小木紫干，全似水柳，而叶小柔韧，黄花作穗。老则为絮，幂[①]树浮波，吹风落毶。滇南有柳少花，得此矮柯，但见糁径铺毡，不能漫天作雪矣。

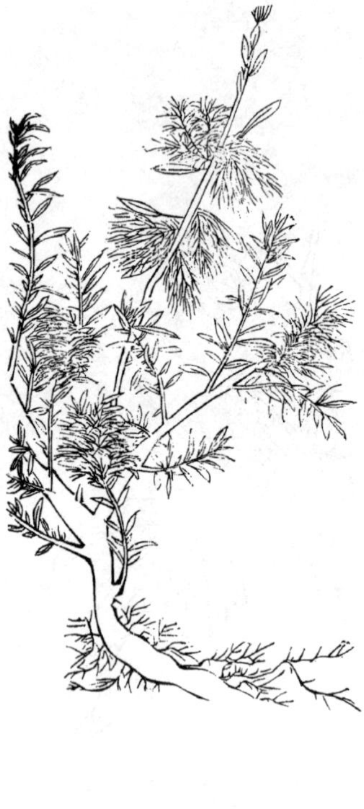

【校注】

① 幂（mì 密）：遮盖。

34. 滇厚朴

滇厚朴，生云南山中。大树粗叶，结实如豆。盖即川厚朴树，而特以地道异。滇医皆用之。

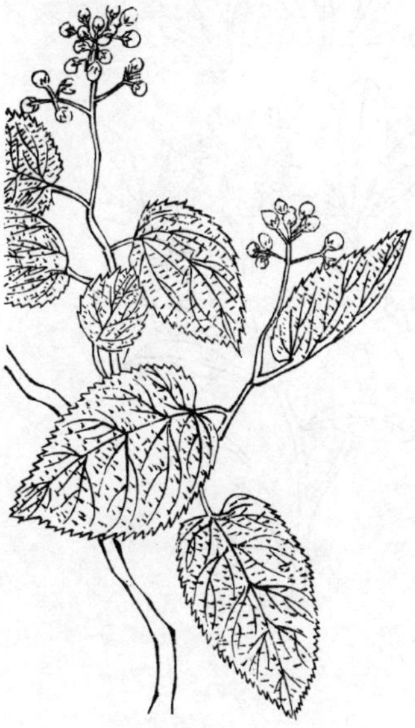

35. 山栀子

滇山栀子，生云南山中。小木硬叶，结绿实成串，形似小桃，大如豆，三棱。

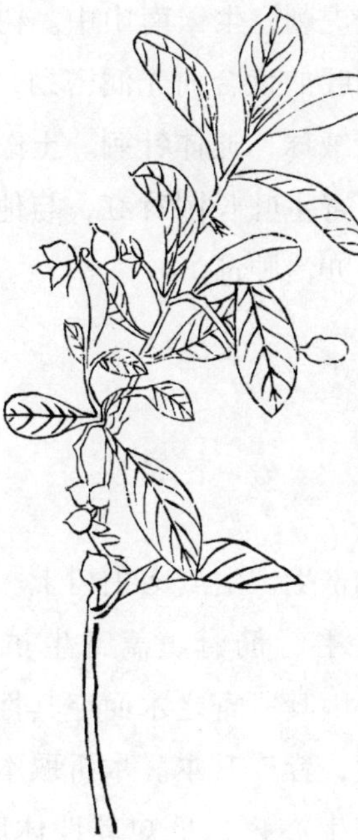

36. 老虎刺寄生

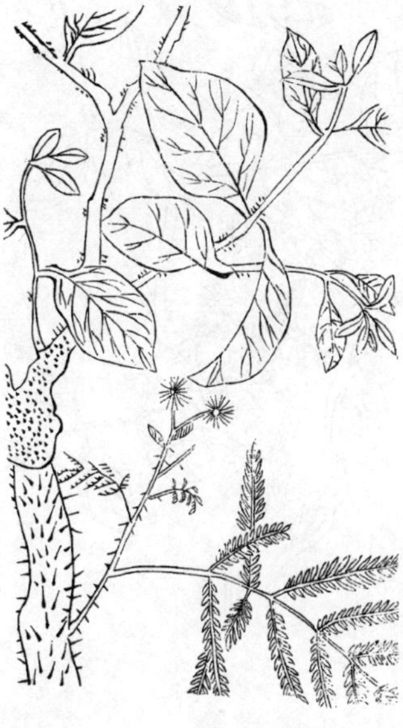

老虎刺，生云南山中。树高丈许，细叶如夜合而光润密劲，开花作白绿绒球，通体针刺。土医以治疮毒。寄生叶长圆背红，与他寄生微异，亦治肿毒。

37. 柏寄生

柏寄生，生滇南柏树上。叶小而厚，主舒筋骨。盖寄生虽别一种，必因其所寄之木而夺其性。滇多寄生，皆连其本。木折取本，木瘁则寄生亦瘁，足知其性体联属；如人有瘿瘤疣毫，非由外致。倘不知木之性而用之，其误多矣！

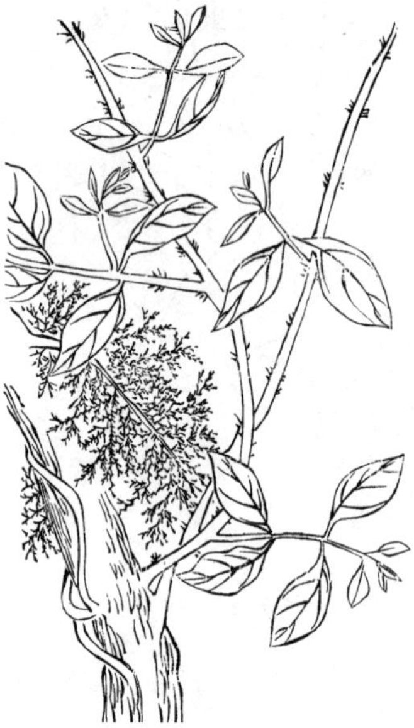

38. 厚皮香

厚皮香，生云南山中。小树滑叶，如山栀子。开五瓣白花，团团微缺，攒聚枝间，略有香气。红萼似梅，厚瓣如蜡，开于三伏。滇南夏月，肆中有卖蜡梅花者即此。然滇之狗牙蜡梅，已于此时含苞如蜡珠矣。

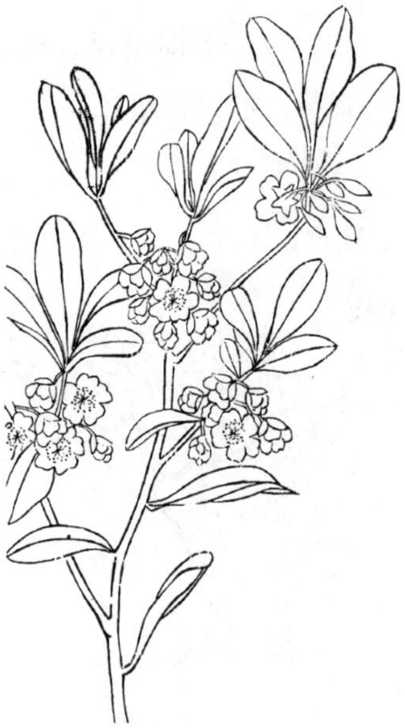

39. 铁树果

铁树，滇南十二岁一实。树端丛叶长七八寸，形如长柄勺，四旁细缕，正如俗画凤尾。色黄，果生柄傍，扁圆，中凹有核，滇人呼为凤皇蛋。盖《本草纲目》所谓波斯枣，然嚼之无味。滇圃但以罕实为异，不入果品也。

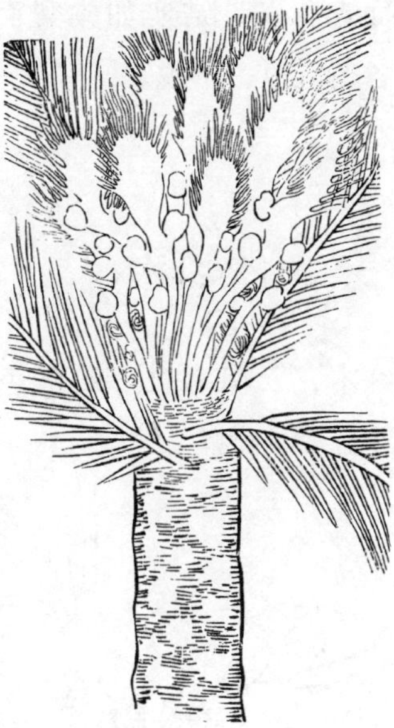

40. 滇山茶叶

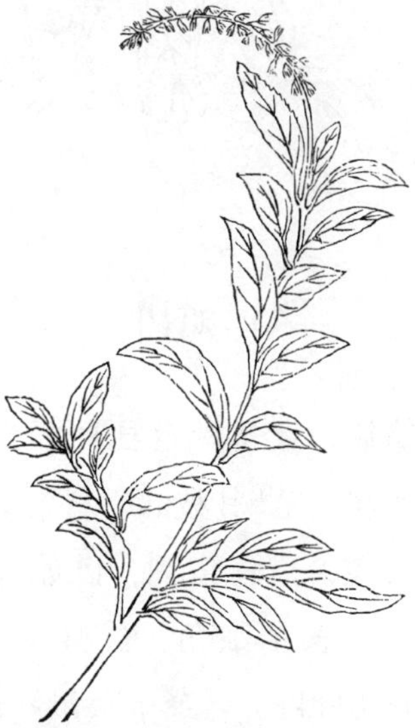

滇山茶叶，叶劲滑类茶。味辛，开黄白花作穗，滇山人以其叶为饮。

41. 滇大叶柳

滇大叶柳，枝叶即柳，惟从干傍发条，开白花，穗长寸许，亦作絮。

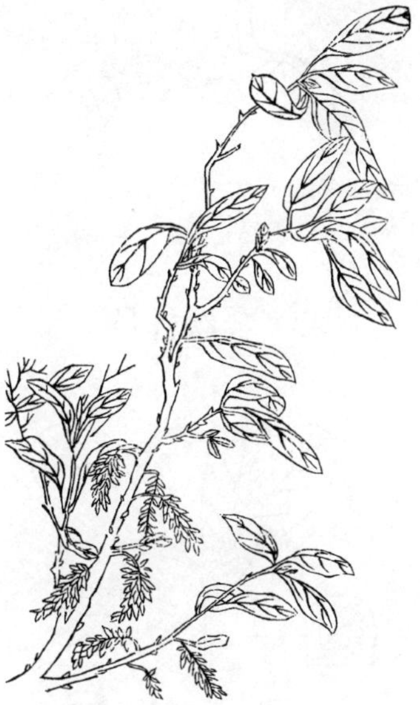

42. 鸦蛋子

鸦蛋子，生云南。小树圆叶，结实三粒相并，中有一棱。土医云能治痔。

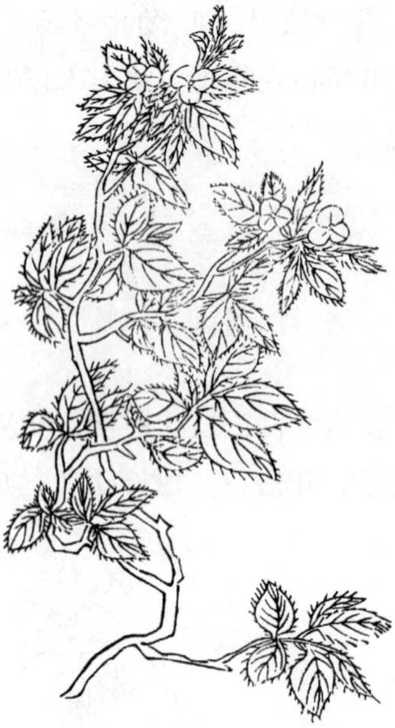

43. 金丝杜仲

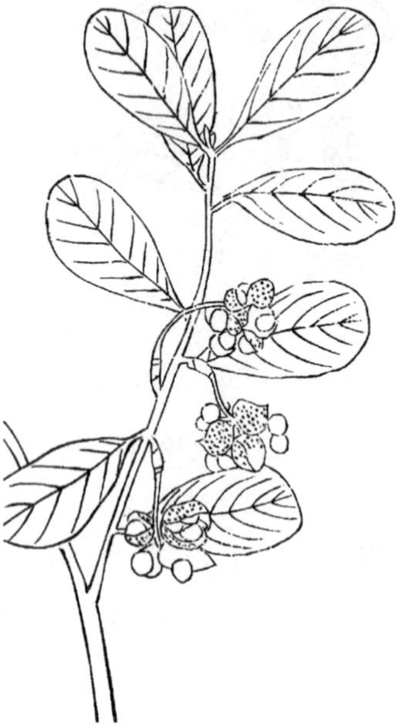

金丝杜仲，一名石小豆，生云南。矮木厚叶，叶长寸许，本瘦末团，面青背黄，结实如棠梨而小，实裂各衔红豆，不脱。

44. 红木

红木，云南有之。质坚色红，开白花五瓣，微赭。

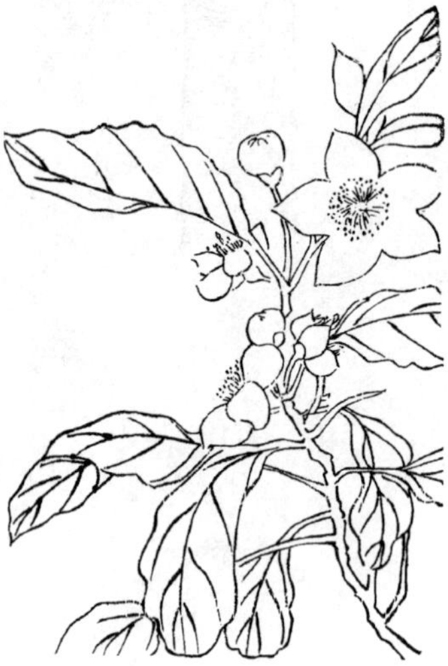

45. 蜡树

蜡树，贵州贵定县种之为林。放蜡取利，髡[①]其枝叶，丛条萌芽，屡翦益茂，道傍伍列，俨如官柳。叶稍团，秋结细角，似椿荚而薄小，悬于叶际。《癸辛杂识》载放蜡法，用盆桎[②]树，叶似茱萸叶，或即此。

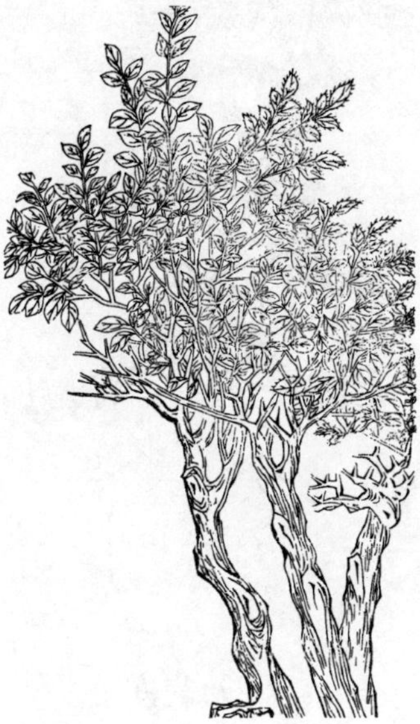

【校注】

① 髡（kūn 昆）：剪去树枝。

② 桎（zhì 致）：约束。

46. 桐树

桐[①]树，滇黔有之。湖南辰沅山中尤多。木性坚重，造船者取以为舵。叶如檀，秋时梢端结实，如红姑娘而长，三棱，中凹有绉，色殷红，内含子数粒如橘核。绛霞烛天，丹缬照岫，先于霜叶，可增秋谱，惟字书无桐字。

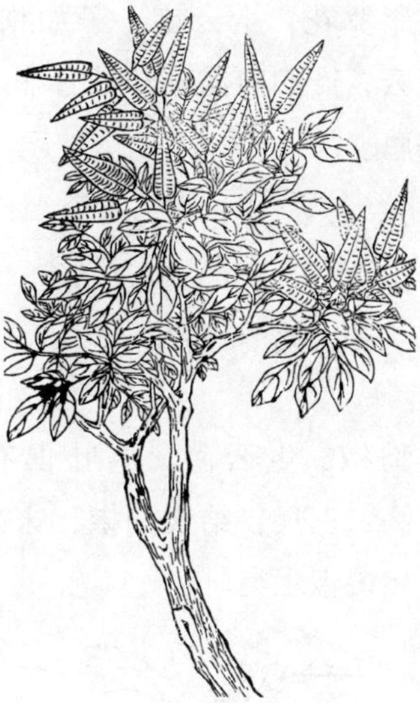

【校注】

① 桐（huí 回）：云贵地区所产的一种树木。

47. 紫罗花

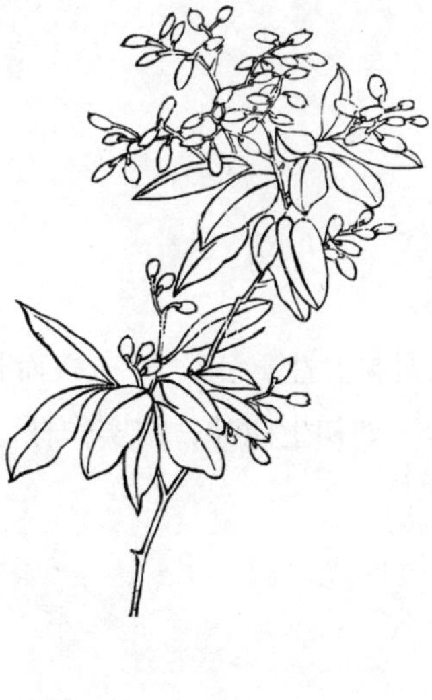

紫罗花，生云南。子如枸杞。土医云，产妇煎浴，却筋骨痛。一名蛇藤。

48. 狗椒

狗椒，生云南。茎叶俱有细刺，高二三尺，结实如椒，味亦辛烈，殆𪾢椒之类。

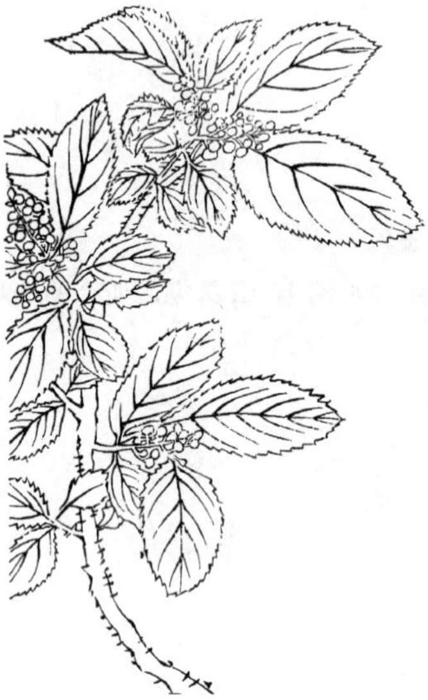

49. 马椒

马椒，生云南，如狗椒而长条对叶，如初生槐叶，结实作梂。

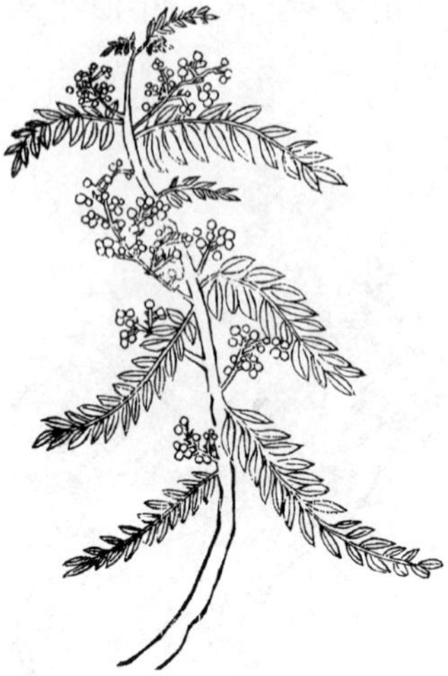

50. 大黄连

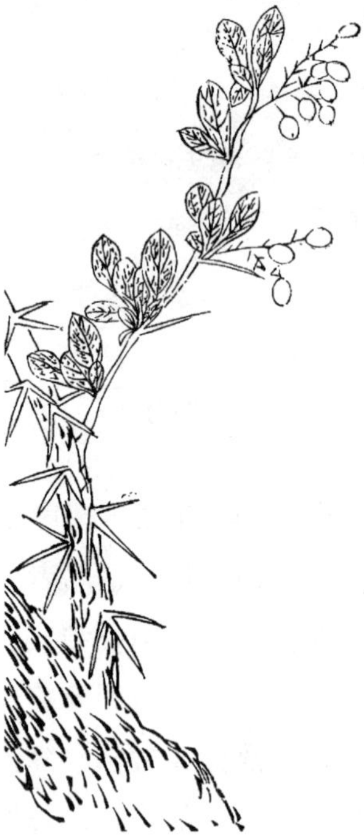

大黄连，生云南。大树，枝多

长刺，刺必三以为族。小叶如指甲，亦攒生。结青白实，木心黄如黄柏。味苦。土人云：可以代黄连，故名。

51. 寄母

寄母，寄生各树上，长叶，秋结红实如珠，鸟食其实，遗于树上即生。

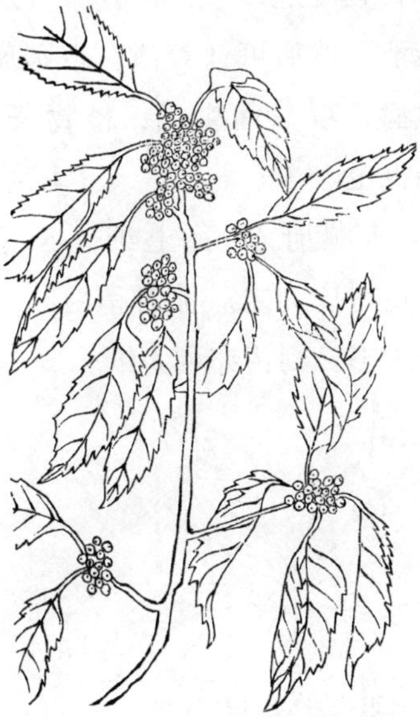

52. 刺绿皮

刺绿皮，生云南。树高丈馀，长条短枝，枝梢作刺。细叶蒙密，结小青黑实，簇簇满枝。树皮绿厚，土人以染绿。

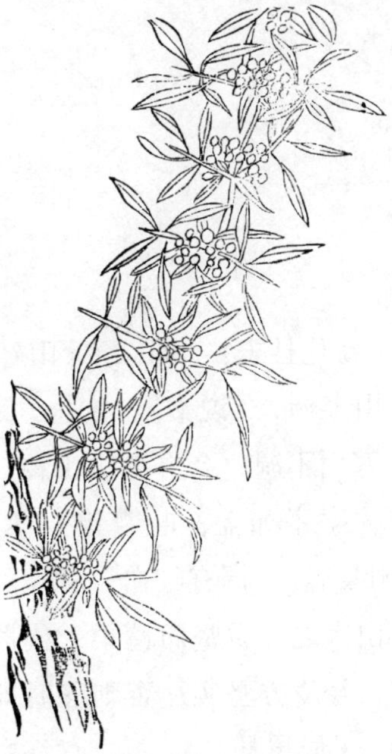

卷之三十七　木类

1. 榈

《新化县志》：榈[①]，《山经》[②]虎首山多榈。《说文》：木也。《类篇》寒而不凋。今俗名梁山树，多枝叶，亭亭如盖，叶青黑，冬荣。《邵阳县志》：榈有红白二种，红为上，白次之。质坚而性柔，作器须浸水，经岁方坚实；否则移时即裂而翘。《辰溪县志》：梼[③]有红白二种：白者呼蒿荆梼，红者为岩梼。性直而坚，可扛舆[④]，大者可作油榨。

按江西之樟，湖南之榈，所为什器，几遍遐迩[⑤]。然樟木江南多有，惟不逾岭而南；榈木则湖南而外无闻焉。字或作梼。《新化县志》据《山经》作榈，较为确晰。其木质重而坚，耐久不蛀。叶亦似樟稍小，亦似山茶。枝干皮光而灰黑，木纹似栗而斜。《邵阳县志》谓必浸水经岁而后坚实，不知凡竹木作器，皆宜浸之以水，使其生气尽而汁液泄，然后可任斧凿；否则风燥而生蠹，湿蒸而生菌，植物皆然，不独榈也。

《永顺府志》：土纸，四县皆出，梼树皮为之。佳者稍白，然粗涩不中书。则梼亦可为纸。

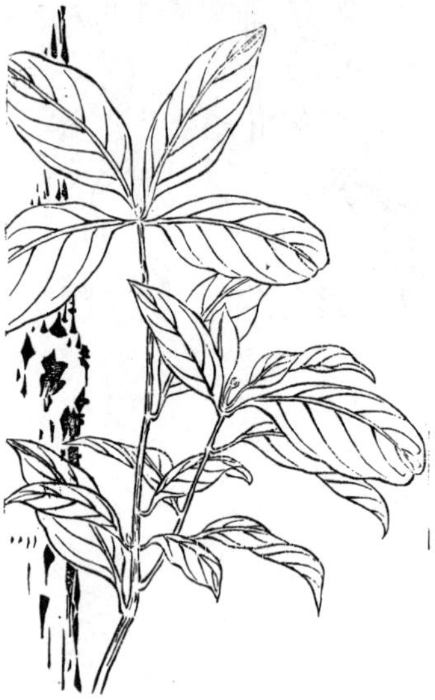

【校注】

① 椆（chóu 稠）：古书上说的一种树，耐寒。

② 《山经》：《山海经》之《山经》。

③ 梼（táo 桃）：刚木，木材坚硕的树。

④ 扛舆：扛轿子，这里为可制作轿的抬杆。

⑤ 几遍遐迩：远近闻名之意。遐迩，远近。

2. 黄连木

黄连木，江西、湖广多有之。大合抱，高数丈，叶似椿而小。春时新芽微红黄色，人竞采取腌食，曝以为饮，味苦回甘如橄榄，暑月可清热生津。杭人以甘草、青梅同煮，啖之则五味备矣。故《救荒本草》黄楝树生郑州南山野中，叶如初生椿叶而极小，又似楝叶色微黄；开花紫赤色，结子如豌豆大，生青熟红，亦紫色；叶味苦，采嫩芽叶煠熟，水浸去苦味，油盐调食；蒸芽曝干，亦可作茶煮饮。形状、功用正同，唯南方未见其花实为异。其木理坚实。《广西通志》：黄连木各州县出，最能经久，即《峤南琐记》[①]所谓胜铁力木者。唯《湘潭县志》以为即楷木，未知所本。楚人呼连与栗同音，字或作梿，或作鹂，春时乡人有摘芽售于城市者，呼为黄鹂芽。《五杂组》[②]：曲阜孔林有楷木，相传子贡手植者，其树十馀围，今已枯死。其遗种延生甚蕃，其芽香苦，可烹以代茶，亦可干而茹之。其木可为笏枕及棋枰。云敲之声甚响而不裂，故宜棋也。枕之无恶梦，故宜枕也。此木圣贤之遗迹，而守土之官，日逐采伐制器，以充馈遗，今其所存寥寥，反不及商丘之木以不才终天年，不亦可恨之甚哉。

按所述芽味香苦，似即黄连木。或作《湘潭志》者为鲁人，故识之。

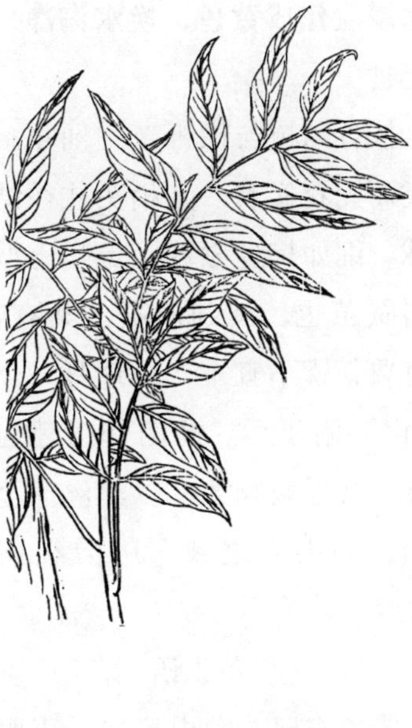

【校注】

① 《峤南琐记》：明代魏浚撰，述粤西杂事。

② 《五杂俎》：笔记类著作，明代谢肇淛撰。

3. 青冈树

《救荒本草》：青冈树，旧不载所出州土，今处处有之。其木大而结橡斗者为橡栎，小而不结橡斗者为青冈。其青冈树枝、叶、条、干皆类橡栎，但叶色颇青而少花，又味苦，性平，无毒。采嫩叶煠熟，以水浸渍作成黄色，换水淘净，油盐调食。

按青冈树与橡栎杂生冈阜，盖一类而无花实者。其梢头往往结一绿球，细如棕丝颇硬。贵州土绸即此树蚕茧也，其利溥矣。桑有葚，橡有栗，皆不宜蚕，一理耳。今以《橡谱》附于后。湖南俚医呼为白栗球；又呼矮脚栗，以其丝球至秋圆白，如去壳之栗。用治红痢白浊。

橡茧识语

雩娄农曰：黔山瘠民，草服不给。陈府君被以绨绮[1]而有赢焉，俎豆[2]报之，宜也。原标橡茧，郑君谱之。《易》曰：樗，一字之师辨矣，然非以通俗。夫虫食树吐丝以为巢，必树美者丝美。桑叶沃若，茧之上也；柘汁黄，豫之商城、荆之荆门、辰溪，其土绢皆柘汁也；赣之信丰、安远，以乌臼饲蚕则丝暗，以蜡树饲蚕则丝鲜。嘉应之程乡，畦树而蚕，食某叶者为某茧；琼之文章，蚕食山栗，服之不敝，新兴茧亦然。楝之丝，湖人以织裹巾。枫之丝，粤人以为缘，且弦琴瑟。樟之丝，湘人以为钓缗[3]。徐元扈曰：树皆可蚕，其信然欤。然槐蚕大如蚁，榆之蛾如蚱蜢，茧皆如蛛网，弗任织。樗之蠖[4]，以少丝纠数木叶为穴而跧焉，摘而掷之，曳其穴以行。是蠢蠢者，

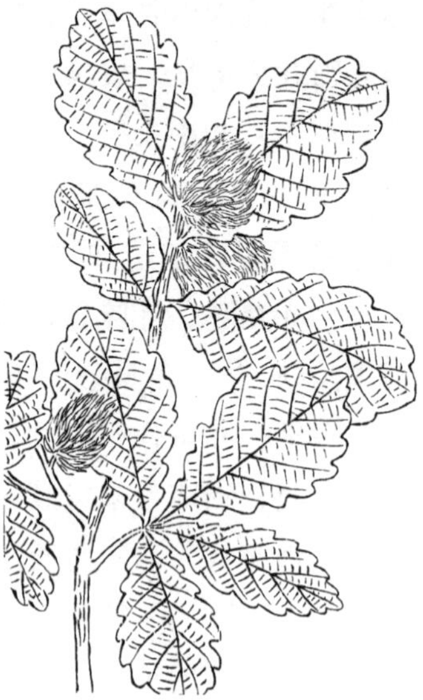

乌能为此臬臬也？橡之树坚，其色褐，叶劲而泽，其无实者曰青冈，叶愈厚且大，柘之次也。蚕食焉而肖，故丝劲而色亦褐。陆元恪曰：山樗与下田樗无异，不以为栲。其释栲也，曰似栎，不以为樗。若宗陆说，则宜曰栲而后可。

【校注】

① 绨绮（tíqǐ 题起）：泛指好的衣物。绨，古代一种粗厚光滑的丝织品。绮，有花纹的丝织品。

② 俎（zǔ 组）豆：俎和豆，古代祭祀、宴会时盛肉类等食品的两种器皿。俎，这里指祭祀。

③ 缗（mín 民）：古代穿铜钱用的绳子；钓鱼绳。此指后者。

④ 蠖（huò 货）：尺蠖蛾的幼虫，生长在树上，行动时身体一屈一伸地前进，是害虫。简称“蠖”。

4. 宝树

宝树，生庐山佛寺，亭亭直立，叶如松杉而有歧枝。相传明时开一花如莲。考《酉阳杂俎》：巴陵僧房忽生一木，外国僧见曰，此婆罗也。元嘉初开一花如莲，或即此类。《华夷花木考》[①]：婆罗树每枝生叶七片，有花穗甚长，而黄如栗花。秋后结实如栗，可食。此乃天师栗，非婆罗树。李时珍亦云然。

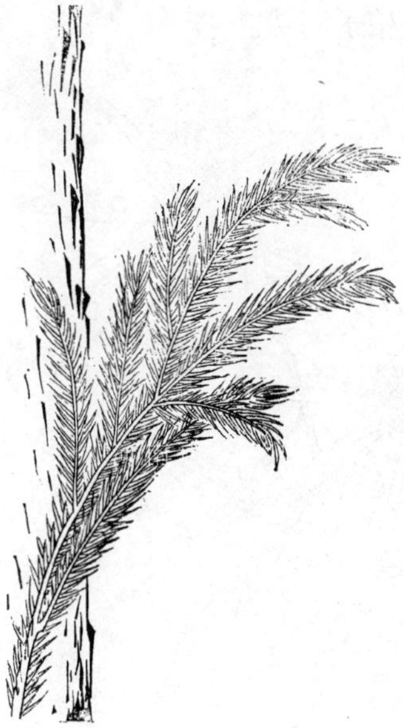

【校注】

① 《华夷花木考》：全名《华夷花木鸟兽珍玩考》。明代慎懋官编。

5. 罗汉松

罗汉松，繁叶长润，如竹而团，多植盆玩，实如罗汉形，故名。或云实可食；又有以为即竹柏者。考《益部方物记》：竹柏叶繁长而箨似竹。如以箨为落叶则甚肖，若以为笋箨则绝不类。存以俟考。滇南罗汉松，实大如拇指，绿首绛跗，形状端好。跗嫩味甜，饤盘尤雅。俗云：食之能益心气，盖与松柏子同功。

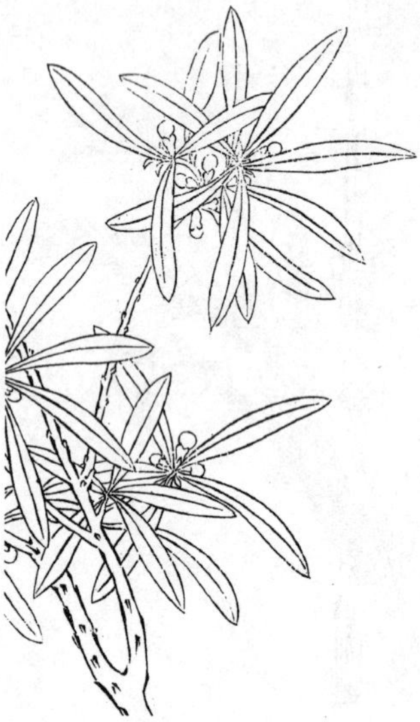

6. 何树

何树，江西多有之，材中栋梁。《本草拾遗》有柯树，或即此。

雩娄农曰：何树，巨木也，宫室器具之用，益于民大矣。然志书或曰柯，或曰榈，或曰和。南城以木名其山，而不知于古为何木。无名之朴，木之不幸欤。以无名而为求木者所不及，山径之蹊，扶疏荫涂，其视松杉不拱把而寻斧者，又非至幸欤！昔有僧氏何，问其里，亦曰何国人。然则何树者，其何国之木，而何氏之僧所手植欤？

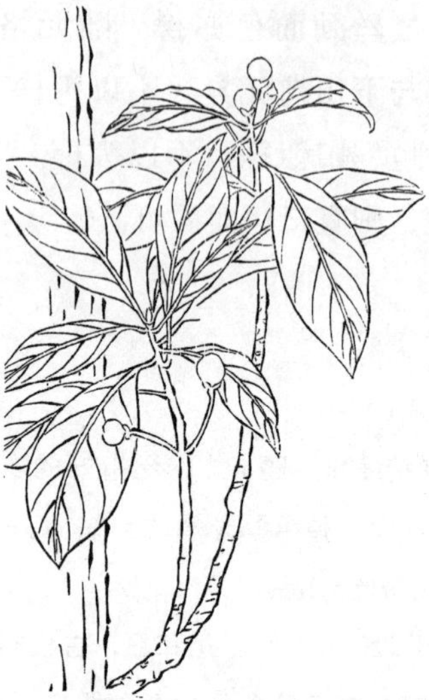

7. 榕

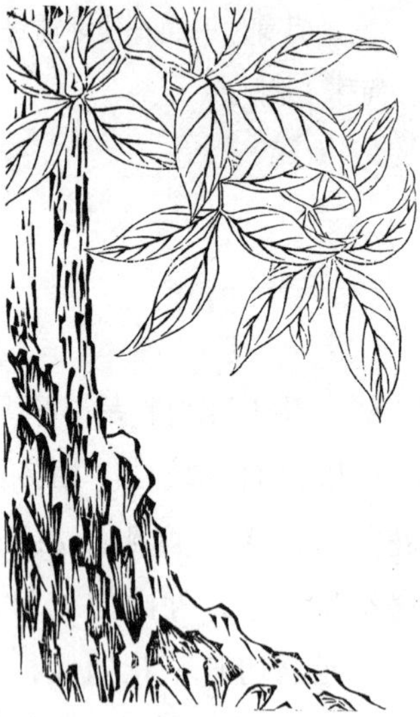

榕树，两广极多，不材之木。然其叶可荫行人，可肥田亩，岁久则成伽南香，根大如屋。江西南赣皆有之，稍北竭寒即枯，故有榕不过吉之谚。或以为即蜀之桤木。但苏子瞻[①]蜀人，在惠在琼，无一语及之。李调元《南越笔记》叙榕木甚详，亦不谓即桤，李亦蜀人也。

【校注】

① 苏子瞻：原本作“苏子美”，误。据商务本、中华本改。

8. 棍木

《宁乡县志》：榔质坚而绵，作器具良。浸水有膏黏，妇人以沐发。有沙榔、蝨榔，叶间结包生蚊。《衡山县志》：根结实如衣扣，破之有数蚊飞出。《龙山县志》：樠[①]，《左传正义》[②]木有榆者，俗呼为榔榆，盖为樠也。有红白二种，大树，皮厚寸许者，性胶可和香料，叶圆而淡黄。俗作棍与榔者，皆误。俗有杉樠、郁樠、柏樠、硬壳樠之名，杉樠为佳。

按棍木，湖南、赣南多有之，非珍木也。作志者多以榔榆为说，其实南方榔榆，秋结荚者亦间有之。陈藏器谓南方有刺榆，无大榆。今榔木无刺、无荚，非榔榆也。宁乡、衡山县志皆谓有蚊蝨生于实内。余考《北户录》，蝨母木即《南越志》所云古度树，一呼郙子，南人号曰柁实，从木皮中出，如缀珠珰[③]，大如樱桃，黄即可食。过则实中化蛾飞出，亦有为蚊子者。其说与宁乡、衡山县志合。则蝨棍即蝨母无疑。又《攸县志》有一种柁树，干甚端伟，四时常青。当即《北户录》所谓南人号曰柁矣。此树叶青黑，比榆树叶肥涩，搓之亦黏。赣南并其叶合香，不独皮也。其实初熟时，小儿亦取食之。惟实从皮中出，则未敢信。南方湿热，凡树木叶茎间，忽结红绿小实，色甚鲜明，摘置案间，俄即蠕动，或飞、或伸，为蛾、为蠖，土人皆曰虫果。余在广东，见大树如椿，枝干磥砢，隐隐隆起。侵晓[④]则有无数苍蝇飞出，或蝨母所结之实，老则化蚊，而叶间所结之包，亦即蚊虻所蕴，《北户录》合而为一欤？又《广西通志》：蚊子树如冬青，实如枇杷，子熟坼裂，有蚊子飞出，或即此木。但岭南愈热，树木生蝨，恐尚不止一二种。又《格古要论》[⑤]：椤木出湖广。

梌[⑥]木、椤柁，声近，盖即一木。滇南呼婆树，则语有轻重耳，实槲木之一种也。

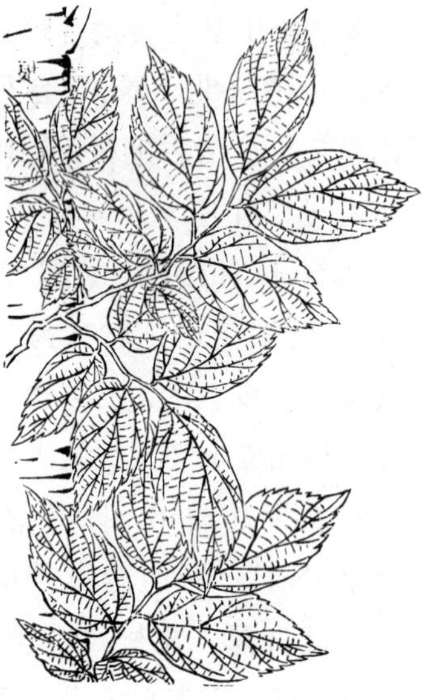

【校注】

① 樠（mán 瞒）：古书上说的一种树，木材像松木。

②《左传正义》：唐代孔颖达奉敕编纂，60 卷，为《十三经注疏》之一。

③ 珠珰（dāng 当）：缀珠的耳饰。泛指缀珠的饰物。

④ 侵晓：天色渐明之时；拂晓。

⑤《格古要论》：中国现存最早的文物鉴定专著。明代曹昭撰。

⑥ 梌（tú 图）：古代指枫树。

9. 虻榔

虻榔，湖南多有之。说具榔树下。树与各种榔同，惟结实如小豆，生青熟黄，内有子一粒极硬；其叶多黑斑隆起如沙；茎间亦有小苞。土人云化蚊者，即叶上之沙与茎间之苞，非实中化出。盖其叶上黑斑已微具蚊形，而茎上之苞则遗种所孕。理可信也。俚医以为跌打损伤之药。

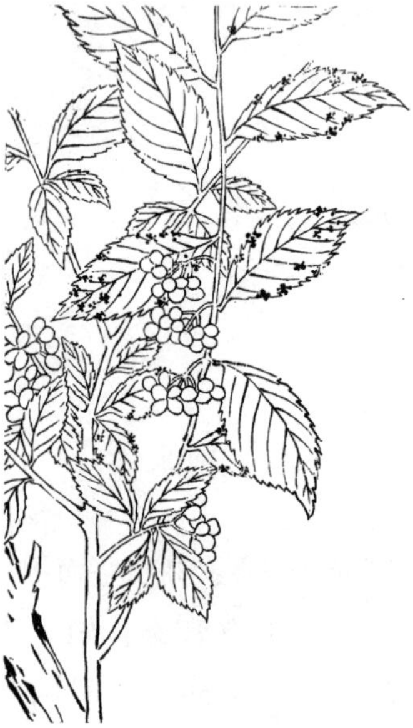

10. 蚊榔树

蚊榔为榔树一种，而蚊榔生蚊，又有从实中生者。其实初青有尖，如毛桃而小如豆。剥开有虫如孑孓。老则实黑而枯，虫化蚊而实成灰矣。叶化蚊者，叶尽而实存；实化蚊者，实尽而叶存。以此别之。

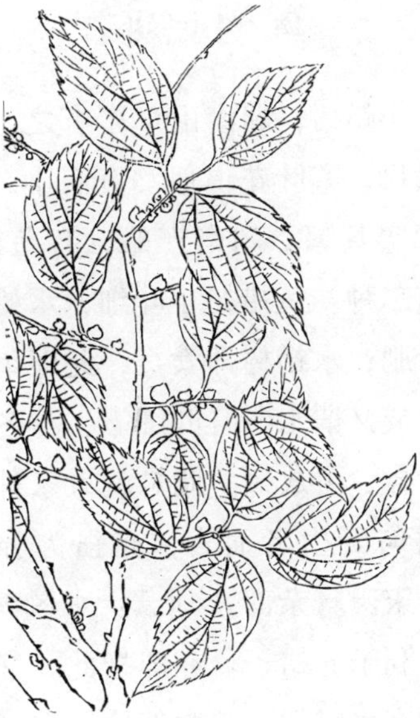

11. 蚊子树

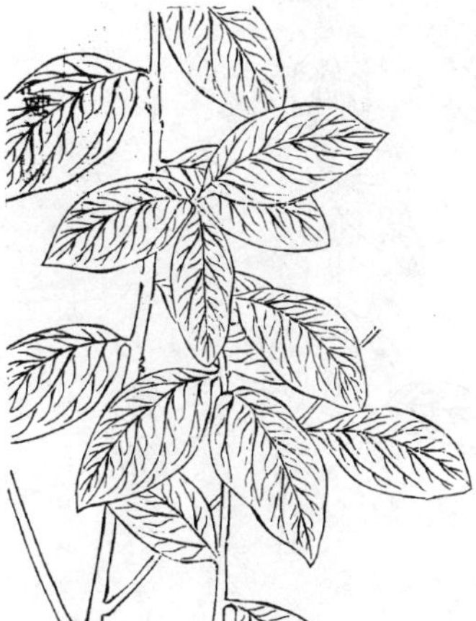

蚊子树，生南安，与《广西志》叶似冬青微相类，而色黄绿，不光润。余再至南安，时已冬深，未得见其结实。如枇杷生蚊、樵薪所馀，嫩叶复萌，土人皆呼为门子树。蚊门土音无别，湘南亦然。

12. 八角枫

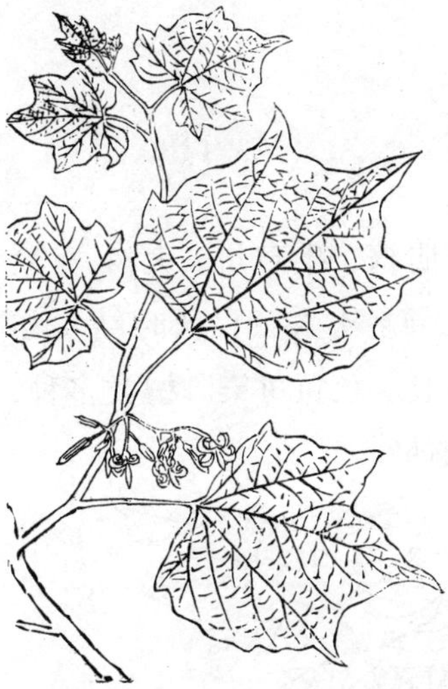

《简易草药》[①]：八角枫，其叶八角，故名八角枫。五角即五角枫。有花者，其根亦名白龙须；无花者即名八角枫。二树一样，花叶八角，味温无毒，能治筋骨中诸病。

按《本草从新》：八角金盘，苦、辛，温，毒烈。治麻痹、风毒、打扑、瘀血停积。其气猛悍，能开通壅塞，痛淋立止，虚人慎之。植高二三尺，叶如臭梧桐而八角，秋开白花细簇，取近根皮用，即此树也。江西、湖南极多，不经樵采，高至丈馀。其叶角甚多，八角言其大者耳。

【校注】

① 《简易草药》：不详，待考。

13. 野檀

野檀，生袁州。大树亭亭，与檀无异。土人云：秋时结实如梨，不可食。色黄可染。檀类多种，其黄檀耶？

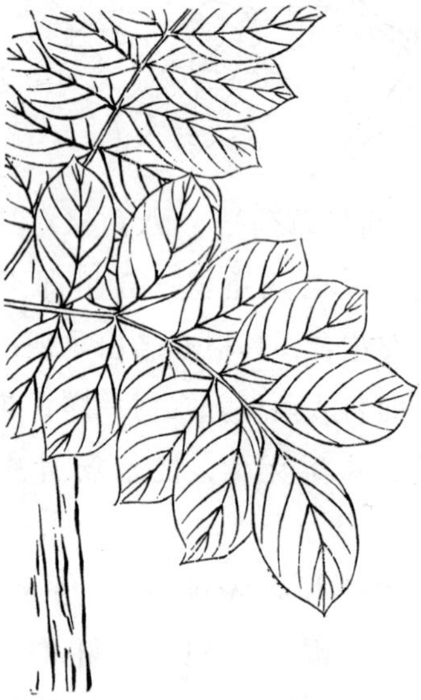

14. 小蜡树

小蜡树，湖南山阜多有之。高五六尺，茎叶花俱似女贞而小，结小青实甚繁。湖南产蜡，有鱼蜡、水蜡二种。鱼蜡树小叶细，水蜡树高叶肥；水蜡树即女贞，此即鱼蜡也。或又谓水冬青叶细嫩，与冬青无大异，可放蜡。此是就人家种莳之树与野生者而言，亦强为分别耳。宋氏《杂部》[①]所云：水冬青叶细，利于养蜡子。亦即指此。李时珍谓有水蜡树，叶微似榆，亦可放虫生蜡。与此异种。

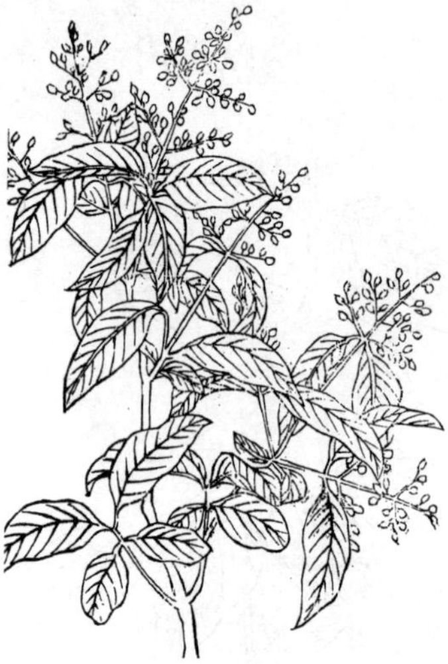

【校注】

① 《杂部》：不详。疑为《竹屿山房杂部》，该书共32卷，于田居杂事最为详悉，而亦间附考证。其中养生部6卷，

燕闲部 2 卷，树畜部 4 卷，皆明代宋诩撰。种植部 10 卷，尊生部 10 卷，为诩子公望撰。

15. 牛奶子

牛奶子树，长沙山阜多有之。丛生，褐干，叶如橘叶，有微齿。夏间结实，状如衣扣，累累下垂。外有青褐皮，裂壳见黑光如龙眼核，壳内青皮白仁，味苦涩，颇似橡栗，可研粉救饥。俚医取枝茎以为散血之药。

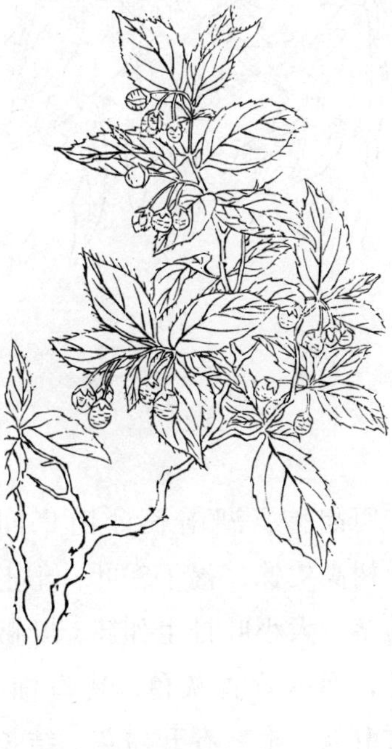

16. 牛奶子 又一种

牛奶子与阳春子树叶皆相似，秋结实如棠梨，色红紫，味微甘而涩，童竖食之。

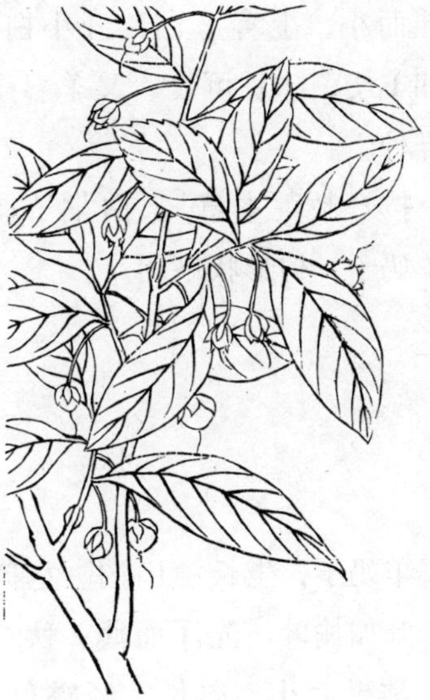

17. 羊奶子

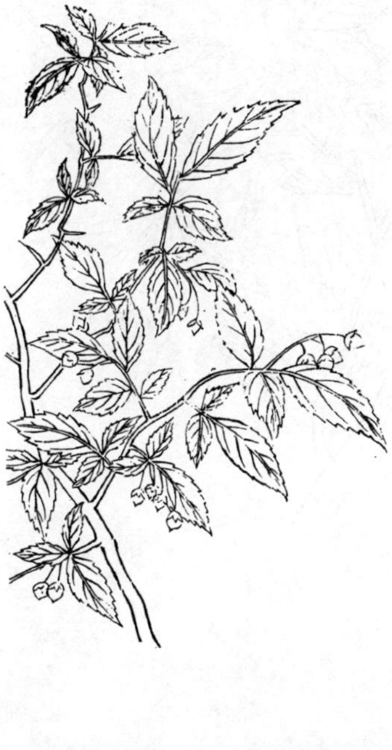

羊奶子，湖南山阜多有之。《辰溪县志》：羊奶子茎有小刺，叶如桂而小，上青下白，开小白花，实如羊奶，味甘可食。又羊春子同类异种。

按《救荒本草》：白棠子树亦名羊奶子，树形状略同。

18. 羊奶子 又一种

羊奶子，生长沙山冈。丛树无刺，叶如榆叶，光泽而薄，秋结实如海棠果而小、亦长，经霜色红，味酸涩。

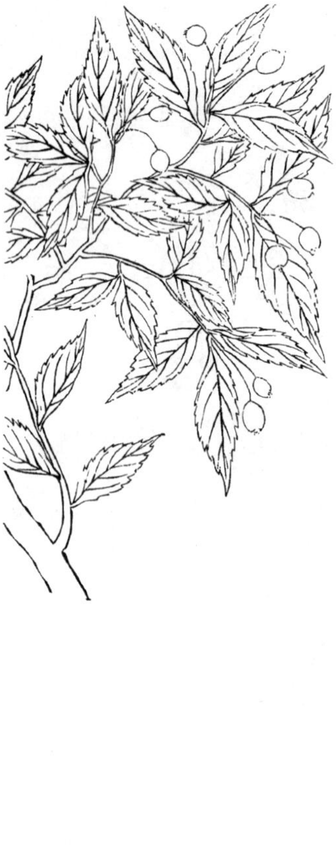

19. 阳春子

阳春子，湖南处处有之。丛生，赭茎有硬刺，长叶如橘叶而不尖，面绿背白。又一种叶稍大，亦宽，土名面内金。俱结红实。土医以治喉热。

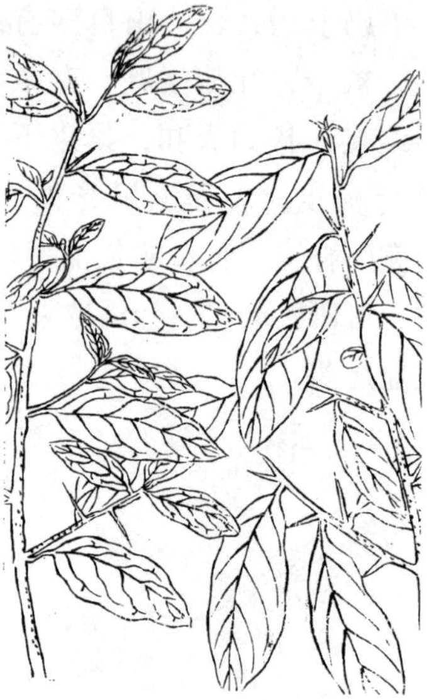

20. 野胡椒

野胡椒，湖南长沙山阜间有之。树高丈馀，褐干密叶，干上发小短茎，大小叶排生如簇，叶微似橘叶，面绿背青灰色，皆有细毛，扪之滑软。附茎春开白花，结长柄小圆实如椒，攒簇叶间，青时气已香馥。土人研以治气痛，酒冲服。又一种枝干全同，叶微小无实，俗呼见风消。

按《唐本草》：山胡椒所在有之。似胡椒色黑，颗粒大如黑豆。味辛，大热，无毒。主心腹冷痛，破滞气，俗用有效。《广西通志》：山胡椒，夏月全州人以代茗饮，大能清暑益气。或以为即毕澄茄。有一种野生，不堪食。皆未述其形状，未审是否一物。长沙别有一种山胡椒，大叶，秋深结实，与此异种。

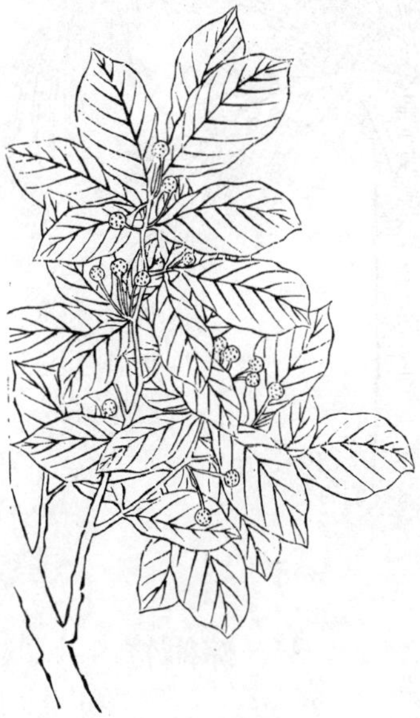

21. 树腰子

树腰子一名红花树，长沙山阜多有之。树高丈馀，黑干绿枝，对叶排生，叶如橘叶而宽、亦柔，中纹一缕稍偏。夏开尖瓣银褐花，攒密如穗。秋结红实，如椒颗而小，三四颗共蒂，老则迸裂，子缀壳上，黑光亦如椒目。长而不圆，形微似猪腰子，故名。味辛、温，土人以治心痛滞气。

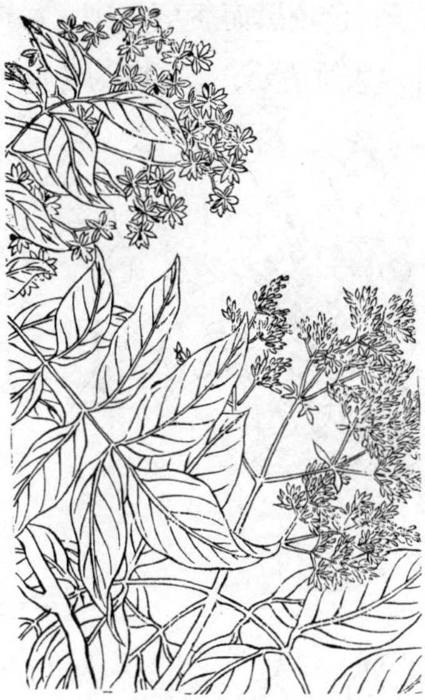

22. 菩提树

菩提树，产粤东莞县。只一株，树身数围，形状如桑，叶蓊翳[①]似盖，色青。采叶用水浸数日，去青成纱，画工取之绘佛像。《南越笔记》：菩提树子可作念珠。《广州志》云：诃林有菩提树，梁智药三藏[②]携种。树大十馀围，根株无数。《通志》谓叶似桑，寺僧采之，浸以寒泉，历四旬浣去渣滓，惟馀细筋如丝，可作灯帷、笠帽。《琼州志》又称金刚子，产琼州。圆如弹，坚实不朽，可为数珠。按菩提子，每颗面有大圈文如月，周罗细点如星，谓之星月菩提。又有木槵[3]子，色较黑而质更坚结，亦可为念珠。大姚诸处，俗亦呼为菩提子。

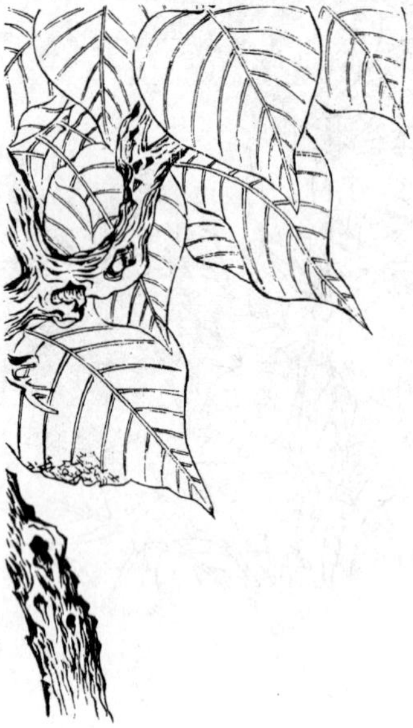

23. 凤尾蕉

凤尾焦，南方有之，南安尤多。树如鳞甲，叶如棕榈，尖硬光泽，经冬不凋。欲萎时烧铁钉烙之，则复茂。《本草纲目》并海棕、波斯枣、无漏子为一种，未敢据信。或同名异物，尚俟访求。

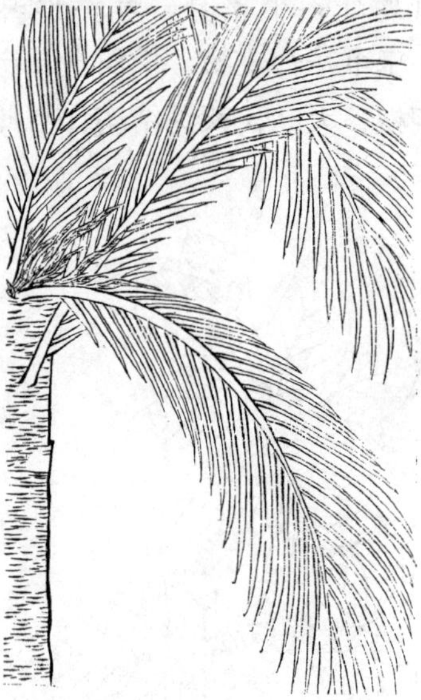

24. 棕榈竹

李衎《竹谱》：棕榈竹，两浙、两广、安南、七闽皆有之。高七八尺，叶似[1]棕榈而尖，小如竹叶。自地而生，每一叶脱落即成一节，肤色青青，一如竹枝。《十道志》[2]曰：巴蜀纸惟十色，竹则九种，棕竹其一。棕身而竹叶。宋景文公

【校注】

① 蓊翳（wěngyì 塕易）：草木茂密貌。

② 智药三藏：天竺僧。南朝梁武帝天监元年自西印度来广州，于法性寺刘宋求那跋陀罗所建戒坛（一说宝林寺）之畔，亲植菩提树一株。

③ 槵（huàn 患）：木名。即无患木。落叶乔木。佛家取其子做念珠，谓之菩提子。

《益部方物》赞曰：叶棕身竹，族生不漫，有皮无枝，实中而干。《注》云：丛产，叶似棕有刺。陆务观[③]有《占城棕竹拄杖诗》。

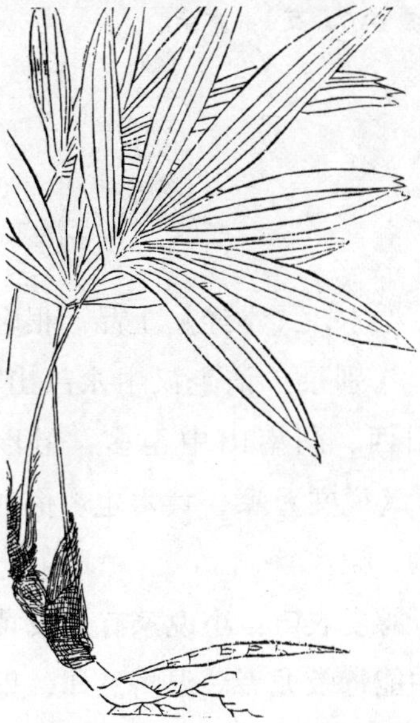

【校注】

① 似：原本作“是”，据商务本、中华本改。

② 《十道志》：全称为《十道四蕃志》，唐代武周时梁载言所撰。共计16卷，为后世研究唐代地貌和疆域等提供了宝贵的重要史料，是唐代全国地理总志。

③ 陆务观：陆游，务观为其字。

25. 水杨柳

水杨柳，从生水濒，高二三尺，长叶对生，似柳而细。茎柔可编筐筥[①]，光州[②]谓之簸箕柳，水农种之。

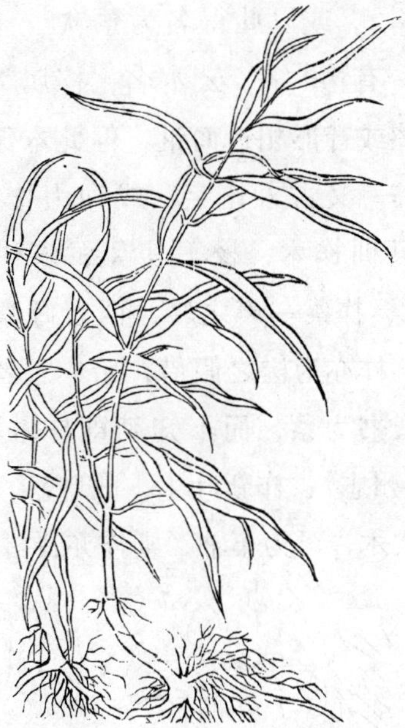

【校注】

① 筥（jǔ 举）：盛物的圆形竹筐。

② 光州：中国古代州名，治所在河南省潢川县。

26. 蔡木

蔡木，生山西五台山。志书载之。枝叶全类槲栎，疑即橡栗之属。考段氏《说文解字注》：蔡，草丰[①]也。丰读若介，丰字本无，今补。《四篇》曰：丰，草蔡也。此曰蔡，草丰也，是为转注。草生之散乱也。丰察[2]叠韵，此木叶密枝朻[3]，或以此得名为蔡欤？《集韵》有槎[4]字，云木名，梓属。蔡与槎或音形相近而讹，但此木殊不类梓。又古人作字，或训为柞栎，或只训柞木，橡丑实繁，多供薪槱[5]，柞蔡一声之转，西音呼蔡为诧，柞亦为槎之假借，殆作志者就土音书为蔡，而不知其即柞木耳。《霍州志》：柞新叶生，故叶落，坚忍之木，可为车轴，则柞亦晋材。

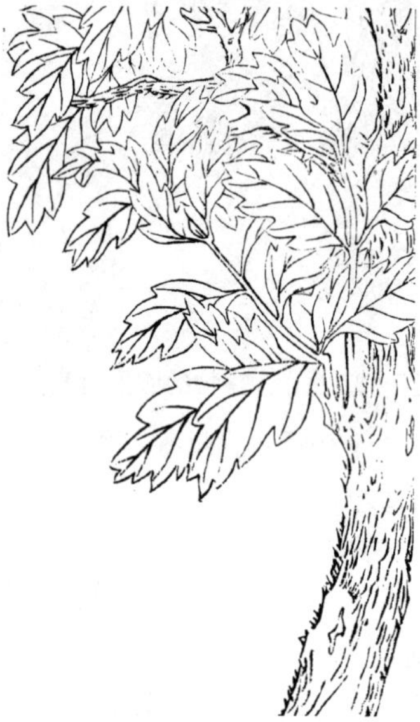

【校注】

① 丰（jiè 借）：野草。

② 察：据文意，"察"应为"蔡"。

③ 朻（jiū 纠）：树枝向下弯曲。

④ 槎（chá 察）：落叶乔木，叶大如手掌，总状花序，果实球形。木材可造船。

⑤ 槱（yǒu 友）：木柴。

27. 檗木

檗木，《本经》上品。根名檀桓。《别录》谓生汉中永昌山谷。今山西、湖南山中至多，俗以染黄。《说文》檗，黄木也。俗加草作蘗，误。

雩娄农曰：小说家有谓投黄檗水中能毒蛟龙者。温峤然犀，鬼神恶之[1]，但深山中忽遭沸流，俗曰蛟水，当其冲者，山裂木拔，岂无一檗木随流而泛者哉。夫洚水[2]离析，害难言矣，近世有刊[3]伐蛟说者，其意甚壮，然不闻有试之者。《周礼》：壶涿氏掌除水虫，若欲杀其神，则以牡橭午贯象齿沈之[4]，其神死，渊为陵，与后世禁祝[5]何异？然则捍大患、御大灾，而有益于民，虽巫觋小术，亦圣人之所作也。檗木杀蛟，其说若信，则依涧负崖之氓，家置户蓄；或遇一线逆湍，争相迎掷，独非临时救恤之一法乎？

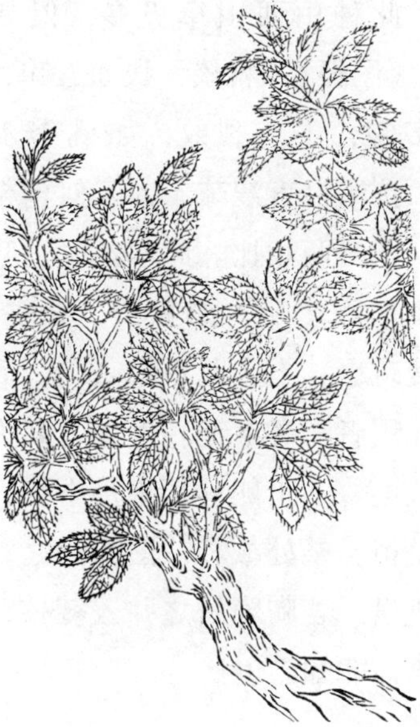

【校注】

① 温峤然犀，鬼神恶之：相传东晋时，江州刺史温峤自采石矶渡江，夜闻音乐之声，大为惊奇，遂命人燃犀角照寻。夜梦一赤衣人恶声问道："你我幽明相隔，路途不通，如何燃犀相逼乃尔?"说完愤愤而去。从此，采石矶下再无鼓乐之声相闻。然，"燃"的本字。

② 洚水：古水名。《水经注》称绛渎，《通典》称枯绛渠。故道自今河北广宗经南宫、冀县、衡水，至武邑县界流入漳水。

③ 刊：刊正。

④ 以牡棒午贯象齿沈（chén 沉）之：贾公彦疏："以象牙从棒贯之为十字，沉之水中。"牡棒，榆木名，也称无姑。午贯，十字形交叉贯穿。沈，同"沉"。

⑤ 禁祝：指禁呪（zhòu 咒），亦作"禁咒"。相传以真气、符咒等治病邪、克异物、禳灾害的一种法术。亦谓施行禁咒之术。

28. 蕤核

蕤核，《本经》上品。《尔雅》：棫[①]，白桵。《注》：小木丛生，有刺，实如耳珰，紫赤可食。注《本草》者以为即蕤核。《图经》谓叶细如枸杞而狭长，花白，子附茎生，紫赤色。按其形状，正相肖也。《救荒本草》俗名蕤李子，果可食。今山西山坡极多，俗呼蕤棫，弥坑堙堑，蓬勃苯蓴。诗人芃芃薪槱[②]，体物浏亮，亦自述其物宜耳。《霍州志》：棫一名桵，即棫朴也。小枝而丛生中空，州人饮烟者，取为饮具。按陆玑《诗疏》：棫即柞，其材理全白，无赤心者，为白桵。是棫有赤白二种。今霍州产者有赤纹如绣，心似通草，以物穿之即空，诗人棫、朴连咏，应是一类二种。《召南》诗：林有朴樕。《毛传》：朴樕，小木也。《疏》引《尔雅》作朴樕心。则朴樕一名心。古人多反语，以乱为治，苦为甘。此木心柔，可中通，故亦名为心欤？陶隐居注云：蕤核大如乌豆，形圆而扁，有文理，状似胡桃。此种山西亦多，与《郭注》异。具别图。小木相似而异者甚繁，大要皆一类也。

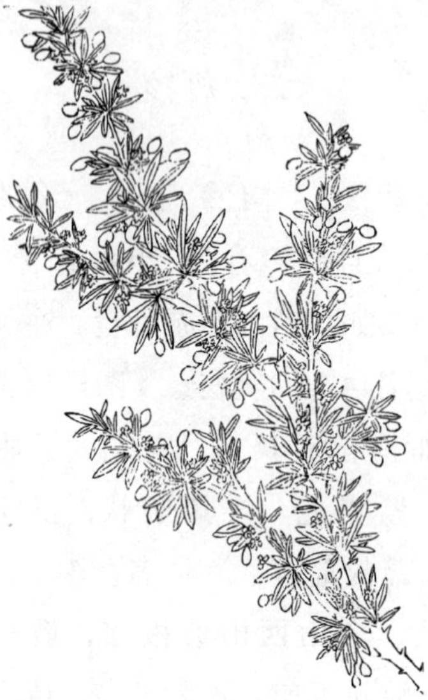

【校注】

① 棫（yù 愈），一种小树，丛生，茎上有刺，果实紫红色，可以吃。

② 诗人芃芃薪槱：出《诗经·大雅·棫朴》。原文："芃芃棫朴，薪之槱之。"

29. 蕤核 又一种

蕤核，陶隐居注：形如乌豆，大圆而扁，有文理，状似胡桃桃核。此种山西山阜极多，俱如陶说。《图经》：蕤核，状如五味，此实多皱，中有裂纹，如桃李不正圆。按诸书言溲疏，皆云似枸杞有刺，子两两相比。此木丛生，叶极似枸杞而多刺，如棘子，必骈生，殆溲疏也。土人既不知其名，而方书无用者。《本经》上品，其为逸民久矣。本贯熊耳，毗接中条，族姓繁衍，杂处棫朴，图而识之，俾不堙没。若陶隐居之并入蕤核，盖知己而非知己也！

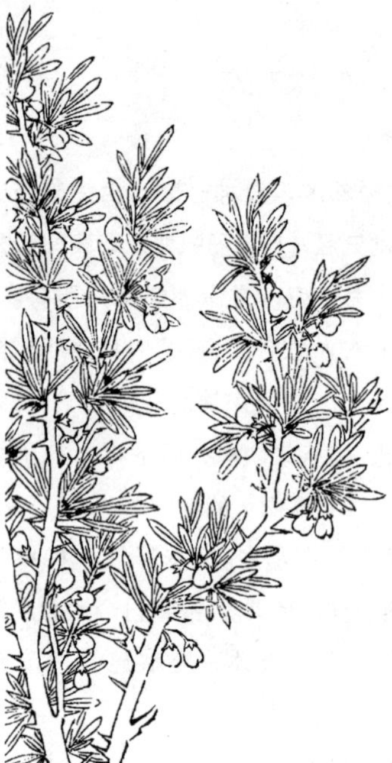

30. 椟树

椟树，生山西霍州。大树亭亭，斜纹纠错，枝柯柔敷，叶如人舌骈生，长柄袅袅下垂，寺院阴清，与风摇荡，可谓嘉植。按《诗》：隰有杞椟[1]。《陆疏》：楝叶如柞，皮薄而白。其木理赤者为赤楝[2]，一名椟；白者为楝。其木皆坚韧，今人以为车毂。《尔雅》：椟，赤楝；白者，楝。《郭注》：赤楝树叶细而歧锐，皮理错戾，好丛生山中。中为车辋；白楝叶圆而歧，为大木。按其形状不甚合，或别一木。

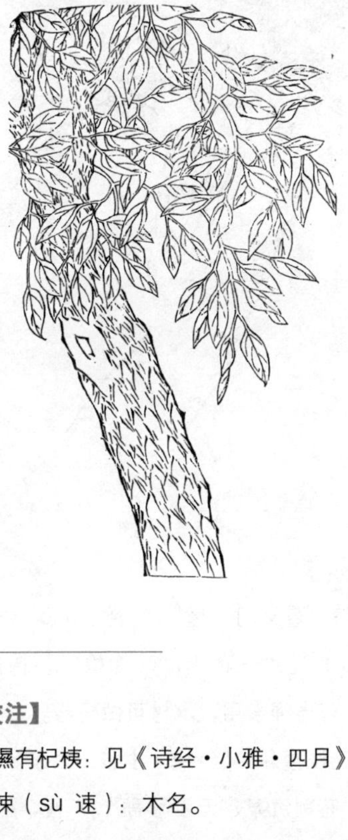

【校注】

① 隰有杞椟：见《诗经·小雅·四月》。

② 楝（sù 速）：木名。

31. 杆

杆木，山西山中极多。树亭亭直上，叶如栝松而肥软，又似杉木而叶短柔，山西架木皆用之，与南方杉木同。按杆即樫字，桾樫[1]见《吴都赋》注：子如瓠形。今广东有之。一名羊矢枣，非软枣也。此木结实，与松实同而小，绝非桾樫。樫木，字书不载。考《说文》，樠[2]字下云：松心木。马融《广成颂》，陵乔松，履修樠。《汉书》：乌孙国多松樠。松樠并称，自是一类。小颜注，樠，木名，其心似松。今杆木有赤白二种。土人亦云松杆；杆、樠音近，或即樠木也。

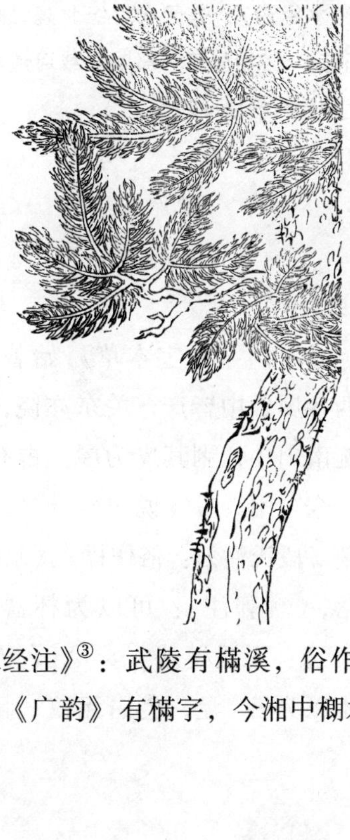

《水经注》[3]：武陵有樠溪，俗作朗溪。《广韵》有樠字，今湘中棚木，

应作樠；作志者或作樠。其树非松类，误合樠、[木两]为一字耳。樠溪字亦当作[木两]，彼处樃木最繁，应即以此名溪也。《左传正义》：木有榆者，俗呼樃榆，盖为樠也。以樠为樃榆，未见所出。郎榆、姑榆，俗或作樃榆。段氏《说文注》谓：认樠为[木两]。未别其字，而强说其音也。

【校注】

① 桾櫏（jūnqiān 君千）：君迁子，即"黑枣"。落叶乔木，叶子椭圆形，浆果长椭圆形，熟透后黑褐色，可以吃，亦可以入药。亦作"桾杆"。

② 樠（mán 瞒）：古书上说的一种树，木材像松木。

③《水经注》：公元6世纪北魏时郦道元所著。为我国第一部以记载河道水系为主的综合性地理著作。

32. 桦木

桦木，《开宝本草》始著录。山西各属山中皆产，关东亦饶，湖北施南山中，剥其皮为屋。古有桦烛，今罕用。考《说文》：[木虖][1]，或从蒦。段氏注云：俗作桦。《尔雅》檴落，《郭注》：可以为杯器素。《诗经》：无浸檴薪[2]。今五台人车其木以为椀[3]盘，色白无纹，且易受采。雁门人斧其枝以为柴。则杯器素及檴薪之用，今犹古矣。《诗疏》引陆玑《疏》以为梛榆，云其叶如榆。按此木叶圆如杏，密齿，殊不类榆。陆盖不以檴为[木虖]，与《说文》异。《尔雅正义》引《说文》以穫[4]为樗之或体，且云樗为散木，杂于薪苏，非所见。《说文》本异，即是误记。樗皮及木，其用皆与桦不类。

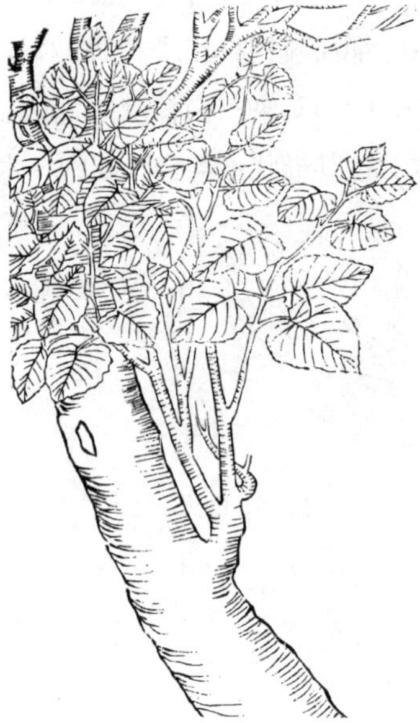

【校注】

① [木虖]：音义同"檴"。檴（huò 或），古书上说的一种树，叶像榆叶，树皮坚韧，可当绳索用，木材可做杯器。

② 无浸檴薪：《诗经·小雅·大东》原文为"有冽氿泉，无浸穫薪"。穫，"获"

的繁体字。“穫薪”义为砍下的柴。这里作者引用《诗经》错误。

③ 椀（wǎn 碗）：同“碗”。

④ 穫：应为“檴”。

33. 黄芦木

黄芦木，生山西五台山。木皮灰褐色，肌理皆黄，多刺三角，如蒺藜。四五叶附枝攒生，长柄有细齿；俗以染黄，讹曰黄姑。按《说文》杍[①]字下云：杍，木也。出橐山。段氏注引《广韵》黄杍木可染黄，疑为《周礼》注之橐卢。又栌字下云：一曰宅栌木，出弘农山。段氏注：亦疑为橐卢。考杍、栌二篆，《说文》分厕，异物无疑。《嘉祐本草》有黄栌，云生商洛。《救荒本草》图圆叶如杏，与此木迥别。而商洛接近宏农，则《说文》宅栌木，其即《救荒本草》之黄栌矣。此木亦染黄，西音姑、榑、芦，骤听无别。《癸辛杂志》[②]谓长城傍得古木，谓名黄芦，盖昔筑城以为干者。字正作芦。五台在长城内，木名黄芦，其来旧矣。芦为苇草，不可通木，卢上加草，俗书之误。此木殆即橐卢，而《说文》所说榑木欤？又《图经》谓有一种刺蘗，多刺可染，不入药用，或即此木。盖不知其名，姑以色黄而名曰蘗。

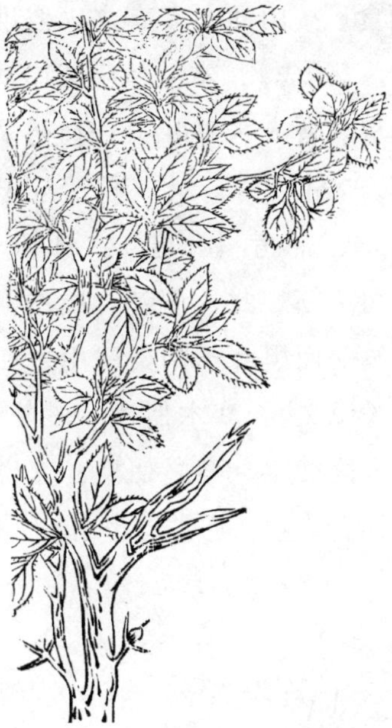

【校注】

① 杍（lú 炉）：古书上一种树木的名称。

② 《癸辛杂志》：当为《癸辛杂识》，宋代周密所撰的一部史料笔记。

34. 栾华

栾华，《本经》下品。《救荒本草》：木栾生密县山谷中。树高丈馀，叶似楝叶而宽大、稍薄，开淡黄花，结薄壳。中有子如豌豆，乌黑色，人多摘取作数珠。叶味淡甜，采嫩芽煠熟，换水浸淘净，油盐调食。按山西亦多有之，俗讹作木兰。《通志》：木兰丛生谷岸，叶可染皂。晋人名黑叶子，春初采芽作茹，名木兰芽。又《长治县志》：栐即木兰。考《集韵》：栐[①]，木名。可为笏。此木皮赭、质白，自可作笏。而黑叶子则染肆用之如皂斗。《说文》：栾木似栏。段氏注：栏，今之楝字。栾之似楝，其说古矣，西昔为兰，亦古韵也。

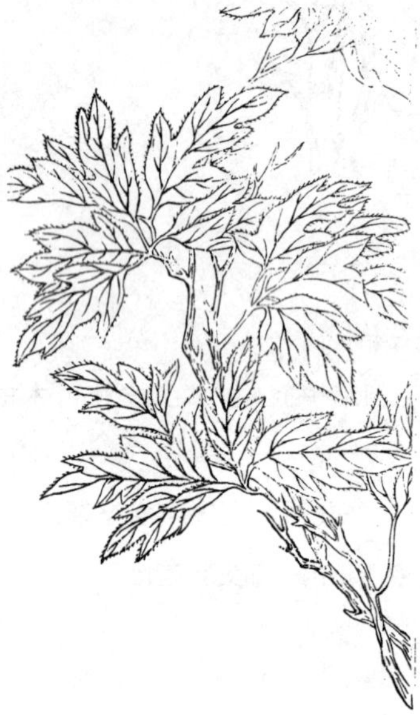

【校注】

①栐（yǒng 永）：古书上说的一种树，木材可制笏。

卷之三十八　木类

1. 野鸦椿

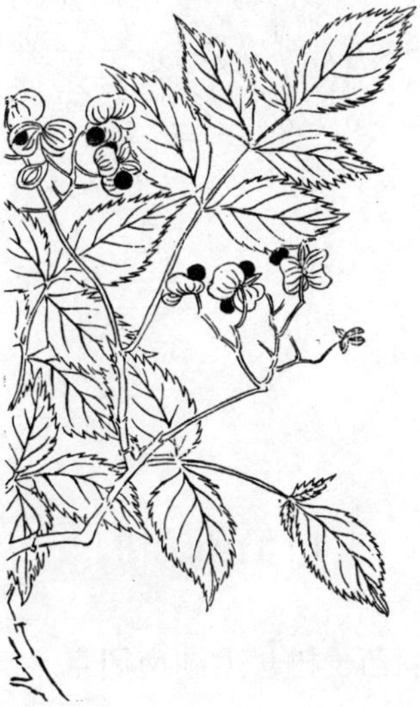

野鸦椿，生长沙山阜。丛生，高可盈丈，绿条对节，节上发小枝，对叶密排，似桩而短亦圆，似檀而有尖，细齿疏纹，赭根旁出，略有短须。俚医以为达表之药。秋结红实，壳似赭桐花而微硬，迸裂时，子着壳边如梧桐子，遥望似花瓣上粘黑子。

按《唐本草》卖子木，形状极肖，亦云子如椒目在花瓣中，则焦红者其花耶？附以备考。

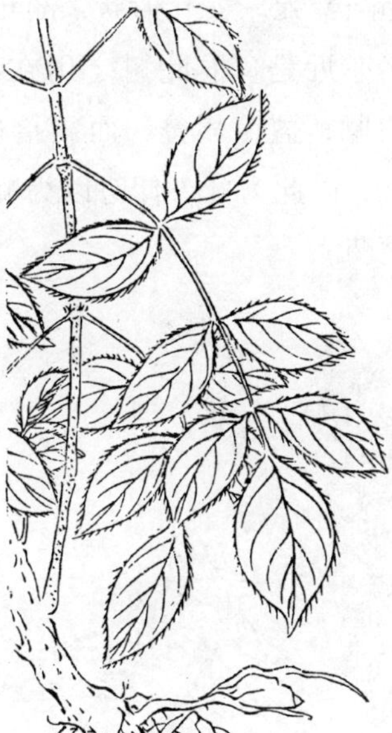

2. 化香树

化香树，湖南处处有之。高丈馀，叶微似椿，有圆齿，如橡叶而薄柔。结实如松球刺，扁亦薄。子在刺中，似蜀葵子。破其球，香气芬烈，土人取其实以染黑色。

按《本草拾遗》：必栗香，味辛温、无毒，主鬼气；煮服之。并烧为香，杀虫鱼。叶捣碎置上流水，鱼悉暴鳃。一名化木香，詹香也。叶如椿，生高山，堪为书轴，白鱼不损书也。又《海药本草》：主鬼疰心气，断一切恶气。叶落水中，鱼当暴死。核其形状，颇相仿佛，名亦近是。惟此树之用在球，染肆浸晒，盈筐累瓮，而《拾遗》不及之，以此为疑。俚医以为顺气散痰之药。

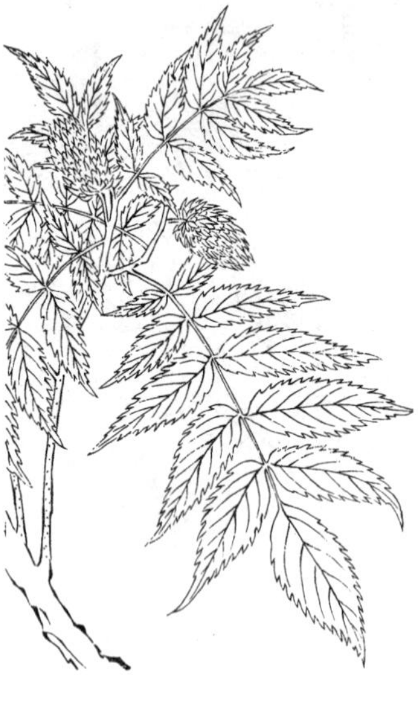

3. 土厚朴

土厚朴，生建昌。亦大树也。叶对生，粗柄，长几盈尺，面绿背白，颇脆，枝头嫩叶，卷如木笔。味辛气香，土人以代厚朴，亦效。

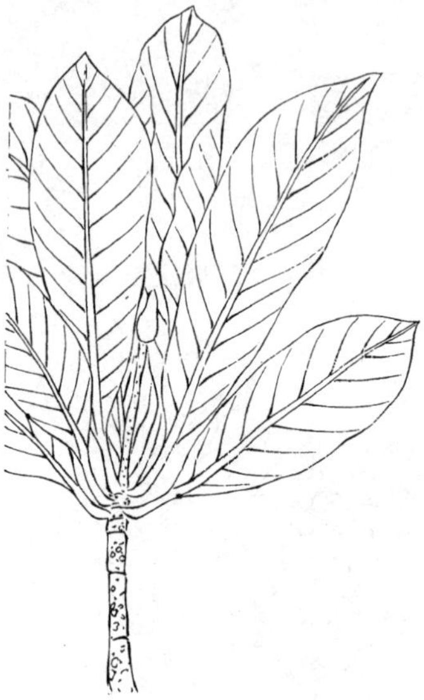

4. 酒药子树

酒药子树，生湖南冈阜。高丈馀。皮紫微似桃树。叶如初生油桐叶而有长尖，面青背白，皆有柔毛；叶心亦白茸茸如灯心草。五月间梢开小黄白花，如粟粒成穗，长五六寸。叶微香，土人以制酒曲，故名。

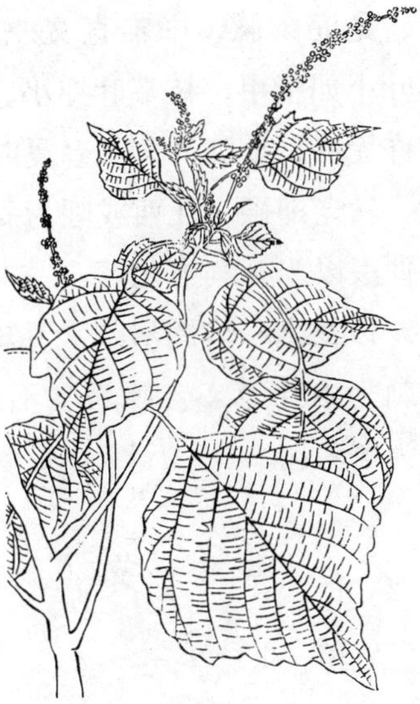

5. **苦茶树**

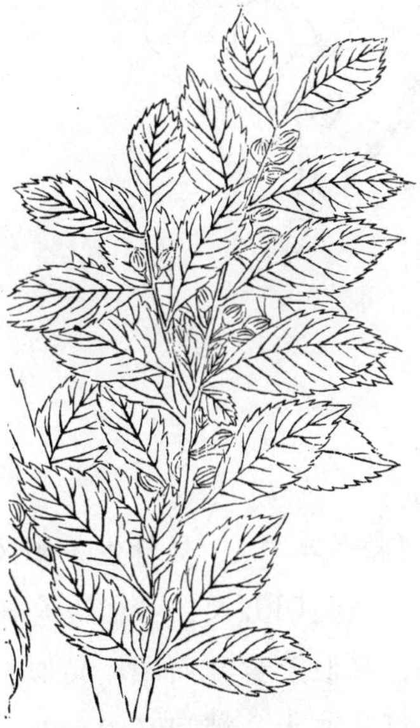

苦茶树，生长沙冈阜。高丈馀。枝叶蒙密，紫茎细，劲多杈枒，附茎生叶，长寸馀，微似腊梅叶，光艄而皱，面浓绿，背淡青，深纹稀齿。叶间附茎。结实圆长，有直纹，大如梧桐子，生青熟黑。叶味苦，回甘生液。土人采以为茗。

6. **吉利子树**

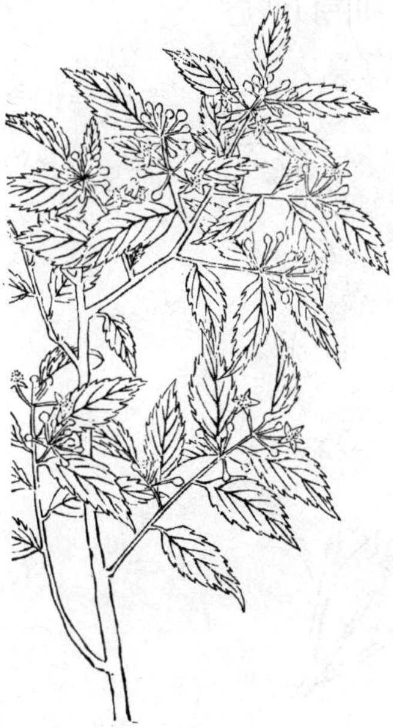

《救荒本草》：吉利子树一名急藔子科，荒野有之。科条高五六尺，叶似野桑叶而小，又似樱桃叶亦小，枝叶间开五瓣小尖花，碧玉色，其心黄色。结子如椒粒大，两两并生，熟则红，味甜，其子熟时，采摘食之。

按此树湖南山阜有之，俗呼铜箍散。

7. 万年青

万年青，生长沙山中。丛生，长条附茎，对叶，叶长三寸馀，似大青叶，有锯齿细纹，中有赭缕一道。附茎生小实，如青珠数十攒簇。俚医以截疟。

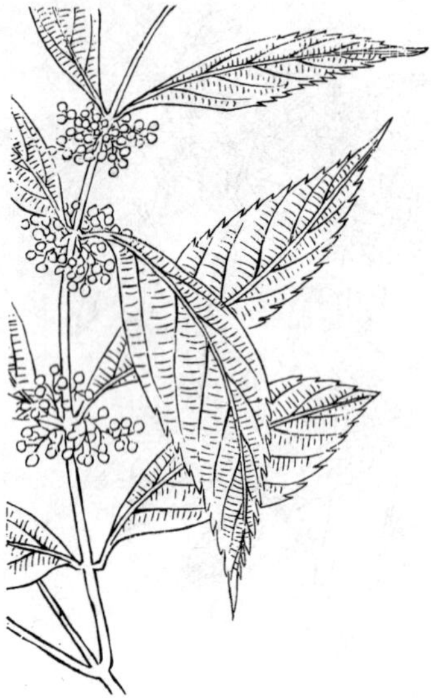

8. 绣花针

绣花针，江西、湖南皆有之。小树细茎，对发槎杈；叶亦附枝对生，似石榴花叶微小，面浓绿，背淡青，光润柔腻，中唯直文一缕。近茎叶小如指甲，枝端叶亦小，距梢寸许无叶，细如针刺。春夏时亦柔软，秋老即硬。江西或呼为雀不踏。俚医以为补气血之药。《本草纲目》以楤木一名鹊不踏，不知南方有刺之木与草，皆呼为雀不踏，不可为定名也。

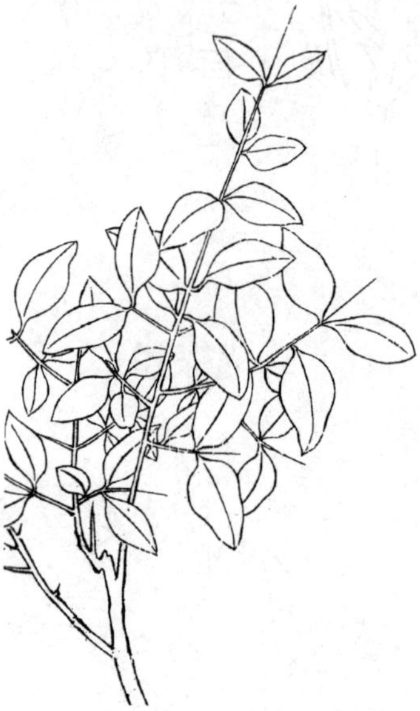

9. 马棘

《救荒本草》：马棘生荥阳冈阜间。科条高四五尺，叶似夜合树叶而小，又似蒺藜叶而硬，又似新生皂荚科叶亦小。梢间开粉紫花，形状似锦鸡儿，花微小，味甜。采花煠熟，水浸淘净，油盐调食。

按马棘，江西广饶河滨有之。土人无识之者，或呼为野槐树，其茎亦甜。

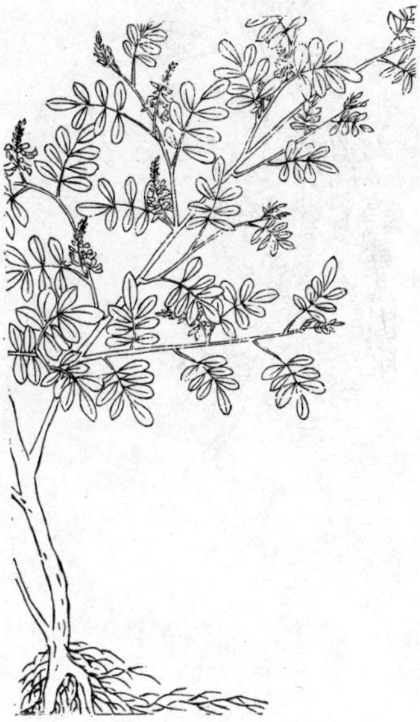

10. 赌博赖

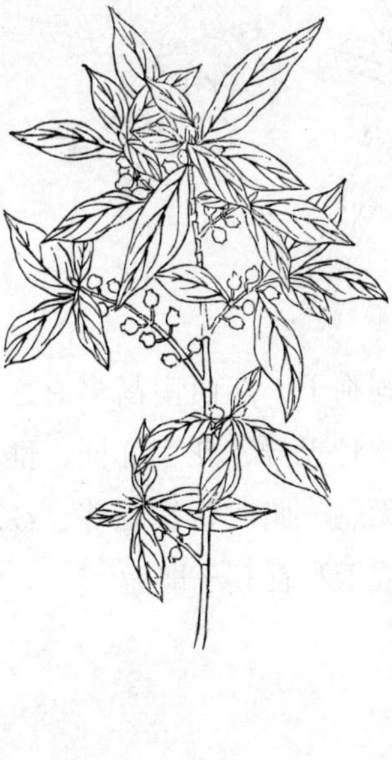

赌博赖，江西、湖南水滨多有之。丛生，树高六七尺，与水柳丛厕。就茎结赭实，熟时小儿食之，味淡多子。叶如柳而劲，无锯齿，颇似翦成，有毛而光，能粘人衣，故南安土呼赌博赖云。

11. 万年红

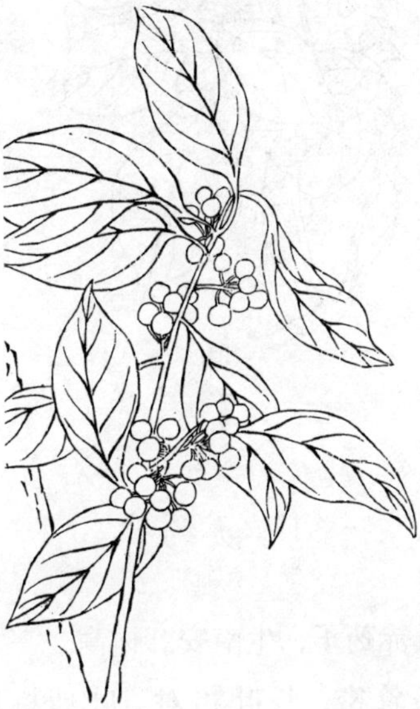

万年红，江西处处有之。大可合抱，叶如橘柚，冬时实红如豆，累累满枝。俗以新年插置瓶中为吉，故名。

12. 野樟树

野樟树，生长沙岳麓。丛生小木，高尺馀，叶极似樟，面绿背淡。夏结红实，累累可玩，惟移植即枯，圃盎弗录，仅供樵薪。

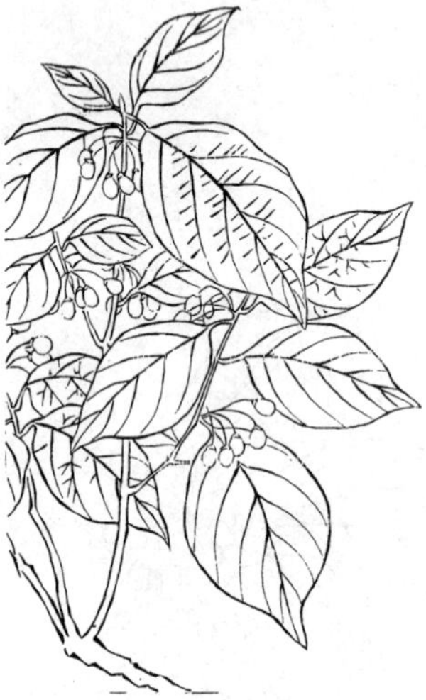

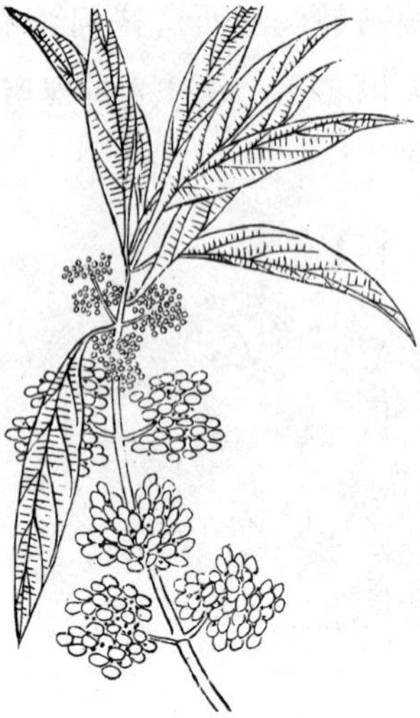

13. 赤药子

赤药子，生南安。树高二三丈，赤条耸密，长叶相对，叶似桃叶，色黄绿，淡赭纹，有横绉。冬结实，初如椒而小，攒聚繁碎，熟时长白如糯米，味甜有汁。子细如粟，味辛。土人以餔小儿，云能消积。

按《唐本草》：白药子叶似苦苣，赤茎。宋《图经》：子如绿豆，至六月变成赤色。皆微相类，但非蔓生耳。

14. 闹狗子

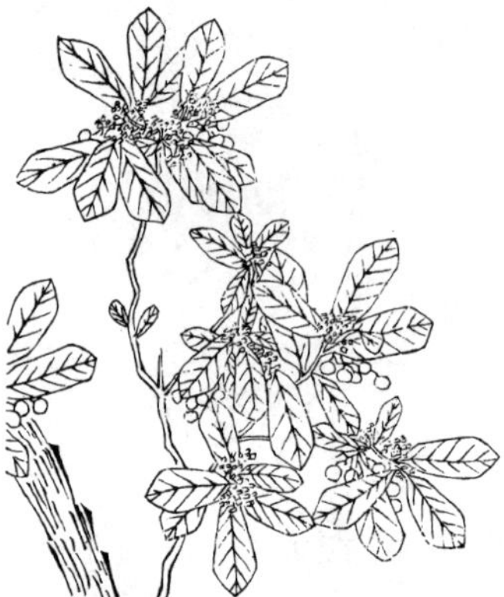

闹狗子，江西南昌多有之。枝干与枸骨无异，花实亦同，惟叶作方棱无刺。腊时折置花尊，红珠的皪。或云狗食其子即毙。

15. 野漆树

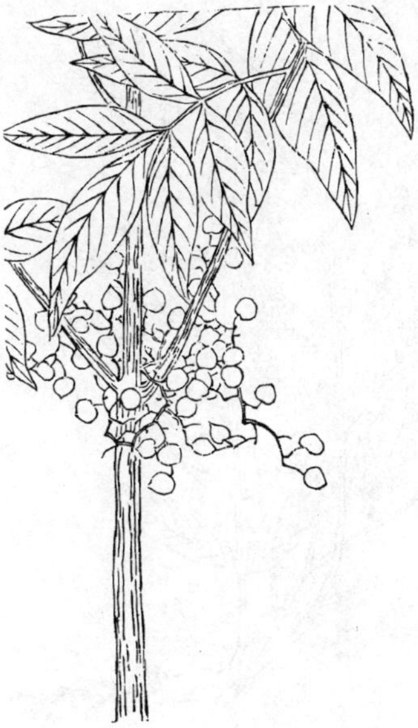

野漆树，山中多有之。枝干俱如漆，霜后叶红如乌臼叶，俗亦谓之染山红。结黑实，亦如漆子。按《尔雅》注：椿、樗、栲、漆，相似如一，或即椿树耶？字亦作杶、作櫄①。野人樵采之。

【校注】

① 櫄（chūn 春）：香椿。

16. 山桂花

山桂花，长沙岳麓极多。春时开小黄花如桂，故名。丛生小木，高二尺馀，褐茎劲细，叶微似榆而疏齿，面绿润，背淡白。土人以治气胀。

按《宋氏杂部》：水槿树可放蜡，春开黄花，形颇相类。

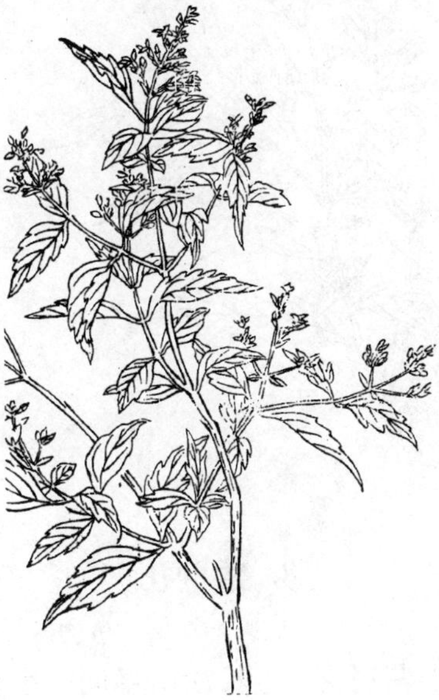

17. 见风消

见风消，生长沙山阜。长叶排生，极似榉柳，高仅二三尺，丛条葱茂。叶面青背白，似野胡椒而窄。俚医以为消风败毒之药，故名。

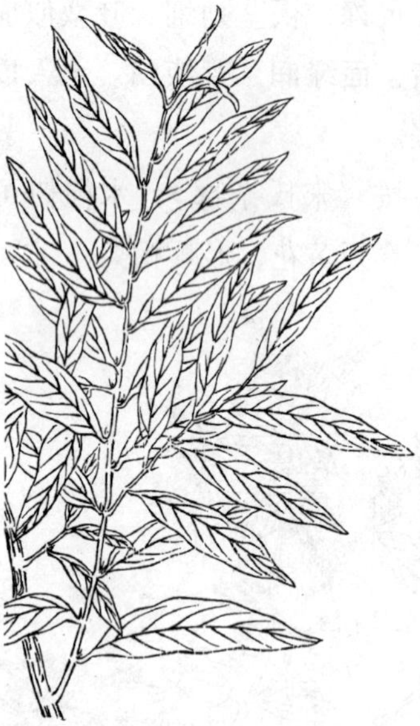

18. 紫荆花

紫荆花，生长沙山阜间。小科长条，高三四尺。茎如荆，色褐紫；叶如柳而长。俚医以为败毒行血之药。

按《本草拾遗》：紫珠味苦寒，无毒，解诸毒物、痈疽喉痹、飞尸蛊毒、毒肿下瘘、蛇虺虫螫、狂犬毒，并煮汁服；亦煮汁洗疮肿；除血、长肤。一名紫荆，树似黄荆，叶小无丫，非田氏之荆也。至秋子熟，正紫，圆如小珠。生江东林泽间，形状极肖，治证亦同。

又按《补笔谈》以《拾遗》紫荆为误，不知其同名异物，原书已云非田氏之荆，亦晰矣。

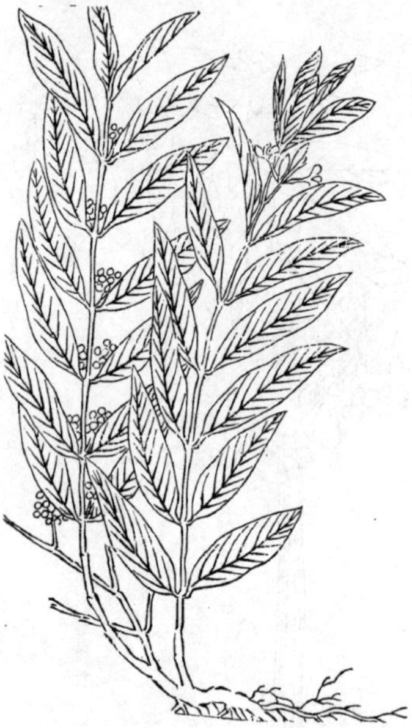

19. 檵花

檵花一名纸末花，江西、湖南山冈多有之。丛生细茎，叶似榆而小，厚涩无齿。春开细白花，长寸馀，如翦素纸，一朵数十条，纷披下垂，凡有映山红处即有之，红白齐炫，如火如荼。其叶嚼烂，敷刀刺伤，能止血。《鄱阳县志》作檵，未知所本。土音则作鸡寄，纸末则因形而名。

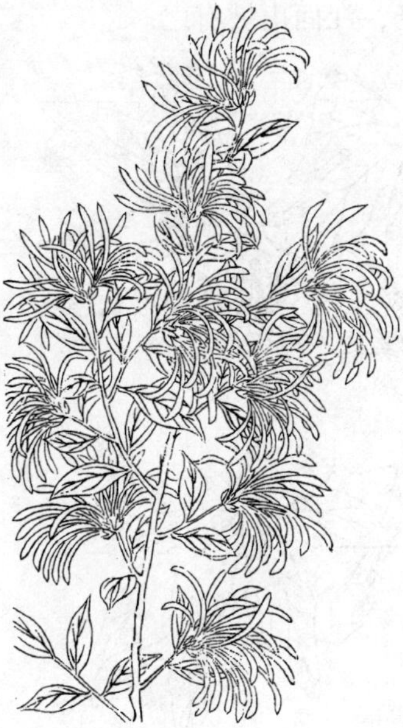

20. 拘那花

《桂海虞衡志》：拘那花叶瘦长，略似杨柳。夏开淡红花一朵数十萼，至秋深犹有之。

《岭外代答》：拘那花叶瘦长，略似杨柳。夏开淡红花一朵数十萼，繁如紫薇。花瓣有锯，纹如翦金，至秋深犹有之。

按此花江西、湖南山冈多有之。花叶茎俱同紫薇，唯色淡红，丛生小科，高不过二三尺，山中小儿取其花苞食之。味淡微苦，有清香，故名苞饭花。俚医以为败毒散淤之药。

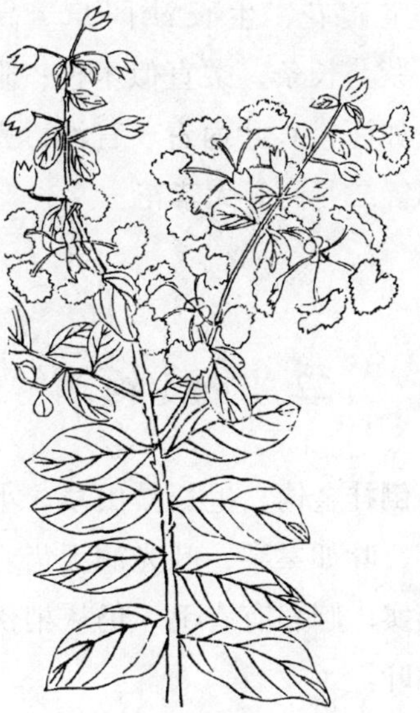

21. 宝碗花

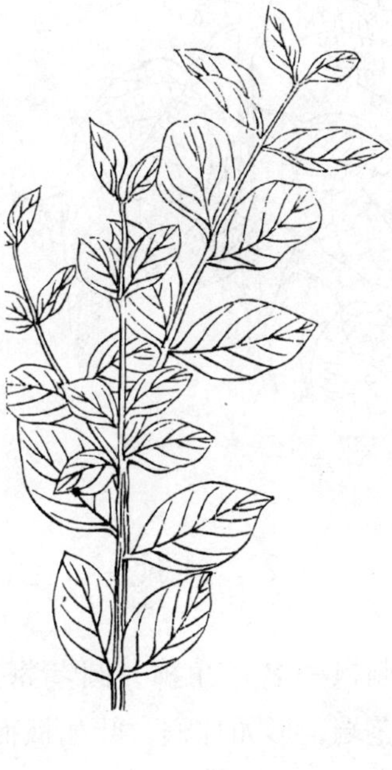

宝碗花，生长沙冈阜。高丈许，紫茎长条，柔直似木槿；附茎生叶如海棠。叶面青、背淡，光润柔腻。二月间开大紫花。

22. 倒挂金钩

倒挂金钩，生长沙山阜。小木黑茎，叶如棠梨，叶光润无齿。梢端结实，圆扁有青毛，仍从梢傍发枝生叶。

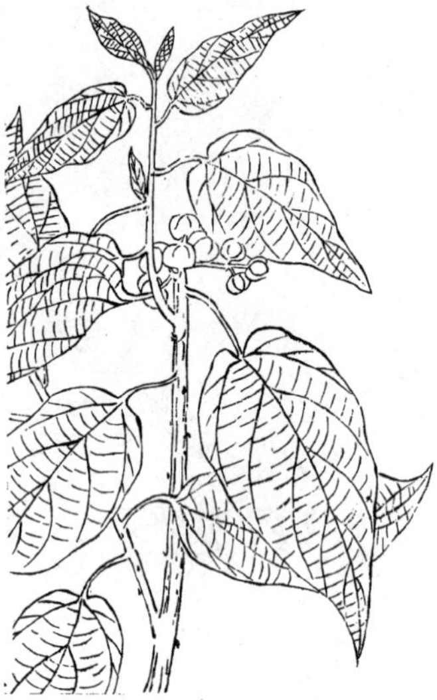

23. 刺枫

刺枫一名八角枫，圆茎密刺，叶生茎端，形如棕榈，叶如枫而多岐[①]，至七八叉；又似黄蜀葵叶而短肥，江西山坡有之。

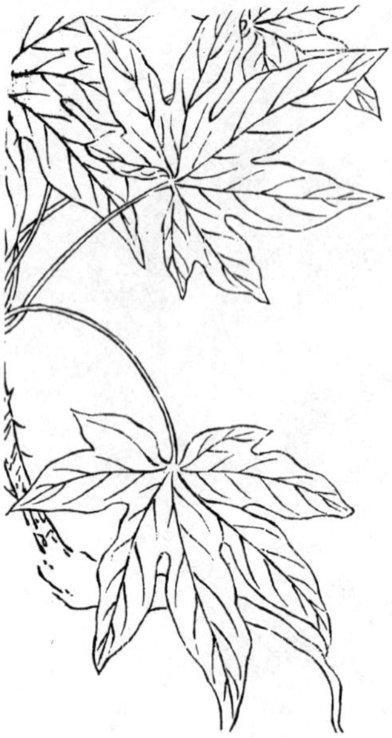

【校注】

① 岐：通“歧”。

24. 丫枫小树

丫枫小树，江西处处有之。绿茎有节，密刺如毛，色如虎不挨。长叶微似梧桐叶，或有三叉，横纹糙涩。《进贤县志》作鸦枫。俚医以治疯气，去红肿。

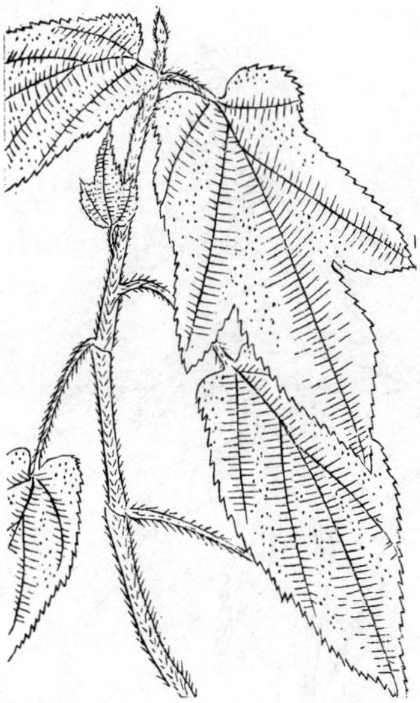

25. 三角枫

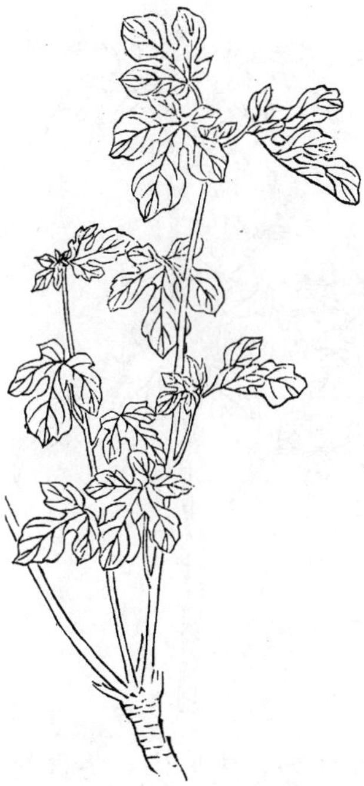

三角枫，一名三合枫。生建昌。粗根褐黑，丛生绿茎。叶如花楮树叶而小，老者五叉，嫩者三缺，面绿背淡，筋脉粗涩。土医以治风损。

按《本草纲目》有名未用，三角枫一名三角尖，生石上者尤良。主风湿流注、疼痛及痈疽肿毒，未述形状，治证颇同。

26. 三角枫 又一种

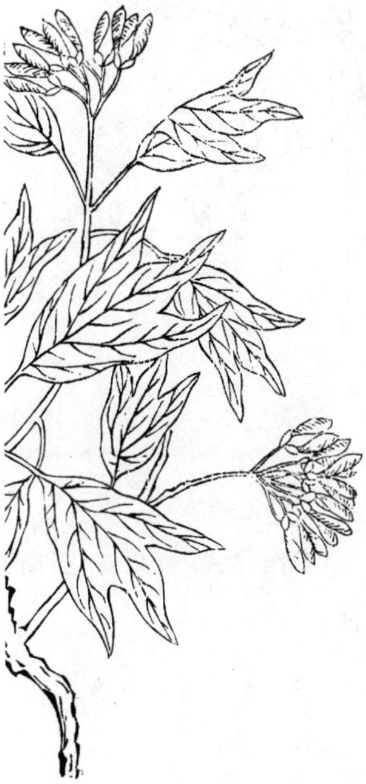

三角枫，江西山坡多有之。树高七八尺，叶似枫，三角而窄，面青背淡，秋时结子作排，如椿树角长，而子在角下，与前一种同名异物。

27. 十大功劳

十大功劳，生广信。丛生，硬茎直黑，对叶排比，光泽而劲，锯齿如刺；梢端生长须数茎，结小实似鱼子兰。土医以治吐血，捣根取浆，含[1]口中治牙痛。

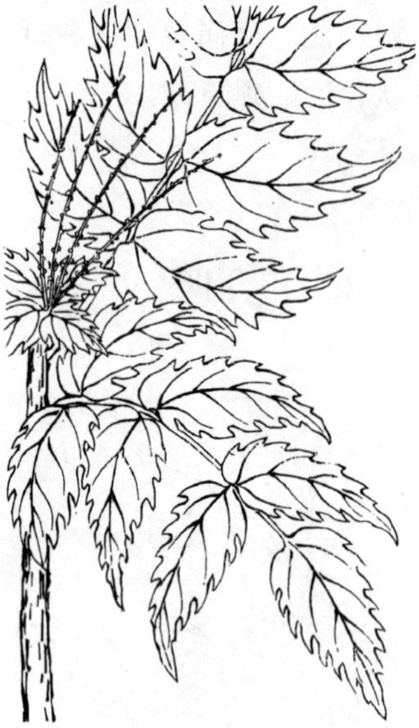

【校注】

① 含：原本作“合”，误。据商务本、中华本改。

28. 十大功劳 又一种

十大功劳又一种，叶细长，齿短无刺，开花成簇，亦如鱼子兰。

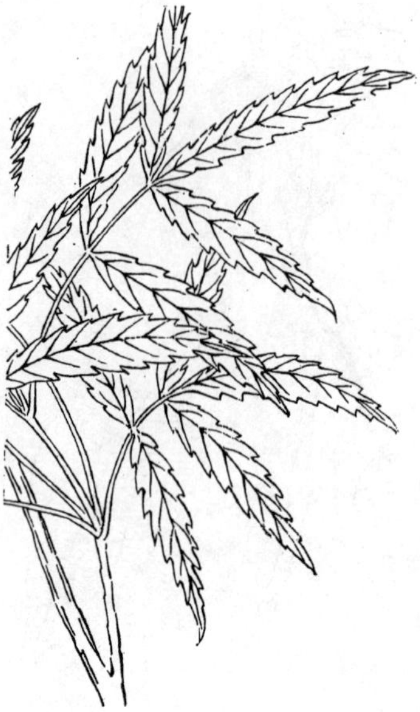

29. 望水檀

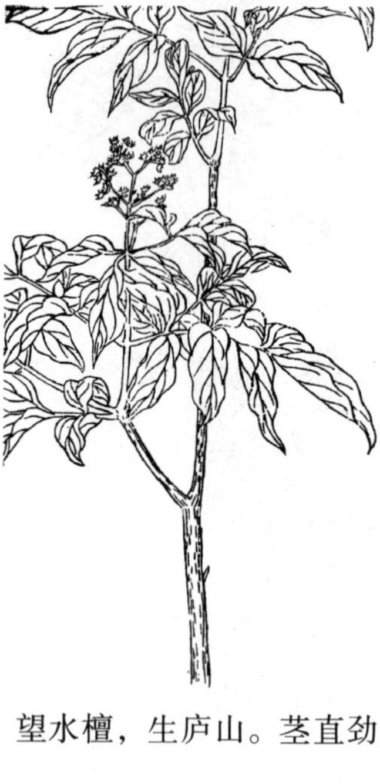

望水檀，生庐山。茎直劲，色

赤褐，嫩枝赤润，对发条叶，叶似檀而尖，皆仰翕，不平展。枝梢开小黄花，如粟米攒密。

按《唐本草》注谓：檀叶有不生者，忽然叶开，当大水；农人候之，号为水檀。语殊未了彻，或即此。树叶皆翕皱，忽然开展，主水候耶？凡喜阴湿之草木，亢久则叶卷合，遇雨则舒，木根入土深，泉脉动而先知，亦物理之常。

30. 乌口树

乌口树，江西坡阜多有之。高丈馀，对节生叶，长柄尖叶，似柳而宽。梢端结实如天竹子大，上有两叉，如乌之口。土人云，叶实可通筋骨，起劳伤。盖薪材也。

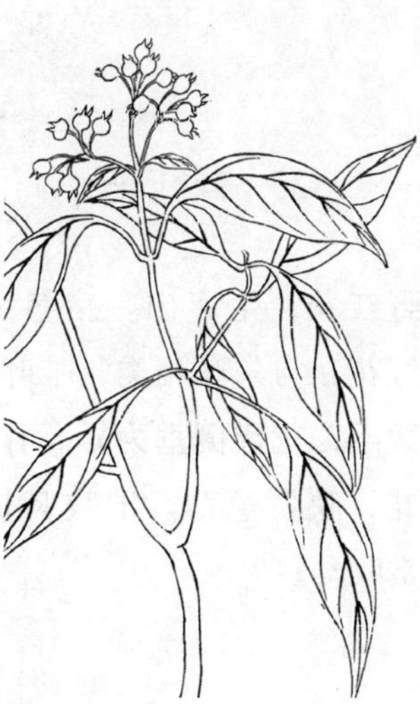

31. 旱莲

旱莲，生南昌西山。赭干绿枝，叶如楮叶之无花杈者。秋结实作齐头筒子，百十攒聚如球，大如莲实。

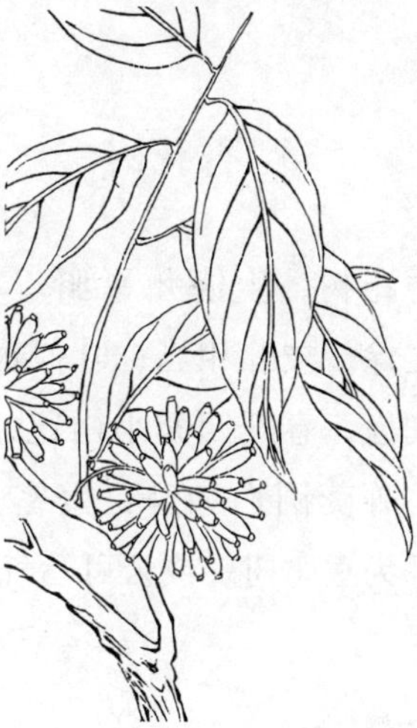

32. 水杨梅

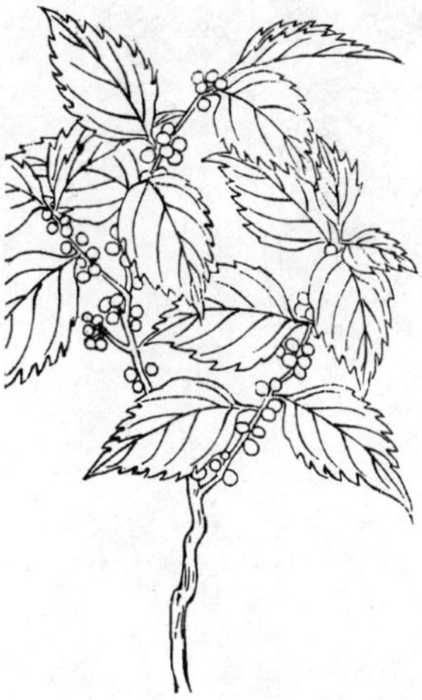

水杨梅，生宁都。高丈馀，叶如小桑，赭纹有齿；冬时附茎结实，紫黑匀圆，大如绿豆。土人云，果叶可退热，根可治遗精，一名水麻。

33. 香花树

香花树，生饶州平野。丛生，树高丈馀，枝叶相当；叶似梅而窄长有细齿，春开四瓣小白花，绿蕊绿萼，蓇葖圆白如珠，繁密如星。土人呼为豆腐树。或云可治气痛。

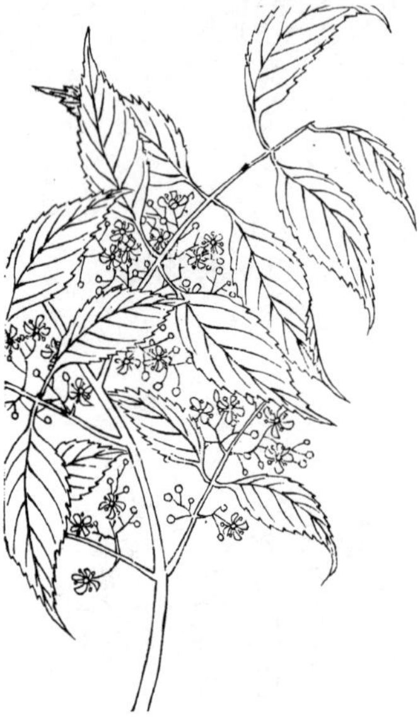

34. 接骨木

接骨木，江西广信有之。绿茎圆节，颇似牛膝。叶生节间，长几二寸，圆齿稀纹，末有尖。以有接骨之效，故名。《唐本草》有接骨木，形状与此异。

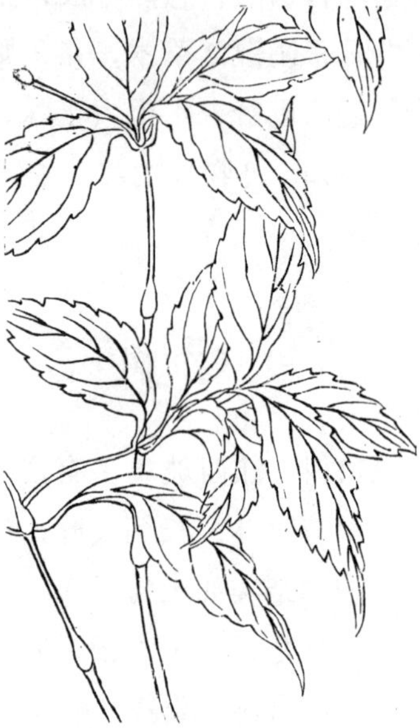

35. 野红花

野红花，生庐山。赭茎绿枝，对叶红花，与朱藤相类，唯叶短微团有微毛，花皆倒垂为异。春时长条朱花，映发丛薄。惟牧竖樵子，攀枝赏叹耳。

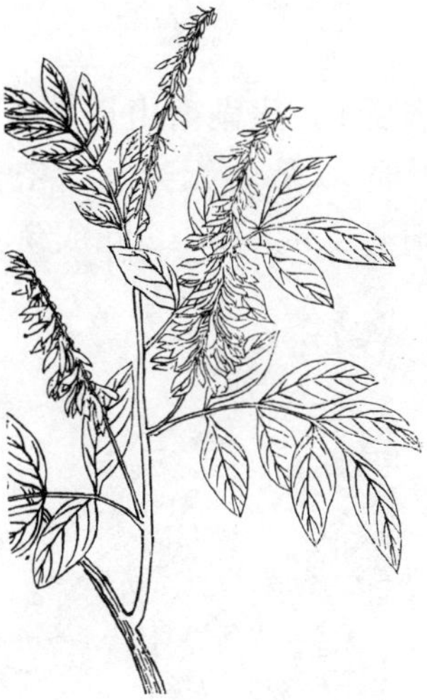

36. 虎刺树

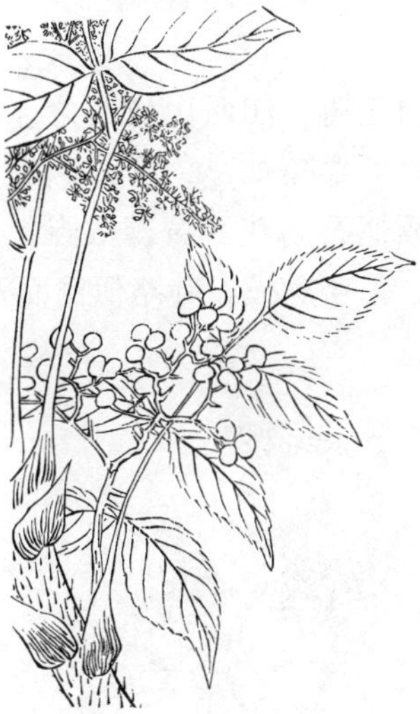

虎刺树，江西南昌西山有之。从生黑干，就茎生枝，作苞如椿树马蹄而大，有疏刺。开碎白花，结紫实，圆扁如豆，树叶如桑叶微小。凡俗呼老虎刺、虎不挨，皆以横枝得名。

37. 半边风

半边风，一名鹅掌风，抚建山坡有之。硬茎长叶，中宽、本末尖瘦，袅袅下垂。秋结小实如莲子之半，外褐黄，内白，中吐一须。土医以治风损，散血。煎酒服。

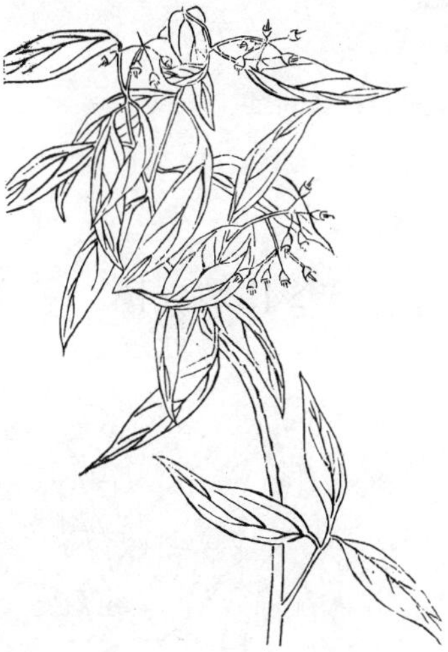

38. 小银茶匙

小银茶匙，赣南田塍上多有之。叶本细，末大如勺。土人以其形呼之。供樵苏[①]。

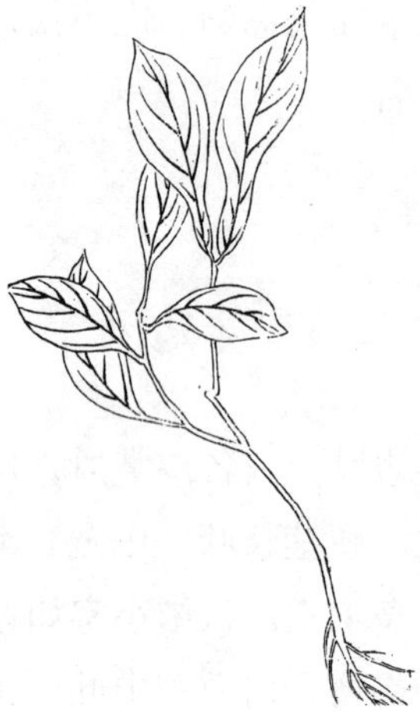

【校注】

① 樵苏：砍柴刈草。

39. 田螺虎树

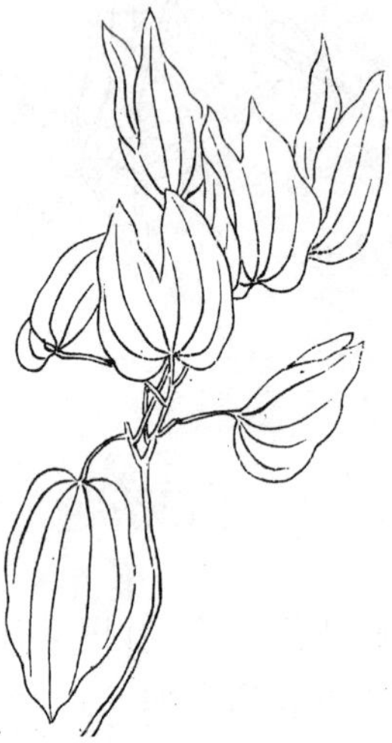

田螺虎树，小树生田塍上，叶似金刚叶，上分两叉。土人薪之。

40. 水蔓子

水蔓子，生湖南山阜。赭茎直细，叶薄如桑而无光泽，密齿赭纹，梢端开五尖瓣小白花成簇。

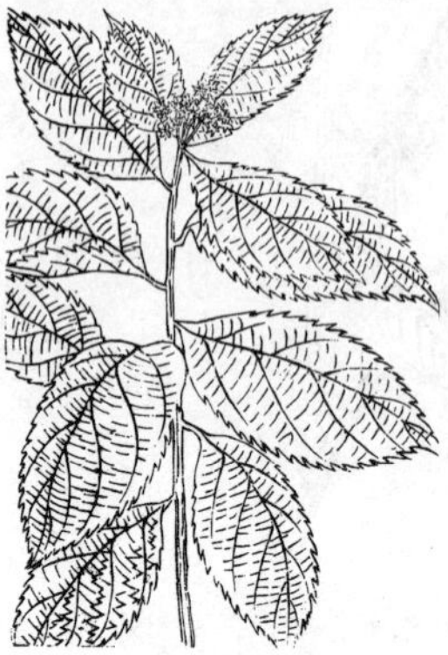

41. 白花树

白花树，江西山坡有之。树高七八尺，柔条如蔓，春开四瓣长白花，颇似石斛花。黄蕊数点，绿蒂如豆，弥望满枝，叶略似榆而宽。

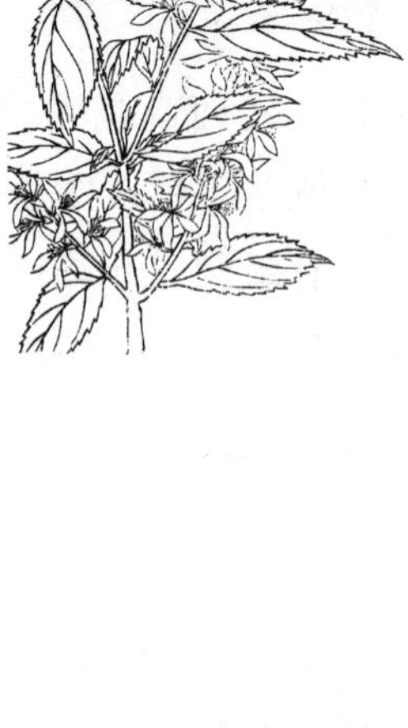

植物名称索引

四画

五画

六画

七画

八画

九画

十画

十一画

十二画

十三画

十四画

十五画

十六画

十七画

十八画

十九画

二十画

二十一画

二十二画

二十三画